Praxis der Zahnheilkunde
Band 7

Praxis der Zahnheilkunde

Begründet von

D. Haunfelder, L. Hupfauf (†), W. Ketterl und G. Schmuth

Herausgegeben von

P. Diedrich, Aachen, D. Heidemann, Frankfurt,
H.-H. Horch, München, und
B. Koeck, Bonn

Band 1	Zahnärztliche Untersuchung und Prophylaxe
Band 2	Kariologie und Füllungstherapie
Band 3	Endodontie
Band 4	Parodontologie
Band 5	Kronen- und Brückenprothetik
Band 6	Teilprothetik
Band 7	Totalprothetik
Band 8	Funktionsstörungen des Kauorgans
Band 9	Zahnärztliche Chirurgie
Band 10/I	Mund-Kiefer-Gesichtschirurgie I
Band 10/II	Mund-Kiefer-Gesichtschirurgie II
Band 11/I	Kieferorthopädie I – Orofaziale Entwicklung und Diagnostik
Band 11/II	Kieferorthopädie II – Therapie
Band 12	Kieferorthopädie III – Interdisziplinäre Aufgaben
Band 13	Implantologie (Koeck/Wagner)
Band 14	Kinderzahnheilkunde (Einwag/Pieper)

4. Auflage

Urban & Fischer • München • Jena

Totalprothesen

Herausgegeben von

B. Koeck

Mit Beiträgen von

J. Besford, C. Besimo, W. Gernet, F. Härle, A. Hugger, L. Hupfauf (†), B. Koeck, T. Lambrecht, F. Müller, F. W. Neukam, W. Niedermeier, S. Palla, E.-J. Richter, S. Schultze-Mosgau, H. Stark, U. Stüttgen, K.-H. Utz, W. Wagner, G. Wahl, M. Walter, G. Weibrich, A. Wolowski

Mit 115 Zeichnungen
und
546 Fotos

URBAN & FISCHER
München • Jena

ELSEVIER
URBAN & FISCHER

Zuschriften und Kritik an:

Elsevier GmbH, Urban & Fischer, Lektorat für Zahnmedizin,
Karlstraße 45, 80333 München
e-mail: info@elsevier.de

Wichtiger Hinweis für den Benutzer

Die Erkenntnisse in der Medizin unterliegen laufendem Wandel durch Forschung und klinische Erfahrungen. Herausgeber und Autoren dieses Werkes haben große Sorgfalt darauf verwendet, dass die in diesem Werk gemachten therapeutischen Angaben (insbesondere hinsichtlich Indikation, Dosierung und unerwünschten Wirkungen) dem derzeitigen Wissensstand entsprechen. Das entbindet den Nutzer dieses Werkes aber nicht von der Verpflichtung, anhand der Beipackzettel zu verschreibender Präparate zu überprüfen, ob die dort gemachten Angaben von denen in diesem Buch abweichen und seine Verordnung in eigener Verantwortung zu treffen.

Bibliografische Information Der Deutschen Bibliothek
Die Deutsche Bibliothek verzeichnet diese Publikation in der Deutschen Nationalbibliografie; detaillierte bibliografische Daten sind im Internet über http://dnb.ddb.de abrufbar.

4. Auflage 2005

Der Urban & Fischer Verlag ist ein Imprint der Elsevier GmbH.
05 06 07 5 4 3 2

Um den Textfluss nicht zu stören, wurde bei Patienten und Berufsbezeichnungen die grammatikalisch maskuline Form gewählt. Selbstverständlich sind in diesen Fällen immer Frauen und Männer gemeint.

Programmleitung: Hans Reuter, München
Planung: Dr. Beatrix Naton, München, Nicole Neines, München
Lektorat: Ulrike Kriegel, München, Nicole Neines, München
Redaktion: Wolfgang Mayr, München, Ulrike Kriegel, München
Produktion: Renate Hausdorf, München
Gesamtherstellung: Kösel, Krugzell
Zeichnungen: Henriette Rintelen, Velbert
Umschlaggestaltung: Spiesz-Design, Neu-Ulm
Printed in Germany
ISBN 3-437-05360-4

Aktuelle Informationen finden Sie im Internet unter
www.elsevier.com und www.elsevier.de

Geleitwort

Die Praxis der Zahnheilkunde erscheint nun in der 4. Auflage. Die Reihe aus 15 Bänden hat sich im Verlauf der letzten 30 Jahre als Standardwerk in der Zahn-, Mund- und Kieferheilkunde etabliert. Die grünen Bände waren und sind als Begleiter für die in der Praxis tätigen Zahnärzte, Kieferorthopäden und Kieferchirurgen konzipiert worden. Die laufende Aktualisierung der einzelnen Bände über die Gesamtauflage bietet die Möglichkeit, auf die aktuellen Veränderungen in jedem Teilgebiet zu reagieren.

Mehr denn je gilt es zu betonen, dass die Zahn-, Mund- und Kieferheilkunde ein Teilgebiet der Medizin darstellt. Der Leser wird diese Bezüge in allen Bänden wiederfinden. Die Diskussionen der letzten Jahre haben deutlich gemacht, dass die ärztliche Seite unserer Tätigkeit auch im direkten Bezug zum Patienten deutlich mehr gefordert wird.

Spezialisierung gewinnt innerhalb unseres Fachgebietes immer mehr an Bedeutung, was auf der einen Seite mit Beifall, auf der anderen Seite kritisch beobachtet wird. Diese Tendenz weist aber auch darauf hin, wie rasch die Entwicklung und Perfektionierung von Teilgebieten voranschreitet. Dies muss die Pfeiler der Zahnheilkunde Kieferorthopädie, Zahnerhaltung, Zahnärztliche Prothetik und Mund-, Kiefer- und Gesichtschirurgie nicht in Frage stellen, vielmehr sollte ihre Basis dadurch gestärkt werden.

Mit der 4. Auflage hat die Praxis der Zahnheilkunde die Schwelle zum Jahr 2000 überschritten. In neuem Outfit begleitet sie weiterhin die Zahnärzte- und Ärzteschaft in ihren Aufgaben. Werden sich diese im neuen Jahrhundert vom derzeitigen Bild erheblich unterscheiden?

- Die Basis der Zahn-, Mund- und Kieferheilkunde muss eine biologisch und medizinisch orientierte Wissenschaft bleiben. Bei allem – uns täglich begleitenden – technischen Fortschritt ist das Umfeld, in dem wir uns bewegen, der kranke Mensch.
- Schwerpunkte der Tätigkeit sind immer deutlicher präventiv orientierte Maßnahmen, aus dem Wissen heraus, dass wir damit dem Patienten besser dienen.
- Schwerpunkte sind aber auf lange Zeit auch weiterhin restaurative Tätigkeiten, um der Situation der verschobenen Alterspyramide gerecht zu werden. Beim älteren Patienten gilt es, bereits vorhandene Versorgungen zu erhalten oder sie, den dauernden Veränderungen folgend, anzupassen oder zu erneuern.
- Welche Rolle der Gesichtsschädel, die Mundhöhle insgesamt, die Zähne in Funktion und Ästhetik sowie die zu verwendenden Hilfsmittel spielen, um Gesundheit zu erhalten, haben die letzten Jahre überdeutlich gezeigt. Gesundheit im Mund wird zunehmend mit Gesundheit des ganzen Menschen verknüpft. Dies hat Einfluss auf das Grundlagenwissen, die Diagnosen und Therapie.

Ebendiese Grundlagen sowie die diagnostischen und therapeutischen Leitlinien will die Praxis der Zahnheilkunde vermitteln helfen. Eine große Anzahl von Autoren wird wie in früheren Auflagen ihr Fachwissen einbringen und mit umfangreichem Bildmaterial verdeutlichen. Fast alle deutschen Universitäten sind an dieser Aufgabe beteiligt.

Der Verlag hat in seiner großen Erfahrung mit dieser Buchreihe besonderen Dank verdient, insbesondere Frau Dr. Beatrix Naton, Frau Renate Hausdorf und Frau Henriette Rintelen.

Univ.-Prof. Dr. Dr. P. Diedrich
Univ.-Prof. Dr. D. Heidemann
Univ.-Prof. Dr. Dr. Dr. h.c. H.-H. Horch
Univ.-Prof. Dr. B. Koeck

Vorwort

Die 4. Auflage des 7. Bandes der PdZ ist da!

Herausgeber und Verlag entschuldigen sich bei allen interessierten Kollegen und bei nahezu allen Mitautoren für das verspätete Erscheinen dieses Bandes.

Man könnte davon ausgehen, dass die erfolgreiche zahnärztliche Prophylaxe und die dadurch erreichte Rückläufigkeit der Karies und der Parodontalerkrankungen in der Bundesrepublik auch einen geringeren Behandlungsbedarf zahnloser Patienten mit sich bringt. Dies ist allerdings eine Generationenfrage. Einer IDS-Studie zufolge sind derzeit in der Bundesrepublik Deutschland nahezu 25 % der 56- bis 65-Jährigen zahnlos und bedürfen auch in Anbetracht der höheren Lebenserwartung unserer Bevölkerung weiterhin einer totalprothetischen Versorgung.

Auch unter geriatrischen Aspekten muss man weiterhin mit zahnlosen Patienten rechnen, da in höherem Alter – selbst bei gutem Willen – oft nicht mehr die körperlichen oder auch psychischen Voraussetzungen gegeben sind, die eine intensive Mundhygiene erfordern. Für den alten Patienten stehen häufig andere Grunderkrankungen im Vordergrund und seine manuelle Feinmotorik ist eingeschränkt, aber auch längere Krankenhausaufenthalte lassen oftmals eine konsequente Zahnpflege vermissen.

Wir werden uns also auch weiterhin mit der Versorgung zahnloser Patienten beschäftigen müssen und gerade weil unsere Patienten oftmals zum Zeitpunkt der ersten Behandlung bereits älter sind, gestaltet sich die Versorgung mit Totalprothesen immer diffiziler. Auch langjährige Totalprothesenträger sind aufgrund der fortschreitenden Atrophie der Alveolarkämme immer schwieriger zu versorgen.

Daher ist es wichtig, dass sich die Kollegenschaft auch weiterhin mit dem komplexen Thema der Versorgung zahnloser Patienten befasst und die Versorgung Zahnloser als zahnmedizinische Herausforderung betrachtet.

Die 4. Auflage des Bandes 7 ist in nahezu allen Teilen völlig neu konzipiert. Dazu haben auch neu hinzugekommene Mitautoren wesentlich beigetragen, viel praktisches Wissen und Erfahrung in die Beiträge einfließen lassen und mit großem Engagement und kooperativem Verhalten zum Erfolg des vorliegenden Bandes beigetragen.

Ihnen und den Mitarbeitern des Verlages, die am Gelingen dieses PdZ-Bandes mitgewirkt haben, gilt mein aufrichtiger Dank. Möge die 4. Auflage dazu beitragen, der Kollegenschaft ausreichend Hinweise zu vermitteln, die auch in komplexen Fällen zu einer funktionell erfolgreichen Behandlung zahnloser Patienten führen.

Bonn im Mai 2005
B. Koeck

Inhalt

Geleitwort V

Vorwort VII

1 Diagnostik

von Wilhelm Niedermeier

1.1 Problemstellung 2
1.2 Anatomische, physiologische und psychologische Grundlagen 2
1.3 Allgemeinmedizinische Grundlagen . 7
1.4 Anamnese 8
1.5 Befunderhebung 9
1.6 Diagnose 12
1.7 Kritische Wertung der Diagnostik . . . 12
1.8 Literatur 13

2 Psychosomatik

von Anne Wolowski

2.1 Einleitung 16
2.2 Diagnose 18
2.3 Gefahr der Chronifizierung 23
2.4 Somatische Ausschlussdiagnostik . . . 24
2.5 Die craniomandibuläre Dysfunktion als Ursache unklarer Kiefer-Gesichtsbeschwerden 27
2.6 Patientenkarte 29
2.7 Spezielle Krankheitsbilder 30
2.8 Verdachtsdiagnosen 30
2.9 Literatur 33

3 Chirurgische Vorbereitung der Kiefer

von Franz Härle

3.1 Einleitung 36
3.2 Physiologie der Kieferatrophie und -resorption nach Zahnverlust 36
3.3 Pathophysiologie der Kieferatrophie und -resorption 37
3.4 Prinzipien der präprothetischen Chirurgie vor Eingliederung einer Totalprothese 39
3.5 Operationsindikation 40
3.6 Unterkiefer 40
3.7 Oberkiefer 48
3.8 Schlussbemerkung 54
3.9 Literatur 54

4 Abformung zahnloser Kiefer

von Karl-Heinz Utz

4.1 Einleitung 58
4.2 Voraussetzungen und Ziele der Abformung 58
4.3 Hilfsmittel zur Abformung 60
4.4 Abformverfahren 63
4.5 Länge der Oberkieferprothese und dorsale Abdämmung 69
4.6 Reproduzierbarkeit von Funktionsabformungen 70
4.7 Praktisches Vorgehen bei der anatomischen bzw. präfunktionellen Abformung oder Erstabformung 70
4.8 Ausmessung der alten Prothesen 76
4.9 Anfertigung der Funktionsabform-löffel 76
4.10 Funktionsabfomung mit einer simulierten Zahnreihe 79
4.11 Vorgang der Funktionsabformung . . . 84
4.12 Kieferrelationsbestimmung unter Einsatz der Funktionsabformung 88
4.13 Vorgehen im zahntechnischen Labor . 91
4.14 Schlussbetrachtung 92
4.15 Literatur 93

5 Bestimmung der Kieferrelation

von Sandro Palla

5.1 Vorbemerkungen 96
5.2 Einleitung 96
5.3 Gründe für eine korrekte Kiefer-relation 97
5.4 Bestimmung der vertikalen Kiefer-relation 98
5.5 Bestimmung der horizontalen Kiefer-relation 118
5.6 Vorbehandlung für die Bestimmung der vertikalen und horizontalen Kieferrelation 142
5.7 Literatur 148

6 Auswahl und Aufstellung der Frontzähne

von Frauke Müller und John Besford

6.1 Einleitung 154
6.2 Behandlungskonzepte 155

6.3 Auswahl der Frontzähne 157
6.4 Aufstellung der Frontzahnreihe 163
6.5 Die Frontzahneinprobe 173
6.6 Gerodontologische Aspekte 177
6.7 Schlussbemerkung 177
6.8 Literatur 177

7 Auswahl und Aufstellung der Seitenzähne

von Bernd Koeck und Lorenz Hupfauf

7.1 Einleitung 180
7.2 Gerostomatologische Gesichtspunkte 180
7.3 Statische Gesichtspunkte 181
7.4 Dynamische Gesichtspunkte 184
7.5 Kauschlauch 189
7.6 Zungenäquator 192
7.7 Kauflächen 194
7.8 Klinische Hinweise 196
7.9 Literatur 197

8 Okklusionskonzepte

von Michael Walter

8.1 Einleitung 200
8.2 Grundsätze 200
8.3 Seitenzahnformen 202
8.4 Material 205
8.5 Konzepte der bilateral balancierten Okklusion 206
8.6 Weitere Okklusionskonzepte 211
8.7 Klinische Wertung 212
8.8 Literatur 214

9 Enossale Implantate

von Bernd Koeck, Wilfried Wagner, Gerhard Wahl, J. Thomas Lambrecht, Christian E. Besimo, Gernot Weibrich, Friedrich Wilhelm Neukam, Stefan Schultze-Mosgau und Ernst-Jürgen Richter

9.1 Einleitung 218
9.2 Indikationen enossaler Implantate . . 220
9.3 Diagnostik, Planung, Aufklärung . . . 227
9.4 Operatives Vorgehen 236
9.5 Einheilungszeit und Interimsversorgung 255
9.6 Implantate bei ausgedehnten Knochendefiziten 256
9.7 Prothetische Versorgung 259
9.8 Literatur 275

10 Dublieren und Rebasing

von Frauke Müller

10.1 Einleitung 282
10.2 Dublieren 283
10.3 Rebasing 291
10.4 Literatur 292

11 Eingliederung und Nachsorge

von Helmut Stark

11.1 Eingliederung 296
11.2 Nachsorge 305
11.3 Literatur 317

12 Primäres und sekundäres Remontieren

von Wolfgang Gernet

12.1 Einleitung 320
12.2 Ursache von Okklusions- und Artikulationsstörungen 321
12.3 Korrektur von Okklusions- und Artikulationsstörungen im Munde des Patienten 324
12.4 Korrektur von Okklusions- und Artikulationsstörungen durch Remontieren 327
12.5 Schlussbetrachtung 337
12.6 Literatur 338

13 Unterfütterungsverfahren für Totalprothesen

von Karl Heinz Utz

13.1 Einleitung 340
13.2 Vor- und Nachteile von Unterfütterung und Umpressung 340
13.3 Indikationen und Kontraindikationen von Unterfütterung und Umpressung 340
13.4 Physiologische Grundlagen 341
13.5 Ziele und Voraussetzungen von Unterfütterungsmaßnahmen 344
13.6 Behandlungen vor der Unterfütterung 345
13.7 Klinik der Unterfütterungsverfahren 347
13.8 Praktische Hinweise 358
13.9 Labortechnische Hinweise 358
13.10 Einfügen unterfütterter Prothesen und Nachsorge 361
13.11 Literatur 361

14 Werkstoffkundliche Gesichtspunkte

von Alfons Hugger und Ulrich Stüttgen

14.1 Einleitung 364
14.2 Geschichtliches zu Prothesenkunststoffen 364
14.3 Chemische Grundlagen der Kunststoffe 364
14.4 Prothesenkunststoffe 366
14.5 Prothesenzähne aus Kunststoff und Keramik 376
14.6 Literatur 378

Register 379

Autorenverzeichnis

Dr. John Besford
The London Hospital Medical Center
Turner Street
London E1 2AD/England

Prof. Dr. Christian Besimo
Abt. Zahnmedizin
Aeskulap-Klinik
Gersauerstr. 8
6440 Brunnen am Vierstättersee/Schweiz

Prof. Dr. Dr. h.c. Wolfgang Gernet
Ludwig-Maximilians-Univ. München
Poliklinik für Zahnärztliche Prothetik
Goethestraße 70
80336 München

Prof. Dr. Dr. Franz Härle
Zentrum für Zahn-, Mund- und Kieferheilkunde
Abt. Kieferchirurgie
Arnold-Heller-Str. 16
24105 Kiel

PD Dr. Alfons Hugger
Heinrich-Heine-Universität
Westdeutsche Kieferklinik
Zentrum für ZMK
Poliklinik für Zahnärztliche Prothetik
Moorenstraße 5
40225 Düsseldorf

Prof. Dr. Lorenz Hupfauf (†)
Zentrum für Zahn-, Mund- und Kieferheilkunde
Welschnonnenstr. 17
53111 Bonn

Prof. Dr. Bernd Koeck
Universität Bonn
Zentrum für ZMK
Poliklinik für Zahnärztliche Prothetik
Welschnonnenstraße 17
53111 Bonn

Prof. Dr. Dr. Thomas Lambrecht
Mund- und Kieferheilkunde
Zentrum für Zahnmedizin
der Universität Basel
Hebelstr. 3
4056 Basel/Schweiz

Prof. Dr. Frauke Müller
Rue Barthélemy-Menn 19
Div. Gérondontologie/Prothèse adjointe
1205 Genf/Schweiz

Prof. Dr. Friedrich Wilhelm Neukam
Klinik und Poliklinik für Mund-, Kiefer-Gesichtschirurgie
der Universität Erlangen-Nürnberg
Glückstr. 11
91054 Erlangen

Prof. Dr. Wilhelm Niedermeier
Universität zu Köln
Zentrum für ZMK
Poliklinik für Zahnärztliche Prothetik
Kerpener Straße 32
50931 Köln

Prof. Dr. Sandro Palla
Universität Zürich
Zentrum für ZMK
Klinik für Kaufunktionsstörungen und Totalprothetik
Plattenstraße 11
8028 Zürich/Schweiz

PROF. DR. DIPL.-ING.
ERNST-JÜRGEN RICHTER
Klinik und Poliklinik für Zahn-, Mund- und Kieferkrankheiten
Poliklinik für zahnärztliche Prothetik
Pleicherwall 2
97070 Würzburg

PD DR. DR. STEFAN SCHULTZE-MOSGAU
Klinik und Poliklinik für Mund-, Kiefer-Gesichtschirurgie
der Universität Erlangen-Nürnberg
Glückstr. 11
91054 Erlangen

PROF. DR. HELMUT STARK
Universität Bonn
Zentrum für ZMK
Abt. für Zahnärztliche Probädeutik und Experimentelle Zahnheilkunde
Welschnonnenstraße 17
53111 Bonn

PROF. DR. ULRICH STÜTTGEN
Westdeutsche Kieferklinik
Heinrich-Heine-Universität
Moorenstr. 5
40225 Düsseldorf

PROF. DR. KARL-HEINZ UTZ
Universität Bonn
Zentrum für ZMK
Poliklinik für Zahnärztliche Prothetik
Welschnonnenstraße 17
53111 Bonn

PROF. DR. DR. WILFRIED WAGNER
Klinik und Poliklinik für Zahn-, Mund- und Kieferkrankheiten der Universität
Klinik für Mund-, Kiefer-, Gesichtschirurgie
Augustusplatz 3
55101 Mainz

PROF. DR. GERHARD WAHL
Universität Bonn
Zentrum für ZMK
Poliklinik für Chirurgische Zahn-, Mund- und Kieferheilkunde
Welschnonnenstraße 17
53111 Bonn

PROF. DR. MICHAEL WALTER
Technische Universität Dresden
Universitätsklinikum Carl Gustav Carus
Zentrum für ZMK
Poliklinik für Zahnärztliche Prothetik
Fetscherstraße 74
01307 Dresden

DR. DR. GERNOT WEIBRICH
Klinik und Poliklinik für Zahn-, Mund- und Kieferkrankheiten der Universität
Klinik für Mund-, Kiefer-, Gesichtschirurgie
Augustusplatz 3
55101 Mainz

PD DR. ANNE WOLOWSKI
Westf. Wilhelms-Universität Münster
Zentrum für ZMK
Poliklinik für Zahnärztliche Prothetik
Waldeyerstraße 30
48149 Münster

1 Diagnostik

von Wilhelm Niedermeier

Inhaltsübersicht

1.1 Problemstellung 2

1.2 Anatomische, physiologische und psychologische Grundlagen 2

1.2.1 Prothesenlager 2
1.2.2 Ökologie der Mundhöhle 6
1.2.3 Kaufunktion 6

1.3 Allgemeinmedizinische Grundlagen 7

1.3.1 Auswirkungen auf den Kieferknochen 7
1.3.2 Auswirkungen auf die Mundschleimhaut 8

1.4 Anamnese 8

1.4.1 Allgemeine Anamnese 8
1.4.2 Spezielle Anamnese 9

1.5 Befunderhebung 9

1.5.1 Extraorale Befunderhebung 9
1.5.2 Enorale Befunderhebung 9
1.5.3 Radiologische Befunde 11

1.6 Diagnose 12

1.7 Kritische Wertung der Diagnostik 12

1.8 Literatur 13

1.1 Problemstellung

Die Versorgung zahnloser Kiefer mit Totalprothesen gehört zu den schwierigsten Behandlungsmaßnahmen der Zahnheilkunde. Die hohe Komplikationsrate, die unterschiedlichen Autoren zufolge 20–90% beträgt, macht die Rekonstruktion von Form und Funktion der Zahnreihen zu einer Therapieform mit einer großen Anzahl von **Unsicherheitsfaktoren** [19, 31, 33]. Es gibt nach dem Zahnverlust keine oder nur noch wenige Anhaltspunkte für die Form und Farbe der Zähne, über die Anordnung der Zahnreihen im dreidimensionalen Raum, sowie über die Unterkieferrelation und Okklusionsform des Kauflächenkomplexes.

Der Verlust der Zahnreihen führt zu Veränderungen der **neuromuskulären Funktionsmuster** mit daraus resultierenden Einschränkungen der Kauleistung [12]. Es muss sich sowohl das knöcherne als auch das bindegewebige und epitheliale Prothesenlager an die Prothesen adaptieren. Die individuelle **Adaptationsbereitschaft** des Prothesenlagers ist dabei sehr unterschiedlich und führt in zahlreichen Fällen dazu, dass Totalprothesen von Patienten abgelehnt oder nicht getragen werden. Die Fähigkeit, mit Hilfe der perioralen Muskulatur den Prothesenkörper zu stabilisieren und ihm sicheren Halt zu verleihen, ist mit zunehmendem Alter häufig stark beeinträchtigt [13].

Der **Behandlungsbedarf** ist trotz anfänglicher Erfolge der präventionsorientierten Zahnheilkunde hoch. Die Totalprothetik wird auch in den nächsten Jahrzehnten zum Behandlungsspektrum der prothetischen Zahnheilkunde gehören [20, 34]. Ein geringfügiger Rückgang der Behandlungsfälle wird durch den **zunehmenden Schwierigkeitsgrad** bei der Versorgung zahnloser Kiefer kompensiert [1, 32]. Erschwerend wirken auf die Behandlung, dass der Anteil älterer Patienten und altersbedingte, morphologische und psychologische Komplikationsfaktoren zunehmen [16, 39]. Hinzu kommen die typischen Probleme bei der wiederholten Versorgung von Patienten, die durch eine lange Vorgeschichte entsprechende „Prothesenerfahrung" gesammelt haben [19].

1.2 Anatomische, physiologische und psychologische Grundlagen

Anatomische, feingewebliche, physiologische und psychologische Besonderheiten bei zahnlosen und alternden Patienten sind bei Diagnose und Therapie zu beachten. Unzureichende Kenntnisse bezüglich dieser Besonderheiten stellen die Versorgung mit Totalprothesen ausschließlich auf zahntechnisches Niveau. Komplikationen bzw. Folgeschäden am Kauorgan können daraus resultieren. Merkmale wie das Prothesenlager, die Ökologie der Mundhöhle und die Kaufunktion müssen bei zahnlosen Patienten berücksichtigt werden.

1.2.1 Prothesenlager

Die **tragenden Strukturen** für den totalen Zahnersatz sind der Kieferknochen, der Alveolarfortsatz und die mehr oder minder dicke und nahezu unverschieblich auf der knöchernen Unterlage befestigte Mukosa samt ihrer Anhangsgebilde (Abb. 1). Der **Alveolarfortsatzknochen** besteht nach dem Zahnverlust fast ausschließlich aus weitmaschigem spongiösen Ersatzknochen, der koronal von wenig oder keiner Kompakta bedeckt ist und eine hohe Resorptionsbereitschaft zeigt (Abb. 2). Erst bei fortgeschrittener Resorption des Alveolarfortsatzes zeigt diese Zeichen einer Kompaktisierung. Die funktionell bedingte Stabilität des Kieferknochens nimmt dabei zu (Abb. 3). Eine kortikale Abgrenzung des Alveolarfortsatzes im koronalen Bereich lässt sich erst bei ausgeprägten Resorptionsformen erkennen.

Während die ursächlichen Faktoren der **Resorption des Alveolarfortsatzes** weitgehend unbekannt sind, gibt es hinreichende Erkenntnisse über das Ausmaß und die Art der Resorption. Diese ist ein zeitabhängiger Prozess [37]. Nach 20 bis 30 Jahren Zahnlosigkeit sind die Alveolarfortsätze im Ober- und Unterkiefer nahezu vollständig resorbiert bzw. in lockeres Bindegewebe, so genannter Schlotterkamm, umge-

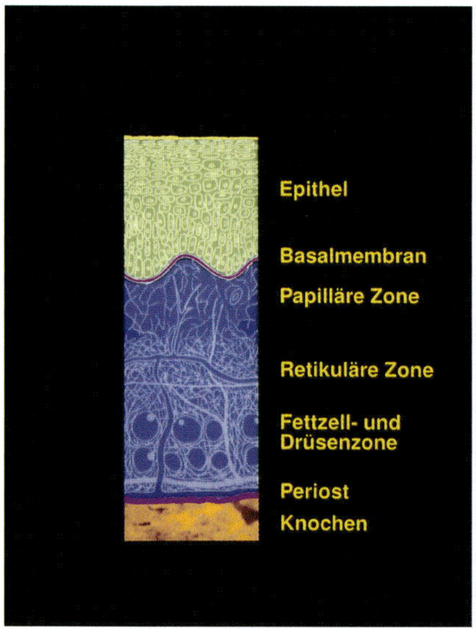

Abb. 1 Schema der unterschiedlichen Schichten der oralen auf dem Knochen fixierten Mukosa.

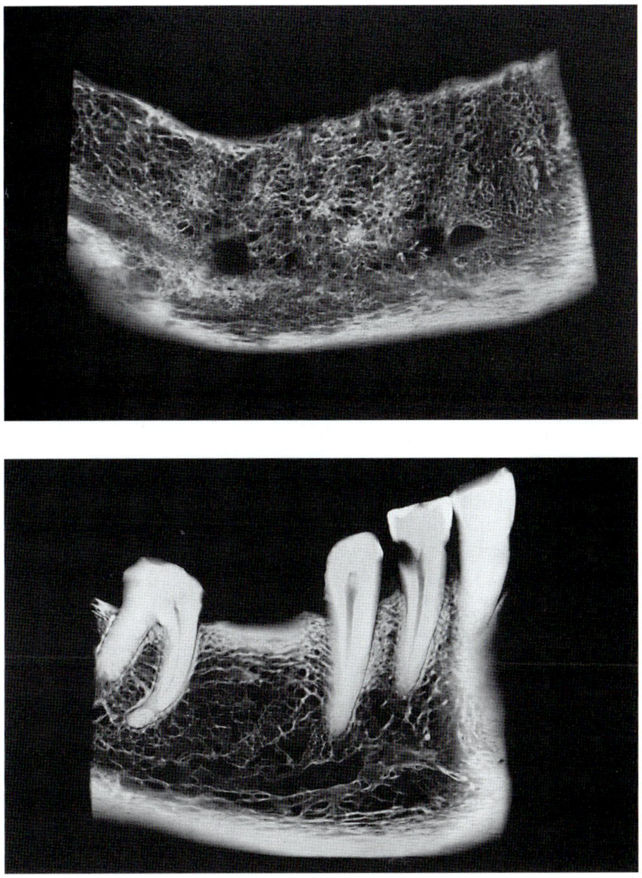

a

b

Abb. 2 Radiologische Darstellung eines Alveolarfortsatzes im Längsschnitt (autoptisches Material, 2 mm Dicke).
a) Zahnlose Unterkieferfront bei geringem Höhenabbau des Alveolarfortsatzes. Weitmaschige Spongiosaräume öffnen sich direkt zur Mukosa hin. Ein koronaler kortikaler Bereich fehlt größtenteils.
b) Zwischengliedbereich einer Brücke bei geringem Höhenabbau des Alveolarfortsatzes. Weitmaschige Spongiosaräume werden koronal durch eine ausgeprägte Kortikalis abgedeckt.

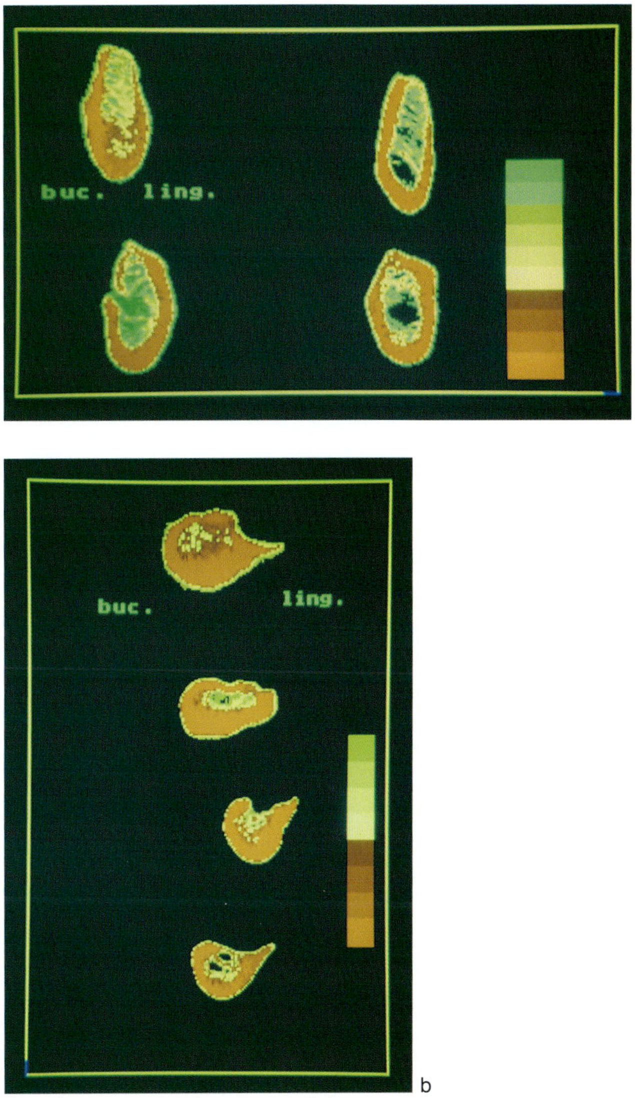

a

b

Abb. 3 Densitometrische Darstellung von oro-vestibulären Schnitten des Seitenzahnbereichs der Mandibula (autoptisches Material, 2 mm Dicke, Fehlfarbdarstellung mit Dichteleiter).
a) Verschiedene Resorptionsstadien des Alveolarfortsatzes, die stets eine unzureichende kortikale Abgrenzung des Knochens im koronalen Bereich aufweisen.
b) Ausgeprägte Resorptionsstadien mit deutlicher Kompaktisierung des Restknochens, sog. Umwandlungszone, und kortikaler Abgrenzung des koronalen Bereiches.

wandelt. Das Tragen von Totalprothesen verhindert diesen Vorgang nicht [1]. Die **Grenze der Resorption** ist gewöhnlich dann erreicht, wenn der Alveolarfortsatz bis zur Höhe der ehemaligen Wurzelspitzen abgebaut ist (Abb. 4). Dann übernehmen im Oberkiefer das Os palatinum, die Crista zygomatico-alveolaris und die Spina nasalis die tragende Funktion. Im Unterkiefer übernehmen diese tragende Funktion die Linea obliqua des Ramus mandibulae, die Crista mylohyoidea sowie die Protuberantia und Spina mentalis. In diesen Fällen ist die Grenze der Belastbarkeit des knöchernen Prothesenlagers erreicht. Die Resorptionsvorgänge führen zudem zu einer Verlagerung der Austrittspunkte des N. mentalis auf die Oberseite des Unterkiefers (Abb. 5).

Die auf dem Kieferknochen befestigte Mundschleimhaut, auch **Tegument** genannt, stellt das primäre Medium der Prothesenlagerung dar und puffert Krafteinwirkungen ab, die von der Prothese auf das knöcherne Lager übertragen werden. Diese **Pufferung** erfolgt je nach Qualität und Dicke des Schleimhautbindegewebes. Dünne und atrophische Schleimhäute weisen hierbei gegenüber dicken und mit reichlich Bindegewebe unterlegten tegumentalen Bereichen deutliche Nachteile bezüglich der mechanischen Belastbarkeit auf (Abb. 6). In der Regel nimmt die **Schleimhautschichtdicke** mit der Tragedauer von

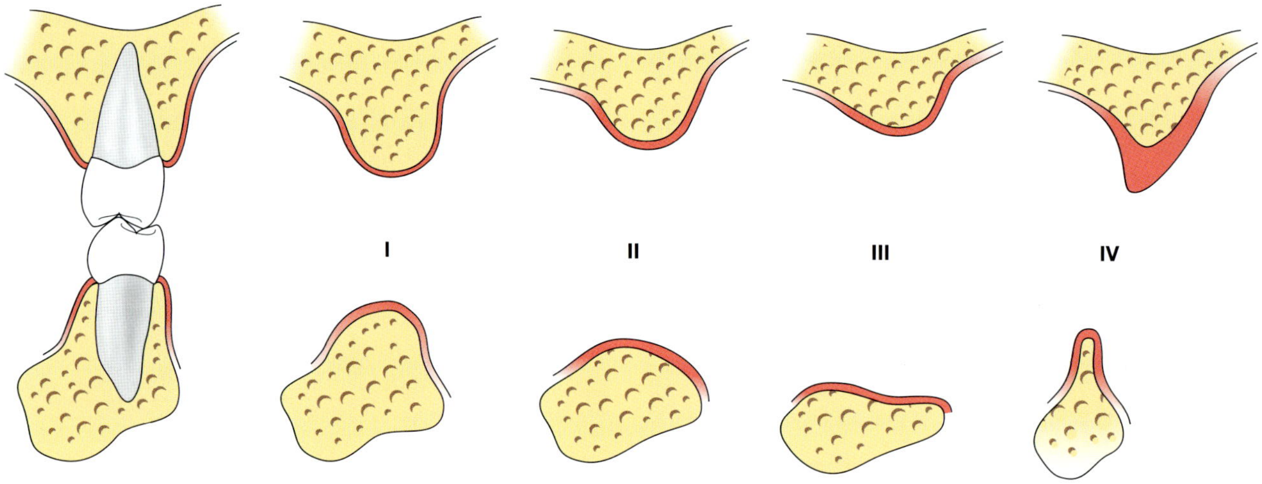

Abb. 4 Stufen der Kieferkammresorption im Vergleich zur Form und Höhe des Alveolarfortsatzes im bezahnten Kiefer. Ober- und Unterkiefer mit Klasseneinteilung: Klasse I = 0–1/3 = geringer Höhenverlust, Klasse II = 1/3–2/3 = mäßiger Höhenverlust, Klasse III = 2/3–3/3 starker Höhenverlust, Klasse IV = Messerrückenkamm mit hauptsächlich lateralem Abbau.

a
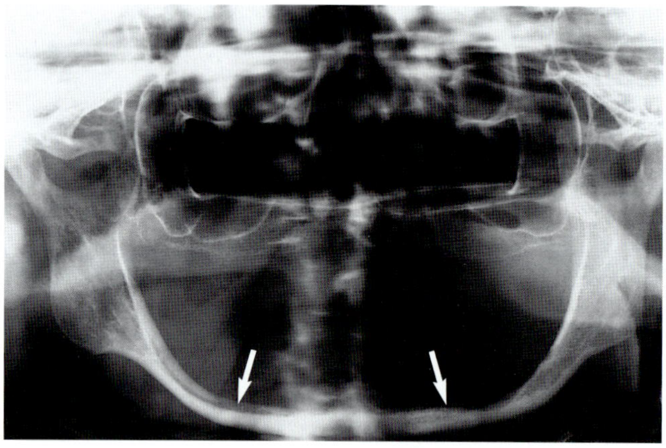

b
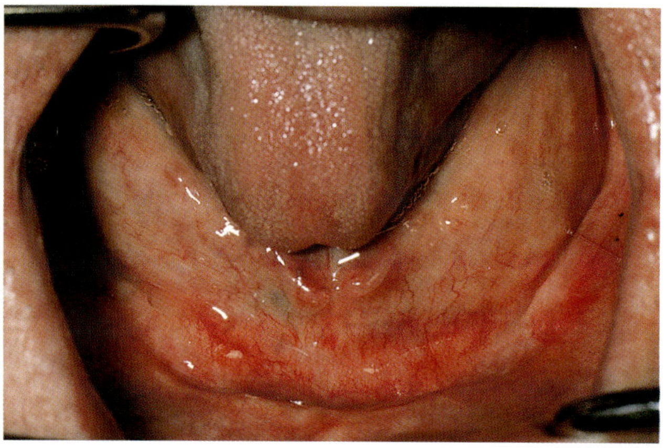

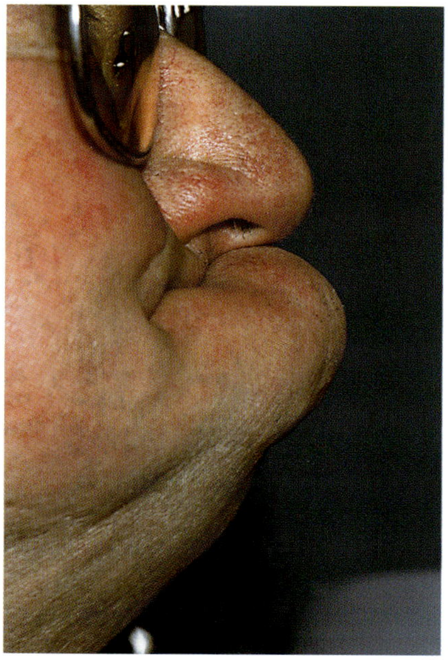
c

Abb. 5 Kieferkammresorption der Mandibula.
a) Orthopantomogramm einer bis auf etwa 5–8 mm Resthöhe resorbierten Mandibula, bei der die Foraminae des N. mentalis beidseitig koronal zu liegen kommen (Pfeile).
b) Klinisches Bild der Mundhöhle mit konkavem Kammverlauf und geringer Breite des Teguments im Unterkiefer.
c) Profildarstellung des Patienten mit deutlich reduzierter Untergesichtshöhe.

Plattenprothesen zu. Diese Erscheinung ist ein Adaptationsvorgang an die veränderten Belastungsverhältnisse (Abb. 7). Übermäßige Dickenzunahme führt zur so genannten **Schlotterkammbildung**. Deren Grundlage ist eine Metaplasie knöcherner Strukturen zu kollagenem Bindegewebe. Diese Erscheinung, auch gingivales Fibrom genannt, ist abhängig von der Zeit und von der Belastungsgröße. Unregelmäßige Belastung der Prothesenlager fördert die Entstehung eines gingivalen Fibroms (Abb. 8). Vorhandene Restzähne

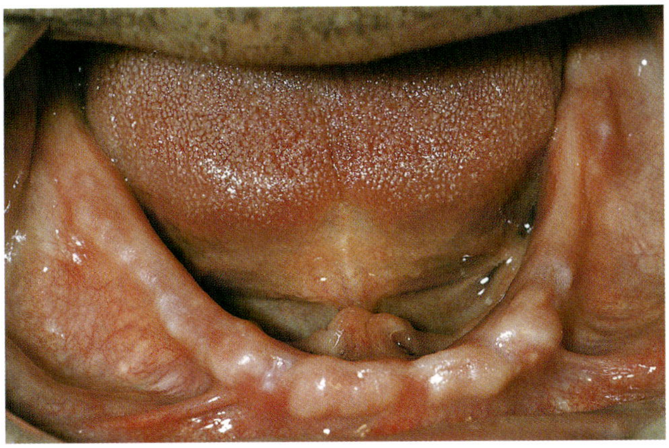

Abb. 6 Dünne atrophische Kammhaut nach Serienextraktion mit Irritationen und Druckstellen.

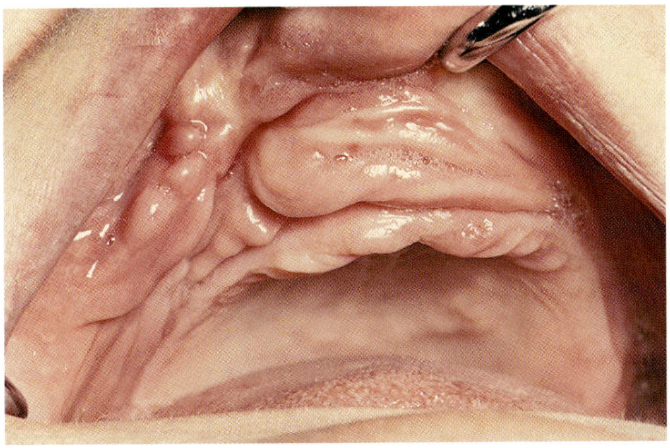

Abb. 8 Gingivales Fibrom im Bereich des anterioren Oberkieferalveolarfortsatzes. Die durch Einlagerung der Totalprothese und Kieferkammresorption entstandene mesialisierte Okklusion führte zu einer deutlichen Überbelastung des zahnlosen Prothesenlagers mit Umwandlung von Knochen in Bindegewebe.

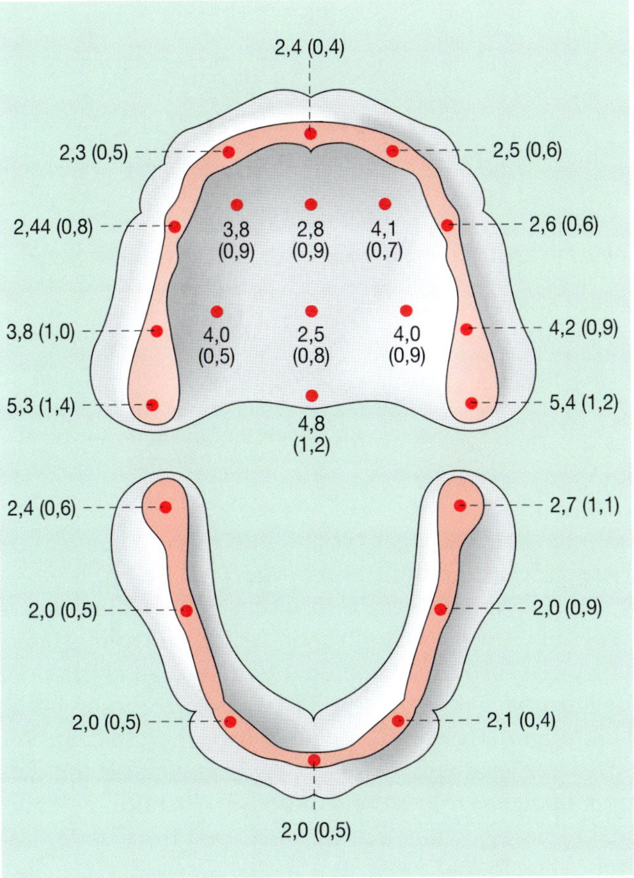

Abb. 7 Durchschnittliche Schichtdicken des Teguments in mm mit Standardabweichung bei Totalprothesenträgern mit einer Prothesentragedauer von wenigstens 5 Jahren [26].

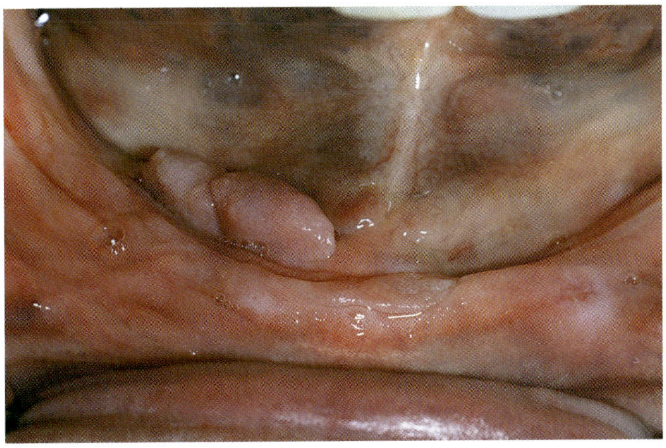

Abb. 9 Prothesenrandfibrom am Übergang der Kammhaut auf die Mundbodenschleimhaut infolge eines scharfen und überextendierten Randes der Unterkiefertotalprothese.

im Gegenkiefer führen oft dazu, dass das Prothesenlager unregelmäßig belastet wird, und sich ein Schlotterkamm ausbildet. Dieser tritt im Oberkiefer hauptsächlich im anterioren, im Unterkiefer dagegen im Seitenzahnbereich auf. **Prothesenrandfibrome** entstehen dagegen als Reizantwort auf überextendierte und scharfe Prothesenränder (Abb. 9).

Ebenso wichtig wie die mechanische Pufferfunktion der Mundschleimhaut sind ihre **sensorischen Eigenschaften.** Diese sind weniger ausgeprägt als die des Parodontiums, tragen jedoch wirkungsvoll zum Schutz des Prothesenlagers und zur Regelung der Kaufunktion bei [38]. Punktförmige Überbelastungen der Schleimhaut werden besser wahrgenommen als großflächige, die z.B. bei Parafunktionen mit Totalprothesen auftreten. Großflächige Überbelastungen

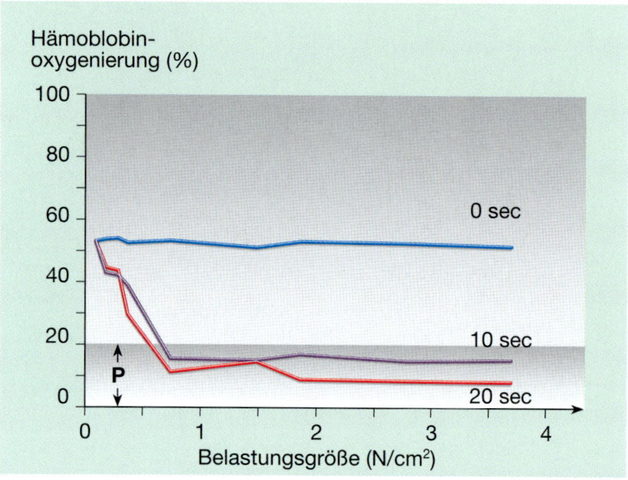

Abb. 10 Aufzeichnung der Hämoglobinoxygenierung mittels Mikrolichtleiter-Spektrographie im submukösen Gewebe. Veränderte Belastungsgröße und -dauer des Prothesenlagers durch Plattenersatz: Hier Belastungsgrößen zwischen 0 und 3,7 N/cm^2 bei einer Belastungsdauer von 0–20 s. Bei Unterschreiten einer Hämoglobinoxygenierung von 20% befindet sich das Gewebe im pathophysiologischen Bereich und ist auf eine alternative Energiezufuhr (anaerobe Glycolyse) angewiesen. Dies ist Auslöser einer Reihe von Prozessen, die u.a. zur Knochenresorption führen [26].

führen unter entsprechenden Voraussetzungen zu einer beschleunigten Resorption des knöchernen Prothesenlagers als Folge einer Minderdurchblutung der komprimierten Bindegewebsabschnitte (Abb. 10).

Eingelagert in die Mundschleimhaut sind kleine **muköse Drüsen,** die sich im lateralen Bereich des Gaumens zu größeren Drüsenpaketen formieren (Abb. 11). Sie sezernieren Muzin, das die Mundschleimhaut mit einem gleichmäßigen Gleitfilm überzieht, der sie vor Austrocknung schützt. Dieses Sekret ist für Prothesenträger von ausschlaggebender Bedeutung. Eine Hyposekretion bzw. Asialie führt zur **Xerostomie** (Mundtrockenheit), die sowohl den Halt von Totalprothesen als auch die Toleranzbereitschaft der Mukosa gegenüber mechanischen, toxischen, allergologischen und mikrobiologischen Reizen stark einschränkt [27, 30].

1.2.2 Ökologie der Mundhöhle

Aufgrund des höheren Lebensalters, durch die Inkubation der Mundschleimhaut unter Prothesenbasen und durch die oft unzureichende Prothesenhygiene treten z.T. erhebliche Verschiebungen im **mikrobiologischen Gleichgewicht** der Mundhöhle auf. Unter den Totalprothesen herrschen andere ökologische Bedingungen für Mikroorganismen als in der freien Mundhöhle. Bei Totalprothesenträgern dominieren Laktobazillen, Streptokokken und Candida spezies,

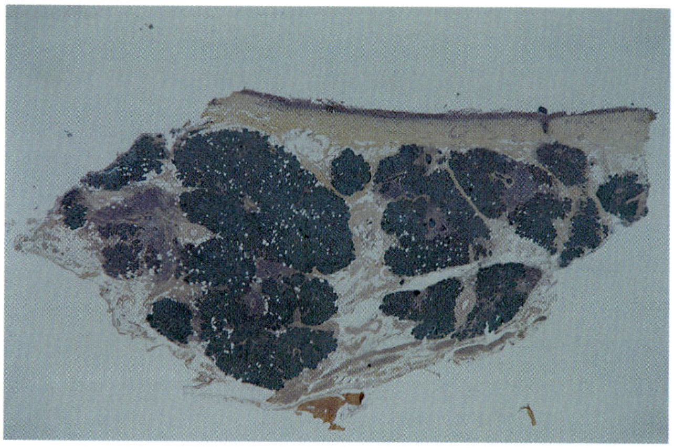
a

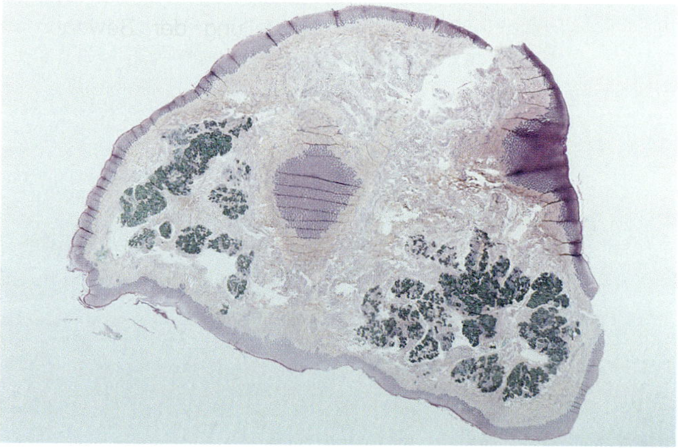
b

Abb. 11 Gaumenschleimhautpräparate (autoptisches Material) mit Darstellung der mukösen Gll. palatinae (Chesa-Färbung, Parenchym olivgrün).

a) Sagittaler, paramedianer Schnitt. Die Drüsenpakete weisen einen Durchmesser von 1,5–2,5 mm auf und sind in faser- und fettreiches Bindegewebe eingelagert.

b) Schnitt parallel zur Oberfläche. Das Parenchym der Gll. palatinae lässt eine variable Anlage dieser Strukturen erkennen.

welche bei Vorliegen von Schleimhautläsionen zu Superinfektionen führen können [4, 11, 15].

Für die **Abwehrbereitschaft** der Mundschleimhaut gegenüber mikrobiologischen Attacken ist die Benetzung mit mukösem Speichel von ausschlaggebender Bedeutung. Das intensive Tragen der Prothesen wirkt sich ungünstig auf die Regenerationsbereitschaft der Mundschleimhaut, den Gesundheitszustand der kleinen Speicheldrüsen und auf die Ausbildung eines mikrobiologischen Gleichgewichts in der Mundhöhle aus [6, 25].

1.2.3 Kaufunktion

Mit dem Zahnverlust tritt ein **Defizit an Kaumuskelkraft** und Kauleistung auf. Die Abnahme der Kaumuskelkraft ist eine Anpassungserscheinung an die deutlich reduzierte Belastbarkeit des Teguments und

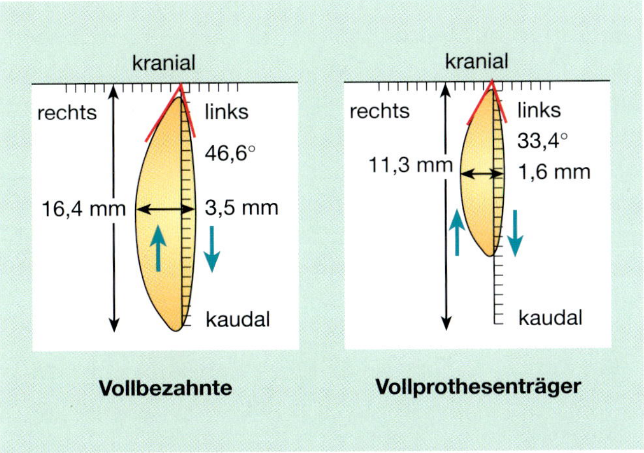

Abb. 12 Sirognathographische Darstellung der Bewegungsbahnen des Inzisalpunktes bei rechtsseitigem Kauen. Sowohl die Bewegungsamplituden als auch die Differenz zwischen Öffnungs- und Schließwinkel sowie die Geschwindigkeit des Bewegungsablaufs sind bei Totalprothesenträgern signifikant reduziert [12].

des darunter befindlichen Kieferknochens. Die mittlere Kaumuskelkraft reduziert sich beim Zahnlosen auf Werte von etwa 20–30 % im Vergleich zum vollbezahnten Patienten [8, 17]. Hinzu kommt eine deutliche Verlangsamung und Einschränkung der Exkursionen des Unterkiefers in alle Raumrichtungen (Abb. 12).

Zusätzlich wird die Funktion des Kauorgans eingeschränkt durch eine **altersbedingte Dystrophie** der Kaumuskulatur und der Kiefergelenke einschließlich des Bandapparates. Diese morphologischen Veränderungen verursachen nur in seltenen Fällen Störungen und Beschwerden [36]. Der Grund hierfür könnte in der reduzierten Belastung der Kiefergelenke durch die verringerten Kaukräfte liegen, wodurch der Bewegungsapparat und das Lagergewebe geschont werden. **Störungen der Kaufunktion** aufgrund neurologischer Ursachen sind innerhalb des Kauorgans selten und werden meist durch traumatische bzw. iatrogene Ereignisse wie Nervläsionen oder Operationen hervorgerufen.

1.3 Allgemeinmedizinische Grundlagen

Die funktionelle und ästhetische Rehabilitation durch Totalprothesen beeinflusst sowohl den Stoffwechsel als auch die Psyche des Patienten. Es existiert eine große Anzahl allgemeinmedizinischer Faktoren, welche die Therapie mit Totalprothesen und deren Inkorporation beeinflussen. Hierzu zählen insbesondere die Erkrankungen und Stoffwechselstörungen, die unmittelbare Auswirkungen auf die Resorption des Kieferknochens, die Toleranzbereitschaft der Mundschleimhaut sowie die neuromuskuläre Funktion des Kauorgans haben. Zu beachten sind hierbei auch die Nebenwirkungen von Arzneimitteln.

1.3.1 Auswirkungen auf den Kieferknochen

Bei zahnlosen Frauen ist die Resorption des Alveolarfortsatzes in horizontaler Richtung ausgeprägter als in vertikaler Richtung. Der so genannte „Messerrückenkamm" bildet sich daher bevorzugt bei zahnlosen Patientinnen. Man vermutet hier einen systemischen und mit großer Wahrscheinlichkeit **endokrinologischen Einfluss** auf die Resorption des Kieferknochens (Abb. 13, vgl. auch Abb. 4).

Funktionelle lokale Reize scheinen für den Erhalt bzw. für die Resorption des Kieferknochens eine größere Bedeutung zu besitzen als eine allgemein veränderte Stoffwechselsituation. So existieren z. B. bisher keine gesicherten Erkenntnisse darüber, dass Patienten mit **Osteoporose** im Vergleich zur nichtosteoporotischen Bevölkerung einen signifikant größeren Schwund des Alveolarknochens aufweisen. Auch gibt es keine Evidenz darüber, dass Osteoporose-Patienten früher Zahnverlust erleiden. Da sowohl bei osteoporotischen als auch bei nichtosteoporotischen Patienten die Kieferkammresorption durch den Einsatz von Implantaten deutlich vermindert werden kann, geht man davon aus, dass funktionelle lokale Reize für den Kieferknochen eine größere Bedeutung haben als systemische [40]. Diskutiert werden zudem die Auswirkungen von **Genussmittelgiften** wie z. B. Nikotin und Koffein und die Auswirkungen von **Radiatio** oder **Medikamenten** wie Glukokortikoide. Es fehlen auch hier statistisch stichhaltige Daten.

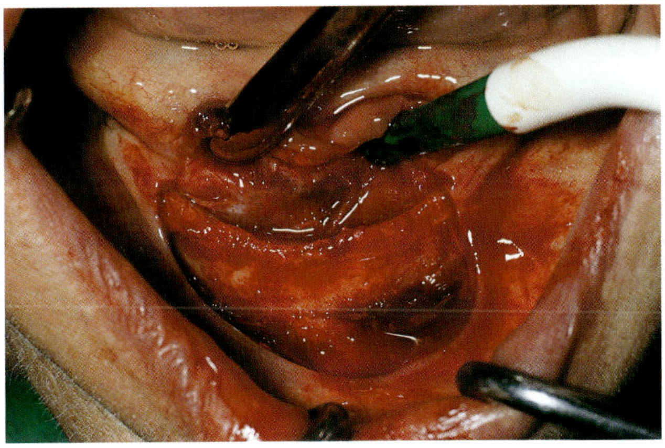

Abb. 13 „Messerrückenkamm", dessen knöcherne Grundlage eine ausgeprägte laterale Resorption erkennen lässt.

1.3.2 Auswirkungen auf die Mundschleimhaut

Der Gesundheitszustand der Mundschleimhaut ist ausschlaggebend für die erfolgreiche Inkorporation der Totalprothesen. Einschränkend auf die Toleranz der Mundschleimhaut gegenüber Reizen wirkt ein unzureichender Wassergehalt des Epithels, in erster Linie verursacht durch Mundtrockenheit [30]. Akute und chronische Infektionen, Arzneimittelnebenwirkungen, Dystrophien durch Radiatio und Stoffwechselstörungen, Leukoplakien oder Neoplasien führen außerdem zu Intoleranzerscheinungen der Mundschleimhaut gegenüber der Prothese (Abb. 14).

Allergische Reaktionen der Mukosa auf Prothesenmaterialien sind bei Kunststoffen mit einer Inzidenz von 2–4 % selten. Allergien gegenüber Metallen treten mit 3–12 % deutlich häufiger auf [23].

Neurologische Störungen, die zu einer Hyposensibilität des Prothesenlagers führen, erhöhen das Risiko einer mechanischen Überbelastung der Mundschleimhaut und des darunter liegenden Kieferknochens.

Sensible Störungen können auftreten bei hirnorganischen Schäden infolge Apoplexie bzw. zerebralen Durchblutungsstörungen, bei peripheren Neuropathien (Diabetes mellitus, Amyloidose, Porphyrie, Hypothyreose etc.), bei exogener toxischer Schädigung des Nervensystems sowie als Arzneimittelnebenwirkungen.

Motorische Störungen der perioralen Muskulatur durch neuropathologische Prozesse können sich außerdem nachteilig auf die Inkorporation und auf den Halt von Totalprothesen auswirken.

Mit den Allgemeinerkrankungen nehmen in zunehmendem Lebensalter auch die **psychischen Störungen** zu. Abnorme Persönlichkeitsentwicklungen und Reaktionen sind in der Gruppe der über 65-jährigen Patienten überdurchschnittlich häufig repräsentiert. Der Erfolg einer Versorgung zahnloser Kiefer wird maßgeblich durch die psychische Disposition des Patienten beeinflusst. Variablen wie Selbstwertgefühl, soziale Potenz, Kontrolliertheit, Intelligenz, Angstbereitschaft, Lebensqualität, das Vertrauen in den Behandler selbst und die Annahme oder Ablehnung der Prothesen beinflussen die Therapie mit Totalprothesen signifikant [3, 5, 10].

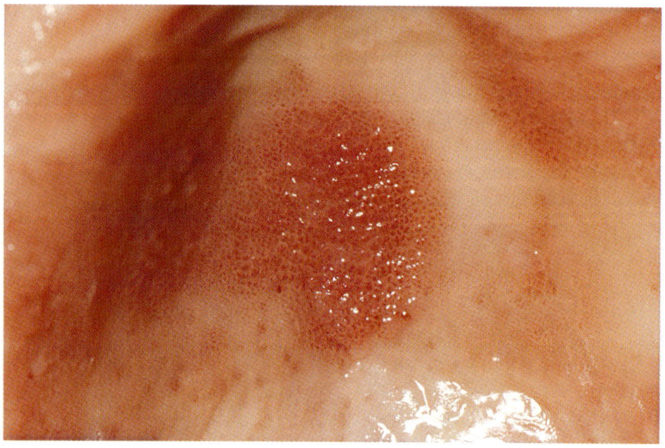

Abb. 14 Chronisch granulierende Kontaktstomatitis im palatinalen Bereich als Folge einer sog. „Schaukeldruckstelle“. Dadurch bedingte traumatische Schädigung der dünnen Schleimhaut im medianen Gaumenbereich mit Superinfektion durch Candida albicans spezies.

Bei keiner anderen Form von Zahnersatz ist damit die Berücksichtigung gerontologischer sowie psychologischer Gesichtspunkte so wichtig wie bei der Versorgung mit Totalprothesen. Diesem Aspekt muss aus prognostischen und forensischen Gründen bei der Diagnostik besondere Aufmerksamkeit gewidmet werden.

1.4 Anamnese

Die Krankengeschichte muss die in den vorgenannten Grundlagen aufgeführten allgemeinen und speziellen Merkmale des Patienten erfassen. Dabei empfiehlt sich ein systematisches Vorgehen, um latente und mitunter schwer wiegende Störungen oder Erkrankungen zu berücksichtigen [18].

1.4.1 Allgemeine Anamnese

Die Erfassung von Allgemeinerkrankungen stellt die Basis der Anamnese dar. Dabei sind Auftreten, Schweregrad und Behandlungsstatus zu berücksichtigen:

- Magen-Darm-Erkrankungen wegen ihres besonderen Bezugs zur Mundschleimhaut (Reflux-Ösophagitis, Heliobacter-Gastritis etc.),
- Diabetes mellitus mit seinen Auswirkungen auf die periphere Durchblutung sowie
- Überempfindlichkeitsreaktionen und Allergien.

Weiterhin sind zu berücksichtigen:

- Einnahme von Medikamenten, da eine Vielzahl dieser zur Hyposalivation und damit zur Mundtrockenheit führt [35] und
- psychologische Persönlichkeitsmerkmale des Patienten, die Auswirkungen auf die Inkorporationsbereitschaft und die Compliance haben können.

1.4.2 Spezielle Anamnese

Die spezielle Anamnese dient der Erfassung von:

- Konsultationsgründen, um die Erwartungshaltung des Patienten zu eruieren und überzogene Diagnostik bzw. Therapie zu vermeiden,
- Ursachen und Zeitpunkt des Zahnverlustes, zur prognostischen Beurteilung des Prothesenlagers,
- bisher durchgeführten Versorgungen mit Zahnersatz zur Prognose eventueller Schäden am Kauorgan und zur Beurteilung der Inkorporationsbereitschaft und Erwartungshaltung des Patienten,
- Parafunktionen,
- Mundhygienezustand und Selbsteinschätzung der Mundhygiene des Patienten zur Beurteilung des individuellen Hygienebedarfs und zur Prävention mikrobiologisch verursachter Mundschleimhauterkrankungen.

1.5 Befunderhebung

Die Erhebung von Befunden sollte einem einheitlichen Schema folgen. Besonderes Augenmerk muss den zahnlosen Bereichen des Prothesenlagers und den Funktionen des Kauorgans gewidmet werden [18].

1.5.1 Extraorale Befunderhebung

Zum extraoralen Befund gehören kosmetische und phonetische Auffälligkeiten und ein extraoraler Funktionsstatus.

Kosmetische und phonetische Auffälligkeiten

Dazu gehören beispielsweise Gesichtsasymmetrien sowie Besonderheiten der muskulären Mimik und Aussprache. Kosmetische und phonetische Auffälligkeiten sind die Hauptgründe, weshalb zahnlose Patienten mit Totalprothesen versorgt werden wollen. Besteht keine reelle Chance, dass bezüglich Kosmetik und Phonetik deutliche Verbesserungen möglich sind, ist dies dem Patienten in einem aufklärenden Gespräch zu vermitteln, da Annahme oder Ablehnung des Zahnersatzes in engem Zusammenhang mit diesen Merkmalen stehen. Außerdem kann eine von der Norm abweichende muskuläre Mimik, beispielsweise bei Dyskinesien durch Einnahme bestimmter Psychopharmaka, verhindern, dass die Prothese ausreichend muskulär stabilisiert wird.

Extraoraler Funktionsstatus

Dieser ist in Form eines Übersichtsbefundes zu erfassen, wobei insbesondere die Sensibilität der Nervenaustrittspunkte, die Kaumuskulatur, die Kiefergelenke, die Mundöffnung und die vertikale Kieferrelation beurteilt werden.

Eine **Hypo- oder Asensibilität** der Nervenaustrittspunkte im Bereich der Endäste des N. trigeminus deuten auf neuromuskuläre Störungen hin, wobei weniger die Motorik als vielmehr die Kontrolle der Muskelbewegungen beeinträchtigt ist. Dies führt zu Defiziten bei der muskulären Stabilisierung von Prothesen.

Eine **reduzierte Mundöffnung**, oft in Verbindung mit einer Myo- oder Arthropathie, ist ein Hinweis darauf, dass der Bewegungsapparat des Kauorgans geschädigt ist und durch funktionstherapeutische Maßnahmen vorbehandelt werden muss, ehe ein definitiver Zahnersatz eingegliedert wird.

Bei einer veränderten **vertikalen Relation** alter Totalprothesen empfiehlt es sich, diese zunächst auf ein physiologisch tolerierbares Maß einzustellen, bevor ein neuer Zahnersatz angefertigt wird. Die Einstellung sollte dabei nicht nach Norm- oder Mittelwerten erfolgen, sondern dem subjektiven Empfinden des Patienten gerecht werden [9].

1.5.2 Enorale Befunderhebung

Die Untersuchung der Mundhöhle soll folgende therapeutisch und prognostisch relevanten Befunde erfassen:

Form und Resorptionszustand der Alveolarfortsätze

Diese haben Bedeutung für die Lagesicherung der Prothesenbasen und damit für die statische und dynamische Retention von Totalprothesen. Die Atrophie der Kieferkämme führt im Oberkiefer zu einem vestibulären Seitenabbau und einem frontalen Höhenabbau. Im Unterkiefer dominieren dagegen ein lingualer Seitenabbau und ein lateraler Höhenabbau. Diese ungleiche Resorption der Kieferkämme führt zu einer Inkongruenz des Alveolarfortsatzbogens zwischen Ober- und Unterkiefer und zu einer vom Kammfirstverlauf abweichenden Raumlage der Kauebene. Bei ursprünglich eugnathen Verhältnissen kann bei ausgeprägten Resorptionsformen ein **lateraler Kreuzbiss** entstehen. Dadurch wird die Lagestabilität der Prothese bei funktioneller Belastung beeinträchtigt [7, 22].

Ausdehnung und Qualität des bindegewebigen Prothesenlagers

Dieses ist maßgebend für die Lagerung und den physikalischen Halt der Prothesenbasen. Die tegumentalen Bereiche haben unterschiedliche Ausdehnungen und umfassen im Oberkiefer eine durchschnittliche Projektionsfläche von 24 cm^2, im Unterkiefer von etwa 7 cm². Die Unterkieferprothese überträgt damit stets einen höheren Druck auf das Prothesenlager als die des Oberkiefers. Für den **physikalischen Halt** einer Prothese, der in erster Linie von der Ausdehnung der Prothesenbasis abhängt, ist es erforderlich, dass die Prothese auf das gesamte Tegument ausgedehnt wird, ohne dass hierbei die Funktion der beweglichen Schleimhaut beeinträchtigt wird [8].

Struktur, Resilienz und Durchfeuchtung der Mundschleimhaut

Diese stellt das primäre Lagerungsmedium für Prothesenbasen dar. Die Qualität der Mundschleimhaut sowie deren Benetzung und Feuchtigkeitsgehalt ist für die mechanische **Pufferwirkung** sowie chemische, toxische, mikrobiologische und allergologische **Resistenz** von großer Bedeutung. Daneben ist die resiliente Schleimhaut wichtig für den physikalischen Prothesenhalt, da nur eine Einlagerung der Prothese ein Ansaugen der Basen an das Prothesenlager ermöglicht.

Dünne, empfindliche und schlecht durchblutete Schleimhäute führen zu einem unzureichenden Prothesenhalt und begünstigen die Entstehung von Druckstellen und Entzündungserscheinungen. Die Behandlung dieser wird durch den schlechten Stoffwechsel dünner Schleimhäute kompliziert.

Torusbildungen am Gaumen oder Unterkiefer weisen stets eine dünne Schleimhautbedeckung mit verminderter Resilienz auf und müssen durch Hohllegung der Basis entlastet werden (Abb. 15). Eine übermäßige Schichtdicke des Teguments, die zu einem Schlotterkamm führt, bedingt eine unzureichende horizontale Stabilisierung der Prothesenbasis und eine reduzierte Belastbarkeit der darüber liegenden Zahnreihe. Die Entscheidung, gingivale Fibrome präprothetisch zu exzidieren, muss von den jeweiligen individuellen Verhältnissen wie funktionelle Einbußen, erschwertes Abbeißen, Reduktion der tragenden Fläche etc. abhängig gemacht werden.

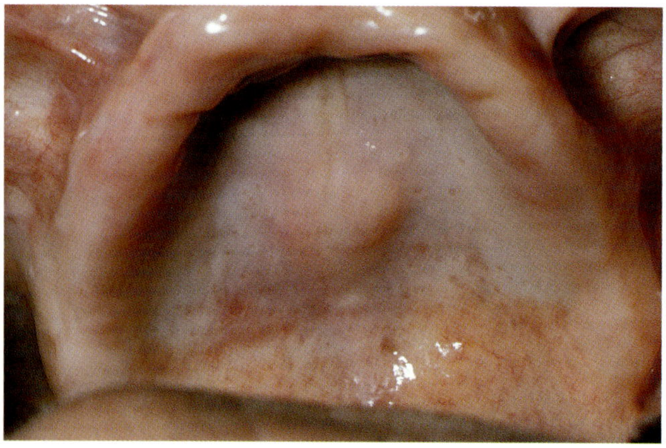

Abb. 15 Torus palatinus mit dünner und gering durchbluteter Schleimhautbedeckung.

Pathologische Befunde an der Mundschleimhaut

Nur intakte und gesunde Mundschleimhaut kann die Belastung durch Prothesenbasen dauerhaft tolerieren. Bei Vorliegen pathologischer Befunde ist diese Toleranz stark eingeschränkt. In diesen Fällen, z.B. bei Diabetes mellitus, Kachexie oder einer deutlich reduzierten Abwehrbereitschaft der Mundschleimhaut, muss das Tragen der Prothesen auf ein zeitliches Minimum reduziert werden.

Ausdehnung und Mobilität der Zunge.

Der Zungenfunktionsraum ist bei Zahnlosen übermäßig vergrößert, da nach Verlust der Zähne die Zunge in die zahnlosen Bereiche hineinquillt. Diese **Vergrößerung der Zunge** kann meist nicht mehr rückgängig gemacht werden. Beim Wiederaufbau der Zahnreihe müssen in orovestibulärer Richtung verschmälerte Prothesenzähne ausgewählt werden. Die Entscheidung, ob die Prothesenzähne in Regelverzahnung oder im Kreuzbiss aufgestellt werden, wird oft durch das Ausmaß der Zungenvergrößerung beeinflusst. Ein Überragen der lingualen Anteile der Unterkieferzahnreihe über die Linea mylohyoidea würde den Funktionsraum der Zunge empfindlich einengen und zu einem deutlich verschlechterten Halt der Unterkieferprothese führen [21].

Die **Mobilität der Zunge** stellt einen weiteren beeinflussenden Faktor für den Prothesenhalt dar, da unzureichend kontrollierte Zungenbewegungen den Halt von Ober- und Unterkieferprothesen verringern.

Aktionsgrenze der vestibulären Mukosa und Bändchen

Diese limitieren die Ausdehnung der Prothesenbasen. Prothesenbestandteile dürfen diese Aktionsgrenze nicht überschreiten, da hierdurch nicht nur der Prothesenhalt eingeschränkt wird, sondern auch so genannte **Scheuer-Ulzera** entstehen können, welche die Grundlage für Prothesenrandfibrome darstellen. Im dorsalen Bereich des Oberkiefers stellt diese Aktionsgrenze der Übergang vom harten zum weichen Gaumen dar.

Enoraler Funktionsstatus

Dazu gehören die Zuordnung der Kieferkämme, der Ablauf von Unterkieferbewegungen sowie die Funktion der perioralen Muskulatur.

Die Zuordnung der Kieferkämme sowie der Ablauf der Unterkieferbewegungen sind wichtige Kriterien für die **Statik** der Totalprothese. Steht die Kammver-

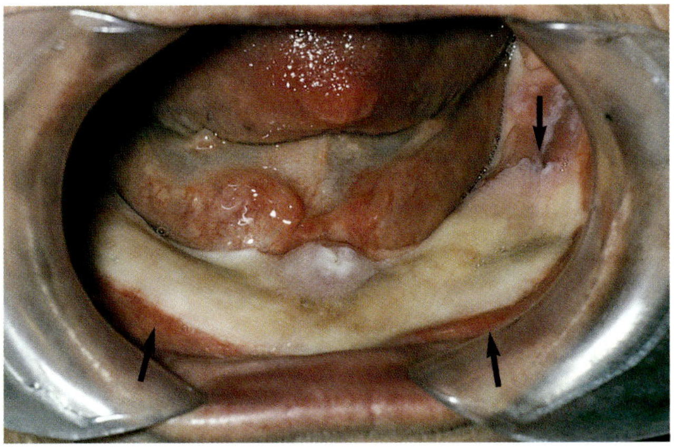

Abb. 16 Spalthauttransplantat im Unterkiefer mit entzündlicher Randnarbe (Pfeile) und deutlich reduzierter Belastungstoleranz des Prothesenlagers.

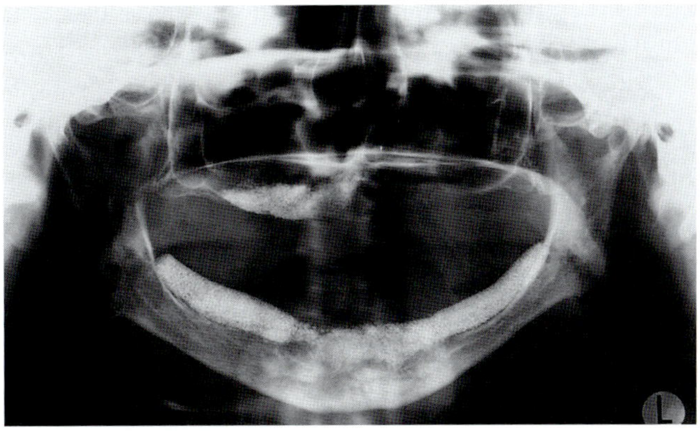

a

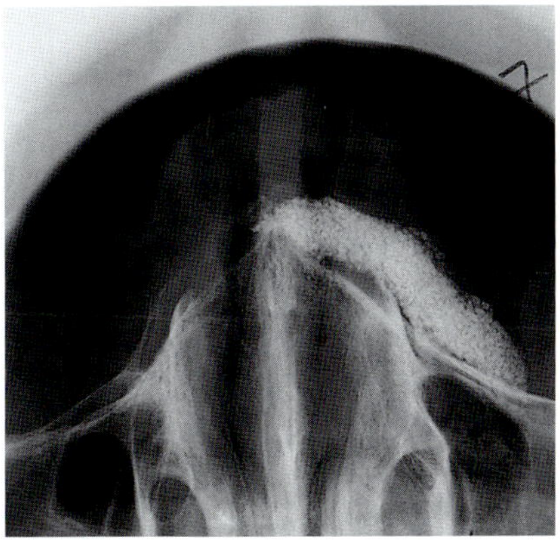

b

Abb. 17 Hydroxylapatit-Auflagerungsplastik.
a) Orthopantomogramm eines zahnlosen Kiefers mit Hydroxylapatit-Auflagerungsplastiken im gesamten Unterkiefer und im rechten Oberkieferbereich.
b) Zugehörige Aufbissaufnahme im Oberkiefer mit deutlich erkennbarer bukkaler Verlagerung des implantierten Hydroxylapatit-Materials.

bindungslinie nicht mehr senkrecht zur Kauebene, wächst die Gefahr einer unzureichenden Statik. Das betrifft insbesondere die Oberkieferprothese, da durch die Kieferkammresorption die Ausdehnung des Oberkiefers und damit die stabile Unterstützungsfläche kleiner wird [22].

Die Statik von Totalprothesen wird begünstigt, wenn der Unterkiefer zu keinen oder nur zu geringen Exkursionsbewegungen neigt oder ein so genannter **Hackbiss** vorliegt. Hierbei handelt es sich um die statisch günstigste Belastungsform von Totalprothesen. Eine Umerziehung des Patienten zum Hackbiss gelingt jedoch nur in seltenen Fällen.

Eine gestörte Funktion der perioralen Muskulatur, wie sie beispielsweise bei neurologischen Erkrankungen vorliegt, verringert zudem den muskulären Halt der Prothesenbasen.

Sensibilität des Prothesenlagers und der Schleimhautbereiche

Bei Sensibilitätsstörungen besteht eine erhöhte Gefahr rezidivierender Druckstellen, da die Belastungskontrolle eingeschränkt oder unmöglich ist. Die Gefahr einer Sensibilitätsstörung besteht immer bei Schleimhaut- oder Spalthauttransplantaten bzw. Kieferkammaufbauten mittels alloplastischen Materials. Hinzu kommt eine erhöhte Belastungsintoleranz im Bereich der Randnarben (Abb. 16).

Menge, Fließrate und Qualität des Speichels

Ohne Vorhandensein von mukösem Speichel degeneriert die Mundschleimhaut zur „Mundhaut". Diese weist eine limitierte Toleranz gegenüber Reizen jeglicher Art auf. Die Ursache für die Reduktion des Speichelflusses ist häufig die **Degeneration der kleinen Schleimdrüsen,** die beim intensiven Tragen von Prothesenbasen (Tag und Nacht) durch Sekretrückstau entzündlich reagieren und ihr sekretionsfähiges Parenchym verlieren [6]. Ähnliche Vorgänge sind bei Patienten mit **Radiatio** im Kopfbereich zu beobachten [29]. Ein Mangel von mukösem Speichel führt zudem zu einem deutlich reduzierten physikalischen Prothesenhalt [28].

1.5.3 Radiologische Befunde

Zur Sicherung unklarer klinischer Befunde muss eine radiologische Untersuchung des Kauorgans durchgeführt werden. Diese erfolgt in der Regel mit Übersichtsaufnahmen wie dem Orthopantomogramm oder mit speziellen Projektionstechniken wie Aufnahmen vom Kiefergelenk, der Nasennebenhöhlen, des Schädel seitlich sowie des Mundbodens (Abb. 17). In besonderen Fällen können Zahnfilmaufnahmen des zahnlosen Kiefers Verdachtsbefunde aus dem Orthopantomogramm, wie z.B. Wurzelreste oder Fremdkörper, erhärten. Die radiologischen Untersuchungen dienen dem Erkennen klinisch nicht sichtbarer Zähne (Impaktierungen, Retentionen) und Fremdkörpern sowie rarefizierenden Prozessen im Bereich des Kieferknochens [14].

1.6 Diagnose

Die Inhalte klinischer Diagnosen dienen der Identifizierung von Krankheiten oder Zuständen, die nicht mehr den normalen Funktionen zuzuordnen sind. Aus jeder Diagnose muss ein spezifischer klinischer Behandlungsbedarf hervorgehen. Dabei ist zu beachten, dass ein singulärer Befund keine Diagnose darstellt. Die Diagnose ist stets mit Datum und Zuordnung zur untersuchten Person zu dokumentieren, wobei die untersuchte Person selbst über die Diagnose aufzuklären ist. Es können einzelne Diagnosen zu einer zusammenfassenden Diagnose aufgelistet werden.

Die Aufstellung einer **klinischen Diagnose** umfasst:

- allgemeine und spezielle Anamnese
- klinische Befunde
- objektivierbare Symptome.

Die **allgemeine Diagnose** ist eine Beschreibung des Allgemeinzustandes des Patienten und soll beinhalten:

- Alter
- Ernährungszustand
- Psyche
- Allgemeinerkrankungen
- Einnahme von Medikamenten
- Überempfindlichkeitsreaktionen und Allergien.

Die **spezielle Diagnose** befasst sich mit zahnärztlichen Merkmalen wie:

- Gründe des Zahnverlustes
- Ausmaß der Kieferkammresorption
- Qualität und Gesundheitszustand der Mundschleimhaut, insbesondere des Teguments
- Behandlungsbedarf und Wünsche des Patienten
- funktionelle Störungen des Kauorgans
- ästhetische Probleme
- Oral- und Prothesenhygiene
- Compliance des Patienten.

Die Diagnose sollte einen eventuellen **Vorbehandlungsbedarf** beinhalten. Vorbehandlungen könnten sein:

- Behandlung von Schmerzen, Druckstellen, Schleimhautläsionen
- Okklusionsausgleich und Bisshebung mit provisorischem Aufbau der Kauflächen
- Kontrolle der Unterkieferrelation, gegebenenfalls durch Interimstotalprothesen oder Schienen auf getragenen Prothesen
- Korrektur ästhetischer und phonetischer Merkmale durch Ausschleifen oder Anfügen an Bereiche des Zahnkranzes oder der Basis
- Verbesserung der Lagestabilität und des Halts bereits getragener Prothesen mit provisorischen Mitteln
- Einregistrieren von getragenen Prothesen zur Kontrolle der Relation.

Die Vorbehandlung beinhaltet eine fortlaufende Diagnostik zum Ausschluss oder zur Erhärtung weiterer Befunde und Merkmale. Beispielsweise kann erst eine Hebung der Bisslage zum Abklingen funktioneller Beschwerden im Bereich der Kiefergelenke oder zur Konsolidierung der Horizontalrelation führen. Das ist bei langjähriger Zahnlosigkeit bzw. unzureichender Versorgung des Kauorgans in den Fällen von Bedeutung, in denen sich die Bisslage verändert hat.

1.7 Kritische Wertung der Diagnostik

Totalprothesen stellen wie jede andere Form von Zahnersatz ein **Mittel zur Prävention** dar. Sie haben die Aufgabe, als letzte Zahnersatzform im Leben eines zahnärztlichen Patienten weitere Schäden am Kauorgan zu verhindern. Es ist vom medizinischen Standpunkt aus unverantwortlich, Zahnersatz einzugliedern, ohne vorher die **zutreffende Diagnostik** durchgeführt zu haben. Hierbei stellt sich die Frage, welche Diagnostik am zahnlosen Kauorgan den Bedürfnissen gerecht wird und dabei nicht übertrieben ist. Die beschriebene Diagnostik wird nicht in jedem Fall im vollen Umfang durchgeführt werden müssen, da nicht jeder Patient die Gesamtheit der beschriebenen Befunde aufweist. Das vorangegangene Kapitel soll als Leitfaden dienen, der ein Spektrum aller Merkmale aufzeigt, die potentiell berücksichtigt werden müssen.

Es hat sich gezeigt, dass die Totalprothese wegen des zunehmenden Lebensalters und der außergewöhnlichen physischen und psychischen Belastung der Patienten die höchste Komplikationsrate und die größten Schwierigkeiten bei der Behandlung mit sich bringt [24]. Heute kommt bei über 70-Jährigen die vollständige **Klasse-III-Resorption** von Kieferkämmen weitaus häufiger vor als noch vor einigen Jahrzehnten. Der Gesundheitszustand der Mundschleimhaut, der in erster Linie durch **Krankheiten** und

Genussgifte beeinträchtigt wird, verschlechtert sich zunehmend.

Oft dürfte man aus rein medizinischer Sicht keinen schleimhautgetragenen Zahnersatz eingliedern, da Komplikationen an Kieferknochen und Mundschleimhaut, gepaart mit einer unzureichenden Compliance der Patienten, vorprogrammiert sind. Wichtig ist daher eine **fortlaufende Diagnostik**, wobei klinische Kontrollen in mindestens jährlichen Abständen erfolgen sollten [18].

Von großer Bedeutung ist die **Einbindung der Patienten** in die Qualitätssicherung. Patienten müssen mehr Selbstverantwortung bezüglich des Erhalts der Funktion ihres Zahnersatzes zeigen. Dies erfordert einen hohen Aufwand an Aufklärungsarbeit am Patienten. Werden all diese Merkmale in hinreichender Form berücksichtigt, kann sich der Behandler im Fall eines Misserfolgs leichter des Vorwurfs erwehren, hinsichtlich der Diagnostik zu oberflächlich gearbeitet zu haben.

1.8 Literatur

[1] Bras, J., van Ooij, C. P., van der Akker, H. P.: Mandibular atrophy and metabolic bone loss. Int J Oral Maxillofac Surg 14, 16 (1985).

[2] Brill, N.: Factors in the mechanism of full denture retention – a discussion of selected papers. Dent Practit 18, 9 (1967).

[3] Celebi, A., Valenti-Peruzovi, M., Stipeti, J., Deli, Z., Stanici, T., Ibrahimagi, L.: The patient's and the therapist's evaluation of complete denture therapy. Collegium Antropologicum 24 (1), 71 (2000).

[4] Dahlen, G., Linde, A., Moeller, A. J., Ohman, A.: A retrospective study of microbiologic samples from oral mucosal lesions. Oral Surg Oral Med Oral Pathol 53, 250 (1982).

[5] Diehl, R. I., Foerster, U., Sposetti, V. J., Dolan, T. A.: Factors associated with successful denture therapy. J Prosthodont 5, 2, 84 (1996).

[6] Fartasch, M., Niedermeier, W., Vigneswaran, N., Hornstein, O. P.: Ultrastrukturelle Untersuchungen zum Stauungsphänomen der palatinalen Speicheldrüsen bei Prothesenträgern. Dtsch Z Mund Kiefer Gesichtschir 15, 24 (1991).

[7] Fløystrand, F., Ørstavik, J. S.: Retention of complete maxillary dentures measured as resistance against unilateral occlusal loading. Acta Odont Scand 42, 29 (1984).

[8] Fontijn-Tekamp, F. A., Slagter, A. P., Van der Bilt, A., Van't Hof, M. A., Witter, D. J., Kalk, W., Jansen, J. A.: Biting and chewing in overdentures, full dentures, and natural dentitions. J Dent Res 79, 1519 (2000).

[9] Gamon, J. A., Wright, S. M.: Perception of vertical dimension. J Oral Rehab 9, 307 (1980).

[10] Gift, H. C., Redford, M.: Oral health and the quality of life. Clin Geriatr Med 8, 673 (1992).

[11] Gusberti, F. A., Gada, T. G., Lang, N. P., Geering, A. H.: Cultivable microflora of plaque from full denture bases and adjacent palatal mucosa. J Biol Bucc 13, 227 (1985).

[12] Hofmann, M., Pröschel, P.: Unterkieferdynamik und Kaumuster von Totalprothesenträgern und Vollbezahnten – Eine Pilotstudie. Dtsch Zahnärztl Z 37, 763 (1982).

[13] Hofmann, M., Pröschel, P., Gräml, H.: Funktionsabläufe beim Totalprothesenträger. Dtsch Zahnärztl Z 40, 237 (1985).

[14] Keur, J. J., Campbell, P. S., McCarthy, J. F., Ralph, W. J.: Radiological findings in 1135 edentulous patients. J Oral Rehab 14, 183 (1987).

[15] Koopmans, A. S., Kippuw, N., de Graaff, J.: Bacterial involvement in denture-induced stomatitis. J Dent Res 67, 1246 (1988).

[16] Krochak, M.: The difficult denture patient. Int J Psychosom 38, 58 (1991).

[17] Lassila, V., Holmlund, I., Koivumaa, K. K.: Bite force and its correlations in different denture types. Acta Odontol Scand 43, 127 (1985).

[18] Ludwig, P., Niedermeier, W.: Checkliste Prothetik. Thieme, Stuttgart 2002.

[19] Marxkors, R.: Ursachen, Auswirkungen und Behebungen von Misserfolgen. Dtsch Zahnärztl Z 54, 600 (1999).

[20] McGrath, C., Bedi, R., Dhawan, N.: Factors influencing older people's self reported use of dental services in the UK. Gerodontology 16, 97 (1999).

[21] Müller, N., Morneburg, Th., Hofmann, M.: Von Totalprothesen nach dem All-Oral-Verfahren zum Micro-Plant-gestützten Zahnersatz. Deutscher Ärzte Verlag 2002.

[22] Niedermeier, W., Hofmann, M.: Die Beeinflussung der physikalischen Grundhaftung von Totalprothesen durch die Anordnung der künstlichen Zahnreihen. Dtsch Zahnärztl Z 34, 616 (1979).

[23] Niedermeier, W., Zieringer, F.: Unverträglichkeitserscheinungen bei Totalprothesenträgern – Ein Erfahrungsbericht über 6 Jahre. Dtsch Zahnärztl Z 37, 778 (1982).

[24] Niedermeier, W.: Die Totalprothese. In: Voss, R (Hrsg.): Fortschritte der zahnärztlichen Prothetik und Werkstoffkunde, Band 4. Hanser, München 1989.

[25] Niedermeier, W., Hornstein, O. P., Müller, N., Schaller, K. H.: Morphologische und funktionelle Merkmale der Gaumenschleimhaut und der Gll. palatinae. Dtsch Zahnärztl Z 45, 27 (1990).

[26] Niedermeier, W.: Reaktionen der Mundschleimhaut auf Belastungsreize der Prothese. Dtsch Zahnärztl Z 45, 443 (1990).

[27] Niedermeier, W.: Roles, diagnostic et traitement de l'hyposecretion des glandes salivaires mineures. Cah Proth 78 (2), 9 (1992).

[28] Niedermeier, W., Krämer, R.: Salivary secretion and denture retention. J Prosthet Dent 67, 211 (1992).

[29] Niedermeier, W., Matthaeus, C., Meyer, C., Staar, S., Müller, R. P., Schulze, H. J.: Radiation induced hyposalivation and its treatment using Pilocarpine. Oral Surg Oral Med Oral Pathol Oral Radiol Endod 86, 541 (1998).

[30] Niedermeier, W., Huber, M., Fischer, D., Beier, K., Müller, N., Schuler, R., Brinninger, A., Fartasch, M. Diepgen, Th., Matthaeus, C., Meyer, C., Hector, M. P.: Significance of saliva for the denture wearing population. Gerodontology 17, 104 (2000).

[31] O'Hickey, S.: A Survey and assessment of full denture wearing in the lower income group. J Ir Dent Assoc 13, 82 (1967).

[32] Parvinnen, T.: Stimulated salivary flow rate, pH and lactobacillus and yeast concentrations in persons with different types of dentition. Scand J Dent Res 92, 412 (1984).

[33] Smith, J. M.: Oral and dental discomfort – a necessary feature of old age? Age Ageing 8, 25 (1979).

[34] Spratley, M. H.: Supply and demand for prosthetic treatment in Victoria, Australia. Community Dent Oral Epidemiol 6, 151 (1978).

[35] Sreebny, L., Schwartz, S. S.: A reference guide to drugs and dry mouth. Gerodontology 14, 33 (1997).

[36] Stark, H., Holste, Th.: Untersuchungen über die zahnärztlich-prothetische Versorgung von Bewohnern Würzburger Altenheime. Dtsch Zahnärztl Z 45, 604 (1990).
[37] Tallgren, A.: The continuing reduction of the residual alveolar ridges in complete denture wearers. A mixed longitudinal study covering 25 years. J Prosthet Dent 27, 441 (1972).
[38] Utz, K. H., Wegmann, U.: Die interokklusale Tastsensibilität bei Vollprothesenträgern. Dtsch Zahnärztl Z 41, 1174 (1986).
[39] Vervoorn, J. M., Duinkerke, A. S., Luteijn, F., van de Poel, A. C.: Assessment of dental anxiety in edentulous subjects. Community Dent Oral Epidemiol 17, 177 (1989).
[40] von Wovern, N.: General and oral aspects of osteoporosis: A review. Clin Oral Investig 5, 71 (2001).

2 Psychosomatik

von Anne Wolowski

Inhaltsübersicht

2.1 Einleitung 16
2.1.1 Prothesenunverträglichkeit 17
2.1.2 Kennzeichen psychosomatisch Erkrankter in der Zahnmedizin 17

2.2 Diagnose 18
2.2.1 „Verdacht somatoforme Störung" 18
2.2.2 Screening-Verfahren 18
2.2.3 Anamnese- und Befunderhebung bei unklaren Beschwerden 19
2.2.4 Erhebung der somatischen Basisbefunde 19
2.2.5 Aufklärung über psychosomatische Krankheitszusammenhänge 22

2.3 Gefahr der Chronifizierung 23
2.3.1 Schwierigkeiten bei der Ursachensuche 23
2.3.2 Krankheitsgewinn als Grund 23

2.4 Somatische Ausschlussdiagnostik 24
2.4.1 Leitsymptom „Mundschleimhautbrennen" als Beispiel 24
2.4.2 Versteckt somatische Ursachen 25

2.5 Die craniomandibuläre Dysfunktion als Ursache unklarer Kiefer-Gesichtsbeschwerden 27
2.5.1 Klinische Präsentation – Schmerzen und Bruxismus 27
2.5.2 Epikrise 29

2.6 Patientenkarte 29
2.6.1 Die Notwendigkeit der Dokumentation 29
2.6.2 Anstrengung eines Prozesses 29

2.7 Spezielle Krankheitsbilder 30
2.7.1 Krankheitsbilder aus der Gruppe der Schizophrenien 30
2.7.2 Dysmorphophobie 30

2.8 Verdachtsdiagnosen 30
2.8.1 Allergien 30
2.8.2 Intoxikationen 31
2.8.3 Elektrische Phänomene 32

2.9 Literatur 33

2.1 Einleitung

Noch 1957 deklassierte KUHN [31] die Bedeutung psychosomatischer Probleme für den Zahnarzt als ein zur Mode gewordenes Schlagwort, obwohl dem zwei frühere Aussagen entgegenstanden:

- 1921 definierte MORAL [41] in einer Abhandlung über Grenzfälle angesichts nicht erklärbarer unklarer Kiefer-Gesichtsbeschwerden das Krankheitsbild der Hysterie „... als eine Störung der normalen Beziehung zwischen den Vorgängen unseres Bewusstseins und unserer Körperlichkeit".
- Schon 1859 wurde von dem französischen Arzt BRIQUET [6] in seinem Werk „Traité clinique et thérapeutique de l'Hystérie" die Hysterie als eine Erkrankung der Seelenfunktion beschrieben.

BRIQUET [6] führte aus, dass bei der Psyche die Behandlung einzusetzen habe, sei es, dass man eine rein psychische Beeinflussung der Krankheit betreibe oder sei es, dass man durch eine Scheinbehandlung mit psychischer Beeinflussung der Krankheit zu Leibe rücke. Ähnlich wie MORAL [41] mit Hilfe von Fallbeispielen das Krankheitsgeschehen zu analysieren sucht, findet man auch bei BRIQUET [6] eine deskriptive Vorgehensweise. Die Arbeiten von BRIQUET [6] wurden in der Folgezeit von vielen Autoren aufgegriffen. Unter Mitwirkung von GUZE [20, 21, 22] wurde der Versuch unternommen, seine Beobachtungen zu systematisieren. Mit Einführung des **DSM III** (Diagnostisches und Statistisches Manual Psychischer Störungen) [3] wurde das Briquet-Syndrom als Gerüst des Prototyps der „somatoformen Störung" erstmals als eigenständige Kategorie in ein klinisch verbindliches Klassifikationssystem aufgenommen.

Da der Begriff „psychosomatische Störung" uneinheitlich definiert wird, ersetzt man ihn in der Regel durch den Begriff **„somatoforme"** Störung. Man versteht darunter Störungen, die wie körperlich verursacht erscheinen, es aber nicht sind. Unterschieden werden im DSM sieben Unterformen.

In der **ICD 10** (Internationale Klassifikation psychischer Störungen) [9] sind somatoforme Störungen ein Unterabschnitt im Kapitel „Neurotische Belastungs- und somatoforme Störungen". Insgesamt werden im ICD 10 die somatoformen Störungen in weitere sechs Untergruppen eingeteilt. Das gemeinsame Hauptmerkmal wird als körperliche Symptomatik beschrieben, die eine körperliche Störung nahe legt, jedoch nicht durch organische Befunde erklärt werden kann, was zu dem Verdacht führt, dass psychosozialen Konfliktsituationen eine Bedeutung zukommt [48].

Die Erkenntnis, dass „jede Krankheit der Person zugleich leibliche und psychische Krankheit oder psychisch-organisch" ist, geht auf den Arzt und späteren Psychiater HEINROTH [zitiert nach 5] zurück. Er prägte gewissermaßen beiläufig den Begriff „psychosomatisch" bzw. „psychisch-somatisch", der erstmals in der öffentlichen Sprache zu der Zeit der romantischen Medizin Anfang des 19. Jahrhunderts auftauchte. 1922 führte JAKOBI [zitiert nach 5] den umgekehrten, aber nicht so glücklichen Ausdruck „somato-psychisch" ein. Im Unterschied zu HEINROTH sieht JACOBI die Voraussetzung für eine psychische Störung immer im Bestehen eines pathologischen Zustandes des Organismus. Für ihn sind seelische Störungen bzw. Auffälligkeiten symptomatisch und damit allenfalls Begleiterscheinungen eines körperlichen Leidens. Man geht so weit, dass körperliche Beschwerden und hier insbesondere Schmerzen, immer als Ausdruck einer Gewebeschädigung angenommen werden. Offensichtlich beruhen diese Überzeugungen auf den Ausführungen von DESCARTES. Auch er sieht Körper und Seele als getrennte Einheiten, die über physiologische Vorgänge von der Peripherie (= Organ) in Richtung Zentrum (= Seele) verlaufen, gleich einer „Einbahnstraßenkonzeption" [10].

Zunehmend konträre Denkweisen sind Ausdruck der Entwicklungstendenz der modernen Medizin. Diese wurde geprägt von bahnbrechenden Entdeckungen der Naturwissenschaften, die ALEXANDER [2] als Labor-Ära der Medizin charakterisiert, in der das „Ideal des Arzttums darin bestünde, zu einem Ingenieur des Körpers zu werden". Diese traditionelle und vor allem einseitig mechanisch orientierte Sichtweise von Ursache und Wirkung hat sich offensichtlich bis heute in der Zahnheilkunde hartnäckig gehalten.

Dafür zeugen viele Patientenschicksale ebenso wie die Tatsache, dass unsere Approbationsordnung Aspekte der Patientenführung und der psychosomatischen Krankheitsbilder in der Zahnheilkunde bisher nicht vorsieht. In der internationalen Klassifikation psychischer Störungen findet die Zahnheilkunde an einer Stelle, nämlich unter **F 45.8**, betitelt „andere somatoforme Störung", durch den Begriff **„Zähneknirschen"** nur indirekt Erwähnung. Dieser Sachverhalt wird der Vielgestaltigkeit der im Kiefer-Gesichtsbereich lokalisierten Beschwerden keineswegs gerecht. Eine eindeutig differenzierte Diagnosestellung ist somit auf der Basis heutiger internationaler Diagnosestandards nicht möglich.

Dass bisher eine klar umrissene Definition fehlt, zeigt allein schon die beträchtliche Anzahl synonym gebrauchter Begriffe. Im Zusammenhang mit Zahnersatz spricht man von Prothesenintoleranz, Nichtadaptieren oder Nichtakzeptieren von Zahnersatz, Prothesenstomatopathie und Stomatoprothetica; mit und ohne Ersatz ist von Stomatodynie, Stomatopyrosis, Glossodynie, Glossopyrosis, Zungenparästhesie und Zungen- oder Gaumenbrennen sowie lingualoraler oder allgemeiner Dysästhesie die Rede. Die Begriffe „atypische Neuralgie" oder „orofaziale Schmerzdysfunktionssyndrome" sowie „atypischer Gesichtsschmerz" werden ebenso genannt wie orolinguale Schmerzen, myofaziale Schmerzsyndrome, psychogener Schmerz, Spannungsschmerz". Keiner der aufgeführten Begriffe wurde jemals bezüglich der Qualität oder Lokalisation der Beschwerden eindeutig festgelegt. Sie sind allenfalls ein Spiegel für das nuancenreiche Symptombild bei unterschiedlichen Befunden. Somit hat die Aussage SCHNEIDERS [51], dass es eine systematische Psychosomatik in der Zahnheilkunde nicht gäbe, bis heute Bestand und muss Gegenstand zukünftig klinisch wissenschaftlicher Arbeiten werden.

2.1.1 Prothesenunverträglichkeit

Der am meisten gebräuchliche Begriff ist jener der Prothesenunverträglichkeit, der bereits 1948 von PETERHANS [45] eingeführt wurde. Er legte lange Zeit den Verdacht zugrunde, dass es sich bei eher untypischen, eigenartig anmutenden Beschwerden vorwiegend um somatische Reaktionen handeln müsse, auch in solchen Fällen, bei denen sich im Bereich der Mundschleimhaut nicht die geringsten Veränderungen erkennen ließen. Vielfach wurden jene Komponenten, aus denen der Zahnersatz angefertigt wird, als Ursache für allergische oder chemisch-toxische Reaktionen verantwortlich gemacht. Alle Bemühungen, hier Abhilfe zu schaffen, blieben jedoch ohne Erfolg. Damit sind erhebliche Zweifel an einer körperlichen Abwehr-/Unverträglichkeitsreaktion berechtigt.

Daher muss man aus heutiger Sicht mit dem Begriff Prothesen- und/oder Zahnersatzunverträglichkeit zum Ausdruck bringen, dass es sich bei den Betroffenen um solche Patienten handelt, die mit ihrem Zahnersatz nicht zurechtkommen und über Beschwerden unterschiedlicher Art, Intensität und Lokalisation im Kiefer-Gesichtsbereich klagen. Diese Beschwerden können im Sinne eines „unerwarteten Phänomens" trotz einer lege artis durchgeführten Behandlungsmaßnahme erstmalig auftreten oder sie persistieren trotz umfangreicher und wiederholter Behandlungsversuche. Als Behandler steht man in jedem Fall vor einem therapeutischen Misserfolg, dessen Ursache es zu analysieren gilt.

2.1.2 Kennzeichen psychosomatisch Erkrankter in der Zahnmedizin

Die Erkennung psychosomatisch Erkrankter in der Zahnmedizin wird in unserer Rechtsprechung vorausgesetzt. Somit sollte jeder Zahnarzt in der Lage sein, frühzeitig ein solches Krankheitsgeschehen zu identifizieren, um nicht jene folgenschweren Fehler zu begehen, die in der **ICD 10** als voll ausgebildetes Krankheitsbild wie folgt beschrieben werden: Eine Somatisierungsstörung ist gekennzeichnet durch multiple, wiederholt auftretende und häufig wechselnde körperliche Beschwerden sowie eine lange komplizierte Patientenkarriere mit vielen negativen Untersuchungsbefunden und ergebnislosen Operationen.

Als **diagnostische Leitlinien** werden genannt:

- mindestens zweijährige Dauer der Beschwerden ohne somatische Grundlage,
- hartnäckige Uneinsichtigkeit des Patienten dafür, dass keine körperliche Ursache zugrunde liegt
- Beeinträchtigung familiärer und sozialer Strukturen durch die Art der Beschwerden.

Weitere grundsätzliche Hinweise auf eine Psychogenese sind die bildhafte, diffuse, vergleichende und anklagende Schilderung der Beschwerden, häufig unter Zuhilfenahme eines Merkzettels, häufige Arztwechsel und fordernd/anklagendes Verhalten.

Keiner dieser Patienten entscheidet sich freiwillig für oder gegen eine Maßnahme. Die **passive Krankheitsrolle** wird geradezu kultiviert, und somit wird die Möglichkeit der Fremdschuldzuweisung im Fall der Beschwerdepersistenz geschaffen. In der Regel sind die Beschwerden älter als die aktuelle Versorgung, und zahlreiche Behandlungsversuche bleiben erfolglos. Man erfährt auch von unklaren früheren, oft wechselnden allgemeinen Erkrankungen. Es besteht ein Missverhältnis zwischen subjektiven Beschwerden und objektivierbarem Befund. So bringt eine Prothesenkarenz von mehreren Tagen keine Beschwerdefreiheit. In vielen Fällen eskalieren die Beschwerden sogar während dieser Zeit. Auf der Grundlage einer umfangreichen Studie [59] konnten 1996 **typische Symptome** dieser Patienten herausgefiltert werden. Diese sind:

- unklare Kiefer-Gesichtsschmerzen
- Mundschleimhautbrennen
- Zahnschmerzen
- Schwierigkeiten beim Zubeißen

- Geschmacksbelästigungen bzw. Geschmacksstörungen
- pelziges Gefühl auf Zunge, Gaumen oder Wangenschleimhaut
- elektrisierendes Gefühl
- verstärkter Speichelfluss und
- übersteigerte Würgereaktionen.

Leitsymptome sind „unklare Kiefer-Gesichtsschmerzen" und das „Mundschleimhautbrennen". Letzteres ist vielfach Anlass für die in der Regel nicht bestätigte Verdachtsdiagnose „Materialunverträglichkeit". Frauen sind etwa vier- bis fünfmal häufiger betroffen als Männer. Zum Zeitpunkt der ersten Konsultation sind die Patienten älter als 50 Jahre. Hinweise auf eine gestörte biographische Entwicklung und auf belastende Lebenssituationen lassen sich finden [42]. Das Leben dieser Patienten und oftmals auch ihrer Angehörigen unterliegt vielfach dem Diktat der Beschwerde.

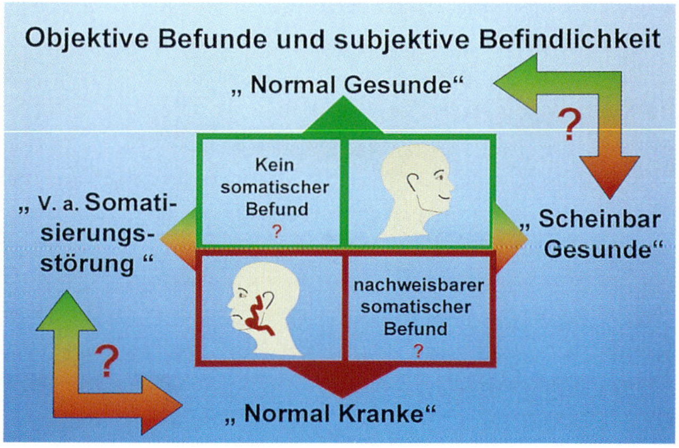

Abb. 1 Objektive Befunde und subjektive Befindlichkeit: Einerseits kann ein Missverhältnis zwischen Befund und subjektiver Befindlichkeit auffällig sein, andererseits besteht aber auch das Risiko, eine Fehldiagnose zu stellen, insbesondere angesichts versteckt somatischer Befunde.

2.2 Diagnose

2.2.1 Verdacht „somatoforme Störung"

Nach Bräutigam [5] darf man aus dem Fehlen somatischer Befunde allein noch nicht die Verdachtsdiagnose „somatoforme Störung" stellen. Es muss immer ein verstehbarer Zusammenhang zu seelischen Konfliktsituationen hergestellt werden.

Somit ergeben sich für den Zahnarzt in der Diagnosephase zwei Aufgaben:

- Ausschluss somatischer Befunde
- Erhebung biographischer Daten.

Als Hilfestellung zur Erfüllung dieser Aufgaben hat Müller-Fahlbusch [42] speziell für die Zahnheilkunde **fünf Kriterien** erarbeitet:

1. Auffällige Diskrepanz zwischen Beschreibung der Beschwerden und anatomischen Grenzen.
2. Diskrepanz zwischen Chronologie der Beschwerden und den uns aus klinischer Erfahrung bekannten Verläufen.
3. Ex non iuvantibus. (Nichts hat bisher geholfen.)

Wenn bis hierhin alle Kriterien negativ bewertet werden müssen, kann die Untersuchung beginnen. Sind aber ein oder mehrere Kriterien positiv, oder stellt sich durch Untersuchung eine Diskrepanz zwischen Befund und Befinden des Patienten heraus, so muss das diagnostische Gespräch weitergeführt werden:

4. Ungewöhnliche Mitbeteiligung des Patienten am Krankheitsgeschehen.
5. Koinzidenz von biographisch-situativem Ereignis und Beginn der Beschwerden.

Obwohl die ersten drei Kriterien sich mit der somatischen Befund- und speziellen zahnärztlichen Anamneseerhebung auf unser Fachgebiet beschränken und somit von jedem Zahnarzt geleistet werden können, unterliegen sie nach wie vor der Erfahrung und subjektiven Einschätzung des Behandlers (Abb. 1). Aus diesem Grund müssen speziell für diesen Komplex objektive Diagnosehilfen zur Verfügung gestellt werden.

2.2.2 Screening-Verfahren

Im Sinne der Standardisierung der Diagnosestellung wurde ein Screening-Verfahren, der so genannte **Münster-Beschwerdenbogen**, zur objektiven Einschätzung der Beschwerden entwickelt [59]. Typische Symptome psychosomatisch Erkrankter werden Betroffenen vorgelegt mit der Bitte zur Beurteilung, in welchem Maße man sich durch die Beschwerden belästigt fühlt (keine Beschwerden – kaum Beschwerden – einigermaßen erträgliche Beschwerden – erhebliche Beschwerden – starke Beschwerden). Dieser Beschwerdebogen wurde zur Absicherung der Gütekriterien psychologischer Testverfahren unterschiedlichen Kontrollgruppen sowie einer psychosomatisch erkrankten Patientengruppe vorgelegt (Abb. 2). Mit Hilfe der daraus resultierenden Ergebnisse ließen sich Grenzwerte ermitteln, die im Sinne eines Screening-Verfahrens einen frühzeitigen Hinweis auf eine verstärkte psychogene Komponente am Krankheitsgeschehen ermöglichen [38].

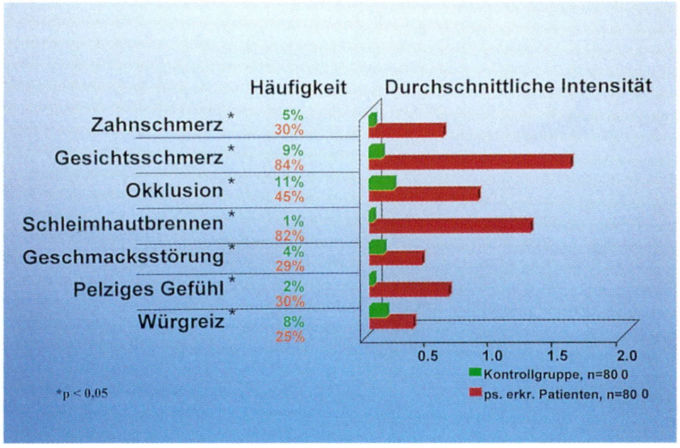

Abb. 2 Psychosomatisch Erkrankte empfinden ihre Beschwerden wesentlich intensiver als Probanden einer entsprechenden Kontrollgruppe.

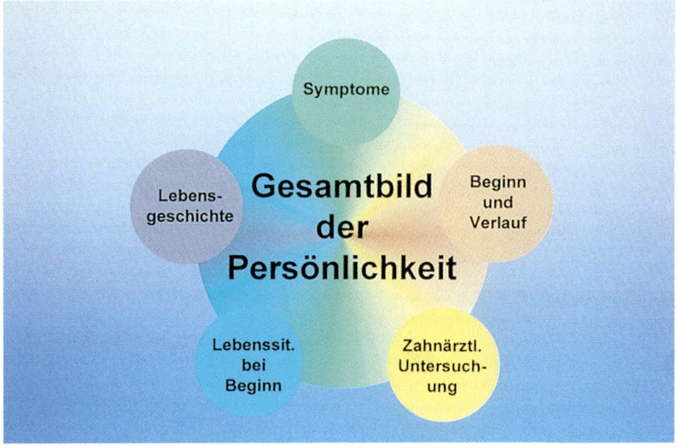

Abb. 3 Die für die Zahnheilkunde modifizierte Vorgehensweise auf der Basis des Modells „Gesamtbild der Persönlichkeit" von Bräutigam und Christian.

2.2.3 Anamnese- und Befunderhebung bei unklaren Beschwerden

Da nicht vorausgesagt werden kann, bei welchem Patienten mit einer somatoformen Störung gerechnet werden muss, sollte die Tätigkeit bis zur Erhebung der Verdachtsdiagnose möglichst bei jedem Patienten gleich sein. Bräutigam und Christian [5] legen ein recht gutes Modell vor, das in modifizierter Weise für die Zahnheilkunde angewandt werden kann (Abb. 3).

Begonnen wird mit der **speziellen Beschwerdeanamnese**. Diese beinhaltet die Symptomabklärung, die Fragen nach Art, Lokalisation, Intensität, Beginn, Auslöser, Häufigkeit und Beeinflussung der Beschwerden. Vor allem sollte abgeklärt werden, welche Behandlungsmaßnahmen seit Beschwerdebeginn durchgeführt wurden. Bei auffälliger Schilderung in dem Sinne der oben beschriebenen Kennzeichen kann bereits zu diesem Zeitpunkt versucht werden herauszufinden, welche Einflussnahme die Beschwerden auf das tägliche Leben des Patienten haben.

Eine solche beschwerdezentrierte Anamneseerhebung mit biographischen Aspekten empfinden Patienten in der Regel nicht als anstößig. Der Behandler hat auf diese Weise die Möglichkeit, einiges über die Lebenssituation des Patienten in Erfahrung zu bringen. Visuelle Analogskalen helfen, die Beschwerden bzw. Wirkung von Medikamenten und von Behandlungsmaßnahmen, auch die Zufriedenheit des Patienten oder den Erfolg der Therapiemaßnahmen einzuschätzen und bieten, wiederholt eingesetzt, während der Therapiedauer eine Verlaufskontrollmöglichkeit. Die Beschwerdeanamnese sollte zum gegenseitigen Verständnis abschließend zusammengefasst werden. Fragen zum zahnärztlichen Befund leiten die erste somatische Befunderhebung ein, denn die Antwort auf die Frage, ob eine Korrelation zwischen Befund und Befindlichkeit besteht, setzt eine zahnärztliche Untersuchung voraus. In Abhängigkeit vom Ergebnis nach der somatischen Befunderhebung und der Anamneseerhebung kann zahnärztlich behandelt werden oder nicht. Im letzten Fall ist eine weitere Abklärung erforderlich. Es sollte versucht werden, einiges zur Lebenssituation und zur Lebensgeschichte des Patienten in Erfahrung zu bringen.

2.2.4 Erhebung der somatischen Basisbefunde

Nach Abklärung der Symptome macht es Sinn, im Rahmen einer umfassenden klinischen Untersuchung die somatischen Befunde zu klären. Dazu gehören:

- Zahnstatus
- Überprüfung der Vitalität der Zähne
- Art und Qualität der Versorgung
- Schleimhautbefunde und
- der Zustand der Mundhygiene.

Das Ergebnis erklärt entweder die geklagten Beschwerden oder gibt Anlass zu neuen Fragen. In jedem Fall muss abgeklärt werden, wann das eine oder andere gemacht oder unterlassen wurde. Mit ausdrücklichem Einverständnis des Patienten sollten immer sämtliche Unterlagen vorbehandelnder Kollegen eingefordert werden. Gibt der Patient dieses Einverständnis nicht, ist das schon ein wesentliches Stück Anamnese, weil sie verschweigen wollen, dass sie bereits eine Reihe von Ärzten und Zahnärzten konsultiert haben. Die Frage, weshalb der Patient sich in der eigenen Praxis vorstellt, darf nie fehlen.

Tabelle 1 Münster-Beschwerdebogen (MBB)

Bogen zur Erfassung von Beschwerden im Kiefer-Gesichtsbereich

Name: . . . . Pat. Nr.: . . . .
Beruf: . . . .
Geburtsdatum: . . . .

Sie finden auf dieser Seite eine Liste von Beschwerden, die im Kiefer-Gesichtsbereich auftreten können.
Überlegen Sie bitte, an welchen dieser Beschwerden Sie **heute** leiden und kreuzen Sie dieses in der entsprechenden Spalte an.
Die Beschwerden, die Sie nicht haben, erhalten natürlich ein Kreuz in der „nicht"-Spalte.

Ich fühle mich durch folgende Beschwerden im Kiefer-Gesichtsbereich belästigt:

	nicht 0	kaum 1	einigermaßen 2	erheblich 3	stark 4
Zahnschmerzen (Bitte entsprechende Schmerzqualität(en) unterstreichen: ziehend, pulsierend, dumpf; ausstrahlend, streng auf einen Bereich begrenzt; dauernd, mit Intervallen)					
Schmerzen im Kiefer-Gesichtsbereich (Bitte entsprechende(n) Bereich(e) unterstreichen: Kiefergelenk, Stirn, Schläfen, Wangen, Unterkiefer, Hals, Nacken)					
Knirschen der Zähne					
Schwierigkeiten beim Zubeißen					
Mundschleimhautbrennen					
Geschmacksbelästigungen bzw. -störungen					
Pelziges Gefühl auf Zunge, Gaumen oder Wangenschleimhaut					
Elektrisierendes Gefühl im Mund					
Verstärkter Speichelfluss					
Würgereiz					

Sind Ihrer Meinung nach Ihre Beschwerden eher körperlich oder eher seelisch oder auch körperlich und seelisch bedingt? Kreuzen Sie bitte an, was Ihrer Meinung nach zutrifft.

	nicht 0	kaum 1	einigermaßen 2	erheblich 3	stark 4
körperlich					
seelisch					

Tabelle 1 *Fortsetzung*

Falls Ihre Beschwerden in der Liste nicht vorkommen, bitten wir Sie, diese nachfolgend zu notieren.

	nicht 0	**kaum 1**	**einigermaßen 2**	**erheblich 3**	**stark 4**
1.					
2.					
3.					
4.					

Kreuzen Sie bitte folgende Daten zu Ihrer Person an:

Familienstand?
- ☐ verheiratet, zusammenlebend
- ☐ ledig
- ☐ verwitwet
- ☐ getrennt/geschieden

Schulabschluss?
- ☐ kein Abschluss
- ☐ Hauptschulabschluss
- ☐ mittlere Reife
- ☐ Abitur

Berufsausbildung?
- ☐ keine
- ☐ Lehre
- ☐ Studium

Berufliche Stellung?
- ☐ Hausfrau/Hausmann
- ☐ Schüler/Student/Auszubildender
- ☐ Arbeiter/Angestellter in einfacher Position
- ☐ Facharbeiter/Vorarbeiter/Handwerker/Gewerbetreibender
- ☐ Angestellter/Beamter in gehobener Position
- ☐ Selbstständig
- ☐ Erwerbsunfähig
- ☐ Rentner
- ☐ keine berufliche Stellung

Kinder

Anzahl (Sofern Sie kein Kind haben, tragen Sie bitte die Zahl „0“ ein)

☐☐

____

Unterschrift

Testanästhesie

Klagt ein Patient über Schmerzen an gesunden, konservierend oder prothetisch versorgten Zähnen, muss mit Hilfe einer Lokalanästhesie festgestellt werden, ob der Schmerz ausschaltbar ist. Reagiert der Patient paradox, sollte bei einem weiteren Termin zunächst wieder mit Hilfe eines Anästhetikums ein technischer Anästhesiefehler ausgeschlossen werden. Reagiert der Patient logisch, d. h. signalisiert er Schmerzfreiheit, so gilt es, dieses wiederum in einem weiteren Termin durch Gabe eines Placebos (NaCl) zu verifizieren.

Egal wie der Patient reagiert, über die Tatsache, dass zum Zwecke der somatischen Ausschlussdiagnostik ein Placebo verwendet wurde, darf er zu keinem Zeitpunkt aufgeklärt werden. Dadurch wäre die Vertrauensbasis zerstört.

Prothesenkarenz

Mit der Antwort auf die Frage, ob das Nichttragen herausnehmbaren Zahnersatzes eine Änderung der Beschwerden verursacht, sollte man sich erst zufrieden geben, wenn der Zahnersatz mindestens eine Woche konsequent nicht getragen wurde. Verschlimmern sich die Zustände, so ist zu vermuten, dass der Zahnersatz alleine kaum verantwortlich sein kann für geklagtes Leiden. Verbessert sich der Zustand oder signalisiert der Patient Beschwerdefreiheit, so sollte zumindest in Erwägung gezogen werden, dass ein krank machender Effekt vom Zahnersatz ausgehen könnte. In diesem Fall muss die Qualität des Zahnersatzes eingehend überprüft werden.

2.2.5 Aufklärung über psychosomatische Krankheitszusammenhänge

Ergeben sich aufgrund von Auffälligkeiten in der Anamnese, des Screening-Tests und unzureichender pathologischer Befunde Hinweise auf eine orofaziale psychogene Genese der Beschwerden, muss der Patient vor Behandlungsbeginn bzw. vor Beginn der weiterführenden Diagnostik genau über diese Krankheitszusammenhänge aufgeklärt werden.

Für den Erfolg einer oft auch notwendigen zahnärztlichen Maßnahme ist es von entscheidender Bedeutung, dass dem Patienten ein erweitertes psychosomatisches Krankheitsverständnis vermittelt wird. Nur so kann er für dessen Bewältigung die so wichtige aktive Rolle übernehmen.

Auf der Basis eines umfassenden Wissens über die in Frage kommenden Ursachen der Erkrankung kann er aktiv entscheiden, welche der vorgeschlagenen Behandlungsmaßnahmen er vornehmen lassen will. Darüber hinaus muss der Patient über die Prognose geplanter zahnärztlicher Behandlungsmaßnahmen aufgeklärt werden. Über eine zu erwartende Beschwerdepersistenz trotz suffizienter zahnärztlicher Therapie muss er ebenso aufgeklärt werden. Ihm müssen die Grenzen zahnärztlich-therapeutischer wie auch allgemeinmedizinischer Möglichkeiten aufgezeigt werden.

Eine oft bestehende Karzinophobie muss eingehend mit dem Patienten erörtert werden. Hinsichtlich einer psychogenen Verursachung sollte dem Patienten deutlich gemacht werden, dass seelisch-körperliche Wechselwirkungen bei jedem Menschen auftreten, dass sich Seelisches auf den Körper auswirkt und sich durch den Körper ausdrückt und Körperliches auch immer seelisch erlebt wird. Man kann darauf hinweisen, wie der Volksmund es formuliert hat: „Das ist mir auf den Magen geschlagen", „Blass vor Schreck (schreckensbleich)" oder „Zornesröte". Auch sind dem Patienten Magengeschwüre durch Ärger und Herzattacken durch Stress bekannt. Dem Patienten muss das Gefühl vermittelt werden, dass man ihn ernst nimmt und er nicht als Simulant angesehen wird. Man sollte auch darauf hinweisen, dass man Erfahrungen mit den Problemen des Patienten hat und dass er nicht der einzige sei, der darunter leide. Man muss ganz souverän den Duktus des Gespräches bestimmen. Eine Wendung wie: „Das ist mir in meiner 20-jährigen Praxis noch nicht vorgekommen", wirkt vernichtend.

Erst die Einsicht des Patienten, die immer eine Loslösung von der Fixierung auf ein rein somatisches Verursachungsprinzip voraussetzt, öffnet den Weg für weitere Therapiemöglichkeiten, wie beispielsweise für die Psychotherapie zur Erarbeitung einer **Beschwerdebewältigungsstrategie.** In vielen Fällen ist es aber gar nicht mehr notwendig, weil die ehrliche Aufklärung des Patienten, die seitens des Zahnarztes auch eines gewissen Mutes bedarf, ausreicht. Sie wirkt auf die Patienten wie eine Befreiung von dem Zwang, unaufhörlich nach einer zahnärztlichen Therapie zu suchen, wie viele Patienten retrospektiv berichten.

Kann die Compliance des Patienten erreicht werden, sollte mit der zahnärztlichen Therapie begonnen werden, die gegebenenfalls von einer **Psychotherapie** begleitet sein sollte. Auch die weitergehende somatische Diagnostik darf erst nach Aufklärung des Patienten stattfinden und muss beim Patienten eine realistische Erwartungshaltung voraussetzen. Den an zahnärztliche Maßnahmen geknüpften „Heils"-Erwartungen muss vorgebeugt werden, weil sie unerfüllt die Gefahr der Beschwerdeeskalation in sich bergen.

Es stellt sich noch die Frage, wann und in welchem Maße die biographische Anamnese erhoben werden muss. Wenn der Patient im Rahmen der beschwerdezentrierten Anamneseerhebung den Weg zum biographischen Hintergrund nicht freigibt, weil er mit einer anderen Erwartungshaltung im zahnärztlichen Behandlungsstuhl sitzt, sollte man nicht insistieren. Dieses verärgert den Patienten und verbaut vieles für die Zukunft. Es ist keineswegs notwendig, dass der zahnärztliche Behandler alles über die Lebensgeschichte des Patienten erfährt. In der ersten Behandlungsphase reicht es vollkommen aus, mit Hilfe von Beispielen dem Patienten aufzuzeigen, dass es psychogene Zusammenhänge auch im zahnärztlichen Bereich gibt. Der Patient bekommt auf diese Weise den Anstoß, über derartige Zusammenhänge in Ruhe nachzudenken. Fasst der Patient im Verlauf mehrerer Termine Vertrauen, wird er in der Regel das berichten, was durch nachhaltiges Fragen nie zu Tage getreten wäre.

2.3 Gefahr der Chronifizierung

2.3.1 Schwierigkeiten bei der Ursachensuche

Eine **frühzeitige** Erkennung orofazial lokalisierter somatoformer Erkrankungen bereitet Allgemeinmedizinern wie Zahnärzten nach wie vor erhebliche Schwierigkeiten, was die Entwicklung einer oft kaum mehr beherrschbaren Chronifizierung wesentlich fördert. Das zeigt eine Nachuntersuchung der Patienten, die die spezielle Sprechstunde für unklare Kiefer-Gesichtsbeschwerden in Münster aufsuchten. Dabei wurde eine durchschnittliche Beschwerdedauer von 3,8 Jahren gefunden, bis die berechtigte Verdachtsdiagnose „psychosomatische Störung" gestellt wurde. Während dieser Zeit konsultierte jeder Patient durchschnittlich 6,5 Behandler, wobei diese Zahl nicht in Abhängigkeit von der Beschwerdedauer stand. Legt man zugrunde, dass Pinsky [46] bereits nach sechs Monaten Beschwerdedauer ohne somatische Grundlage von einem **„chronic intractable benign pain syndrome"** ausgeht, so gäbe es für unsere Patienten kaum irgendwelche Heilungschancen, weil bei fast allen psychosomatisch Erkrankten die Erkrankung längst chronifiziert ist, ehe sie erkannt wird.

Das Paradoxe an der Angelegenheit besteht darin, dass in vielen Fällen die Chronifizierung erst durch gut gemeinte intensive Bemühungen in Gang gebracht und aufrechterhalten wird.

Obwohl die Beschwerden nicht in den Katalog des traditionellen Verursachungsprinzips passen, werden sie trotz allem in dieses Schema hineingepresst.

Hinzu kommt, dass Kosten für organmedizinische Verfahren ungeachtet der Höhe eher übernommen werden, als die zeitintensive Betreuung eines psychosomatisch erkrankten Patienten und gegebenenfalls die aufwändige Suche nach versteckt somatischen Ursachen (s. 2.4.2 S. 25). Durch die Hoffnung, die ein Patient an immer neue Maßnahmen knüpft und durch die Enttäuschung, die sich ergibt, wenn der Erfolg ausbleibt, eskalieren die Symptome und der Leidensdruck wird jedes Mal größer. Durch ständige zahnärztliche Aktivitäten stellt sich ein weiterer negativer Effekt ein. Der Patient wird durch Behandlungsmaßnahmen in seiner Überzeugung bestärkt, dass seine Beschwerden eine körperliche Ursache haben müssen. Der Zahnarzt, so folgert er, muss doch der gleichen Meinung sein, sonst hätte er die vielen Sitzungen und den Aufwand nicht investiert. So entsteht das **„doctor hopping".** Die Chancen auf eine erfolgreiche Therapie werden immer geringer. Es ist geradezu verhängnisvoll, wenn die Patienten immer weiterführenden Maßnahmen unterzogen werden. Konzeptionslose Polypragmasie ist unter allen Umständen zu vermeiden.

2.3.2 Krankheitsgewinn als Grund

Aus der Sicht des Patienten gibt es auch Gründe, die Erkrankung nicht aufzugeben. Er erlebt dadurch einen Krankheitsgewinn. Interessen und soziale Beziehungen sowie Kontakte vieler Kranker werden beherrscht von den Beschwerden. Ein beschwerdefreies Leben würde sie vor ein Nichts stellen. Familie und Freunde werden im gewissen Rahmen erpressbar, weil man einen Leidenden nicht alleine lässt und bemüht ist, ihm das Leben so angenehm wie möglich zu gestalten. Auch soziale Zuwendungen, wie die 100%ige Übernahme von Leistungen durch die Krankenkasse, geben der Erkrankung eine gewisse Attraktivität. Somit ist es für viele schwer, zu genesen.

Diesem Teufelskreis kann man nur durch ein frühzeitiges Erkennen der Patienten sowie eine konsequente Ausschlussdiagnostik und Aufklärung durchbrechen. Dies muss innerhalb von sechs Monaten abgeschlossen sein (Abb. 4).

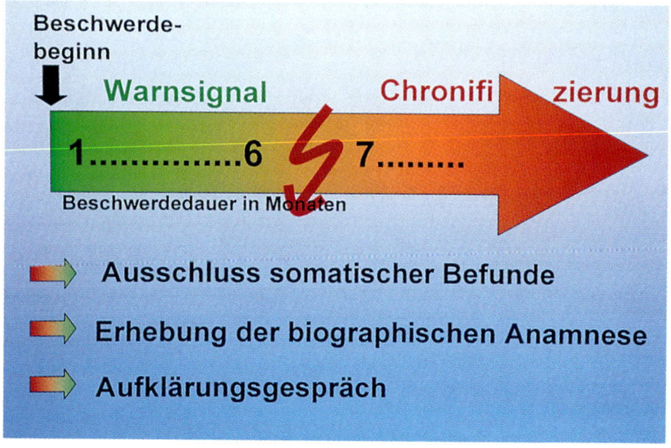

Abb. 4 Die Aufgaben des Zahnarztes sind angesichts eines psychosomatischen Krankheitsgeschehens klar definiert.

2.4 Somatische Ausschlussdiagnostik

2.4.1 Leitsymptom „Mundschleimhautbrennen" als Beispiel

Bei den unklaren Kiefer-Gesichtsbeschwerden nimmt das Gaumen-, Zungen-, Lippen- bzw. Schleimhautbrennen – Phänomene, die man unter dem Begriff **„Burning-Mouth-Syndrome"** [56] zusammenfasst – einen breiten Raum ein. Bezahnte wie unbezahnte Patienten können betroffen sein. Am häufigsten tritt es jedoch bei Zahnlosen auf. An diesem Beispiel soll daher das sachgemäße Vorgehen beim Vorliegen eines Burning-Mouth-Syndrome [56] beschrieben werden.

Starkes Gaumenbrennen führt vielfach zu unheilvollem Polypragmatismus, wenn nicht akzeptiert wird, dass es sich dabei um eine Somatisierung psychischer Konfliktsituationen handeln kann. Obwohl die Gaumenschleimhaut nicht die geringste Veränderung aufweist und der Karenztest negativ ist, wird die Diagnose „Verdacht auf Allergie gegen das Prothesenmaterial" gestellt. Entsprechend wird der Kunststoff gewechselt, werden Testplatten angefertigt und Metallbasen ausprobiert. All diesen Bemühungen ist in der Regel kein Erfolg beschieden [13, 14].

> Man sollte zunächst betroffenen Patienten unmissverständlich klarlegen, dass das Mundschleimhautbrennen maximal in 20 % der Fälle zahnmedizinisch zu beherrschen ist.

Dennoch müssen in jedem Fall vertikale Relation, Kongruenz und Okklusion sowie Mundschleimhautveränderungen überprüft werden.

Vertikale Relation

Durch eine zu hohe vertikale Relation werden manche Patienten zum Pressen veranlasst. Sie wollen gewissermaßen den Unterkiefer mit Macht näher an den Oberkiefer heranbringen. Dadurch werden vermehrt im Frontzahnbereich die Blutgefäße stranguliert, was zu brennenden Sensationen führt. Bei Prothesenkarenz verschwinden die Beschwerden.

Kongruenztest

Wenngleich Inkongruenzen eher lokale Druckstellen als Brennen verursachen, so sind exakt passende Basen für die nachfolgende Überprüfung der Okklusion Voraussetzung. Während der Überprüfung der Kongruenz mit einem dünnfließenden Abformmaterial muss die Prothese in Soll-Position gehalten werden. Durch ein Zubeißen des Patienten könnten okklusale Fehler das Ergebnis verfälschen.

Mundschleimhautveränderungen

Egal wie sich eine Schleimhauterkrankung präsentiert, sie muss in jedem Fall behandelt werden. Die meisten Entzündungen werden durch Prothesenplaque hervorgerufen und verschwinden demzufolge nach Plaquebeseitigung [7, 43].

Erosionen werden zumeist verstärkt durch Horizontalschübe der Basis, die durch okklusale Interferenzen verursacht werden. Auf die arrodierte Schleimhaut pfropfen sich in feucht-warmen Kammern unter der Prothese **Pilzkulturen** (Candida) auf. Solche Befunde können von **Brennen** begleitet sein.

In der Regel werden die meisten Entzündungen geringeren Ausmaßes vom Patienten gar nicht bemerkt. So ist es möglich, dass bei den Patienten mit Burning-Mouth-Syndrome alle Varianten der Erscheinung der Mundschleimhaut vorkommen: von der gesunden über die dezent gerötete Mundschleimhaut bis hin zu massiven Entzündungen. Bei den meisten Burning-Mouth-Patienten imponiert jedoch eine absolut gesunde Gaumen- und Mundschleimhaut, und dennoch brennt es „unerträglich". Bei anderen ist zwar eine Schleimhautentzündung vorhanden, aber es brennt nicht. Bei wieder anderen werden Schleimhautentzündungen von Brennen begleitet, welches vergeht, wenn die Entzündung verschwindet. Und schließlich müssen jene Patienten mit Schleimhautentzündungen erwähnt werden, die über Brennen klagen, bei denen aber nach Beseitigung der Entzündung das Brennen bestehen bleibt. Verschwindet das Brennen nicht, so ist doch der orale Komfort verbessert.

Okklusion

Wenn dem Patienten mit Burning-Mouth-Syndrome durch zahnärztliche Maßnahmen geholfen werden kann, dann fast ausschließlich über die Okklusion [25]. Deshalb ist diesem Punkt die besondere Aufmerksamkeit zu schenken. Es geht darum, zu überprüfen, ob in zentrischer Kondylenposition eine gleichmäßige störungsfreie statische Okklusion zustande kommt. Findet man bei entsprechender Analyse in zentrischer Kondylenposition okklusale Störungen, so müssen diese beseitigt werden, egal, ob es sich um Vorkontakte oder Nonokklusionen handelt und egal, wann und wie sie entstanden sind.

Ursachen für okklusale Interferenzen gibt es unterschiedliche. Möglicherweise ist es bei der Kieferrelationsbestimmung nicht gelungen, den Unterkiefer exakt in die zentrische Kondylenposition zu bringen. Möglicherweise sind sie auf werkstoffimmanente Fehler bei der Kunststoffverarbeitung zurückführen oder es handelt sich um eine Kombination aus beidem. Auch wenn primär sämtliche okklusalen Ursachen durch ein entsprechendes Registrierverfahren ausgeschlossen sind, muss man einkalkulieren, dass es durch Reduktion der vertikalen Relation während einer längeren Tragezeit zur Versetzung der Prothesen gegeneinander kommt.

Im Zusammenhang mit der Okklusion ist es wichtig zu wissen, dass der Karenztest in allen Fällen, in denen die Beschwerden durch Korrektur der Okklusion zum Verschwinden gebracht werden konnten, positiv war, d.h. dass die Beschwerden beim Nichttragen der Prothesen verschwanden. Andererseits konnten aber keineswegs alle Patienten, bei denen der Karenztest positiv war, erfolgreich behandelt werden.

Zusammenfassend muss festgehalten werden, dass angesichts des Burning-Mouth-Syndroms somatische Befunde unverzüglich korrigiert werden müssen, nachdem der Patient umfassend über alle möglichen Krankheitsfaktoren aufgeklärt wurde.

2.4.2 Versteckt somatische Ursachen

Angesichts unklarer Kiefer-Gesichtsbeschwerden muss auch daran gedacht werden, dass ihnen Ursachen zugrunde liegen können, die sich nicht leicht zu erkennen geben, die deshalb als versteckt somatische Befunde betrachtet werden müssen und an die man denken sollte, wenn es um das somatische Screening geht.

Das **Cracked-Tooth-Syndrom** sollte besonders bei konservierend versorgten Zähnen als Möglichkeit in Betracht gezogen werden. Staehle und Müller-Fahlbusch [53] haben dieses Phänomen ausführlich beschrieben. Eine Testanästhesie wird in einem solchen Fall immer eindeutig ausfallen.

Bei Kronen- und Brückenarbeiten sind **mechanische Insulte** eine oft nicht erkannte Ursache für die Beschwerden. Gemeint sind Verdrängungen von Interdentalpapillen durch verblockte, zu voluminös gestaltete Kronen und Verdrängungen durch Brückenzwischenglieder. Auch wenn die initiale Verdrängung gering ist, kommt es in der Regel zur Anämie durch Strangulation der Blutgefäße, zur Stase, Entzündung und Nekrose oder – was häufiger der Fall ist – auf langsamerem Weg zur Entzündung, Hypertrophie, Hyperplasie und Nekrose. Die Beschwerden können sehr heftig sein und werden vielfach mit Neuralgien verwechselt. Eine Abgrenzung von diesen ist relativ leicht, weil das Einschießen der Schmerzen sowie schmerzfreie Intervalle fehlen und kein Triggerzonenphänomen vorhanden ist.

Bei breit aufliegenden Brückenkörpern kommt es zu ähnlichen Beschwerden, und zwar auch dann, wenn primär keine Verdrängung stattfindet. Die Auslösung der Entzündung vollzieht sich dann auf folgende Weise: Die natürlicherweise sich abstoßenden Epithelzellen werden nicht weggespült, sie bleiben am Ort unter dem Brückenkörper liegen und zerfallen. Dabei werden Toxine frei, die eine Entzündung hervorrufen. Der Gestaltung des Grenzbereichs von festsitzendem Zahnersatz zur Schleimhaut und zum Parodontium kommt deshalb eine besondere Bedeutung zu, weil diese Zone durch empfindliche Reaktionen gekennzeichnet ist. Hier sollte der „schwebende“ Kontakt angestrebt werden, sodass weder ein Hohlraum entsteht, noch das Gewebe verdrängt wird.

Hohlräume führen zu **Vakatwucherungen**, die aus einem undifferenzierten Gewebe bestehen, das chronisch entzündet ist und somit ständig Sekret absondert. Diese Sekrete sind eine Matrix für Plaque. Verdrängungen führen zu fibromatösen Neubildungen des Gewebes, das ebenfalls mit entzündlichen Erscheinungen vergesellschaftet ist und diesen Prozess selbst unterhält. Diagnostisch hilft die Abklärung weiter, ob durch eine Anästhesie die Beschwerden ausgeschaltet werden können.

Bei den beschriebenen Befunden kommt als Therapie nur die Entfernung des Zahnersatzes in Frage. Die einzige Ausnahme stellen verdrängende Brückenkörper dar, die oft in situ gekürzt werden können.

Kronen- und Brückenarbeiten können natürlich auch durch **okklusale Störungen** als Noxe wirken. Weiterhin müssen bei überkronten Stümpfen entstandene oder belassene Karies, Schleiftraumata und schließlich auch beschliffenes, nicht abgedecktes Dentin als Ursache in Betracht gezogen werden. Zur Abklärung hilft auch hier wieder die Testanästhesie weiter.

Der **Fallbericht** über eine 46-jährige Patientin soll im Folgenden zeigen, wie aufschlussreich eine Testanästhesie im Unterschied zu fragwürdigen Untersuchungsmethoden sein kann: Die Patientin suchte 1991 ihren Hauszahnarzt auf wegen eines bitteren Geschmacks, der nach dem Verzehr saurer Speisen auftrat. Die Patientin war mit Amalgamfüllungen und Goldkronen versorgt. Der zusätzlich konsultierte Hautarzt schloss eine allergische Reaktion auf Amalgam und Gold aus und zog galvanische Spannungsphänomene als Ursache für die Geschmacksirritationen in Betracht. Daraufhin wurden großflächige Amalgamfüllungen durch Glasionomerzement ersetzt, wodurch eine Minderung des bitteren Geschmacks eintrat. Zum Verlust einiger Zähne kam es nach Angaben des Hauszahnarztes durch Abstoßreaktionen auf bereits seit langem bestehende, aber auch auf neue Wurzelfüllmaterialien. 1993 entschloss man sich zu einer umfangreichen prothetischen Neuversorgung aus einer palladiumfreien Legierung, nachdem es durch Bruxismus zu starken Abrasionen und Höckerfrakturen gekommen war.

Im Verlauf der Behandlung stellte sich heraus, dass die Patientin unspezifische Reaktionen auf verschiedene Lokalanästhetika und die provisorische Kunststoffversorgung zeigte. Circa vier Wochen nach definitiver Eingliederung des Ersatzes konsultierte sie wegen schmerzender Gingivaveränderungen erneut ihren Hauszahnarzt, der daraufhin eine erneute Allergietestung veranlasste. Es wurde nun eine „100%ige Goldallergie" festgestellt. Alternativ sei nur noch eine Versorgung aus Titan möglich.

Während der dann folgenden Neuversorgung ließ die Patientin weder ein Anästhetikum noch Retraktionsfäden zu. Schließlich konnte die Restauration eingegliedert werden. In einem Überweisungsschreiben berichtete der Kollege: „... Nach ca. vier bis fünf Wochen klagte die Patientin über eine für Titan völlig untypische Thermosensibilität und Schleimhautentzündung, die klinisch nicht feststellbar war. Angefertigte Röntgenaufnahmen gaben ebenfalls keinerlei Aufschluss. In der kieferchirurgischen Abteilung eines Krankenhauses empfahl man der Patientin aufgrund aufgetretener Spannungszustände (der Kaumuskulatur) Entspannungsübungen nach SCHULTE und eine Wurzelspitzenresektion des symptomlosen Zahnes 46. Schließlich klagte die Patientin über zunehmenden Metallgeschmack beim Kaffeetrinken, Tee, Wein usw., der sie fast zum Erbrechen bringe. Außerdem reagiere die Krone auf Berührung mit Metallgegenständen. Um nichts unversucht zu lassen, wurde eine Potenzialmessung vorgenommen. Das Messergebnis lag bei ca. 400 mA, was völlig unbegreiflich ist." Dieser Wert hätte bei dem Untersucher Zweifel über die Richtigkeit seiner Messung aufkommen lassen müssen, denn Gleichstrom der Stärke 100–200 mA ist in Abhängigkeit von der Einwirkungsdauer für den Herzmuskel bereits tödlich.

Als weitere Behandlungsversuche fehlschlugen, wurde die Patientin, die über zunehmend starke Schmerzen klagte, schließlich an die Klinik überwiesen. Hier wurde festgestellt, dass die Ausführung der Titanversorgung hinsichtlich Kronenrandschluss und Okklusion völlig insuffizient war und die Entfernung der meisten Kronen notwendig machte. Dabei konnte nach entsprechender Abklärung ein Lokalanästhetikum gespritzt werden, welches bereits im Rahmen der sehr aufschlussreichen Testanästhesie zum Einsatz kam. Ein erneuter Allergietest ergab zudem keinen Anhalt für eine Reaktion auf Gold, sodass die dritte Versorgung aus einer Goldlegierung gefertigt werden konnte, die ebenso wie die suffiziente provisorische Versorgung nicht zu lokalen oder systemischen Reaktionen führte. Dennoch konnte in diesem Fall keine absolute Beschwerdefreiheit aufgrund der zu diesem Zeitpunkt schon zu lange andauernden Symptomatik erzielt werden. Die Patientin sah lediglich ein, dass der Zahnersatz nun nicht mehr allein verantwortlich sei für ihr allgemeines Missempfinden.

> Es versteht sich von selbst, dass im Zusammenhang mit diffuser und unklarer Schmerzsymptomatik nicht die Rede sein kann von einer Verursachung durch eine Pulpitis oder durch eine Gangrän. Beides gehört nicht zu versteckten Ursachen. Sie werden erkannt und behandelt, vor allem schon deshalb, weil es sich um akute Krankheitsbilder handelt. Ebenso gehört die apikale Ostitis nicht zu den versteckten Ursachen. Sie ist röntgenologisch leicht aufzufinden und wird entsprechend behandelt.

Im Unterschied dazu sind vielfach schachtartige schmale tiefe vertikale parodontale Einbrüche, zumeist im Furkationsbereich liegend, röntgenologisch in vielen Fällen nicht eindeutig zu identifizieren.

Gelegentlich lassen sich herausnehmbare Teilprothesen mit Metallbasen, die über Attachments verankert sind, zwar in die Sollposition bringen, sie werden dabei aber unbemerkt elastisch verbogen. Die Folge ist, dass sie in situ durch erhebliche Rückstellkräfte Druck auf die Ankerzähne ausüben, was zu eigenartigen, wenig definierbaren Beschwerden führt. Zur Abklärung ist wiederum der Karenztest geeignet. Ähnlich diffuse Beschwerden lösen Metallbasen aus, die sich zwar spannungsfrei in Soll-Position bringen lassen, jedoch zu schwach dimensioniert sind und dadurch unzureichend stabil sind. In Verbindung mit Freiendsätteln weichen sie bei stärkerer Krafteinwirkung durch Rotationen nach vestibulär oder lingual aus. Die okklusale Einheit geht verloren. Das verleitet den Patienten zum Bruxieren. Freiendsättel sind auch noch in einer weiteren Hinsicht problemträchtig. Bei fehlendem Belastungsausgleich hängen die Sättel an den Attachments wie Türen in den Angeln. Bei Belastung ist dann die Hebelwirkung auf die Ankerzähne erheblich, und wiederum geht dabei die okklusale Einheit verloren. Diffuse Spannungsgefühle und Bruxismus sind die Folgen.

Im Unterschied zu somatisch verifizierbaren Befunden beschreiben Patienten, die an einer **Dysmorphophobie** bzw. **Dysmorphomanie** (s. 2.7.2 S.30) leiden, subjektiv empfundene Vorgänge, die man objektiv nicht wahrnehmen kann und für die es objektiv auch keine Erklärung gibt. Beschreibt z.B. jemand trotz nachgewiesener einwandfreier Okklusion, in den Handspiegel schauend, kurze Zeit nachdem er die Zähne in die Schlussposition gebracht hat: „Sehen Sie, jetzt ist er weg! Jetzt hat sich der linke Oberkiefer weggedreht", so handelt es sich um Wahrnehmungsstörungen, für die es aus dem Bereich der Zahnmedizin keine Therapie gibt. Dem Patienten ist klarzumachen, dass er lernen muss, seine Wahrnehmungen wieder der Realität anzupassen. So klar die Zusammenhänge zu sein scheinen, man sollte doch nicht leichtfertig die Diagnose „Dysmorphophobie" stellen. Nachfolgend dargestellter Fall gibt Anlass zu dieser Mahnung.

Fallbeispiel: Weil eine Patientin immer wieder über einen unzureichenden Aufbiss im linken Seitenzahnbereich klagte, ließ sie sich mehrfach von unterschiedlichen Zahnärzten behandeln, bis schließlich der letzte eine Art Resignationsersatz anfertigte. Die Zahnbögen wurden enger, dann breiter gestellt, die Bisshöhe wurde erniedrigt und erhöht und am Ende wurde einseitig links Kunststoff auf die Zähne aufgetragen. Das Problem blieb bestehen.

Als die Patientin sich schließlich in der Klinik vorstellte, war sie im Oberkiefer zahnlos. Im Unterkiefer waren nur noch die Zähne 33, 43 und 44 vorhanden. Der Unterkiefer war versorgt mit einer Teleskopprothese. Die Ausführung der Kronen war nicht zu beanstanden. Im rechten unteren Seitenzahnbereich war der Alveolarfortsatz stark abgebaut. Es war aber noch ein gewisses Plateau vorhanden. Im linken unteren Seitenzahnbereich war nicht nur der Alveolarfortsatz abgebaut, sondern auch ein Stück vom Corpus mandibulae. Auffällig ungünstig war die Form des verbleibenden Knochens. Vom Fuße der Lingua obliqua, die wie eine Wand stark aufragte, fiel der Knochen als steile schiefe Ebene zur Zunge hin ab. Wenn nun ein Prothesensattel auf diese schiefe Ebene gelegt wird, dann entstehen Horizontalkräfte, einerseits auf die Prothese und andererseits auf den Knochen. Die Prothese wurde dadurch ständig zum Zungenraum hin elastisch deformiert, bis ein Ermüdungsbruch des Metallgerüstes entstand. Die Mandibula wurde ebenfalls elastisch deformiert. Die Unterkieferspange wurde auseinander gedrückt. In jedem Fall ergab sich eine Einlagerung des Sattels und somit eine Infraokklusion, die von der Patientin als unzureichender Aufbiss beschrieben wurde.

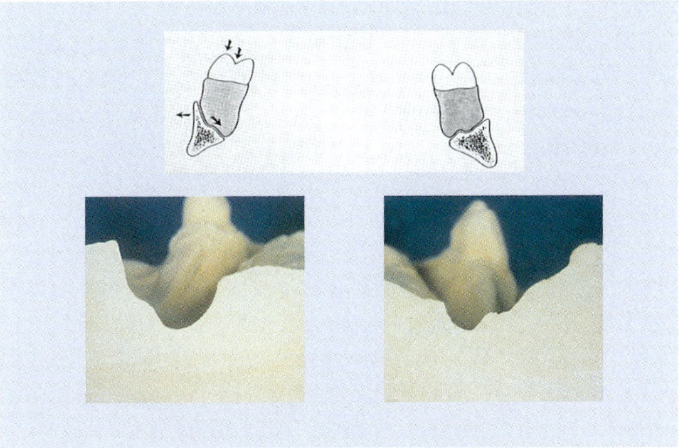

Abb. 5 Die schiefe Knochenebene auf der linken Seite war der Grund für das Abgleiten der Prothese bei Belastung.

Nachdem unter Belassen der Primärkronen ein besonders stabiles Gerüst mit Sekundärkronen gegossen war, war die Deformation der Prothese vernachlässigbar. Die Deformation der Unterkieferspange wurde auf ein Minimum reduziert, indem die verkürzte Zahnreihe links nur um zwei Prämolaren ergänzt wurde. Für die geklagten, von den Vorbehandlern klinisch offensichtlich nicht nachvollziehbaren Beschwerden, gab es also durchaus eine somatische Ursache (Abb. 5).

2.5 Die kraniomandibuläre Dysfunktion als Ursache unklarer Kiefer-Gesichtsbeschwerden

2.5.1 Klinische Präsentation – Schmerzen und Bruxismus

Kraniomandibuläre Dysfunktionen sind gekennzeichnet durch Schmerzen im Kiefer-, Gesichts- und Nackenbereich, welche diffus ausstrahlen, chronischen Charakter annehmen können und in ihrer klinischen Präsentation jenen Beschwerden ähnlich sein können, wie sie von Patienten mit Prothesenunverträglichkeit geklagt werden. Dennoch unterscheiden sich beide Patientengruppen wesentlich.

Jene mit kraniomandibulärer Dysfunktion sind zwischen 25 und 45 Jahren, während Patienten mit Prothesenunverträglichkeit jenseits der 50-Jahr-Grenze liegen. Weiterhin weisen Letztere keine Dysfunktionssymptome auf und üben trotz in der Regel bestehender Okklusionsstörungen keine Parafunktionen aus [59]. Trotz allem sind bei kraniomandibulären Dysfunktionen Soma und Psyche eng miteinander verquickt. Das zeigt die Tatsache, dass Patienten trotz Okklusionsstörung beschwerdefrei sind und dass andererseits Patienten mit guter Okklusion über starke Schmerzen klagen.

Schreiner und Ferger [12] sahen zwar in dem Vorhandensein okklusaler Störungen ein signifikant höheres Risiko für das Entstehen eines Dysfunktionssyndroms, sie räumen aber auch ein, dass gleiche Symptome auch ohne Okklusionsstörung auftreten können. Demmel und Lamprecht [8] sind der Ansicht, dass bei über 80% aller Menschen okklusale Disharmonien zu finden sind, ohne dass sie über Schmerzen klagen. Nicht selten wechseln die Beschwerden und können sogar ohne zahnärztliche Therapie verschwinden. Andererseits besteht die Möglichkeit, dass trotz optimaler funktionstherapeutischer Behandlung die Schmerzen unverändert fortbestehen. Rugh [50] stellte in einer Studie bei fünf von zehn Probanden bei einem künstlichen okklusalen Hindernis sogar eine signifikante Verringerung des nächtlichen Bruxismus fest, während nur ein Proband mit einer erhöhten nächtlichen Muskelaktivität reagierte. Robinson [49] untersuchte im Schlaflabor 70 Bruxisten und 18 Kontrollprobanden und fand keinen korrelativen Zusammenhang zwischen Okklusionsstörung und nächtlichem Bruxismus. Schlafforschungsstudien von Reding [47] zeigen, dass Knirsch- und Pressepisoden in allen Schlafphasen zu beobachten sind, diese aber bevorzugt im Stadium II (leichter Schlaf), in REM-Phasen (rapide eye movement) und Transitstadien von tieferem zu leichterem Schlaf auftreten.

Kortikalen Strukturen werden inhibitorische Einflüsse auf bruxistische Bewegungsmuster zugeordnet, was für eine entscheidende Einflussnahme zentralnervöser Strukturen spräche. Im Wachzustand unterdrücken kortikale Strukturen parafunktionelle Abläufe, womit sich die These begründen ließe, dass nur wenige Menschen fähig sind, willentlich Knirschgeräusche zu erzeugen. Somit hat neben organischen Befunden der **psychoemotionale Zustand** des Patienten einen wesentlichen Einfluss auf die Entstehung von Funktionsstörungen.

Auch eine **gestörte Aggressionsverarbeitung** und **Angstbewältigung** führen zu funktionellen Veränderungen im Organismus [11, 17, 23]. Heggendorn [23] fand Hinweise auf eine Dominanz der oralen Hyperaktivität bei Aggressionen. Eine Unterdrückung des Affekts baut eine Affektspannung auf und eine Dominanz der oralen Hyperaktivität führt dazu, dass die **Kaumuskeln** in besonderem Maße betroffen sind.

Fallschüssel [11] geht davon aus, dass alle Menschen mit einer geringen Muskeltonuserhöhung reagieren, wenn sie emotionalem Stress ausgesetzt werden. Graber [18, 19] sieht bei bruxistisch aktiven Patienten **charakteristische Persönlichkeitsmerkmale**. Diese sind der Zwang zum Perfektionismus sowie eine Übergewissenhaftigkeit, ein masochistisch-depressives Muster mit starkem Bedürfnis der Selbstopferung und unüberschbarem Helferwillen, welcher mit über-moralischem Verhalten sowie depressiver Neigung und schließlich mit einer gestörten Angstverarbeitung verbunden ist. Diese zeigt sich dergestalt, dass alle aggressiven und feindseligen Elemente wie Ärger und Wut unterdrückt werden. Nicht selten sind willensstarke, pflichtbewusste und ordnungsliebende Personen betroffen. Thaller und Mitarbeiter [55] beschreiben Bruxisten als ängstliche und introvertierte Menschen, die häufig ihren Ärger gegen sich selbst richten anstatt ihre Frustrationen offen auszuleben.

Neben Stress und psychoemotionalen Faktoren können auch echte psychische Erkrankungen wie **Depressionen** in kausalem Zusammenhang mit der Entstehung von Muskelhyperaktivität und Dysfunktionserkrankungen im stomatognathen System stehen [19, 42]. Bei Patienten mit echten psychischen Störungen liegt zumeist eine larvierte Depression zugrunde. Sie leiden entweder an einer so genannten Okklusionsneurose oder an einer psychosomatischen Schmerzerkrankung im neuromuskulären System. Weintraub [58] vertritt die Meinung, dass sich echte psychische Erkrankungen im muskulären System manifestieren, wie z.B. bei der generalisierten Tendomyopathie.

Auch **systemische Erkrankungen** und körperliche Zustände werden in kausalen Zusammenhang mit dem Knirschen gebracht. Hierzu nannten Koeck und Glaros [15, 16, 30] in ihren Übersichtsarbeiten folgende Beispiele: Kalziummangel, gastrointestinale Störungen, Hypertonie, Nephritis, Meningitis, Hypovitaminosen, Tumoren, Traumata, Hypothyreose, Ernährungsmangel und hormonelle Störungen. Palla [44] schlägt den Begriff der sekundären Funktionsstörung vor, sofern die orale Symptomatik auf einen außerhalb des Kauorgans ablaufenden Krankheitsprozess zurückzuführen ist. Schließlich wurde Knirschen auch als medikamentöse Nebenwirkung betrachtet [50].

Die Angaben zum Anteil der bruxistisch aktiven Patienten an der Gesamtbevölkerung westlicher Länder schwanken je nach Autor zwischen 5 und 80%. Diese Schwankungen beruhen zum einen auf der hohen Variabilität der Symptomatik, zum anderen auf der Verwendung unterschiedlicher diagnostischer Kriterien einzelner Studien.

Nach Jäger [26] weisen Alter und Geschlechtsverteilung der Dysfunktionspatienten einige interessante Aspekte auf. Es fällt auf, dass die Altersverteilung ein vermehrtes Vorkommen zwischen dem 25. und 45. Lebensjahr zeigt. Zwischen dem 35. und 45. Lebensjahr befinden sich die Individuen in einem Lebensabschnitt mit höchsten Ansprüchen und sind häufig Dauerstresssituationen ausgesetzt. Fallschüssel [11] kommt zu ähnlichen Ergebnissen. Der Altersgipfel von Personen mit Funktionsstörungen im Kauorgan liegt in der dritten Lebensdekade. Zusätzlich stellte er fest, dass Ledige häufiger als verheiratete Personen betroffen sind.

Ferner konnte Jäger [26] eine **Geschlechtsspezifität** von über 80% weiblicher Patienten feststellen. Obwohl interindividuell unterschiedlich auf Stressfaktoren reagiert wird, scheint die Reaktion der Frauen intensiver zu sein. Die Dominanz des weiblichen Geschlechts fanden auch Takada [52] und Agerberg [1]. Helkimo [24] und Klein [24] berichten über einen Anteil der Frauen von 60–70%. Mit einer Fragebogenerhebung konnte Glaros [15] bei 1052 Studenten herausfinden, dass tagsüber mehr Männer bruxieren und bei Nacht der Anteil der Frauen höher liegt. Aus dem Überblick der unterschiedlichen Studien ergibt sich die Schlussfolgerung, dass die Ätiologie des Bruxismus und des möglicherweise daraus resultierenden Schmerzsyndroms immer multikausal gesehen werden muss und dementsprechend der Patient vor Behandlungsbeginn über diese Multikausalität aufgeklärt werden muss.

Im Unterschied zu Patienten mit psychogener Prothesenunverträglichkeit akzeptieren Patienten mit kraniomandibulären Dysfunktionen durchaus den psychosomatischen Anteil ihrer Erkrankung und sind bereit, eine entsprechende Therapie vornehmen zu lassen.

2.5.2 Epikrise

Kommt man abschließend zur Epikrise der Behandlungsmöglichkeiten bei Erkrankungen mit verstärkter psychogener Komponente, so muss man Folgendes resümieren. Auch wenn man als Zahnarzt von vornherein um die geringen Heilungschancen weiß, so ist es doch frustrierend, wenn man gravierende Fehler in optimaler Weise beseitigt, der Erfolg sich aber nicht einstellt. Dennoch, die durchgeführten Maßnahmen wären auch bei Patienten ohne psychogene Krankheitskomponente notwendig gewesen. Auch wenn der Behandlung kein durchschlagender Erfolg beschieden ist, so hat sie doch positive Effekte:

- Der Patient hat das sichere Gefühl, dass man ihn ernst nimmt.
- Der Patient wertet es positiv, dass man sich ehrlich um ihn bemüht.
- Der Patient schätzt das stringente Abchecken möglicher Noxen und durch die zumeist möglichen Verbesserungen des Ersatzes ergibt sich auch eine Verbesserung des oralen Komforts.
- Da im Grunde das Ausbleiben des Erfolgs prophezeit wurde, wird die Verbesserung des oralen Komforts schon als Vorteil gewertet.
- Am Ende steht keine Enttäuschung, weil man keinen Erfolg versprochen hat. Mit den Restbeschwerden muss der Patient selbst fertig werden. Sollte ihm dies nicht gelingen, kann er die Hilfe eines Psychotherapeuten in Anspruch nehmen.

2.6 Patientenkarte

2.6.1 Die Notwendigkeit der Dokumentation

Eine umfassende Dokumentation gewinnt vor allem im Umgang mit schwierigen Patienten besondere Bedeutung. Besteht die Notwendigkeit, einen seit Jahren unter bestimmten Beschwerden leidenden Patienten zu versorgen, drängt sich zwangsläufig die Frage auf, was nach Abschluss der Behandlung steht, wenn der Patient trotz aller Bemühungen eine indizierte umfangreiche Restauration nicht akzeptiert oder sich sein Zustand gar verschlimmert. Grundsätzlich gilt, dass ein Zahnarzt die **Garantie** einer guten Arbeit gewährleisten muss. Er ist, sofern sämtliche Parameter der gesamten Arbeit als gut zu beurteilen sind, nicht verantwortlich für das Zurechtkommen seitens des Patienten. Eine sehr nüchterne, wenn auch aus zahnärztlich-therapeutischer Sicht unbefriedigende Feststellung.

2.6.2 Anstrengung eines Prozesses

Leider kommt man an der Feststellung nicht vorbei, dass es durchaus Patienten gibt, die mit keiner noch so komfortablen Arbeit zurechtkommen. Eine gute Arbeit beinhaltet selbstverständlich auch, dass die Kriterien Indikationsstellung und Abwägung von Alternativlösungen, eben jene Punkte, die unter dem Begriff der Prozessqualität zusammengefasst werden, als gut zu beurteilen sind. Verklagt der Patient den Behandler, so sind auf dem Wege zur endgültigen Beweissicherung schon vielfach Korrekturen an einer Restauration vorgenommen worden. Der Patient hat nun mal Beschwerden und wird nicht aufhören nach Hilfe zu suchen. Für den Gutachter besteht dann immer die Schwierigkeit herauszufinden, wie der Entlassungsbefund aussah und welcher Art Korrekturmaßnahmen waren. Eine grundsätzlich gute Dokumentation des Anfangsbefundes, des Behandlungsablaufes und des Endbefundes können dem beklagten Zahnarzt unnötige Unannehmlichkeiten vermeiden helfen.

2.7 Spezielle Krankheitsbilder

2.7.1 Krankheitsbilder aus der Gruppe der Schizophrenien

Gelegentlich erscheinen Patienten in der Praxis, die der Gruppe der Schizophrenien zuzurechnen sind. Ihre Identifikation ist relativ einfach. Man muss den Patienten nur reden lassen und zuhören. Ein Patient berichtet z.B. Folgendes: „Seinerzeit machte mir der Zahnarzt Amalgamfüllungen, welche eine bestimmte Frequenz abstrahlen. Mit diesen Zahnplomben hatte ich die Möglichkeit, mich anderen Leuten mitzuteilen. Außerdem wurde ich von dem Zahnarzt mit Betäubungsspritzen behandelt, die meines Erachtens auf Augen und Gehirn wirken. Andere Leute haben die Möglichkeit, das, was ich sehe, auf Schwarz-Weiß-Bildschirmen zu empfangen. Aufgrund der Betäubungsspritzen ist es möglich, meine Gedanken abzuhören."

Andererseits arbeitete der Patient als Handwerker korrekt und war zeitlich und räumlich exakt orientiert. Diese Patienten sind eben „gespalten". Sie leben mit einer gesunden und einer kranken Persönlichkeit.

Schizophrene Patienten sollte der Zahnarzt nicht alleine behandeln. Notwendige zahnärztliche Maßnahmen sollten nur in Zusammenarbeit mit dem Psychiater oder Psychotherapeuten durchgeführt werden. Das Entscheidende für den Zahnarzt ist, auch zur eigenen Absicherung und zum eigenen Schutz, dass er die Schizophrenie erkennt.

Es ist Sache des Psychiaters zu versuchen, die Wahnvorstellungen so abzukapseln, dass sie nicht mehr die beherrschende Rolle im Leben des Patienten spielen.

2.7.2 Dysmorphophobie

Das Krankheitsbild der Dysmorphophobie ist erst in jüngerer Zeit beschrieben worden, und es ist noch nicht klar, ob es sich um ein eigenes Krankheitsbild handelt, oder ob es dem Formenkreis der Schizophrenien zuzurechnen ist. Obwohl man nicht die geringsten Anzeichen dafür erkennen kann, glauben die Patienten, sie seien fehlgebildet. Sie leiden zunächst auch an Wahrnehmungsstörungen: „Sehen Sie denn nicht, jetzt dreht sich der Oberkiefer weg." Sie begleiten die Worte mit korkenzieherhaft gewundenen Bewegungen von Händen und Armen. Der Begriff „Phobie" scheint angesichts des Verhaltens der Patienten nicht richtig gewählt. Würde es sich nur um eine Furcht handeln, fehlgebildet zu sein, dann müsste man in der Lage sein, die Patienten mit Hilfe objektiver Apparaturen (Röntgen, Registriergeräten, individueller Artikulatoren) zu überzeugen, dass ihr Knochengerüst durchaus symmetrisch aufgebaut und in sich stabil ist. Dies gelingt aber nicht. Hartnäckig bestehen sie auf ihren stereometrischen Vorstellungen. Daher scheint uns der Begriff **„Dysmorphomanie"** treffender.

Da über die Struktur dieses Krankheitsbildes noch zu wenig bekannt ist, fallen die therapeutischen Hinweise sehr kärglich aus. Alle nicht streng indizierten Maßnahmen sind zu unterlassen. Das Notwendige ist sorgfältig auszuführen und zu dokumentieren. Die Aussicht auf Erfolg sind selbst bei „First-Class-Arbeiten" gering. Man muss versuchen, den Patienten klarzumachen, dass ihre Wahrnehmungen nicht mit der somatischen Realität übereinstimmen, dass sie die Restauration oder ihr natürliches Gebiss als ein korrektes Objekt anerkennen und akzeptieren müssen und dass sie ihre Wahrnehmungen wieder am Objekt orientieren müssen. Nicht das Objekt ist falsch, meine Wahrnehmung ist richtig, sondern das Objekt ist richtig, meine Wahrnehmung ist gestört.

2.8 Verdachtsdiagnosen

2.8.1 Allergien

Im Zusammenhang mit unklaren Beschwerden im Mund-Kiefer-Gesichtsbereich oder allgemeinen Befindlichkeitsstörungen werden immer wieder **zahnärztliche Materialien als Ursachen** ins Spiel gebracht. Am hartnäckigsten wird die Möglichkeit der allergischen Reaktion vom Patienten selbst angenommen, weil eine solche Erkrankung als akzeptabler angesehen wird als eine psychosomatische Störung. Die Häufigkeit, mit der ärztlicher- und zahnärztlicherseits die Verdachtsdiagnose „Allergie" gestellt wird, steht diametral zu den Ergebnissen unterschiedlicher Querschnittsuntersuchungen und auch der gezielten Überprüfung spezieller Patientengruppen [13, 14, 57].

Wenngleich es nicht Sache der Zahnärzte ist, Allergietests durchzuführen, so ist es doch Sache der Zahnärzte, über mögliche Zusammenhänge nachzudenken. So sind die in einem Allergiepass aufgeführten Substanzen aus zahnärztlicher Sicht nur dann relevant, wenn sie Inhaltsstoffe eines im Mund des Patienten befindlichen Materials sind.

Ein krasses Beispiel: Bei nachgewiesener Nickelallergie kann durch totale Prothesen keine Manifestation ausgelöst werden. Der Zahnarzt muss also die Inhaltsstoffe der verwendeten Werkstoffe kennen. Er muss auch die Frage an den Allergologen formulieren und im Bedarfsfall die zu prüfenden Stoffe liefern. Dabei ist darauf zu achten, dass **allergische** und **chemisch-toxische Reaktionen** unterschieden werden. Das Monomer von PMM ist ein Zellgift. Es wird immer Reaktionen hervorrufen. Es darf also nicht in reiner Form für die Testung auf Allergie verwendet werden. Will man ein Prothesenmaterial auf Kunststoffbasis testen, muss man den auspolymerisierten Kunststoff verwenden.

Auch ist der Phänomenologie Beachtung zu schenken. Eine Allergie ist ein definiertes pathologisches Geschehen. Die Diagnose „Allergie" sollte seriöserweise nur gestellt werden bei Vorliegen einer allergologisch definierten Symptomatik und vor allem nach allergologisch-methodischer Bestätigung eines entsprechenden Verdachts. Dazu ist ein zielgerichtetes Vorgehen vonnöten, das keinen Spielraum für Spekulationen lässt.

Bei Unbezahnten erlebt man es oft, dass beide Prothesen zur gleichen Zeit aus dem gleichen Kunststoff gefertigt werden, dass aber nur die obere Prothese Beschwerden verursacht, z.B. in Form von Gaumenbrennen. Die Verfechter der Diagnose „Allergie" führen als Erklärung ins Feld, dass die obere Prothese dichter und intensiver mit der Schleimhaut in Berührung käme, während im Unterkiefer der Kontakt der Basis mit dem Kiefer geringer sei und dass durch Ansammlung des Speichels im Mundboden ein Isoliereffekt entstehe. Derartigen Argumentationen kann man nur bedingt zustimmen.

Bei echten Allergien erwartet man eine sichtbare Veränderung der Schleimhaut. Diese ist in der großen Mehrzahl der Fälle von Gaumenbrennen nicht zu erkennen. Andererseits beobachtet man eine gerötete Schleimhaut unter der oberen Prothese, ohne dass der Patient diese wahrgenommen hat oder gar Beschwerden verspürt. Was zu den Kunststoffprothesen gesagt wurde, gilt auch für Metallbasen. Bei diesen löst die obere häufiger Beschwerden aus als die untere. Früher wurde das Gaumenbrennen unter Modellgussbasen, auch wenn keine Schleimhautreaktionen erkennbar waren, auf den Nickelgehalt der Modellgusslegierung zurückgeführt. Inzwischen enthalten diese Legierungen kein Nickel mehr, und dennoch ist die Phänomenologie nicht nur die gleiche, die Zahl der klagenden Patienten hat eher zugenommen.

2.8.2 Intoxikationen

Bis heute gibt es keine wissenschaftlich fundierte Erkenntnis, derzufolge die aus zahnärztlichen Legierungen frei gesetzte Metallionen systemtoxische, kanzerogene oder mutagene Wirkung haben.

Alle in dieser Hinsicht verdächtigen Metalle sind ohnehin nicht mehr in zahnärztlich verwendeten Legierungen enthalten. Für metallische Elemente sind allerdings auch keine No-Effect-Levels etabliert, abgesehen vom Quecksilber, sodass langfristige Effekte nicht grundsätzlich ausgeschlossen werden können. Bekannt dagegen sind lokal-toxische Reaktionen durch erhöhte Korrosionen infolge von (vermeidbaren) **Verarbeitungsfehlern.**

Die Außenseitermediziner stufen zahnärztliche Werkstoffe jedoch generell als potenzielle Noxe ein, weil sie nach ihrer Meinung das PISCHINGERsche Grundsystem belasten, was immer sie darunter verstehen. Zu den Stoffen gehören inzwischen fast alle in den Mund eingebrachten Ersatzmaterialien, egal, ob es sich um Metalle oder Kunststoffe handelt. Zur Erklärung arbeiten sie mit Begriffen wie „Belastung", „Unverträglichkeit", „Schwächung der Abwehrlage" u.Ä., was mit wissenschaftlichen Messgrößen nicht zu erfassen und zu verifizieren ist. Vor allem weigern sie sich, Grenzwerte anzugeben. Bei den Metallen stehen die Elemente Nickel, Palladium, Silber, Kupfer, Zinn, Quecksilber, neuerdings immer öfter auch Gold in der Kritik. Bei den Kunststoffen sind es vorwiegend die Prothesenbasiskunststoffe nach dem erfolgreichen Verdrängen des Amalgams, aber auch die Füllungskunststoffe.

Es kann hier nicht der Ort sein, den Wahrheitsgehalt solcher Thesen zu erarbeiten. Die Fakten lassen sich jedoch am Beispiel Amalgam darstellen: In der von MÜLLER-FAHLBUSCH [42] geleiteten Forschungsstelle für Psychopathologie und Psychosomatik wurden von 1978 bis 1992 192 Patienten interdisziplinär untersucht und dokumentiert, die bestimmte Beschwerden auf Amalgamfüllungen zurückführten. Bei 136 Patienten waren die Amalgamfüllungen schon entfernt worden. Bei 120 Patienten aus dieser Gruppe änderte sich das Beschwerdebild nicht, 16 Patienten glaubten, dass es ihnen nach der Entfernung der Amalgamfüllungen besser ging. Selbst wenn bei diesen 16 die Beschwerden dauerhaft verschwanden, so ist damit keineswegs bewiesen, dass Quecksilber die Ursache war. Denkbar ist durchaus, dass mit dem Entfernen der Füllungen Suprakontakte entfernt wurden, sodass es sich bei den Beschwerden um kraniomandibuläre Dysfunktionssyndrome gehandelt hat. Bei 180 der 192 Patienten konnte aufgrund der vertieften biographischen Anamnese ermittelt werden, dass deren Beschwerden Ausdruck einer psychischen Störung waren.

2.8.3 Elektrische Phänomene

An allen metallischen Restaurationen kommt es als unvermeidbare Folge elektrochemischer Reaktionen zwischen Metall und Elektrolyten zu **elektrischen Potenzialen.** Positive Metallionen werden freigesetzt, deren Elektronen verbleiben im Metall. Es entsteht eine elektrostatische Doppelschicht mit hohem elektrischen Widerstand. Kann diese Aufladung in irgendeiner Weise als Noxe wirken?

Meiners [39, 40] beantwortet die Frage wie folgt: „Das mit der Aufladung verbundene elektrische Feld ist auf die elektrische Doppelschicht beschränkt. Weiter reichende Störfelder, etwa bis zur Hypophyse, sind in einem Elektrolyten nicht möglich. Eine trockene Metallrestauration dagegen lädt sich nicht auf. Bereiche unterschiedlicher Aufladung bilden ein galvanisches Element. Ein solches kann entstehen, wenn zwei unterschiedliche Metalle in denselben Elektrolyten getaucht werden oder wenn ein Metall mit zwei unterschiedlichen Elektrolyten in Berührung kommt. Letzteres ist z.B. der Fall, wenn eine Füllung im Dentin verankert ist. Sie hat dann an der Oberfläche Kontakt mit dem Speichel und an der Unterfläche mit dem Dentinliquor. Unter der Voraussetzung, dass die Potenzialdifferenz 150 mV beträgt, lässt sich ein Strom von maximal 0,4 µA errechnen. Befinden sich zwei einzelne Restaurationen nicht in direktem Kontakt, bilden die Metalle sowohl mit dem Speichel wie mit dem Dentinliquor ein galvanisches Element. Wiederum sind **kleine Ströme** zu erwarten, die 1 µA erreichen. Können Ströme dieser Größenordnung als Noxe wirken? Stromfluss setzt ein elektrisches Feld voraus. Die Feldstärke für den Fall zweier Füllungen ohne Kontakt lässt sich abschätzen. Sie bleibt im Gewebe kleiner als 3 mV/cm und liegt somit weit unter den Werten, die in physiologischen Experimenten als untere Grenze für eine nachweisbare Beeinflussung von Noxen (100 mV/cm) und Zellen (500–1000 mV/cm) gefunden wurden (162). Befinden sich Restaurationen in Kontakt, so ergeben sich weit höhere Werte für die Ströme, dennoch bleiben die resultierenden Feldstärken im Gewebe weit unter den Grenzwerten einer möglichen Beeinflussung von Neuronen und Zellen. Nach alledem, was über die elektrischen Erscheinungen an metallischen Restaurationen in der Mundhöhle bekannt ist, gibt es **kein plausibel physiologisches Modell,** demzufolge sie eine Noxe darstellen [33, 36]. Das Messen von Potenzialen hat wegen der ständig wechselnden Deckschichten, die das Potenzial reduzieren, keinen diagnostischen Wert. Der von Patienten gelegentlich beklagte Metallgeschmack oder ein elektrisierendes Kribbeln (Stanniolpapiereffekt) kann durch die (meist erkennbar) untaugliche Restauration erklärt werden [27].

> Angesichts der beschriebenen Zusammenhänge muss man mit Nachdruck davor warnen, elektrische Phänomene als Ursache für Befindlichkeitsstörungen zu diskutieren, von den zu erwähnenden, leicht zu behebenden Effekten abgesehen.

Man muss allerdings mit gleichem Nachdruck dafür plädieren, dass die Zahnärzteschaft sich in Sachen „elektrische Erscheinungen an metallischen Werkstoffen in der Mundhöhle" kundig macht, damit man die Patienten richtig beraten kann. Den Patienten und den Kollegen erweist man einen Bärendienst, wenn man sich als Spezialist ausgibt und dem überweisenden Kollegen mitteilt, man habe bei der Potenzialmessung einen Wert von ca. 400 mA gefunden (siehe auch 1. Fallbeispiel). Wenn er wirklich einen Strom gemessen haben will, wäre das um 10000 bis 100000fach stärker als jene Ströme, die real auftreten. Wenn es sich aber um einen Schreibfehler handelt und statt mA mV gemeint sind, dann gibt der Wert überhaupt keinen Anlass zur Sorge. Abschließend muss also festgestellt werden, dass die Aufgabe des Zahnarztes darin liegt, mit Hilfe einer systematischen objektiven und vor allem verantwortungsvollen **Ausschlussdiagnostik** den facettenreichen Faktor „Soma" aus der multifaktoriellen Verursachung herauszukristallisieren, um so die Weichen für weiteres therapeutisches Verhalten zu stellen.

2.9 Literatur

[1] Agerberg, G.: Funktionsrubbningar i tuggapparaten. En bettfysiologisk, röntgenologirk och serologisk undersökniny. Sver Tandläk Förs Tidn 62, 1192 (1970).

[2] Alexander, F.: Psychosomatische Medizin. Grundlagen und Anwendungsgebiete. De Gruyter, Berlin 1951.

[3] American Psychiatric Association (APA): Diagnostic and Statistical Manual of Mental Disorders, 3rd ed. Revised, APA, Washington D. C. 1980.

[4] Bräutigam, W.: Ursachenfragen bei neurotischen und psychosomatischen Erkrankungen. Z Psychosom Med 36, 195 (1990).

[5] Bräutigam, W., Christian, P., Rad v., M.: Psychosomatische Medizin. Thieme, Stuttgart 1992.

[6] Briquet, P.: Traité clinique et thérapeutique de l'Hystérie. Baillière et fils, Paris 1859.

[7] Davenport, J. C.: The oral distribution of candida in denture stomatitis. Br Dent J 129, 151 (1970).

[8] Demmel, H. J., Lamprecht, F.: Psychosomatische Zahnheilkunde. In: Uexküll, T. V. (Hrsg.): Psychosomatische Medizin, S. 1072, 3. Aufl., Urban & Schwarzenberg, München 1986.

[9] Dilling, H., Mombour, W., Schmidt, M. H.: Internationale Klassifikation psychischer Störungen. ICD 10, Kapitel V (F), Klinisch-diagnostische Leitlinien. Huber, Göttingen 1991.

[10] Egle, U. T.: Früherkennung psychogener Schmerzpatienten. Phillip J 10, 95 (1993).

[11] Fallschüssel, G. K. H.: Psychische Disposition und Streß als ätiologische Faktoren stomatognather Funktionsstörung. Dtsch Zahnärztl Z 39, 445 (1984).

[12] Ferger, P., Schreiner, A.: Okklusion und Dysfunktionssymptome. Zahnärztl Welt 100, 160 (1991).

[13] Forck, G.: Allergische Reaktionen der Mundschleimhaut bei Prothesenträgern. Dtsch Zahnärztl Z 31, 10 (1976).

14[] Gasser, F.: Auswirkungen von Prothesen auf die Gewebe des Prothesenbettes. Dtsch zahnärztl Z 25, 784 (1970).

[15] Glaros, A. G.: Incidence of diurnal and nocturnal bruxism. J Prosthet Dent 45, 545 (1981).

[16] Glaros, A. G., Rao, S. M.: Bruxism, a critical review. Psychological Bulletin 84, 767 (1977).

[17] Graber, G.: Der Einfluß von Psyche und Streß bei Dysfunktionalen Erkrankungen des Stomatognathen Systems. In: Hupfauf, L. (Hrsg.): Funktionsstörungen im Kauorgan. Urban & Schwarzenberg, München 1989.

[18] Graber, G.: Neurologische und Psychosomatische Aspekte der Myoarthropathie des Kauorgans. Zahnärztl Welt 80, 977 (1971).

[19] Graber, G.: Psychisch motivierte Parafunktionen auf Grund von Aggressionen und Myoarthropathien des Kauorgans. Schweiz Monatsschr Zahnheilkd 81, 712 (1971).

[20] Guze, S. B.: The diagnosis of hysteria: what are we trying to do? Am J Psychiatry 124, 491 (1967).

[21] Guze, S. B.: The validity and significance of the clinical diagnosis of hysteria. (Briquet's syndrome). Am J Psychiatry 132, 138 (1975).

[22] Guze, S. B., Perley, M. J.: Observations on the natural history of hysteria. Am J Psychiatry 119, 960 (1963).

[23] Heggendorn, H., Vogt, P. H., Graber, G.: Experimentelle Untersuchungen über die orale Hyperaktivität bei psychischer Belastung, im besonderen bei Aggression. Schweiz Monatsschr Zahnheilk 89, 1148 (1979).

[24] Helkimo, M.: Epidemiologische Untersuchungen der Funktionsstörungen des Kausystems. In: Zarb, G. A., Carlsson, G. E. (Hrsg.): Physiologie und Pathologie des Kiefergelenks. Quintessenz, Berlin 1985.

[25] Ide Aravena, W.: Mundschleimhautbrennen. Münster, Med. Diss. 1996.

[26] Jäger, K., Borner, A., Graber, G.: Epidemiologische Untersuchungen über die Ätiologiefaktoren dysfunktioneller Erkrankungen im stomatognathen System. Schweiz Monatsschr Zahnheilkd 97, 1351 (1987).

[27] Kappert, H. F., Ulbrich, J., Gläß, P., Huber, H., Neumüller, H.: Schwellenwertbestimmung für die Auslösung sensibler Reaktionen durch galvanische Potentiale in der Mundhöhle. Dtsch Zahnärztl Z 44, 50 (1989).

[28] Kater, S., Letourneau, P.: Biology of the Nerve Growth Cone. Alan, R., Liss Inc., New York 1985. In: Marxkors, R., Meiners, H. (Hrsg.): Taschenbuch zahnärztliche Werkstoffkunde. 4. Aufl. Hanser, München 1993).

[29] Klein, P.: Epidemiologische Untersuchungen mandibulärer Dysfunktionen am Patientengut der Poliklinik für Zahnärztliche Prothetik in München. Medizinische Dissertation, München, 1986.

[30] Koeck, B.: Experimentelle Untersuchungen zur Dynamik des Unterkiefers während des Nachtschlafs. Quintessenz, Berlin 1982.

[31] Kuhn, R.: Zur Bedeutung psychosomatischer Probleme für den Zahnarzt. Schweiz Mschr Zahnheilk 67, 10 (1957).

[32] Marx, H., Barz, K., Schubert, A.: Zur Epikutantestung bei Allergie auf Prothesenkunststoff. Dtsch Zahnärztl Z 37, 783 (1982).

[33] Marxkors, R.: Korrosionserscheinungen an Amalgamfüllungen und deren Auswirkung auf den menschlichen Organismus. Dtsch Zahnärztbl 24, 170 (1970).

[34] Marxkors, R.: Lehrbuch der zahnärztlichen Prothetik. Hanser, München 2000.

[35] Marxkors, R.: Ursachen und Therapie von Prothesenintoleranz. Dtsch zahnärztl Z 50, 704 (1995).

[36] Marxkors, R., Meiners, H.: Bewertung elektrochemischer Vorgänge in der Mundhöhle. Hanser, München 1992.

[37] Marxkors, R., Meiners, H.: Taschenbuch der zahnärztlichen Werkstoffkunde. Hanser, München 1993.

[38] Marxkors, R., Wolowski, A.: Unklare Kiefer-Gesichtsbeschwerden. Hanser, München 1999.

[39] Meiners, H.: Elektrische Erscheinungen an Dentallegierungen. Dent Labor 35, 333 (1987).

[40] Meiners, H.: Elektrische Erscheinungen an metallischen Füllungen. Zahnärztl Welt 93, 38 (1984).

[41] Moral, H., Ahnemann, W.: Über Grenzfälle. Korrespondenzblatt für Zahnärzte 47, 56 (1921).

[42] Müller-Fahlbusch, H.: Ärztliche Psychologie und Psychosomatik in der Zahnheilkunde. In: Körber, E., Klaiber, B. (Hrsg.): Dent Praxis. Thieme, Stuttgart 1992.

[43] Olsen, J.: Denture stomatitis, occurence and distribution of fungi. Acta odont scand 32, 239 (1974).

[44] Palla, S.: Neue Erkenntnisse und Methoden in der Diagnostik der Funktionsstörungen des Kausystems. Schweiz Monatsschr Zahnheilkd 96, 1329 (1986).

[45] Peterhans, P.: Zur Psychologie und Psychohygiene in der Prothetik. Medizinische Dissertation, Zürich, 1948.

[46] Pinsky, J. J.: Aspects of the psychology of pain. In: Crue, B. L. (Hrsg.): Chronic pain, S. 301, Spectrum Press, New York 1979.

[47] Reding, G. R., Zepelin, H., Robinson, J. E., Zimmerman, S., Smith, V. H.: Nocturnal teeth-grinding: all-night psychophysiologic studies. J Dent Res 47, 786 (1968).

[48] Rief, W., Hiller, W.: Somatoforme Störungen – körperliche Symptome ohne organische Ursache. Huber, Göttingen 1992.

[49] Robinson, J. E., Reding, G. R., Zepelin, H., Smith, V. H., Zimmerman, S. O.: Nocturnal teeth-grinding. A reassessment for dentistry. J Am Dent Assoc 78, 1308 (1969).

[50] Rugh, J. D., Robbins, J. W.: Orale Gewohnheiten. Psychologische Aspekte der Zahnheilkunde. Quintessenz, Berlin 1987.

[51] Schneider, H.: Psychosomatische Medizin. Schweiz Monatsschr Zahnheilk 78, 921 (1968).

[52] Schüßler, G.: Psychosomatik/Psychotherapie. UNI-MED Verlag AG, Lorch/Württemberg, 1995.
[53] Staehle, H. J., Müller-Fahlbusch, H.: Klinischer Beitrag zum „cracked tooth syndrome". In: Sergl, H. G., Müller-Fahlbusch, H.: Jahrbuch der Psychologie und Psychosomatik in der Zahn-, Mund- und Kieferheilkunde. Quintessenz, Berlin 1991.
[54] Takada, K.: Clinical study of the temporomandibular joint disturbances I. Statistical observations of patients with temporomandibular arthrosis. Osaka Univ dent J 11, 7 (1971).
[55] Thaller, J. L., Rosen, G., Saltzman, S.: Study of the relationship of frustration and anxiety to bruxism. J Periodontol 38, 193 (1967).
[56] Waal v. d., I.: Mundschleimhautbrennen – Das Burning-Mouth-Syndrome. Dtsch Ärzte Verlag, Köln 1992.
[57] Wakkers-Garritsen, B. G., Timmer, L. H., Nater, J. P.: Etiological factors in the denture sore mouth syndrome: an investigation of 24 patients. Contact Dermatitis 1, 337 (1975).
[58] Weintraub, A.: Psychorheumatologie. Karger, Basel 1983.
[59] Wolowski, A.: Zur Erkennung psychosomatisch erkrankter Patienten in der Zahnmedizin. Habilitationsschrift, Münster 1996.

3 Chirurgische Vorbereitung der Kiefer

von Franz Härle

Inhaltsübersicht

3.1 Einleitung 36

3.2 Physiologie der Kieferatrophie und -resorption nach Zahnverlust 36

3.3 Pathophysiologie der Kieferatrophie und -resorption 37

3.4 Prinzipien der präprothetischen Chirurgie vor Eingliederung einer Totalprothese 39

3.4.1 Alveolarkammplastik 39
3.4.2 Relative Kieferkammerhöhung 39
3.4.3 Absolute Kieferkammerhöhung 40

3.5 Operationsindikation 40

3.6 Unterkiefer 40

3.6.1 Korrigierende Operationen 40
3.6.2 Vestibulum- und mundbodenvertiefende Eingriffe 43

3.7 Oberkiefer 48

3.7.1 Korrigierende Operationen 48
3.7.2 Vestibulumplastiken 53

3.8 Schlussbemerkung 54

3.9 Literatur 54

3.1 Einleitung

Von mehr als 200 lege artis versorgten Totalprothesenträgern waren 30 % nicht mit dem Halt des Zahnersatzes zufrieden [31]. Einem Teil dieser Patienten kann mit der präprothetischen Chirurgie geholfen werden.

Mit den präprothetischen Operationen wird die **Schaffung eines idealen Prothesenlagers** angestrebt. Darunter versteht man im Ober- und Unterkiefer einen möglichst U-förmigen Alveolarfortsatz mit leicht divergierenden Schenkeln und einer dem Knochen unbeweglich anhaftenden Mukosa mit gleichmäßigem Übergang in eine zarte Umschlagfalte [61]. Im Unterkiefer sind ein tiefes frontales Vestibulum zur Begegnung der sagittalen und ein tiefer seitlicher Lingualsulkus zur Begegnung der transversalen Schübe von Bedeutung.

Ohne Speichel ist eine wirksame Prothesenhaftung nicht zu erreichen. Der Halt einer Prothese ist umso besser, je genauer die Prothesenbasis der Schleimhaut, die den tragenden Knochen bedeckt, aufliegt. Je zäher der Speichelfilm zwischen Prothesenbasis und Schleimhaut und je größer die Prothesenbasis, desto besser ist der Prothesenhalt. Die tragende Basis ist die Fläche, mit der die Prothese der knöchernen Unterlage stabil aufliegt; sie muss möglichst groß [22] und genau dem Kiefertegument angepasst sein (Abb. 1 und 2).

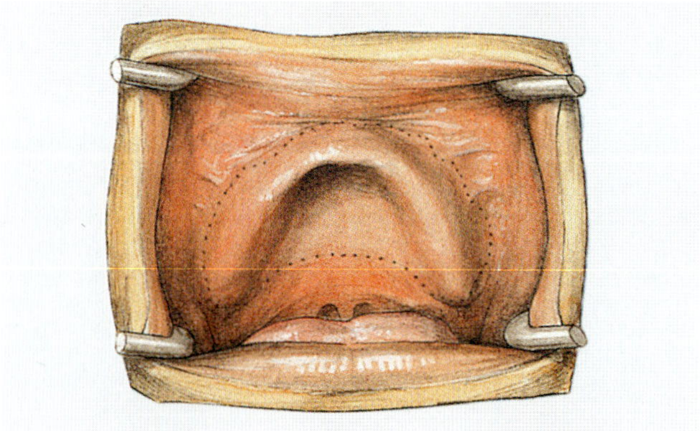

Abb. 1 Die anatomischen Grenzen des „tragenden" Prothesenlagers im Oberkiefer.

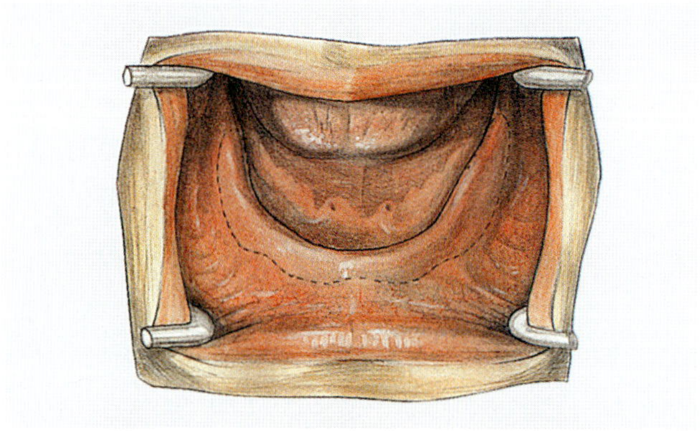

Abb. 2 Die anatomischen Grenzen des „tragenden" Prothesenlagers im Unterkiefer.

> Der chirurgisch versierte Zahnarzt kann die in diesem Beitrag abgehandelten Eingriffe der präprothetischen Chirurgie entsprechend seiner Erfahrung und Ausbildung durchführen. Alle Operationen können ambulant in Lokalanästhesie durchgeführt werden, verlangen aber eine perfekte Beherrschung der zahnärztlich-chirurgischen Operationstechnik und Blutstillung einschließlich ihrer Komplikationen.

Die in diesem Kapitel nicht enthaltenen Eingriffe der ausgedehnteren präprothetischen Chirurgie, die in der Regel in Narkose durchgeführt werden, werden in Band 10 abgehandelt.

Zum erfolgreichen Abschluss eines präprothetisch-chirurgischen Eingriffs ist eine perfekt ausgeführte postoperative prothetische Versorgung notwendig.

3.2 Physiologie der Kieferatrophie und Resorption nach Zahnverlust

Nach der Zahnextraktion hat der Alveolarfortsatz seine Funktion verloren und unterliegt einer gesetzmäßigen Resorption. Die Kortikalis des Oberkiefers ist vestibulär dünner als palatinal; deshalb ist die Resorption dort stärker. Dadurch wird der Oberkieferbogen – und damit die Fläche der Prothesenbasis – kleiner. Die vestibuläre Kortikalis des Unterkiefers ist mit Ausnahme der Molarenregion dünner als die linguale Kortikalis. Der Unterkieferkamm ändert daher seine Form nach Zahnverlust durch Resorption bis in die Prämolarenregion in lingualer und ab den ersten Molaren in vestibulärer Richtung. Nicht selten resorbiert der Unterkiefer so stark, dass der Kieferkamm in der Molarenregion zwischen Linea obliqua und Linea mylohyoidea „negativ" oder „konkav" ist.

Parkinson stellte fest, dass sich die transversalen Dimensionen von Ober- und Unterkieferbogen nach dem Zahnverlust ausformen und mit zunehmendem Alter nur noch wenig ändern [43]. Tallgren fand, dass der Schwund des Alveolarfortsatzes im Unterkiefer viermal schneller als im Oberkiefer und in der Front stärker als im Seitenzahnbereich fortschreitet und dass im ersten Jahr nach der Zahnextraktion die Resorption am größten ist [59]. Viele Untersucher haben nachgewiesen, dass die Knochenresorption langsamer fortschreitet, wenn der Alveolarfortsatz durch Prothesen gleich im Anschluss an die Extraktion in Funktion gehalten wird. Nach Aguicar und Mitarbeitern ist die Knochenbälkchenstruktur im Kiefer dichter, wenn Prothesen getragen werden [2].

Mit fortschreitendem Alter nimmt die Osteoporose bei der Frau mit Sistieren der Eierstockfunktion und dem dadurch verbundenen Östrogen- und Gestagenmangel stärker zu als beim Mann. Die Spongiosabälkchen des Knochens werden dürftiger. Zusammen mit der altersbedingten Sklerose der Gefäße von Alveolarfortsatz und bedeckender Mukosa führt dies zu weiterer Involution und Knochenatrophie. Von gynäkologischer Seite wird deshalb für die Frau nach Ausbleiben der Regel die lebenslange Substitution mit Östrogenen und Gestagenen gefordert [4, 30].

Michael und Barsoum haben die Knochenresorption nach einfacher Zahnextraktion, nach vestibulärer modellierender Alveolarkammplastik und nach intraseptaler Alveolarkammplastik [8] vergleichend untersucht und fanden bis zum dritten postoperativen Monat keine Unterschiede [35]. Sechs Monate nach einfacher Zahnextraktion war die Resorption weitgehend abgeschlossen. Nach modellierender und nach intraseptaler Alveolarkammplastik war die Resorption noch nach 12 Monaten nicht abgeschlossen und nach modellierender Osteotomie stärker als nach intraseptaler Alveolarkammplastik.

Die schonende Zahnextraktion mit so wenig modellierender Osteotomie, Periostentblößung des Knochens und Knochenbearbeitung wie möglich ist die beste Prophylaxe vor Knochenresorption. Mit der gewissenhaften, schonenden Zahnextraktion beginnt die präprothetische Chirurgie!

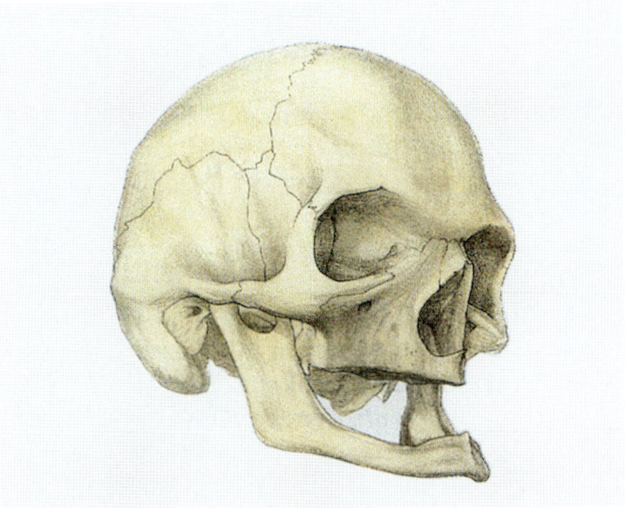

Abb. 3 Atrophie und Resorption von Ober- und Unterkiefer-Alveolarfortsatz unter totalen Prothesen mit Vorverlagerung des Kinns durch Rotation des Unterkiefers um die Drehachse Kieferköpfchen.

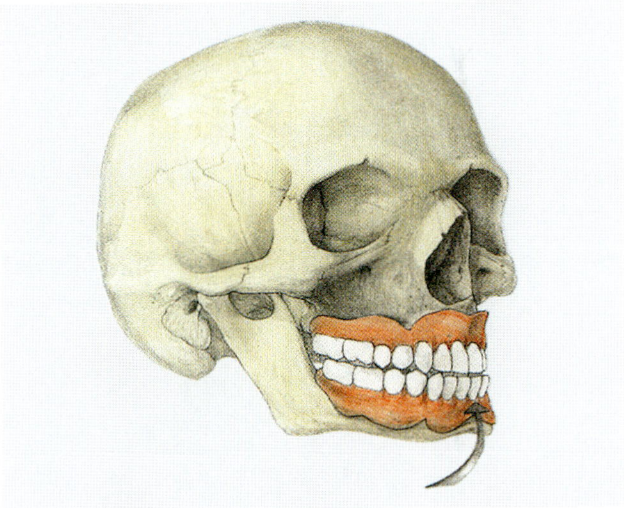

Abb. 4 Prinzip der auf die Alveolarfortsätze einwirkenden Kräfte unter totalen Prothesen, wenn sich die Vertikalrelation durch physiologischen Knochenschwund reduziert und der Unterkiefer dadurch um die Drehachse Kieferköpfchen rotiert.

3.3 Pathophysiologie der Kieferatrophie und -resorption

Totalem Zahnverlust, dem in den meisten Fällen ein ausgedehnter Abbau knöcherner Alveolarfortsatzsubstanz vorangegangen ist, folgt nach totalprothetischer Versorgung ein weiterer Knochenabbau. Wenn keine regelmäßige Kontrolle der Vertikalrelation mit Unterfütterung oder gegebenenfalls Neuanfertigung der Prothesen erfolgt, ist die Annäherung von Ober- und Unterkiefer die Folge (Abb. 3). Mit der Reduzierung der Vertikalrelation kommt es zur relativen Vorverlagerung des Unterkiefers, der sich um die Drehachse im Kieferköpfchen bei Rotation in die Okklusion dem Oberkiefer nähert (Abb. 4). Die Vorverlagerung verändert die okklusale Situation. Auf den Prothesenfacetten des totalen Zahnersatzes entstehen Primärkontakte, die auf schiefen Ebenen bewirken, dass die obere Prothese nach ventral, die untere nach dorsal verschoben wird (Abb. 5). Diese Horizontalschübe entstehen bei jedem Schließen und bewirken, dass die Kaukräfte sich nicht mehr gleichmäßig auf eine große Fläche verteilen, sondern auf **Teilbereiche** des Kiefers konzentrieren. Dadurch wird der Knochenabbau beschleunigt, d.h. die Vertikalrelation weiter reduziert. Die relative Vorverlagerung des Unterkiefers nimmt durch Reduzierung der Vertikalrelation weiter zu, und die Horizontalschübe über die Primärkontakte nehmen stärkere Ausmaße an.

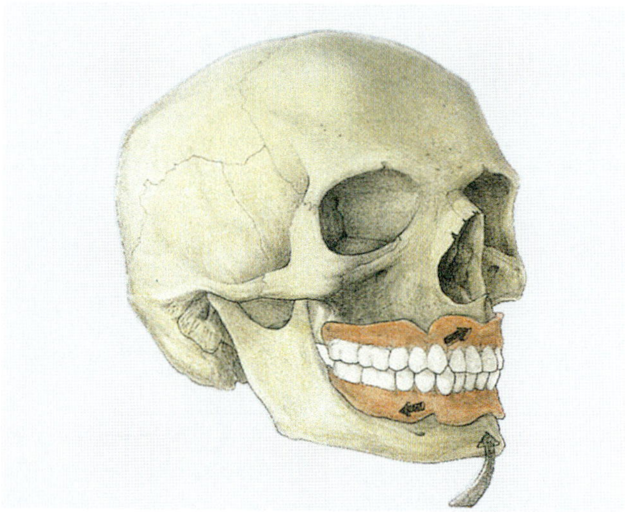

Abb. 5 Primärkontakte auf den Protrusionsfacetten bewirken eine Vorverlagerung der Oberkiefer- und Rückverlagerung der Unterkieferprothese. Die Alveolarfortsätze reagieren mit Resorption.

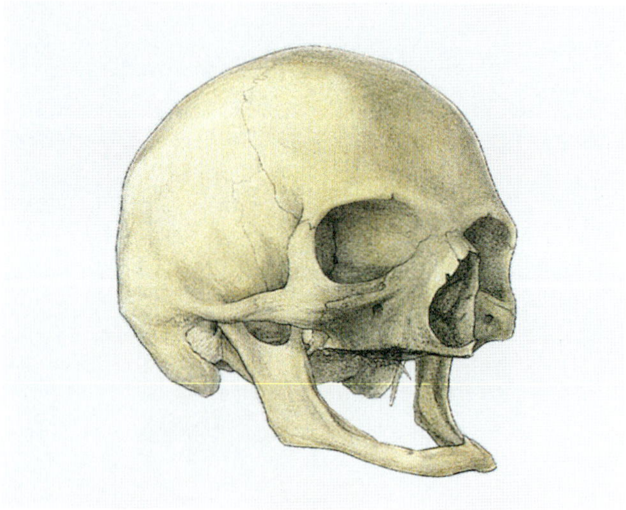

Abb. 6 Die Alveolarfortsätze von Ober- und Unterkiefer sind total atrophiert und resorbiert.

Die verstärkten Horizontalschübe führen wieder zu vermehrtem Abbau (Abb. 6). Damit ist der Teufelskreis der pathologischen oder traumatischen Knochenresorption geschlossen und schreitet, wenn die Prothesen nicht in der Passform, Bisslage, Vertikalrelation, Okklusion und Artikulation der neuen Situation angepasst werden, unaufhaltsam weiter fort.

Mit der Erörterung der Zusammenhänge zwischen der Okklusion totaler Prothesen und der Alveolarfortsatzatrophie ist die individuelle Reaktion des Knochens auf die Belastung totaler Prothesen nicht geklärt. Es gibt Patienten, die nach 20-jährigem Tragen von schlecht sitzenden Prothesen einen kräftigen Alveolarfortsatz behalten haben, anderen sind die Alveolarfortsätze in wenigen Jahren unter gut angepassten totalen Prothesen geschwunden. Für den raschen Knochenabbau werden vorgeschädigter Knochen, mangelhafte Okklusion, Artikulation und Statik diskutiert.

Mit zunehmender Atrophie wird die prothetische Versorgung immer schwieriger. Die Ursachen liegen nicht nur am fehlenden Kammrelief, an der vergrößerten vertikalen Distanz, sondern auch am Verlust fixierter Mukosa und an der veränderten Relation der Kieferkämme zueinander (Abb. 7 und 8).

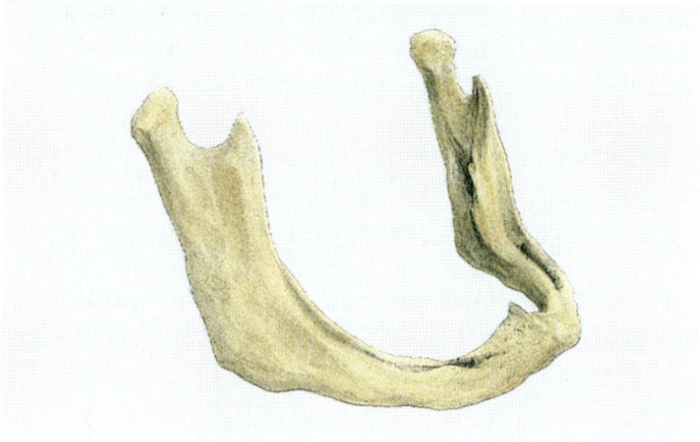

Abb. 7 Zahnloser atrophierter Unterkiefer mit geschwundenem Alveolarfortsatz. Die Spina mentalis posterior ist der höchste Punkt des Unterkieferkörpers. Das Foramen mentale liegt rechts auf der Oberseite des Kieferkörpers, und der Mandibularkanal ist in manchen Fällen durch Knochenschwund eine nach oben offene Rinne, wie hier auf der linken Unterkieferseite. Das Foramen mentale „wandert" dann nach hinten.

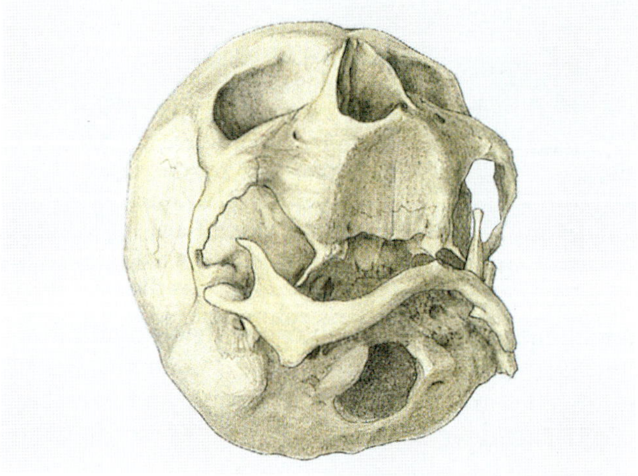

Abb. 8 Zahnloser atrophierter Oberkiefer mit geschwundenem Alveolarfortsatz. Die Spina nasalis anterior liegt fast auf der Höhe des Kieferkamms, und der seitliche Oberkiefer geht ohne Alveolarfortsatzrelief direkt in den Jochbeinpfeiler über. Die Tubera maxillae liegen höher als die beiden unteren Begrenzungen der Flügelfortsätze.

3.4 Prinzipien der präprothetischen Chirurgie vor Eingliederung einer Totalprothese

3.4.1 Alveolarkammplastik

Nach Zahnextraktion ist die Alveolarkammplastik (**modellierende Osteotomie**) der häufigste präprothetisch-chirurgische Eingriff.

Die Operation wird zur Erleichterung der Zahnextraktion, zur Korrektur der Alveolarfortsätze und zur Vorbereitung der Kieferkämme für die Eingliederung einer Prothese vorgenommen.

Nach den „heroischen“ Methoden der Jahrhundertwende [3] mit ausgedehnter modellierender Osteotomie setzte in den 30er-Jahren der Trend zu konservativen Methoden ein. DEAN beschrieb die intraseptale Alveolotomie und forderte den Erhalt der labialen kortikoperiostalen Einheit zur Vermeidung von Schmerzen, Schwellung und Knochenresorption [7]. Für die extreme Protrusion hat OBWEGESER die DEANsche Technik modifiziert und sowohl labiale als auch die linguale bzw. palatinale Kortikalis osteotomiert und einander genähert [41], nachdem vorher – wie bei der DEAN-Technik – die interdentalen Septen reseziert worden waren.

Nachuntersuchungen von MICHAEL und BARSOUM zeigten, dass die unerwünschte Knochenresorption des Alveolarkamms umso stärker ist, je ausgedehnter operativer Eingriff und Periostlösung bei der Zahnextraktion waren [35], was OBWEGESER schon 11 Jahre früher beobachtet hatte [40]. Die Vorteile einer sofort nach der Alveolarkammplastik störungsfrei sitzenden Immediatprothese müssen gegen die Nachteile der fortschreitenden Resorption aufgewogen werden. Nur die sparsame modellierende Osteotomie scharfer Kanten und überhängender Knochenvorsprünge ist angezeigt.

Je jünger ein Patient, desto weniger Knochen sollte geopfert werden, da der plastische spongiöse Knochen junger Menschen eher zur Resorption neigt als der kompaktere Knochen älterer Patienten.

Die Kompakta sollte, wenn immer möglich, geschont werden, damit die Prothese auf kompaktem Knochen gelagert werden kann. Im Zweifelsfall sollte nach der Zahnextraktion bis zur Alveolarkammplastik 6 bis 8 Wochen gewartet werden, weil dann das Ausmaß der natürlichen Resorption, der individuellen Ausformung und der spontanen Kammgestaltung viel besser beurteilt werden kann. Wenn bei der Zahnextraktion oder Alveolarkammplastik Knochenstücke entfernt werden, muss bei den Spongiosastückchen die Replantation an unter sich gehende Stellen und Bereiche, die mit Schleimhaut-Periostlappen gedeckt werden, erwogen werden.

Die **digitale Kompression der Alveolarränder** nach der Zahnextraktion ist die einfachste und eine der wichtigsten Formen der Alveolarkammplastik und sollte immer vorgenommen werden. Eine einfache oder gekreuzte Naht durch die Schleimhautränder hält Weich- und Hartgewebe in der gewünschten Position. Werden mehrere benachbarte Zähne extrahiert, ist die versetzte Papillennaht nach SCHUCHARDT angezeigt (Abb. 9 und 10) [52].

3.4.2 Relative Kieferkammerhöhung

Die präprothetische Chirurgie kann durch **Vertiefung der Vestibula und des Mundbodens** die anatomischen Verhältnisse so verbessern, dass bei entsprechender Gestaltung von Basis, Okklusion, Statik und Artikulation der Zahnersatz zur Zufriedenheit der Patienten funktionstüchtig wird. Voraussetzung ist ein genügend hoher Alveolarfortsatz als Unterlage für den Zahnersatz. Man spricht dann von einer relativen Kammerhöhung und versteht darunter alle chirurgischen Maßnahmen der Mundvorhof- und der Mundbodenplastik mit und ohne Haut- oder Schleimhauttransplantation bzw. die Auflagerung

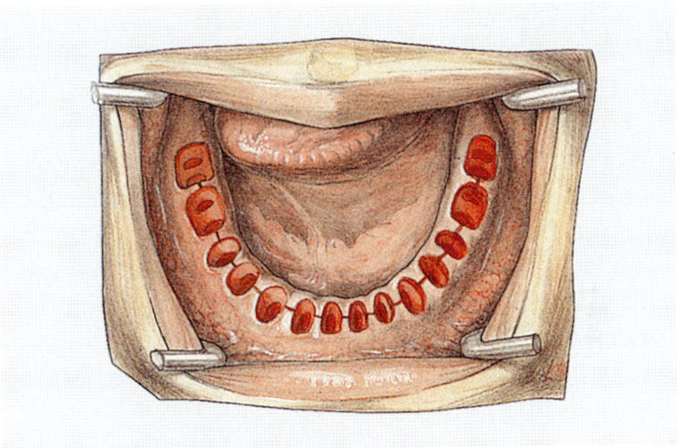

Abb. 9 Unterkiefer nach Serienextraktion.

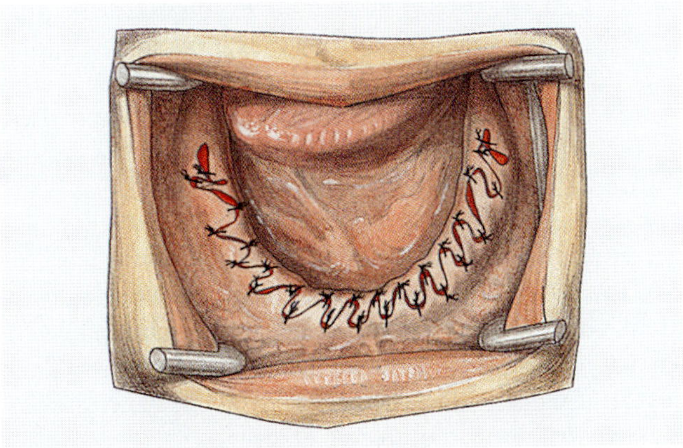

Abb. 10 Papillen gegeneinander versetzt und vernäht (SCHUCHARDT-Naht).

von Fremdmaterialien auf die operativ geschaffene Wundfläche zur Deckung des Defekts.

3.4.3 Absolute Kieferkammerhöhung

Wenn Resorption und Atrophie des Ober- oder Unterkiefers so weit fortgeschritten sind, dass zur Schaffung eines ausreichenden Knochenreliefs der Kieferkamm für die prothetische Versorgung neu aufgebaut werden muss, spricht man von einem Kammaufbau oder einer absoluten Kieferkammerhöhung.

Der Kieferkammaufbau erfolgt mit autologem Knochen oder Knorpel, mit Cialit-konserviertem oder lyophilisiertem Knochen oder Knorpel und mit Knochenersatzmaterialien, z. B. Hydroxylapatit, oder aber mit den an den Weichteilen gestielten Verschiebeosteotomien mit und ohne Transplantatinterposition.

3.5 Operationsindikation

Nicht die Unfähigkeit des Zahnarztes, einen nach Funktionsabformung in Vertikalrelation, Okklusion, Artikulation und Statik lege artis angefertigten Zahnersatz einzugliedern, sondern die Unfähigkeit des Patienten, mit diesem Zahnersatz zurechtzukommen, stellt die Indikation zum präprothetisch-chirurgischen Eingriff. Im Prinzip liegt es nahe, bei Kieferatrophie an Kieferkammaufbau zu denken. Da Kammaufbauten das Weichgeweberelief wenig beeinflussen und zur Gestaltung des Prothesenlagers häufig Zweitoperationen notwendig sind, haben sich, solange noch genügend knöcherne Unterlage vorhanden ist, die Sulkus- oder relativen Alveolarkammplastiken durchgesetzt.

Fehlen die anatomischen Voraussetzungen für eine konventionelle Chirurgie (sulkusvertiefende Operation), sind aufbauende Kammplastiken indiziert. Wenn der Unterkiefer bis auf die Spina mentalis posterior (s. Abb. 7) und der Oberkiefer bis auf die Höhe der Spina nasalis anterior geschwunden sind (s. Abb. 8), können Vestibula und Mundboden nicht mehr vertieft werden; dann sind die Methoden der absoluten Kieferkammerhöhung angezeigt. Die sulkusvertiefenden Operationen haben den Nachteil, dass der durch die Kieferatrophie vergrößerte interokklusale Raum nicht beeinflusst werden kann. Prothesen, die nach der Operation eingegliedert werden, müssen im Kieferkammbereich deshalb ausgesprochen dick gestaltet werden. Bei den Kieferkammaufbauten wird diesem Problem Rechnung getragen.

Bei allen Operationen, bei denen transplantiert werden muss und bei denen subtile Lappentechniken angewandt werden, sind beim **Diabetiker** strengste Maßstäbe bei der Indikation anzulegen. Nur unter straffer klinischer Führung und sorgfältiger Blutzuckereinstellung darf operiert werden. Manifeste Durchblutungsstörungen stellen eine absolute Kontraindikation dar.

Bei Patienten mit **Gerinnungsstörungen** und bei Patienten mit **ausbestrahlten Mundhöhlenkarzinomen** (mehr als 40 Gy Herddosis) sind präprothetisch-chirurgische Eingriffe nicht angezeigt.

3.6 Unterkiefer

3.6.1 Korrigierende Operationen

Exostosen und Torus mandibulae

Der Torus mandibulae stört nur selten, kommt bei 1 % aller Menschen vor [23] und hat wie der Torus palatinus beim Bezahnten keinen Krankheitswert. Er wird beim Unbezahnten, wenn er die prothetische Versorgung stören sollte, von einem auf dem Kieferkamm geführten Schnitt nach Abklappen des Mukoperiosts mit der Fräse unter Kochsalzberieselung abgetragen oder mit dem Meißel abgeschlagen (Abb. 11). Die Weichteildecke wird zurückgenäht. Zur Weichteiladaptation wird die Unterkieferprothese oder eine vorbereitete Platte unterfüttert und eingesetzt.

Knochenzacken und Exostosen müssen vor der prothetischen Versorgung abgetragen werden. Unter sich gehende Stellen sollten entweder sparsam nivelliert, mit autologer Spongiosa [53] oder mit biologisch inertem Fremdmaterial, z. B. Hydroxylapatit [25], aufgefüllt werden, um wertvolles Kammvolumen nicht zu verlieren.

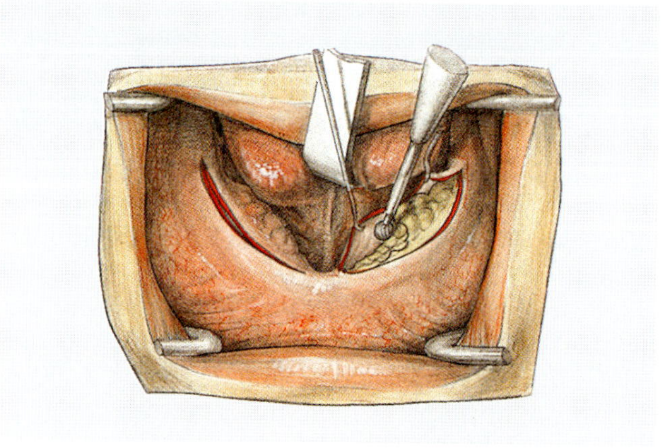

Abb. 11 Abtragen eines Torus mandibulae. Auf der rechten Seite ist die Schnittführung zu sehen, auf der linken Seite ist der Torus teilweise mit der Fräse abgetragen. Die Schleimhaut sollte zur leichteren postoperativen Lappenadaptation in der Unterkiefermitte nicht vom Kieferkamm gelöst werden.

Unterschnitte und Senken

Unterschnitte, kleine Defekte und Senken im Unterkiefer-Alveolarfortsatz können durch Hydroxylapatit oder einem anderen nicht resorbierbaren Knochenersatzmaterial aufgefüllt werden, um das Kammrelief zu verbessern [60]. Die Eingriffe müssen unter Beachtung vorsichtigster, minutiöser Operationstechnik durchgeführt werden. Mit feinen Instrumenten wird das Periost nur ganz lokal abgehoben, damit die Knochenersatzmaterialpartikel eingeschoben werden können. Dabei muss auf jeden Fall vermieden werden, dass Granula ins Vestibulum oder in den Mundboden abrutschen, um das Operationsresultat nicht zu gefährden. Die Fixation der Granula erfolgt nur durch die natürliche Begrenzung der Periosttasche. Eine Fixation mit einer Platte ist nicht notwendig; dadurch unterscheidet sich die „TERRY"-Methode von dem von KENT angegebenen Verfahren (Abb.12–15) [25].

Schlotterkamm

Siehe Abbildung 16 und 17 sowie S. 49.

Lappenfibrom

Lappenfibrome müssen vor einer prothetischen Versorgung beseitigt werden. Nur selten reicht die Abtragung der Lappenfibrome aus (Abb.18 und 19). Meist ist die Retentionsfläche im Bereich der Umschlagfalte nach der Operation so schlecht, dass eine größere Vestibulumplastik durchgeführt werden muss. Handelt es sich um kleinere Lappenfibrome, kann sofort nach der Entfernung der Defekt durch ein Schleimhauttransplantat gedeckt und damit das Vestibulum erhalten werden (s. S. 44 f. und 50).

Lippen- und Wangenbändchen

Siehe S. 51.

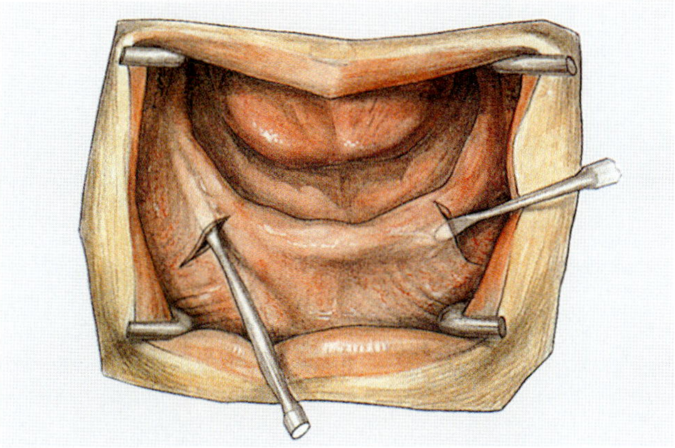

Abb. 12 Schnittführung beidseits im Eckzahnbereich quer zum Alveolarforfsatz. Mit feinen Instrumenten ist das Periost unterminiert.

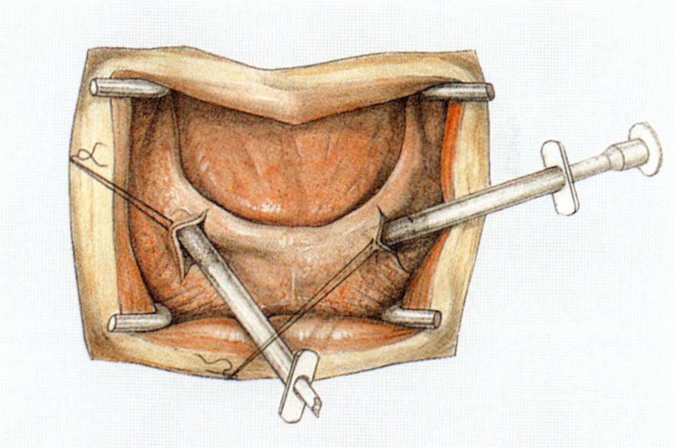

Abb. 13 Auffüllen von unter sich gehenden Stellen am Unterkiefer-Alveolarfortsatz im Front- und Seitenzahnbereich mit Knochenersatzmaterial.

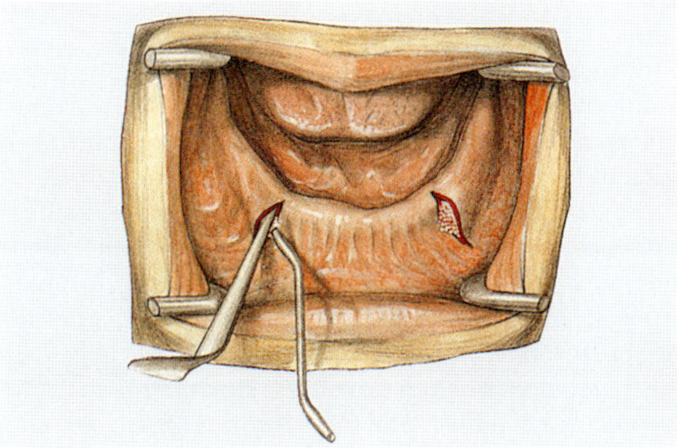

Abb. 14 Mit feinen Instrumenten wird das Knochenersatzmaterial direkt unter das Periost verteilt.

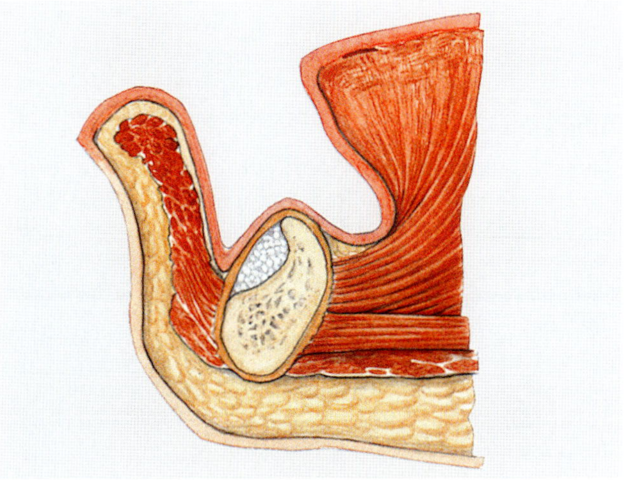

Abb. 15 Querschnitt durch den Unterkiefer. Das Knochenersatzmaterial ist nur unter dem Periost direkt dem Unterkiefer aufgelagert und weder nach lingual noch nach vestibulär abgerutscht.

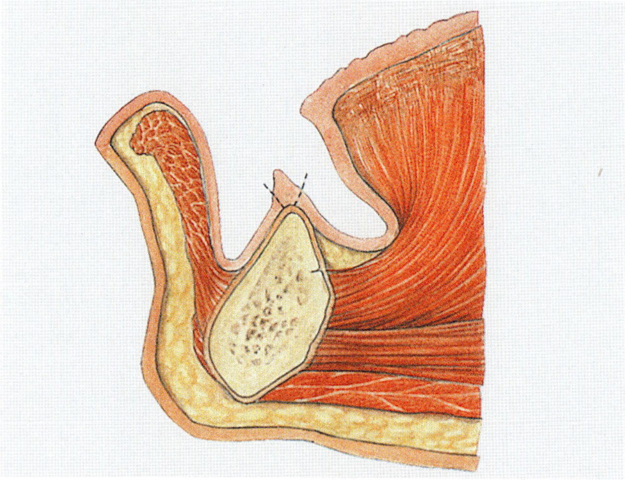

Abb. 16 Zahnloser Unterkiefer mit Schlotterkamm, Schnittführung eingezeichnet.

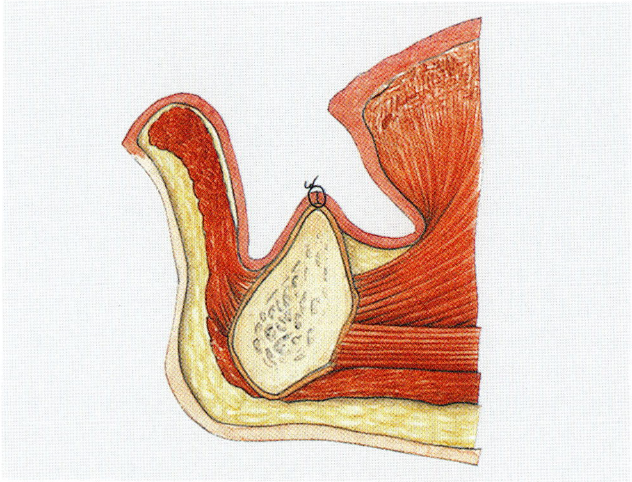

Abb. 17 Zahnloser Unterkiefer nach Exzision des Schlotterkamms vernäht.

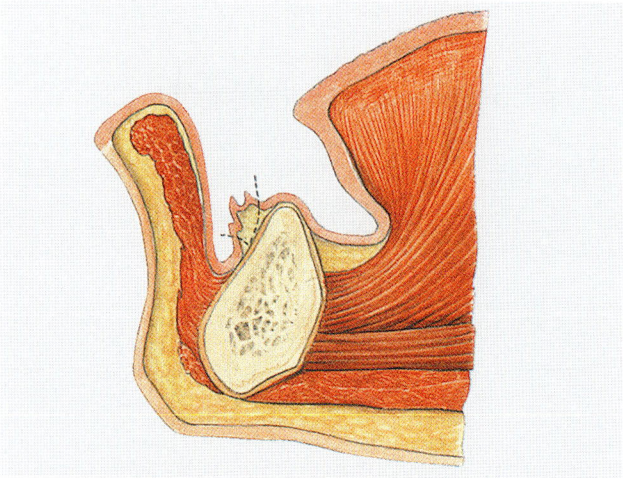

Abb. 18 Zahnloser Unterkiefer mit Lappenfibrom, Schnittführung eingezeichnet.

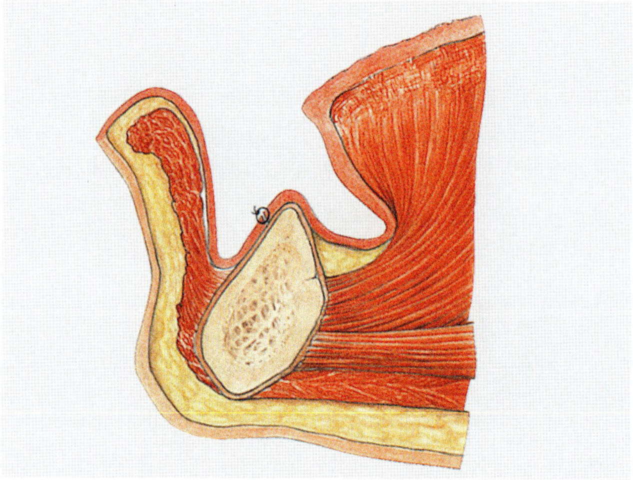

Abb. 19 Zahnloser Unterkiefer nach Exzision des Lappenfibroms vernäht.

Zungenbändchen

Das Zungenbändchen stört die Gestaltung einer Unterkieferprothese selten und wird mit einem Scherenschlag durchtrennt, wenn es sich um ein „häutiges" Zungenbändchen handelt. Das „fleischige" Zungenbändchen wird mit einer Z- oder V-Y-Plastik verlängert und kann häufig quer eingeschnitten und längs verzogen vernäht werden (Schnittführung s. S. 52).

Linea mylohyoidea

Nach dem Schwund des Unterkiefer-Alveolarfortsatzes ragt die Linea mylohyoidea als scharfkantiger Ansatz des M. mylohyoideus balkonartig nach lingual vor. Die Eingliederung einer funktionstüchtigen Prothese wird selten durch die Linea mylohyoidea, sondern häufig durch den dort ansetzenden Mundbodenmuskel, der den Mundboden beim Schlucken anhebt (Abb. 20 und 21), behindert.

Es ist daher selten sinnvoll, nur diese Knochenkante abzutragen, sondern eher angezeigt, eine **offene** oder eine **geschlossene Mundbodensenkung** durchzuführen, wobei mit der offenen Mundbodensenkung die besseren Resultate zu erzielen sind [14, 16]. Nach Abtragen des Muskels nivelliert sich die Linea mylohyoidea von selbst, und der Unterkiefer richtet sich funktionell neu aus. Bei der Mundbodensenkung handelt es sich um einen größeren Eingriff, der meist zusammen mit einer Vestibulumplastik in Allgemeinnarkose vorgenommen wird.

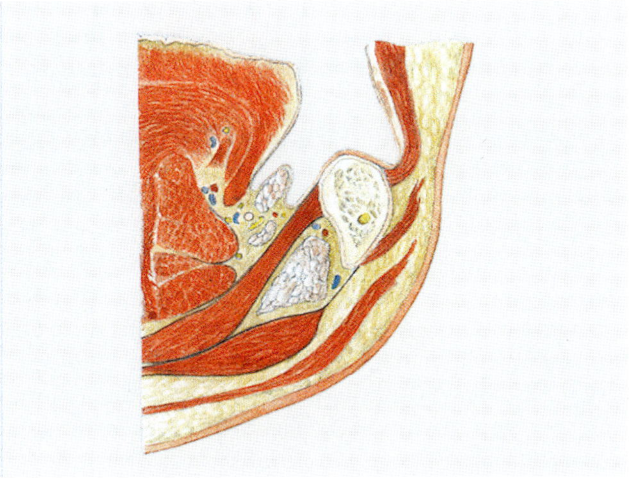

Abb. 20 Mundbodenmuskulatur und Mundboden in Ruhe.

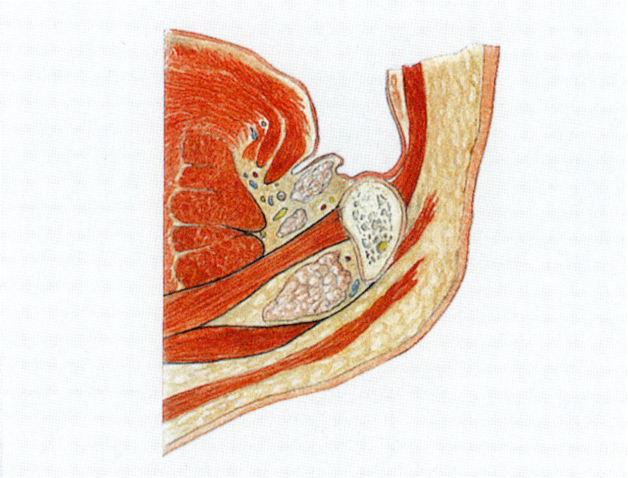

Abb. 21 Mundbodenmuskulatur und Mundboden beim Schlucken. Der angespannte M. mylohyoideus hebt den Mundboden so an, dass eine stabile Lagerung der Unterkieferprothese nicht möglich ist. Der atrophierte Unterkiefer wird zum negativen Kieferkamm.

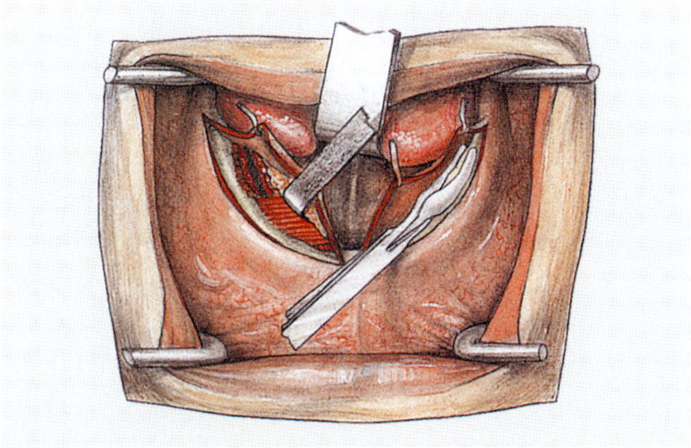

Abb. 22 Abtragen der Linea mylohyoidea auf der linken Seite mit der LUER-Knochenzange, nachdem der M. mylohyoideus mit dem Raspatorium abgeschoben ist. Auf der rechten Seite ist die Linea mylohyoidea freigelegt und der M. mylohyoideus dargestellt und im hinteren Teil abgetrennt. Der N. lingualis und der Speichelgang sind nach lingual abgeschoben.

Soll nur ein kleiner Eingriff durchgeführt werden, wenn z. B. über der Linea mylohyoidea immer wieder Druckstellen auftreten, der sonstige Prothesensitz aber noch ausreicht, dann ist das **isolierte Abtragen** der Linea mylohyoidea angezeigt. Von einem Schnitt durch Schleimhaut und Periost wird die Linea mylohyoidea dargestellt und der M. mylohyoideus mit dem Raspatorium abgeschoben oder mit der Präparierschere abgetrennt. Mit der LUER-Knochenzange oder birnenförmigen Fräse wird die balkonartig vorspringende Linea mylohyoidea abgetragen (Abb. 22). Der M. mylohyoideus wird in den Weichteilen belassen und die Schleimhaut wird vernäht [5].

ROSSBACH und HAUSAMEN führen diesen Eingriff offen durch und nähen den Mundboden mit Haltenähten, die extraoral geknüpft werden, nach unten [47]. Sie gliedern sofort postoperativ die Prothese ein, deren linguale Flügel verlängert wurden. Der Eingriff wurde ursprünglich als ambulante Operation in Lokalanästhesie angegeben (Abb. 23 und 24). HAUSAMEN und Mitarbeiter empfehlen aber auch dafür heute die Allgemeinnarkose und stationäre Überwachung [18].

Hoch liegender N. mentalis

Nach dem totalen Schwund des Alveolarfortsatzes liegt das Foramen mentale direkt auf dem Kieferkamm. Der N. alveolaris mandibularis kann in einer nach oben offenen Rinne unter der Schleimhaut frei liegen (s. Abb. 7). Bei jeder Belastung drückt dann die Prothese auf den Nerv, und es treten Schmerzen und Neuralgien bis hin zu Sensibilitätsausfällen auf. Das Hohllegen der Prothese an diesen Stellen kann den lästigen Zustand beheben. Die von MATHIS angegebene Methode [33], den Nerv tiefer zu legen, ist dann nicht notwendig. Das Tieferlegen des N. mentalis verbessert das Prothesenlager nicht.

3.6.2 Vestibulum und mundbodenvertiefende Eingriffe

Zur Verbesserung der Vestibulumtiefe im Unterkiefer wurde eine Vielzahl von Techniken angegeben, von denen sich in den letzten Jahren einige Standardmethoden, mit denen bei richtiger Indikation gute Resultate zu erzielen sind, durchgesetzt haben. Eine Konsensus-Konferenz der „International Association of Oral and Maxillofacial Surgery" hat 1983 in Berlin zu diesem Problem Stellung genommen und u. a. fol-

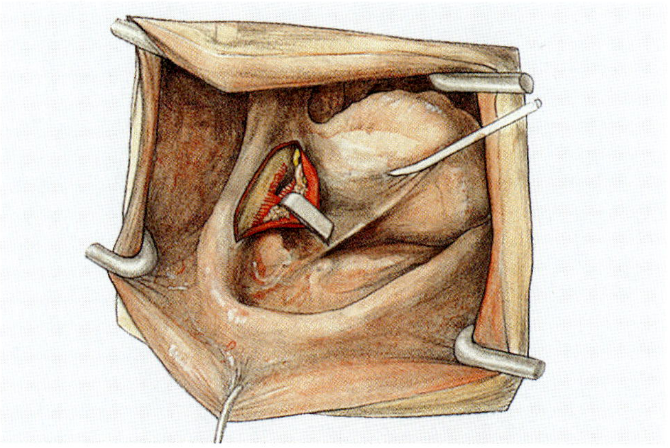

Abb. 23 Schnittführung für das Anlegen einer lingualen Extensionstasche. Die Schleimhaut ist abgeklappt und der M. mylohyoideus, der N. lingualis und der Speichelgang der Gl. submandibularis sind dargestellt. Der hintere Anteil des M. mylohyoideus ist scharf durchtrennt.

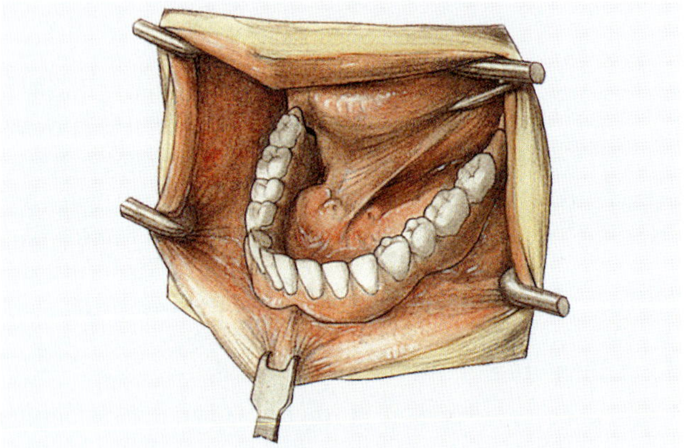

Abb. 24 Der linguale Schleimhautrand ist nach unten genäht, und die extendierte Prothese füllt die retromolare Tasche aus.

gende für den Unterkiefer gültige Aussagen getroffen [56]:

- Die Vestibulumplastik mit Haut- oder Schleimhauttransplantaten ist allen anderen Methoden überlegen; die sekundäre Epithelisation ist nur für die linguale Seite angezeigt.
- Die Weichgewebstransplantate sollten durch Platten fixiert werden.
- Die Mundbodensenkung ist der effektivste präprothetisch-chirurgische Eingriff überhaupt.
- Die Freilegung der Gefäßnervenbündel kann zu Sensibilitätsstörungen führen, was von den Patienten selten als Nachteil empfunden wird.
- Die Vestibulumplastik sollte nicht weiter als bis zur Linea obliqua ausgedehnt werden.

Im Rahmen des vorliegenden Beitrags kann von den oben genannten Eingriffen nur ein kleiner Teil abgehandelt werden, da es sich um größere Operationen handelt, die zum großen Teil in Allgemeinnarkose unter stationärer Überwachung vorgenommen werden.

Die in den 50er-Jahren von Obwegeser entwickelte submuköse Vestibulumplastik ist für den Oberkiefer eine der besten Standardmethoden, aber für den Unterkiefer nicht brauchbar. Dort führt sie zu fast totalen Rezidiven und wurde in den 60er-Jahren von Obwegeser wieder aufgegeben [41]. Seit den 80er-Jahren wird die submuköse Vestibulumplastik in Verbindung mit dem Unterkieferaufbau mit Hydroxylapatit im Vicrylstumpf wieder angewandt [15] und liefert wegen der durch den Aufbau veränderten anatomischen Strukturen gute und stabile Resultate.

Vestibulumplastik mit sekundärer Epithelisation und Auflagerung von Fremdmaterialien

Die Vestibulumplastik mit sekundärer Epithelisation des Unterkieferperiosts [58, 63] führt zum fast totalen Rezidiv [1, 40, 41, 63]. Die Modifikationen von Schleimhautpräparation [6] und Periostnaht [62] konnten die zum Rezidiv führenden narbigen Kontrakturen nicht verringern. Durch die Auflagerung von Lyodura [51] und Kollagen [48] ließen sich die Resultate nur unwesentlich verbessern. Es besteht für diese Methode deshalb heute keine Indikation mehr.

Vestibulumplastik mit freiem Schleimhauttransplantat

Für ausgedehnte Vestibulumplastiken werden in der Regel Spalthauttransplantate vom Oberschenkel, Gesäß oder Unterbauch verwendet. Für begrenzte kleinere Vestibulumplastiken, wie sie z.B. häufig nach der Entfernung von Lappenfibromen (s. S. 50) angezeigt sind, kann anstatt Spalthaut auch Schleimhaut aus der Innenwange oder dem Gaumen verwendet werden [17, 34, 45, 55]. Wenn die Schleimhauttransplantate zu dick entnommen sind, werden sie stark umgebaut und teilweise schwammig [28]. Andere Autoren [20, 46], die dünne Schleimhauttransplantate verwenden, berichten über gute Resultate [29]. Die besten Ergebnisse werden mit Gaumenschleimhauttransplantaten erzielt, die mit dem Mukotom vom Gaumen nach der aus der Parodontalchirurgie bekannten Technik entnommen werden (s. Abb. 27). In Anbetracht dessen, dass die Verfügbarkeit von Schleimhauttransplantaten vom Gaumen begrenzt ist, werden die Transplantate unter Verwendung auch kleinster Schleimhautreste der vestibulären Periostfläche mit feinsten Vicrylnähten aufgenäht, nachdem vorher die Lappenfibrome entfernt wurden (Abb. 25 bis 28). Das Periost muss über dem

Unterkiefer erhalten bleiben, da sonst die Transplantate nicht einheilen. Wenn das Periost verletzt wird, überhäutet der frei liegende Knochen nur sehr langsam. Der Patient hat starke Schmerzen, und das Vestibulum verheilt unter Ausbildung hässlicher Narben, die das Prothesenlager verschlechtern.

Die durch den operativen Eingriff gewonnene Höhe an Vestibulum bleibt zu 100 % erhalten, wie Hillerup an einer Patientengruppe zwei Jahre postoperativ nachmessen konnte [20]. Während größere Schleimhauttransplantate auf jeden Fall mit der extendierten Prothese oder einer individuellen Platte durch Einbinden um den Unterkiefer herum dem Periost zur Einheilung aufgedrückt werden müssen, reicht es bei der Verwendung von kleinen Transplantaten aus, diese durch ein Zugpflaster, das von der einen Wange über die Unterlippe zur anderen Wange geführt wird, zu fixieren.

Vestibulumplastik mit gestieltem Schleimhauttransplantat

Liegen reizlose, zarte Schleimhautverhältnisse vor, ist ein Operationsverfahren möglich, das auf Kazanjian [24], Pichler und Trauner [44] zurückgeht und von Edlan [9] weiterentwickelt wurde. Das Prinzip beruht darauf, dass ein vestibulär geschnittener [Abb. 29], auf dem Kieferkamm gestielter Schleimhautlappen (Abb. 30) direkt dem bloßgelegten Unterkiefer vestibulär aufgelagert wird (Abb. 31 bis 33). Das vestibuläre Periost wird vorher vom Kieferkamm gelöst, abgeklappt und nach vestibulär geschlagen (Abb. 32). Der Schleimhautlappen wird in der Tiefe des Sulkus vestibulär durch Naht fixiert und der Periostlappen mit der vestibulären Lippen-Wangen-Schleimhaut vernäht (Abb. 33). Die freie Periostwunde belegt sich zunächst mit Fibrin und epithelisiert dann. Eine Platte darf nicht eingebun-

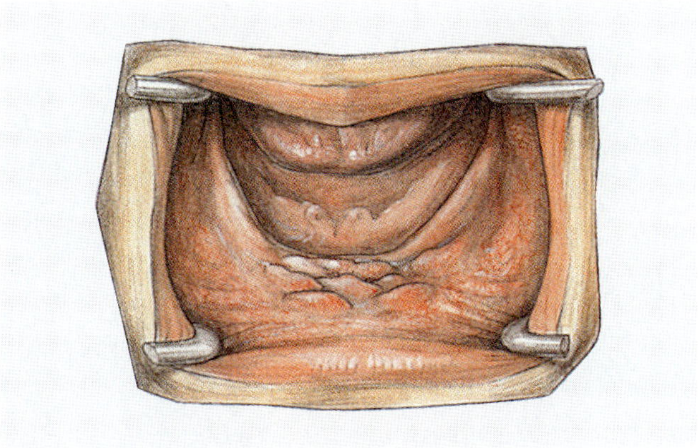

Abb. 25 Lappenfibrome in der Unterkieferfront.

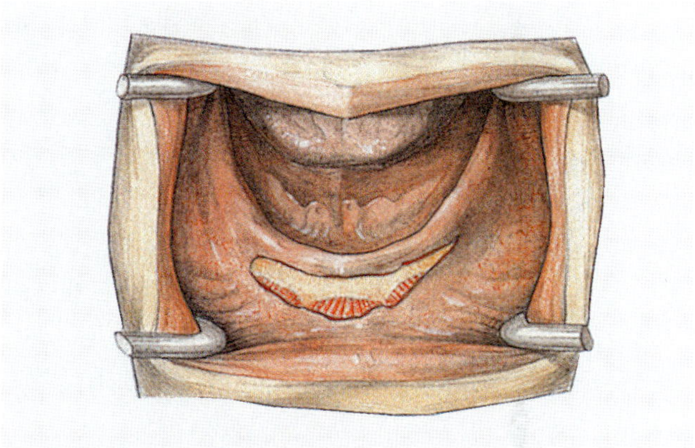

Abb. 26 Vestibuläre Wundfläche nach Lappenfibromexzision. Die Periostdecke des Unterkiefers ist erhalten, in der Tiefe sieht man die einstrahlende Muskulatur des M. mentalis und des M. buccinator.

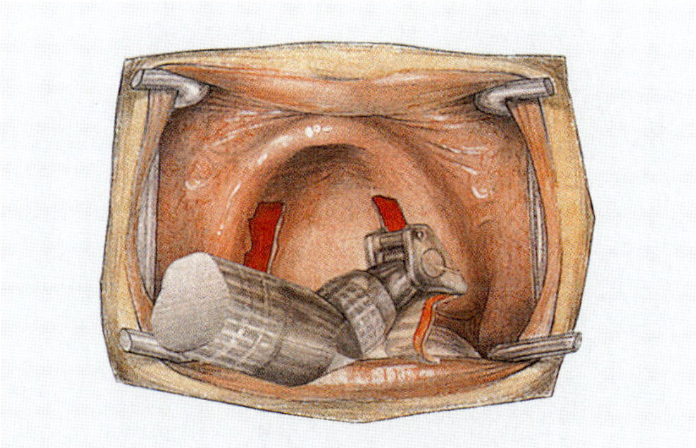

Abb. 27 Entnahme eines Spalt-Schleimhauttransplantats vom Gaumen mit dem Schleimhautdermatom.

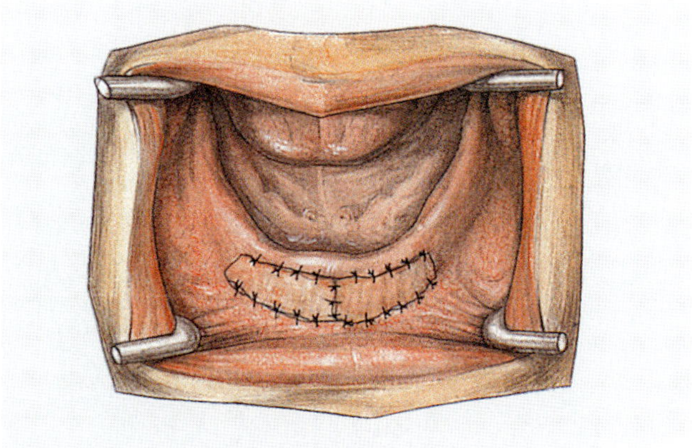

Abb. 28 Die Schleimhauttransplantate sind der vestibulären Periostfläche des Unterkiefers aufgenäht.

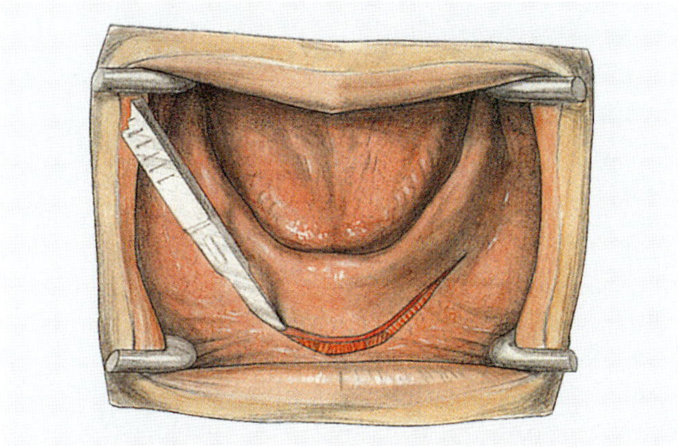

Abb. 29 Schnittführung der Schleimhaut im Vestibulum (KAZANJIAN – PICHLER – EDLAN).

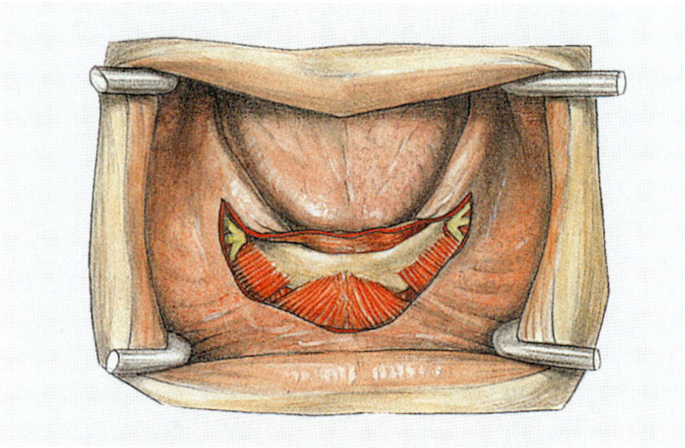

Abb. 30 Hochpräparieren der Schleimhautlappen. Die Muskulatur und die Nn. mentales werden sichtbar.

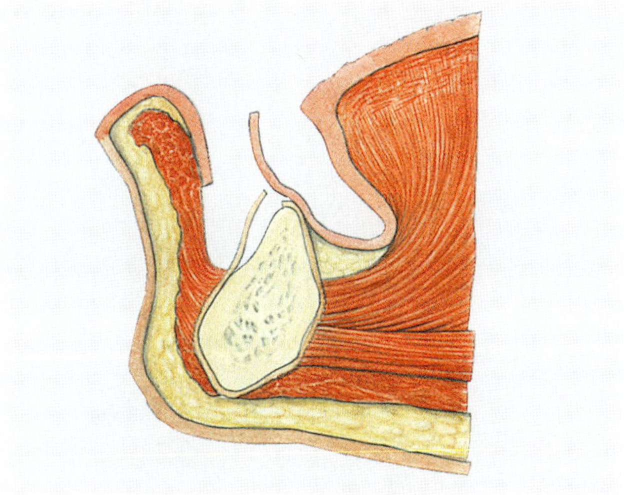

Abb. 31 Prinzip der PICHLER-EDLAN-Plastik. Hochpräparieren der vestibulär geschnittenen Schleimhaut und Ablösen des auf dem Kieferkamm gelösten Periosts.

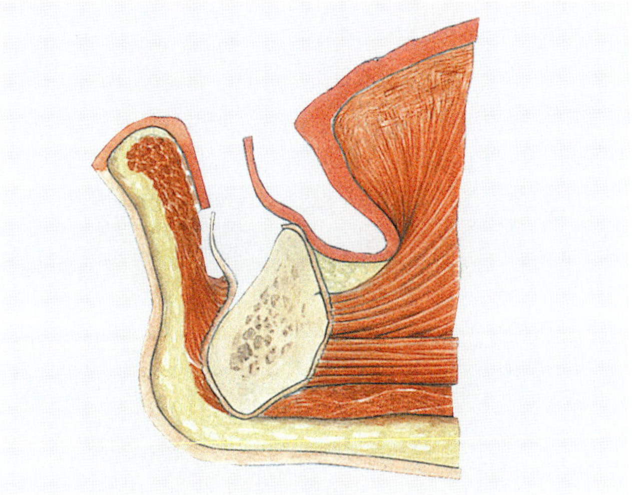

Abb. 32 Abklappen des vestibulären Periosts nach außen zur Innenlippe hin.

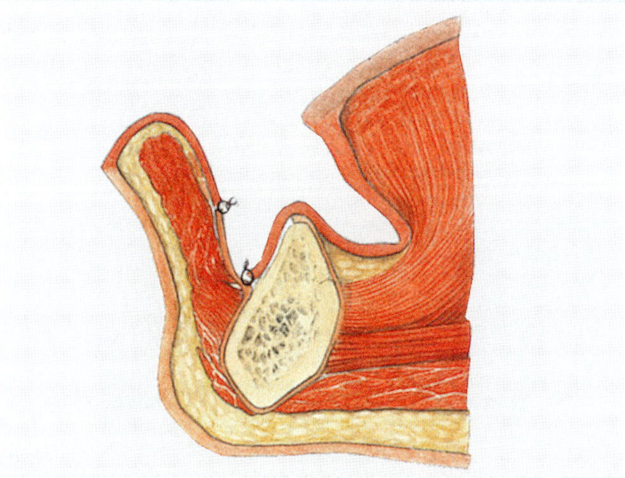

Abb. 33 Das nach außen geklappte Periost ist mit der Innenlippe vernäht und die vestibuläre Schleimhaut tief unten im neugeschaffenen Vestibulum an das Periost durch Naht fixiert.

den werden. Der Eingriff ergibt primär gute Resultate [13].

Die **Indikation** sollte nur gestellt werden, wenn der Unterkiefer nach vorn zum Unterkieferunterrand steil abfällt und voluminös ist. Flache und breit auslaufende Kiefer scheiden für diese Operation aus (seitliches Fernröntgenbild beachten!), da post operationem vestibuläre Resorptionen auftreten. Die Schleimhaut muss qualitativ hochwertig, narbenfrei und elastisch sein. Bei der Indikationsstellung muss sich der Operateur im Klaren sein, dass im gesamten Bereich der periostentblößten Knochenfläche eine Knochenresorption eintreten wird [19, 41].

Nachuntersuchungen von STEINHAUSER [54], OBWEGESER [42] und HILLERUP [19, 20, 21] belegen, dass bei der am Kamm gestielten Schleimhautverschiebeplastik (EDLAN-Plastik) ein Verlust an operativ gewonnener Vestibulumhöhe von 20 % eintritt.

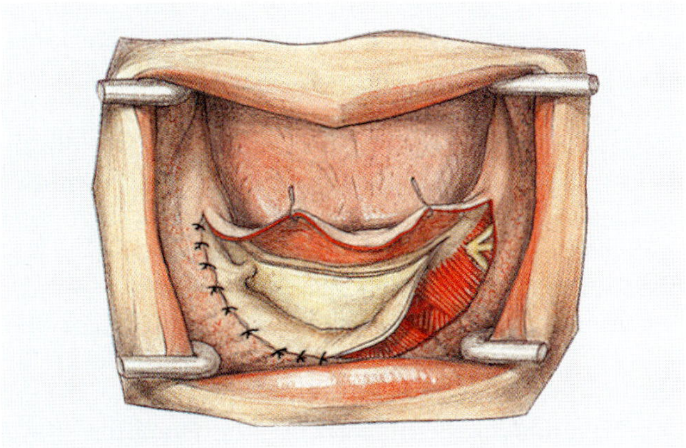

Abb. 34 Schleimhaut nach oben und Periost nach vestibulär geschlagen, auf der rechten Seite Periost und Schleimhaut mit der Innenwange vernäht.

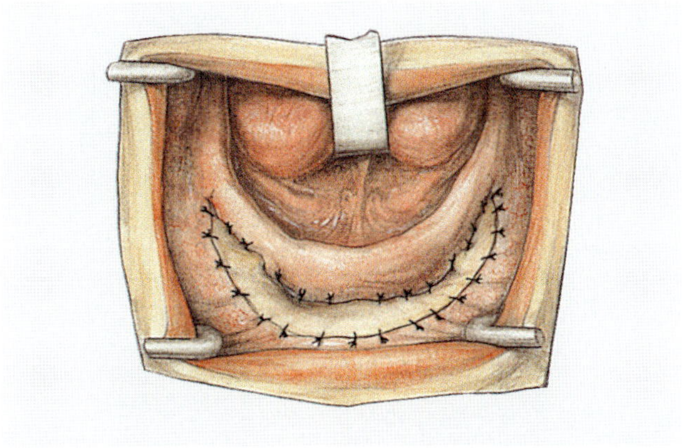

Abb. 35 Das Periost ist mit der Schleimhaut der Innenlippe und die Schleimhaut in der Tiefe des Sulkus mit dem Periostansatz vernäht.

Die **EDLAN-Vestibulumplastik** hat gegenüber der Vestibulumplastik mit Schleimhauttransplantat den Vorteil, dass der Unterkiefer mit autochthoner Schleimhaut bedeckt ist und keine Platte eingebunden werden muss. Ein Nachteil der EDLAN-Plastik ist der Verlust von 20 % operativ gewonnener Vestibulumhöhe. Der schwerwiegendere Nachteil ist die vestibuläre Resorption des Alveolarfortsatzes in den Bereichen, die intraoperativ vom Periost entblößt wurden. Für die Lagerung der Prothese gehen damit wichtige Strukturen verloren. Ein Risiko der EDLAN-Plastik ist die narbige Einziehung der Unterlippe, wenn die Innenlippenschleimhaut vor der Vernähung mit dem vestibulären Periost nicht genügend mobilisiert wurde oder wenn der Patient zu Narbenkontrakturen neigt.

Um die Knochenresorption zu vermeiden, kann man die KAZANJIAN-Technik anwenden, bei der das Periost auf dem Unterkiefer belassen wird. Die von der Innenlippe vestibulär abgehobene Schleimhaut wird dem vestibulären Periost des Unterkiefers aufgenäht, nachdem vorher die von bukkal einstrahlende Muskulatur abgetrennt und nach außen geklappt wurde. Die postoperativ frei liegende Muskulatur belegt sich mit Fibrin und epithelisiert sekundär innerhalb von 3 bis 4 Wochen. Eine Platte zur Fixierung ist nicht notwendig (Abb. 36 bis 38).

Sowohl bei der EDLAN- als auch bei der KAZANJIAN-Plastik darf die vorhandene Prothese nicht extendiert werden, damit die Wundheilung nicht gestört wird. Auch eine extendierte Platte darf nicht eingebracht werden. Erst wenn ca. 3 bis 6 Wochen nach dem Eingriff die Mukosa dem Periost bzw. dem Unterkiefer fest adhärent aufsitzt und die vestibuläre Fläche vollständig bis in die Tiefe des Vestibulums epithelisiert ist, kann die Prothese unterfüttert bzw. extendiert werden.

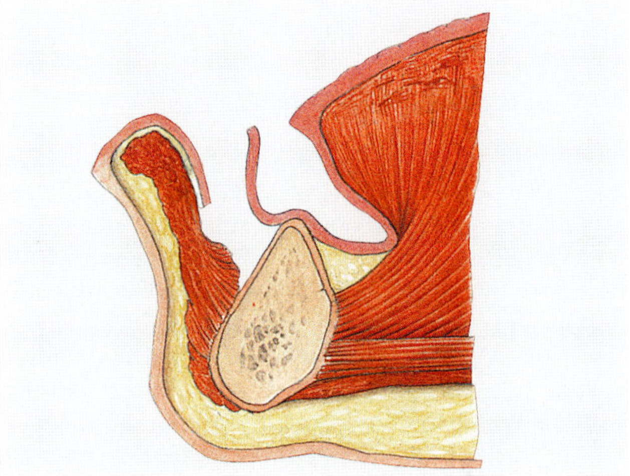

Abb. 36 KAZANJIAN-Plastik. Das Periost bleibt auf dem Unterkiefer, die Muskulatur wird epiperiostal abgesetzt und nach außen geschlagen.

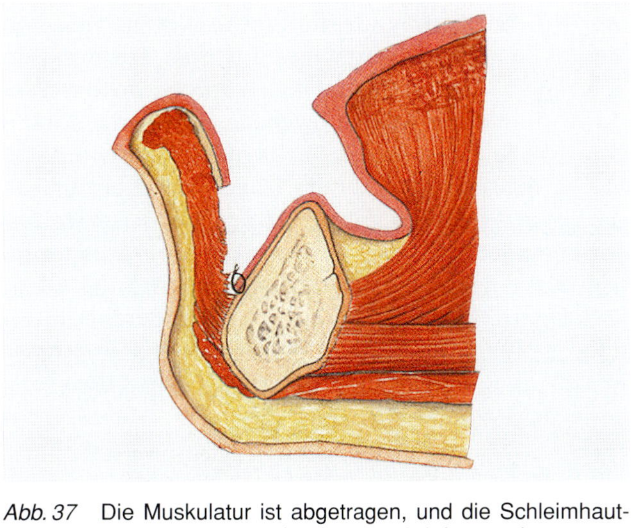

Abb. 37 Die Muskulatur ist abgetragen, und die Schleimhautlappen sind dem Periost aufgelagert und tief unten im neu geschaffenen Vestibulum vernäht.

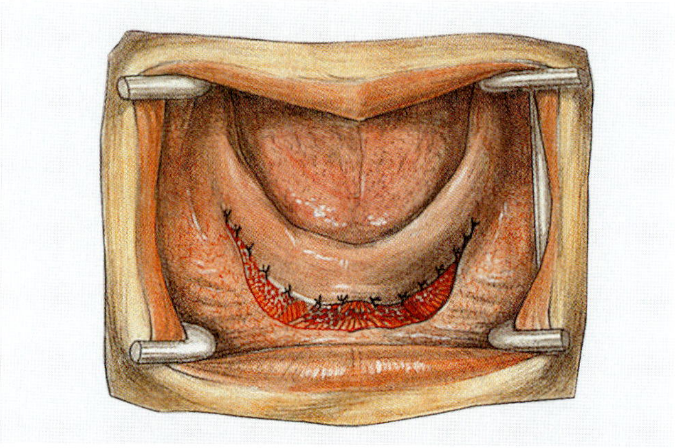

Abb. 38 Das Vestibulum ist aufgeklappt und legt den Operationssitus frei. Die KAZANJIAN-Plastik reicht bis zum Ansatz der Linea obliqua des Unterkiefers beidseits. Die abgetragenen Muskelansätze sind vestibulär sichtbar.

3.7 Oberkiefer

3.7.1 Korrigierende Operationen

Exostosen und Torus palatinus

Alle störenden Knochenzacken, Exostosen und scharfe Knochenkanten sollten schonend abgetragen werden. Unter sich gehende Stellen können mit subperiostal eingelagerten Hydroxylapatit-Granula ausgefüttert werden. Der in einer scharfen Kante auslaufende Alveolarfortsatz kann seitlich durch Anlagerung von Hydroxylapatit verbreitert werden (s. Abb. 12 und 13) [26].

Eine knollige Exostose entlang der Sutura palatina wird als Torus palatinus bezeichnet und gefährdet den Sitz der totalen Oberkieferprothese, da die Schleimhautresilienz auf dem Kieferkamm größer ist als über der dünnen Schleimhautbedeckung des Torus palatinus. Das Hohllegen der Prothese führt zu keinem Dauererfolg, da die Prothese beim weiteren Abbau des Alveolarfortsatzes auf dem Torus reitet, Schmerzen auftreten und Längsbrüche an der Prothese durch die Dauerbiegebeanspruchung entstehen. Die Entfernung des Torus palatinus ist einfach und erfolgt mit Meißel oder Fräse von einem Längsschnitt bzw. einem zum Türflügelschnitt erweiterten Längsschnitt aus. Zur postoperativen Adaptation des Mukoperiosts auf der Unterlage wird die Oberkieferprothese intraoperativ mit Guttapercha unterfüttert oder mit einem Jodoformstreifen unterlegt. Nach Abheilung erfolgt die definitive Unterfütterung der Prothese [Abb. 39].

Spina nasalis anterior

Beim stark atrophierten Oberkiefer stört die Spina nasalis anterior die Adaptation der Prothese und sollte daher abgetragen werden. Dieser Eingriff ist bei fast allen das Vestibulum vertiefenden Operationen am Oberkiefer zusätzlich angezeigt und wird selten allein durchgeführt. Ein vertikaler Schnitt über der Spina nasalis anterior im Lippenbändchen durchtrennt Mukosa und Periost bis auf den Knochen. Die Spina wird freigelegt und mit der LUER-Zange oder dem Meißel abgetragen. Nach vorsichtigem seitlichem Abschieben des Perichondriums vom unteren Septumanteil der Nase wird etwas knorpeliges Septum entfernt, um den vorderen Rand der Oberkieferprothese im Vestibulum bis an den unterèn Anteil des Nasenbodens einlagern zu können. Eine durch Mukosa, Periost und knorpeliges Septum geführte Naht fixiert die neu gewonnene Vestibulumhöhe (Abb. 40).

Tuberfibrom

Anlagebedingte, prothesenunabhängige fibröse Auftreibungen sind die meist symmetrisch auftretenden Tuberfibrome, die schon bei Bezahnten vorhanden sein können. Im Unterschied zu Prothesenfibro-

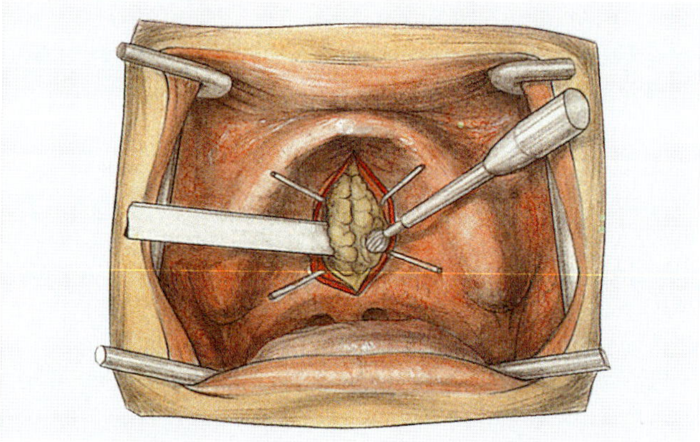

Abb. 39 Abtragen eines Torus palatinus mit der Fräse auf der linken und mit dem Meißel auf der rechten Seite.

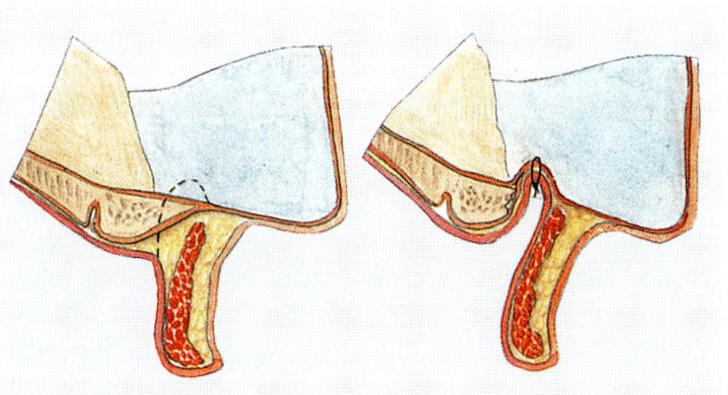

Abb. 40 Abtragen der Spina nasalis anterior und der unteren Anteile des knorpeligen Septums. Fixation der Vestibulumhöhe mit einer Naht durch Schleimhaut, Periost und knorpeliges Septum.

men haben Tuberfibrome eine harte Konsistenz, so dass sie bei geringer Ausdehnung als Prothesenlager herangezogen werden können. Häufig müssen sie jedoch schonend modellierend exzidiert werden, wobei am besten ein breiter medianer sowie ein schmaler palatinaler und bukkaler Gewebeteil entfernt werden. Die Exzision erfolgt spindelförmig (Abb. 41 bis 43).

Schlotterkamm

Schlotterkämme entstehen ausschließlich infolge ungünstiger Belastung [41], wobei der Alveolarfortsatz resorbiert und bindegewebig umgebaut wird (Abb. 44). Bei der spindelförmigen Exzision des Schlotterkamms muss darauf geachtet werden, dass der Alveolarkamm mit derber Mukosa und nicht mit vestibulärer Schleimhaut bedeckt wird (Abb. 45). Wird die chirurgische Entfernung eines Schlotterkamms unterlassen, so schreitet die Resorption des Knochens unter der Fehlbelastung weiter fort.

Nach der Entfernung eines Schlotterkamms ist es meist notwendig, eine Vestibulumplastik durchzuführen, um eine stabile Prothesenlagerung zu ermöglichen.

Deshalb sollte die Indikation zur Schlotterkammentfernung so zurückhaltend wie möglich gestellt und besser der Schlotterkamm von innen aufgelöst und mit einem Kammaufbau zusammen operiert werden.

Indikation. Die Exzision eines Schlotterkamms ist nur angezeigt, wenn zur Lagerung der Prothese noch genügend Kieferkammanteile vorhanden sind. In den Fällen, in denen ein Kieferkammaufbau mit Fremdmaterialauflagerung (z. B. Hydroxylapatit) notwendig ist, wird der Schlotterkamm belassen und bei der aufbauenden Kammplastik von innen her aufgelöst und mit Knochenersatzmaterial aufgefüllt (Abb. 46 und 47). Der Eingriff ist nur indiziert, wenn noch ein deutlicher Alveolarfortsatz vorhanden ist.

Technik. Bei der Operation wird mit feinsten Instrumenten (z. B. nach Terry) das Knochenersatzmaterial nur von palatinal her aufgelagert und darf auf keinen Fall nach vestibulär abrutschen. Nach vorsichtigstem Anheben des Mukoperiosts wird das Material vorne dem Knochen direkt offen, im Seitenzahnbereich geschlossen aufgelagert. Nach dem Nahtverschluss wird keine Platte eingebracht, sondern der Patient angehalten, mit der Zunge das Material vom Gaumen zum Alveolarfortsatz hin zu drücken und so der Ausformung nachzuhelfen. Die prothetische Versorgung kann nach einer Woche erfolgen, wenn die Nähte entfernt sind. Innerhalb des ersten postoperativen Jahres treten Verdichtungen und funktionelle Anpassungen auf, so dass nach ca. einem halben Jahr eine Unterfütterung oder Neuanfertigung der Prothesen notwendig wird.

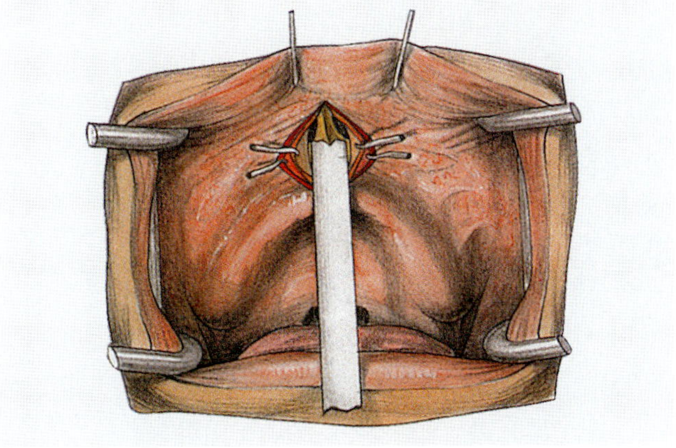

Abb. 41 Abschlagen der Spina nasalis anterior mit dem Meißel.

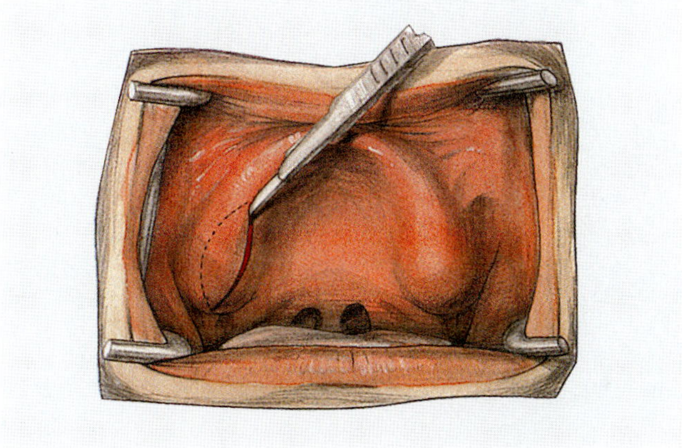

Abb. 42 Spindelförmige Exzision eines Tuberfibroms.

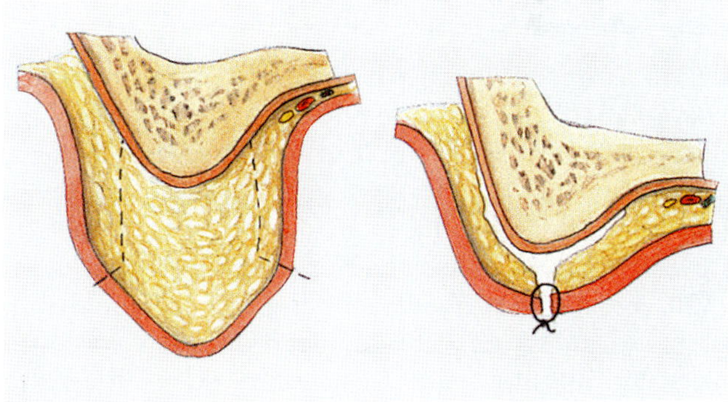

Abb. 43 Unterminierende Exzision eines Tuberfibroms – Schnittführung.

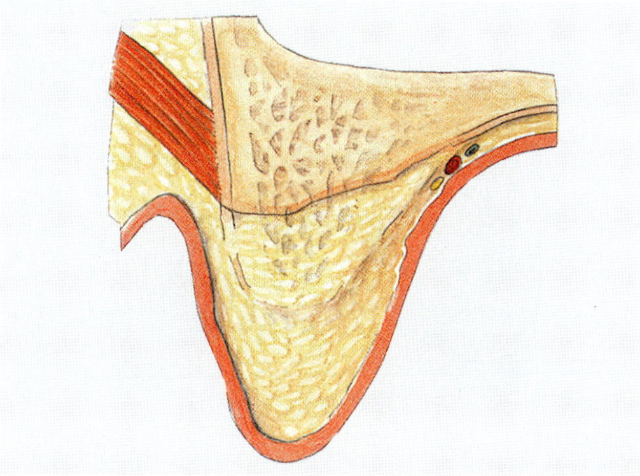

Abb. 44 Resorption des knöchernen Kieferkamms durch Fehlbelastungen unter Ausbildung eines Schlotterkamms.

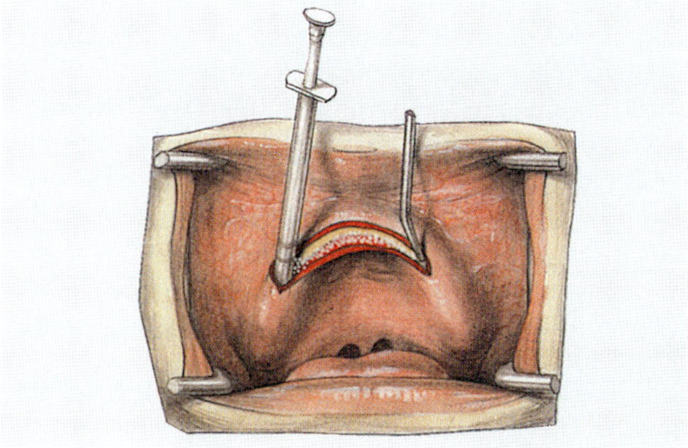

Abb. 46 Knochenersatzmaterial des Oberkieferkamms mit palatinaler Anlagerung vorn. Rechts wird mit der Einfüll-Spritze das Material eingeführt, links mit feinstem Stopfinstrument verteilt.

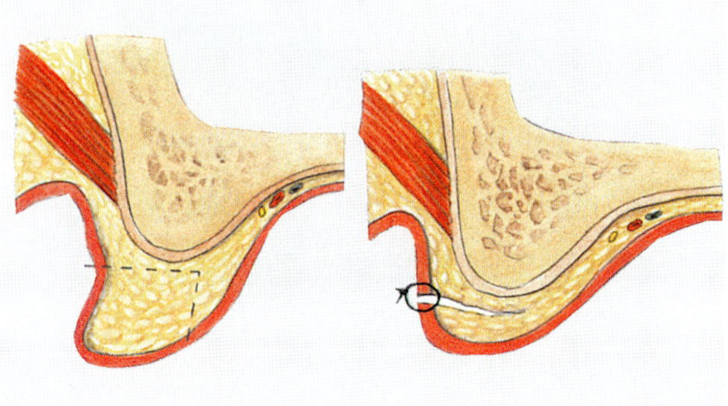

Abb. 45 Schnittführung zur Exzision eines Schlotterkamms.

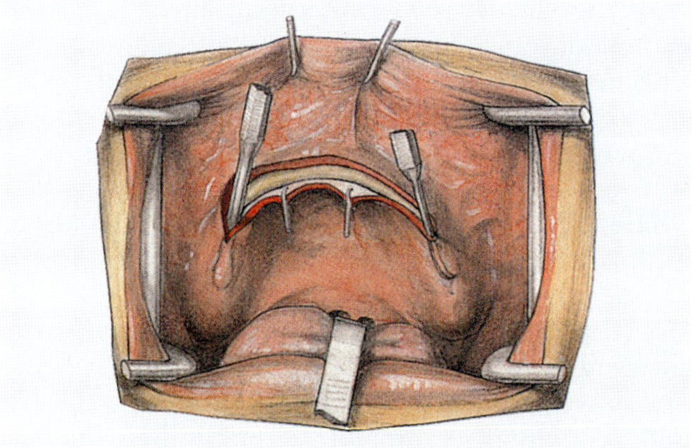

Abb. 47 Unterminierendes Auflösen eines Schlotterkamms durch wiederholende kratzende Bewegungen mit der Kralle vor Auffüllen mit Hydroxylapatit links, rechts Ablösen des Mukoperiosts vom Kieferkamm mit dem PARTSCH-Löffel.

Lappenfibrom

Durch Knochenresorption verkürzt sich die vertikale Distanz der Kieferkämme und dadurch entstehen am Prothesenrand im Vestibulum rezidivierende Ulzera, hypertrophe Granulationen und schließlich lappige Fibrome. Da durch die Exzision dieser Fibrome die Umschlagfalte meist kammwärts gezogen wird (Abb. 48), muss entweder in der gleichen Operation, oder bei ausgedehnteren Lappenfibromen in einer zweiten Sitzung, die vestibuläre Umschlagfalte durch einen vertiefenden Eingriff verlagert werden. Die gleichzeitige Operation eines ausgedehnten Lappenfibroms und einer Vestibulumplastik ist selten angezeigt und ergibt immer schlechtere Resultate als ein zweizeitiger Eingriff.

Die Defekte, die nach der Entfernung kleiner Lappenfibrome entstehen, können sofort mit Schleimhauttransplantaten aus dem Gaumen gedeckt werden (Abb. 49). Die Fixation erfolgt über ein über die Oberlippe geführtes Zugpflaster. Größere Schleimhauttransplantate müssen mit einer individuell unterfütterten Platte oder Prothese angedrückt werden, die man am besten für vier Tage mit einer Knochenschraube am Gaumen fixiert.

Papilläre Hyperplasie

Die gelegentlich auf dem Boden einer Candida-Mykose und durch Hohlräume unter der Prothese entstehende papilläre Hyperplasie der Gaumenschleimhaut kann zu einer Prothesenunverträglichkeit führen. Wenn eine antimykotische Therapie und eine exakte Adaptation der Prothese erfolglos sind, müssen die papillären Anteile der Mukosa unter Belassung des Periosts exzidiert werden. Die Behandlungsmethoden der papillären Hyperplasie, wie chirurgische und elektrochirurgische Abtragung mit nachfolgender sekundärer Epithelisation sowie die chirurgische Abtragung mit Defektdeckung durch

Spalthaut- oder Schleimhauttransplantate sind für den Patienten relativ belastend. Es wurde deshalb vorgeschlagen, die papilläre Hyperplasie durch Dermabrasio mit einem hochtourigen Schleifkörper abzutragen und den Schleimhautdefekt der sekundären Epithelisation zu überlassen [12]. Die über drei Jahre beobachteten Resultate bei 15 Patienten waren gut (Abb. 50).

Lippen- und Wangenbändchen

Indikation. Echte Lippen- und Wangenbändchen müssen von Lippen- und Wangenfalten streng unter-

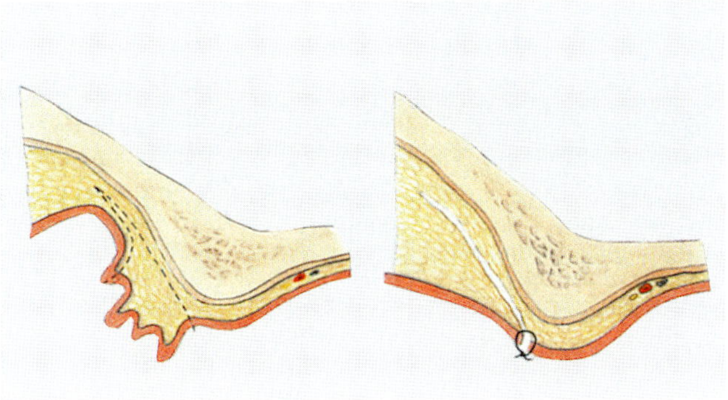

Abb. 48 Schnittführung zur Exzision eines Lappenfibroms.

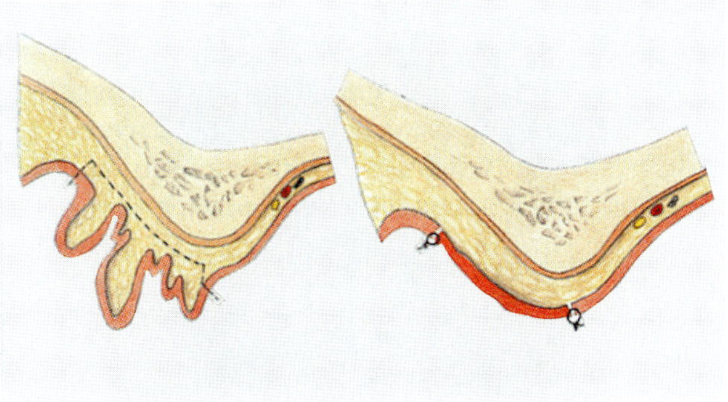

Abb. 49 Lappenfibromexzision und Defektdeckung mit einem Spalt-Schleimhauttransplantat vom Gaumen.

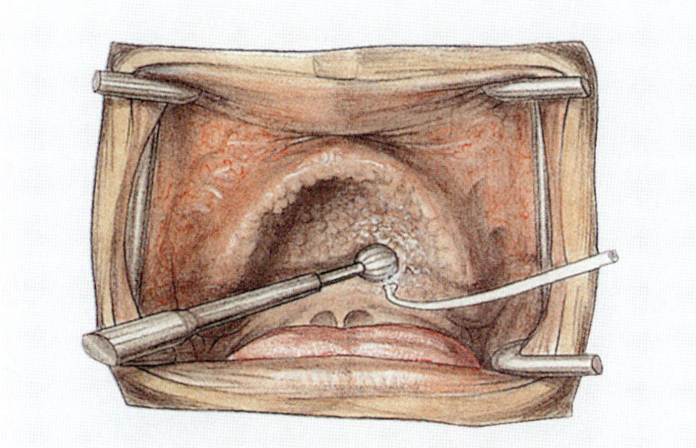

Abb. 50 Hochtouriges Schleifen (Dermabrasio) einer papillären Hyperplasie mit einem großen Schleifkörper unter Berieselung mit Kochsalzlösung.

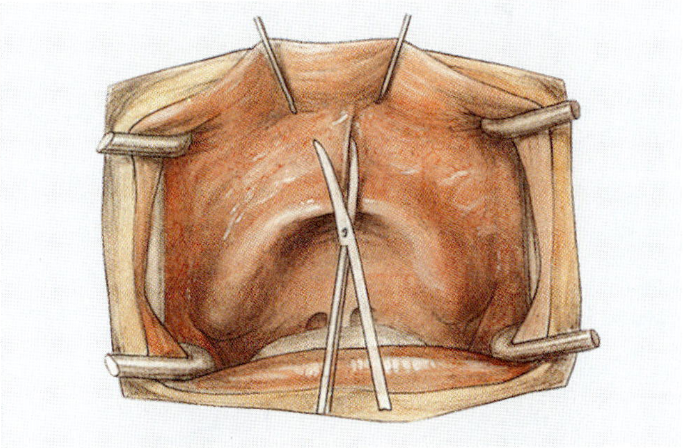

Abb. 51 Quereinschneiden eines dünnen „häutigen" Lippenbändchens.

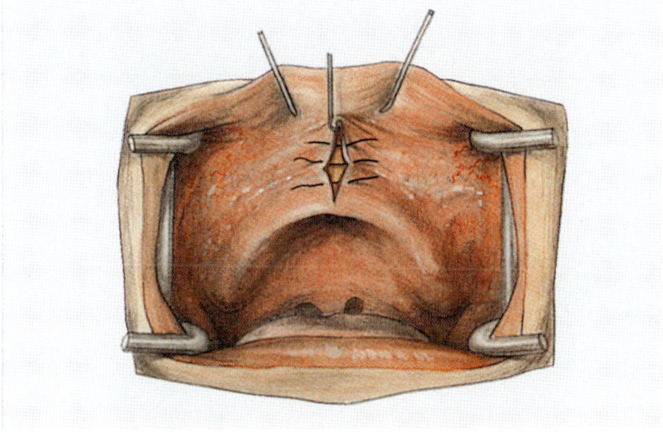

Abb. 52 Längsverziehen und Vernähen eines dünnen „häutigen" Lippenbändchens.

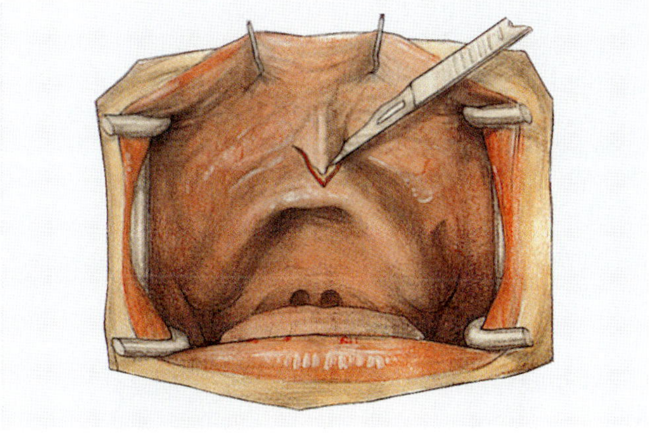

Abb. 53 Schnittführung für V-Y-Plastik eines dicken „fleischigen" Lippenbändchens.

schieden werden, um Therapieversager zu vermeiden und die richtige Operationsindikation stellen zu können. Lippen- und Wangenfalten, die nur bei bestimmten Zugrichtungen hervortreten, sind Ausdruck eines ungünstigen Vestibulums und können meist nur im Rahmen eines sulkusverbessernden Eingriffs behandelt werden. Echte Lippen- und Wangenbändchen, die meist in Lippenmitte und in der Prämolarengegend lokalisiert sind, enthalten in der Tiefe fibröse Anteile, die gut getastet werden können. Sie werden traditionell bei der prothetischen Versorgung im Prothesenrand ausgespart. In seltenen Fällen behindern die Lippen- und Wangenbändchen den Prothesensitz und müssen dann durch kleine, aber wirkungsvolle Eingriffe der plastischen Chirurgie entfernt bzw. verlagert werden.

Technik. Das „dünne Bändchen", durch das das Licht hindurchscheint, wird quer eingeschnitten und längs verzogen (Abb. 51 und 52). Das „fleischige Bändchen" kann durch eine V-Y-Plastik verschoben (Abb. 53 bis 55) oder besser durch eine Z-Plastik [10, 36] gebrochen und ausgetauscht werden (Abb. 56 bis 58).

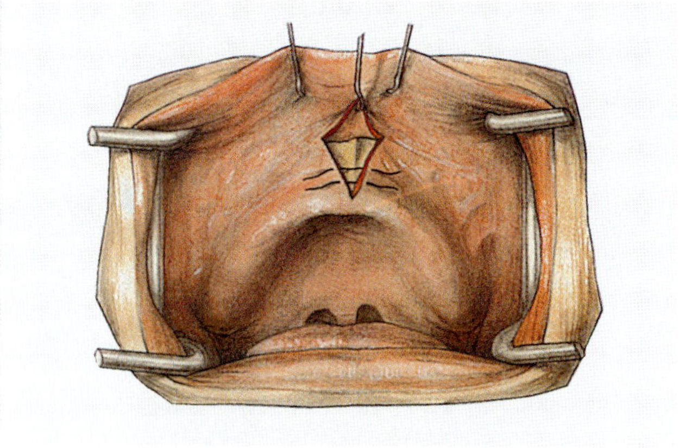

Abb. 54 Verziehen des V-Y-Schnittes.

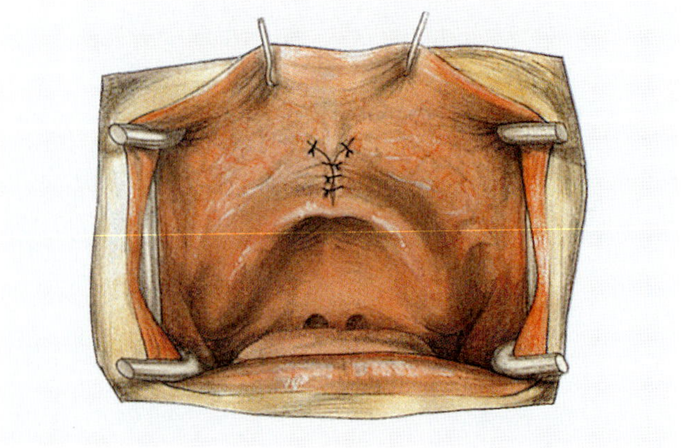

Abb. 55 Vernähen des V-Y-Schnittes.

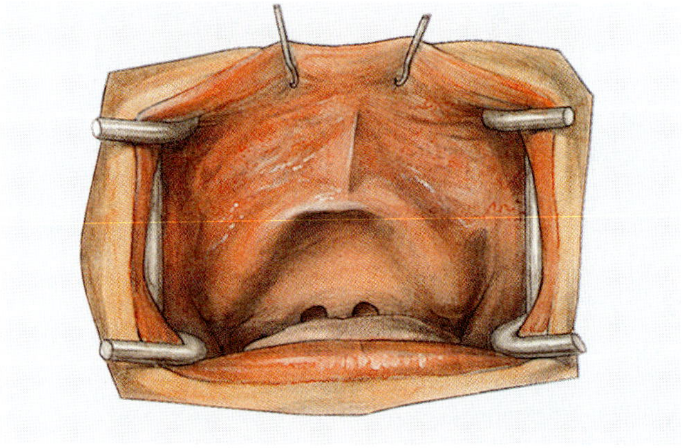

Abb. 56 Dickes „fleischiges" Lippenbändchen.

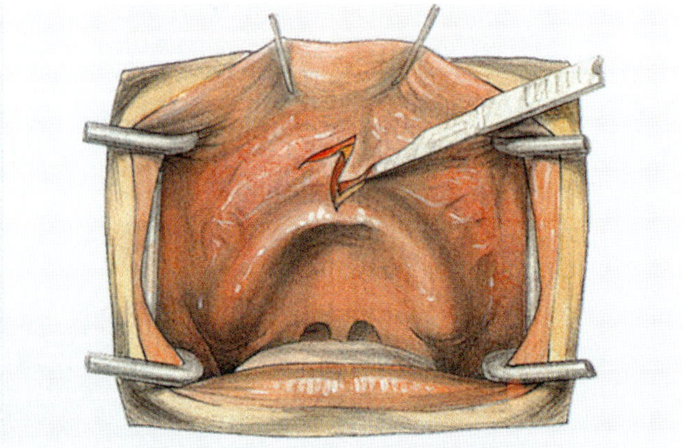

Abb. 57 Schnittführung für eine Z-Plastik.

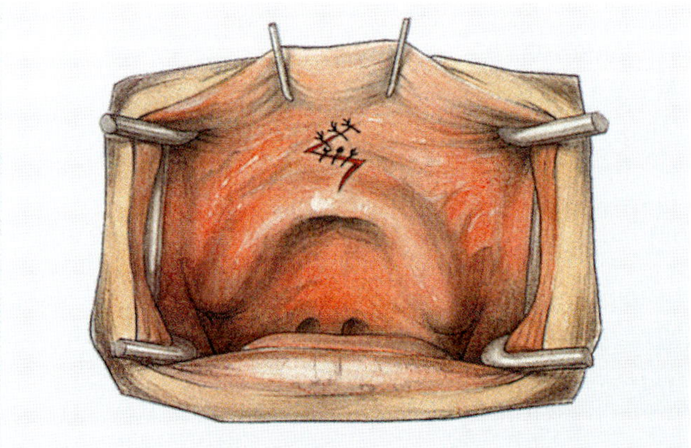

Abb. 58 Läppchen ausgetauscht und vernäht.

3.7.2 Vestibulumplastiken

Offene Vestibulumplastik mit sekundärer Epithelisation

Von den vielen verschiedenen Vestibulumplastiken, die für den Oberkiefer angegeben wurden, kann für die zahnärztliche Praxis unter großen Einschränkungen nur die offene Vestibulumplastik mit sekundärer Epithelisation empfohlen werden.

Der Zahnarzt benötigt große Erfahrung, um die Indikation richtig stellen zu können. So einfach das Verfahren zunächst zu sein scheint, so anspruchsvoll sind die Anforderungen, die an die Fertigkeit des Operateurs gestellt werden.

Indikation. Die Methode [58] findet Anwendung bei beweglichen bis in unmittelbare Kammnähe reichenden Weichteilen und geringer Knochenatrophie, bei Lappenfibromen, die exzidiert werden müssen, oder bei narbig veränderter Schleimhaut, d. h. dann, wenn die Voraussetzungen für eine submuköse Vestibulumplastik nicht mehr gegeben sind. Bei der sekundären Epithelisation muss mit einem postoperativen Verlust an gewonnener Vestibulumhöhe von ca. 50 % gerechnet werden [49]. Da die Methode nur bei geringer Oberkieferatrophie angezeigt ist, lassen sich trotz hoher Rezidivrate akzeptable Voraussetzungen für die prothetische Versorgung schaffen, da nach der Abheilung der Alveolarfortsatz mit autochthoner Schleimhaut bedeckt ist.

Technik. Bei der Operation wird die Schleimhaut entlang der Grenze der verschieblichen zur unverschieblichen Schleimhaut abgetrennt und auf dem Periost hochpräpariert. Nach streng epiperiostaler Präparation erfolgt eine vertikale Inzision des Periosts über der Spina nasalis anterior, die reseziert wird (s. S. 48). Der freie Schleimhautrand wird hoch im neu geschaffenen Vestibulum mit Vicryl dem Periost aufgenäht (Abb. 59 bis 61). Das frei liegende Periost bleibt unbedeckt, die Ränder der alten Prothese werden gekürzt, um Irritationen des Wundgebiets zu vermeiden. Die Prothese muss für ca. vier Wochen durch Haftmittel gehalten werden, da erst dann die sekundäre Epithelisation über dicke Fibrinbeläge abgeschlossen ist und die prothetische Versorgung erfolgen kann. Eine auf die frische Operationswunde eingesetzte Prothese reizt, verzögert die Heilung und ruft hypertrophierende Granulationen und Druckulzera [38, 39] hervor, die das Operationsresultat zunichte machen.

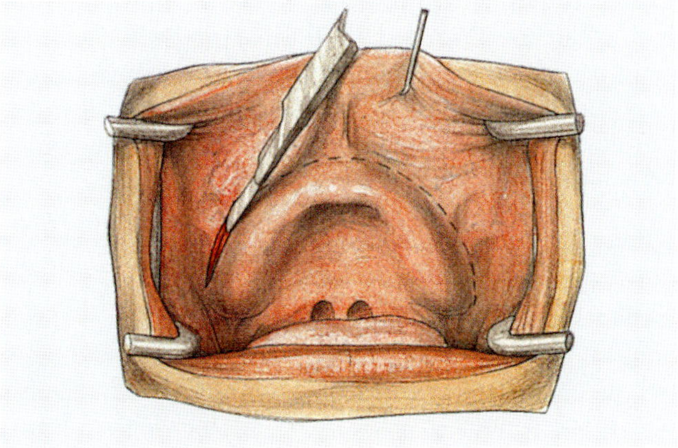

Abb. 59 Schnittführung für die offene Vestibulumplastik am Oberkiefer an der Grenze der verschieblichen zur unverschieblichen Schleimhaut.

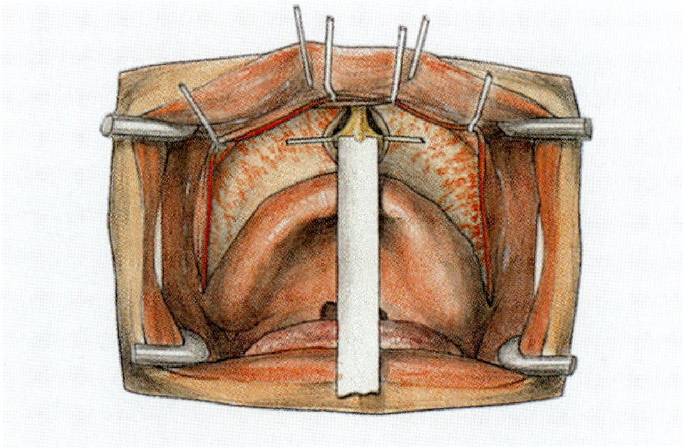

Abb. 60 Die Schleimhaut ist epiperiostal unter Durchtrennung der einstrahlenden Muskulatur hochpräpariert, und die Spina nasalis anterior wird abgetragen. Zwei Einzinker ziehen das Periost zur Seite.

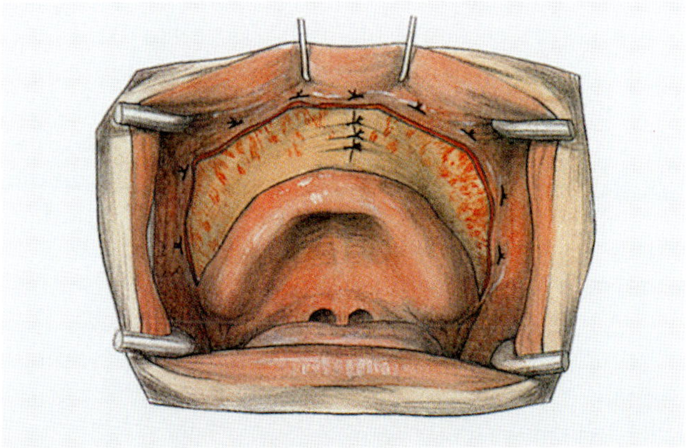

Abb. 61 Die Schleimhautränder sind hoch im Vestibulum ans Periost angenäht, und die Periostwunde über der Spina nasalis anterior ist verschlossen.

Die offenen Vestibulumplastiken mit aufgenähter lyophilisierter Dura [51] und mit aufgelegtem Kollagenvlies [48] haben sich nicht durchsetzen können, weil die Resultate im Vergleich zur offenen Vestibulumplastik mit sekundärer Epithelisation nicht besser waren.

Offene Vestibulumplastik mit freiem Schleimhauttransplantat

Indikation. Die Vestibulumplastik mit freier Schleimhauttransplantation (s. S. 44 f.) ist indiziert bei fortgeschrittener Kammatrophie und Schleimhautmangel oder in Fällen von schlechter Schleimhautqualität durch Narben und Fibrome, deren Exzision zu Schleimhautmangel führen würde.

Technik. Technisch entspricht das Vorgehen zunächst der Vestibulumplastik mit sekundärer Epithelisation (s. S. 44). Das frei liegende Periost wird mit vom Gaumen entnommener Spaltschleimhaut bedeckt. Die Spaltschleimhaut wird dem vestibulären Periost aufgenäht und über eine vorher angefertigte Platte oder die alte Prothese, die mit grünem Stangen-Kerr® oder braunem Stents und schwarzer Guttapercha unterfüttert ist, mit einer Knochenschraube [50] am Oberkiefer fixiert. Nach Entfernen der Platte bzw. der Prothese kann die alte Prothese unterfüttert und eingegliedert werden. Nach 6 bis 8 Wochen haben sich die Verhältnisse so weit stabilisiert, dass die prothetische Neuversorgung möglich ist. Kleine Schleimhauttransplantate im Vestibulum können, nachdem sie mit feinsten Nähten dem Periost aufgenäht sind, auch mit einem von Wange zu Wange über die Oberlippe geführten Zugpflaster fixiert werden.

3.8 Schlussbemerkung

Mit den modernen Verfahren der präprothetischen Chirurgie ist es heute möglich, fast allen Patienten das Prothesenlager auch in den schwierigsten Fällen so zu verbessern, dass mit den Methoden der Prothetik ein befriedigender Prothesenhalt zu erzielen ist. Der Anteil der kleinen Eingriffe, die ambulant in der Praxis in Lokalanästhesie operiert werden können, wurde in diesem Beitrag dargestellt. Für die ausgedehnteren Eingriffe sei auf Band 10 verwiesen. Zum Erzielen guter Resultate in der präprothetischen Chirurgie bedarf es großer Erfahrung, um individuell richtige Verfahren auszuwählen und die Indikation zur Operation zu stellen.

Schon 1969 haben Obwegeser von chirurgischer und 1980 Marxkors von prothetischer Seite empfohlen, lieber frühzeitig zu operieren und nicht zu warten, bis die Atrophie extrem geworden ist. Frühzeitig kann mit einem kleineren Eingriff meist ein besseres Resultat als später mit einem großen Eingriff erzielt werden [11].

Die klassischen Regeln der prothetischen Versorgung müssen nach präprothetisch-chirurgischen Eingriffen im besonderen Maße beachtet werden. Die Abformung muss funktionsgerecht erfolgen, die Vertikalrelation muss richtig gewählt werden, und die statische und dynamische Okklusion müssen perfekt sein.

3.9 Literatur

[1] Ackermann, K. L., Tetsch, P., Baum, P.: Untersuchungsergebnisse verschiedener Vestibulumplastiken. Dtsch. zahnärztl. Z. 35 (1980), 1027.

[2] Aguicar, A. E., Klein, A. J., Beck, J. O.: Spongy bone architecture of endentulous mandibles. J. Prosth. Dent. 19 (1968), 12.

[3] Beers, W. C.: Notes from practice. Missouri Dent. J. 8 (1876), 194.

[4] Borchart, H.: Hormontherapie im Klimakterium. Das sichere Mittel gegen Osteoporose. Wilkens, Hannover 1990.

[5] Brown, L. J.: The surgical solution to a lower denture problem. Brit. Dent. J. 95 (1953), 215.

[6] Clark, H. B.: Deepening of the labial sulcus by mucosal flap advancement. J. Oral Surg. 11 (1953), 165.

[7] Dean, O. T.: Surgery for the denture patient. J. Amer. Dent. Ass. 23 (1936), 2124.

[8] Dean, O.T.: Intraseptal alveolotomy. Dent. J. Australia 13 (1941), 142.

[9] Edlan, A.: Pre-prosthetic surgery – a new technique in the edentulous lower jaw. Oral Surg. Trans. 4th Int. Congr. Oral Surg. Kopenhagen 1973, p. 191.

[10] Eschler, J.: Die Operation des Lippenbändchens. Zahnärztl. Prax. 18 (1967), 169.

[11] Frenkel, G.: Die präprothetische Chirurgie heute, eine Standortbestimmung. Zahnärztl. Welt 89 (1980), 34.

[12] Härle, F., Ewers, R.: Die hochtourige Schleifbehandlung der papillären Hyperplasie. Dtsch. zahnärztl. Z. 36 (1981), 286.

[13] Härle, F.: Die totale Mundboden-Edlanplastik. Abstr. 6th Congr., Europ. Ass. Max.-Fac. Surg. Hamburg 13.–18. 09. 1982, p. 148.

[14] Härle, F.: Lowering of the floor of the mouth: open or closed. J. Cranio-max.-fac. Surg. 15 (1986), 258.

[15] Härle, F., Kreusch, Th.: Augmentation of the alveolar ridge with hydroxylapatite in a vicryl tube. Abstr. 2nd Int. Congr. an Preprosth. Surg. May 14–16, 1987, Palm Springs, California, p. 71.

[16] Härle, F.: Langzeitresultate nach der offenen und geschlossenen Mundbodensenkung (Trauner versus Brown). In: Watzek, G., Matejka, M. (Hrsg.): Der zahnlose Unterkiefer. Seine chirurgisch-prothetische Rehabilitation, S. 215. Springer, Wien–New York 1988.

[17] Hardt, N., Paulus, G. W.: Vestibulumplastik im Oberkiefer mit palatinalen Schleimhauttransplantaten. Dtsch. zahnärztl. Z. 38 (1983), 785.

[18] Hausamen, J. E., Rossbach, A., Scheller, H.: Die retromolaren Weichteiltaschen als Alternative zur klassischen Mundboden- und Vestibulumplastik. In: Watzek, G., Matejka, M. (Hrsg.): Der zahnlose Unterkiefer. Seine chirurgisch-prothetische Rehabilitation, S. 141. Springer, Wien–New York 1988.

[19] Hillerup, S.: Preprosthetic vestibular sulcus extension by the operation of Edlan and Mechjar. A twoyear follow-up study. Int. J. Oral Surg. 8 (1979), 333.

[20] Hillerup, S.: Preprosthetic mandibular vestibuloplasty with buccal mucosal graft. A two-year follow-up study. Int. J. Oral Surg. 11 (1982), 81.

[21] Hillerup, S.: Preprosthetic mandibular vestibuloplasty with split-skin graft. Int. J. Oral Maxillofac. Surg. 16 (1987), 270.

[22] Hofmann, M.: Zahnverlust, Konsequenzen und therapeutische Probleme. Dtsch. zahnärztl. Z. 26 (1971), 992.

[23] Hromatka, A.: Zur Anatomie der prothesentragenden Kieferteile. Dtsch. zahnärztl. Z. 15 (1960), 125.

[24] Kazanjian, V H.: Surgical operations as related to satisfactory dentures. Dent. Cosmos 66 (1924), 387.

[25] Kent, J. N., Zide, M. F., Jarcho, M., Quinn, H. J., Finger, J. M., Rothstein, S. S.: Correction of alveolar ridge deficiencies with nonresorbable Hydroxylapatite. J. Amer. Dent. Ass. 105 (1982), 993.

[26] Kent, J. N., Quinn, H. J., Jarcho, M.: Augmentation of deficient alveolar ridges with nonresorbable hydroxylapatite alone or with autogenous cancellous bone. J. Oral Maxillofac. Surg. 41 (1983), 629.

[27] de Koomen, H. A.: A prosthetic view on vestibuloplasty with free mucosal graft. Int. J. Oral Surg. 6 (1977), 38.

[28] de Koomen, H. A., Tiedemann, H., Stoelinga, P. J. W., Huyberg, A. J. M., Hendriks, F. H. J.: Indikation, Technik und Ergebnisse der Unterkieferplastik und Mundbodensenkung. Dtsch. zahnärztl. Z. 37 (1982), 509.

[29] Kreusch, Th., Lambrecht, J. Th.: Das freie Schleimhauttransplantat in der präprothetischen Chirurgie. In: Watzek, G., Matejka, M. (Hrsg.): Der zahnlose Unterkiefer. Seine chirurgisch-prothetische Rehabilitation, S. 133. Springer, Wien–New York 1988.

[30] Lauritzen, Chr.: Die Verhütung der Postmenopausenosteoporose durch Östrogen-Gestagen-Substitution. Dtsch. Ärztebl. 87 (1990), 1419.

[31] Lenz, P., Mertens, H.: Untersuchung zur Versorgung älterer Patienten. In: Körber, E. (Hrsg.): Die zahnärztliche Versorgung alter Menschen. Hanser, München–Wien 1978.

[32] Marxkors, R.: Zusammenhänge zwischen Okklusion totaler Prothesen und Knochenabbau. Dtsch. zahnärztl. Z. 35 (1980), 1036.

[33] Mathis, H.: Chirurgische Maßnahmen, um die Mundhöhle prothesengerecht vorzubereiten. Zahnärztl. Rdsch. 65 (1954), 186.

[34] Matras, H.: Zur Anwendung der freien Schleimhauttransplantation in der präprothetischen Chirurgie. Öst. Z. Stomat. 65 (1968), 56.

[35] Michael, C. C., Barsoum, W. M.: Comparing ridge resorption with various surgical techniques in immediate dentures. J. Prosth. Dent. 35 (1976), 142.

[36] Norer, B., Richter, M.: Der tiefe Ansatz des Lippenbändchens – kieferchirurgische und kieferorthopädische Aspekte. Öst. Z. Stomat 80 (1983), 9.

[37] Obwegeser, H.: Die submuköse Vestibulumplastik. Dtsch. zahnärztl. Z. 14 (1959), 629, 685, 749.

[38] Obwegeser, H.: Chirurgie préprothétique. Pract. Odonto-Stomatol. 20 (1963), 1355.

[39] Obwegeser, H.: Surgical preparation of the maxilla for prosthesis. J. Oral Surg. 22 (1964), 127.

[40] Obwegeser, H.: Zur Indikation für die einzelnen Methoden der Vestibulumplastik und Mundbodenplastik. Fortschr. Kiefer-Gesichtschir. 10 (1965), 1.

[41] Obwegeser, H.: Die chirurgische Vorbereitung der Kiefer für die Prothese. In: Haunfelder, D., Hupfauf, L., Ketterl, W., Schmuth, G. (Hrsg.): Praxis der Zahnheilkunde, Bd. III. Urban & Schwarzenberg, München 1969.

[42] Obwegeser, H.: Der atrophische Kiefer aus der Sicht des Kieferchirurgen. Schweiz. Mschr. Zahnheilk. 87 (1977), 946.

[43] Parkinson, F.: Similarities in resorption patterns of maxillary and mandibular ridges. J. Prosth. Dent. 39 (1978), 598.

[44] Pichler, H., Trauner, R.: Die Alveolarkammplastik. Öst. Z. Stomat. 28 (1930), 675.

[45] Propper, R. H.: Simplified ridge extension using fresh mucosal grafts. J. Oral Surg. 22 (1964), 469.

[46] Raschke, N., Wöckel, W, Günther, R.: Histologische Untersuchungen und Reinnervationsprüfungen nach Schleimhauttransplantation zur Rekonstruktion des Mundvorhofes. Dtsch. Zahn-, Mund- und Kieferheilk. 68 (1980), 574.

[47] Rossbach, A., Hausamen, J. E.: Die Stabilisierung unterer Totalprothesen bei stark atrophiertem Alveolarfortsatz über retromolare Weichteiltaschen. Dtsch. zahnärztl. Z. 37 (1982), 757.

[48] Sahinyilmaz, Ö.: Die praeprothetische Vestibulumplastik. Quintess. 2 (1983), 219.

[49] Sailer, H. F.: Pathogenese und Therapie des Schlotterkammes und des Lappenfibroms im Oberkiefer. Dtsch. zahnärztl. Z. 37 (1982), 110.

[50] Schettler, D.: Persönliche Mitteilung 1982.

[51] Schilli, W.: Schleimhautersatz in der Mundhöhle durch lyophilisierte Dura. Melsungen Med. Mitt. 43 (1969), 211.

[52] Schuchardt, K.: Vorbereitende chirurgische Maßnahmen zur Eingliederung von Prothesen. In: Häupl, K., Meyer, W., Schuchardt, K. (Hrsg.): Die Zahn-, Mund- und Kieferheilkunde, Bd. III/2. Urban & Schwarzenberg, München 1959.

[53] Starshak, T., Sanders, B.: Preprosthetic oral and maxillofacial surgery. Mosby, St. Louis–Toronto–London 1980.

[54] Steinhäuser, E. W.: Ergebnisse der Vestibulumplastik mit freier Hauttransplantation im Ober- und Unterkiefer. Fortschr. Kiefer-Gesichtschir. 10 (1965), 19.

[55] Steinhäuser, E. W.: Freie Schleimhautverpflanzung in der Mundhöhle, eine Maßnahme zur Verbesserung des Prothesenhalts. Schweiz. Mschr. Zahnheilk. 78 (1968), 1046.

[56] Stoelinga, P. J. W.: Proceedings consensus conference: The relative roles of vestibuloplasty and ridge augmentation in the management of the atrophic mandible. Quintessenz, Chicago–Berlin–London–Rio de Janeiro–Tokyo 1984.

[57] Stoelinga, P. J. W., Blijdorp, P. A., Ross, R. R., de Komen, H., Huybers, A. J.: Augmentation of the atrophic mandible with underposed grafts and particulate hydroxylapatite. J. Oral Maxillofac. Surg. 44 (1986), 353.

[58] Szabo, J.: Methode zur Verhinderung des Verwachsens der durchtrennten Mundbodenschleimhaut. Öst. Vjschr. Zahnheilk. 32 (1916), 244.

[59] Tallgren, A.: The continuing reduction of the residual alveolar ridge in complete dentures wearers. J. Prosth. Dent. 27 (1972), 120.

[60] Terry, B. C., Baker, R. D., Tucker, M. R., Hanker, J. S.: Alveolar ridge augmentation with composite implants of hydroxylapatite and plaster for correction of bony defects deficiencies and related conture abnormities. Mat. Res. Soc. Symp. Proc. 10 (1989), 187.

[61] Thoma, K. H.: Oral surgery. Mosby, St. Louis 1963.

[62] Tortorelli, A. F.: A technique for vestibular sulcus extension. J. Prosth. Dent. 20 (1968), 14.

[63] Wassmund, M.: Über chirurgische Formgestaltung des atrophischen Kiefers zum Zwecke der prothetischen Versorgung. Vjschr. Zahnheilk. 47 (1931), 305.

4 Abformung zahnloser Kiefer

von Karl-Heinz Utz

Inhaltsübersicht

4.1 Einleitung 58

4.2 Voraussetzungen und Ziele der Abformung 58

4.3 Hilfsmittel zur Abformung 60

4.3.1 Abformlöffel 60
4.3.2 Abformmaterialien 61

4.4 Abformverfahren 63

4.4.1 Mundoffene und mundgeschlossene Abformung 63
4.4.2 Myostatische und myodynamische Abformung 65
4.4.3 Kompressions-, Kau- oder Belastungsabformung 67
4.4.4 Drucklose Abformung 68

4.5 Länge der Oberkieferprothese und dorsale Abdämmung 69

4.6 Reproduzierbarkeit von Funktionsabformungen 70

4.7 Praktisches Vorgehen bei der anatomischen bzw. präfunktionellen Abformung oder Erstabformung 70

4.7.1 Anamnese und Befund 70
4.7.2 Unterkiefer-Erstabformung 70
4.7.3 Oberkiefer-Erstabformung 74

4.8 Ausmessung der alten Prothesen 76

4.9 Anfertigung der Funktionsabformlöffel 76

4.9.1 Anzeichnen der Grenzen auf den anatomischen Modellen 76
4.9.2 Anfertigung der Funktionsabformlöffel bzw. Registrierschablonen . . 78

4.10 Funktionsabfomung mit einer simulierten Zahnreihe 79

4.10.1 Ausrichtung der Kunststoff-Zahnreihe im Unterkiefer 81
4.10.2 Ausrichtung der Kunststoff-Zahnreihe im Oberkiefer 81
4.10.3 Herstellung und Anpassung der Funktionsabformlöffel 81

4.11 Vorgang der Funktionsabformung 84

4.11.1 Funktionsabformung im Unterkiefer 84
4.11.2 Funktionsabformung im Oberkiefer 86

4.12 Kieferrelationsbestimmung unter Einsatz der Funktionsabformung 88

4.12.1 Kieferrelationsbestimmung 88
4.12.2 Gesichtsbogenübertragung 90

4.13 Vorgehen im zahntechnischen Labor 91

4.14 Schlussbetrachtung 92

4.15 Literatur 93

4.1 Einleitung

Die Herstellung von Totalprothesen umfasst traditionell zwei aufeinander folgende Abformungen. Die **Erst-, präfunktionelle oder anatomische Abformung** steht am Anfang der Anfertigung und wird mit konfektionierten Abformlöffeln durchgeführt. Nach dem Ausgießen mit Hartgips erhält man das „anatomische Modell".

Die Zweitabformung wurde von SCHROTT 1864 [16] erstmals beschrieben und wird in der Regel als **Funktionsabformung** bezeichnet. Sie erfolgt seit etwa dem Jahr 1930 zumeist mittels individuell für den Patienten hergestellten Abformlöffeln oder Schablonen, die auf dem anatomischen Modell hergestellt wurden. Alternativ und methodenabhängig kann die Funktionsabformung auch zu einem späteren Zeitpunkt der Totalprothesenherstellung erfolgen (z.B. All-Oral-Verfahren [13]). Im Extremfall wird sie erst ganz zum Schluss als Unterfütterungsabformung der bereits fertigen Prothese durchgeführt, wobei alle möglichen Zwischenstadien beschrieben worden sind.

Die Abformung des **Teguments** beim zahnlosen Patienten entspricht damit einer „zeitversetzten Korrekturabformung". Der Aufwand von mindestens zwei einander folgenden Abformungen lässt sich nicht umgehen, da die anatomischen Formen der unbezahnten Kiefer einfach zu weit voneinander abweichen. Selbst mit konfektionierten, halbindividuellen Abformlöffeln für die Erstabformung gelingt es häufig nicht auf Anhieb, alle notwendigen anatomischen Charakteristika des zahnlosen Teguments adäquat abzubilden. Darüber hinaus kommt der **Randgestaltung** der Totalprothesen eine überragende Funktion für den Halt zu, die nicht durch eine einzige Abformung zu erzielen ist. In der Literatur wurden im Laufe der Jahrzehnte daher unzählige Abformverfahren für Unbezahnte beschrieben. Sie unterscheiden sich durch die eingesetzten Löffelformen, das Löffelmaterial, die Abformmaterialien und vor allem die Methodik bei der Abformung.

> Erst- und Zweitabformung müssen in ihren Bedingungen und Zielen immer im Zusammenhang miteinander gesehen werden: Es handelt sich verfahrensabhängig um ein aufeinander abgestimmtes Vorgehen, ähnlich der Korrekturabformung für bezahnte Patienten. Deshalb ist es nur bedingt möglich, von der einen Methode die Erst- und von einer beliebigen anderen die Funktionsabformung zu übernehmen. Die Abformung ist ein wesentlicher Parameter für die erfolgreiche Eingliederung einer Totalprothese.

Werden hier gravierende Fehler in der Dimensionierung der **Randlängen** gemacht, so können alle weiteren Arbeitsschritte noch so präzise sein, der Erfolg wird sich nicht einstellen. Eine gute Abformung hilft jedoch umgekehrt nicht weiter, wenn später die Zahnreihe den **muskelfreien Raum** (s.u.) nicht berücksichtigt, die **Kieferrelation** nicht adäquat ist oder **ästhetische Aspekte** nicht beachtet bzw. die Adaptationsfähigkeit falsch eingeschätzt wurden. Die anatomische Form des Kieferkamms alleine hat jedenfalls nicht die Bedeutung für die Prognose, die ihr manchmal zugeschrieben wird. Die einzelnen Verfahren werden daher im Sinne der **Evidence Based Dentistry** auch zukünftig nur begrenzt als „überlegen" oder „unterlegen" zu bewerten sein, da zu viele Parameter wie auch die Erfahrung des Behandlers eine Rolle spielen.

Im Folgenden möchten wir daher vergleichend auf die **Vor- und Nachteile** der bekannten und verbreiteten Verfahren eingehen. Aufbauend auf diesen Vergleichen haben wir im Lauf der Jahre versucht, ein eigenes, logisches Konzept zu entwickeln [19].

4.2 Voraussetzungen und Ziele der Abformung

> Voraussetzung für die Abformung sind gesunde Schleimhautverhältnisse.

Fibrome oder eine Prothesenstomatitis müssen vorher behandelt werden. Eine entlastete, von Druckstellen freie Darstellung des Teguments für die neue Prothese wird sicherlich unterstützt, wenn der alte Zahnersatz vor der Funktionsabformung 24–48 h nicht getragen wird. Alternativ kann eine Konditionierung der Schleimhaut mit kalt härtenden weich bleibenden Kunststoffen erfolgen, wobei das Nichttragen der Prothese effektiver ist (s. Kap. 3 „Vorbehandlung" und 13 „Unterfütterung").

Ziel der Erstabformung für die Herstellung neuer Prothesen bei zahnlosen Patienten ist primär die Darstellung des Kieferbereichs, der später von den Prothesenbasen bedeckt wird. Optimal wäre eine Erstabformung, nach der die Randlänge der späteren Prothese nicht mehr verändert werden müsste. Man möchte auch bereits eine Vorstellung von der zur Verfügung stehenden Breite des Vestibulums bekommen und damit die voraussichtliche Dicke der Prothesenränder grob vorbestimmen.

Für eine möglichst fehlerfreie Darstellung der Kiefer durch die Erstabformung ist die ordentliche Erfassung der folgenden **anatomischen Regionen** von Bedeutung. Für den **Oberkiefer** sind dies der Gaumen mit den Rugae palatinae und den Foveolae palatinae, der Kieferkamm, der Fornix vestibuli mit Lippen- und Wangenbändchen sowie der paratubäre Bereich bis Regio Hamulus pterygoideus bzw. Raphe pterygomandibularis (retrotubäre Falte).

Im **Unterkiefer** kommen neben dem Kieferkamm und dem Vestibulum mit den Bändchen die Trigona retromolaria, der Beginn der Raphe pterygomandibularis, die durch den M. mylohyoideus gebildeten Sulci sublinguales laterales und die sublinguale Region hinzu (Abb. 1).

Die **Ziele der Funktionsabformung** sind:

- die verbesserte, formgetreue Erfassung des Teguments einschließlich der Innenventile
- die Bestimmung der definitiven Längen und Dicken der späteren Prothesenränder, unter Berücksichtigung der deplatzierend oder stabilisierend wirkenden perioralen Muskulatur
- die Erfassung der neutralen Zone und damit der Außenventile der Prothese.

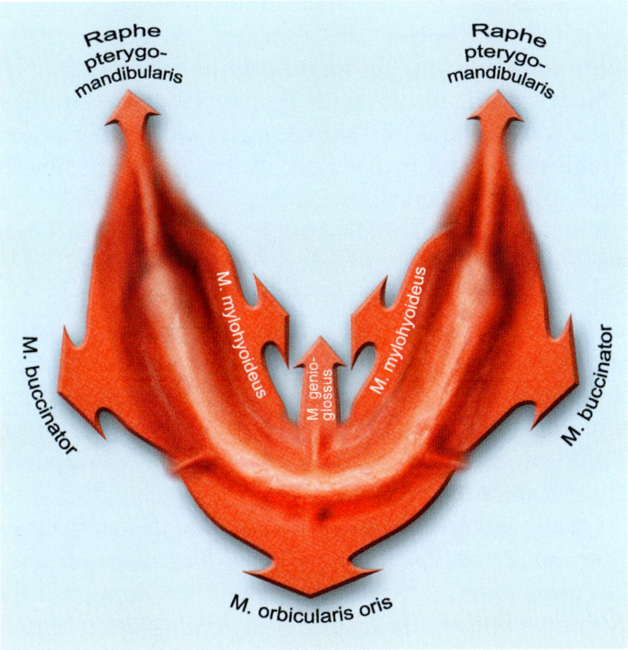

Abb. 1 Schema der am Unterkiefer ansetzenden und den Sitz der Prothese beeinflussenden Muskelgruppen und Bänder.

Totalprothesen haften durch adhäsiv-kohäsive Kräfte und im Oberkiefer vorwiegend durch den Unterdruck. Die exakte Prothesenrandlänge und -breite sind wichtig, weil der Unterdruck bei Abzug zwischen Prothesenbasis, Speichelfilm und Schleimhautoberfläche an den Rändern des Ersatzes angreift. Dieser Unterdruck kann nur aufrechterhalten werden, wenn die Ränder der Prothese den Bereich der Aktionsgrenze geringfügig überschreiten und in muskelinaktive Räume ausgedehnt werden.

Unter **Aktionsgrenze** bzw. mukogingivaler Grenzlinie versteht man den Übergang zwischen angewachsener, unverschieblicher Schleimhaut der Kiefer und dem Beginn der mit Muskulatur unterlegten und daher beweglichen Schleimhautbereiche. In der Randregion wird deshalb jede Prothese die Schleimhaut geringfügig verdrängen und somit „deformieren" müssen, selbst wenn eine völlig drucklose und nicht extendierte Abformung angestrebt wird (s. u.). Der Saugeffekt ist abhängig vom (Funktions-)Rand einer Prothese. Sind die Ränder einer Totalprothese zu kurz, dann saugt sie nicht. Sind sie zu lang, dann wird die Prothese zwar noch stärker saugen, jedoch durch die periorale Muskulatur destabilisiert. Hinzu kommt, dass dem Gewebe Schaden zugefügt wird (Druckstellen) und der Saugeffekt nicht von langer Dauer ist. Die umgebende Muskulatur soll die Stabilisierung der Prothese unterstützen, nicht aber verhindern.

Die Kunst der Herstellung „voll saugender" Prothesen besteht darin, diese dreidimensionale Grenze als Kompromiss der bei normaler Muskelaktivität die Prothese nicht deplatzierenden bzw. sogar stabilisierenden und den die Prothese bei Funktion abhebelnden Kräften zu finden.

Eine besonders weite Ausdehnung in den Bereich der bedingt beweglichen, jedoch nicht mehr angewachsenen Schleimhaut ist im Unterkiefer häufiger im Gebiet der Buccinatortasche möglich. Ein eingefallenes Gesicht kann man mit der Variation der Breite der Funktionsränder nicht korrigieren. Es ist nur selten möglich, die Unterkieferprothese auch mittels retromolarer bzw. retro- oder submylohyoidaler Flügel druckstellenfrei lingual der Tubercula retromolaria und hinter dem Rand des M. mylohyoideus nach dorsokaudal zu verlängern und zusätzlich zu retinieren **(Extensionsprothese).** Wir verfügen mit dieser Methode über wenig eigene Erfahrungen.

Das Ausmaß der möglichen Saughaftung von Totalprothesen ist von den anatomischen Gegebenheiten abhängig und nicht bei jedem Patienten gleich. U. a. hängt die Saughaftung im Unterkiefer von der Zungenhaltung ab: Eine rückwärtige Zungenhaltung öffnet das Außenventil im Bereich des M. genioglossus sowie lateral davon bis zur Region der Prämolaren bzw. Molaren und gestattet den Luftzutritt.

Ebenso erschwert ein harter Mundboden die Abdichtung (Verknöcherung des Ansatzes des M. genioglossus), weil weiches, abdichtendes Gewebe fehlt.

Saughaftung und Stabilität einer Prothese sind dabei zwei Begriffe, die differenziert werden müssen. **Stabilität** bedeutet, dass die Prothese bei normalen oralen Funktionen ruhig auf dem Tegument ruht und nicht von der Muskulatur angehoben wird. Die **Saughaftung** kann dabei die Stabilität unterstützen, nicht aber ersetzen. Stabilität entsteht dann, wenn die Ränder der Prothese nicht überextendiert und gleichzeitig – eine ganz wichtige Voraussetzung – die Prothesenzähne exakt im muskelfreien Raum aufgestellt sind. Balters [1] und Fish [5] waren die Ersten, die die Funktion der Prothesenaußenflächen in ihrer Bedeutung erkannten.

Unter **muskelfreiem Raum** (auch: Kauschlauch, neutrale Zone, Zone der polierten Prothesenoberflächen) versteht man die Region zwischen Wangen, Lippen und Zunge, die früher vom Alveolarkamm und von den eigenen Zähnen ausgefüllt wurde. Beim Zahnlosen steht dieser Platz den Ober- und Unterkieferprothesen zur Verfügung (s. Kap. 6 und 7 „Aufstellung der Front- und Seitenzähne"). Ziel der Funktionsabformung ist es daher besonders im Unterkiefer, auch diesen muskelfreien Raum mit abzuformen und so dem Techniker Hinweise zur Platzierung der Zahnreihen zu geben.

Ist es gelungen, die neutrale Zone für den Prothesenkörper auszunutzen, dann – und nur dann – ergibt sich die Prothesenstabilität fast von selbst. Die Prothesenaußenflächen (= polierte Prothesenoberflächen) müssen zusätzlich so gestaltet sein, dass die Auflagerung der perioralen Muskulatur zur gewünschten Stabilisierung führt. Somit dient der Prothesenkörper als Stützfläche für die Muskulatur (muskuläre Stabilisierung).

Ziel der Abformungen ist es, eine Grundlage für eine Prothese zu schaffen, die bei Funktion ruhig liegt und gleichzeitig lang dauernd saugt. Dadurch erhofft man sich – trotz der Integration des Fremdkörpers „Prothese" in die sensible Mundhöhle – eine Gesunderhaltung der Mukosa und eine gute strukturelle Erhaltung der Kieferkämme.

Brill [2] und Gerber [8] führen für eine erfolgreiche Behandlung mit Totalprothesen folgende vier Punkte an:

- Die Prothesenunterfläche muss dem Tegument dicht anliegen (= primäre Stabilität, Reliefgriffigkeit).
- Die Prothesenränder dürfen die Muskelfunktionen nicht stören und die „polierten Außenflächen" des Prothesenkörpers müssen den Kauschlauch exakt ausfüllen (= sekundäre Stabilität, Muskelgriffigkeit).
- Die Okklusion muss adäquat sein (= tertiäre Stabilität, Okklusalgriffigkeit).
- Inzisalkantenlinie (Okklusionsebene) und Ästhetik müssen stimmen.

Die ersten beiden Punkte werden bei den Abformungen bestimmt. Nach unserem Konzept werden alle vier Punkte bereits in der zweiten Sitzung der Funktionsabformung festgelegt [19].

4.3 Hilfsmittel zur Abformung

4.3.1 Abformlöffel

Es ist nahe liegend, dass die Qualität der Abformungen und die Abformverfahren in erheblichem Maße von Form und Material der zur Verfügung stehenden konfektionierten Löffel abhängen. Lange Zeit gab es keine gut gestalteten, industriell hergestellten Löffel für unbezahnte Patienten, sodass alle möglichen Hinweise existieren, wie vorgefertigte Abformmassenträger am besten individuell zu verändern wären. Auch einstellbare Abformlöffel wurden entwickelt. Die Löffelformen hängen darüber hinaus erheblich vom Erstabformverfahren und auch vom Abformmaterial ab.

Für das **mundoffene Erstabformverfahren** benötigt man separate Abformlöffel für Unter- und Oberkiefer, wobei beide Kiefer nacheinander abgeformt werden. Hier sind neben den Accu-Tray®-Löffeln (Fa. Candulor) die Abformlöffel für unbezahnte Patienten von Schreinemakers bekannt und verbreitet (Abb. 2a, Fa. Clan Dental Products). Für die **mundgeschlossenen Erstabformverfahren** sind z. B. Abformmassenträger der Firma Detax als Si-Plast-Träger® oder der Firma Ivoclar-Vivadent als Centric-Tray® erhältlich (früher unter dem Namen SR-Ivotray®, Abb. 2b). Die Geräte verbinden Ober- und Unterkiefer-Abformlöffel miteinander und lassen in der Mitte Platz für die Zunge.

Obwohl man ohne den Einsatz spezieller Abformlöffel für unbezahnte Kiefer schlechtere Endergebnisse erzielt, setzen in den USA lediglich 16 % der Zahnärzte besondere Löffel für die Erstabformung ein. In der Bundesrepublik ist dieser Anteil etwa viermal so hoch.

a
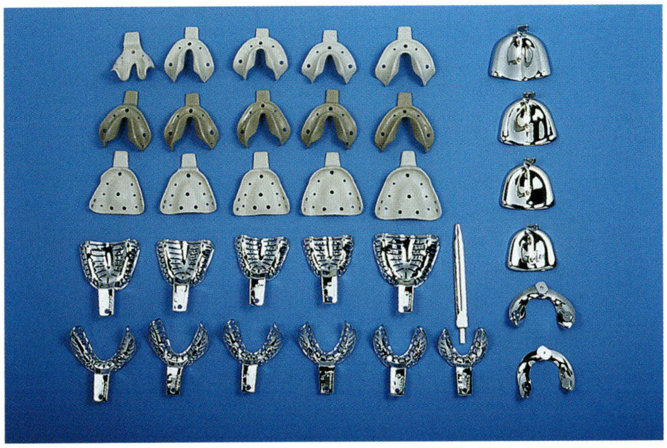

b
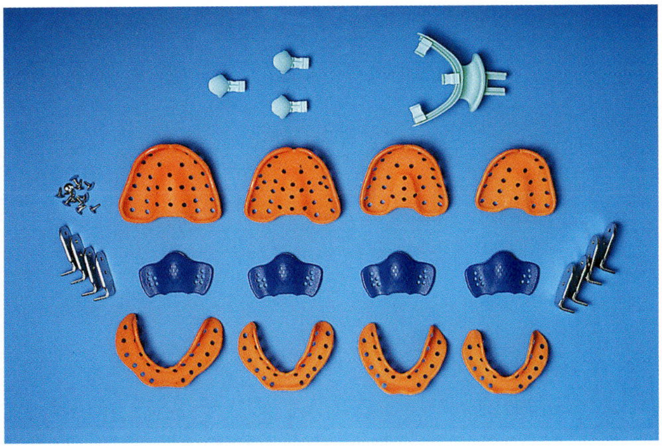

Abb. 2 Typen von Abformlöffeln.
a) Löffel für die mundoffene Erstabformung: obere drei Reihen links: Accu-Tray®-Löffel, untere zwei Reihen links: SCHREINEMAKERS-Löffel für Unbezahnte, Reihe rechts außen: einstellbare HM-Löffel nach MEIST.
b) Löffel für die mundgeschlossene Erstabformung: obere Reihe: Centric-Tray®, untere drei Reihen: Si-Plast®-Träger.

4.3.2 Abformmaterialien

Während Bienenwachs wohl mit das erste Material war, mit dem unbezahnte Kiefer abgeformt wurden (ab ca. 1700, vorher wurden Prothesen aus Holz oder Elfenbein mit Tierzähnen geschnitzt), spielten der Abformgips ab dem Jahr 1844 und Guttapercha seit 1848 eine Rolle. Thermoplastische Massen gibt es seit 1896, spezielles, bei Mundtemperatur flüssiges Funktionsabformwachs wurde etwa im Jahr 1920 eingeführt. Darüber hinaus wurden und werden bis heute Hydrokolloide (1925), Zinkoxid-Pasten (1930), Alginate (1940), Silikone (1955), Kunststoff-Abformmaterialien (1960), Wachs-Harz-Gemische (1963), Polysulfide, Thiokole und Polyether (1979) zu diesem Zweck herangezogen. Die zur Verfügung stehenden Abformmaterialien, ihre Verarbeitung bzw. Handhabung, Verarbeitungszeit, Konsistenz bzw. Viskosität und Lagerungsfähigkeit haben natürlich einen erheblichen Einfluss auf die Abformverfahren. Die Volumenbeständigkeit selbst – bei bezahnten Patienten viel diskutiert – schränkt die Auswahl der Materialien bei Totalprothesenträgern nicht ein, weil die Differenzen klinisch keine Rolle spielen.

Bis heute werden **thermoplastische Massen** in Plattenform für die Abformung ganzer Kiefer eingesetzt. Mit thermoplastischen Massen in Stangen individualisiert und perfektioniert man die Funktionsrandlänge und -breite. Solche Stangen (Kerr®-Stangen) müssen für eine gute Verbindung zum lichthärtenden, abgetrockneten Plattenmaterial über der offenen Flamme genügend erhitzt werden. Dabei können aus der Kompositionsmasse einzelne Stoffe entweichen, wodurch die Abformeigenschaften beeinträchtigt werden. Darüber hinaus ist bei thermoplastischer Masse der Zeitrahmen der Verarbeitungsbreite reduziert: Ist das Material zu heiß, wird die Schleimhaut des Patienten verletzt. Ist es zu kalt, lässt es sich nicht mehr formen. Daher ist es auch nur begrenzt möglich, sehr große Löffelrandbereiche in einem Stück aufzubauen, was den Zeitbedarf erhöht, aber auch ein gezielteres, kontrollierteres Arbeiten ermöglicht. Die Idee, die Masse für die Randformung in eine Spritze zu füllen und diese in einem Wasserbad auf die für eine gute Formung erforderliche Verarbeitungstemperatur von etwa 50 °C zu bringen, ist gut, löst aber die Problematik der Haftung am Kunststoff nicht.

Ein **Vorteil** der thermoplastischen Masse liegt in ihrer Steifigkeit nach dem Erkalten. Deshalb wird Kompositionsmasse auch heute noch gerne zur Verlängerung, Randgestaltung oder Abdämmung von Abformlöffeln oder Prothesen eingesetzt.

Angesichts dessen ist es verständlich, wenn seit langer Zeit Verfahren publiziert werden, mit denen die Randgestaltung weniger aufwändig „in einem Stück" erfolgen kann. Dazu werden heute in der Bundesrepublik zu ca. 90 % **Silikone** (Sta-Seal F®, Xantopren® function/Xantopren® mucosa) oder auch **Polyether** eingesetzt (Impregum® Penta). Ein Fünftel bis ein Drittel der Kollegen benutzt **Zinkoxid-Eugenol-Pasten** zur Funktionsabformung. In den USA und Großbritannien ist auch für die Funktionsabformung **Alginat** das am häufigsten eingesetzte Material.

Wägt man die Vor- und Nachteile von Silikonmaterialien gegenüber den Zinkoxid-Pasten ab (Tab. 1 und 2), ergibt sich nicht zwangsläufig ein ganz eindeutiges Votum zu Gunsten der Silikone. Entscheidend sind jedoch die angestrebten Ziele und die Verfahren, mit denen man arbeitet. Wünscht man eine möglichst drucklose Abformung, dann haben Zinkoxid-Pasten nachgewiesene Vorteile, weil sie je nach Material sehr leicht fließen und den geringsten

Tabelle 1 Vor- und Nachteile der Silikone bei der Funktionsabformung.

Vorteile	Nachteile
• einfache Verarbeitung • geschmacksneutral • keine Schleimhautreizung • Abbindezeit steuerbar • unter sich gehende Stellen darstellbar • keine Bruchgefahr • Reste nach Abhärtung einfach zu entfernen • Zeitvorteil • gut zu desinfizieren	• Funktionsrand nicht schrittweise aufbaubar • nicht in mehreren Schritten korrigierbar/große Randbereiche müssen gleichzeitig aufgebaut werden • Kontrolle des Saugeffekts schwierig • nur begrenzt zum Randaufbau einsetzbar • hydrophob • Gefahr der Fließfaltenbildung • Übertragung der „Ah"-Linie auf die Abformung schwieriger

Tabelle 2 Vor- und Nachteile der Zinkoxid-Nelkenöl-Massen bei der Funktionsabformung.

Vorteile	Nachteile
• gut schrittweise aufzubauen und korrigierbar • drucklose Abformung möglich • gute Adaptation an die Schleimhaut (hydrophil), gute Detailabformung • gute Abformreproduzierbarkeit bei mehrfachen Abformungen • Saughaftung gut kontrollierbar • Fließfähigkeit über Mischungsverhältnis teilweise einstellbar • gute Übertragung der „Ah"-Linie auf die Abformung • fertige Abformung gering anfällig bei anschließender Registrierung	• Abbindezeit nicht einstellbar • unter sich gehende Stellen können nicht abgeformt werden/kein Rückstellvermögen • nur begrenzt zur Randverlängerung geeignet (man benötigt dazu Unterbau z. B. aus thermoplastischer Masse) • Ränder können brechen/sind schlecht zu reponieren • Handhabung umständlich (keine Mischpistole) • Paste schlecht entfernbar (verschmiert) • Irritation der Schleimhaut • schlechter Geschmack • Allergien möglich • Zeitaufwand zur Abformung größer • Desinfizierbarkeit nicht untersucht • Löffel nur unter Zerstörung der Abformung vom Modell entfernbar

Druck auf das Gewebe ausüben. Es existieren noch keine Studien, die auch die neueren, niedrig viskösen Silikone mit einbeziehen. Zinkoxid-Pasten werden hauptsächlich wegen ihrer besseren, schrittweisen Korrigierbarkeit verwendet. Ihre Fließfähigkeit ist abhängig vom Fabrikat und zum Teil über das Mischungsverhältnis einstellbar (Abb. 3). Zinkoxid-Pasten sind allerdings schlechter zu desinfizieren als Silikone, weil sie bei Wasserlagerung quellen.

Trotz des nachweislichen Einflusses der Abformmaterialien auf die Detailwiedergabe der Schleimhaut zeigen Studien, dass die Art des Materials keine durchschlagende Bedeutung für den dauerhaften Halt oder die Anzahl der späteren Korrekturen bei Prothesen hat. Deshalb wird zwar für die Erstabformung in der Regel Alginat herangezogen, für die Funktionsabformung finden jedoch immer noch ohne Ausnahme alle oben aufgeführten Materialien Verwendung – allerdings in unterschiedlicher Verbreitung.

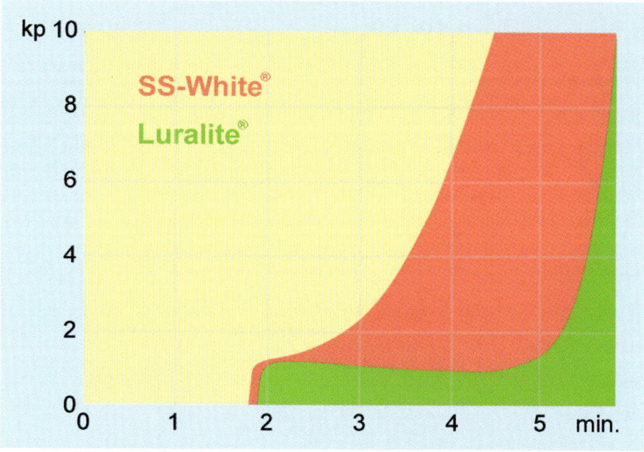

Abb. 3 Fließverhalten der Zinkoxid-Eugenol-Pasten SS White® und Luralite® [17].

4.4 Abformverfahren

4.4.1 Mundoffene und mundgeschlossene Abformung

Bei der mundoffenen Abformung werden Unter- und Oberkiefer getrennt und nacheinander – bei geöffnetem Mund – abgeformt. Bei der mundgeschlossenen Erstabformung erfolgt dies zeitgleich in einem Arbeitsgang und bei geschlossenem Mund. Die unterschiedlichen Verfahren wirken sich besonders in der Darstellung der Funktionsränder und der neutralen Zone verschieden aus.

Mundgeschlossene Abformung

Das praktische Vorgehen bei einer mundgeschlossenen Erstabformung ist abhängig von der gewählten Methode.

Beim **SR-Ivotray®-Verfahren** wird zunächst die Ruhelage mit den üblichen Mitteln über extraorale Markierungen an Kinn und Nase festgelegt (s. Kap. 5 „Kieferrelationsbestimmung"). Den Unterkiefer-Abformlöffel (s. Abb. 2 b) füllt man mit Alginat und platziert ihn intraoral, der Oberkieferlöffel wird sofort danach eingesetzt. Der Patient schließt den Mund bis etwa auf das Niveau der Ruhelage. Im Mund verbinden sich die beiden Löffel automatisch durch das überschüssige Alginat miteinander.

Das SR-Ivotray®-Verfahren bietet bei geschicktem Vorgehen nicht nur die gleichzeitige Abformung von Ober- und Unterkiefer, sondern kann in einem Arbeitsgang auch eine Zuordnung der Kiefer in Ruhelage bzw. in der „maximalen Interkuspidation" als angestrebter Unterkieferhaltung verwirklichen. Die Präzision in der Einstellung der horizontalen und vertikalen Kieferrelation genügt erwartungsgemäß nur für eine provisorische Zuordnung der Kiefer zur Herstellung der Registrierschablonen. Jedoch wird dem Zahntechniker und dem Zahnarzt das aufwändige und ungeliebte Anpassen der Registrierschablonen am Patienten in der Sitzung der Kieferrelationsbestimmung erheblich erleichtert. Es ist aber die Frage, inwieweit man eine Erstabformung wirklich unter funktionellen Bewegungen durchführen kann, wenn der Unterkiefer wegen der Notwendigkeit der Kieferrelationsbestimmung eigentlich ruhig gehalten werden muss und „alles voller Alginat ist". Daher ist bei diesem eher myostatischen (s. u.) Vorgehen der Schleifaufwand zur Anpassung der Funktionsabformlöffel sicherlich höher. Auch wird die ästhetisch wichtige Okklusionsebene bzw. Inzisalkantenlinie zwangsläufig nur mittelwertig übertragen.

Beim **All-Oral-Verfahren** [13] formt man Unter- und Oberkiefer nacheinander mit speziellen Kunststoff-Abformlöffeln ab (s. Abb. 2 b). Beide Erstabformungen werden dann zurück in den Mund gesetzt und können aufgrund der speziellen Oberfläche der Abformlöffel z. B. über Gips oder Silikonregistrate sekundär in der angestrebten Kieferrelation miteinander verbunden werden. Das All-Oral-Verfahren gehört daher eigentlich nicht zu den mundgeschlossenen Erstabformmethoden, weist jedoch die gleichen oben angeführten Vorteile auf. Die Nachteile liegen in der lediglich mittelwertigen Übertragung der Okklusionsebene und in einer möglichen mechanischen Limitation beim Absenken der Kieferrelation, die durch die Dimension der Erstabformungen und der Löffel bedingt sein kann. Bezogen auf die Festlegung der Kieferrelation ähnelt es in den Vor- und Nachteilen unserem Vorgehen.

Auch für die mundgeschlossene **Funktionsabformung** gibt es unterschiedliche Möglichkeiten.

Beim **SR-Ivotray®-Verfahren** führt man die Funktionsabformung mithilfe von Wachswällen auf Registrierschablonen aus, die nach der mundgeschlossenen Erstabformung angefertigt wurden. Bei der **All-Oral-Methode** wird die Funktionsabformung erst zusammen mit der Gesamteinprobe der Zähne in Wachs durchgeführt.

Die Aktionen der perioralen Muskulatur werden bei der mundgeschlossenen Funktionsabformung auf Höhe der späteren vertikalen Relation der Prothesen ausgeführt, und der Prothesenkörper wird entsprechend ausgeformt. Daraus können ganz andere Prothesenformen als bei der mundoffenen Abformung resultieren. Eine mundgeschlossene Funktionsabformung ist immer auch eine Abformung unter **Druck.**

Die **Kontraindikationen** des Verfahrens betreffen daher Schlotterkämme und Patienten, die nicht genügend bei der Ausformung der Außenflächen des Prothesenkörpers mitarbeiten können. Während die mundgeschlossene Erstabformung lediglich in Deutschland bekannt ist, wird das Verfahren für die eigentliche Funktionsabformung seit langer Zeit immer wieder empfohlen. Über die Vor- und Nachteile informiert Tabelle 3.

Mundoffene Abformung

Die mundoffene Abformung ist trotz der aufgeführten Vorteile des mundgeschlossenen Verfahrens demgegenüber ganz und gar nicht als „Auslaufmodell" zu betrachten; eher ist das Gegenteil der Fall, wie sich aus dem Studium der Vor- und Nachteile der Tabelle 4 ergibt.

Seit über 15 Jahren haben wir daher versucht, die Vorteile des mundoffenen mit den Vorteilen des mundgeschlossenen Verfahrens zu verbinden. Die von uns inzwischen eingesetzte Methode beinhaltet

Tabelle 3 Vor- und Nachteile der mundgeschlossenen Abformung.

Vorteile	Nachteile
• provisorische horizontale und vertikale Relationsbestimmung integriert/Schnitzen der Wachswälle entfällt • Abformung erfolgt in der Relation der maximalen Interkuspidation/Muskelbäuche werden besser berücksichtigt • Ausweitung der vestibulären Anlagerungsflächen der perioralen Schleimhaut • Funktionsbewegungen erfolgen durch den Patienten selbst • gute Darstellung im Bereich der Tubera maxillaria und der Tubercula alveolaria mandibularia • rundere Gestaltung der Ränder • Brechreiz reduziert • bessere Darstellung der „Ah"-Linie durch höhere Lage des weichen Gaumens? • geringerer Zeiteinsatz	• Erstabformmaterial ist nicht überall gleichmäßig vom Abformlöffel unterstützt • nur kleines Sortiment an Abformlöffeln für die Erstabformung erhältlich • Korrektur der Erstabformung nicht möglich • während Erstabformung sind Unterkieferbewegungen nicht und periorale Bewegungen nur begrenzt möglich • Zungenbewegungen können nicht durchgeführt werden/Zunge hat wenig Platz • Situation bei der Mundöffnung wird nicht berücksichtigt/Funktionsbewegungen bei offenem Mund nicht eingearbeitet • periorale Bewegungen nur durch den Patienten • Ränder des Funktionslöffels überextendiert bzw. zu dick • kein schrittweiser Aufbau von Innenventil, Außenventil und Prothesenrandlänge • Ergebnis von Konsistenz und Menge der Abformmassen abhängig • Druckbelastung der Schleimhaut durch Schließdruck der Muskulatur (Abformung unter Druck) • ästhetische Parameter und Okklusionsebene können nicht gleichzeitig festgelegt werden

Tabelle 4 Vor- und Nachteile der mundoffenen Abformung.

Vorteile	Nachteile
• kleineres Abformpaket bei Erstabformung • Außenventil, Innenventil und Prothesenrandlänge lassen sich separat und daher gezielt aufbauen • Zahnarzt kann sich auf die Abformung eines Kiefers konzentrieren/bessere Kontrolle der Abformung • individuelle Abformlöffel passen besser/Gefahr der Randüberextension geringer • Funktionsbewegungen durch die Zunge möglich/mehr Platz für die Zunge • mundoffene und fast mundgeschlossene periorale Bewegungen möglich • Bewegungen durch Patienten (aktiv) und/oder unterstützend durch Zahnarzt (passiv) • Druckbelastung des Teguments lässt sich während der Abformung durch den Zahnarzt beeinflussen • Abformung ist von der Mitarbeit des Patienten unabhängiger • Korrektur der Abformung möglich	• Darstellung der Räume im Bereich der Tubera und der Tubercula alveolaria mandibularia ist bei der Erstabformung schlechter • horizontale und vertikale Kieferrelation werden nicht erfasst • die Finger des Zahnarztes können die Muskelbewegungen des Patienten stören • Die Abformung erfolgt nicht in der Unterkieferhaltung der späteren Hauptfunktion des Patienten/Funktionsbewegungen nur bei geöffnetem Mund • Reduktion der vestibulären Funktionsflächen der Abformung durch Anspannung der Muskulatur/schlechtere vestibuläre Formung/schmalere Darstellung des Vestibulums • Gefahr der Verzerrung durch elastische Deformation des Unterkiefers bei Mundöffnung • mehr Zeit erforderlich

individuelle Funktionslöffel mit einer simulierten Zahnreihe im Ober- und Unterkiefer. Die gleichzeitig der Registrierung dienenden Zahnreihenanaloge (Registrierschablonen) müssen vor der Funktionsabformung in der angestrebten horizontalen und vertikalen Kieferrelation übereinstimmen und daher am Patienten angepasst werden. Die erforderliche Zeit zur Individualisierung der Wälle versuchen wir durch vorherige Ausmessung der alten Prothesen und entsprechende Gestaltung der individuellen Löffel zu verringern [19]. Besonders wichtig ist es, die Okklusionsebene bzw. die definitive Inzisalkantenlinie an der Oberkieferschablone festzulegen. Die Funktionsabformungen erfolgen, nachdem die Zahnreihenanaloge funktionellen und ästhetischen Kriterien standhalten. Die Kieferrelation wird in der gleichen Sitzung nach der Durchführung der Funktionsabformungen bestimmt: Ähnlich dem All-Oral-Verfahren werden zwei Abformungen miteinander verbunden. In der dritten Patientensitzung erfolgt bereits die erste Gesamteinprobe der Aufstellung. Die Grundlagen dieser Idee sind ohne Zweifel zum Teil bereits alt und viele Kollegen hatten und haben ähnliche Ansätze in ihren Behandlungen, wenn auch mit unterschiedlichen Schwerpunkten. Auch wurde und wird ein solches Vorgehen in Fortbildungsveranstaltungen für Zahnärzte empfohlen. Die Vor- und Nachteile des Verfahrens sind in der Tabelle 5 einander gegenübergestellt.

4.4.2 Myostatische und myodynamische Abformung

Diese zwei Begriffe beinhalten die Überlegung, ob während der Abformung Muskelbewegungen erfolgen sollten oder nicht.

Durch eine periorale Funktion wird primär nur die Randlänge und -dicke der späteren Prothese und damit allerdings auch die Größe der späteren Basis beeinflusst. Das Tegument selbst bleibt unverändert. Der **Hauptnachteil der myostatischen Abformmethode** liegt in den sehr stark überextendierten Randbereichen, die am Funktionslöffel in der nächsten Sitzung mühsam und aufwändig zurückgeschliffen werden müssen. Ein Anzeichnen der voraussichtlichen Löffelgrenzen an der Erstabformung wird diese Zeit etwas reduzieren können. Als **Hauptvorteil** der Methode ist anzumerken, dass die Innenventile der Schleimhaut dicht anliegen. Führt der Patient während der Abformung dagegen Bewegungen aus, so

Tabelle 5 Vor- und Nachteile simulierter Zahnreihen bei Funktionslöffeln.

Vorteile	Nachteile
• kein störender Griff • Zungenbewegungen verlaufen ähnlich wie mit der späteren Prothese • Simulation der späteren Zahnreihen/Abschätzung der Einlagerung der späteren Zahnreihe in den Kauschlauch • Unterlage für das Abformmaterial zur Darstellung des Kauschlauchs/muskeladäquate Formung des Außenventils • Festlegung der Inzisalkantenlinie, Okklusionsebene, Frontzahnstellung im Oberkiefer/frühzeitige Integration ästhetischer Parameter • feste Basis zur Registrierung/hohe Präzision der Schablonen bei der Relationsbestimmung • keine separate Sitzung zur Relationsbestimmung notwendig • definitive Festlegung der horizontalen Relation bei der Relationsbestimmung • Relation wird nicht durch später erfolgende Funktionsabformung verändert • Verlagerung zeitintensiver Behandlungsschritte in das Labor • lediglich einmalige Montage der Modelle in den Artikulator	• zeitaufwändiges Anpassen der Zahnreihenanaloge • Antragen von Material erfordert Lichtofen und Bonding • aufwändiges Abfräsen von Material bei Festlegung von Okklusionsebene, Inzisalkantenlinie/Absaugung erforderlich • Schleifstaub ist lungengängig • Sicht zur Korrektur der Löffelrandlänge durch den Wall manchmal eingeschränkt • Griffe in Ober- und Unterkiefer erlauben keine zentrale Belastung • Okklusionsebene kann nicht unabhängig von der Inzisalkantenlinie festgelegt werden • lediglich provisorische Festlegung der vertikalen Relation, da keine adäquate Dimensionierung, keine Sprechprobe • Funktionsabformung kann durch Registrierung beschädigt werden • Verfahren ist zeitaufwändig • Abformungen dürfen nicht sofort von den Modellen gelöst werden/Modell muss mit Abformung getrimmt werden • Techniker muss gut eingearbeitet sein

wird daraus eine reduzierte Ausdehnung der Prothesenbasis resultieren. Wird ein Funktionsabformlöffel auf einem so gewonnenen Modell hergestellt, so ist die Wahrscheinlichkeit größer, dass die funktionellen Bewegungen des Patienten die Prothesenplatte nicht abhebeln. Jedoch hat man auch hier einen gravierenden Nachteil: Das Innenventil ist im Gegensatz zur myostatischen Abformung offen, die Prothesenplatte steht am Rand vom Tegument ab (Abb. 4, 5 und 6). Möglicherweise hat die Platte auch eine geringere Saughaftung, weil ihre vestibulären oder lingualen Flanken etwas zu kurz sind. Die Vor- und Nachteile beider Verfahren sind in den Tabellen 6 und 7 einander gegenübergestellt.

Unterschiedliche Vorstellungen bestehen darüber, ob bei der myodynamischen Abformung der Patient selbst funktionelle Bewegungen ausführen (**„aktive“**

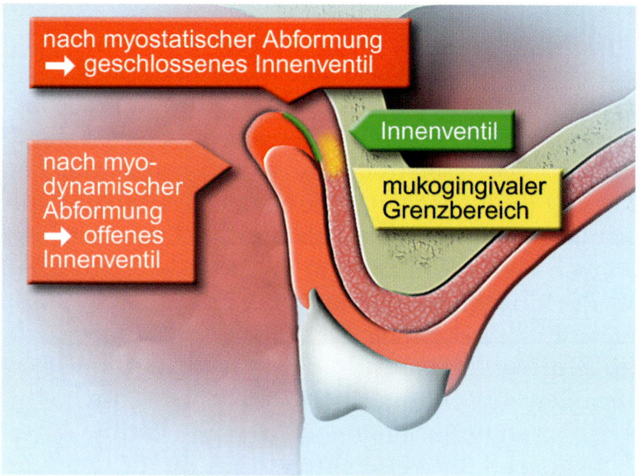

Abb. 5 Veränderung der Prothesenrandlänge und der Lage des Innenventils bei myostatischer bzw. myodynamischer Abformung.

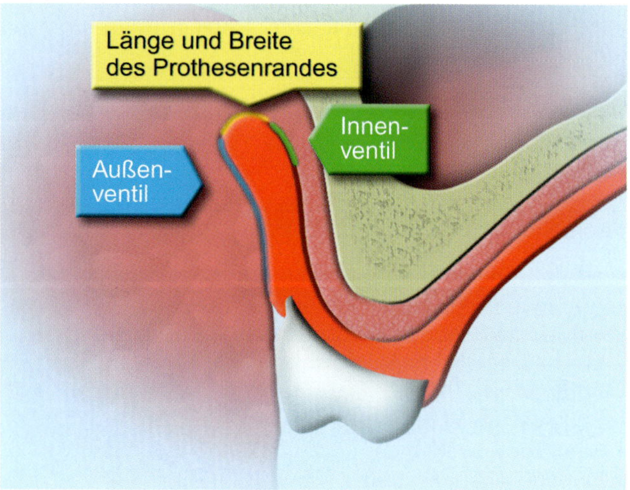

Abb. 4 Innen- und Außenventil bei Prothesen.

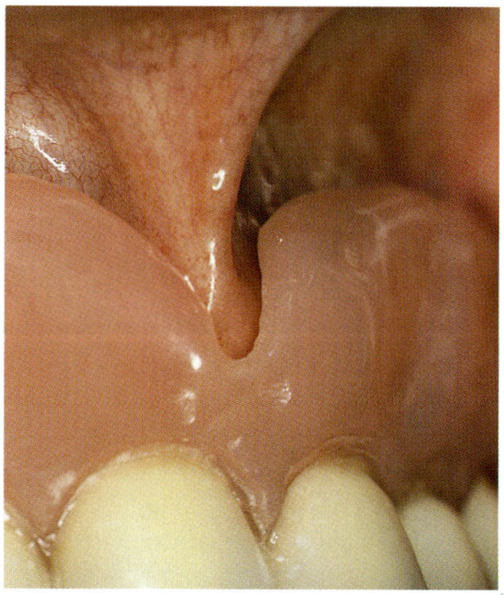

Abb. 6 Offenes Innenventil bei einer Oberkieferprothese.

Tabelle 6 Vor- und Nachteile der myostatischen Abformung.

Vorteile	Nachteile
• geschlossenes Innenventil • Löffel kann während der Abformung ruhig gehalten werden	• Ausdehnung der Basis zu groß/Basis stört Muskelbewegungen • schlechte Darstellung der Bändchen • vermehrte Einschleifarbeit an den Prothesenrändern/Insertionsstellen der Bändchen • Ränder der Abformung eher spitz zulaufend und nicht rund

Tabelle 7 Vor- und Nachteile der myodynamischen Abformung.

Vorteile	Nachteile
• resultierende Prothesenbasis muskeladäquat/Ränder stören nicht • Bändchen gut dargestellt • Ränder der Abformung abgerundet	• offene Innenventile • kleinere Prothesenbasis • Löffel bewegt sich während des Abformvorgangs durch die periorale Muskulatur

Abformung) oder ob der Zahnarzt unterstützende Hilfsbewegungen wie z.B. das handaktive Nachformen der Bändchen oder das Herabziehen von Wangen und Lippen mit Daumen und Zeigefinger bei der Oberkieferabformung verwirklichen soll (**„passive“ Abformung).** Einige Kollegen argumentieren, dass vom Zahnarzt ausgeführte Bewegungen der perioralen Muskulatur zwangsläufig nicht funktionell sein können. Andererseits befindet sich ein Patient in der zahnärztlichen Praxis in einer Sondersituation und ist daher nicht immer selbst in der Lage, die gewünschten Bewegungen ausreichend zu bewerkstelligen (von Patienten, die nicht zur Mitarbeit in der Lage sind, einmal abgesehen).

Wir favorisieren die myodynamische Erst- und Funktionsabformung als eine Kombination vom Patienten selbst ausgeführter und vom Zahnarzt unterstützter Bewegungen – vor allem, weil die späteren Einschleifarbeiten der Funktionslöffel/Registrierschablonen in der Sitzung der Funktionsabformung und bei der Eingliederung der Prothese bei diesem Vorgehen sehr gering sein können.

Im Unterkiefer gilt dies vor allem für die dorsolinguale Begrenzung der Prothese, weil der M. mylohyoideus in diesem Bereich je nach Zungenaktivität eine ganz verschiedene Höhe in Relation zum horizontalen Unterkieferast aufweisen kann (Abb. 7). Allerdings muss bei der Funktionsabformung das bei der mundoffenen Methode in jedem Fall von der Schleimhaut abstehende Innenventil immer separat geschlossen werden!

4.4.3 Kompressions-, Kau- oder Belastungsabformung

Schleimhautgelagerte Prothesen stützen sich mit ihrer Basis auf verschiedenen Geweben ab. Im Oberkiefer unterscheidet man z.B. die fibrösen Kieferkammzonen sowie die fibröse Median- von der Fettgewebs- und der Drüsenzone. Die Eindrückbarkeit dieser über dem Processus palatinus der Maxilla liegenden, ganz verschieden dicken Gewebe ist bei Belastung entsprechend unterschiedlich. Die Nachgiebigkeit der Schleimhaut bei Druck mit einem Kugelstopfer führt sicherlich gegenüber dem flächigen Druck einer Prothese zu Messwerten in gänzlich anderer Größenordnung.

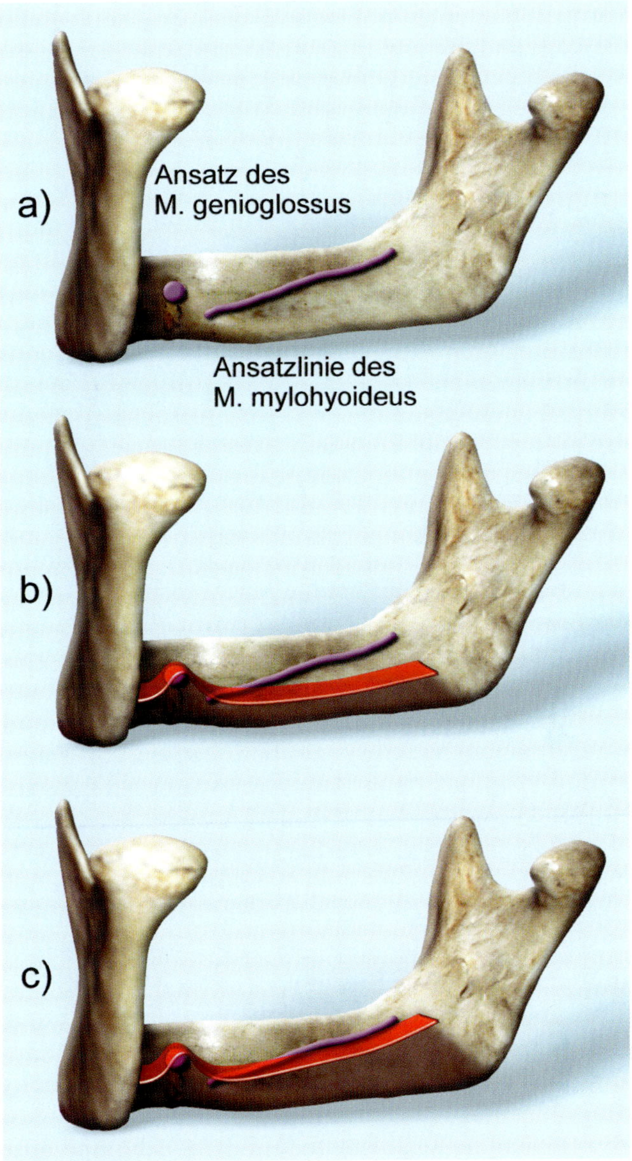

Abb. 7 Anatomische Strukturen des Mundbodens.
a) Mandibula mit Ansatz des M. genioglossus an der Spina mentalis und Verlauf des Ansatzes des M. mylohyoideus an der Linea mylohyoidea.
b) Bei entspannter Zungenlage verläuft die Mundbodenschleimhaut im dorsalen Bereich weit unterhalb der Linea mylohyoidea, der Muskel hängt durch.
c) Wird die Zunge z.B. aus dem Mund gestreckt, heben sich der M. mylohyoideus und damit die ihn bedeckende Schleimhaut des Mundbodens im dorsalen Bereich deutlich an.

Vorwiegend im deutschsprachigen Raum gibt es Überlegungen, diese stärker resilienten Bezirke des Teguments einem separaten, stärkeren Druck bei der Abformung auszusetzen. Der Zweck eines solchen Vorgehens ist immer eine gleichmäßigere Belastung des Teguments durch die Prothese bei der (Kau-)Funktion (Mastikation): Der größere Druck auf die nachgiebigen Bereiche der geweblichen Unterlage soll die wenig resilienten Kieferkämme bzw. die fibröse Medianzone entlasten; die Kaukraft soll von den verschiedenen Geweben mehr gemeinsam getragen werden.

Dieses Ziel wird durch Auflagerungen, z.B. mit Flexaponal®-Wachs, im Funktionslöffel im Bereich der stärker resilienten Gewebe erreicht. Ein Hohllegen von Teilen des individuellen Abformlöffels oder der Prothesenbasis in den nicht resilienten Gebieten erzielt dasselbe Resultat. Kompressions-, Kau- oder Mastikationsabformungen beruhen letztlich auf dem **„Abdruck unter Kauaktion"** von SPRENG [18] und wurden durch die histologischen Studien von FRÖHLICH gestützt [6]. Beide Autoren postulieren eine geringere Resorption des Alveolarknochens bei Prothesen, die nach diesem Verfahren hergestellt wurden. Die Nachteile der Belastungsabformung sind in Tabelle 8 aufgelistet.

Der Übergang der Kau- zur sog. **„Langzeit-Funktionsabformung"** ist fließend; es handelt sich bei beiden um mundgeschlossene Abformungen unter Druck und Funktion. Ihre Indikation war früher im sog. „schwierigen Fall" gegeben. Für Langzeit-Funktionsabformungen benötigt man zäh fließende Abformmaterialien, die entweder bei Mundtemperatur weich bleiben (früher schwarze Guttapercha oder Adheseal®, heute eher EX-3-N®) oder solche, die sich über eine längere Zeit kontinuierlich der Schleimhaut anpassen können (z.B. kalt härtende weich bleibende Autopolymerisate, s. Kap. 13 „Unterfütterung"). Der Vorteil liegt darin, dass eine solche Abformung zunächst reversibel ist: Der Patient kann sie ausprobieren, sie wird nicht sofort in Kunststoff überführt. Die Nachteile bestehen in der weitgehend nicht kontrollierten Ausformung und in einer kontinuierlichen Aufweitung der Abformung in der langen Funktionszeit. Während der Funktion öffnen sich zwangsläufig auch die Innenventile und müssen separat geschlossen werden. Da die Prothesen für eine Langzeitabformung fertig gestellt sein müssen, ist das Verfahren eher für Unterfütterungen geeignet.

4.4.4 Drucklose Abformung

Verlagertes, eingedrücktes Gewebe hat nach Belastung die Tendenz, sich wieder zurückzustellen. Dementsprechend wäre als ein Nachteil der Belastungsabformung eine etwas erhöhte Beweglichkeit der Prothese zwischen den Phasen der Be- und Entlastung zu erwarten. Die Frage ist auch, ob eine dauerhafte Deformation (Quetschung) der Schleimhaut für das Gewebe gesund sein kann. Vielleicht besteht eine erhöhte Gefahr für die Entstehung einer Prothesenstomatitis. Es ist darüber hinaus zu diskutieren, ob der unter dem Tegument liegende Knochen tatsächlich gleichmäßiger belastet wird: Sobald die Gewebsflüssigkeit durch einen etwas länger dauernden Druck verschoben ist, wird sich die Belastung des Knochens wahrscheinlich wieder weitgehend ausgleichen. Die Resorption als Phänomen der Inaktivitätsatrophie eines Knochens wird sich ohnehin nur bedingt beeinflussen lassen (s. Kap. 13 „Unterfütterung"). Schließlich muss die Frage angesprochen werden, inwieweit eine Belastungsabformung überhaupt eine gravierend veränderte Darstellung des Teguments auf dem Gipsmodell zur Folge hat, da die Abformung für Totalprothesen über eine große Fläche erfolgt. Man wird das Gewebe – in Abhängigkeit von der Zeit – dabei nur bedingt zusammendrücken können, weil dies eine Verschiebung einer größeren Menge von Gewebsflüssigkeit voraussetzt. Hier spielen sicher auch die Konsistenz der Abformmasse und die Dauer der Abformung eine Rolle (Langzeitabformung, Kauabformung).

Tabelle 8 Vor- und Nachteile der Kompressionsabformung.

Vorteile	Nachteile
• angestrebt wird die Abformung des Teguments unter funktionellen Aspekten • gleichmäßigere Belastung des unter dem Tegument liegenden Knochens • Entlastung der weniger resilienten Zonen	• resilientes Gewebe kann auch bei Nichtbelastung der Prothese dauerhaft belastet bzw. deformiert werden • Prothese ist stärker beweglich/Okklusion verschiebt sich • Gefahr verstärkter Atrophie/Prothesenstomatitis • erhöhter Zeitaufwand der Abformung

Das **Ziel** einer drucklosen Abformung („Mucostatic"-Prinzip nach Page) ist die Darstellung der Gewebe in der Form, in der sich das Tegument im Ruhezustand befindet. Es soll kein prothesentragendes Gewebe durch die Abformung verschoben oder eingedrückt werden, die Schleimhaut soll der Protheseunterseite später passiv und passgenau anliegen, der Speichelfilm unter der Prothese soll in der Folge an allen Stellen möglichst gleichmäßig dünn sein. Ein Druckaufbau während der Abformung zwischen Löffel und Tegument durch gestautes Abformmaterial könnte einerseits zu Verschiebungen des Gewebes führen, andererseits könnten sich die resilienten Bereiche von Fettgewebs- und Drüsenzone durch die Abformung eindrücken. Perforationen im Funktionslöffel dienen bei einer drucklosen Abformung daher nicht der Verankerung des Abformmaterials am Löffel, sondern stellen den Abfluss des Materials in der Gegend der resilienten Abschnitte des Teguments sicher und verhindern einen zu großen Druckaufbau. Bei ausgeprägten seitlichen Extensionen der Prothese können diese Perforationen auch dort angebracht werden, um einen Materialstau zu vermeiden.

Ein **Schlotterkamm** sollte möglichst ohne Druck abgeformt werden. Es gelingt selbst nach Hohllegen, dem Anbringen von Entlastungsperforationen und der Verwendung von Zinkoxid-Pasten als Abformmaterial auch heute nicht (s. u.), einen ausgeprägten Schlotterkamm tatsächlich ohne jede Verschiebung des Gewebes abzuformen. Hinzu kommt, dass nur dann umschriebene Bereiche entlastet werden können, wenn man andere dafür belastet. In der Praxis wird man deshalb ohne Zweifel immer gewisse schädliche Druckgradienten bei der Durchführung einer Abformung beobachten. Sicher muss man sich beim Vorhandensein von Schlotterkämmen auch fragen, wie und in welchem Bereich die Prothesen später wohl belastet werden, denn bei der Kaubelastung wird sich die Prothese in jedem Fall bewegen. Dies ist auch ein prinzipielles Problem für die Relationsbestimmung.

Es existieren keine validen vergleichenden Studien, die nachvollziehbare Vorteile wie z. B. eine geringere Resorption, einen besseren Halt, eine überlegene Funktion oder ein gesünderes Prothesenlager für die eine oder die andere Methode nachweisen.

Deshalb sind möglicherweise die Differenzen zwischen der Belastungs- und der drucklosen Abformung – ähnlich den verschiedenen Abformmethoden – im praktischen Fall nicht so groß, dass daraus messbare Qualitätsunterschiede der resultierenden Prothese entstehen. Viele verschiedene Abformverfahren führen zum Erfolg, eine möglichst druckarme Abformung scheint jedoch vorteilhaft zu sein.

4.5 Länge der Oberkieferprothese und dorsale Abdämmung

Ein dichter dorsaler Abschluss ist im Oberkiefer für den **Saugeffekt** und damit die **Kippstabilität** der Prothese wichtig. Die Frontzähne müssen nach ästhetischen Gesichtspunkten außerhalb der Kamm-Mitte aufgestellt werden; es existiert keine autonome Kaustabilität.

Ausgerechnet im Bereich des dorsalen Randes der Oberkieferprothese ist der luftdichte Abschluss zwischen Prothesenplatte und dem Cavum oris jedoch aus zwei Gründen schwierig zu erreichen. Zum einen existiert dort nur das **Innenventil** zur Abdichtung, die im Vestibulum zusätzlich abdichtende und Sicherheit vor Luftzutritt bietende adäquate Prothesenrandlänge sowie die Anlagerung von Wangen und Lippen an die Außenventile fehlen. Zum anderen hebt sich der Prothesenrand bei der Wachs-Kunststoff-Transformation in der Mitte des Gaumens vom Tegument ab. In Abhängigkeit vom Prothesenbasismaterial, von der Masse an Kunststoff, dem Polymerisationsverfahren und der Form der Kiefer wird bei der Neuherstellung deshalb immer eine **Passungenauigkeit am dorsalen Abschluss** vorliegen. Dies stellt die Saughaftung der fertigen Prothese in Frage, obwohl die Funktionsabformung entsprechend gut haftet. Auch Basismaterialien aus Metallen (Nichtedel- oder Edelmetalle), die nach dem Guss zunächst eine viel bessere Passform zeigen, unterliegen diesem Phänomen, sobald die Zahnreihen aufpolymerisiert werden.

Seit langer Zeit werden deshalb aus anatomischen, physiologischen und werkstoffkundlichen Gründen besondere Maßnahmen der Radierung des Modells vor der Fertigstellung der Prothese im Bereich des dorsalen Randes empfohlen. Die Frage, wo radiert werden soll, betrifft zunächst die erstrebenswerte definitive Soll-Länge der Oberkieferprothese. Eine Radierung des Gipsmodells setzt die Möglichkeit voraus, dass sich die Prothese an dieser Stelle beim Patienten in die Schleimhaut einlagern kann, sich das Tegument also verformen lässt. Das Gewebe muss entsprechend resilient sein: In einem fibrösen Bereich würden sich Druckstellen bilden.

Weiches, eindrückbares Gewebe liegt durchgängig nur am Übergang vom harten zum weichen Gaumen in der Region der Tubertangente vor. Hier beträgt die Dicke der Schleimhaut über dem Knochen etwa 3 mm. Daher muss eine obere Totalprothese bis in diese Region extendiert werden.

Die gaumenfreie Gestaltung eines oberen totalen Zahnersatzes kann nach diesen Überlegungen nur unter Verlust von Retention und Saughaftung vorgenommen werden. Allerdings zeigen Studien, dass gaumenfreie Prothesen aus Sicht erfahrener Totalprothesenträger offensichtlich im einen oder anderen Fall zu subjektiv zufrieden stellenden Ergebnissen führen können.

Zur Festlegung des wichtigen Übergangs zwischen hartem und weichem Gaumen dienen einerseits anatomische Besonderheiten wie die Foveolae palatinae oder der Farbunterschied zwischen beiden Regionen (letzteres Kriterium ist unzureichend). Andererseits werden physiologische Parameter wie das Absenken und Heben des weichen Gaumens beim **Schlucken,** bei der Aussprache der Lautkombination „Ah" oder beim Ausblasen von Luft gegen die verschlossen gehaltene Nase zu diesem Zweck herangezogen (**Vibrations-** und **Nasenblaseffektlinie**). Die Foveolae palatinae, die beidseits in der Nähe der Spina nasalis posterior liegen, können wegen variierender Lage zu der „Aha"- bzw. der Vibrationslinie jedoch nur als grobe Richtlinie zur Längenbestimmung der definitiven Prothese genutzt werden. Sie liegen im Schnitt knapp 3 mm (0–8 mm) dorsal der „Ah"-Linie. Die Foveolae sind in bis zu 8 % der Fälle überhaupt nicht sichtbar. Bei bis zu 20 % der Patienten trifft man lediglich eine einzige Einziehung an, bis 16 % der Menschen weisen mehr als zwei Foveolae auf (bis zu fünf). Die Distanz beider Strukturen ist dabei von der Form des Übergangs zwischen hartem und weichem Gaumen abhängig. Bei stärker abfallendem Gaumensegel ist die Entfernung geringer, bei flachem Gaumen größer. Die Vibrationslinie wiederum liegt geringfügig vor oder hinter den Foveolae. Daher kann es vor allem bei flachen Gaumengewölben vorkommen, dass der Abschlussrand der Prothese die Tubertangente nach dorsal überragt.

Fazit: Erfasst man mit der Erstabformung den Bereich 2 mm dorsal der Foveolae, ist dies zur definitiven Längenbestimmung der Prothese während der Funktionsabformung ausreichend.

Für die **praktische Festlegung** der dorsalen Abschlusslinie der Oberkieferprothese hat sich folgendes Vorgehen bewährt: Auf die fertige Oberkiefer-Funktionsabformung wird mit giftfreiem Kopierstift die Nasenblaseffekt-Linie aus dem Mund übertragen. Die Auswahl des Materials für die Abdämmung auf der Funktionsabformung richtet sich nach dem Ausmaß der Resilienz des Gewebes in diesem Bereich: Bei starker Resilienz kann Schwarz- oder Funktionswachs eingesetzt werden, bei geringer Eindrückbarkeit genügt eine Schicht zäh fließende Zinkoxid-Eugenol-Paste (SS White® Impression Paste). Das Material kann ca. 3–5 mm nach innen – schmetterlingsförmig entsprechend der Resilienz der fibrösen Medianzone und der Fettgewebszonen – aufgetragen werden. Die Abformung wird eingesetzt und mit zentralem, festem Druck auf die Unterlage gesetzt. Der Patient sollte mehrfach schlucken. Dem Wachs muss man einen Moment Zeit zum Fließen geben, die Ausformung kann mittels Nasenblaseffekt unterstützt werden. So wird eine gezielte, geringe, physiologisch tragbare, dauerhafte Deformation des Gewebes im Bereich der „Ah"-Linie erreicht (dorsale Randerhöhung).

Die Prothese endet später genau am „Umschlagpunkt" des aufgetragenen Wachses, was der höchsten Erhebung der Abformung in diesem Bereich entspricht.

Die **Abdämmung der Funktionsabformung** sichert die Abdichtung des Innenventils und sorgt für eine maximale Saughaftung der Schablone. Leider gibt es jedoch noch keine Möglichkeit, diese Form sicher auf die endgültige Prothese zu übertragen: Wegen der Polymerisationsschrumpfung zieht sich die Basis der Prothese in der Gegend der fibrösen Medianlinie und seitlich davon vom Modell ab. Daher ist zusätzlich noch eine moderate Radierung auf dem Modell notwendig, die theoretisch genau diese Schrumpfung ausgleichen muss. Hierbei sind „physiologische" Formen willkürlichen „Rosenbohrer-Fräsungen" überlegen. Die in Abbildung 8 gezeigte, etwa 5 mm breite, seitlich in halber Höhe der Kieferkämme auslaufende sowie in der Medianlinie und nach dorsal keilförmig abgerundet tiefer in das Modell eingravierte Form hat sich bewährt (im Mittel 0,5 mm tief). Sie erlaubt bei Druckstellen eine Kürzung der Prothese, ohne dass die dorsale Abdämmung gleich vollständig aufgehoben wird.

Gestaltet man die fertige Prothese am dorsalen Abschlussrand später messerrückenartig dünn und trotzdem abgerundet, ist der Übergang zwischen Prothese und Gaumen für die Zunge des Patienten aufgrund der Einlagerung nicht zu tasten. Dies reduziert den Würgereiz.

4.6 Reproduzierbarkeit von Funktionsabformungen

Die Art, die Konsistenz sowie die Verarbeitung der **Abformmaterialien** haben erheblichen Einfluss auf

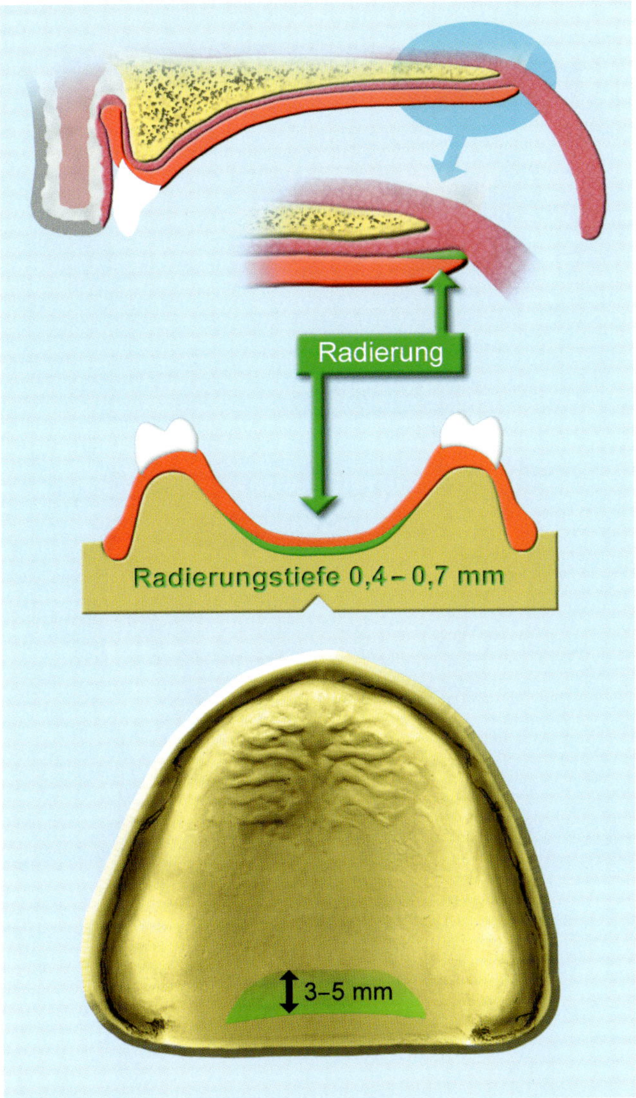

Abb. 8 Hinweise zur Ausdehnung der dorsalen Radierung an einem Oberkiefermodell. Die Tiefe der Radierung ist abhängig vom Kunststoff-Transformationsverfahren.

die Form, in der das Tegument letztendlich wiedergegeben wird. Dies gilt in besonderem Maße natürlich für verschiebliches, auf der Unterlage nicht fest haftendes Gewebe (z. B. Schlotterkämme).

Zwei getrennte Abformungen derselben Schleimhaut stellen sich nicht identisch dar. Dies ist von praktischer Bedeutung: ein individueller Abformlöffel passt exakt nur auf dem Modell, auf dem er hergestellt wurde.

Die Formung des Funktionsrands unterliegt methodischen (s. o.) und anatomisch-individuell-funktionellen Einflüssen und ist daher ebenfalls nur begrenzt reproduzierbar. Dabei werden unterschiedliche Resultate von verschiedenen Behandlern bei Abformungen an abwechselnden Tagen und unter Einsatz differenter Materialien erzielt, die 3–4 mm voneinander abweichen können und im Regelfall ca. um ± 1,5 mm variieren [4].

Diese von vielen Patienten tolerierten Unterschiede unterstreichen die Bedeutung der Adaptationsfähigkeit unserer Patienten und weisen dem Einfluss von Materialien, Techniken und Methoden den ihnen gebührenden Platz zu (s. Kap. 11 „Eingliederung“).

4.7 Praktisches Vorgehen bei der anatomischen bzw. präfunktionellen Abformung oder Erstabformung

4.7.1 Anamnese und Befund

Die erste Sitzung für die Herstellung von Totalprothesen beginnt mit der Erhebung von Anamnese und Befund (Tab. 9). Zur Befunderhebung gehört auch die Kontrolle der meist vorhandenen alten Prothesen: Ohne Erfassung des bisher getragenen Zahnersatzes lassen sich die notwendigen oder möglichen Verbesserungen für die neue Prothese nicht abschätzen (s. Kap. 1 „Befunderhebung“). Diese Kontrolle dient auch dazu, zu erkennen, ob die Wünsche des Patienten voraussichtlich erfüllt werden können und realistisch sind. Untersucht und dokumentiert wird die Passform der alten Prothese auf dem Tegument (Reliefgriffigkeit), die Stellung der Zahnreihen bezüglich des Kauschlauchs (Muskelgriffigkeit) und die Ausdehnung der vestibulären, dorsalen und lingualen Extensionen. Man sollte sich im Besonderen auch die Lage der neutralen Zone im Unterkiefer ohne Prothese ansehen, deren Breite beurteilen und festhalten, wo voraussichtlich später die Basen der Frontzähne und Prämolaren im Unterkiefer in Bezug zum Kieferkamm positioniert werden können. Die analoge Zahnreihe des Funktionslöffels hat genau im Bereich des muskelfreien Raums zu stehen, damit die spätere Prothese nicht vom M. orbicularis oris nach dorsal disloziert wird. Im Hinblick auf die Abformung interessieren der Zustand des Teguments, Schleimhaut-Faltenbildungen, die Beweglichkeit der Tubercula alveolaria mandibularia, die Lage und die Ansätze des Mundbodens und der Resorptionsgrad (s. Kap. 1 „Befunderhebung“ und 3 „Vorbehandlung“).

4.7.2 Unterkiefer-Erstabformung

Auswahl des Abformlöffels

Die mundoffene, myodynamische, aktiv-passive Abformung mit Schreinemakers-Löffeln beginnt man

Tabelle 9 Behandlungsablauf bei der Neuherstellung von Totalprothesen.

1. Sitzung:
• Anamnese • extra- und intraoraler Befund • Kontrolle der alten Prothesen • mundoffene Erstabformungen • Ausmessung der alten Prothesen • Zahnform und Farbbestimmung • Schleimhautkonditionierung • Aufklärung des Patienten über die Prognose
2. Sitzung:
• Funktionsabformungen • provisorische vertikale Kieferrelationsbestimmung • definitive horizontale Kieferrelationsbestimmung
3. Sitzung:
Gesamteinproben (mit ca. drei Terminen planen)
4. Sitzung:
Einfügen der Totalprothese
5. Sitzung:
Druckstellenkontrolle
6. Sitzung:
sekundäre Remontage
7. Sitzung:
Recall

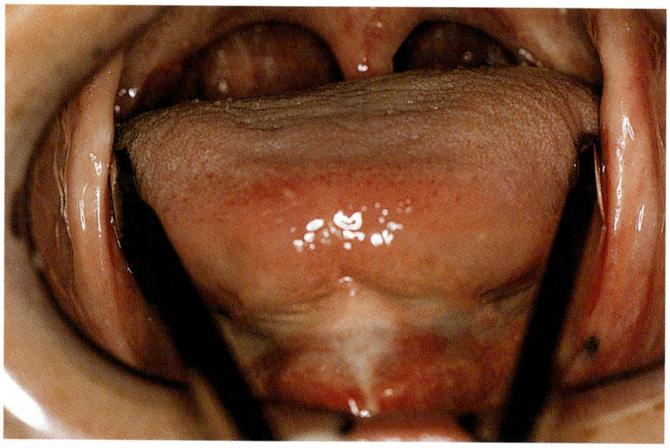
a

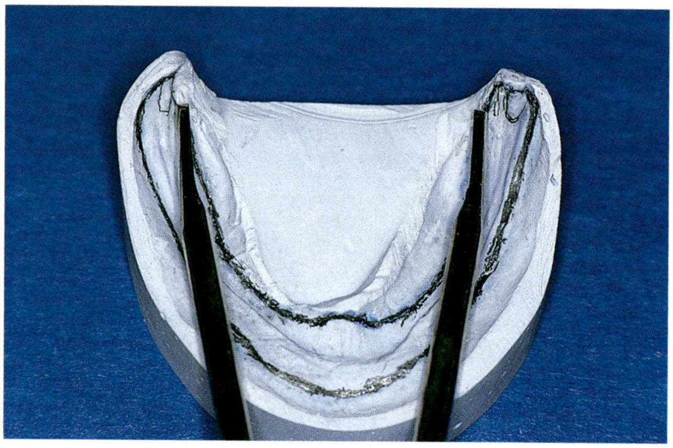
b

Abb. 9 Ausmessung mit dem SCHREINEMAKERS-Zirkel lingual der Tubercula retromolaria zur Bestimmung der notwendigen Löffelgröße für die Erstabformung im Unterkiefer.
a) Situation intraoral.
b) Situation auf dem Gipsmodell.

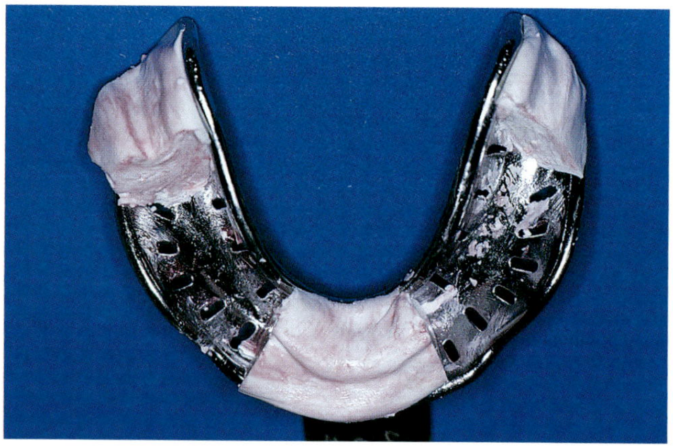

Abb. 10 Stopps aus Silikon-Putty-Material auf dem Unterkieferlöffel.

aus psychologischen Gründen am besten im Unterkiefer, da hier kein Würgereiz auftritt. Mit einem dem System zugehörigen Zirkel wird der Abstand zwischen den beiden Tubercula retromolaria so gemessen, dass der Zirkel mit den jeweils lingualen Knochenkanten des Unterkiefers auf Höhe der **Tubercula retromolaria** in Kontakt gesetzt wird (Abb. 9). Mithilfe des systemzugehörigen Trays wird die Löffelgröße bestimmt; der ausgesuchte Löffel wird dann einprobiert. Passt er in Länge und Breite in der Art, dass allseits genügend Raum für das Erstabformmaterial zur Verfügung steht, dann wird er mit Silikon-Putty-Material abgestoppt (Abb. 10). Durch die Löffelretentionen hindurch und neben den an drei Stellen aufgebrachten **Stopps** kann man einigermaßen gut die angestrebte Position des Löffels relativ zum Alveolarkamm abschätzen. Die Ausrichtung des Löffels fällt viel schwerer, wenn man auf die Silikonstopps verzichtet und versucht, die Alginatabformung ohne diese Führung durchzuführen.

In Fällen mit sehr starken Resorptionen der Kieferkämme genügen auch die halbindividuellen Löffel des SCHREINEMAKERS-Systems alleine nicht, um eine gute Erstabformung zu erzielen. Hier muss der gesamte Löffel vorher mit Silikon individualisiert werden (Abb. 11).

Abformung

Nach Auftragen von Haftlack kann Alginat mit kaltem Wasser und bevorzugt mit der Maschine angemischt werden. Wir verwenden hierzu das Material Alginoplast®. Es wird nach dem Auftragen auf den Löffel mit feuchtem Finger konvex vorgeformt (Abb. 12). Der Löffel wird unter Abhalten des rechten Mundwinkels intraoral eingeschwenkt. Dabei wird die Abformung zunächst – auf der rechten Patientenseite mit dem rechten Zeigefinger auf der Stütze ruhend – so weit auf den Kieferkamm abgesenkt, dass das Alginat die Umschlagfalte ausfüllt. Gleichzeitig achtet man auf den akzeptablen Sitz des beschickten Löffels im Bereich des rechten Tuberculums: die dorsale Löffelkante soll etwa in Höhe der Oberkante des Tuberculums zu liegen kommen, jedoch nicht aufliegen (angestrebte Position u.U. vorher mit giftfreiem Kopierstift markieren). Nun senkt man auf der linken Seite den Löffel mit dem linken Zeigefinger entsprechend ab. Der Abformlöffel wird jetzt beidhändig mit den Zeigefingern abgestützt, die Daumen ruhen extraoral im Bereich des horizontalen Unterkieferastes, der Patient schließt den Mund etwas.

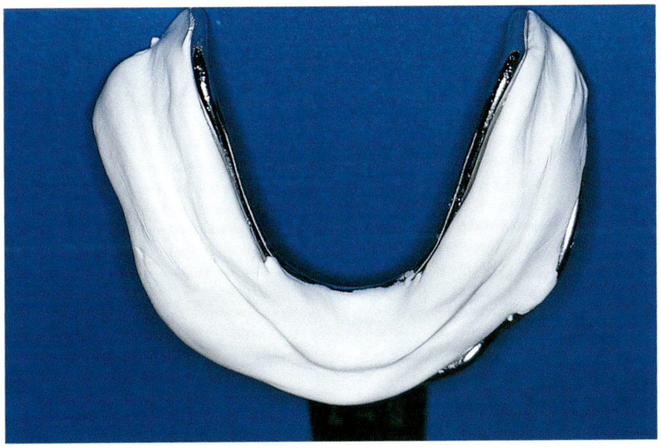

Abb. 11 Ein aufgrund starker Alveolarkammresorption vollständig mit Silikon individualisierter Unterkieferlöffel nach SCHREINEMAKERS.

Der Patient erhält folgende Bewegungsanweisungen: „Zunge bitte herausstrecken. Jetzt die Zunge nach links. Nun nach rechts. Zunge bitte zurücknehmen und nach hinten oben an den Gaumen legen. Zunge wieder locker lassen. Bitte Mund spitzen (bzw.: Unterlippe kräftig hochziehen). Mundwinkel kräftig zurücknehmen (bzw.: breit grinsen). Jetzt alles locker lassen und Mund schließen."

Bei einem Teil dieser Bewegungen stört allerdings der über die Lippen nach außen gerichtete Griff der SCHREINEMAKERS-Löffel. Die Wangen- und Lippenbändchen kann man handaktiv nachformen, indem man die Wange mit Daumen und Zeigefinger greift und nach dorsal gerichtete Bewegungen ausführt bzw. die Wangen leicht nach kranial massiert. Es ist wichtig, dass diese myodynamische Abformung wegen der elastischen Deformation der Mandibula bei geschlossenem Kiefer aushärtet (Relation in der Nähe der voraussichtlichen maximalen Interkuspidation).

Kontrolle und Korrektur

Ergibt die Kontrolle der Abformung des Unterkiefers z.B. **Blasen,** wurden jedoch die wichtigen anatomischen Gebilde gut erfasst (Abb. 13), so kann man das Ergebnis korrigieren. Dazu muss der Speichelfilm auf

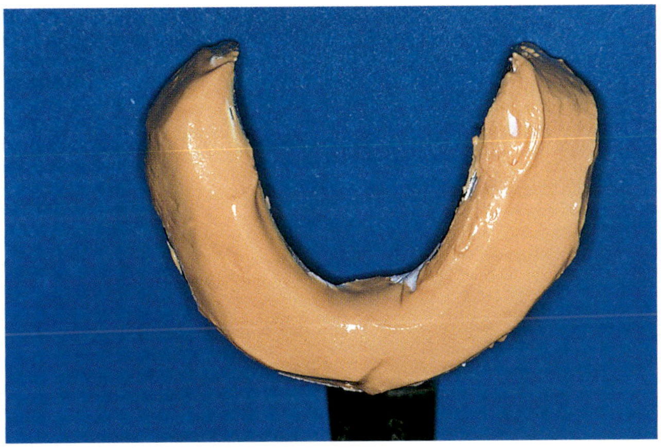

Abb. 12 Das Alginat wurde auf den Löffel aufgetragen und mit angefeuchtetem Finger konvex vorgeformt.

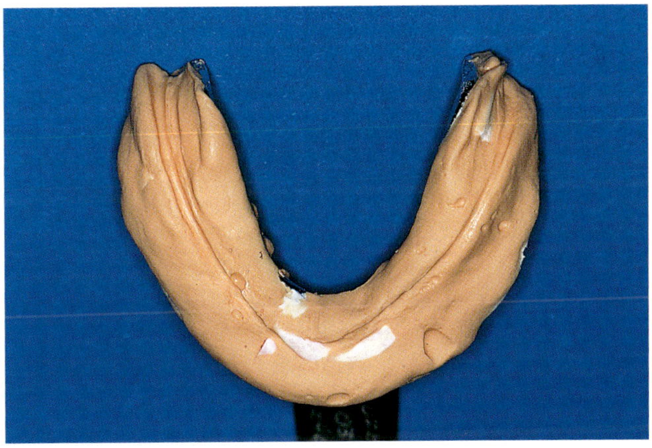

Abb. 13 Fehlerhafte Unterkiefer-Erstabformung mit Blasen.

der Abformung gründlich mit Spray entfernt und die Alginatoberfläche abgetrocknet werden. Die Korrektur erfolgt mit flüssigem, Cremejogurt-artig angemischtem Alginat, das man mit einem schmalen Spatel auf die Abformung aufträgt. Die Abformung muss unter kräftigem Druck in den Mund zurückgesetzt und beidhändig festgehalten werden, damit die Korrekturschicht dünn ausläuft. Eine Wiederholung der perioralen Bewegungen durch den Patienten ist erforderlich (Abb. 14).

Intraoral kann man mit giftfreiem Kopierstift den Bereich der Tubercula retromolaria für die dorsalen Löffelbegrenzungen und u. U. in der sublingualen Region einen harten Mundboden anzeichnen (hierzu vorher mit Watterolle den Speichelfilm entfernen). Die oberflächlich getrocknete Abformung setzt man dann in den Mund zurück, die Linien übertragen sich auf diese Weise. Vor und nach Tauchbaddesinfektion (Silosept®, Dentavon®) der Abformung müssen diese Linien mit wasserfestem Filzstift nachgezeichnet werden, weil sie anderenfalls verlaufen.

4.7.3 Oberkiefer-Erstabformung

Auswahl des Abformlöffels

Die **Löffelbreite** im Oberkiefer wird durch Anlegen des SCHREINEMAKERS-Zirkels an die Außenflächen der Tubera festgelegt (Abb. 15). Der Löffel wird durch Vergleich mit dem mittleren Schema auf dem systemzugehörigen Tray ausgewählt. Nur in seltenen Fällen starker Kieferkammresorption, wenn die Breite des Oberkiefers im Bereich der Sechs-Jahres-Molaren bzw. des Ansatzes des Jochbogens eine größere Distanz als in der Tuberregion aufweist, wird dort gemessen. Der Löffel wird einprobiert und ebenfalls mit drei **Stopps** aus Silikon und Haftlack versehen.

Abformung

Das angemischte Alginat wird auf dem Löffel vorgeformt. Bei hohem Gaumen oder stark ausgeprägtem Vestibulum seitlich der Tubera nimmt man etwas Alginat auf den Zeigefinger und bringt einen Vorschuss an diese Stellen. Der Oberkieferlöffel wird intraoral zuerst dorsal im Bereich der Vibrationslinie angesetzt – er soll jedoch nicht aufliegen – und ausgerichtet. Man schwenkt ihn dann unter Abhalten der Oberlippe aufwärts. Wiederum wird der Löffel so weit hochgedrückt, dass das Alginat die Umschlagfalte ausfüllt. Im labialen Bereich kann man u. U. noch etwas fehlendes Material von außen nachtragen. Der Löffel wird zentral im Gaumen abgestützt. Die Anweisungen zur myodynamischen Ausformung lauten: „Unterkiefer bitte nach links bewegen. Unterkiefer jetzt nach rechts. Mundwinkel kräftig zurücknehmen (bzw.: breit grinsen). Bitte Mund spitzen (bzw.: Oberlippe kräftig nach unten ziehen). Alles locker lassen. Bitte schlucken. Bitte noch einmal schlucken."

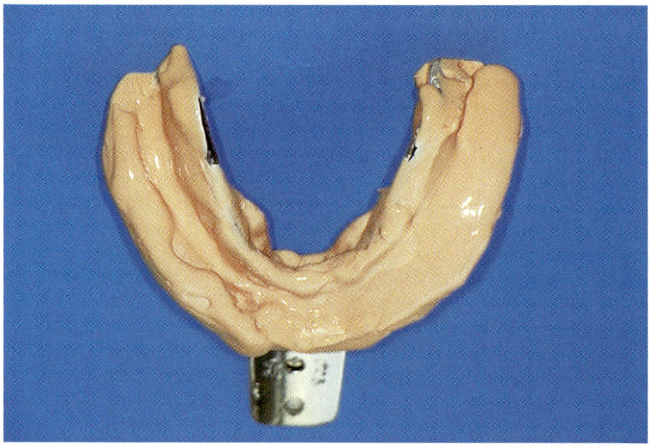
a

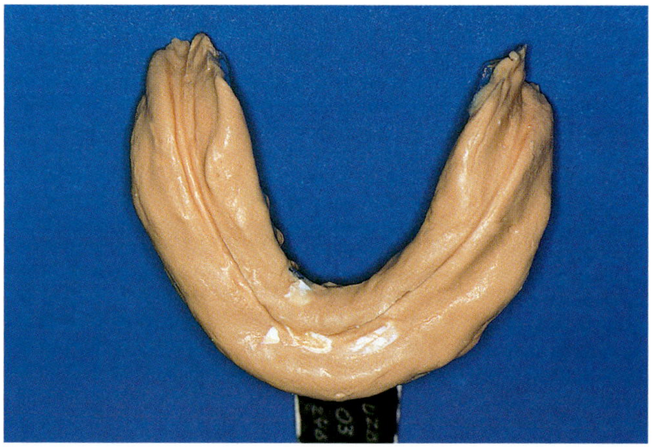
b

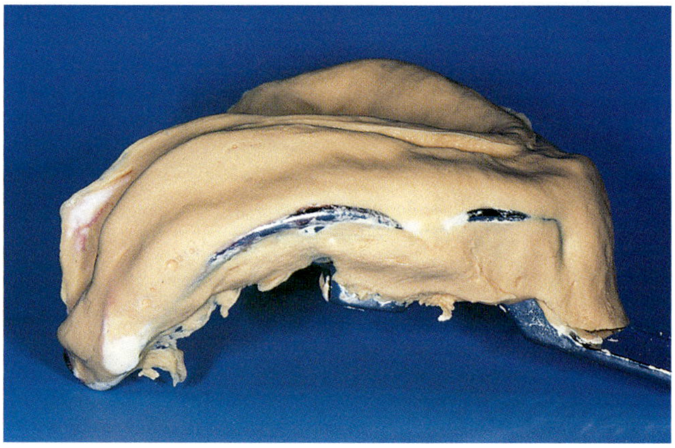
c

Abb. 14 Unterkiefer-Erstabformung mit Alginat.
a) Korrektur der fehlerhaften Abformung aus Abb. 13 mit dünnfließendem Alginat.
b) Ergebnis der Korrektur.
c) Resultat nach vorheriger Individualisierung des ganzen Löffels mit Silikon.

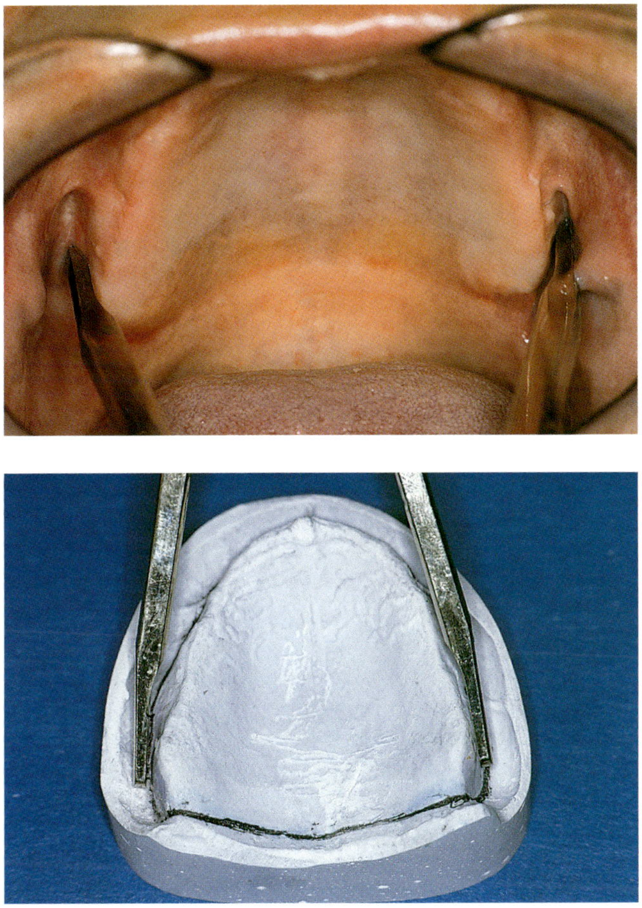

a

b

Abb. 15 Ausmessung mit dem SCHREINEMAKERS-Zirkel vestibulär der Tubera zur Bestimmung der notwendigen Löffelgröße für die Erstabformung im Oberkiefer.
a) Am Patienten.
b) Zur Verdeutlichung am anatomischen Modell.

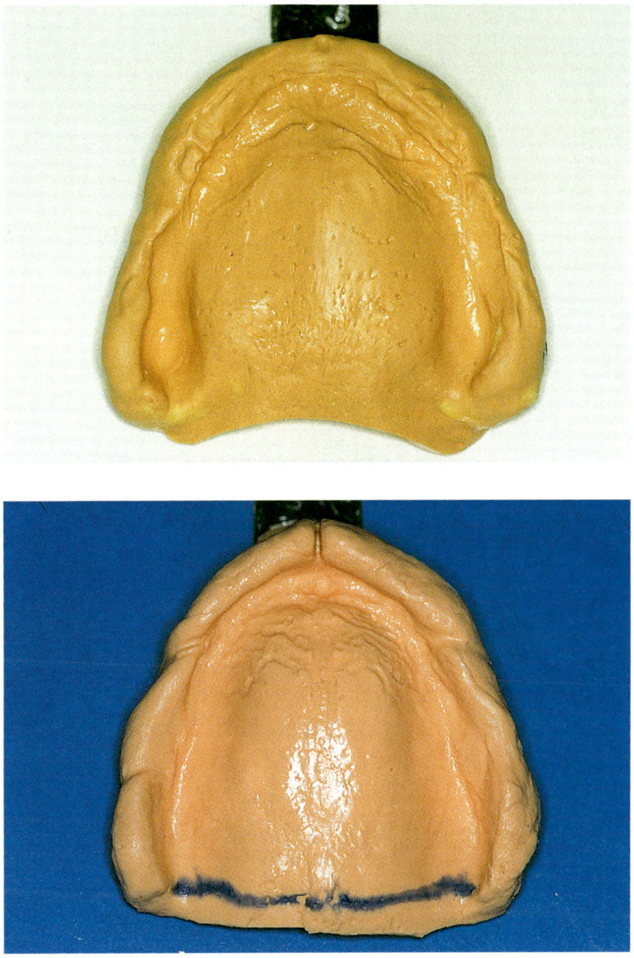

a

b

Abb. 16 Oberkiefer-Erstabformung aus Alginat.
a) Ordentliches Ergebnis.
b) Übertragung der Nasenblaseffekt-Linie auf die Abformung.

Alginatabformungen des Oberkiefers saugen oft bereits deutlich. Deshalb hat es sich bewährt, zunächst die Wange abzuhalten und damit das Außenventil zu öffnen, etwas Luft unter die Abformung zu blasen und sie durch Auflage des Zeigefingers auf den seitlichen, dorsalen Alginatrand zu entfernen (Abb. 16 a). Bei der Entnahme mithilfe des Löffelgriffs besteht demgegenüber die Gefahr, dass sich das Alginat vom Löffel löst.

Auch diese Abformung lässt sich in gewissem Rahmen mit flüssig angemischtem Alginat unter abermaliger myodynamischer Ausformung korrigieren. Die dorsale Abschlusslinie wird über die Aussprache der Buchstabenkombination „Ah" sowie über den Nasenblaseffekt festgelegt. Die Lage der Begrenzungslinie im Bereich der retrotubären Falte lässt sich mit dem Y-Martin®-Instrument Nr. 32 ertasten. Nach der Entfernung des Speichelfilms auf der Schleimhaut wird die gesamte dorsale Abschlusslinie intraoral angezeichnet und durch Zurücksetzen der trockenen Abformung in den Mund übertragen (Abb. 16 b). Vor und nach Tauchbaddesinfektion wird sie mit wasserfestem Filzstift auf der trockenen Abformung nachgezogen.

Die Erstabformungen entscheiden über die Passform auf der Unterlage und vor allem über die Längen der Flanken der Funktionsabformlöffel. Dies bedeutet mehr oder weniger Einschleifarbeit bei der Funktionsabformung.

Misslungene Abformungen sollten konsequent wiederholt werden.

4.8 Ausmessen der alten Prothesen

Mithilfe spezieller Zirkel ist es möglich, die Geometrie der Zahnstellung von Prothesen relativ zum Kieferkamm auszumessen. Hierzu eignet sich der Messzirkel nach Gutowski und Meyding besonders, weil man mit seiner Hilfe endlich auch indirekt die eingestellte vertikale Kieferrelation an den Prothesen auf einfache Weise objektivieren kann (Abb. 17). Alternativ ist die Messlehre BHM Exakt® für das zahntechnische Labor geeignet. Sie erlaubt lediglich die getrennte Messung der Prothesen, ist dafür aber deutlich preiswerter. Wesentliche Dimensionen des getragenen Zahnersatzes können so z.B. auf einen Funktionslöffel mit einer Kunststoffzahnreihe übertragen werden [11, 19]. Auf diese Weise lässt sich die Zahnstellung einer Prothese grob dublieren. Dabei ist es hier allerdings nicht grundsätzlich das Ziel, die Prothese insgesamt zu dublieren (das Verfahren des Dublierens ist eine interessante Methode zur Erneuerung von Prothesen, s. Kap. 10 „Dublieren und Rebasing"). Man kann auch mithilfe korrigierter Messungen die analogen Zahnreihen der Funktionslöffel gegenüber der Ausgangsprothese in gezielter Art und Weise verändern. Ein Formblatt zur Erfassung der Messwerte bietet Tabelle 10.

Die Möglichkeit der Übertragung der Zahnstellung der alten Prothese auf die Kunststoffwälle der Funktionslöffel auf diese einfache Art und Weise hat für unser eigenes Vorgehen einen deutlichen Fortschritt gebracht.

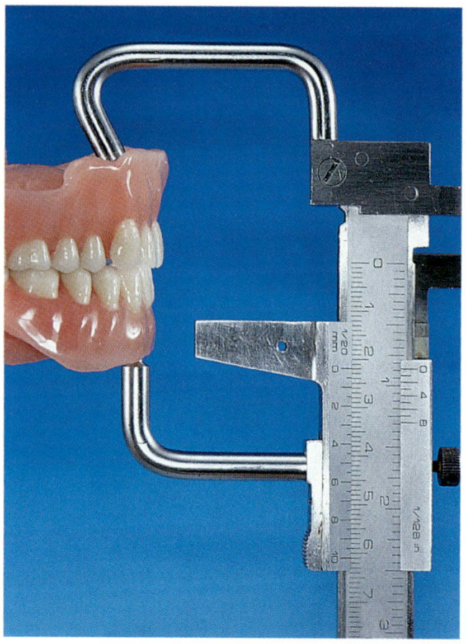

Abb. 17 Messung der vertikalen Kieferrelation mit dem Zirkel nach Gutowski und Meyding. An den in maximaler Interkuspidation zusammengesetzten Prothesen wird der Abstand der Kieferkämme im Bereich der Papilla incisiva indirekt gemessen.

4.9 Anfertigung der Funktionsabformlöffel

4.9.1 Anzeichnen der Grenzen auf den anatomischen Modellen

Das Ausgießen der Erstabformungen geschieht meist mit **Blaugips.** Damit sich die auf den Abformungen eingezeichneten Grenzlinien auf das Modell übertragen, muss man sie mit einem **Kopierstift** nachzeichnen.

> Wichtig ist, dass die Modelle nicht so nah zum Rand getrimmt werden: Nach Möglichkeit sollte wie bei den späteren Meistermodellen ein versenkter Rand vorhanden sein.

Die Ausdehnung von **Schlotterkämmen** sollte vom Zahnarzt auf dem Modell angezeichnet und dieser Bereich vom Zahntechniker mit einer 1,5 mm dicken Wachsplatte unter dem Funktionsabformlöffel hohlgelegt werden. Dasselbe gilt für einen **Torus palatinus** oder **mandibularis,** damit sie keinesfalls unter zu großem Druck abgeformt werden (0,3–0,6 mm Zinnfolie). Das Anzeichnen der eigentlichen Löffelgrenzen folgt dem festen **Schema von Schreinemakers** [15], welches auf die mundoffene, myodynamische Erstabformung perfekt abgestimmt ist. Bei sorgfältiger Berücksichtigung der Hinweise kann viel Zeit beim Einschleifen der Funktionslöffel am Patienten gespart werden. Es hat sich bewährt, dass der Zahnarzt diese Aufgabe selbst übernimmt. Nur so können auch Schlotterkämme durch Markierung auf dem Modell später für die Abformung hohlgelegt (Abb. 18) oder anatomische Besonderheiten berücksichtigt werden.

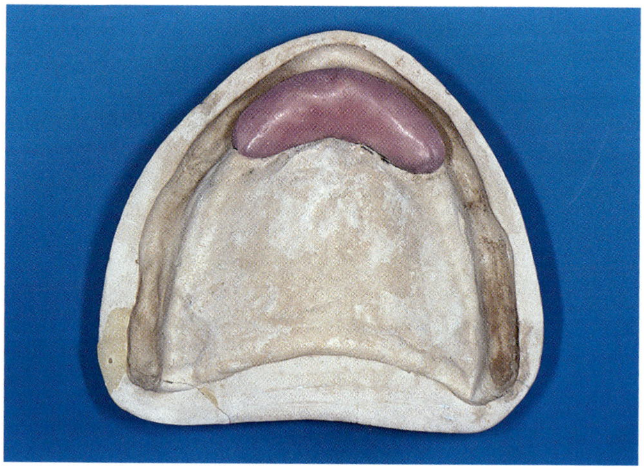

Abb. 18 Markierung und Hohllegen eines Schlotterkamms vor der Herstellung des Funktionsabformlöffels.

Tabelle 10 Formblatt zur Erfassung der Dimensionen der alten Prothese.

Für: ______________________ Datum: ______________________

Zahnfarbe: ______________________ Zahnform: ______________________

	Oberkiefer:	**Alte Prothese (mm)**	**Registrierschablone (mm)**
Frontzähne	• **vertikale** Distanz Kieferkamm-Mitte → Schneidekante 11: (Frontzahnhöhe, Mittelwert 13 ± 3 mm)		
	• Konstruktion der **vertikalen** Distanz Kieferkamm-Mitte → Schneidekante 11: (frontale Länge bei HBN um vertikalen Überbiss kürzen, s. u.)		
Seitenzähne	• **vertikale** Distanz Kieferkamm-Mitte → Höckerspitze 16: (Seitenzahnhöhe, Mittelwert 9 ± 2 mm)		
	• **vertikale** Distanz Kieferkamm-Mitte → Höckerspitze 26: (Seitenzahnhöhe, Mittelwert 9 ± 2 mm)		
	• Konstruktion der **vertikalen** Distanz Kieferkamm-Mitte → Höckerspitze 16 und 26: (Mittelwert von retrotubärer Falte aus gemessen: 5 mm)		
	• **sagittaler** Abstand Kieferkamm-Mitte → Schneidekante 11: (Mittelwert 7 ± 2 mm)		

	Unterkiefer:	**Alte Prothese (mm)**	**Registrierschablone (mm)**
Frontzähne	• **vertikale** Distanz Kieferkamm-Mitte → Schneidekante 41: (Frontzahnhöhe, Mittelwert 12 ± 3 mm)		
	• Konstruktion der **vertikalen** Distanz Kieferkamm-Mitte → Schneidekante 41:		
Seitenzähne	• **vertikale** Distanz Kieferkamm-Mitte → Höckerspitze 36: (Seitenzahnhöhe, Mittelwert 13 ± 3 mm)		
	• **vertikale** Distanz Kieferkamm-Mitte → Höckerspitze 46: (Seitenzahnhöhe, Mittelwert 13 ± 3 mm)		
	• Konstruktion der **vertikalen** Distanz Kieferkamm-Mitte → Höckerspitze 36 und 46: (Mittelwert: Oberkante Tubercula mandibularia)		
	• **sagittaler** Abstand Kieferkamm-Mitte → Schneidekante 41: (Mittelwert 3 ± 2 mm)		

Maximale Interkuspidation	**Alte Prothese (mm)**	**Neue Prothese (mm)**
• **Vertikaler** Frontzahn-Überbiss zwischen 11 → 41 (3 ± 1 mm)		
• **Vertikale** Distanz der Kieferkämme regio 11 → 41 (20 ± 4 mm)		

Ist die **Nasenblaseffekt-Linie** auf der **Oberkieferabformung** nicht individuell markiert worden, so geht man davon aus, dass sie im Bereich der Foveolae palatinae liegt. Sicherheitshalber erfolgt eine Markierung auf dem Modell 2 mm dorsal der Foveolae. Dann kennzeichnet man beidseits die retrotubären Falten an der tiefsten Stelle des Modells hinter den Tubera (Abb. 19 a) und verbindet diese drei Punkte miteinander. Die vestibuläre Randlänge legt man fest, indem der Bleistift 45° zum Tisch gewinkelt gehalten und das gesamte Vestibulum mit Ausnahme der Bändchen umfahren wird (Abb. 19 b). Die Bändchen werden dann schlussendlich in ihrer dorsalen Funktionsrichtung separat umzeichnet (Abb. 19 c, Bleistift parallel zum Tisch).

Am anatomischen **Unterkiefermodell** zeichnet man die **vestibuläre Grenze** in der gleichen Art und Weise wie beim Oberkiefermodell an. Die linguale Randlänge ist jedoch aufwändiger zu finden: Zunächst erstellt man hierfür eine Hilfslinie auf der Kieferkamm-Mitte von der Region der Prämolaren beidseits nach dorsal. Der linguale Abstand zwischen Sulcusbereich und Kieferkamm-Mitte auf Höhe der Prämolaren wird als konstanter Wert für die folgende Grenzlinie übernommen: Die paralinguale Löffelgrenze verläuft in dieser Distanz nach dorsal parallel zur Kieferkamm-Mitten-Linie (Abb. 20 a). Dies markiert den mittelwertigen Verlauf der Linea mylohyoidea. Im sublingualen Gebiet stellt man den Bleistift senkrecht zur Tischebene auf den Sulcus, da die Grenze dadurch etwas tiefer liegt, und verbindet so die beiden vorher gefundenen Linien. Durch Umfahren der Tubercula retromolaria hat man die Grenzen des Löffels nun vollständig festgelegt (Abb. 20 b). Liegt ein **harter Mundboden** vor, so muss von diesem Schema abgewichen werden: Die Löffelgrenzen folgen in diesem Bereich den individuellen Verhältnissen nach Inspektion, Palpation, intraoraler Anzeichnung und Übertragung auf die Erstabformung (Abb. 20 c).

4.9.2 Anfertigung der Funktionsabformlöffel bzw. Registrierschablonen

Tatsächlich vorhandene unter sich gehende Stellen der anatomischen Modelle müssen ausgeblockt werden. Allerdings zählt dabei nicht die Sicht von oben auf die Modelle, sondern die prothetische Einschubrichtung. Jedes entbehrliche Ausblocken im Bereich der vestibulären Kieferkämme hat unnötig weit offene Innenventile zur Folge (s. Abb. 4–6). Einen Abstandhalter zwischen Modell und Abformlöffel für eine Mindestschichtstärke des Abformmaterials benötigt man bei der Verwendung von Zinkoxid-Euge-

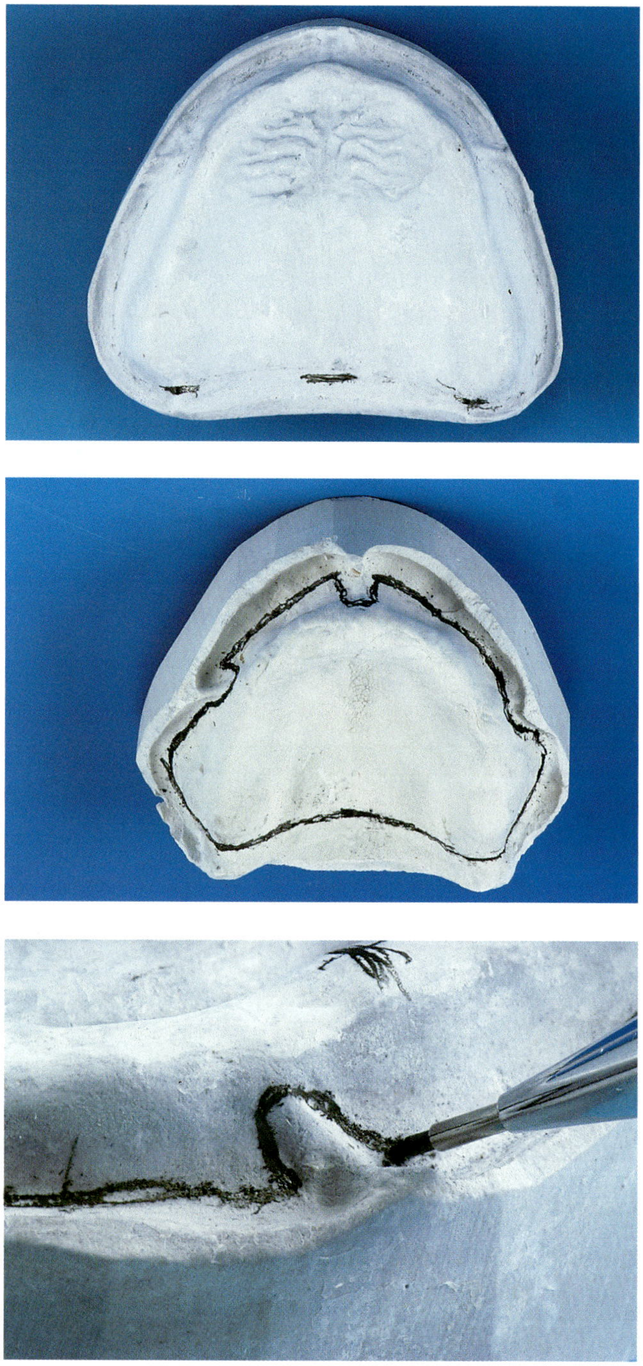

a b c

Abb. 19 Anzeichen der Grenzen des Oberkieferfunktionslöffels.
a) Eine Markierung 1–2 mm dorsal der Foveolae palatinae zeigt die hintere Grenze in der Medianlinie an. Die am Modell tiefsten Bereiche der retrotubären Falten sind markiert.
b) Die Grenzen des Oberkieferfunktionslöffels auf dem anatomischen Modell sind angezeichnet.
c) Die Bändchen wurden in ihrer dorsal gerichteten Funktionsbewegung umzeichnet.

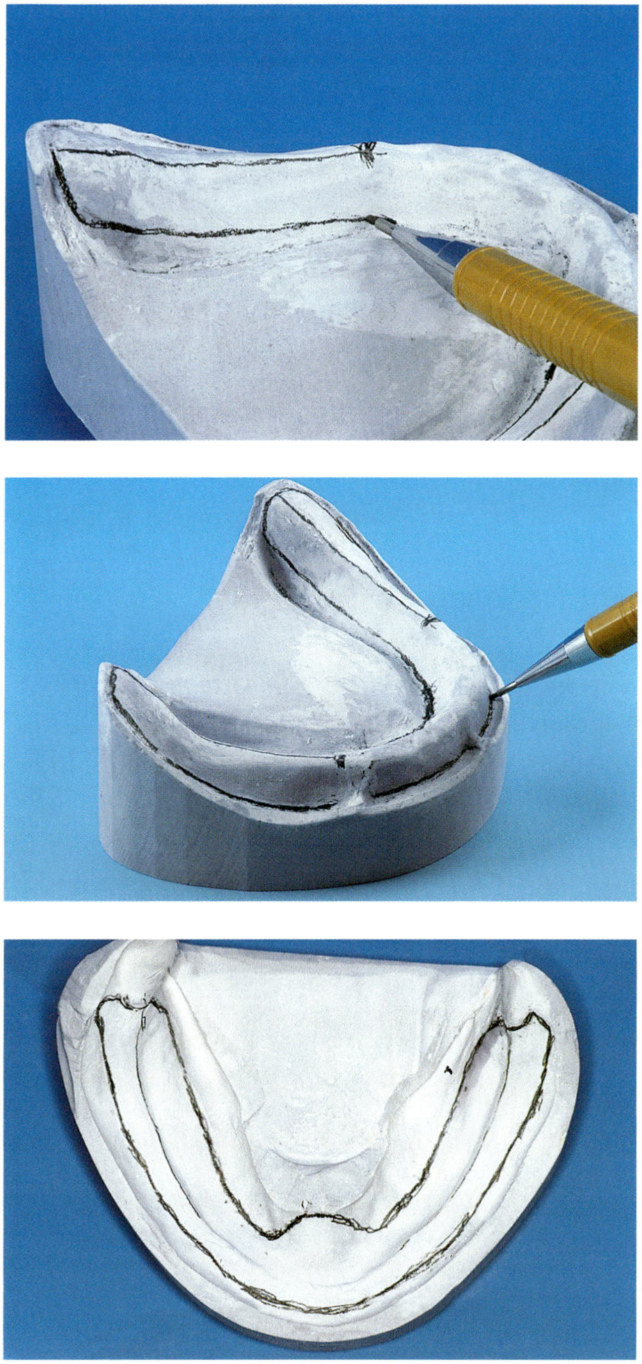

Abb. 20 Anzeichnen der Grenzen des Unterkieferfunktionslöffels.

a) Parallel zur Kieferkamm-Mitten-Hilfslinie zieht man die linguale Begrenzung vom Bereich der Prämolaren nach dorsal. Der vertikale Abstand entspricht der Sulkustiefe der Prämolarenregion.
b) Anzeichnen der vestibulären Grenzen des Unterkieferfunktionslöffels auf dem anatomischen Modell mit einem um 45° zur Tischplatte geneigten Bleistift.
c) Grenzen eines Unterkieferfunktionslöffels auf dem anatomischen Modell bei hartem Mundboden.

nol-Pasten nicht; unter sich gehende Stellen lassen sich mit diesen nicht elastischen Massen nicht darstellen, ein Massereservoir für ein Rückstellvermögen ist daher nicht notwendig. Müssen in seltenen Fällen tatsächlich unter sich gehende Bereiche abgeformt werden, greift man auf dünn fließende Silikon- oder Polyethermaterialien zurück. In diesen Fällen benötigt man einen materialabhängigen Abstandhalter (Zinnfolie), der leider die Übersichtlichkeit beeinträchtigt.

Zur Herstellung der Funktionsabformlöffel nach Isolierung der Modelle setzt man heute **lichthärtendes Material** ein. Alternativ wird empfohlen, durchsichtigen, heiß polymerisierenden Kunststoff zu verwenden, weil dies die Erkennung anämischer Zonen bei der Einprobe der Funktionslöffel erlaubt. Die Unterfütterungsabformung macht diesen Vorteil zunichte, sodass sich der Aufwand allenfalls in schwierigen Fällen lohnt. Die Bleistiftlinie als Grenzmarkierung überträgt sich vom Modell auf den Kunststoff, wenn sie nach der Isolierung noch einmal nachgezogen wurde. So fällt die Ausarbeitung der Randlängen leichter. Bezüglich der **Dicke der Löffelränder** folgt man den Empfehlungen SCHREINEMAKERS [15]. In Ober- und Unterkiefer beträgt die Löffeldicke in den frontalen Bereichen bis zu den Prämolarenregionen etwa 1,5 mm, in den seitlichen vestibulären Bezirken etwa 2 mm. Im Unterkiefer sollen die Ränder der paralingualen Regionen ca. 2 mm und sublingual etwa 3 mm dick sein. Werden die Tubercula umfasst, soll der Löffel hier keine größere Dicke als 0,5 mm aufweisen (Gefahr des Kontakts zum Oberkieferfunktionslöffel).

Im Zweifelsfall sollte man die endgültige Randdicke lieber aus thermoplastischer Masse und nicht aus Löffelkunststoff herstellen. Ränder aus Kunststoff zerstören beim späteren Abheben des Löffels im Labor oft den versenkten Funktionsrand des Modells. Alle Ränder müssen gut abgerundet werden, damit sie beim Patienten keine Schmerzen auslösen.

4.10 Funktionsabfomung mit einer simulierten Zahnreihe

Diese Methode kennzeichnet die Besonderheit, dass die Funktionsabformlöffel bereits **Prothesenvorformen** sind und Kunststoffzahnreihen besitzen (Abb. 21 und 22).

Die **simulierte Zahnreihe** hat mehrere wichtige Funktionen bei den Funktionslöffeln. Sie dient als Griff, bietet aber gleichzeitig vor allem auch eine Ab-

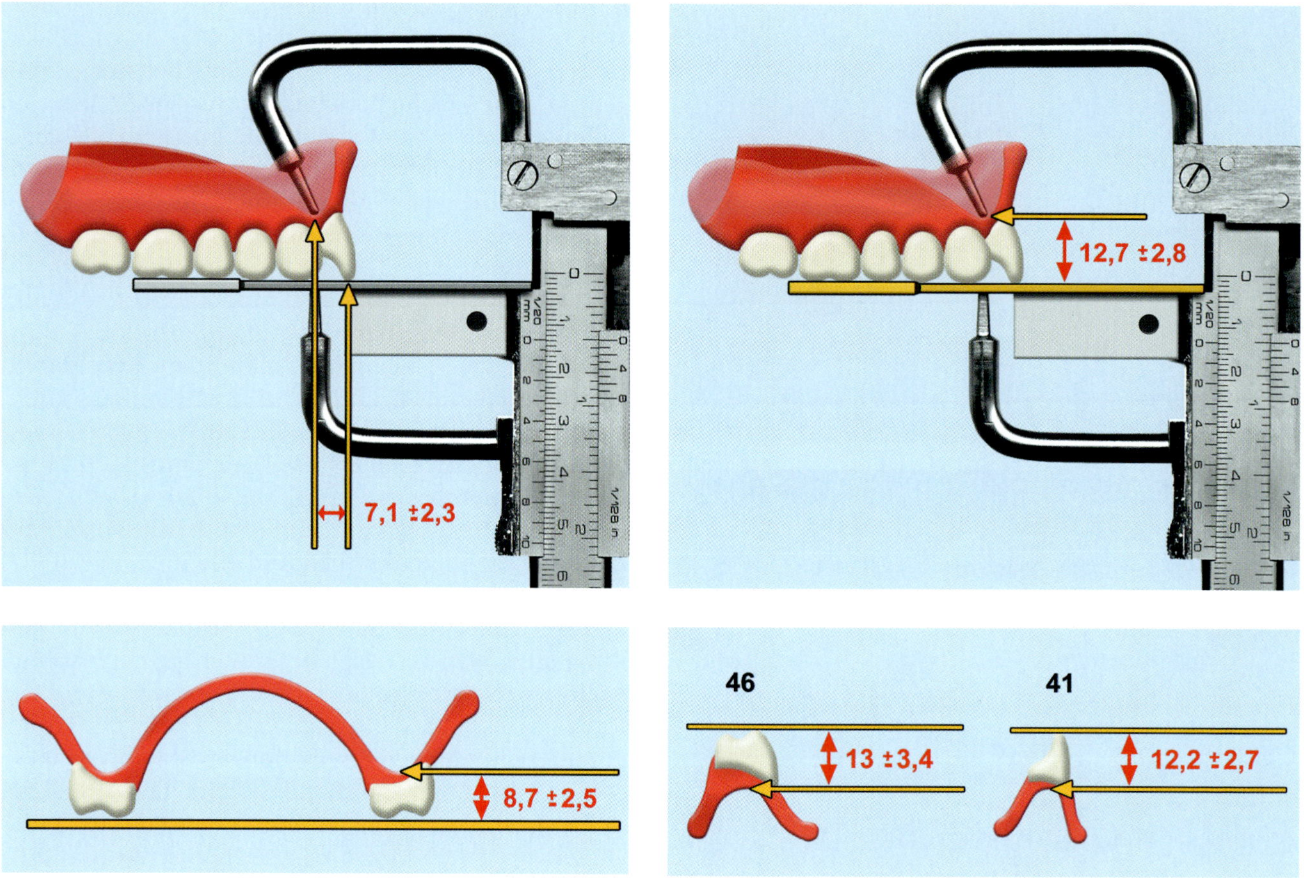

a b c d

Abb. 21 Vermessung von Totalprothesen mit dem Zirkel nach Gutowski und Meyding zur Dimensionierung von Ober- und Unterkieferfunktionslöffeln. Die Messwerte entstammen einer Untersuchung von 104 Totalprothesen [11, 19].
a) Mittelwertiger sagittaler Abstand der Papilla incisiva zur Schneidekante des Zahns 11.
b) Mittelwertiger vertikaler Abstand der Papilla incisiva zur Schneidekante des Zahns 11.
c) Mittelwertiger vertikaler Abstand der Kieferkamm-Mitte regio 16 und 26 zu den Höckerspitzen dieser Zähne.
d) Mittelwertiger vertikaler Abstand der Kieferkamm-Mitte regio 46 zu den Höckerspitzen dieses Zahns sowie regio 41 zu der Inzisalkante dieses Frontzahns.

schätzung zur Aufstellung der späteren Zahnreihe im Kauschlauch und ist daher mit entscheidend für die wünschenswerte intraorale Stabilität von Funktionslöffel und Prothese. Darüber hinaus bildet sie eine feste Basis für das Abformmaterial, mit dem nicht nur das Tegument, sondern auch der Kauschlauch dargestellt werden soll. Derart gestaltete Abformlöffel entsprechen daher auch den Forderungen an ein „Funktionsmuster" und verwirklichen Elemente der „Plattenbasismethode". Im Oberkiefer legt der Kunststoffwall zusätzlich die Position der Frontzähne und die Inzisalkantenlinie bzw. Okklusionsebene fest. Nach der Funktionsabformung bieten die Wälle eine sichere Basis für die Kieferrelationsbestimmung. Über die Vor- und Nachteile von Kunststoffwällen bei der Funktionsabformung informiert Tabelle 5. Abbildung 21 gibt Hinweise über ihre Dimensionierung nach Mittelwerten.

Untersuchungen zeigen, dass eine mittelwertige Gestaltung analoger Zahnreihen nicht sinnvoll ist und nur dann vorgenommen werden sollte, wenn keine Messwerte der alten Prothesen zur Verfügung stehen: Die Kieferkämme und die resultierenden Zahnstellungen der Patienten variieren erheblich in den Dimensionen.

Dies äußerte sich in unseren Untersuchungen in hohen Standardabweichungen und großen Spannen der in Frage kommenden Mess-Strecken [19]. Hat der Zahnarzt deshalb die Zahnpositionen der alten Prothesen vermessen, können die Kunststoffwälle der Funktionslöffel wesentlich zielgerichteter und erfolgssicherer konstruiert werden. Dies spart viel Zeit bei der späteren Anpassung der Registrierschablonen.

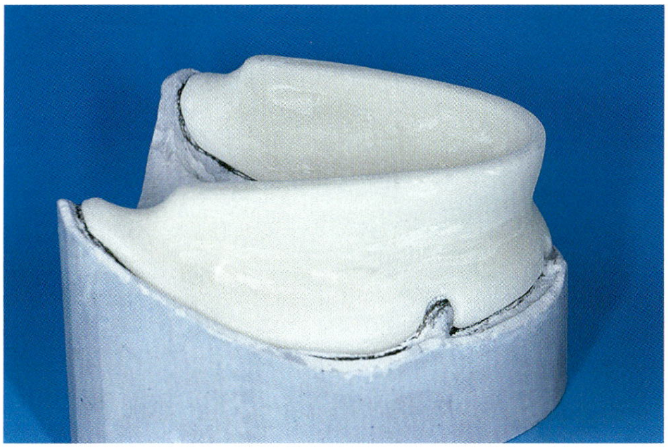

a

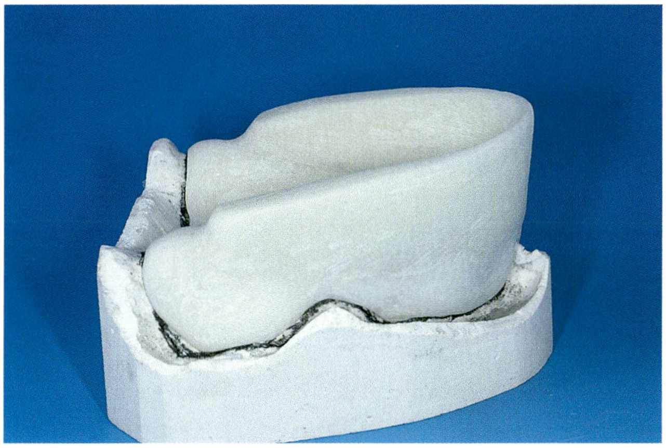

b

Abb. 22 Nach Mittelwerten gestaltete simulierte Zahnreihe (Kunststoffwall).
a) Auf einem Unterkieferfunktionslöffel.
b) Auf einem Oberkieferfunktionslöffel.

4.10.1 Ausrichtung der Kunststoffzahnreihe im Unterkiefer

Im Unterkiefer wird die Kunststoff-**Seitenzahnreihe** auf die **Kieferkamm-Mitte** gesetzt. Im frontalen Bereich befindet sich die Basis der Frontzähne ebenfalls auf der Kieferkamm-Mitte, ihre **Inzisalkanten** sollen jedoch **nach vestibulär geneigt** sein. Die vertikale Höhe richtet sich nach den gemessenen Distanzen an der alten Prothese. Die analoge Zahnreihe muss in jedem Fall sehr schmal gestaltet werden (auch im Seitenzahnbereich nicht dicker als 3 mm), damit die Zunge nicht eingeengt wird und die Sicht auf die lingualen Ränder erhalten bleibt. Die POUND-Linie als gedachte Hilfslinie von der Region des Eckzahns bis zur Lingualseite des Tuberculums kann als Orientierung dienen: Sie darf von dem Kunststoffwall nicht nach lingual überragt werden. Der Unterkieferfunktionsabformlöffel muss später im Kauschlauch liegen und bereits Stabilität bieten (ohne Saughaftung ruhig liegen, Abb. 23).

4.10.2 Ausrichtung der Kunststoffzahnreihe im Oberkiefer

Im Oberkiefer wird die sagittale und vertikale Position der **Inzisalkanten** relativ zur Kieferkamm-Mitte allein entsprechend den **ästhetischen Erfordernissen** und den gemessenen Werten ausgerichtet. Die **Seitenzähne** werden auf die **Kieferkamm-Mitte** gesetzt. Sie sollten nicht breiter als Prämolaren gestaltet werden (s. Abb. 22 b). Ihre vertikale Höhe richtet sich ebenfalls nach den mit dem Zirkel gemessenen Abständen der alten Prothese. Ziel ist es, den Oberkieferfunktionslöffel nach Möglichkeit gleichzeitig als „Ästhetik-Kontrollschablone" einzusetzen [9].

4.10.3 Herstellung und Anpassung der Funktionsabformlöffel

Anfertigung der Funktionsabformlöffel

Manche Kollegen empfehlen, die lichthärtenden Kunststoffzahnreihen auf den Funktionsabformlöffeln direkt am Patienten herzustellen. Das zahntechnische Labor liefert dann lediglich die sorgfältig auf dem anatomischen Modell in der Länge dimensionierten Abformplatten. Dieses Vorgehen kann die ästhetische Ausrichtung der simulierten Zahnreihe am Oberkiefer erleichtern, besonders was die Inzisalkantenlinie und die Okklusionsebene betrifft. Im Unterkiefer ist auf diese Art sogar eine bessere Adaptation der Zahnreihe im ersten Schritt an den Kauschlauch und in der Folge an den Oberkieferwall zu erreichen. Der noch nicht auspolymerisierte, weiche Kunststoffwall verzieht sich bei der Entnahme aus dem Mund allerdings sehr leicht. Die Handhabung ist daher nicht einfach.

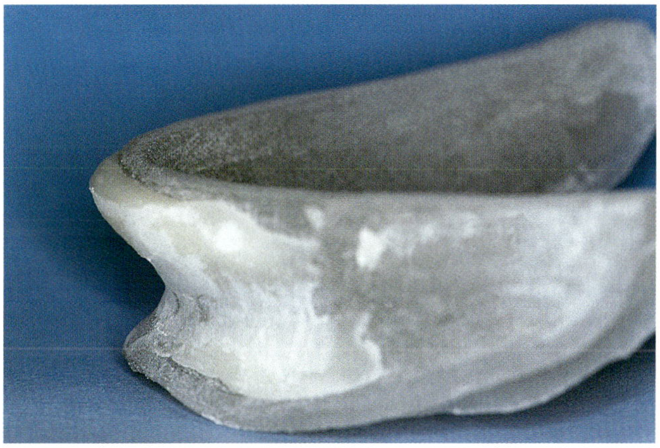

Abb. 23 Vestibuläre Formung eines Unterkiefer-Funktionslöffels mit Zahnreihenanalog im Bereich eines stark ausgeprägten M. orbicularis oris.

Anpassung der Oberkieferfunktionslöffel

Nach dieser Methode beginnt die Funktionsabformung mit der Anpassung der vestibulären Extensionen der **Oberkieferschablone** und der Kontrolle der dorsalen Randlänge. Die **dorsale Abschlusslinie** soll etwas über die Vibrationslinie hinausreichen, weil die endgültige Prothesenlänge erst nach Anfertigung der dorsalen Abdämmung festgelegt wird. Die genaue Abfolge des Vorgehens ist in Tabelle 11 erläutert. Man geht dazu zunächst mit dem linken Zeigefinger in den geöffneten Mund des Patienten, bringt den Funktionslöffel über dem Kieferkamm in Position und weist den Patienten jetzt an, „alles locker zu lassen", wobei sich die periorale Muskulatur entspannen soll. Der linke Zeigefinger hält die rechte Wange des Patienten bei weiterhin wenig geöffnetem Mund gering ab – gerade so viel, dass man den rechten Rand des Funktionslöffels im Tuberbereich sehen kann. Dann erst senkt man den Löffel in seine Endposition auf dem Kieferkamm ab und beobachtet dabei, ob die vestibuläre Schleimhaut mit dem Funktionslöffel verdrängt wird. Ist dies in stärkerem Ausmaß der Fall (> ca. 0,5 mm), dann ist die **Löffelgrenze** dort **zu lang** und muss gekürzt werden. Zur Eingrenzung des zu langen Löffelbereichs kann man den die Wange abhaltenden Zeigefinger zum Funktionslöffel herumdrehen, auf den Bereich der Störstelle legen und den Löffel zwischen Zeigefinger und Daumen haltend aus dem Mund nehmen. So ist man sicher, wo man den Kunststoff zu reduzieren hat. Im Oberkiefer prüft man die vestibuläre Löffellänge am besten in fünf aufeinander folgenden Abschnitten von rechts nach links. Zur Reduktion der simulierten Zahnreihe setzt man die Fräse (Absaugung!), zu ihrem Aufbau Bonding mit lichthärtendem Löffelkunststoff und einem Licht-Polymerisationsgerät ein. Als Hilfsgerät zur Anpassung der Inzisalkanten nach der **Bipupillarlinie** sowie der Okklusionsebene nach der **CAMPER**-Ebene dient das **SCHREINEMAKERS**-Lineal (Abb. 24 b).

Tabelle 11 Ablauf der Kontrollen und Korrekturen am Oberkieferfunktionslöffel.

1. Korrektur der vestibulären Randlänge
2. Einarbeitung der Bändchenfunktion
3. Kontrolle der dorsalen Löffellänge
4. Korrektur der vertikalen Frontzahnlänge (bei geplanter Handbissnahme muss die Länge um den voraussichtlichen vertikalen Überbiss reduziert werden)
5. Korrektur der sagittalen Frontzahnposition
6. Korrektur der Parallelität zur Bipupillarlinie
7. Korrektur der Parallelität zur Camper-Ebene
8. Korrektur der Oberfläche in eine Vorprothese (glatte Oberfläche, runde Kanten)

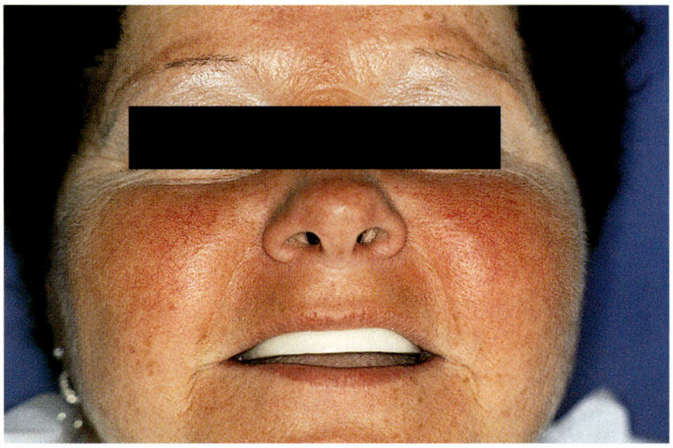
a

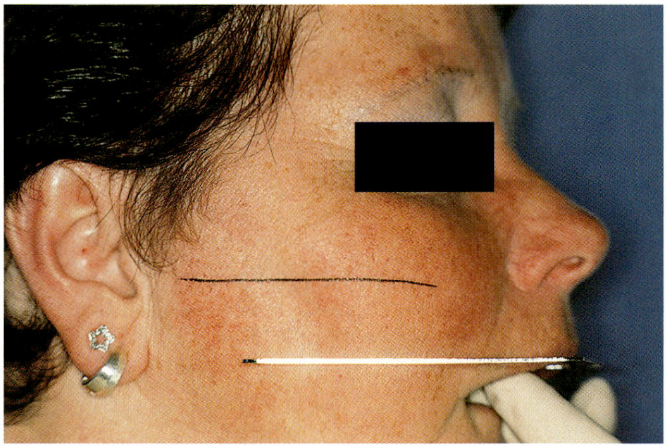
b

Abb. 24 Simulierte Zahnreihe eines Oberkieferfunktionslöffels.
a) Parallel zur Bipupillarlinie ausgerichtet.
b) Parallel zur modifizierten CAMPER-Ebene ausgerichtet.

Es hat sich gezeigt, dass die leicht modifizierte Lage der CAMPER-Ebene entsprechend den Studien von KOLLER et al. [12] und OLSSON [14] die Ausformung erleichtert.

Bei der sicherlich manchmal zeitaufwändigen Ausarbeitung der Funktionslöffel bzw. der Zahnreihen mit der Fräse sowie der Korrektur mit lichthärtendem Löffelkunststoff und Bonding ist es das Ziel, den Funktionslöffel als „Vorprothese" zu betrachten. Mit der sorgfältigen Ausführung dieser Individualisierungen legt man für die nächste Sitzung fest, wie erfolgreich die erste Gesamteinprobe sein wird. Das Verfahren steht und fällt mit diesem Arbeitsgang!

Anpassung der Unterkieferfunktionslöffel

Am Unterkieferfunktionsabformlöffel wird ebenfalls zuerst die Randlänge im Vestibulum und danach sublingual kontrolliert, damit der Löffel nicht durch Überextensionen aufschwimmt. Die Prüftechnik verläuft abschnittsweise und analog zum Oberkiefer: Zeigefinger in den Mund, Schablone über den Kiefer in Position bringen, Patienten entspannen lassen und hinsehen, ob und wie weit die bewegliche Schleimhaut beim Absetzen des Löffels auf den Kieferkamm verdrängt wird (Tab. 12).

Die **Fingerkuppenkontrolle** nach Willemse [20] ist eine hervorragende Möglichkeit, die paralinguale Löffelgrenze im Unterkiefer zu kontrollieren. Den rechten paralingualen Rand des Funktionslöffels vom Bereich der Prämolaren bis zum Tuberculum alveolare mandibulare prüft man, indem der linke Zeigefinger auf die Kunststoff-Seitenzahnreihe gelegt und die Schablone dadurch am Platz gehalten wird. Mit dem rechten Zeigefinger fühlt man die Region am lingualen Löffelrand ab: Die vorgewölbte Fingerbeere darf den Kontakt zur knochenunterlegten Schleimhaut nicht verlieren! Spürt man den Knochen nicht, ist der Löffel noch zu lang. Spürt man den Knochen flächig, ist der Löffel zu kurz und muss verlängert werden (s. u.). Wenn die vorgewölbte Fingerbeere den Knochen unter der Schleimhaut gerade noch tastet, dann überragt die Schablone die Linea mylohyoidea um etwa 1 mm, was der gewünschten Dimension entspricht (Abb. 25).

Hinweise zur Randkürzung der **sublingualen Gebiete** erhält man zusätzlich durch Zungenbewegungen nach rechts und links. Hebt sich z. B. der Löffel bei der Zungenbewegung nach links, so muss im Gebiet der rechten Prämolaren lingual gekürzt oder ausgedünnt werden, und umgekehrt. Die Richtigkeit der sublingualen Grenze kann man außerdem durch die Länge der aus dem Mund herausgestreckten Zunge untersuchen („Rim-Depth-Detector"-Prinzip) oder durch das bei uns üblichere Anheben der Zungenspitze an den dorsalen Gaumen. Die Dicke des Löffels und die Stellung der simulierten Zahnreihe spielen für die ruhige Lage des Löffels bei Mundöffnung sowie Funktionen ebenfalls eine Rolle, Korrekturen können notwendig sein (Hinsehen!). Ein harter Mundboden oder ein Torus mandibularis wird in die Abformung mit einbezogen.

Tabelle 12 Ablauf der Kontrollen und Korrekturen am Unterkieferfunktionslöffel.

1. Korrektur der vestibulären Randlänge
2. Korrektur der lingualen Randlänge (Fingerkuppenkontrolle, Zungenbewegungen)
3. Korrektur der sublingualen Randlänge (Zungenbewegungen)
4. Korrektur der sagittalen Inzisalkantenposition
5. Korrektur der Position des Kunststoffwalls im Kauschlauch
6. Korrektur der vertikalen Kieferrelation und der Frontzahnlänge/mit bereits eingefügter und angepasster Oberkieferschablone. Ruhelage und Interokklusalabstand prüfen
7. Korrektur der Oberfläche in eine Vorprothese (glatte Oberfläche, runde Kanten)

Im Unterkiefer entscheidet die Lage der analogen Zahnreihe ganz wesentlich über die spätere Prothesenstabilität.

Der Kunststoffwall muss so korrigiert werden, dass der nicht saugende Unterkieferlöffel bei moderater Mundöffnung ruhig liegen bleibt. Das funktioniert in Fällen ausgeprägter Alveolarkammresorptionen nur, wenn die simulierte Zahnreihe im Unterkiefer zunächst sehr schmal gestaltet ist. Sie muss in jedem Fall etwas schmaler als natürliche Prämolaren sein, da der Kauschlauch bei zahnlosen Patienten von der Zunge her im Lauf der Zeit eingeengt und daher schmaler wird. Die Zunge liegt somit in der Regel der Schablone an, obwohl die Resorptionsrichtung

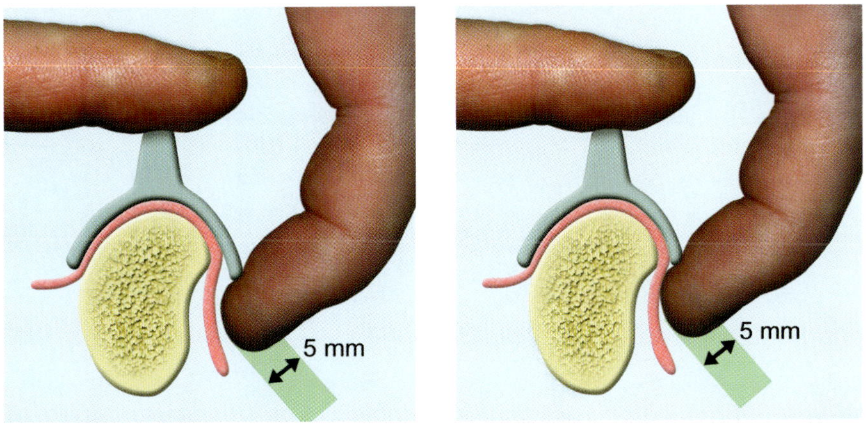

Abb. 25 Fingerkuppenkontrolle nach Willemse [20].
a) Die etwa um 5 mm den paralingualen Funktionsrand überragende Fingerkuppe fühlt keinen Kontakt zum darunter liegenden Knochen, d. h. der Rand des Funktionslöffels ist noch zu lang.
b) Die Fingerkuppe tastet paralingual gerade eben die unter dem Funktionslöffel liegende Linea mylohyoidea, d. h. der Rand ist in der Länge richtig dimensioniert.

im Unterkiefer-Seitenzahnbereich zentrifugal verläuft und die transversalen Abstände zwischen rechter und linker Zahnreihe daher größer werden. Da die analoge Zahnreihe der Unterkieferschablone im zahntechnischen Labor auf der Kieferkamm-Mitte aufgebaut wurde, bedeutet das andererseits, dass vestibulär oft ein freier Raum zwischen der Kunststoffzahnreihe und der Wange vorhanden ist. Dieser wird bei der Randkontrolle und der Unterfütterung des Löffels geschlossen.

Die dorsalen Löffelgrenzen sollten die Tubercula retromolaria nur zur Hälfte umfassen, wenn sie stark beweglich sind: Der Abschluss wird später mit thermoplastischer Masse gestaltet. Sind die Tubercula fest, dann werden sie mit dem Löffel ganz umfasst.

Bei fast geschlossenem Mund betrachtet man zuletzt den Abstand der Unterlippe von der analogen Inzisalkante des Unterkieferfunktionslöffels: Wenn ein Abstand vorhanden ist, kann noch etwas Kunststoffmaterial oder ein Wachsstreifen im Inzisalbereich angebracht werden. Dies führt dann später zu einer ausgeprägten Kippung der Unterkieferfrontzähne (die Basis des Kunststoffwalls bleibt in der Regel auf dem Kieferkamm, s. Abb. 23). Für diese Überlegungen spielt auch die bereits jetzt erkennbare Größe der sagittalen Stufe zwischen Ober- und Unterkieferschablone eine Rolle: Die Lippe soll sich bei Mundschluss später nicht zwischen Ober- und Unterkieferzähnen einklemmen.

Ober- und Unterkieferfunktionsabformlöffel sind nun in ihren Dimensionen fertig vorbereitet. Vor der Abformung sollte die Ruhelage noch einmal mit eingefügten Schablonen ohne das störende Abformmaterial geprüft werden (Abb. 26). Ein interokklusaler Abstand muss bei Ruhelage vorhanden sein.

4.11 Vorgang der Funktionsabformung

4.11.1 Funktionsabformung im Unterkiefer

Sind die Funktionslöffel sorgfältig in der Länge der Ränder und der Position der Zahnreihenanaloge den individuellen Gegebenheiten angeglichen, erfolgt die **Feinjustierung** der Randlänge und der -breite durch das Auftragen von thermoplastischer Masse (Kerr®-Stangen, Bite-Compound®). Im Unterkiefer ist eine Individualisierung mit dieser Methode nach unserer Erfahrung nur sublingual bis in den Bereich der Eckzähne (**Sublingualrolle**) sowie dorsal in der Region der Tubercula nötig, wenn Letztere beweglich sind. Bei beweglichen Tubercula ist es wichtig, die dreieckförmigen Bezirke beidseits eines jeden Tuberculums zu erfassen. Dazu trägt man die genügend erwärmte thermoplastische Masse außen an der trockenen Fläche auf, wartet einen Moment auf die Abkühlung, setzt den Löffel ein und schiebt die Masse mit dem vaselinierten Finger dorsal über den Löffelrand hinaus. Gleich im Anschluss werden diese Bereiche durch weite Mundöffnung (Tubercula) oder Zungenbewegungen (sublingual) zurückgeformt (Abb. 27). Der Löffel muss bei Kieferbewegungen weiterhin ruhig liegen bleiben und darf nur so weit in die bewegliche Schleimhaut extendiert werden, wie dies für den Saugeffekt nötig ist. Ist das thermoplastische Material zu rasch fest geworden, kann man es im Wasserbad bei 50 °C erwärmen und dann korrigieren.

Im Unterkiefer setzen wir das **Zinkoxid-Eugenol-Präparat** SS White® Impression Paste zur Abformung ein. Es ist in seiner Konsistenz weniger vom Mischungsverhältnis der beiden Pasten als vom Mischbeginn abhängig: Die Masse wird kontinuierlich zäh-

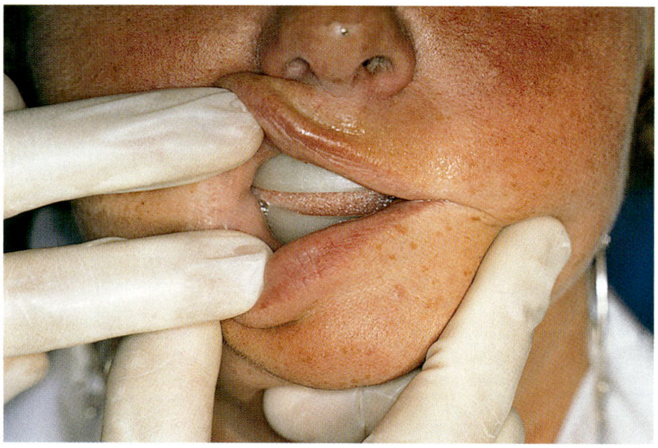

Abb. 26 Abschließende Prüfung der Ruhelage über den „free-way-space" mit eingesetztem und individuell angepasstem Funktionsabformlöffel mit simulierter Zahnreihe in Ober- und Unterkiefer.

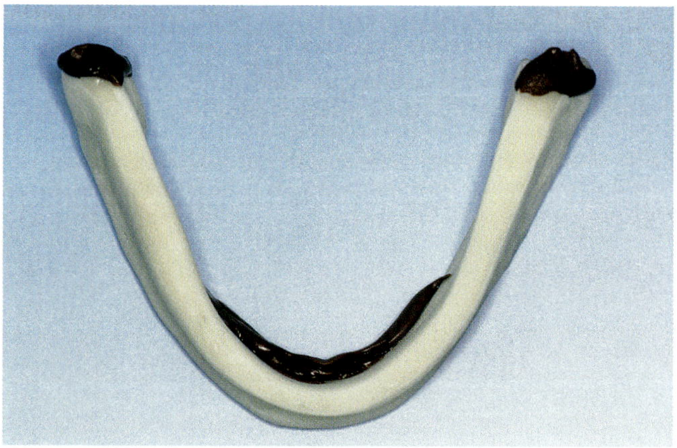

Abb. 27 Der Unterkieferfunktionslöffel wurde im Bereich der beweglichen Tubercula retromolaria in der Länge sowie in der sublingualen Region in Länge und Dicke mit thermoplastischer Masse individualisiert.

fließender, bis sie nach etwa 5 min fest ist (s. Abb. 3). Deshalb hat man einen gewissen Entscheidungsspielraum, bei welchem Fließvermögen das Material eingesetzt werden soll. Angemischte SS White®-Paste wird ringsherum auf die gesamten **Außenflächen** und die **Ränder** des gut abgetrockneten Löffels ohne Haftlack aufgetragen – jedoch noch nicht auf die Unterfläche – und danach in den vorher ausgespülten Mund gesetzt. Bei schmalen Funktionslöffeln bringt man das Material allerdings von vornherein auch auf die gesamte Unterfläche auf. Vorsicht beim Einschwenken des beschichteten Löffels in den Mund, es wird oft aus Versehen Material an den Lippen abgestreift. Es ist deshalb sinnvoll, die Lippen des Patienten mit Vaseline zu schützen.

Ist der Unterkieferknochen stark resorbiert, so legen sich manchmal Schleimhautfalten des Mundbodens auf den abzuformenden Kieferbereich. In diesem Fall kann die Helferin den Mundboden paralingual mittels Spiegel erst auf der einen und dann der anderen Seite vorsichtig nach kaudal verdrängen, während man den Löffel auf den Kieferkamm setzt.

Der Patient führt alle bereits bei der Erstabformung geübten **Bewegungen** aus, der Zahnarzt kann unterstützend tätig werden. Dabei wird der Löffel bimanuell festgehalten. Die Masse hat sich bei dieser ersten Abformung in der Regel auch auf einem Großteil der Unterfläche und außen am Löffel verteilt. Das Zinkoxid-Eugenol-Material wird innen an der Unterfläche des Löffels weggeschnitten, wenn es weiter als 2–3 mm dorthin geflossen ist. Löffelkunststoff, der am Rand durchgedrückt sichtbar wird, muss mit einer Fräse entfernt werden.

Diese erste Abformung dient der **Randkontrolle** und dem Beginn des Aufbaus der Außenflächen des Prothesenkörpers. Sie kann partiell mit der Silikonprobe von Kronen und Brücken verglichen werden. Hier geht es ebenfalls darum, Störstellen aufzufinden und die Passform zu verbessern. Gleichzeitig handelt es sich trotz der wiederholt myodynamischen Ausformung um eine erste Korrektur des von der Erstabformung her **offenen Innenventils:** Durch die Entfernung des nach innen geflossenen Materials wird die Randdichtigkeit zwangsläufig erhöht. Das Zinkoxid, das außen am Löffel haftet, wird dagegen als Grundlage für die Abformung der neutralen Zone belassen (Abb. 28). In diesem Zustand muss der Unterkieferfunktionslöffel intraoral weiterhin ruhig liegen und dem an den Frontzähnen anliegenden, abkippendprüfenden Finger einen kleinen Saugwiderstand entgegensetzen.

Nun **unterfüttert** man mit derselben zäh fließenden Zinkoxid-Eugenol-Masse den gesamten Löffel. Der Unterkieferfunktionslöffel wird dazu nicht perforiert, weil die Fläche kleiner ist (Ausnahme: Schlotterkamm). Das SS White®-Material trägt man auf die abgetrockneten Bereiche der Löffelinnen- und wiederum der -außenfläche ringsum auf. Man setzt den mit Abformmaterial rundum beschickten Löffel ein und lässt alle erforderlichen perioralen Bewegungen durchführen. Dabei wird der Löffel beidhändig am Ort gehalten. Der Patient schließt den Mund zur Abhärtung des Abformmaterials. Nach Entnahme und Abspülen der Abformung sowie Ausspülen des Mundes werden Stabilität und Saugeffekt kritisch geprüft (Abb. 29). Die Abformung muss bei allen Bewegungen ruhig liegen bleiben und auch im Unterkiefer saugen! Man sollte sich dessen bewusst sein, dass die Prothese wegen der Polymerisationsschrumpfung später eher schlechter sitzen wird als die Funktionsabformung. Eine Übersicht des Ablaufs der Funktionsabformung im Unterkiefer gibt Tabelle 13.

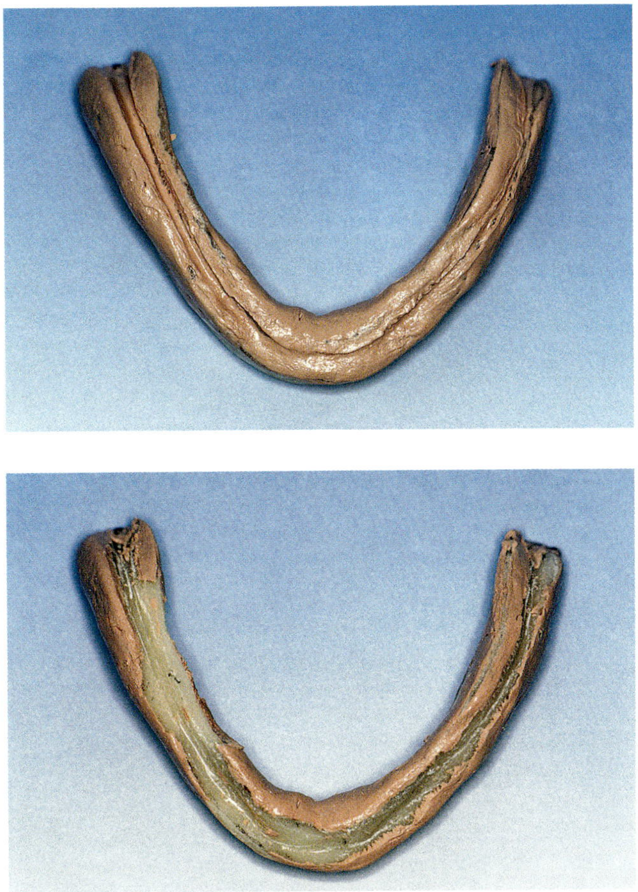

a

b

Abb. 28 Randkontrolle des Unterkieferfunktionslöffels.
a) Wegen des schmalen Löffels wurde die gesamte Unterfläche mit SS White® Impression Paste belegt.
b) Die durchgedrückten Ränder aus Löffelkunststoff wurden reduziert. Auf der Innenfläche bleibt nur ein ca. 2–3 mm breiter Bereich des Rands bestehen. Der Rest des nach innen geflossenen Materials wurde entfernt.

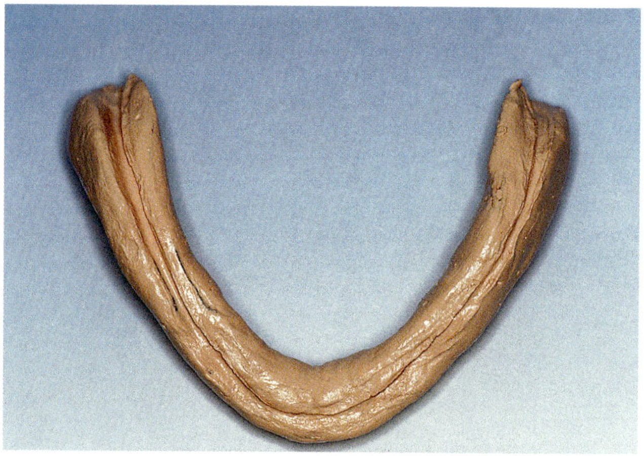

Abb. 29 Unterfütterter Unterkieferfunktionslöffel.

Tabelle 13 Ablauf der Funktionsabformung im Unterkiefer.

1. bei beweglichem Tuberculum: Umfassung des Tuberculumbereichs mit thermoplastischer Masse erst auf der einen Seite, dann auf der anderen Seite
2. myodynamische Individualisierung des sublingualen Bereichs in Länge und Dicke mit thermoplastischer Masse
3. myodynamische Randkontrolle und Beginn des Aufbaus des Außenventils mit zäher Zinkoxid-Nelkenöl-Masse
4. Entlastung der Innenfläche und Reduktion durchgedrückter Löffelkunststoffbereiche am Rand. Belassen des Außenventils. Der Löffel sollte saugen
5. myodynamische Unterfütterung der gesamten Unterfläche und der gesamten Außenfläche mit zäh fließender Zinkoxid-Nelkenöl-Masse
6. Abspülen des Löffels, Ausspülen des Munds, Entfernung von Abformresten aus dem Mund, Kontrolle der Anlagerung des Innenventils, Kontrolle der Stabilität und des Saugeffekts

4.11.2 Funktionsabformung im Oberkiefer

Im Oberkiefer betrachtet man die **paratubären Bereiche** bei geöffnetem Mund und lässt den Unterkiefer dann nach rechts und links bewegen. So erkennt man, wie breit die **dorsalen Flanken** des Funktionslöffels in diesem Bereich gestaltet werden können.

Man trägt die thermoplastische Masse erst auf der rechten Seite von dorsal bis etwa zum Wangenbändchen bzw. zum Prämolarenbereich auf die abgetrocknete Außenseite auf, setzt die Schablone in den Mund, schiebt das Material mit vaseliniertem Finger etwas hoch, zieht die Wange mit Daumen und Zeigefinger nach kaudal und dorsal und lässt den Mund öffnen sowie Unterkieferbewegungen nach links ausführen (Abb. 30). Auf der linken Seite ist das Vorgehen entsprechend.

Es ist nicht immer erforderlich, auch in den Regionen der Prämolaren sowie frontal thermoplastische Masse aufzutragen. Darüber entscheiden die passenden oder nicht passenden Löffellängen des Kunststoffs. In dieser Region können allerdings auch ästhetische Parameter eine Rolle spielen. Durch Auftragen von thermoplastischer Masse im Prämolarenbereich und somit Verbreiterung der Löffelextensionen können manchmal tiefe Nasolabialfalten etwas ausgeglichen werden (denselben Effekt erreicht man durch eine Verbreiterung des Außenventils in der Prämolarenregion am späteren Modell).

Ist der Rand im frontalen Bereich zu dick, so ist er in der Region von Eckzahn zu Eckzahn von außen durch die Oberlippe tastbar. Er muss dann ausgedünnt werden. Besonders schlecht stellen sich oft die **Bändchen** in der thermoplastischen Masse dar, wenn diese nicht mehr die richtige Temperatur zur Ausformung hat. Durch erneute Erwärmung der Masse im Wasserbad und „handaktives" Nachformen kann man das ausgleichen. Sollte sich gezeigt haben, dass der Löffel dorsal zu kurz ist, so kann er mit thermoplastischer Masse oder lichthärtendem Kunststoff verlängert werden.

Es folgt die **Randkontrolle** des Löffels mit **zäh fließender Zinkoxid-Eugenol-Paste** (SS White® Impression Paste). Sie wird auf die Außenflächen und über den ganzen Rand aufgebracht, auch auf die dorsale Abschlusslinie. Wiederum ist Vorsicht beim Einschwenken des beschichteten Löffels in den Mund angebracht: Man streift oft aus Versehen Material an den Lippen ab (Lippen mit Vaseline schützen). Die Zinkoxidmasse wird zur Randkontrolle myodynamisch ausgeformt.

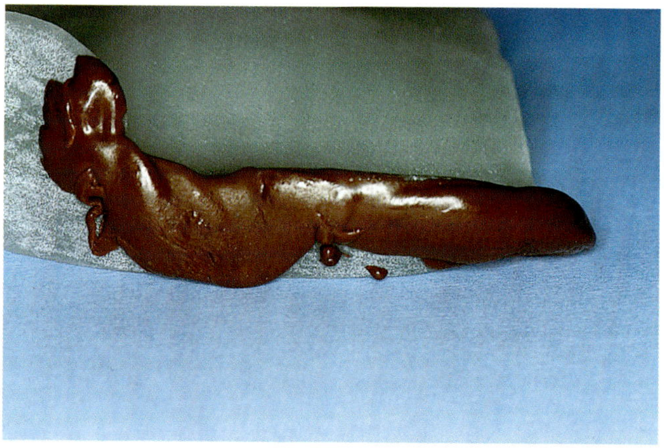

Abb. 30 Der Oberkieferfunktionslöffel wurde in der Länge und Breite der vestibulären Flanken im Tuberbereich durch thermoplastische Masse korrigiert.

Nach dem Erhärten stellen sich zu lange Löffelränder als durchgedrückte Stellen dar und müssen gekürzt werden. Das Abformmaterial auf der Außenfläche bleibt erhalten, die zu weit auf die Innenfläche verteilte Paste wird entfernt, sodass 2–3 mm Außenrand bestehen bleiben, im Bereich des dorsalen Abschlusses sind es ca. 5 mm (Abb. 31).

Nach Abspülen des Löffels und Ausspülen des Mundes prüft man den Saugeffekt durch eine kippende Bewegung über die analoge Frontzahnreihe: Da die dorsale Abdämmung noch nicht angebracht wurde, ist der Saugeffekt in diesem Stadium oft noch nicht ausgeprägt. Es folgen Perforationen mit einem Rosenbohrer im Bereich der Drüsen- und Fettgewebezonen sowie vestibulär im Frontzahngebiet, abhängig von der Alveolarkammhöhe (Abb. 32).

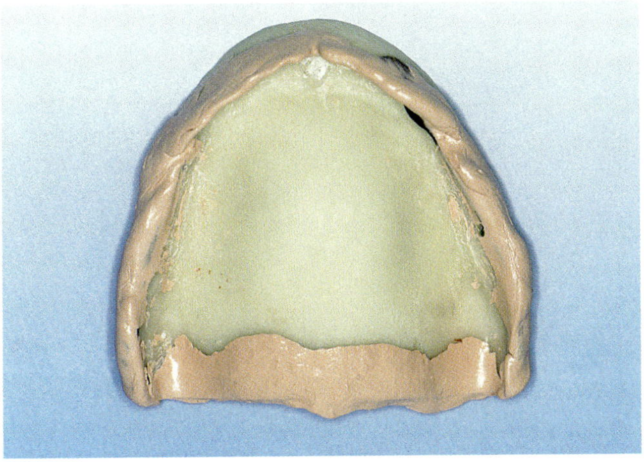

Abb. 31 Randkontrolle des Oberkieferfunktionslöffels. Die Zinkoxid-Eugenol-Paste wird an der Unterseite des Funktionslöffels so weit weggeschnitten, dass ein 2–3 mm breiter Rand stehen bleibt. Vestibulär belässt man das Abformmaterial.

Im Oberkiefer setzen wir für eine druckarme Abformung des **Teguments** möglichst **dünn fließende Zinkoxid-Eugenol-Massen** ein. Das Zinkoxidabformmaterial Luralite® ist etwas zäh und weist nach dem Anmischen eine gleichmäßige Viskosität über einen Zeitraum von etwa 3 min auf, bevor es fast schlagartig etwa 5 min nach dem Mischbeginn aushärtet (s. Abb. 3) [17]. Die Konsistenz kann durch unterschiedliche Mischungen von Basis- und Katalysatorpaste variiert werden (Ausgangsmischungsverhältnis 1 : 1). Dies hat Einfluss auf die Festigkeit der abgebundenen Paste. Wenig Zinkoxidanteil und daher dünn fließende Paste bedeutet ein härteres Endprodukt.

Die Zinkoxidmasse wird auf den gut abgetrockneten Löffel gleichmäßig aufgetragen, und der gesamte Oberkiefer wird abgeformt. Die perforierten Bereiche können dabei zur Zunge hin mit einem Zellstoffläppchen unterlegt werden. Der Kopf muss wegen der leicht fließenden Paste dabei unbedingt nach vorne geneigt gehalten werden, sodass Überschüsse nicht in den Rachen gelangen können. Die Abformung wird erneut myodynamisch ausgeformt.

Nach Entnahme und Abspülen des Löffels (Abb. 33), Ausspülen des Mundes sowie intraoraler Entfernung liegen gebliebener Abformreste folgt die schmetterlingsförmige Abdämmung der dorsalen Abschlusslinie durch Funktions-, Abform- oder Schwarzwachs. Dies ist besonders bei hoher Resilienz der Vibrationszone erforderlich. Zur Ausformung drückt man den oberen Löffel sehr fest an die Unterlage, lässt den Patienten mehrfach schlucken und den Nasenblaseffekt durchführen (Abb. 34).

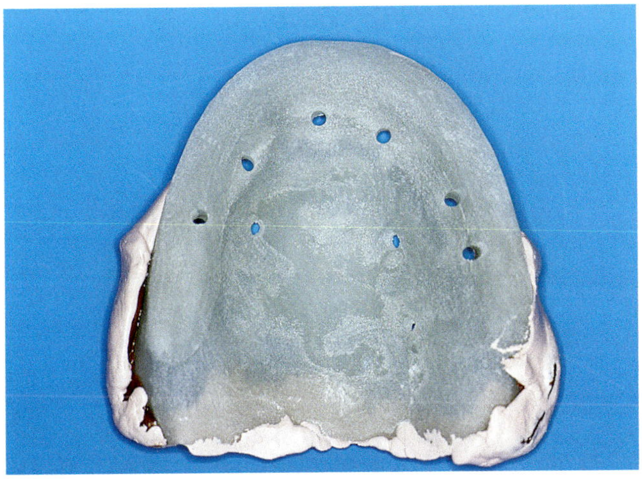

Abb. 32 Der Oberkieferfunktionslöffel wurde im Bereich resilienter Stellen durch Perforationen entlastet. In diesem Fall wurde zusätzlich ein frontaler Schlotterkamm an der Unterfläche hohlgelegt und durch Perforationen entlastet.

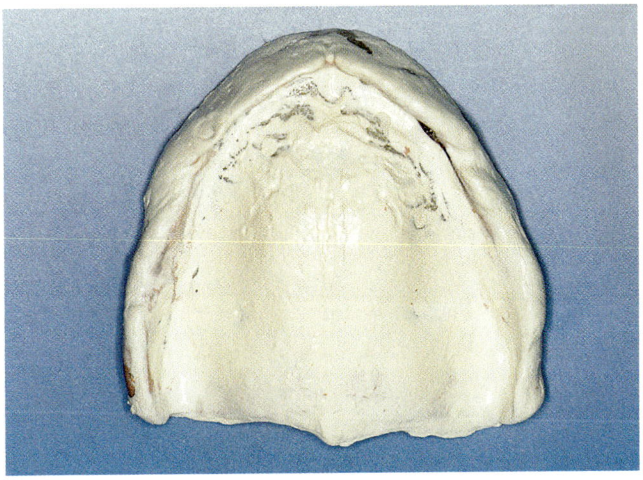

Abb. 33 Ein mit der leicht fließenden Zinkoxid-Eugenol-Abdruckpaste Momax® myodynamisch unterfütterter Oberkieferabformlöffel.

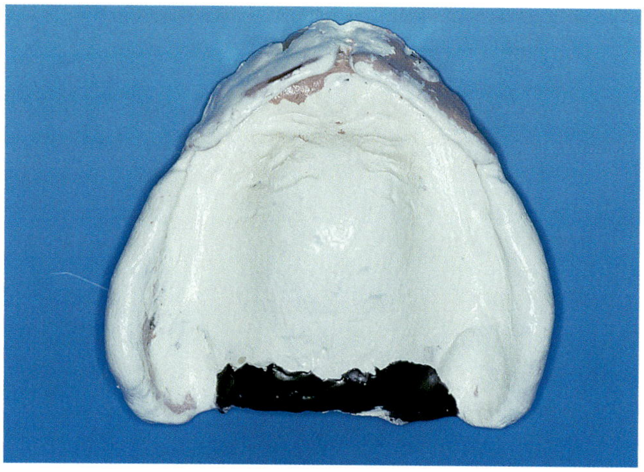

Abb. 34 Bei der Oberkieferfunktionsabformung mit deutlicher Resilienz der „Aha"-Linie wurde Schwarzwachs aufgetragen. Durch Rücksetzen der Abformung in den Patientenmund kann die Nasenblaseffekt-Linie dargestellt werden.

Im Oberkiefer ist in der Regel das Innenventil im Frontzahnbereich immer noch offen (es wurden bisher auch ausschließlich Abformungen unter Bewegungen der perioralen Muskulatur durchgeführt). Der letzte Arbeitsgang besteht daher im **Schließen des Innenventils.** Dazu wird noch einmal zäh fließende Zinkoxid-Eugenol-Masse (SS White® Impression Paste) in einem schmalen Band nur innen auf den gesamten Löffelrand sowie schmetterlingsförmig auf die dorsale Abdämmung gegeben und der Löffel in den Mund gesetzt. Diese letzte Abformung erfolgt nun myostatisch, der Patient vermeidet möglichst periorale Bewegungen (Abb. 35). Die intraorale Kontrolle zeigt, dass das Innenventil jetzt geschlossen ist.

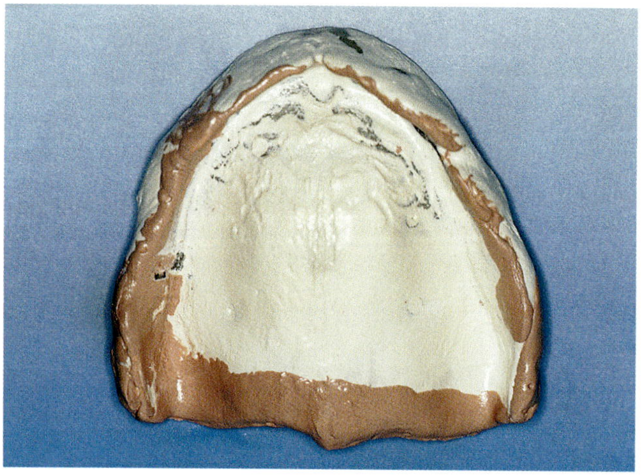

Abb. 35 Das Innenventil wurde durch eine myostatische Randkorrektur im Oberkiefer geschlossen. In diesem Fall mit geringer Resilienz der Vibrationszone wurde die „Ah"-Linie mit SS White® Impression Paste abgedämmt.

Tabelle 14 Ablauf der Funktionsabformung im Oberkiefer.

1. Verlängerung und Individualisierung der Breite des Löffels mit thermoplastischer Masse im vestibulären Tuberbereich erst auf der einen Seite, dann auf der anderen Seite
2. Verlängerung und Individualisierung der Breite des Löffels in der Prämolarenregion/im frontalen Bereich unter Berücksichtigung ästhetischer Aspekte wie Nasolabialfalte und Lippenfülle
3. Verlängerung des dorsalen Löffelrands
4. myodynamische Randkontrolle mit zäh fließender Zinkoxid-Nelkenöl-Masse
5. Korrektur durchgedrückter Stellen des Löffelkunststoffs am Rand/Entfernung des zu weit nach innen geflossenen Materials. Belassen des Außenventils
6. Kontrolle der Kippstabilität und des Saugeffekts
7. Perforation des Löffels im Bereich resilienter Schleimhautbezirke des Gaumens und an den vestibulären Flanken
8. myodynamische Unterfütterung des gesamten Löffels mit leicht fließender Zinkoxid-Nelkenöl-Masse
9. schmetterlingsförmiges Ausformen der Nasenblaseffekt-Linie mit Funktions- oder Schwarzwachs
10. myostatisches Antragen von wenig zäh fließendem Material ausschließlich im Bereich des Innenventils und der Abdämmung
11. Entfernung von Material, welches zu weit auf die Innenfläche der Abformung gelaufen ist
12. Abspülen des Löffels, Ausspülen des Munds, Entfernung von Abformresten aus dem Mund, Kontrolle der Anlagerung des Innenventils, Kontrolle der Stabilität und des Saugeffekts

Die Abformung muss nun bei allen Muskelfunktionen am Ort bleiben und auch bei kippenden Prüfbewegungen gut saugen. Durchgedrückte Stellen im Bereich der Fläche der Abformung (nicht im Randbezirk) bedeuten übrigens nicht, dass später an diesen Stellen Druckstellen auftreten werden.

Die Sitzung ist nach Absicherung von **Zahnform** und **-farbe** abgeschlossen, wenn keine Kieferrelationsbestimmung durchgeführt werden soll. Eine Übersicht des Ablaufs gibt Tabelle 14.

4.12 Kieferrelationsbestimmung unter Einsatz der Funktionsabformung

4.12.1 Kieferrelationsbestimmung

Die fertigen Funktionsabformungen im Ober- und Unterkiefer tragen beide einen **Kunststoffwall.** Daher bietet es sich geradezu an, mithilfe der Abformungen nun eine Kieferrelationsbestimmung durchzuführen.

Prinzipiell ist mit den Funktionsabformungen auch eine Handbissnahme zu verwirklichen. Eine Handbissnahme setzt sehr gut ausgeglichene Kontaktverhältnisse der simulierten Zahnreihen zwischen Ober- und Unterkiefer voraus, was nur mit gewissem Aufwand zu erreichen ist. Außerdem ist es nicht möglich, in diesem Stadium Fingerstützen an den vestibulären Flächen der Unterkieferabformung anzubringen. Die **Pfeilwinkelaufzeichnung** ist das sichere, einfachere, allerdings auch zeitaufwändigere Verfahren (siehe Kap. 5 „Kieferrelationsbestimmung").

Für die bessere Fixierung der Registrate erhalten die Zahnreihenanaloge auf jeder Seite sowohl im Unter- wie im Oberkiefer je zwei Querrillen. Man setzt beide fertigen Funktionsabformungen in den Mund, zeichnet im Oberkiefer mit wasserfestem Filzstift die **Mittellinie** an und kontrolliert **Inzisalkantenlinie, Okklusionsebene** sowie die **vertikale Kieferrelation** zur Sicherheit noch einmal (Letztere über den interokklusalen Spalt und den ästhetischen Eindruck des Gesichts, Abb. 36). Eine passende **Registrierplatte** des Condylator®-Set Nr. 105 (oder eines anderen Systems) wird mit heißer thermoplastischer Masse (Kerr® rote Stangen) oder Autopolymerisat an der unteren Funktionsabformung zwischen die sehr gut getrocknete simulierte Zahnreihe gebracht, sorgfältig von unten an den Löffel adaptiert und mit einem wasserfesten Filzstift angefärbt (Edding 3000®). Beim Condylator®-Set ist es nachteilig, dass die Registrierspitze im Oberkiefer montiert wird (thermoplastische Masse, Abb. 37). So sieht man erst nach Montage beider Platten und Kieferschluss, ob die Registrierspitze den Unterkiefer an der richtigen Stelle belastet: Die aufgezeichnete Pfeilwinkelspitze sollte bezogen auf den Unterkieferalveolarkammverlauf in sagittaler Richtung am Übergang vom vorderen Drittel zu den hinteren zwei Dritteln (bzw. vom vorderen ersten Viertel zu den hinteren drei Vierteln) und transversal mittig liegen. Ab und zu muss man deshalb die Registrierspitze im Oberkiefer umsetzen.

Die eingestellte **vertikale Kieferrelation** kann lediglich nach ästhetischen Kriterien und daher nur **provisorisch** bestimmt werden. Dies ist ein Nachteil, der während der besonders kritischen Kontrolle der gewählten vertikalen Kieferrelation im Zuge der ersten Gesamteinprobe ausgeglichen werden muss. Hier hilft allerdings die vergleichende Prüfung der Vertikalrelation der alten Prothesen mit dem Messzirkel von GUTOWSKI und MEYDING (s. u.).

Die **horizontale Kieferrelation** ist jedoch **definitiv** einstellbar. Zur Aufzeichnung der Pfeilwinkelspitze kontrolliert man, ob bei Kieferschluss intraoral lediglich am Stützstift Kontakt besteht. Dann lässt man den Patienten kleine Unterkieferbewegungen unter Führung der Mandibula durch den Behandler „hinten nach links und rechts" sowie „vor, zurück, nach links" und „vor, zurück, nach rechts" ausführen. Die entstehende Pfeilwinkelspitze überprüft man durch ein Fadenkreuz und mindestens eine erneute Aufzeichnung. Das Plexiglasrondell wird über der Pfeilwinkelspitze befestigt und damit die zentrische Kondylenposition registriert, weil später mit Veränderungen der in dieser Sitzung eingestellten vertikalen Kieferrelation im Artikulator zu rechnen ist (Abb. 38).

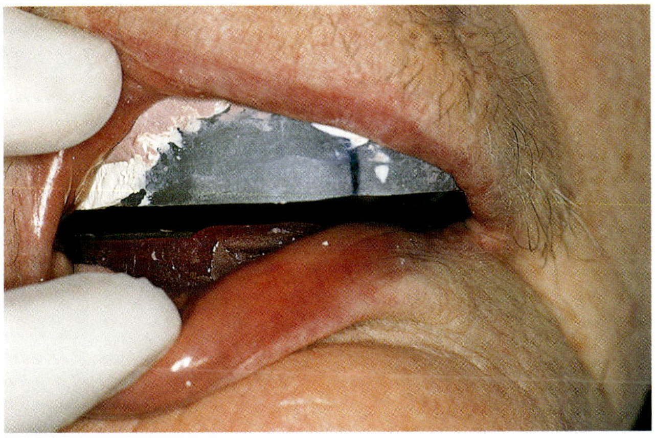

Abb. 36 Ober- und Unterkieferfunktionsabformung. Die Frontzahnmitte wurde auf der Oberkieferabformung angezeichnet. Zur Kontrolle der provisorisch eingestellten vertikalen Kieferrelation mithilfe des interokklusalen Abstands wurden beide Abformungen in den Mund gesetzt.

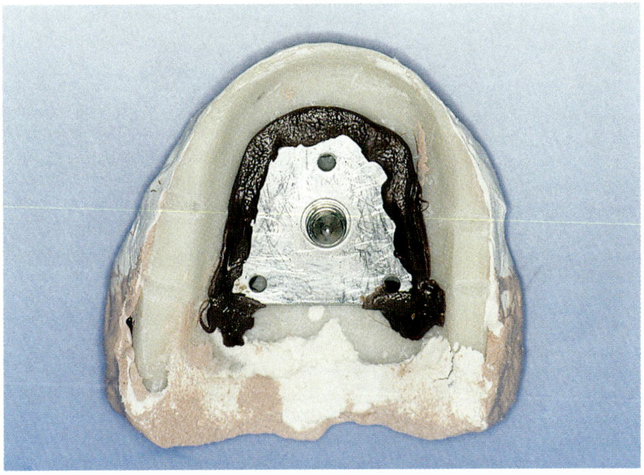

Abb. 37 Die Platten des Condylator®-Sets Nr. 105 sind im Oberkiefer montiert.

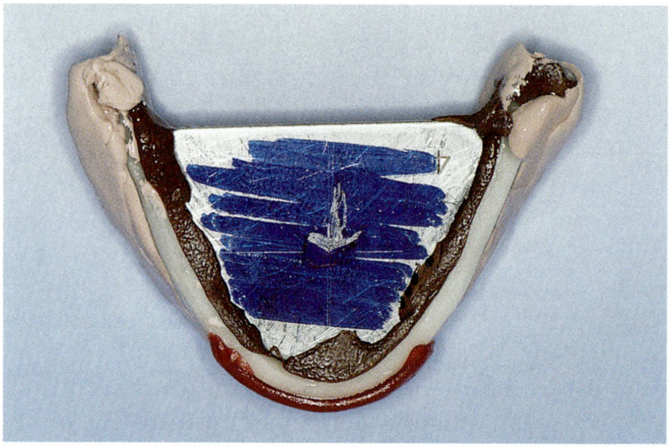

Abb. 38 Aufzeichnung des Pfeilwinkels. Die Unterkieferfunktionsabformung wurde als Registrierschablone eingesetzt. Das Plexiglasrondell wird über der Pfeilwinkelspitze mit Klebewachs fixiert.

4.12.2 Gesichtsbogenübertragung

Es folgt die mittelwertige Gesichtsbogenübertragung mit der passenden Übertragungsplatte bzw. der entsprechenden Bissgabel (das Gesichtsbogen- und Artikulatorsystem ist dabei zweitrangig). Beim Condylator®-System wird eine Übertragungsplatte mit thermoplastischer Masse auf der Unterkieferfunktionsabformung verankert (über der Registrierplatte einschließlich des bereits befestigten Plexiglasrondells, Abb. 39). Damit die Übertragungsplatte später ohne Probleme von der Funktionsabformung einschließlich ihrer Registrierplatte gelöst werden kann, muss die Oberfläche der analogen Zahnreihe mit Vaseline isoliert werden. Die Registrierspitze der Oberkieferfunktionsabformung wird nicht in der Höhe verändert, die zwangsläufig resultierende Sperrung der vertikalen Kieferrelation während des Anlegens des Gesichtsbogens wird auf der Condylator®-Registrierkarte für die sagittale Kondylenbahn eingetragen. Sie spielt sonst keine Rolle. Den Gesichtsbogen steckt man auf die Übertragungsplatte und richtet die Gesichtsbogenarme auf die mittelwertig bestimmten zentrischen Scharnierachsenpunkte aus. Beim Condylator®-Gesichtsbogen muss man unbedingt darauf achten, dass der Unterkiefer sich jetzt in **zentrischer Kondylenposition** befindet (Abb. 40). Die sagittale Kondylenbahnneigung kann nun ebenfalls aufgezeichnet werden (s. Kap. 5 „Kieferrelationsbestimmung“).

Gesichtsbogen und Übertragungsplatte werden abgenommen, auf den Artikulator Condylator® ausgerichtet und für den Zahntechniker zur Seite gestellt.

Der Patient schließt den Kiefer unter Führung des Behandlers, sodass die Registrierspitze im Plexiglasrondell einrastet. Ober- und Unterkieferfunktionsabformung werden nun über Gipsschlüssel intraoral miteinander verbunden (Snow White Plaster No 2®). Dabei achtet man darauf, den Abformgips mit einem Spatel tief genug zwischen die Schablonen zu drücken (Abb. 41). Nach der Erhärtung nimmt man das ganze Paket aus Ober- und Unterkieferfunktionsabformungen sowie Gipsschlüsseln nach Möglichkeit als Einheit aus dem Mund. Der Komplex wird von dorsal auf interokklusale Kontakte außerhalb der Registrierspitze sowie auf ihren richtigen Sitz im Plexiglasrondell kontrolliert. Näheres ist in Kapitel 5 „Kieferrelationsbestimmung“ nachzulesen. Man kann die an den Funktionsabformungen eingestellte

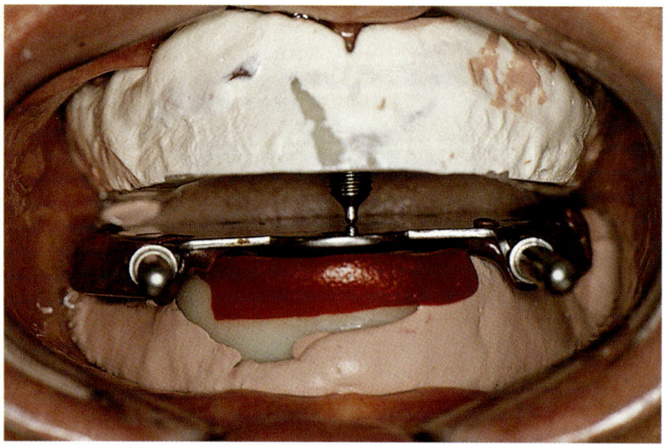

Abb. 39 Die Funktionsabformungen mit den montierten Stützstiftplatten wurden in den Mund zurückgesetzt. Auf die simulierte Zahnreihe der Unterkieferfunktionsabformung und über das Plexiglasrondell wurde die Condylator®-Übertragungsplatte für den Gesichtsbogen gesetzt. Der Stützstift wird dabei in der Höhe nicht verändert.

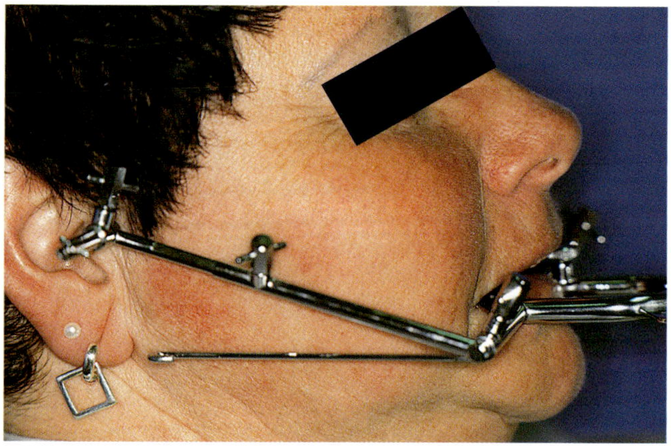

Abb. 40 Der Condylator®-Gesichtsbogen ist mithilfe der Übertragungsplatte mit der Unterkieferfunktionsabformung verbunden und wird durch den zentralen Stützstift gehalten.

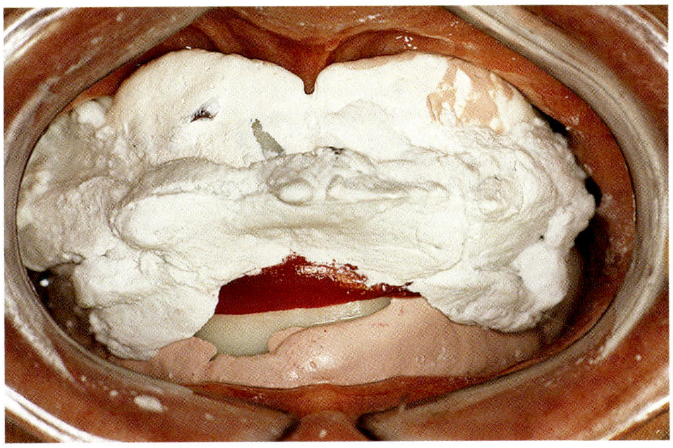

Abb. 41 Nach Abnahme des Gesichtsbogens und der Übertragungsplatte kann die intraorale Verschlüsselung von Ober- und Unterkiefer-Funktionsabformung mit Gips erfolgen.

vertikale Kieferrelation nun mit der der alten Prothesen in maximaler Interkuspidation mithilfe des Messzirkels nach GUTOWSKI und MEYDING vergleichen und gewünschte Änderungen der vertikalen Relation für die Gesamteinprobe vom Zahntechniker im Artikulator umsetzen lassen. Man nimmt das Registrat vorsichtig auseinander und beschneidet die Gipsschlüssel.

Die Funktionsabformungen werden im Tauchbad desinfiziert (cave: Zinkoxidpasten quellen, deshalb geringstmögliche Zeit einwirken lassen). Die Sitzung ist mit der Kontrolle von **Form und Farbe der Frontzähne** abgeschlossen (s. Kap. 6 und 7 „Auswahl und Aufstellung der Front- und Seitenzähne"). Eine Übersicht des Ablaufs gibt Tabelle 15.

Tabelle 15 Ablauf der Kieferrelationsbestimmung mittels Funktionsabformungen.

1. Kontrolle der Inzisalkantenlinie auf Parallelität zur Bipupillarlinie
2. Kontrolle der CAMPER-Ebene
3. Einfräsen von je zwei Querrillen im Bereich der simulierten Seitenzahnreihen von Ober- und Unterkieferfunktionsabformung
4. Montage des Condylator®-Set Nr. 105, Kontrolle des adäquaten Belastungspunkts der Unterkieferschablone in zentrischer Kondylenposition
5. Aufzeichnung der Pfeilwinkelspitze und Kontrolle mit Fadenkreuz
6. Aufwachsen des Plexiglasrondells auf der Pfeilwinkelspitze
7. Anlegen der Condylator®-Gesichtsbogen-Übertragungsplatte auf den Unterkieferfunktionslöffel über Pfeilwinkelaufzeichnung und Plexiglasrondell
8. Anlegen des Gesichtsbogens auf mittelwertige zentrische Scharnierachsenpunkte (11 mm/+ 3 mm)
9. Abnahme des Gesichtsbogens einschließlich der Übertragungsplatte, Abgabe an den Zahntechniker
10. Intraorale Verschlüsselung der Pfeilwinkelregistrierung mit Gips
11. Entnahme der Funktionslöffel und des Registrats als Einheit aus dem Mund

4.13 Vorgehen im zahntechnischen Labor

Die Funktionsabformungen werden als **Modelle** mit ausreichend tief versenktem Rand und Magnet-Split-Cast ausgegossen (Abb. 42). Sie sollten flach gesockelt sein, damit sie in den Artikulator und u. U. später in eine Küvette passen. Die Abformungen dürfen jetzt keinesfalls von den Modellen abgezogen werden: Erst wird zunächst das **Unterkiefermodell mit Gesichtsbogen** und dann das **Oberkiefermodell mittels Gipsschlüsseln** in den Condylator® **einartikuliert** (Abb. 43). Zur Montage des Oberkiefermodells ist der

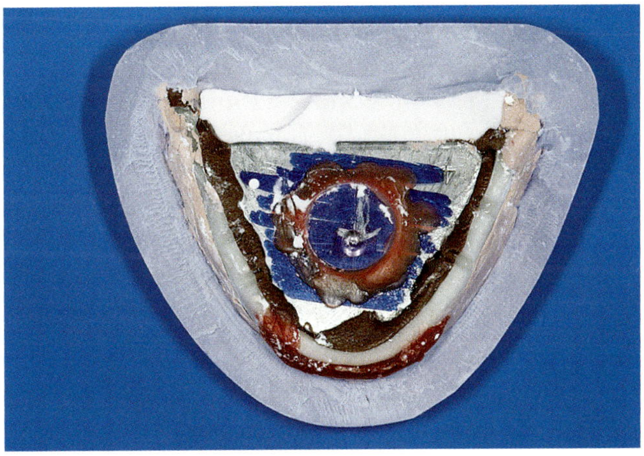

Abb. 42 Unterkiefermeistermodell mit versenktem Rand und Magnet-Split-Cast. Die Abformung darf noch nicht von dem Modell abgelöst werden.

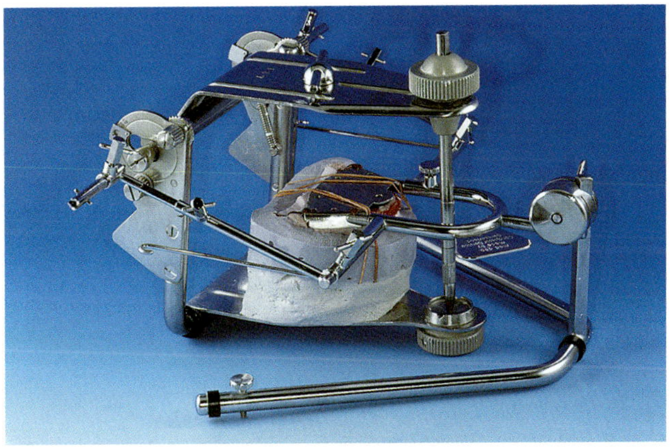

Abb. 43 Montage des Unterkiefermeistermodells mit Funktionsabformung und Condylator®-Gesichtsbogen in den Artikulator.

Inzisalstift des Artikulators so einzustellen, dass nach der Modellmontage „Null" die gewünschte vertikale Kieferrelation in maximaler Interkuspidation ergeben wird. Entsprechend muss der Inzisalstift zur Montage des antagonistischen Modells nicht angehoben werden, wenn man ohne Bisshebung registriert hat und keine Korrekturen der am Patienten eingestellten vertikalen Relation durchführen lassen will. Jetzt kann das Oberkiefermodell montiert werden (Abb. 44). Die am Oberkiefermodell befindliche Funktionsabformung ist gleichzeitig „Ästhetik-Kontrollschablone". Der Kunststoffwall gibt Auskunft über **Inzisalkantenlinie, Okklusionsebene und Zahnstellungen.** Entsprechend werden Silikonvorwälle der analogen Zahnreihen an Ober- und vor allem Unterkiefermodellen in der herkömmlichen Art angefertigt, mit denen die Zahnaufstellung und die Formung der Prothesenaußenflächen kontrolliert werden können (Abb. 45).

Zinkoxid-Eugenol-Abformungen werden bei der Entformung zerstört, weil sie im Wasserbad 5 min bei 60 °C erwärmt werden müssen, um sie abziehen zu können. Für die Zahnaufstellungen werden die Schablonen der Funktionsabformungen daher auf dem Modell mit **leicht fließendem Silikon** unterfüttert, nachdem das Zinkoxid und die thermoplastische Masse komplett entfernt wurden. Zunächst stellt der Zahntechniker die oberen, dann die unteren Frontzähne auf. Es folgen die Aufstellungen der unteren und dann der oberen Seitenzähne (Abb. 46). Die Zahnstellung richtet sich nach den Kunststoffwällen und den Silikonvorwällen.

Dieses Vorgehen ermöglicht die Gesamteinprobe der Zahnaufstellung in der dritten Sitzung. In dieser Sitzung ist besonders auf die exakte Einstellung der vertikalen Kieferrelation zu achten.

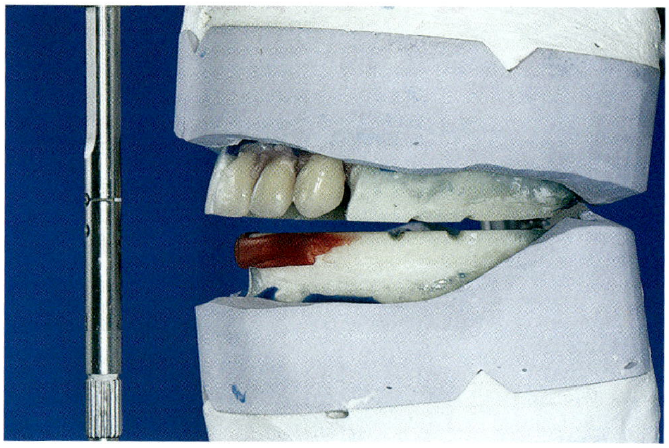

Abb. 45 Die simulierte Zahnreihe wird Abschnitt für Abschnitt abgetragen und die Zähne werden an ihrer Stelle aufgestellt. Die Zahnstellung kann zusätzlich über Silikon-Vorwälle kontrolliert werden.

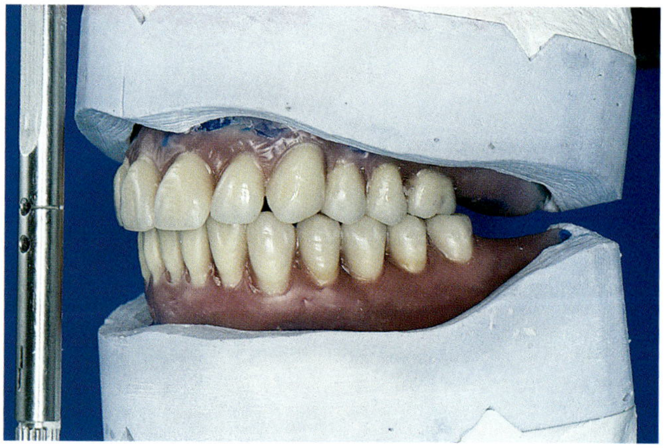

Abb. 46 Die Gesamtaufstellung im Artikulator. Eine Einprobe ist so bereits in der dritten Sitzung möglich.

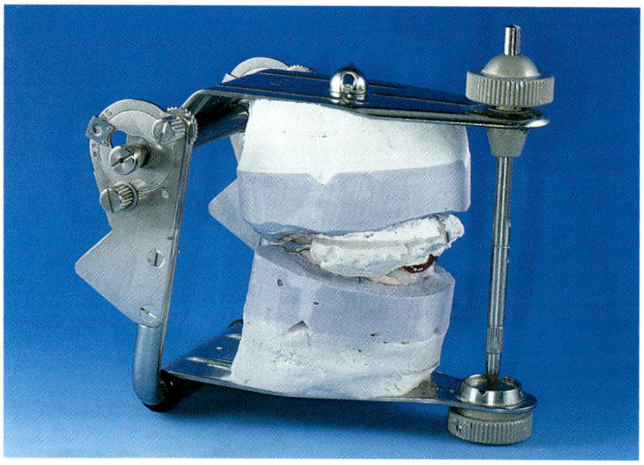

Abb. 44 Das Oberkiefermeistermodell wurde über Gipsschlüssel dem Unterkiefermodell zugeordnet.

4.14 Schlussbetrachtung

Die aufgezeigte Form der Funktionsabformung bedeutet einen **erheblichen Aufwand.** Der Unterkieferfunktionslöffel wird allein für die Abformung mindestens fünfmal in den Mund gebracht, abschnittsweise kontrolliert und aufgebaut. Wegen der Problematik der Abdämmung der „Ah"-Linie sind es für den Oberkieferfunktionslöffel sechs bis neun Einproben des Löffels. Wir nehmen uns daher für den gesamten Arbeitsgang der zweiten Behandlungssitzung **90 min Zeit** (Anpassung der Funktionslöffel [Inzisalkantenlinie und Okklusionsebene], Unter- und Oberkieferfunktionsabformungen, Gesichtsbogenübertragung und Pfeilwinkelaufzeichnungen). Dies ist derzeit nicht durch die Liquidation über den

BEMA gedeckt. Wissenschaftlich ist nicht nachgewiesen, dass Patienten mit derart hergestellten Prothesen eine geringere Involutionsatrophie oder eine bessere Funktion aufweisen bzw. weniger Druckstellen haben oder insgesamt zufriedener sind.

Wir sind jedoch überzeugt, dass erhebliche Vorteile mit dem fraktionierten Aufbau der Funktionsabformungen verbunden sind: Ganz gezielt wird der Funktionsrand in einzelnen mehr oder weniger großen Schritten – so umfangreich wie man es sich zutraut – aufgebaut. Durch Hinsehen und die eingebauten Kontrollen kann man mögliche Fehler einschränken.

Einzelne Schritte werden zusätzlich auf die Richtigkeit überprüft. Die Registrierung erfolgt auf den Funktionsabformungen, die besser passen als separat hergestellte Registrierschablonen. Die eingestellte Relation zwischen Unter- und Oberkiefer wird nicht während der Herstellung der Prothese durch eine spätere Unterfütterung der Schablonen verändert. Auf viele erfolgsentscheidende Aspekte wie die neutrale Zone oder die Ästhetik wird sehr früh geachtet. Das Vorgehen bedeutet im Sinne der **Evidence Based Dentistry** daher in unseren Augen einen Fortschritt und auch einen Ausgleich für den Zeiteinsatz. Nicht vergessen werden sollte nämlich bei den Wirtschaftlichkeitsüberlegungen, dass alle weiteren Sitzungen auf die Kontrolle wesentlicher Parameter wie Stabilität, Ästhetik und Funktion reduziert werden können. Diese Veränderungen an der Gesamtaufstellung erfolgen in der Regel im zahntechnischen Labor, wodurch ein Ausgleich gegeben ist.

4.15 Zitierte und weiterführende Literatur

[1] Balters, W.: Der Funktionsabdruck. Vjschr Zahnheilk 38, 64 (1922).
[2] Brill, N., Tryde, G., Kardel, W.: Die Bedeutung der Dynamik des Prothesenraumes für die Gestaltung von Unterkieferprothesen. Dtsch Zahnärztl Z 20, 33 (1965).
[3] Dapprich, J., Oidtmann, E.: Totalprothetik. Quintessenz, Berlin 2001.
[4] Ellenbeck, F.: Die Reproduzierbarkeit des Funktionsrandes bei der myofunktionellen Abformung mit Xantopren function. Münster, Med. Diss. 1992.
[5] Fish, W.: Using the muscles to stabilize the full lower denture. Schweiz Monatsschr Zahnheilk 20, 2163 (1933).
[6] Fröhlich, E.: Gewebeveränderungen als Folge schleimhautgetragener Prothesen. Dtsch Zahnärztl Z 7, 105 (1952).
[7] Fuhr, K., Reiber, T.: Die Totalprothese. Urban & Schwarzenberg, München 1993.
[8] Gerber, A.: Der atrophische Kiefer aus der Sicht des Prothetikers. Schweiz Monatsschr Zahnheilk 87, 935 (1977).
[9] Horn, R., Stuck, J.: Zahnaufstellung in der Totalprothetik, Bd. 1. Quintessenz, Berlin 1980.
[10] Huber, H. P., Kobes, L. W. R.: Grundlagen, Planung, Ausführung, Nachsorge. In: Die Totalprothese, Bd. 1. Hanser, München 1995.
[11] Kettner, N.: Dimensionierung von Registrierschablonen als Vorbereitung der Relationsbestimmung bei zahnlosen Patienten. Bonn, Med. Diss. 1998.
[12] Koller, M. M., Merlini, L., Spandre, G., Palla, S.: A comparative study of two methods for the orientation of the occlusal plane and the determination of the vertical dimension of occlusion in edentulous patients. J Oral Rehabil 19, 413 (1992).
[13] Müller, N., Morneburg, T., Hofmann, M.: Von Totalprothesen nach dem All-Oral-Verfahren zum Micro®-Plant-gestützten Zahnersatz. Deutscher Zahnärzte-Verlag, Köln 2001.
[14] Olsson, A., Posselt, U.: Relationship of various skull reference lines. J Prosthet Dent 11, 1045 (1961).
[15] Schreinemakers, J.: Die Logik in der Totalprothetik. Quintessenz, Berlin 1979.
[16] Schrott: System um den genauesten Abdruck und die sicherste Artikulation zu erhalten. Dtsch Vierteljahresschrift 4, 296 (1864).
[17] Schwickerath, H.: Über die Kraft bei der Abformung und über das Fließverhalten von Zinkoxid-Eugenol-Pasten. Dtsch Zahnärztl Z 30, 527 (1975).
[18] Spreng, M.: Der Kauabdruck. Schweiz Monatsschr Zahnheilk 40, 65 (1930).
[19] Utz, K.-H., Kettner, N., Reppert, G., Koeck, B.: Mittelwertig dimensionierte Funktionsabformlöffel als Registrierschablonen in der Totalprothetik. Dtsch Zahnärztl Z 58, 219 (2003).
[20] Willemse, L. M.: Die Anfertigung einer totalen Prothese. Z Stomatol 19, 164 (1921).
[21] Wöstmann, B., Schulz, H.-H.: Die totale Prothese, Bd. 1. Deutscher Ärzte-Verlag, Köln 1989.

Im Beitrag erwähnte Produkte und Herstelleradressen:

Accu-Tray®:
Candulor AG, Am Riederngraben 6,
78236 Rielasingen-Worblingen, Tel.: 07731-52075
Centric-Tray®, Spectra-Tray®, Light-Tray®:
IvoclarVivadent AG, Dr. Adolf Schneider Str. 2,
73479 Ellwangen/Jagst, Tel.: 07961-889-0
Si-Plast Träger®, Sta-Seal F®:
Detax GmbH & Co. KG, Postfach 100225,
76256 Ettlingen, Tel.: 07243-510-0
Schreinemakers-Abformlöffel:
Clan Dental Products, Postfach 2606,
NL-6026 ZG Maarheeze, Tel.: 31-4955-93351
HM-Löffel®, EX-3-N®:
Johannes Meist Dentalfabrikation und -Vertrieb,
Lenabergweg 4, 91626 Schopfloch, Tel.: 09857-681
Präzisionsschieblehre nach Gutowski und Meyding:
American-Dental-Supplies GmbH, Bahnhofstr. 36,
D-85591 Vaterstetten, Tel.: 08106-36859-0
Kerr-Stangen®, Luralite®, Snow White Plaster No. 2®:
Kerr GmbH, Liststr. 28, 76185 Karlsruhe,
Tel.: 0721-95567-0
Alginoplast®, Xantopren® function, Xantopren® mucosa:
Heraeus Kulzer GmbH & Co. KG, Heraeusstr. 12–14,
63450 Hanau, Tel.: 06181-35-5991

Impregum® Penta:
3M Espe AG, Espe Platz, 82229 Seefeld,
Tel.: 0800-2753773

SS-White® Impression Paste:
SS White Manufacturing, 9 Madleaze Estate,
Bristol Road, GB-Gloucester GL1 5SG, England,
Tel.: 0044-1452-307171

Bite Compound®:
GC Germany GmbH, GC-Paul-Gerhardt-Allee 50,
81245 München, Tel.: 089-896674-0

Y-Martin Instrument 32:
Carl Martin GmbH, Postfach 170148,
42623 Solingen, Tel.: 0212-810044

Condylator®-Service:
Condylator-Service, Bellariastr. 48,
CH-8038 Zürich, Schweiz, Tel.: 0041-1481-8342

5 Bestimmung der Kieferrelation

von Sandro Palla

Inhaltsübersicht

5.1 Vorbemerkungen 96

5.2 Einleitung 96

5.3 Gründe für eine korrekte Kieferrelation 97

5.4 Bestimmung der vertikalen Kieferrelation 98

5.4.1 Einleitung 98
5.4.2 Die posturale Unterkieferlage 99
5.4.3 Praktisches Vorgehen 101
5.4.4 Vertikale Dimension und Mundwinkelrhagaden 117

5.5 Bestimmung der horizontalen Kieferrelation 118

5.5.1 Einleitung 119
5.5.2 Praktisches Vorgehen 124
5.5.3 Grenzen der Registrierung mit dem zentralen Stützstift 134
5.5.4 Registrierung bei sehr verspannten und dyskoordinierten Patienten . . . 140
5.5.5 Bestimmung der horizontalen Kieferrelation mit der Handbissnahme . 140

5.6 Vorbehandlung für die Bestimmung der vertikalen und horizontalen Kieferrelation 142

5.7 Literatur 148

5.1 Vorbemerkungen

In der Literatur wurden verschiedene Methoden zur Bestimmung der vertikalen und horizontalen Kieferrelation beschrieben und jeder Autor weist auf die Vorteile seiner Methode hin, obwohl solche Ansichten meist nicht durch randomisierte, kontrollierte Doppelblindstudien untermauert sind. Beispielsweise betrafen von 155 Artikeln über die Anwendung des Gesichtsbogens, die zwischen 1966 und 2000 veröffentlicht wurden, nur zwei randomisierte Studien [48]. Diese Tatsache zeigt, dass oft vertretene Meinungen über Vor- und Nachteile einer besonderen Methode nicht durch ein hohes Evidenzniveau untersützt werden – ein Problem, das übrigens auch bezüglich der Okklusion totaler Prothesen gilt [104]. Diese Sachlage spiegelt auch die klinische Beobachtung wider, wonach es alle Techniken – sofern richtig durchgeführt – erlauben, eine klinisch „korrekte", d.h. adaptierbare Kieferrelation zu bestimmen.

Ziel dieses Buchs ist es, dem Zahnarzt Richtlinien zur Anfertigung totaler Prothesen zu vermitteln. Insofern wird auch dieser Beitrag sich auf die Beschreibung nur einer Technik beschränken, und zwar diejenige, welche seit Jahren an der Zürcher Klinik gelehrt und angewendet wird. Der Beitrag erhebt jedoch nicht den Anspruch, dass die hier beschriebene Methode den anderen überlegen ist.

Der Besprechung eines jeden Arbeitsschritts geht immer ein theoretischer Teil voraus. Darin werden die Ziele dargelegt, die mit dem entsprechenden Arbeitsschritt erreicht werden sollen. Eine Therapie kann nur dann erfolgreich sein, wenn die Ziele klar formuliert werden.

5.2 Einleitung

Der Langzeiterfolg einer totalprothetischen Behandlung sollte weniger von der momentanen subjektiven Zufriedenheit des Patienten, sondern vielmehr von der langfristigen Wiederherstellung der (Kau-)Funktion, der Erhaltung der Kieferkämme sowie deren Schonung vor strukturschädigenden Einwirkungen bestimmt werden. Diese bereits in den früheren Auflagen dieses Buchs gemachte Aussage ist grundsätzlich korrekt, muss jedoch relativiert werden. Denn der biologische Langzeiterfolg, d.h. die Erhaltung der Kieferkämme und deren Schonung vor strukturschädigenden Einwirkungen, hängt nicht oder kaum von prothetischen Faktoren ab. Beispielsweise liegt der Befürchtung, dass die Anhebung der vertikalen Dimension zu einer Erhöhung des Drucks unter der Prothese und deshalb zu einer beschleunigten Knochenresorption führe, kein wissenschaftlicher Beweis zu Grunde. Erstens ist die maximale Schließkraft der Totalprothesenträger wesentlich kleiner als diejenige bezahnter Individuen [31, 38, 66, 83, 100]. Zweitens führt eine Erhöhung der vertikalen Dimension nicht immer zu einer Erhöhung der Schluck- und Kaukraft bzw. der maximalen Schließkraft [4, 39, 71]. Drittens hat die Knochenatrophie eine multifaktorielle Ätiologie und ist das Resultat verschiedener ineinandergreifender lokaler und systemischer Faktoren, wobei die genauen Mechanismen noch wenig verstanden werden.

Jedenfalls können nur folgende Aussagen über die Knochenatrophie mit Sicherheit gemacht werden:

- Sie ist unweigerlich.
- Sie ist am stärksten während der ersten sechs Monate nach der Extraktion und nimmt danach exponentiell ab.
- Sie ist im Unterkiefer ausgeprägter als im Oberkiefer.
- Sie unterliegt großen interindividuellen Variationen.

Des Weiteren ist der Resorptionsgrad abhängig von:

- der Dauer der Zahnlosigkeit: je länger die Zahnlosigkeit, desto stärker die Resorption [6, 54]
- vom Alter: Der Resorptionsgrad nimmt mit dem Alter zu [6, 54]
- von der Körpergröße bzw. -masse (gilt aber nur für den Unterkiefer): Der Effekt der Resorption ist bei einem großen Kiefer weniger ausgeprägt als bei einem kleinen Kiefer [58]
- dem Vorliegen einer Osteoporose [57, 61, 136].

Diese und weitere Beobachtungen, denen zufolge das Ausmaß der Knochenatrophie unabhängig von der Anfertigungstechnik (z.B. einfach oder komplex) [24, 95, 125], der Art der Okklusion (äquilibriert oder nichtäquilibriert) [9], dem Seitenzahnmaterial (Kunststoff oder Porzellan) [81], dem Einsetzen einer Immediatprothese [16] und der Tragezeit (Schlafen mit oder ohne Prothese) [125] ist, lassen vermuten, dass prothetische Faktoren, und deshalb auch die vertikale Dimension einer Prothese, im Gegensatz zur Meinung vieler Kliniker, nur eine sekundäre Rolle in der Ätiologie der Knochenatrophie spielen.

Hinsichtlich der Wiederherstellung der Kaufunktion ist zu bemerken, dass Totalprothesenträger im Vergleich zu bezahnten Patienten und Patienten mit zahn- oder implantatgetragenen Hybridprothesen eine verminderte Kaueffizienz aufweisen (Einzelheiten in Palla [104] und Mericske-Stern [82]). Des Weiteren führt auch die Anfertigung optimaler Prothesen nicht unbedingt zu einer besseren Kaueffizienz [35, 67] und – vom gesundheitlichen Standpunkt aus betrachtet noch viel wichtiger – auch nicht immer zu einer besseren bzw. differenzierteren und vollständigeren Nahrungsselektion [2, 27, 36, 88, 115, 116]. Diese ist ein komplexes, multifaktorielles Phänomen, in dem prothetische Aspekte oder Kaufaktoren wie Kaukraft, Zahnstatus und subjektive Kaufähigkeit eine viel geringere Rolle spielen als nichtprothetische Faktoren wie z. B. Gesundheitszustand, Geschmack, persönliche Vorliebe für gewisse Nahrung, Ausbildung, Tradition, soziale und ökonomische Situation usw. [3, 25, 100]. In der Tat scheint sich die Nahrungsselektion von Totalprothesenträgern nicht von derjenigen anderer Menschen im gleichen Alter signifikant zu unterscheiden [40] und demzufolge muss die Insertion neuer Prothesen von einer Ernährungsberatung begleitet werden, will man die Ernährungsgewohnheiten des Patienten verbessern (Einzelheiten in PALLA [104]).

Eine korrekte Okklusion wird oft auch als ein wichtiger Faktor für die Zufriedenheit des Patienten mit der Totalprothese betrachtet. In der Literatur findet man sowohl Studien, die über einen Zusammenhang, als auch solche, die über keinen Zusammenhang zwischen dem Zufriedenheitsgrad und der Korrektheit der Okklusion berichten (für die Originalliteratur siehe FENLON et al. [29]). Diesbezüglich muss jedoch erwähnt werden, dass eine statistisch signifikante Assoziation nicht unbedingt einen kausalen Zusammenhang einschließt. Des Weiteren ist die Assoziation, wenn vorhanden, klein, d. h., die korrekte Okklusion hat nur einen geringfügigen Anteil an der Patientenzufriedenheit.

5.3 Gründe für eine korrekte Kieferrelation

Trotz all diesen bezüglich Biologie und Patientenzufriedenheit enttäuschenden Tatsachen bleibt die Bestimmung der vertikalen und horizontalen Kieferrelation ein wichtiges Vorgehen bei der Anfertigung des Zahnersatzes, da sie die Schlussbissstellung der mit Prothesen versehenen Kiefer festlegt.

> Insbesondere beeinflusst die vertikale Dimension das Aussehen (Sichtbarkeit der Frontzähne, Höhe des unteren Gesichtsdrittels) und die Phonetik, während die horizontale Relation den Prothesenhalt beeinflusst.

Eine **zu niedrige Bisshöhe** verleiht dem Gesicht durch Verstärkung der Kinnprominenz und der Falten im Bereich der Lippen und Mundwinkel sowie durch das Verschwinden des Lippenrots einen alternden Ausdruck (Abb. 1). Dies kann besonders bei sensiblen Patienten die Ursache von Inkorporationsschwierigkeiten sein und zu Abneigungsgefühlen gegenüber der Prothese führen. Das Körperideal unserer Gesellschaft in den Massenmedien wird von Jugendlichkeit, Schönheit und physischer Attraktivität geprägt. Die Zahnlosigkeit, die früher beim älteren Menschen ein weit verbreiteter Zustand war, ist heute, infolge effizienter Oralprophylaxe, vor allem in den industrialisierten Ländern stark rückgängig. Während in der Vergangenheit ältere Leute ge-

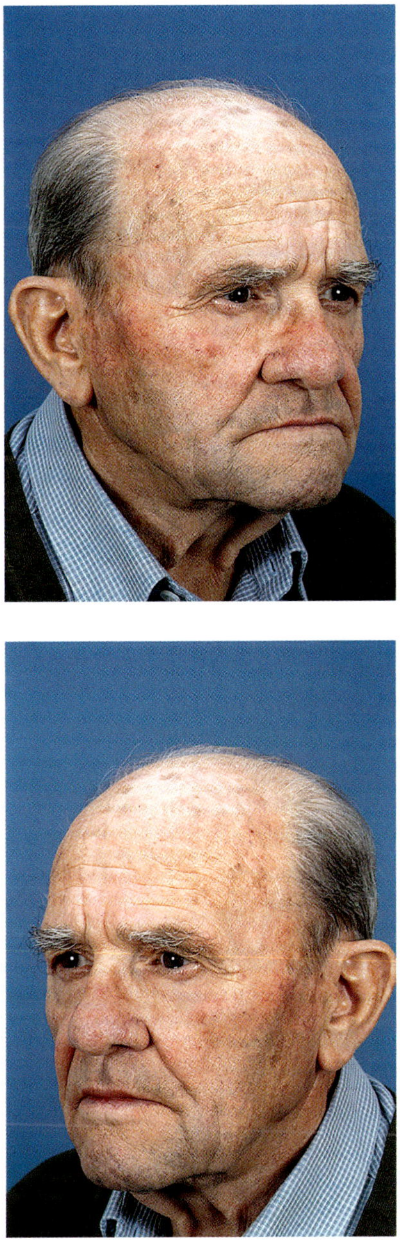
a
b

Abb. 1 Patient mit alten (a) und neuen (b) Prothesen. Mit den alten Prothesen sieht der Patient älter aus.

wohnt waren, keine Totalprothese zu tragen, ist dies heutzutage vor allem in den nichtländlichen Gegenden immer seltener der Fall. Ein gutes ästhetisches Resultat, d. h. eine Prothese, welche die Illusion einer natürlichen Zahnreihe erweckt, erleichtert mit Sicherheit die Inkorporation des prothetischen Ersatzes. Patienten mit Prothesen, die eine korrekte vertikale Dimension aufweisen, sehen jünger aus als solche mit zu niedrigen Prothesen [86].

Eine **zu hohe vertikale Kieferrelation** führt zum erschwerten Lippenschluss, was äußerlich durch das Bild der „Kartoffel im Mund" oder durch zu starke Sichtbarkeit der Frontzähne auffällt, und kann zusätzlich Sprachstörungen verursachen [37, 39]. Typisch für eine zu hohe vertikale Relation ist das sog. **Prothesenklappern.**

Die Bestimmung der **horizontalen Kieferrelation** dient der Festlegung der Okklusion des Zahnersatzes. Die Okklusion hat in der Totalprothetik eine wichtige mechanische Funktion. Sie dient der Lagesicherung, d. h. der Zentrierung der Prothesen auf dem Kiefer. Letztere ist eine wesentliche Voraussetzung für einen optimalen Prothesenhalt. Eine gute Lagesicherung setzt eine gelenkbezüglich und muskulär angepasste Okklusion voraus. Eine diese Kriterien nicht erfüllende Okklusion führt bei jeder direkten Zahnkontaktsituation zum Kippen und/oder Ausrutschen der Prothesen. Der Prothesenhalt lässt nach. Die Protheseninstabilität und die ungleichmäßige Kieferbelastung können schmerzhafte Friktion und Druckstellen verursachen. Friktionsbedingte Schleimhautverletzungen werden auch für die Entstehung der Prothesenstomatitis mitverantwortlich gemacht [12, 14, 68, 111].

> Die exakte Bestimmung der vertikalen und horizontalen Kieferrelation ist ein entscheidender Vorgang bei der Herstellung von Totalprothesen. Eine korrekte Kieferrelation ist für die Ästhetik und Phonetik sowie für den Prothesenhalt von großer Bedeutung. Dennoch spielt eine korrekte Kieferrelation nur eine untergeordnete Rolle für den Behandlungserfolg bzw. -misserfolg. Eine Reihe von biologischen und psychologischen Faktoren sind für den Lang- und Kurzzeiterfolg viel wichtiger als prothetische Faktoren.

5.4 Bestimmung der vertikalen Kieferrelation

5.4.1 Einleitung

Die Bestimmung der vertikalen Kieferrelation muss der Festlegung der horizontalen Relation vorangehen, da Letztere vom vertikalen Kieferabstand abhängig ist. Jede Änderung der vertikalen Kieferrelation führt zwangsläufig auch zu einer Änderung der horizontalen Beziehung. So darf keine Änderung der vertikalen Relation ohne Neubestimmung der horizontalen Relation durchgeführt werden, es sei denn, sie wird im Artikulator mit gelenkbezüglich korrekt einartikulierten Modellen und in geringem Ausmaß vorgenommen.

Die Bestimmung der vertikalen Dimension bleibt auch heute noch ein Vorgehen, das auf der klinischen Evaluation verschiedener Kriterien beruht.

Die Bestimmung der **bevorzugten vertikalen Dimension** („preferred vertical dimension"), die auf der neuromuskulären Perzeption des Patienten basiert, hat sich trotz der Modifikationen der ursprünglichen Methode [90–92] klinisch nicht durchsetzen können. Dies spiegelt sich auch in der Tatsache wider, dass eine Literaturrecherche in Medline mit den Schlüsselwörtern „complete denture(s)", „vertical dimension" „comfortable position", „preferred vertical dimension", „perception" nur zwei Artikel seit 1990 ergab. Aus diesem Grund wird auf die Beschreibung dieser Methode verzichtet und der Interessierte auf die Ausführungen in der dritten Auflage dieses Buches hingewiesen [103].

Eine andere Technik zur Bestimmung der vertikalen Dimension, welche die Subjektivität der Evaluation durch den Zahnarzt eliminiert, ist die **Schluckmethode** [50, 60, 63, 64]. Sie beruht darauf, dass sich die Zähne beim Schlucken oft berühren. Die okklusale vertikale Dimension sollte somit der vertikalen Dimension während des Schluckens entsprechen. Zur Festlegung der Bisshöhe beim Schlucken kann die untere Basisplatte mit drei Kegeln aus weichem Wachs [15] oder mit einem Silikonwall versehen werden [60, 110]. Der Patient wird aufgefordert, mehrmals zu schlucken. Die Adduktionskraft formt das weiche Material. Vergleichbare Untersuchungen ergaben unterschiedliche Resultate mit einer guten [60] und einer schlechten [110] Übereinstimmung zwischen der Bisshöhe der Schluckmethode und derjenigen der definitiven Prothesen, die nach konventioneller Art bestimmt worden war. Der einzige Vorteil der Schluckmethode gegenüber der konventionellen Bestimmungsmethode (Trimmen der Wachswälle) besteht in der Zeitersparnis [113].

Da es wegen des Fehlens eines Goldstandards unmöglich ist, anhand von Vergleichsstudien zu eruieren, welche Methode die richtige vertikale Dimension ergibt, ist es sinnlos, in diesem Beitrag eine besondere Technik hervorzuheben. Deshalb werden vor allem die Zielsetzungen und die Voraussetzungen zur Bestimmung einer „korrekten" vertikalen Dimension beschrieben. Es wird dem Einzelnen überlassen, welche Methode er vorzieht.

Bei der Bestimmung der vertikalen Kieferrelation muss der Kieferabstand so eingestellt werden, dass bei den fertigen Prothesen folgende **Bedingungen** erfüllt sind:

- In der posturalen Unterkieferlage liegt ein Interokklusalabstand vor.
- Das untere Gesichtsdrittel sieht beim Kieferschluss harmonisch aus.
- Obere und untere Zahnreihe berühren sich beim Sprechen nicht.

Somit muss die vertikale Kieferrelation durch verschiedene, für die jeweilige Problematik spezifische Methoden festgelegt werden. Diese **Methoden** sind:

- Kontrolle der habituellen, posturalen Unterkieferlage[1]: Vorliegen eines Interokklusalabstands
- Kontrolle der Ästhetik
- Kontrolle der Sprache: Vorliegen eines minimalen Sprechabstands.

5.4.2 Die posturale Unterkieferlage

Morphologisch ist die posturale Unterkieferlage durch das Klaffen der Zahnreihen, also durch das Vorliegen eines Interokklusalabstands (Freeway Space) charakterisiert. Dieser variiert stark inter- und intraindividuell. Gemessen in der Frontgegend schwankt er zwischen 1 und 7 mm (für die Originalliteratur s. Palla [103]). Die inter- und intraindividuellen Variationen sind sowohl auf die Variationen des posturalen Tonus der Elevatoren als auch auf Unterschiede in der Gesichtsmorphologie zurückzuführen. So findet man im Allgemeinen einen größeren Interokklusalabstand bei Individuen mit einem tiefen Biss [5, 7, 122] mit einer kleinen Divergenz der Mandibular-Ebene zur Spina-Ebene und mit einer kurzen Gesichthöhe [84, 106, 109, 122, 137].

Die posturale Unterkieferlage ist keine genau definierte Unterkieferposition, sondern eine dynamische Gleichgewichtslage, die ständig dem Einfluss mehrerer endo- und exogener Faktoren unterliegt. Die Kenntnis dieser Faktoren und der neuromuskulären Mechanismen, die der posturalen Unterkieferlage zu Grunde liegen, ist somit unentbehrlich, um die Risiken einer Fehlbestimmung der vertikalen Kieferrelation möglichst zu verringern.

Physiologische Grundlagen der habituellen, posturalen Unterkieferlage

Diese mandibuläre Position wurde lange als die Unterkieferlage betrachtet, in der die Elevatoren völlig entspannt sind. Aus dieser Perspektive wäre die posturale Unterkieferlage nur von der inhärenten Viskoelastizität der Muskelgewebe abhängig. Es ist heute jedoch bewiesen, dass die Elevatoren in der habituellen, posturalen Unterkieferlage einen leichten Tonus aufweisen, den **Haltungs-** oder **posturalen Grundtonus**, welcher der Schwerkraft entgegenwirkt. In Abwesenheit dieses Haltungstonus liegt der Unterkiefer um mehrere Millimeter weiter kaudal als in der habituellen Unterkieferlage. Diese voll entspannte Lage, die tatsächlich durch die inhärente Muskelsteifigkeit bestimmt wird, ist jene Unterkieferlage, die man beobachtet, wenn eine Person sitzend mit offenem Mund einschläft.

Der posturale Grundtonus der Elevatoren wird auf den **monosynaptischen Dehnungsreflex** zurückgeführt: Die Schwerkraft führt zu einer Dehnung der Muskelspindeln in den Elevatoren, was eine reflektorische Kontraktion auslöst. Experimentelle Beweise für die Rolle des Dehnungsreflexes in der Kontrolle der posturalen Unterkieferlage sind u.a.: die Änderung der elektromyographischen Aktivität der Elevatoren mit der Modifikation der Lage des Kopfes im Gravitationsfeld [70], die Reduktion der Steifigkeit der Kaumuskeln nach einer Läsion der primären Muskelspindelneuronen im Nucleus mesencephalicus [34], die Erhöhung des Widerstands der Elevatoren auf kleine Lageveränderungen durch den Dehnungsreflex [21].

Der Dehnungsreflex hat zwei Komponenten: die monosynaptische mit einer kurzen Latenzzeit und die supraspinale oder funktionelle mit einer langen Latenzzeit [10]. Im Gegensatz zum monosynaptischen Reflex durchläuft die **supraspinale Komponente** eine lange, das Kleinhirn und Teile des Kortex einschließende Funktionsschleife. Für die Aufrechterhaltung des Körpergleichgewichts besitzt der supraspinale Dehnungsreflex eine sehr viel größere Bedeutung als der monosynaptische Dehnungsreflex, weil nur ersterer in der Lage ist, Haltungskräfte zu produzieren [85, 108]. Auch die Elevatoren, wie die Glieder- und Rumpfmuskulatur zeigen diese Reflex-

[1] Der Begriff habituelle, posturale Unterkieferlage wird dem geläufigeren Begriff „Ruheschwebe" oder „Ruhelage" vorgezogen, da es sich um die Unterkieferlage handelt, die der Patient unbewusst einnimmt, wenn keine funktionellen Aktivitäten ausgeführt werden.

komponente, wenn sie langsam gedehnt werden: Schnelle Dehnungen evozieren somit nur die kurze Antwort, während langsame Dehnungen, wie z.B. durch die Schwerkraft, beide Antworten auslösen [85, 108]. Im Hinblick auf 1. die sehr kurze Dauer der Kontraktion, die durch den monosynaptischen Reflex ausgelöst wird und die somit keine signifikante Haltungskraft verursachen kann, und 2. die komplexe hierarchische Organisation der Haltungskontrolle, ist es sicher nicht mehr angebracht, die posturale Unterkieferlage nur mit dem monosynaptischen Dehnungsreflex erklären zu wollen.

Das **motorische System** hat einen hierarchischen Aufbau: Die Körperhaltung wird auf verschiedenen Stufen des Zentralnervensystems reguliert. Die tiefste Stufe befindet sich auf spinaler oder trigeminaler Ebene. Der **segmentale Dehnungsreflex** ist das niedrigste Element in diesem hierarchischen System und steht, wie alle anderen Reflexe, unter dem ständigen Einfluss fördernder oder hemmender deszendierender Kontrollen. Im Fall des Dehnungsreflexes trifft dies vor allem für die Reflexkomponente mit langer Latenz zu [13, 23, 79]. So fehlt der Dehnungsreflex im Nichtwachzustand und wird im Wachzustand sofort eingeschaltet. Er wird weiter durch mentale Konzentration, Nervosität, Spannung und den Arousalzustand verstärkt, was zu einer Zunahme des Muskeltonus führt [10]. Die elektromyographische Aktivität der Elevatoren ist im Vergleich zum Vigilanzzustand niedriger während der Hypnose [76].

Posturale Haltungsreaktionen sind programmiert und resultieren aus der Interaktion verschiedener Subprogramme [10, 49]. Es handelt sich also um koordiniert ausgelöste Reaktionen, die von einem zentralen Programm aufgerufen werden. Tritt eine Körperhaltungsänderung auf, so ist nur die erste Muskelkontraktion der Programmsequenz ein Reflex im eigentlichen Sinn [49, 49]. Bezüglich der Körperhaltung existiert ein internes Körperbild (**„internal representation of the body“**) oder posturales Körperschema, das relativ frei von sensorischem Feedback ist. Es ist verantwortlich für die Perzeption der Position des Körpers, für die Orientierung im Raum und für die motorische Kontrolle zur Haltung einer stabilen Körperposition. Der Vergleich dieses Körperschemas mit den sensorischen Afferenzen führt zur Ausführung der posturalen Kontrolle mittels Muskelspannung unter dem Einfluss des peripheren Feedbacks [77, 78]. Dieses Modell reduziert die Rolle der peripheren Reflexe in der Haltungskontrolle und betont das Vorliegen einer vorbestimmten Haltung der verschiedenen Körperteile zueinander, die vor allem vom zentralen Nervensystem kontrolliert ist. Leider ist nicht bekannt, inwieweit die neurophysiologische Steuerung der posturalen Unterkieferlage im Kontext der Kontrolle der Körperhaltung steht.

Der Tonus der Elevatoren in der posturalen Unterkieferlage wird nicht nur durch den Dehungsreflex bestimmt. Grundsätzlich wird der Haltungstonus auch durch die Stimmungslage, die emotionale Motivationslage, die Gefühle und die Emotionen beeinflusst. Das motorische System hat nämlich eine sensomotorische und eine emotionale Komponente mit Ursprung im limbischen System. Das sensomotorische System reguliert die Sinneswahrnehmung und die motorischen Funktionen (Willkürmotorik), während das emotionale System für verschiedene, spezifische emotionale Verhaltensmuster zuständig ist. Demzufolge kann der Tonus der Elevatoren in bestimmten emotionalen Situationen wie Stress, Nervosität, Konzentration, Angst usw. zunehmen. Der Interokklusalabstand reduziert sich, kann sogar verschwinden (Zähnepressen).

Zusammenfassend: In der posturalen Unterkieferlage sind die Elevatoren leicht kontrahiert, und der Tonus ist durch deszendierende Afferenzen aus den sensomotorischen und emotionalen Zentren reguliert, die direkt oder indirekt über Interneurone auf die γ- und α-Motoneuronen wirken. Als Folge dieser Tonusvariationen ändert sich die Unterkieferlage kontinuierlich zwischen zwei extremen Positionen: der maximalen Interkuspidationsposition und derjenigen Position, die eingenommen wird, wenn die Elevatoren völlig entspannt sind. Weitere Originalliteratur zu physiologischen Grundlagen der habituellen, posturalen Unterkieferlage in PALLA [105] und WODA et al. [138].

Faktoren, die die klinische Bestimmung der posturalen Unterkieferlage beeinflussen

Bei der Bestimmung der vertikalen Dimension mit Hilfe der habituellen, posturalen Unterkieferlage geht man von der klinischen Erfahrung aus, dass die vertikale Kieferrelation bei Totalprothesenträgern in der Regel richtig eingestellt ist, wenn sie beim Kontakt der Zahnreihen etwa 2–3 mm niedriger ist als in posturaler Unterkieferlage. Diese Methode trägt somit der großen interindividuellen Variation des Interokklusalabstands keine Rechnung.

Für die Bestimmung der vertikalen Dimension über die posturale Unterkieferlage sind klinisch folgende Faktoren wichtig:

- Kopf- und Körperlage
- Prothesentyp
- Verlust an okklusaler vertikaler Dimension.

Der Interokklusalabstand nimmt mit einer Flexion oder Protrusion des Kopfes ab und vergrößert sich, wenn der Kopf retrudiert oder dorsal gebeugt wird. Demzufolge muss der Kopf für die Bestimmung der posturalen Lage aufrecht sein.

Die posturale vertikale Dimension variiert mit unterschiedlichen Prothesen und sie ist mit oder ohne Prothese nicht dieselbe (für die Originalliteratur s. PALLA [103]). Dabei scheint die untere Prothese einen größeren Einfluss auf die posturale Unterkieferlage auszuüben als die obere [41, 117]. Die Variation des Kieferabstands in der posturalen Lage mit oder ohne Prothese steht vermutlich mit der Veränderung des Zungenraums in Zusammenhang: Nach Entfernen der Prothese breitet sich die Zunge aus und nimmt gleichzeitig an Höhe ab [20].

Die posturale Unterkieferlage passt sich der okklusalen[2] vertikalen Dimension an. Beim Zahnlosen nimmt diese infolge Kieferknochenatrophie und Zahnabrasion kontinuierlich ab. Diese Abnahme wird durch eine Vergrößerung des Interokklusalabstands kaum kompensiert, weshalb sich auch die posturale vertikale Dimension verringert [55] (s. PALLA [103] für die ältere Literatur). Bei langjährigen Prothesenträgern, bei welchen die Bisshöhe der Prothese(n) nicht regelmäßig der fortschreitenden Kieferknochenatrophie und Zahnabrasion angepasst wurde, ergibt somit die Bestimmung der vertikalen Dimension über die posturale Unterkieferlage ein ästhetisch ungenügendes Resultat, d.h. eine zu niedrige Bisshöhe. Die vertikale Dimension kann deshalb nicht allein über die posturale Unterkieferlage registriert werden, will man Fehlergebnisse vermeiden.

Schlussfolgerungen

Aus diesen experimentell erworbenen Kenntnissen lassen sich folgende Schlussfolgerungen für die Bestimmung der vertikalen Kieferrelation mit Hilfe der posturalen Unterkieferlage ziehen:

- Die Bestimmung der posturalen Unterkieferlage erfolgt in einer entspannten Atmosphäre. Patient und Zahnarzt verhalten sich ruhig und geduldig.
- Der Patient steht auf und blickt mit aufrechter Kopfhaltung in die Ferne.
- Die Bestimmung erfolgt mit eingesetzten Bissschablonen. Diese müssen so gestaltet sein, dass die Zungen-Wangen-Relation möglichst derjenigen der fertigen Prothesen gleicht.
- Die Schablonen sitzen ruhig, weisen einen guten Halt auf und dürfen keinen Schmerz auslösen.
- Die vertikale Dimension in der posturalen Lage wird immer mehrmals gemessen.

Die Bestimmung der posturalen Unterkieferlage darf nicht am liegenden Patienten vorgenommen werden.

5.4.3 Praktisches Vorgehen

Vorbereitung der Bissschablonen im Labor

Für die Bestimmung der vertikalen Kieferrelation müssen Bissschablonen vorbereitet werden. Diese dienen der Bestimmung der vertikalen Kieferrelation, der Festlegung der horizontalen maxillo-mandibulären Beziehung, dem Einartikulieren der Modelle, der Aufstellung der Zähne und der Einprobe der im Wachs hergestellten Prothesen. Demzufolge wird von den Basisplatten Passgenauigkeit, Stabilität und ein möglichst niedriger Deformationsgrad verlangt.

Auf den Basisplatten wird der Wachswall aus hartem Wachs angebracht. Bereits im Labor wird dieser

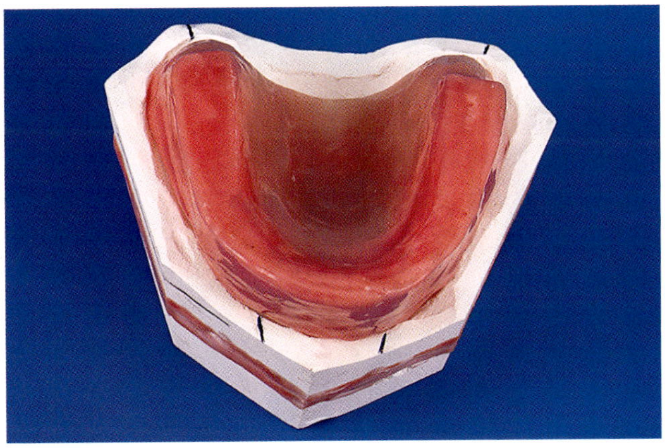

a

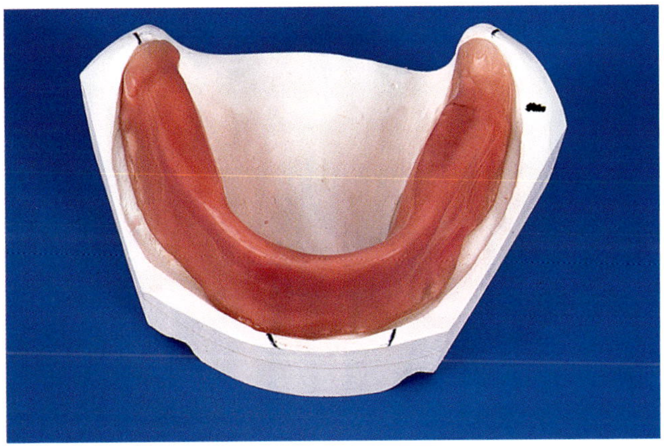

b

Abb. 2 Im Labor vorbereitete Bissschablonen. Die Markierungen auf den Modellrändern geben den Verlauf des Kieferkamms wieder.

[2] Die okklusale vertikale Dimension entspricht dem Abstand zwischen Ober- und Unterkiefer in maximaler Okklusion und die posturale vertikale Dimension derjenigen in der posturalen Unterkieferlage.

dem voraussichtlichen Volumen der Zahnreihe angeglichen: dünn in der Front und breit im Molarenbereich. Er wird im Oberkiefer in der Front ca. 10 mm vor der Mitte der Papilla incisiva positioniert. Im Seitenbereich wird er im Unterkiefer über der Mitte des Kieferkamms aufgebaut, während er im Oberkiefer leicht exzentrisch zum Kieferkamm liegen kann. Ein Drittel seiner Breite muss jedoch innerhalb des Kieferkamms sein (Abb. 2).

Für die **Höhe der Wachswälle** empfehlen sich folgende Erfahrungswerte: Gemessen von der Umschlagsfalte sollte der untere Wachswall in der Front eine Gesamthöhe von 18 mm aufweisen. Distal ist er auf die Mitte des Trigonum retromolare ausgerichtet. Der obere Wachswall hat in der Front eine Gesamthöhe von 20 mm und im Bereich der retrotubären Falte von 5 mm.

Die Anfertigung der Wachswälle im Labor und deren Anpassung am Patienten wird wesentlich erleichtert, wenn die Modelle sofort nach der definitiven Abformung bezüglich der Camper-Ebene einartikuliert werden (siehe S. 109 f.). Vorrangig wird jedoch für diejenigen, die auf das provisorische Einartikulieren der Modelle verzichten, die „konventionelle" Methode erläutert.

Anpassung der Bissschablonen am Patienten

Ziel dieses Arbeitsgangs ist die Ausrichtung der Wachswälle auf die Okklusionsebene und die Ausformung der Bissschablonen als präformative Prothesen. Damit sollen die Zungenraum- und Wangenkontaktverhältnisse für die Bestimmung der vertikalen Relation möglichst den späteren Prothesen entsprechen.

Die Bissschablonen werden zunächst im Hinblick auf Passgenauigkeit, Randlänge, scharfe Kanten und Druckstellen im Mund kontrolliert. Danach beginnt die Ausformung der Wachswälle.

Oberer Wachswall. Die Ausformung erfolgt nach folgenden Gesichtspunkten:

- Einstellung der Länge des Wachswalls in der Front entsprechend der Oberlippenlänge und Markierung der Mittellinie
- Parallelisierung des Wachswalls zur Camper- und Bipupillarlinie
- Anpassung des Wachswalls in Bezug auf die Zahnbreite sowie Angleichung an die Zone des muskulären Gleichgewichts unter Berücksichtigung der Kaustabilität (statische Aufstellung).

Zuerst wird die Länge des oberen Wachswalls so ausgerichtet, dass die entspannte Oberlippe dessen Vorderkante gerade überdeckt (Abb. 3). Dieser Wert gilt für ältere Patienten, da die Sichtbarkeit der Oberkieferfront mit dem Alter abnimmt. Bei über 60-Jährigen überragt die entspannte Oberlippe die natürlichen Frontzähne im Durchschnitt um 0,4 mm [87]. Die Länge der Frontzähne hängt jedoch nicht nur von

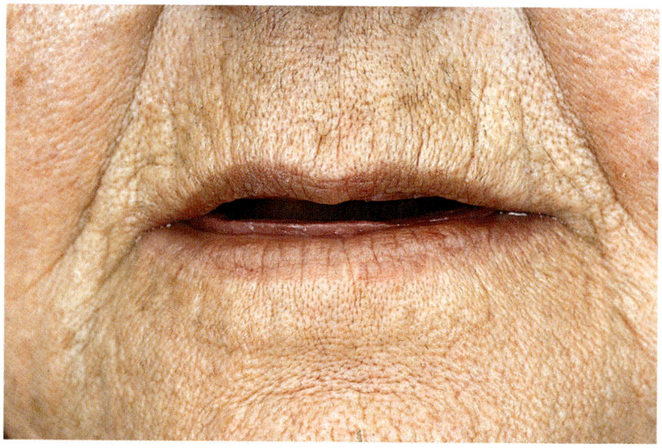
a

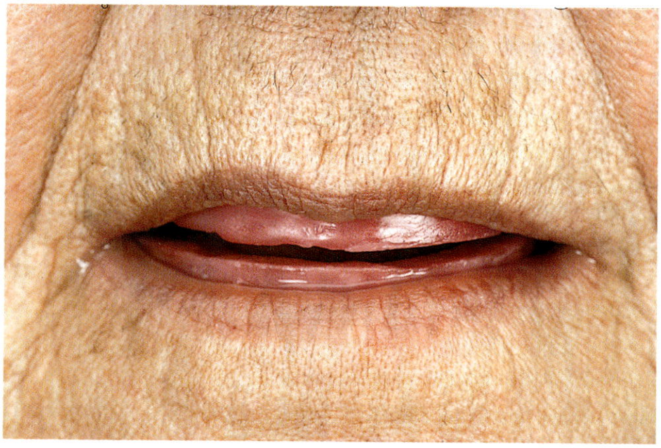
b

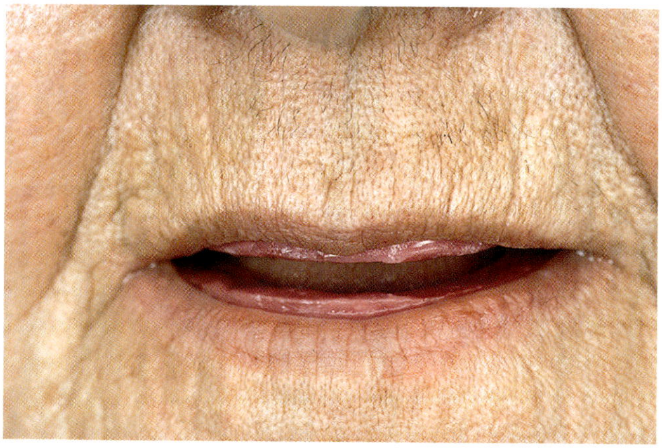
c

Abb. 3 Einstellung der Länge des oberen Wachswalls im anterioren Bereich.
a) Wachswall zu kurz.
b) Wachswall zu lang.
c) Korrekte Länge des Wachswalls.

der Länge der entspannten Oberlippe ab, sondern auch von deren Beweglichkeit beim Reden und Lachen. Kontrolliert wird deshalb die Länge des oberen Frontwalls nicht nur bei zwanglos geöffnetem Mund, sondern auch beim Reden und Lachen (Abb. 4). Da die Länge und der Spannungszustand der Oberlippe auch von der Form und Lage des Wachswalls, von der Länge und Dicke des Rands der Bissschablone und von der Lage der Passage für Lippen- und Wangenbänder abhängen, darf diese Kontrolle erst dann vorgenommen werden, wenn die Oberlippe durch eine entsprechende Ausformung der Bissschablone möglichst natürlich liegt (Abb. 5). Dabei sollen die Nasolabialfalten optimal unterlegt und das Lippenrot bis in den Bereich der Mundwinkel möglichst entfaltet sein (Abb. 6). Von der Seite gesehen, sollte die Ober-

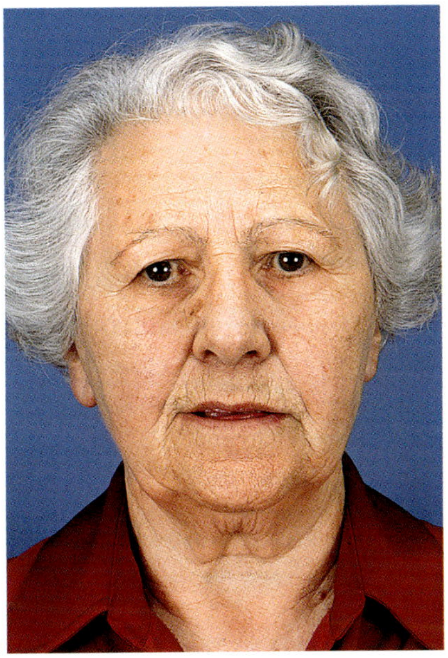

a

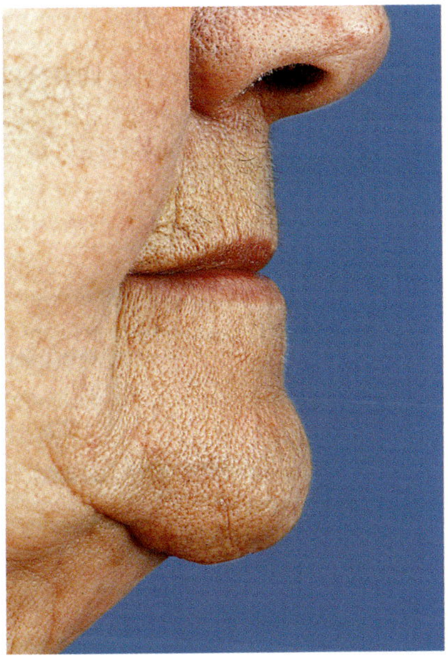

a

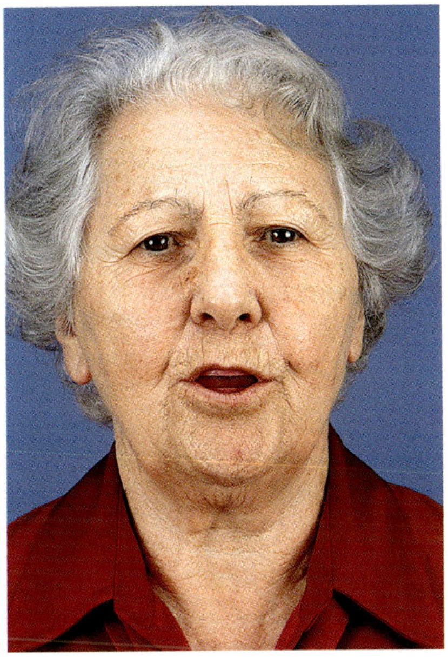

b

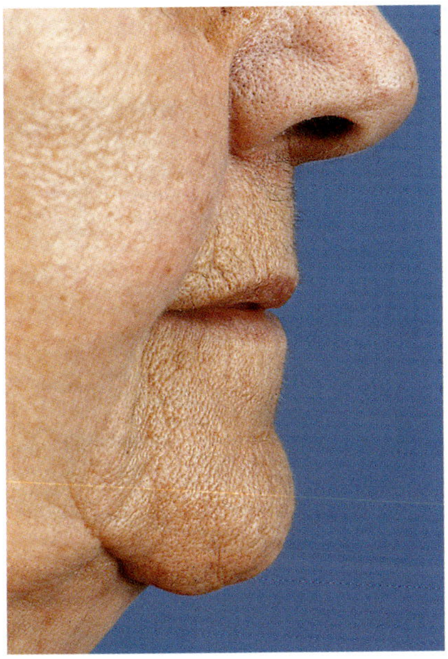

b

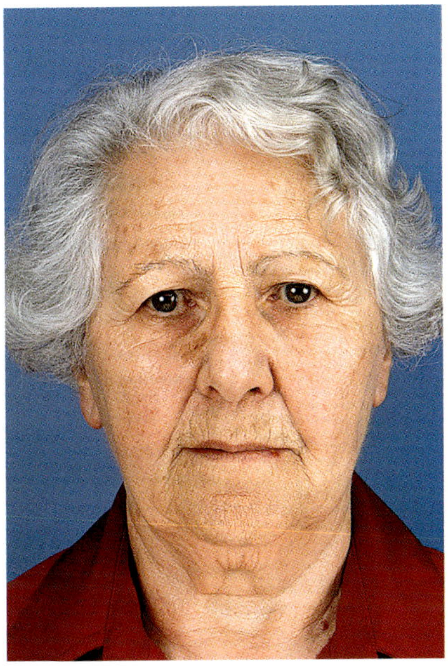

Abb. 4 Kontrolle der Länge des Wachswalls
a) bei zwanglos geöffnetem Mund,
b) beim Reden.

Abb. 5 Einstellung der Lage des Wachswalls in der Sagittalen.
a) Wegen der zu stark palatinalen Auslegung sieht die Oberlippe unnatürlich aus.
b) Durch die labiale Verlagerung des Wachswalls ist die Oberlippe gut entfaltet und sieht natürlich aus.

Abb. 6 Wegen der asymmetrischen Gestaltung des Wachswalls ist die Oberlippe links weniger gut unterstützt als rechts. Auch das Lippenrot ist links weniger gut sichtbar.

lippe mit dem Gesamtprofil harmonieren. Die Gesichtsmittellinie wird auf dem Wachswall markiert.

Erst in dieser Phase wird die Okklusionsebene eingestellt, indem der Wachswall mit Hilfe von Metallstäben parallel zur Camper-Ebene (Tragus-Subnasale, Abb. 7) und zur Bipupillarlinie ausgerichtet wird.

Die **Camper-Ebene** ist eine häufig angegebene Referenz zur Einstellung der Okklusionsebene totaler Prothesen in sagittaler Richtung. Diese Einstellung stützt sich auf die Annahme, dass Okklusions- und Camper-Ebene parallel verlaufen, was jedoch nur annähernd zutrifft. Einerseits gibt es eine große interindividuelle Variation in der Neigung der Okklusionsebene, andererseits variiert sie stark zwischen verschiedenen skelettalen Klassen [118] und Rassen [102], und letztlich divergiert sie im Vergleich zur Okklusionsebene leicht (rund 5°) nach dorsokranial [30, 119]. Auch für Prothesen wurde über eine dorsokraniale Divergenz von durchschnittlich 7–11° berichtet [60, 113]. Daraus folgt, dass zur Kontrolle der Camper-Ebene nicht die Mitte, sondern der **Tragusunterrand** gewählt werden soll.

Die definitive Festlegung der Okklusionsebene erfolgt nicht nach anatomischen Richtwerten, sondern nach ästhetischen, phonetischen und kaufunktionellen Gesichtspunkten. Letzere können erst nach der Montage der Modelle im Artikulator evaluiert werden. Deshalb empfiehlt es sich, die Modelle sofort nach der definitiven Abformung bezüglich der Camper-Ebene im Artikulator zu positionieren (s. S. 109 f.).

Die Faustregel der Einstellung der Okklusionsebene nach der Camper-Ebene und der Bipupillarlinie muss stets sinnvoll interpretiert werden. Bei Patienten, die beim Lachen die Mundwinkel stark nach hinten und oben ziehen, wird der Wachswall im Seitenzahngebiet mit der Orientierung der Okklusionsebene zur Camper-Ebene zu stark sichtbar: Damit würden die Seitenzähne beim Reden und Lachen unnatürlich sichtbar werden, was eine harmonische Anpassung der Prothesen an das Gesicht des Patienten unmöglich machen würde. In diesen Fällen muss die Okklusionsebene im distalen Bereich nach kranial geschwenkt werden. Dies ist zuweilen auch aus phonetischen Gründen indiziert, und zwar, wenn die im distalen Bereich zu langen Wachswälle eine Artikulation der Zunge mit dem Prothesengaumen bei der Aussprache der palatolingualen Konsonanten stören (s. S. 114 ff.).

Auch bei asymmetrischen Gesichtszügen und vor allem bei schiefem Mundspalt muss aus ästhetischen Gründen von der Einstellung der Okklusionsebene zur Bipupillarlinie abgewichen werden. In diesen Fällen wird die Okklusionsebene zum Mundspalt parallelisiert, ansonsten würden die Seitenzähne ungleichmäßig sichtbar (Abb. 8).

Die Ausrichtung der Okklusionsebene mit den Wachswällen sollte möglichst exakt sein, denn jede

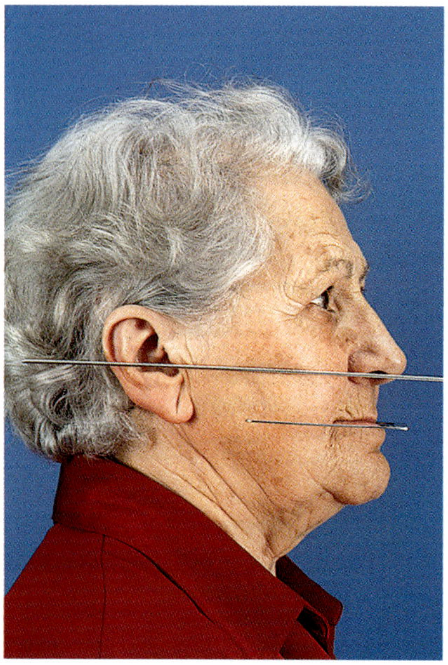

Abb. 7 Parallelisierung des Wachswalls zur Camper-Ebene. Zur Einstellung der Camper-Ebene soll nicht die Mitte des Tragus, sondern der Tragusunterrand gewählt werden (s. Text).

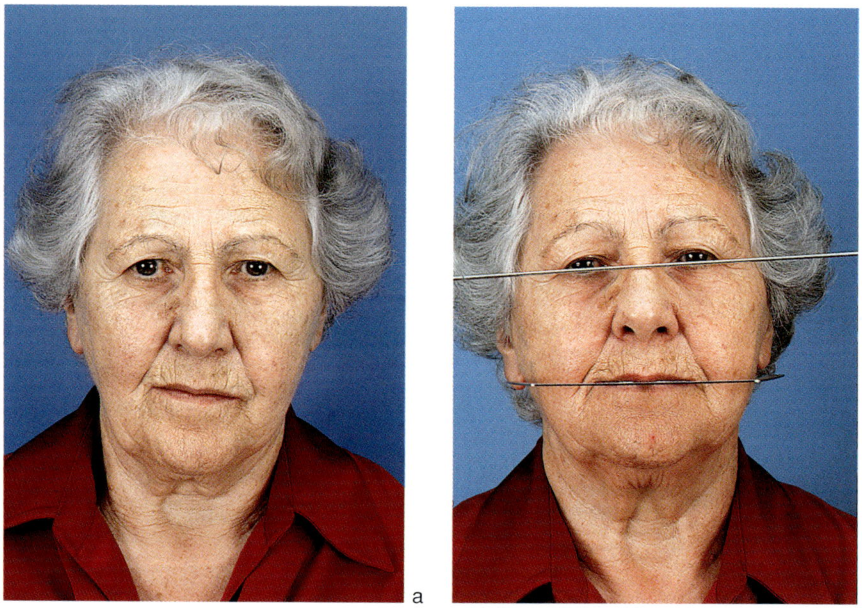

Abb. 8 Einstellung des Wachswalls in der Frontalebene.
a) Die Frontansicht zeigt eine deutliche Diskrepanz zwischen dem Verlauf der Bipupillarlinie und des Mundspalts.
b) Der Wachswall wurde auf den Verlauf des Mundspalts eingestellt, da die Patientin den Zahnbogen in Funktion (Reden, Lachen) sonst ungleichmäßig entblößen würde.

nachträgliche Änderung der Neigung dieser Ebene im Artikulator führt zwangsläufig zu einer Änderung der eingestellten Gelenkbahn relativ zur Okklusionsebene. Wird diese nach distal gesenkt, so nimmt der Winkel zu und umgekehrt. Am Patienten äußert sich dieses Phänomen durch das Auftreten von Hyperbalancen bzw. das Fehlen von Balancekontakten bei zahngeführten Bewegungen, also in einer nichtäquilibrierten Artikulation.

Aus projektionsgeometrischen Gründen muss der Patient für die Kontrolle der Länge und der Parallelität des Wachswalls vor dem Zahnarzt stehen.

Im **Seitenbereich** wird der Wachswall nach funktionellen Gesichtspunkten gestaltet. Er muss sich in der Zone des muskulären Gleichgewichts befinden, einen guten flächenhaften Kontakt mit der Wange aufweisen (Abb. 9) und den Zungenraum möglichst wenig einengen. Gleichzeitig muss mindestens ein Drittel der Breite des Wachswalls innerhalb des Kieferkamms liegen.

Unterer Wachswall. Die Gestaltung wird nach folgenden Kriterien vorgenommen:

- Parallelisierung des unteren Wachswalls zum oberen
- Angleichen des Wachswalls auf die Zahnbreite und auf das muskuläre Gleichgewicht unter Berücksichtigung der Kaustabilität (statische Aufstellung)
- Einstellung der Wachswall-Zungen-Relation.

Der untere Wachswall ist so auszurichten, dass sich beim Kieferschluss ein gleichmäßiger Kontakt mit dem oberen Wachswall ergibt. Da allerdings die gleichmäßige Berührung zwischen beiden Wachswällen beim Schließen durch Kippen oder Ausrutschen

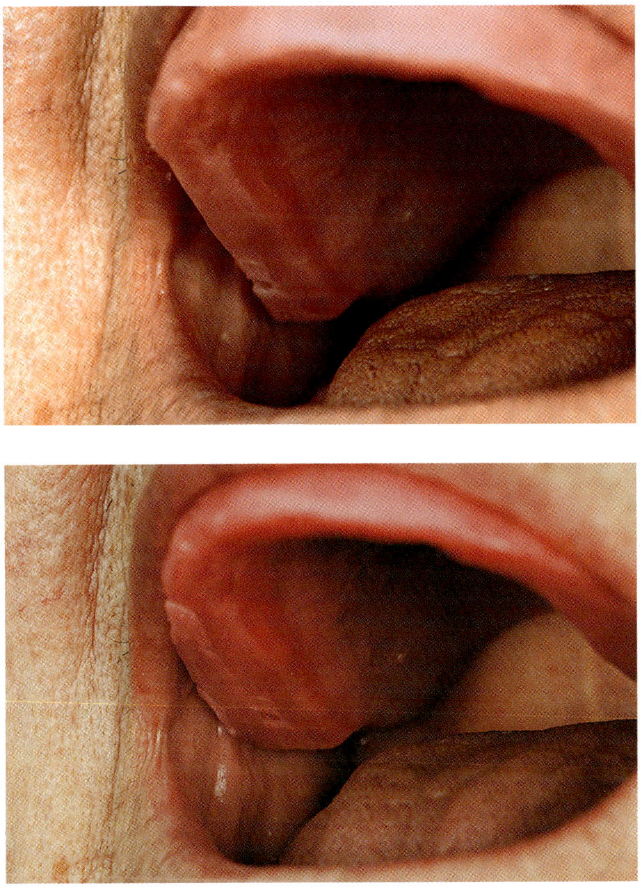

a

b

Abb. 9 Gestaltung des Wachswalls im Seitenzahnbereich.
a) Der Wachswall liegt über dem Kieferkamm, ist aber noch nicht dem muskulären Gleichgewicht angepasst, da er keinen Kontakt mit der Wangenschleimhaut aufweist.
b) Durch Auftragen von Wachs auf der bukkalen Seite lässt sich ein breitbasiger Kontakt zwischen Wachswall und Wangenschleimhaut erzielen.

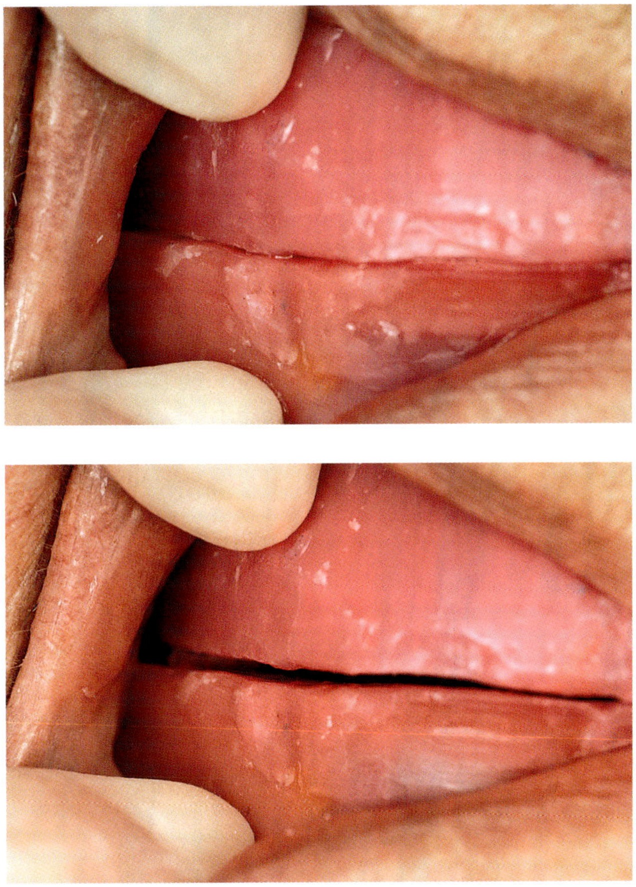

a

b

Abb 10 Kontrolle der Parallelität zwischen den Wachswällen.
a) Während der Patient die Kiefer geschlossen hält, drückt der Zahnarzt die Schablonen an den Kiefer an.
b) Der entstehende Spalt deutet darauf hin, dass der gleichmäßige Kontakt (a) durch Kippen der Schablonen zustande gekommen war.

einer oder beider Bissschablonen vorgetäuscht werden kann, muss genau kontrolliert werden, ob die Schablonen beim Kieferschluss wirklich exakt auf dem Kiefer aufliegen (Abb. 10).

Die Kontrolle der Wachswall-Zungen-Relation ist nur dann schlüssig, wenn die Bissschablonen ruhig liegen. Der Wachswall muss deshalb vorher der Zahnbreite und dem muskulären Gleichgewicht zwischen Zunge und Lippen- bzw. Wangenmuskulatur angepasst werden. Besondere Beachtung ist dabei der funktionsgerechten Randgestaltung der Bissschablonen sowie der Ausformung eines Sulkus für den M. orbicularis oris zu schenken.

Der untere Wachswall ist unterhalb oder höchstens auf Höhe der größten Zungenzirkumferenz (Zungenäquator) einzustellen (Abb. 11 und 12). Distal darf er nicht über der Mitte des Trigonum retromolare liegen.

Diese Kontrolle wird mit dem Unterkiefer möglichst in der posturalen Lage, also bei der zur Beobachtung der Zunge minimal notwendigen Mundöffnung, und vor allem in Funktion, d.h. beim Reden, durchgeführt. Bei einer größeren Mundöffnung zeigt die Zunge bei vielen Patienten die Tendenz, in Richtung des Rachens zurückzufallen, sodass der Wachswall irrtümlich als zu hoch beurteilt wird. Liegt die Zunge bei leichter Mundöffnung zurück, sollte man den Patienten zählen lassen, um die Wachswall-Zungen-Relation in Funktion zu überprüfen. Sie wird als gut befunden, wenn die Zunge dem Wachswall ohne Einengung rundherum anliegt, wobei die Zungenspitze die linguale Fläche des Frontzahnwalls berühren muss (s. Abb. 11).

Damit ist die Vorbereitung der Bissschablonen am Patienten beendet. Beide Schablonen sollten jetzt in Form und Lage den späteren Prothesen so weit entsprechen, dass wesentliche Formveränderungen bei deren Fertigstellung kaum mehr zu erwarten sind (Abb. 13). Die Festlegung der vertikalen Kieferrelation kann nun beginnen.

Die Einstellung der Okklusionsebene erfolgt nicht nur nach anatomischen Richtwerten, sondern auch nach ästhetischen, phonetischen und kaufunktionellen Gesichtspunkten, die letztendlich erst bei der Wachseinprobe endgültig beurteilt werden können.

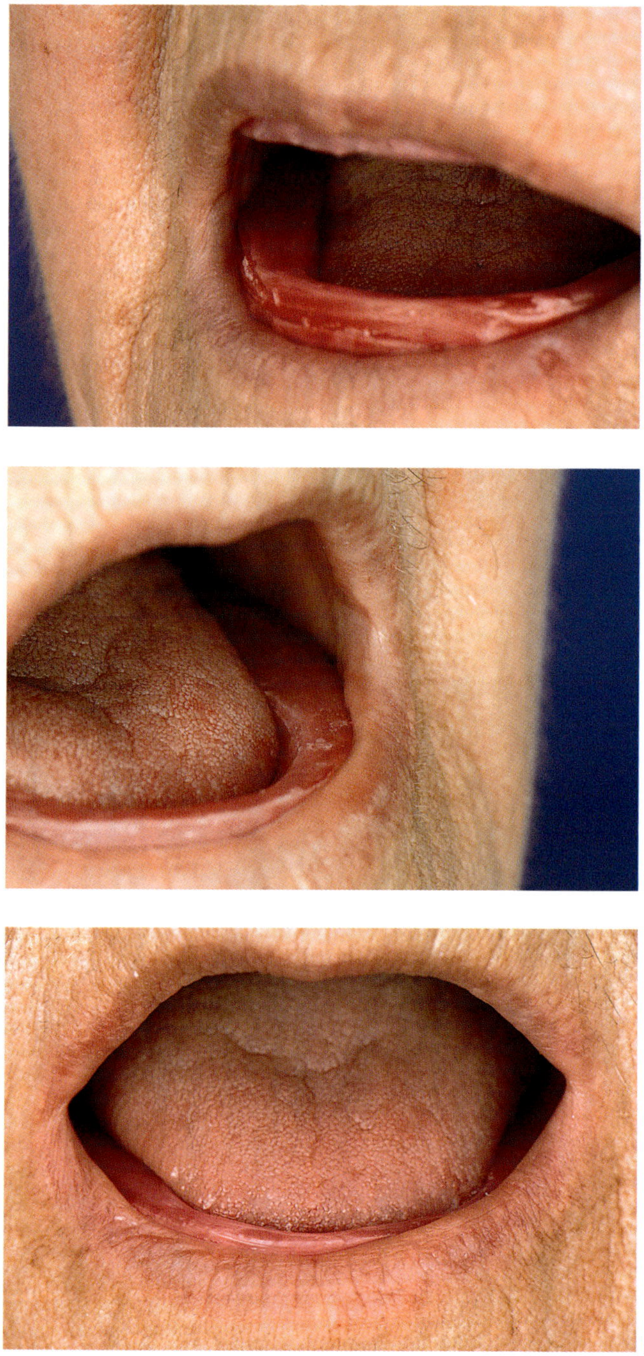

a

b

c

Abb. 11 Anpassung der Höhe des unteren Wachswalls.
a) Der Wachswall ist höher als der Zungenäquator.
b) und c) Definitiv angepasster Wachswall. Die Zunge liegt am Wachswall ohne Einengung rundherum an, der Wachswall ist auf die Höhe des Zungenäquators eingestellt.

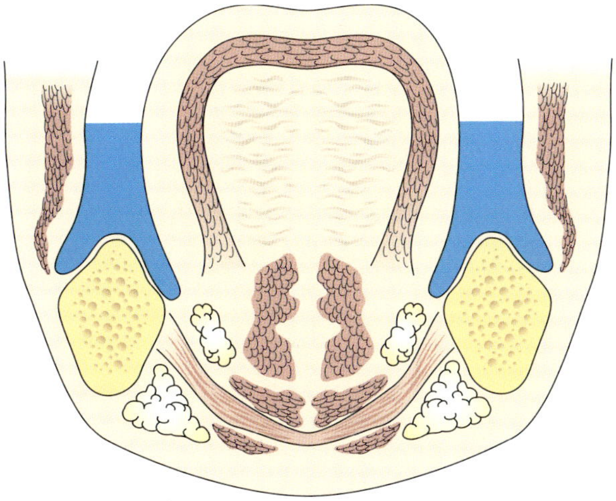

Abb. 12 Graphische Darstellung der Wachswall-Zungen-Relation. Der Zungenäquator liegt auf der Höhe des Wachswalls, der entsprechend den Kaustabilitätsforderungen auf dem Kieferkamm positioniert ist.

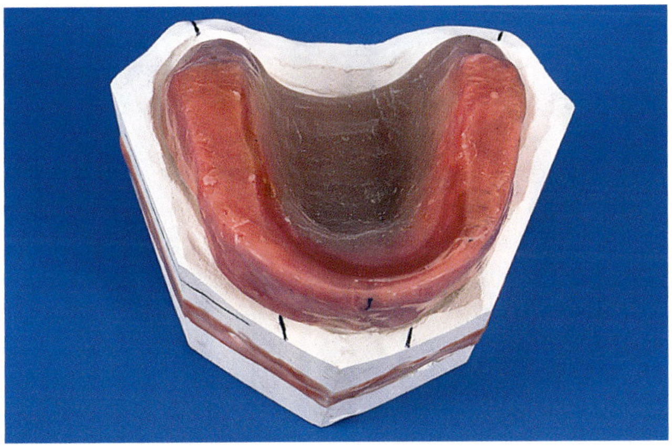

a

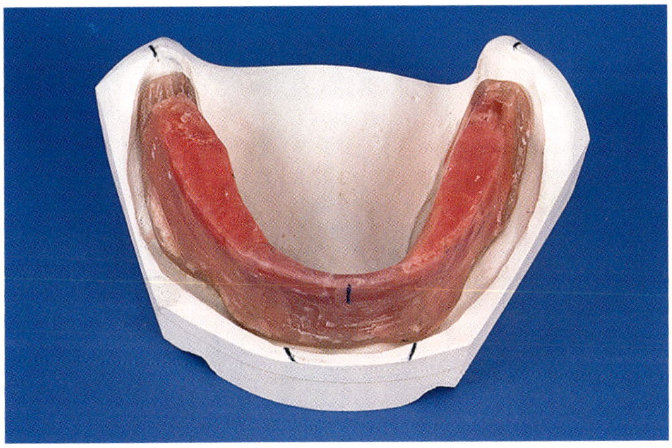

b

Abb. 13 Fertig angepasste Bissschablonen. Die Wachswälle sind entsprechend der Zahnbreite und in Beziehung zum Kieferkamm ausgeformt.

Provisorisches Einartikulieren der Modelle nach der definitiven Abformung

Die Anpassung des oberen und unteren Wachswalls, die Änderung der Höhe der Wachswälle für die Einstellung der vertikalen Kieferrelation und die Montage der Registrierplatten für die Bestimmung der horizontalen Kieferrelation sind wesentlich vereinfacht, wenn die Modelle nach der definitiven Abformung **schädelbezüglich,** d. h. nach der Camper-Ebene einartikuliert werden. Damit ist es möglich, den oberen Wachswall bereits im Labor parallel zur Camper-Ebene zu gestalten und den unteren zum oberen zu parallelisieren.

Mit dem PRO-COR-Verfahren (**PRO**visional **C**amper **O**riented **R**egistration) orientiert der Zahnarzt direkt nach der definitiven Abformung mit dem Gesichtsbogen den oberen Abformlöffel auf die Camper-Ebene und nimmt mit dem Abformlöffel einen zentrischen Biss. Somit können die Modelle direkt nach der definitiven Abformung bezüglich der Camper-Ebene im Artikulator montiert werden, was die schädelbezügliche und zueinander parallele Gestaltung der Wachswälle möglich macht. Daraus resultiert ein signifikanter Zeitgewinn am Patienten.

Anfertigung der Abdrucklöffel. Bei der PRO-COR-Methode dienen die Abformlöffel nicht nur der Kieferabformung, sondern auch der Einstellung des Gesichtsbogens zur Camper-Ebene und der provisorischen Bissnahme. Deshalb müssen sie mit einem zirkulären, dem Wachswall der Bissschablonen ähnlichen Kunststoffwall versehen werden (Abb. 14).

Falls der Patient bereits Prothesenträger ist und die vertikale Dimension einigermaßen korrekt ist, empfiehlt es sich, die Kunststoffwälle nach den Dimensionen der Prothesenzahnreihen anzufertigen. Dazu wird mit einer Schublehre nach Gutowski

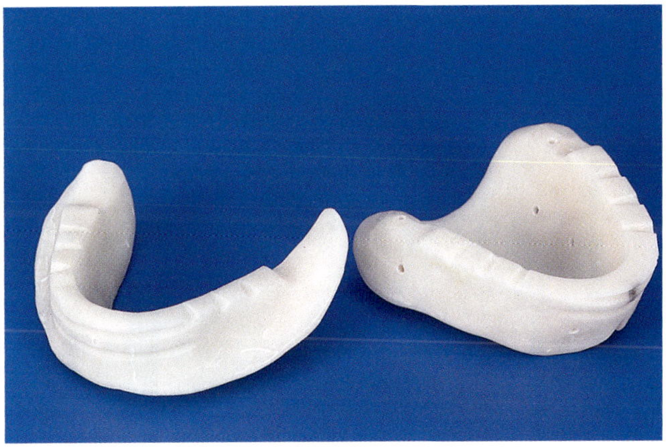

Abb. 14 Abformlöffel für die definitive Abformung mit einem zirkulären Kunststoffwall.

(Nr. 17524, American Dental, Vaterstetten, D) der Abstand Prothesenbasis-Okklusalfläche median in der Front (Abb. 15) und im Molarenbereich, Letzterer nur für die Oberkieferprothese, gemessen. Der untere Kunststoffwall wird in der Front nach dem gemessenen Wert gestaltet. Distal wird er beidseitig auf die Mitte des Trigonum retromolare ausgerichtet. Im Oberkiefer wird die Länge des Wachswalls in der Front und im Seitenzahngebiet entsprechend den Messwerten der alten Prothese gestaltet. Wenn die okklusale vertikale Dimension mit den vorhandenen Prothesen nur um wenige Millimeter zu niedrig ist, empfiehlt es sich, sie schnell durch Auftragen von Wachs auf die untere und/oder obere Zahnreihe zu korrigieren und danach die Prothesen zu vermessen (s. Abb. 15). Diese Werte erlauben es, die Kunststoffwälle in etwa auf die richtige Höhe zu modellieren. Somit kann auch die provisorische Bissnahme am Patienten, von der noch die Rede sein wird, in einer einigermaßen korrekten vertikalen Kieferrelation erfolgen. Sind keine Prothesen vorhanden oder ist die vertikale Dimension so falsch, dass die Prothesenwerte für die Gestaltung der Kunststoffwälle nicht verwendet werden können, so sollen diese nach den Erfahrungswerten modelliert werden, die bereits weiter oben bei der Besprechung der Anfertigung der Wachswälle angegeben wurden.

a

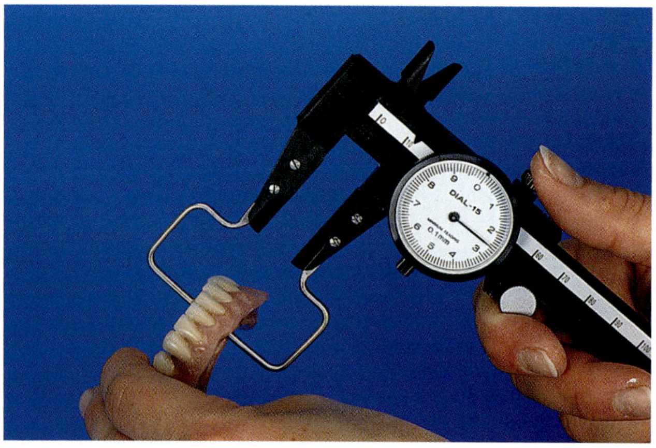

b

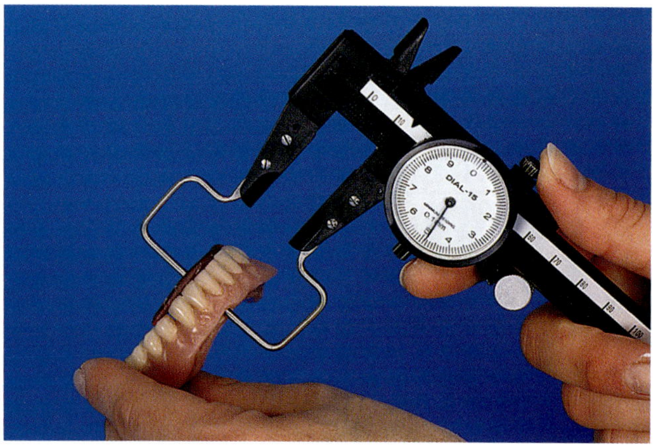

Abb. 15 Messung des Abstands Kieferkamm-Schneidekante bei einer Prothese vor (a) und nach (b) der Korrektur der Höhe der Zahnreihe mit Wachs.

Vorgehen am Patienten. Nach der Anpassung der Löffelränder für die definitive Abformung muss überprüft werden, ob sich die Kunststoffwälle in der posturalen Unterkieferlage berühren: Ein Abstand von 2–3 mm wäre ideal, da damit die provisorische Bissnahme in einer einigermaßen korrekten vertikalen Kieferrelation erfolgen würde. Auf Parallelität der Wälle zueinander kann verzichtet werden. Eine korrekte Wachsbissnahme ist jedoch durch allzu stark divergierende Wälle wesentlich erschwert, weshalb es sich bei zu starker Divergenz empfiehlt, sie durch Auftragen von Kunststoff auf einen Wall unter gleichzeitiger Handbissnahme zu korrigieren. Dazu eignet sich am besten ein Streifen lichthärtender Kunststoff.

Die Länge der Oberlippe wird vor oder nach der Abformung auf dem Kunststoffwall markiert. Da die Oberlippenlänge auch von der antero-posterioren Position des Kunststoffwalls abhängt, kann dieser mit hartem Wachs oder mit lichthärtendem Kunststoff schnell ausgeformt werden, falls die Oberlippe zu wenig unterstützt wäre. Selbstverständlich sollen alle diese Korrekturen am Kunststoffwall sehr wenig Zeit in Anspruch nehmen, da es sich nur um vorbereitende Maßnahmen handelt.

Nach der definitiven Oberkieferabformung wird die Übertragungsplatte mit thermoplastischem Material oder mit einem gummielastischen Abformmaterial am Oberkieferlöffel fixiert. Der mit einem aufsteckbaren Spinastift (Condylator Service, CH-8038 Zürich, Schweiz) versehene Gesichtsbogen wird auf die Übertragungsplatte aufgesteckt (Abb. 16). Der Spinastift wird seitlich vom Nasensteg auf Höhe der Spina mentalis anterior (Subnasion) ausgerichtet, und die Schreibspitzen der Gesichtsbogenarme werden auf den Tragusunterrand eingestellt (Abb. 17). Somit ist die Relation des Oberkieferabdrucklöffels zur Camper-Ebene festgelegt. Zur Stabilisierung des Gesichtsbogens während der Einstellung der Schreibspitzen wird der untere Abformlöffel eingesetzt und der Patient aufgefordert, kräftig auf beidseitig eingelegte Watterollen zu beißen.

Im Anschluss an die definitive Unterkieferabformung wird eine **provisorische** Handbissnahme genommen (Abb. 18). Vorgängig werden die Wachswälle zwecks exakter Reponierung des Wachsbisses mit einigen Kerben versehen. Aufgrund der definitiven Abformung werden die Meistermodelle hergestellt.

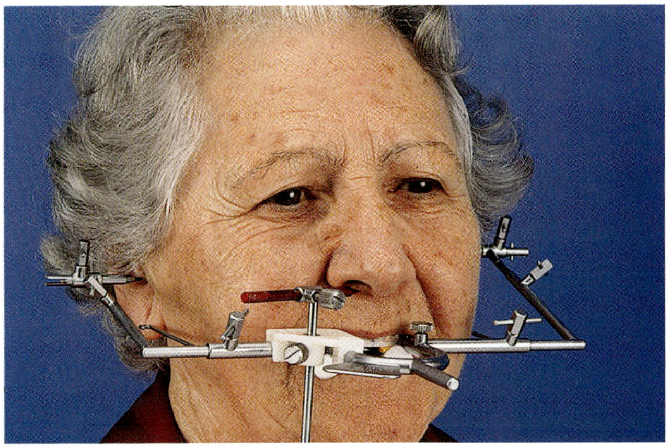

Abb. 16 Gesichtsbogen mit Spinastift.

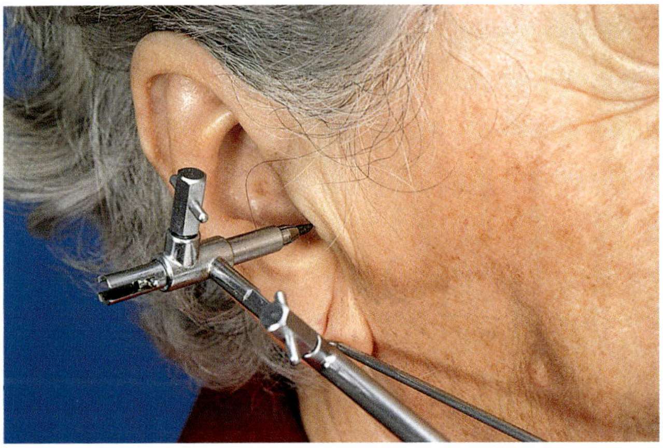

a

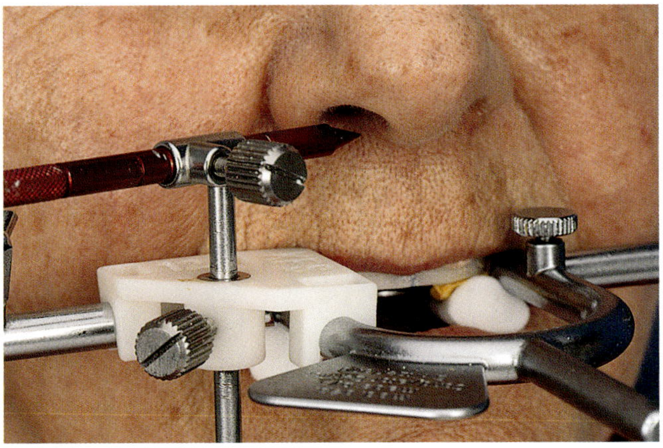

b

Abb 17 Detailaufnahme der Einstellung der Schreibspitze auf den Tragusunterrand (a) und des Spinastifts auf die Spina nasalis anterior (b).

Die Abformlöffel dürfen erst nach dem Einartikulieren von den Modellen entfernt werden.

Das Einartikulieren der Modelle. Zuerst wird das Oberkiefermodell bezüglich der Camper-Ebene ein-

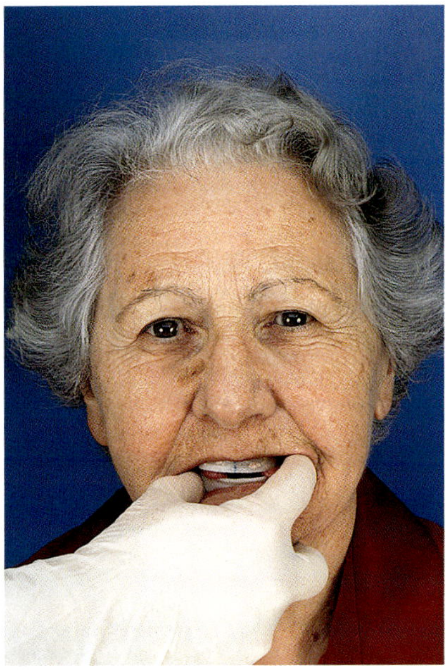

a

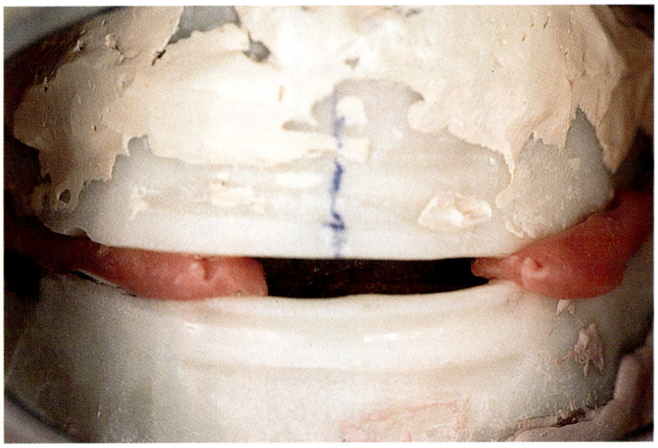

b

Abb. 18 Provisorische Handbissnahme mit Abformlöffeln an der Patientin (a) und Detailaufnahme im Mund (b).

artikuliert. Dafür werden mithilfe einer Metalllehre, welche die Höhe der Artikulatorachse widergibt, sowohl die Schreibspitzen der Gesichtsbogenarme als auch die Spitze des Spinastifts auf die Höhe der Artikulatorachse orientiert (Abb. 19). Für diese Einstellung wird das Stativ vorne mit einer dritten Schraube versehen, und die zwei hinteren Stativschrauben werden durch verlängerte Modelle ersetzt (Condylator Service, CH-8038 Zürich, Schweiz) (s. Abb. 19). Die vordere Schraube ist notwendig, da das Stativgelenk ein Schwenken des Gesichtsbogens in der sagittalen Ebene verhindert, was die Voraussetzung ist, um Schreibspitzen und Spinastift auf die Höhe der Artikulatorachse einstellen zu können.

Praktisch werden Schreibspitzen und Spinastift durch Höhenverstellung des gesamten Gesichtsbogens in etwa auf die Höhe der Artikulatorachse

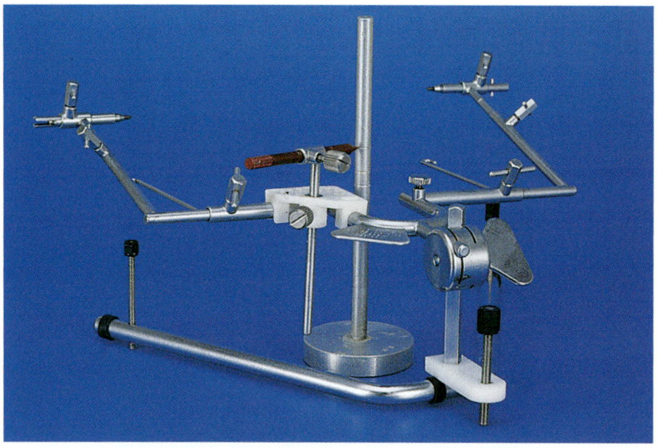

a

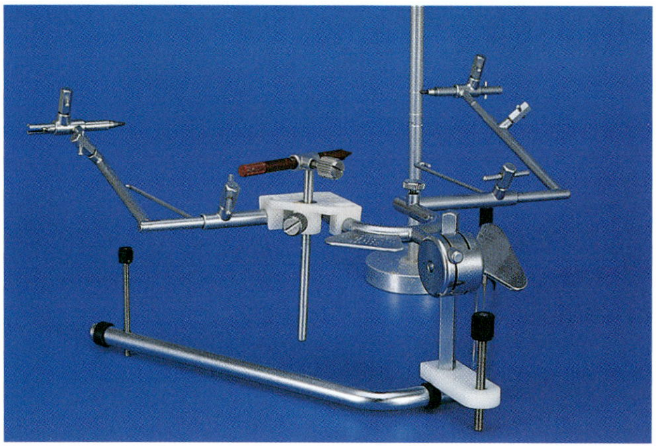

b

Abb. 19 Einstellung der Schreibspitzen und des Spinastifts auf die Höhe der Artikulatorachse mit Hilfe der Metalllehre. Die Spitzen sind auf die obere Kerbe eingestellt, die der Höhe der Artikulatorachse des Condylators Modell 6 entspricht. Die drei Kerben entsprechen also der unterschiedlichen Höhe der Achsen der verschiedenen Condylatormodelle.

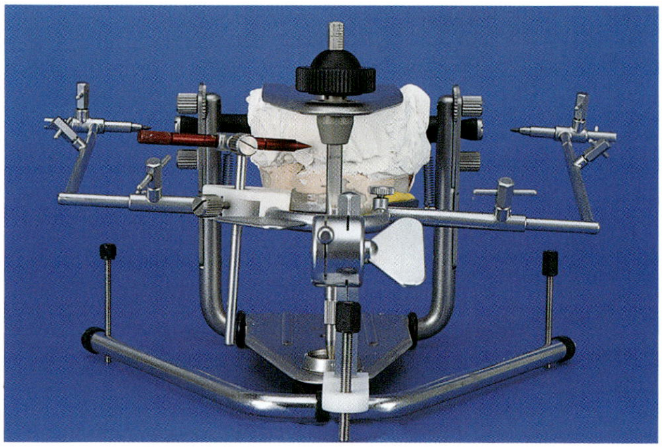

Abb. 20 Oberkiefermodell einartikuliert.

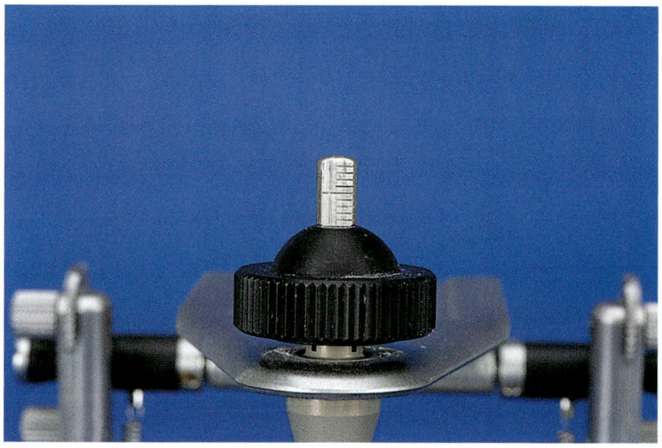

Abb. 21 Vertikalstift des Artikulators in Nullstellung.

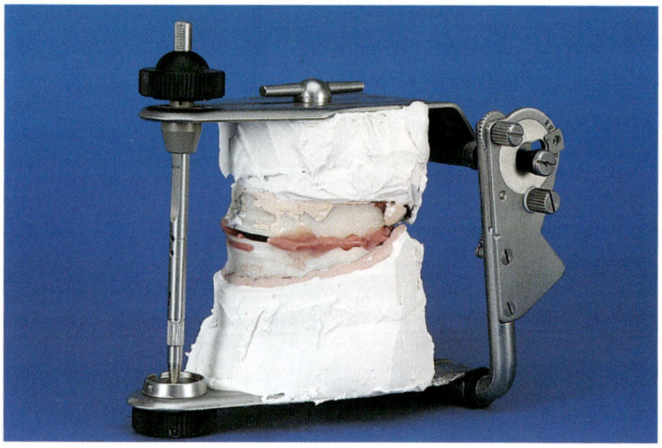

Abb. 22 Einartikulierte Modelle.

gebracht werden. Die Feineinstellung erfolgt durch Drehen an den Stativschrauben. **Im Gegensatz** zum konventionellen Einartikulieren des Unterkiefermodells nach der intraoralen Registrierung werden also die sagittalen Orientierungsstäbe des Gesichtsbogens **nicht horizontal** positioniert. Nach der Ausrichtung des Gesichtsbogens – die Schreibspitzen liegen äquidistant auf der Verlängerung der Artikulatorachse – und der Reponierung des Oberkieferlöffels in die Übertragungsplatte, wird das Oberkiefermodell einartikuliert (Abb. 20). Der Vertikalstift des Artikulators **muss** in Nullstellung sein (obere Artikulatorplatte horizontal) (Abb. 21). Daraufhin erfolgt das Eingipsen des Unterkiefermodells entsprechend dem provisorischen Wachsbissregistrat (Abb. 22).

Anfertigung der Wachswälle. Nach dem Einartikulieren beider Modelle werden die Abformlöffel von den Modellen entfernt und die Basisplatten angefertigt. Daraufhin wird der obere Wachswall hergestellt. Dazu wird der auf die untere Artikulatorplatte fixierte Okklusionsteller (Condylator Service, CH-8038 Zürich, Schweiz) auf die Höhe der markierten prospektiven Oberlippenlänge eingestellt

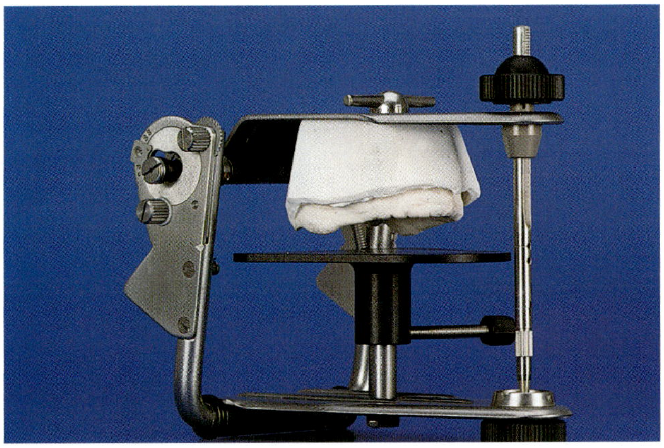
a

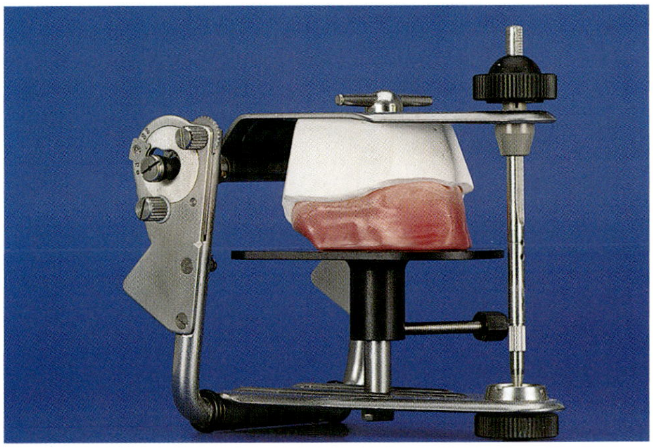
b

Abb. 23 Anfertigung des oberen Wachswalls.
a) Die Höhe des Okklusionstellers ist auf die prospektive Länge des Wachswalls in der Front eingestellt.
b) Zum Okklusionsteller parallelisierter Wachswall.

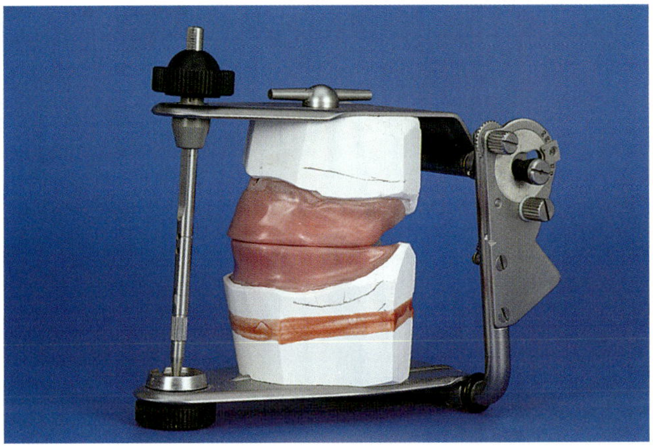

Abb. 24 Fertige Wachswälle. Die Höhe am Artikulator wurde um 2 mm erhöht.

(Abb. 23). Zur Anfertigung des Wachswalls bleibt der Vertikalstift des Artikulators in Nullstellung (s. Abb. 21). Bei Missachtung dieses Punkts verliert der Wachswall seine Parallelität zur Camper-Ebene.

Daraufhin wird der Unterkieferwachswall angefertigt und zum oberen parallelisiert (Abb. 24). Erst für die Herstellung des unteren Wachswalls darf die Höhe am Artikulator verstellt werden. Dies mag der Fall sein, wenn klinisch der Eindruck bestand, dass die vertikale Dimension mit den Kunststoffwällen zu tief oder zu hoch war.

Rückkontrolle am Patienten. Bei korrektem Vorgehen befindet sich der obere Wachswall parallel zur Camper-Ebene. Da zur Einstellung des Gesichtsbogens die Bipupillarlinie nicht berücksichtigt wurde – die Gesichtsbogen-Schreibspitzen wurden auf die Tragusunterränder eingestellt – muss der Oberkieferwachswall nicht unbedingt parallel zur Bipupillarlinie sein. Die Parallelität des unteren Wachswalls zum oberen ist selbstverständlich von der Korrektheit der Handbissnahme abhängig. Ein Fehler ist jedoch belanglos, da die definitive vertikale und horizontale Kieferrelation noch registriert werden. Im Fall der Anfertigung der Kunststoffwälle nach den ursprünglichen oder korrigierten Dimensionen der bestehenden Prothesen sollte die vertikale Dimension der Bissschablonen bereits einigermaßen stimmen.

Die eigentliche Bestimmung der vertikalen Kieferrelation

Dieser Arbeitsgang bezweckt die Bestimmung des Abstands zwischen Oberkiefer und Unterkiefer für die Aufstellung der Zähne, also der sog. **Bisshöhe.**

Die Bestimmung der vertikalen Kieferrelation besteht aus der Anpassung der Höhe der Wachswälle an die posturale Unterkieferlage, die Physiognomie und die Sprache. Die Kontrollen der posturalen Lage, der Ästhetik und der Sprache dürfen nicht am liegenden Patienten vorgenommen werden, sondern einzig, indem sich Patient und Zahnarzt in einer gewissen Distanz gegenüberstehen.

Für die Relationsbestimmung müssen die Bissschablonen auf dem Kiefer ruhig liegen. Ist dies nicht der Fall, und liegt die Ursache hierfür nicht in einer ungenügenden Gestaltung der Schablonen, so muss ihre Lage mit Haftpulver gesichert werden.

Nicht gut auf der Unterlage sitzende Schablonen können zu Fehlbestimmungen führen, da der interokklusale Abstand nicht mit Sicherheit beurteilt werden kann und die Sprache behindert ist.

Kontrolle der posturalen Unterkieferlage. Bei der Messung der vertikalen Relation wird so vorgegangen, dass man auf dem Gesicht des Patienten mit einem Filzstift zwei Punkte markiert. In der Regel wird die eine Markierung auf der Nasenspitze, die andere auf der Kinnspitze vorgenommen. Die Haut sollte im Bereich der Markierungen nicht allzu verschiebbar sein, eine Forderung, die in Bezug auf das Kinn niemals zutrifft. Die Bissschablonen werden eingesetzt, und der Patient wird aufgefordert, **aufzustehen** und den Kopf aufrecht zu halten. Sobald man den Eindruck hat, dass sich der Unterkiefer in seiner posturalen Lage befindet, wird mit Hilfe eines Zirkels oder einer Schublehre der Abstand zwischen den beiden Punkten gemessen und notiert. Danach wird der Patient aufgefordert, den Mund zu schließen. Der Abstand wird erneut gemessen und mit demjenigen in der posturalen Lage verglichen. Die Höhe der Wachswälle wird so lange geändert, bis der Kieferabstand in der Ruheschwebe rund 2 mm größer ist als derjenige beim Kieferschluss (Abb. 25).

Für die Bestimmung der posturalen Unterkieferlage sind folgende **Methoden** zu empfehlen, wobei der ersten Methode der Vorzug gegeben wird:

- Ablenkung des Patienten, z.B. durch ein kurzes Gespräch. Dabei entspannt sich der Patient, und er nimmt eine ungezwungene Unterkieferlage ein. Sobald das untere Gesichtsdrittel entspannt aussieht, wird der Patient aufgefordert, ruhig zu bleiben, den Unterkiefer und die Lippen nicht zu bewegen. Danach wird die Messung vorgenommen.
- Der Patient wird aufgefordert, zu schlucken und sich zu entspannen. Während des Schluckens wird der Unterkiefer dem Oberkiefer angenähert. Danach entspannt sich die Muskulatur, und die posturale Lage wird eingenommen.
- Der Patient wird aufgefordert, den Mund leicht zu öffnen und dann langsam zu schließen, bis er das Gefühl hat, dass sich die Lippen breitflächig und ohne jegliche Spannung berühren. Dabei muss darauf geachtet werden, dass der Patient den Mund nicht zu weit öffnet, um die Gefahr der Messung eines zu großen Interokklusalabstands zu reduzieren [101]. Erscheint der Lippenschluss wirklich ungezwungen, so wird der Abstand gemessen. Ein verspannter Lippenschluss deutet normalerweise auf eine zu große Bisshöhe hin.

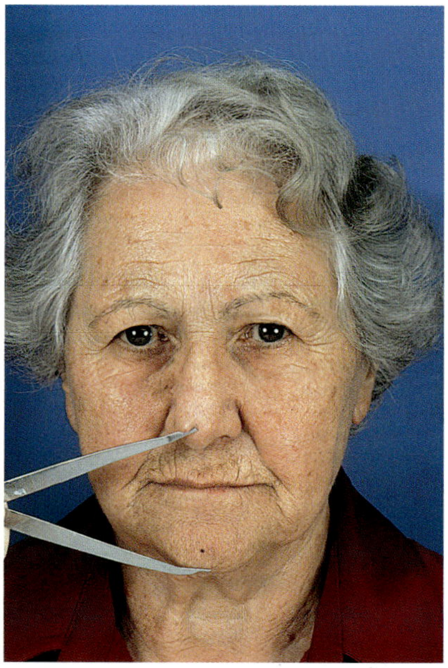
a

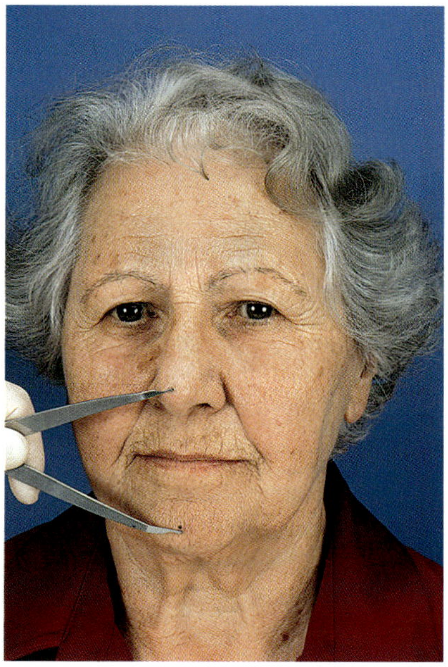
b

Abb. 25 Messung der vertikalen Relation in der posturalen Unterkieferlage.
a) Die Abstandsmessung zwischen den extraoral angebrachten Markierungen ergibt in der Schlussbissstellung einen zu großen Interokklusalabstand: Das untere Gesichtsdrittel sieht zusammengefallen aus.
b) Die Erhöhung der okklusalen vertikalen Dimension führte zu einer Reduktion des Interokklusalabstands auf rund 1 mm. Das untere Gesichtsdrittel sieht deutlich besser aus. Man achte auf den entspannten Gesichtsausdruck der Patientin.

Die Messung der vertikalen Dimension in der posturalen Unterkieferlage sollte immer erst einige Sekunden nach der ausgeübten Funktion (Sprechen, Schlucken) bzw. erst, wenn der Patient einen entspannten Gesichtsausdruck hat, vorgenommen werden. Zudem empfiehlt es sich, die Messungen mehrmals durchzuführen und die Ergebnisse untereinander zu vergleichen.

Die Forderung nach einem interokklusalen Abstand von 2 mm muss immer im Kontext der klinischen Situation beurteilt werden. Im Fall extrem stark atrophierter Kiefer mag z. B. eine in ästhetischer Hinsicht zu niedrige Bisshöhe indiziert sein. Damit wird der Abstand zwischen Kieferkamm und Okklusalfläche reduziert, das Hebelverhältnis günstiger und die Kaustabilität der Prothese verbessert. Probleme können auch Patienten bereiten, die normalerweise keinen Lippenschluss in der posturalen Unterkieferlage hatten: Mundatmer, Patienten mit besonders kurzer Oberlippe oder mit stark ausgeprägtem Distalbiss können oft ihre Lippen in der Ruheschwebe ohne willkürliche Muskelaktivität nicht schließen. Es wäre falsch, auch bei diesen Patienten einen entspannten Lippenschluss erzielen zu wollen, da damit die Bisshöhe zu tief ausfallen würde. Die **visuelle Kontrolle des Profils** kann im Zweifelsfall hilfreich sein.

Die Messung des interokklusalen Abstands durch die oben erwähnte Methode basiert auf der Annahme, dass eine lineare Relation zwischen dem Ausmaß der Bewegung des Unterkiefers und demjenigen des Kinnpunkts besteht. Indessen wurde gezeigt, dass dies nicht zutrifft [17, 26, 80, 124]. Mit anderen Worten: Die Größe des Interokklusalabstands entspricht nicht dem extraoral ermittelten Wert. Der Unterschied zwischen beiden Werten ist methodenabhängig und ist kleiner mit niedrigen als mit größeren Hebungen der vertikalen Dimension und wenn die Ruheschwebe mit der Entspannungsmethode bestimmt wird [26, 80]. Diese Differenz erklärt sich dadurch, dass der Patient die Tendenz hat, die Lippen während der Hebung der vertikalen Dimension geschlossen zu halten, was zu einer kranialen Verschiebung der Weichteile relativ zum Kieferknochen führt. Es ist deshalb wichtig, den Spannungszustand der Lippen vor der extraoralen Messung genau zu kontrollieren.

Aufgrund der ungenügenden Zuverlässigkeit der extraoralen Messung sollte die Größe des Interokklusalabstands zusätzlich direkt kontrolliert werden. Dabei wird folgendermaßen vorgegangen: Befindet sich der Unterkiefer in der Ruheschwebe, wird der Patient aufgefordert, ihn ruhig zu halten. Die Lippen werden auf der einen Seite vorsichtig separiert; das Ausmaß des interokklusalen Abstands wird visuell kontrolliert (Abb. 26). Es ist darauf zu achten, dass der Unterkiefer während der Separation der Lippen tatsächlich nicht bewegt wird. Diese Methode sollte jedoch nie isoliert und immer mit Vorsicht interpretiert werden, da die Manipulation an den Lippen leicht zu einer Änderung der Unterkieferlage führen kann. Eine genaue Messung des Interokklusalabstands ist mittels elektronischer Geräte möglich. Es ist jedoch fraglich, ob sich dieser apparative Aufwand lohnt.

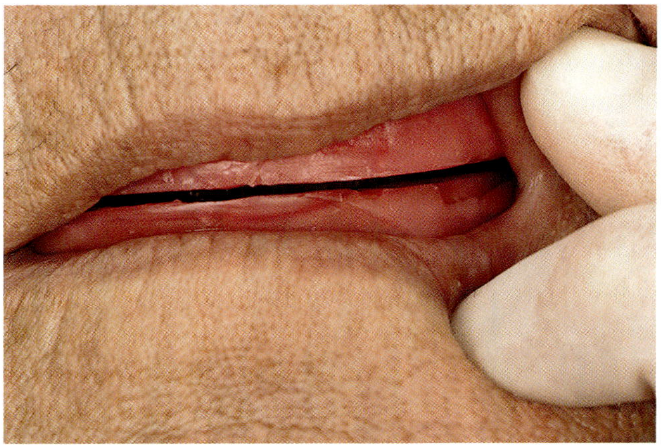

Abb. 26 Visuelle Kontrolle des Interokklusalabstands.

Sobald der gewünschte Interokklusalabstand in der posturalen Unterkieferlage vorliegt, wird die eingestellte vertikale Dimension im Hinblick auf die Physiognomie kontrolliert.

Kontrolle der Ästhetik

> Nach ästhetischen Gesichtspunkten ist die okklusale vertikale Dimension so zu wählen, dass das Gesicht beim Kieferschluss natürlich aussieht und dass die oberen und unteren Frontzähne beim Sprechen sichtbar sind.

Wenn der Patient aus der posturalen Unterkieferlage bis zum Kontakt der Wachswälle den Mund schließt, sollten sich Profil und Physiognomie nicht verschlechtern. Wurde die Bisshöhe zu tief gewählt, dann erscheint das untere Gesichtsdrittel zusammengefallen, die Lippen sind eingerollt und faltig, das Lippenrot ist verschmälert, manchmal ganz verschwunden, die Mundfalten sind ausgeprägt, die Mundwinkel fallen herunter und die Kinnspitze ist protrudiert (Abb. 27).

Nicht selten wird man mit Fällen konfrontiert, bei denen das untere Gesichtsdrittel immer noch zusammengefallen und progen erscheint, obwohl der interokklusale Abstand in der posturalen Unterkieferlage für gut befunden wurde. In diesen Fällen muss der Interokklusalabstand in der posturalen Lage nochmals überprüft werden, um zu kontrollieren, ob er wirklich auf ein Minimum reduziert ist. Ist dies der Fall, so muss die Bestimmung der vertikalen Dimension unterbrochen und eine Vorbehandlungsphase eingeschaltet werden (s. S. 142 ff.).

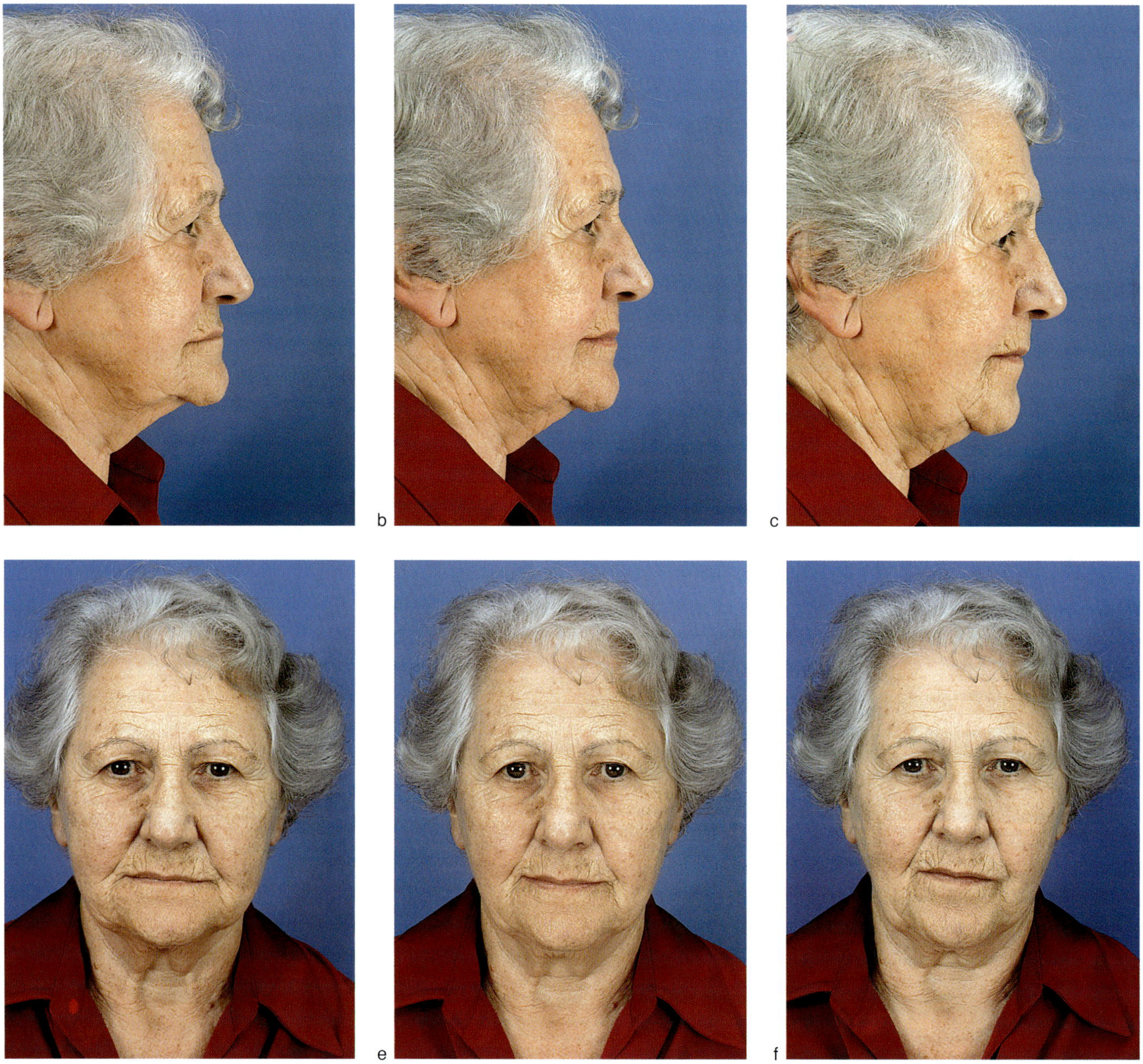

a b c d e f

Abb 27a–f Bisshöhe aus ästhetischer Sicht.
a) und d) Zu niedrige, b) und e) eher richtige, c) und f) eher zu hohe okklusale vertikale Dimension.

Kontrolle der Sprache

Mit der Sprechprobe wird die eingestellte okklusale vertikale Kieferrelation auf Berührung der Wachswälle beim Sprechen überprüft. Diese Kontrolle ist notwendig, weil interokklusaler Abstand in der posturalen Unterkieferlage und minimaler Sprechabstand nicht identisch sind. Der minimale Sprechabstand tritt normalerweise bei der Aussprache der Zischlaute, vor allem bei S, in einzelnen Fällen auch bei T und N auf [19, 69].

Untersuchungen an bezahnten Patienten [46, 47, 121] ergaben, dass der minimale Sprechabstand zwischen 0 und 10 mm variiert und dass das S nicht immer mit gleichem vertikalem Abstand der Zahnreihen ausgesprochen wird [32]. Die Größe dieses Abstands hängt von der Lage der Zischlaute innerhalb des Satzes bzw. des Worts ab. Zwischen der Größe des engsten Sprechabstands und der Form der Frontzahnokklusion besteht eine gewisse Assoziation. Er ist kleiner beim Vorliegen eines kopf- oder frontoffenen Bisses als bei einem Tiefbiss ([46, 47] und s. Palla [103] für weitere Literatur). Ferner wurde gefunden, dass der Sprechabstand mit der Änderung der Form des S-Kanals variiert; im Speziellen führt eine Verengung des S-Kanals zu einer Vergrößerung des Sprechabstands [114].

Der Patient **steht** vor dem Zahnarzt und zählt mit gut sitzenden und, wenn nötig, mit Haftpulver gesicherten Bissschablonen von 1 bis 10, oder, noch besser, er führt mit diesem ein kurzes Gespräch. Der Zahnarzt beobachtet das Variieren des Sprechabstandes beim Aussprechen der Zischlaute, vor allem bei S (eins, sechs, sieben), bei T und N (Übergang von 8 auf 9). Dabei sollte der geschätzte minimale Sprechabstand im Frontbereich 1–2 mm betragen (Abb. 28). Schlagen die Wachswälle aufeinander oder kann das Aufschlagen nur bewusst vermieden werden, so wurde die eingestellte Bisshöhe im Hinblick auf die Sprechfunktion zu hoch gewählt. Wird die Korrektur der Bisshöhe versäumt, so kann daraus ein hörbares Prothesenklappern beim Sprechen mit den fertigen Prothesen resultieren.

Die Korrektur einer in Bezug auf die Sprechfunktion zu hoch eingestellten Bisshöhe besteht nicht generell in einer Reduktion der gesamten Bisshöhe durch Kürzung der Wachswälle.

Erst nach der Rückkontrolle der Größe des Interokklusalabstands in der posturalen Unterkieferlage und Überprüfung der Physiognomie beim maximalen Kieferschluss wird entschieden, ob überhaupt oder

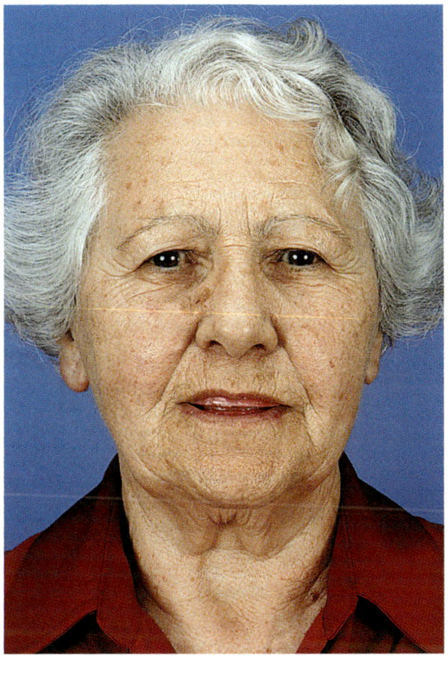

Abb. 28 Kontrolle des minimalen Sprechabstands beim Sprechen. Dieser entspricht rund 1,5 mm.

um wie viel die Bisshöhe gesenkt werden kann. Dabei muss man bedenken, dass der minimale Sprechabstand auch vom Ausmaß des Frontzahnüberbisses abhängt. Deshalb ist die Kontrolle des engsten Sprechabstands nur dann eindeutig, wenn die Wachswälle im Frontzahnbereich auch den horizontalen und vertikalen Überbiss der definitiven Frontzahnaufstellung imitieren. Diese Forderung ist zu diesem Zeitpunkt kaum erfüllbar, weshalb die Sprechabstandskontrolle nur einen Richtwert bedeuten kann.

Ergibt die Rückkontrolle, dass die eingestellte vertikale Relation bezüglich der posturalen Unterkieferlage und der Physiognomie richtig war, so soll versucht werden, den Sprechabstand durch Einengung des S-Kanals, d.h. durch Verdickung der Gaumenplatte, und nicht durch Kürzung der Wachswälle zu vergrößern [19, 114].

Voraussetzung für die Sprechprobe ist, dass ungezwungen, klar und deutlich gesprochen wird. Der Patient sollte sich daher nicht allzu sehr auf die auszusprechenden Worte konzentrieren müssen. Die Aussprache von komplizierten Worten wie „Mississippi", „Zwetschgenwasser", das Zählen von 60 bis 70 usw. sollte deshalb vermieden werden. Hingegen eignet sich das Zählen von 1 bis 10 sehr gut, da es dem Patienten geläufig ist und gleichsam automatisch abläuft. Noch besser ist die Durchführung eines kurzen Gesprächs. Während der Sprechprobe soll auch auf die Deutlichkeit der Sprache geachtet werden. Erfahrungsgemäß treten die meisten phonetischen Schwierigkeiten beim S-Laut und bei der S-Laut-Gruppe, also bei den **Sibilanten** auf. Das S ist zudem der einzige Laut, der mit der Tragezeit der Prothese nicht deutlicher wird [123].

Störungen in der S-Laut-Bildung sind auf eine falsche Gestaltung der Gaumenplatte oder der Lage und Dicke der Wachswälle im Frontbereich zurückzuführen. Bei der normalen, dorsalen S-Bildung im Deutschen liegt die Zungenspitze an den lingualen Flächen der unteren Frontzähne, während sich der Zungenkörper beidseitig an den Gaumen vom Molarenbereich bis in die Gegend der lateralen Schneidezähne anlehnt. Der Mundraum wird bis auf eine schmale Rinne zwischen dem Gaumen und dem Zungenrücken (S-Kanal) luftdicht abgeschlossen. Die Rinne ist normalerweise nicht breiter als die zentralen Schneidezähne und hat die Funktion, die Luft in Schwingungen hoher Frequenz zu versetzen und somit das typische S-Geräusch zu erzeugen (für die Originalliteratur s. Palla [103] und Abb. 8 in Farley et al. [28]).

Besondere Probleme bei der Aussprache von Zischlauten ergeben sich bei jenen Patienten, bei welchen die Oberkieferatrophie so weit fortgeschritten ist, dass der Wachswall aus Gründen der Kaustabilität relativ weit palatinal angebracht werden muss. Das daraus resultierende hohe Gaumengewölbe verhindert die normgerechte Bildung des S-Kanals. Zur Korrektur des Sigmatismus soll die Gaumenplatte selektiv verdickt werden. Damit wird die Höhe des Gaumengewölbes reduziert und die Bildung des S-Kanals begünstigt. Gelegentlich muss der obere Wachswall zusätzlich verkürzt werden (Abb. 29). Eine Reduktion der Gesamthöhe ist dann in Kauf zu nehmen. In extremen Fällen empfiehlt sich, die Lage des Wachswalls funktionell zu ermitteln. Der Wachswall wird seitlich entfernt und durch dickflüssig angemischtes, gewebekonditionierendes Material ersetzt. Nach Einsetzen der Basisplatte wird der Patient aufgefordert, zu reden und zu schlucken.

Die funktionelle Abformung des S-Kanals erfolgt durch selektives Auftragen von Abdruckmaterial an der Gaumenplatte. Während der Abbindezeit wird mit dem Patienten ein kurzes Gespräch geführt, damit die Zunge den S-Kanal ausformt (Abb. 30). Als Material eignen sich auch für diesen Arbeitsschritt die gewebekonditionierenden Materialien am besten, da sie eine genügend lange plastische Phase haben. Die Konsistenz des Materials muss so gewählt werden, dass dieses durch den Zungendruck geformt wird, ohne durch die Schwerkraft herunterzufließen. Das Auftragen des Materials muss selektiv und schrittweise erfolgen, da ein Überschuss zu einer Störung der S-Lautbildung führt. Lage und Quantität des Materials, das aufgetragen werden muss, können durch visuelle Kontrolle der Größe des S-Kanals abgeschätzt werden. Dafür muss man von unten her in den Mund schauen (Abb. 31).

Der Sigmatismus wird nicht immer durch ein falsch gestaltetes Gaumengewölbe verursacht. Auch eine nicht korrekte sagittale Beziehung zwischen dem oberen und unteren Frontwall oder deren falsche Modellierung (z. B. zu dick) kann durch eine Fehlpositionierung der Zungenspitze die Bildung des S-Kanals unmöglich machen.

Eine fehlerhafte Ausformung der Gaumenplatte führt nicht nur zu Sigmatismus. Sie kann auch die Lautbildung der palatolingualen Konsonanten stören. Darunter versteht man diejenigen Konsonanten, die durch die Artikulation der Zunge mit spezifischen Arealen des Gaumens gebildet werden. Dies betrifft die Konsonanten C, D, G, K, L, N, S, T. Falls die Sprache undeutlich ist, empfiehlt es sich, bereits zu diesem Zeitpunkt eine optimale Gaumenplattengestaltung zu erzielen. Dafür sollte man wie bei der Ausformung des S-Kanals vorgehen. Das Abdruckmaterial zeigt, wo die Wachswälle zu dick sind oder wo noch Material fehlt. Typische Fehler in der Gestaltung des Prothesenkörpers und dessen Auswirkung auf die Sprache wurden von Carr et al. beschrieben [18].

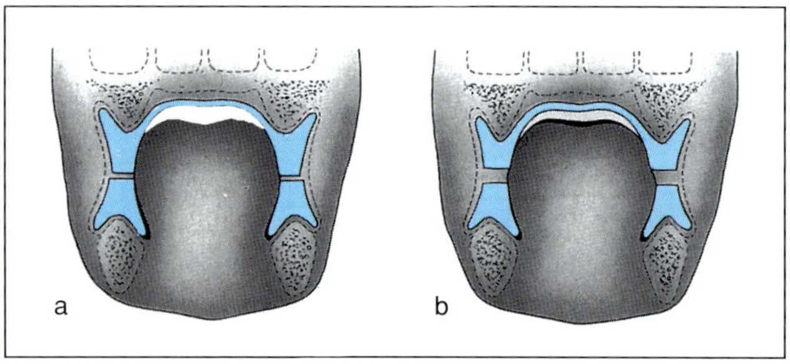

Abb. 29 Gestaltung des Gaumengewölbes und Kürzung des oberen Wachswalls zur Behebung des Sigmatismus.
a) Das hohe Gaumengewölbe verhindert die Bildung des S-Kanals.
b) Durch Auftragen von Wachs an den zentralen und lateralen Gaumenpartien und Verkürzung des oberen Wachswalls lässt sich das Gaumengewölbe reduzieren und der S-Kanal erzeugen.

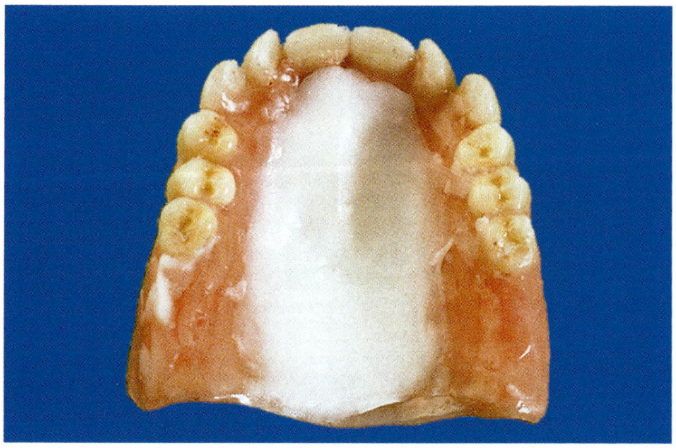

Abb. 30 Funktionelle Abformung der Gaumenplatte zur Verbesserung des S-Lauts bei der Wachseinprobe.

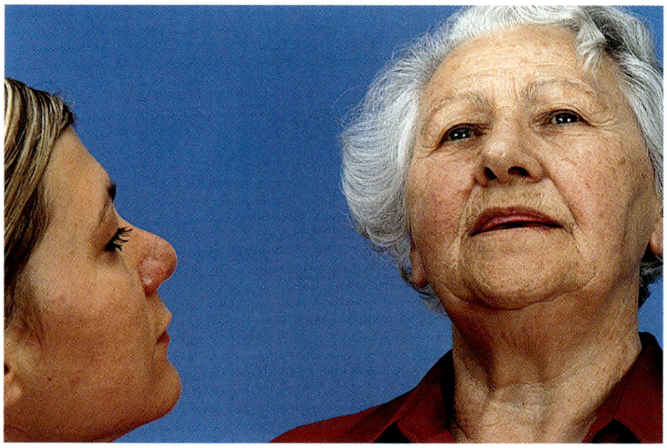

Abb. 31 Visuelle Kontrolle des S-Kanals.

Die Bedeutung der Sprechprobe bei der Bestimmung der vertikalen Kieferrelation liegt somit nicht allein in der Kontrolle der eingestellten Bisshöhe. Sie dient gleichzeitig der Gestaltung der Bissschablonen hinsichtlich phonetischer Belange. Die definitive phonetische Kontrolle kann jedoch erst bei der Einprobe der Prothesen in Wachs erfolgen.

Zusammenfassend kann gesagt werden, dass die korrekte vertikale Dimension der größtmöglichen okklusalen vertikalen Dimension entspricht, die

- einen Interokklusalabstand in der posturalen Unterkieferlage und beim Sprechen gewährleistet
- für den Patienten komfortabel ist und
- ein harmonisches Profil gewährleistet.

Die vertikale Kieferrelation muss immer in Zusammenhang mit der Kontrolle der posturalen Unterkieferlage, der Physiognomie und der Sprache eingestellt werden (Abb. 32). Eine genaue Ausformung der Bissschablonen als präformative Prothesen muss der Bestimmung der vertikalen Relation vorangehen. Bei langjährigen Prothesenträgern mit einem nicht kompensierten Verlust an Bisshöhe setzt die Registrierung einer korrekten vertikalen Dimension oft eine Vorbehandlungsphase voraus (s. S. 142 ff.).

5.4.4 Vertikale Dimension und Mundwinkelrhagaden

Ein Problem, das sich gelegentlich in Verbindung mit der Bestimmung der vertikalen Dimension ergibt, ist, ob die Bisshöhe beim Vorliegen von Mundwinkelrhagaden (Cheilitis angularis) mit den neuen Prothesen erhöht werden soll oder nicht.

Die Prävalenz der Mundwinkelrhagaden unter den Prothesenträgern variiert zwischen 5 und 38 % (Median 6 %) [11, 51, 52, 72, 134]. Mundwinkelrhagaden kommen bei zahnlosen Patienten ohne Zahnersatz seltener vor als bei denen, die prothetisch versorgt sind [74], und unter diesen Patienten werden sie wiederum häufiger bei Vorliegen einer Prothesenstomatitis als bei gesunden oralen Verhältnissen beobachtet. Des Weiteren heilen sie oft allein durch die Behandlung dieser Krankheit aus (für die Originalliteratur s. Palla [103]). Aufgrund dieser Beobachtungen werden Mundwinkelrhagaden bei Prothesenträgern als ein weiteres Symptom der generalisierten Prothesenstomatitis betrachtet.

Mundwinkelrhagaden haben eine multifaktorielle Ursache und entstehen durch die Interaktion verschiedener lokaler und systemischer Faktoren. Zentral im pathologischen Geschehen ist jedoch eine Infektion der Mundwinkel mit Candida albicans und/oder Staphylococcus aureus [65, 73, 97, 99, 120]. Es ist wahrscheinlich, dass eine primäre Hautläsion die Integrität der Mundwinkel reduziert, sodass sie durch Mikroorganismen infiziert werden. Die zu niedrige Bisshöhe kann zur Verstärkung der Faltenbildung im Mundwinkelbereich führen und somit indirekt das Zustandekommen der Mundwinkelrhagaden begünstigen. Zu den systemischen Erkrankungen, welche die Prädisposition erhöhen, gehören unter anderem solche des immunsuppressiven For-

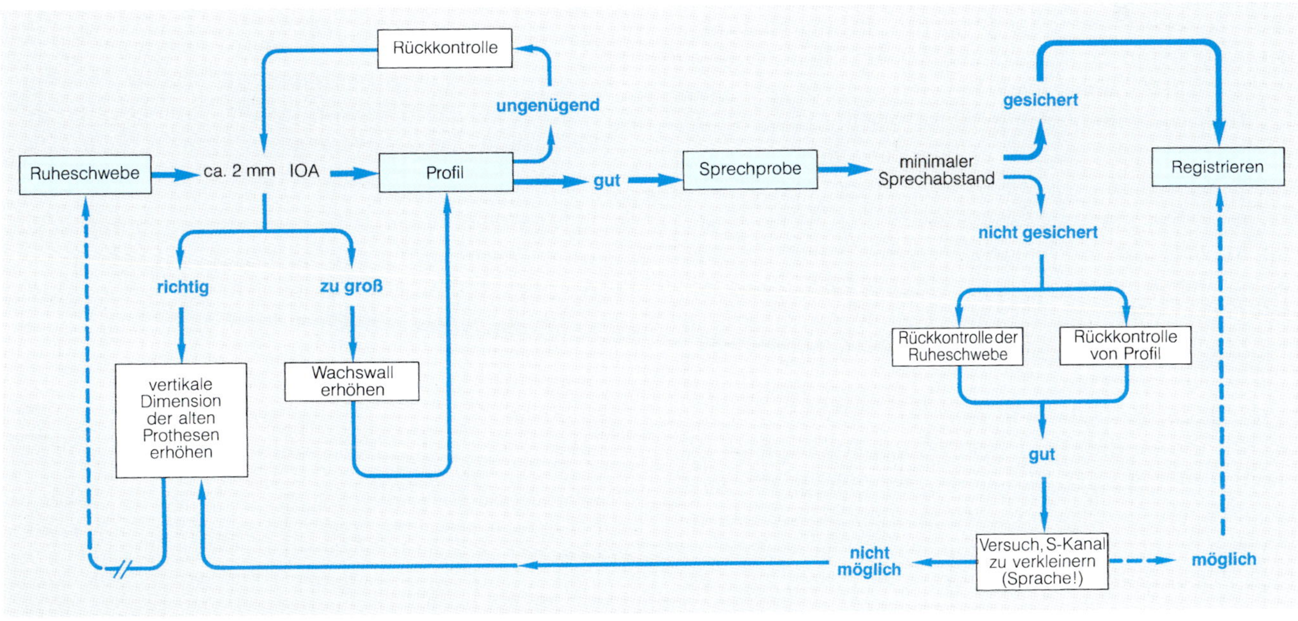

Abb. 32 Schematisches Diagramm der Bestimmung der vertikalen Kieferrelation.

menkreises, Atopie und Diabetes mellitus. Auch eine Mangelernährung, Eisenmangelanämien und Riboflavinmangel werden oft als ätiologische Faktoren erwähnt, obwohl ihre ätiologische Rolle noch unklar ist.

Mundwinkelrhagaden werden medikamentös und nicht durch eine Hebung der vertikalen Dimension behandelt. Die Wahl des Medikaments hängt vom Mikroorganismus ab, sodass eine mikrobiologische Untersuchung jeder Behandlung vorangehen sollte. Im Fall einer Staphylokokkusinfektion kann als Antibiotikum Fusidinsäure verschrieben werden. Liegt eine Candidainfektion vor, sollte ein Antimykotikum (z.B. Nystatinsalbe) appliziert werden. Die Behandlung sollte ein bis zwei Wochen nach Ausheilung fortgesetzt werden. Alter, trockene Haut und Länge der Mundwinkelfalten, nicht aber der Verlust an vertikaler Dimension oder das Vorliegen einer Prothesenstomatitis, beeinflussen die Dauer der Behandlung [98]. Letzere muss jedoch unbedingt mitbehandelt werden, um die primäre Infektion zu beseitigen. Die Gefahr des Mundwinkelrhagadenrezidivs hängt von der Dauer der Erkrankung und dem Vorhandensein von Hauterkrankungen und Leukoplakie in den Mundwinkeln ab [98].

5.5 Bestimmung der horizontalen Kieferrelation

In den vergangenen Jahrzehnten wurden heftige Diskussionen über den Begriff der zentrischen Relation (Centric Relation) durchgeführt. Dabei war die zentrale Frage, welche Unterkieferlage, d.h. welche Kondylus-Fossa-Relation bei der Bestimmung der zentrischen Relation zu registrieren sei. Im Wandel dieser Diskussionen wurde die Definition der zentrischen Relation mehrmals geändert. So veröffentlichte beispielsweise das Glossary of Prosthodontic Terms in seiner letzten Auflage von 1999 sieben verschiedene Definitionen: diejenige der ersten, dritten und fünften Auflage sowie diejenige von drei Persönlichkeiten auf dem Gebiet der Okklusion [1]. Diese Sachlage spiegelt die allgemeine Schwierigkeit und weltweite Uneinigkeit in der Definition der zentrischen Relation wider. Die ersten vier Definitionen berücksichtigten auch nicht den Diskus. Dies erfolgte erst mit der fünften Auflage: „Die zentrische Relation ist die maxillo-mandibuläre Beziehung, in welcher die Kondylen gegen die dünnsten, avaskulären Teile der zugehörigen Disken artikulieren, wobei die Kondylus-Diskus-Komplexe in einer antero-kranialen Lage am dorsalen Abhang der Eminientia articularis liegen. (...) Diese Lage wird klinisch erreicht, wenn der Unterkiefer antero-kranial gerichtet wird und eine rein rotatorische Bewegung um die Scharnierachse ausführt. (...) Beim Vorliegen von Störungen des Kausystems ist die zentrische Relation nicht registrierbar“[3].

Der Begriff der zentrischen Relation war und ist vielleicht noch einer der umstrittensten in der Zahnmedizin. Grund dafür ist die Tatsache, dass die Definition der zentrischen Relation nicht auf wissenschaftlichen Daten, sondern auf der Meinung einzelner Autoren, auf ihren Techniken zur Bestimmung der Zentrik und auf dem Konzept der Reproduzierbarkeit basiert. Zum letzten Begriff ist zu sagen, dass die maxillo-mandibuläre Relation, die als Ausgangslage für die Rekonstruktion der Okklusion dient, aus offensichtlichen Gründen (annähernd) reproduzierbar sein muss. Reproduzierbarkeit ist jedoch nicht mit Physiologie gleichzusetzen.

Die Tatsache, dass die Anzahl der Publikationen über die Zentrikproblematik im letzten Jahrzehnt drastisch abgenommen hat, weist darauf hin, dass das Interesse an diesem Thema stark zurückgegangen ist. Dies ist wahrscheinlich auf drei Erkenntnisse zurückzuführen:

- Unabhängig von den akademischen, fast semantischen Diskussionen über den Begriff der zentrischen Relation bzw. über die anzustrebende Kondylus-Diskus-Fossa-Relation sind die Zahnärzte in der Lage, eine funktionelle mandibulo-maxilläre Referenzlage in den meisten Fällen und unabhängig von der verwendeten Methode zu registrieren.
- Die Okklusion spielt eine, wenn überhaupt, sekundäre Rolle in der Ätiologie der Myoarthropathien.
- Viel wichtiger als die Registriermethode ist die Diagnose des Funktionszustands des Kausystems, also die Erkenntnis, wann eine korrekte maxillo-mandibuläre Relation registriert bzw. wann eine Vorbehandlungsphase notwendig ist (s. S. 142 ff.).

Im Folgenden wird aus technisch-pragmatischen Gründen nicht mehr von zentrischer Relation, sondern nur noch von **Gelenkzentrik** und von **muskulärer** Zentrik gesprochen. Dies dient nicht dem Zweck,

[3] The maxillo-mandibular relationship in which the condyles articulate with the thinnest avascular portion of their respective disks with the complex in the anterior-superior position against the shapes of the articular eminence (...). This position is clinically discernible when the mandible is directed superior and anteriorly. It is restricted to a purely rotatory movement about the transverse horizontal axis (...). This position may not be able to be recorded in the presence of dysfunction of the masticatory system [1].

neue Begriffe einzuführen und somit noch mehr Verwirrung zu verursachen, sondern geschieht, um der speziellen Problematik der Okklusion totaler Prothesen besser Rechnung tragen zu können. Diese muss nämlich sowohl gelenk- als auch muskelbezüglich abgestimmt sein. Mit der Gelenkzentrik wird die Unterkieferlage verstanden, die mit der intraoralen Registrierung (Spitze des gotischen Bogens) erreicht wird. Mit muskulärer Zentrik wird hingegen die mit den Adduktionspunkten registrierte habituelle Schließbahn definiert. Die Registrierung beider Zentriken setzt normale Verhältnisse im Kausystem voraus.

5.5.1 Einleitung

Die Bestimmung der horizontalen Kieferrelation dient der Festlegung der Lage des Unterkiefers, die als Ausgangsbasis für die Aufstellung der künstlichen Zähne und somit für die Okklusion der totalen Prothese dient.

Die Relationsbestimmung beim Totalprothesenträger ist mit einer totalprothetisch-spezifischen **Problematik** verbunden:

- die Bedeutung der Okklusion für den Prothesenhalt
- die Verschieblichkeit der Basisplatten.

Demzufolge wird bei der Bestimmung der horizontalen Kieferrelation beim Totalprothesenträger nicht nur die Registrierung der Gelenkzentrik wie beim Bezahnten angestrebt, sondern:

- die Einstellung einer gelenkbezüglich zentrierten **und** auf die muskuläre Schließbahn abgestimmten Unterkieferlage
- die Zentrierung der Bissschablonen auf dem Prothesenlager während der Relationsbestimmung.

Verschiedene Faktoren, auf welche einzugehen den Rahmen dieses Artikels sprengen würde, beeinflussen den Halt einer Prothese ([22] und s. PALLA [103] für weitere Literatur). Dennoch muss erwähnt werden, dass die Okklusion eine wichtige Rolle im dynamischen Wechselspiel stabilisierender und destabilisierender Kräfte spielt, welches letztlich über die Retention der Prothese entscheidet. Offensichtlich bestimmen Richtung und Verteilung der okklusalen Kräfte über den Sitz der Prothese (d.h. die Breite des Spalts zwischen Mukosa und Prothesenbasis) und beeinflussen deshalb den Speichelfluss unter ihr. So führt ein gleichmäßiges Andrücken, also eine Zentrierung der Prothese auf den Kiefer, zum Abfließen des Speichels, was die Retention der Prothese erhöht [56]. Ob die Frequenz der Zahnkontakte sowie die Dauer und Stärke der okklusalen Kräfte beim Totalprothesenträger dafür ausreichen, den Speichel nach außen fließen zu lassen und damit die Dicke des Speichelfilms optimal zu reduzieren, ist nicht bekannt. Nichtsdestotrotz muss der Sitz der Prothese gewährleistet sein, um zu erreichen, dass übermäßiger Speichel unter ihr wegfließen kann. Sollte die Prothese nämlich kippen, dann entsteht unter ihr ein negativer Druck, der zum Einfließen von Speichel führt [96]: Der Halt lässt nach. Somit spielt die Okklusion eine primäre Rolle in Bezug auf die Prothesenretention. Diese ist nur dann optimal, wenn die Prothesen bei Zahnkontakt, wie z.B. beim Schlucken oder beim Zähnepressen, am Kiefer gleichmäßig angedrückt werden.

> Die Okklusion hat eine besondere Bedeutung in der Totalprothetik, da sie die Lagesicherung der Prothesen wesentlich beeinflusst.

Daraus folgt, dass bei der Bestimmung der horizontalen Kieferrelation die habituelle muskuläre Schließbahn **unbedingt** mitberücksichtigt werden muss. Die Ausgangslage für den Okklusionsaufbau muss also nicht nur auf die Gelenkzentrik, sondern auch auf die muskuläre Schließbahn abgestimmt sein. Wird dies missachtet, indem z.B. die Okklusion auf eine muskulär nicht angepasste Unterkieferlage ausgerichtet wird, dann werden sich die antagonistischen Kauflächen beim Schließen auf den Höckerabhängen berühren. Dabei entstehen Schubkräfte, die zum Kippen oder Ausrutschen der Prothesen führen: Der Halt lässt nach.

Zwei Charakteristika der habituellen Schließbahn, die einen Einfluss auf die einzustellende, d.h. zu verschlüsselnde Unterkieferlage und auf die Okklusionsgestaltung totaler Prothesen haben, sollen hier kurz erwähnt werden:

- Variabilität
- fehlende Koinzidenz mit der Gelenkzentrik.

Die maximale Interkuspidation stellt den Endpunkt jeder maximalen Schließbewegung dar. Die Reproduzierbarkeit der habituellen muskulären Schließbahn hängt vom funktionellen Zustand des Kausystems, von der Schließgeschwindigkeit und von der Kopflage ab [93, 135, 139]. Beim Bezahnten endet eine schnelle Schließbewegung direkt in maximaler Interkuspidation, auch wenn der Kopf nicht orthograd gehalten wird. Somit ist die Interkuspidationsposition im Kortex gespeichert; zur Durchführung einer raschen Schließbewegung muss nur noch das gespeicherte Programm im motorischen Gedächtnis abgerufen werden.

Die Schließbahn hat sich ständig den okklusalen Änderungen anzupassen, die im Lauf des Lebens stattfinden. Adaptation setzt das wiederholte Auftreten von spezifischen und identischen Reizen voraus. Demzufolge ist es bei der Adaptation an eine Position notwendig, dass diese immer wieder präzise eingenommen wird. Diese Voraussetzung fehlt beim Totalprothesenträger, da sich die Okklusion aufgrund 1. der inhärenten Beweglichkeit der Prothesen auf der resilienten Schleimhaut, 2. der Zahnabrasion und 3. der ständigen Änderungen der Position der Prothesenbasis als Folge von Knochenresorption kontinuierlich ändert. Dies mag erklären, warum die Kaumuskulatur bei Patienten, die Totalprothesen mit einer schlechten Okklusion tragen, oft dyskoordiniert ist, was sich beim intraoralen Registrat in weit zerstreuten Adduktionspunkten äußert.

Gelenk- und muskuläre Zentrik sind nicht identisch. Meist liegt die habituelle muskuläre Schließbahn leicht anterior (s. S. 121 f.). Hinzu kommt, dass die muskuläre Schließbahn auch durch die Kopf- und Körperlage beeinflusst wird. Insbesondere führt eine Dorsalflexion des Kopfes zu einer Verlagerung der Schließbahn nach dorsal und umgekehrt [135, 139] (s. Palla [103] für ältere Literatur). Der initiale Zahnkontakt beim Schließen hängt von der Kopflage ab. Dies gilt auch für die Lage der okklusalen Kontakte beim Schlucken.

Die inhärente Variation der Schließbahn, ihre kopflagenabhängige Variabilität und ihre ventrale Lage in Bezug auf die Gelenkzentrik sind Gründe, warum die totalprothetische Okklusion eine gewisse Freiheit in der Zentrik (Wide und Long Centric) aufweisen soll. Dies verhindert, dass kleine Variationen in der Position der Schließbahn zu einer Destabilisierung der Prothesen beim Kieferschluss führen.

> Die horizontale Kieferrelation für die Okklusion totaler Prothesen ist eine Unterkieferlage, die sowohl der muskulären Zentrik als auch der Gelenkzentrik angepasst sein muss. Diese Forderung kann nur durch eine gewisse Freiheit in der Zentrik erfüllt werden, da die beiden Unterkieferpositionen normalerweise nicht übereinstimmen. Die Freiheit in der Zentrik erlaubt auch eine bessere Adaptation der Okklusion an leichte Variationen der habituellen Schließbahn und berücksichtigt auch die nur annähernde Reproduzierbarkeit der Relationsbestimmung.

Die Zentrierung der Bissschablonen auf dem Prothesenlager während der Relationsbestimmung ist eine wichtige Voraussetzung für einen optimalen Prothesenhalt und eine gleichmäßige Belastung des Prothesenlagers beim Kieferschluss. Aufgrund der Kompressibilität und Verschieblichkeit der Schleimhaut und oft auch sehr ungünstiger Kieferkämme (Schlotterkamm, nach vorne divergierende Kieferkämme) ist gerade der stabile Sitz der Schablonen ein besonderes Problem. Die zur Festlegung der horizontalen Kieferrelation verwendeten Bissschablonen können sich sowohl auf ihren Unterlagen als auch gegeneinander bewegen, was das Ergebnis der Relationsbestimmung in Frage stellen kann. Die intraorale Registrierung der horizontalen Kieferrelation mit dem zentralen Stützstift bringt diesbezüglich optimale Voraussetzungen, da die zentrale Belastung für ein gleichmäßiges Andrücken der Bissschablonen während der Bissnahme sorgt.

Zusammenfassend müssen mit der Bestimmung der horizontalen Kieferrelation zwei Ziele erreicht werden: die Einstellung einer gelenkbezüglich zentrierten und auf die muskuläre Schließbahn abgestimmten Unterkieferlage sowie die Zentrierung der Bissschablonen auf dem Prothesenlager. Die fehlende Koinzidenz der muskulären mit der Gelenkzentrik, die Variabilität der habituellen Schließbahn, die nur annähernde Reproduzierbarkeit der Relationsbestimmung und die inhärente Beweglichkeit der Prothesenbasen erlauben diese Ziele nur in Zusammenhang mit dem Einbau einer Freiheit in der Zentrik zu erreichen. Diese sorgt dafür, dass beim Schließen bis zum Zahnkontakt die Prothesen wirklich an den Kiefer angedrückt, d. h. zentriert werden.

Die intraorale Stützstiftregistrierung

Verschiedene Methoden wurden zur Ermittlung der horizontalen maxillo-mandibulären Relation empfohlen (Einzelheiten in Carlsson [15]). Die Ergebnisse verschiedener Vergleichsstudien ergaben, dass der Grad der Reproduzierbarkeit der registrierten Unterkieferlage nicht für alle Registriermethoden gleich ist [128, 129, 131–133] (s. Palla [103] für ältere Literatur), wobei die intraorale Registrierung, vor allem bei schlechten Kieferkammverhältnissen, eine bessere Reproduzierbarkeit aufzuweisen scheint als die Handbissnahme [59]. Nimmt man als Kriterium für die Evaluation einer Relationsbestimmungsmethode nicht die Reproduzierbarkeit, sondern klinische Maßstäbe, wie die Anzahl der Druckstellen, Inkorporationsschwierigkeiten oder Okklusionsfehler, dann scheint die intraorale Aufzeichnung des gotischen Bogens mit zentralem Stützstift bessere Resultate zu ergeben als die anderen Methoden [132] (s. Palla [103] für ältere Literatur). Die intraorale Registrierung, die auf dem Grundsatz der dynamischen Dreipunktabstützung beruht [33], kann nämlich die

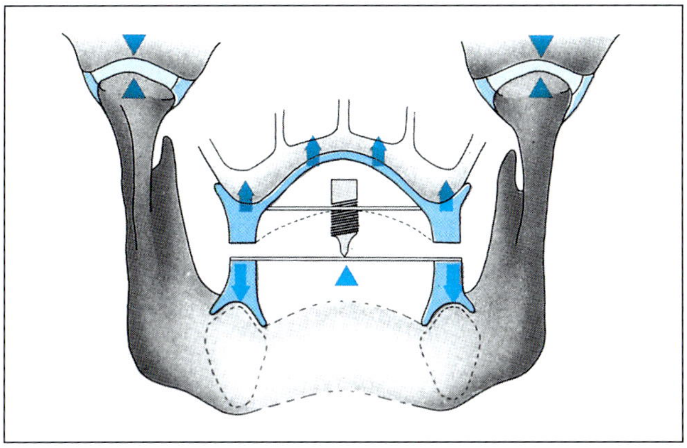

Abb. 33 Registrierung mit dem zentralen Stützstift.

für die Situation der Zahnlosigkeit spezifische Problematik (Verschieblichkeit der Basisplatten) am ehesten lösen. Wenn **richtig positioniert,** sorgt der zentral angebrachte Stützstift für ein gleichmäßiges Andrücken der Bissschablonen auf das Prothesenlager und reduziert dank dem Fehlen peripherer Kontakte weitgehend die Gefahr des Ausrutschens oder Kippens derselben (Abb. 33). Die Methode besitzt auch einen diagnostischen Wert, denn es gibt Aufzeichnungen, die auf das Vorliegen dyskoordinierter Unterkieferbewegungen hinweisen (s. S. 140), also eines Zustands, der die Bestimmung einer korrekten horizontalen Relation nicht erlaubt.

Die weiteren Ausführungen stützen sich auf die kombinierte extra- und intraorale Registrierung mit dem zentralen Stützstift nach Gerber [33]. Zuerst sei jedoch auf die Problematik der Einstellung der horizontalen Kieferrelation und des Gesichtsbogens hingewiesen.

Problematik der horizontalen Kieferrelation

Werden auf die Bissschablonen Registrierplatten mit zentralem Stützstift angebracht und wird der Patient aufgefordert, mit dem Unterkiefer Vor-, Rück- und Seitwärtsbewegungen durchzuführen, so wird der sog. **gotische Bogen** (auch Pfeilspitze genannt) aufgezeichnet. Beim Fehlen von Gelenkpathologien, von muskulärer Dyskoordination und/oder Muskelverspannungen stellt die Spitze des gotischen Bogens eine Unterkieferstellung dar, in welcher der Kondylus-Diskus-Komplex in einer physiologischen Lage in der Gelenkpfanne steht: die **Gelenkzentrik.**

Wie bereits besprochen, darf die Spitze des gotischen Bogens nur dann als Ausgangslage für die Okklusion künstlicher Zahnreihen gewählt werden, wenn sie auch auf die Aktionsrichtung der Kaumuskulatur, also auf die habituelle muskuläre Schließbahn (muskuläre Zentrik) abgestimmt ist. Die Registrierung der muskulären Schließbahn durch Ausführenlassen zwanglos schneller, klappender Öffnungs- und Schließbewegungen, ergibt in Abwesenheit muskuloskelettaler Störungen ein Registrat, das in der Regel mehr oder weniger symmetrisch leicht hinter der Spitze (≤ 1 mm) des gotischen Bogens liegt [44] (s. a. Palla [103] und Utz et al. [127] für weitere Literatur). Im Gelenkbereich wurde über einen Unterschied von durschnittlich 0,68 ± 0,71 mm berichtet [127]. Auch wenn dabei die untere Registrierplatte durch die Verdrängung der Zunge eine gewisse Störung des muskulären Gleichgewichts verursacht, deutet dieses Ergebnis darauf hin, dass die muskuläre Schließbahn nicht mit der Pfeilspitze übereinstimmt.

Es wird an dieser Stelle nicht mehr auf die Diskussion eingegangen, ob die Spitze des gotischen Bogens eine retrudierte Unterkieferlage darstellt, ob sie reproduzierbar ist und ob sie der Unterkieferlage entspricht, die durch die Handbissnahme oder mit anderen Techniken registriert wird.

Es wird nur darauf hingewiesen, dass alle Registriermethoden nur annähernd reproduzierbar sind [127–129, 131–133], weshalb der Begriff der „reference position area" eingeführt wurde [107], dass sie unterschiedliche Unterkieferlagen registrieren (Literatur in Palla [103] und Utz [130, 132]) und dass die maximale Interkuspidation normalerweise nicht der Unterkieferlage entspricht, die durch Handbissnahme und/oder intraorale Stützstiftregistrierung bestimmt wird. Bei Individuen mit guten okklusalen Verhältnissen variiert der sagittale Unterschied zwischen beiden Positionen, gemessen im Zahnbereich, zwischen 0,6 und 1,2 mm (für die Originalliteratur s. Palla [103]). Im Gelenkbereich beträgt die Differenz durchschnittlich 0,3–0,5 mm [42, 130]. In diesem Zusammenhang sei noch erwähnt, dass Zahnkontakte beim Kauen fast ausschließlich in und vor der Interkuspidationsstellung auftreten, während sie beim Schlucken auch posterior beobachtet werden (für die Originalliteratur s. Palla [103]).

Die Tatsache, dass die muskuläre Schließbahn leicht ventral der Spitze des gotischen Bogens liegt, und dass Kontakte beim Schlucken bis in die retrudierte Unterkieferlage erfolgen, soll bei der Einstellung der horizontalen Kieferrelation berücksichtigt werden. Als Ausgangslage für den Okklusionsaufbau sollte daher nicht die Pfeilspitze, sondern eine Stellung leicht hinter der Spitze (0,3–0,5 mm) gewählt werden. Diese Lage entspricht einer leichten protrudierten Unterkieferlage und erlaubt, die Okklusion besser auf die Kau- und Schließbahnen einzustellen. Da jedoch Zahnkontakte beim Schlucken oder bei Parafunktionen bis in die retrudierte Unterkieferlage erfolgen können, muss ein entsprechender Spielraum (Long Centric) in der Okklusion vorgesehen werden.

Die Entscheidung, ob die Einstellung des Unterkiefers wirklich hinter der Pfeilspitze vorgenommen werden darf, hängt aber letztendlich vom Artikulatortyp, in den die Modelle einartikuliert werden und vom Risiko des Eintretens einer distalen Verlagerung des Unterkiefers nach dem Einsetzen der Prothesen ab.

Die Lage der oberen zur unteren Prothese ändert sich normalerweise nach dem Einsetzen der Prothesen [94, 126], deshalb ergibt sich die Notwendigkeit der Remontage nach ein bis zwei Wochen Tragezeit. Diese okklusale Veränderung ist sowohl auf die postinsertionelle Einlagerung der Prothesenbasen als auch auf die Veränderungen der Unterkieferlage infolge „Entspannung" der Kaumuskulatur zurückzuführen. Die klinische Erfahrung zeigt, dass nach dem Einsetzen der Prothesen in der Regel eine Distalisierung des Unterkiefers auftritt und zwar vor allem bei Patienten mit muskulärer Dyskoordination oder wenn keine Vorbehandlung der horizontalen Kieferrelation (s. S. 142 ff.) durchgeführt wurde.

Für die Einstellung der horizontalen Kieferrelation bei der intraoralen Stützstiftregistrierung gelten deshalb folgende Richtlinien:

- **Verschlüsselung auf der Spitze:**
  - wenn keine Vorbehandlung der horizontalen Kieferrelation durchgeführt wurde; dies reduziert den Umfang des Einschleifens, falls der Unterkiefer nach dem Einsetzen der Prothesen nach distal gleitet
  - wenn die Modelle in einem Artikulator eingesetzt werden, die das Einschleifen der Retrusionsbewegung nicht erlauben. Eine anteriore Freiheit im Sinn der „long centric" muss danach eingeschliffen werden
- **Verschlüsselung leicht hinter der Spitze (0,3 – 0,5 mm):**
  - wenn eine Vorbehandlung der horizontalen Kieferrelation durchgeführt wurde; dies gilt auch beim Nachregistrieren zur Remontage der Prothesen
  - wenn die Modelle in einen Artikulator eingesetzt werden, in dem die Retrusionsbewegung eingeschliffen werden kann (z. B. Condylator®).

Problematik des Gesichtsbogens

Die intraorale Registrierung mit dem zentralen Stützstift kann unter Verwendung eines Gesichtsbogens mit einer extraoralen Registrierung kombiniert werden. Diese kombinierte Gesichtsbogen-Stützstift-Technik ermöglicht ein gelenk- oder achsenbezügliches Einartikulieren der Modelle sowie die grafische Aufzeichnung der sagittalen Kondylenbahn und die Ermittlung ihrer Steilheit. Der Gesichtsbogen hat damit nichts mit der eigentlichen Bestimmung der horizontalen Kieferrelation zu tun, doch sind die beiden genannten Punkte im Zusammenhang mit ihr nicht unwichtig.

Das gelenk- oder achsenbezügliche Einartikulieren der Modelle ist eine methodische Voraussetzung, wenn man den vertikalen Abstand der Modelle im Artikulator ändern will, ohne dass dies zu okklusalen Fehlern führt. Jede Änderung der vertikalen Dimension im Artikulator ist auch mit einer horizontalen Verschiebung der Modelle zueinander verbunden. Aus geometrischen Gründen können diese Verschiebungen nur dann mit den am Patienten stattfindenden identisch sein, wenn die Veränderung der vertikalen Dimension im Artikulator und am Patienten über identische Rotationsachsen erfolgt. Werden die Modelle ohne Gesichtsbogen einartikuliert, so muss mit größeren Orientierungsfehlern und deshalb, selbst bei kleinen Änderungen der vertikalen Dimension im Artikulator, mit klinisch relevanten Okklusionsfehlern gerechnet werden.

Verschiedene Studien haben sich mit dem okklusalen Fehler befasst, der infolge Änderung der vertikalen Dimension bei nicht korrekt orientierten Modellen am Patienten resultiert. Die Ergebnisse können folgendermaßen zusammengefasst werden: Der **okklusale Fehler** ist **umso ausgeprägter**

(1) je größer der Unterschied zwischen dem Rotationsradius am Patienten und demjenigen im Artikulator
(2) je ausgeprägter die Änderung der vertikalen Dimension
(3) je näher der okklusale Bereich am Kondylus, d. h., der Fehler ist größer im Molaren- als im Schneidezahnbereich.

Aufgrund dieser Untersuchungen wird ein Fehler im Einstellen des Gesichtsbogens bis zu 5 mm, unter der Voraussetzung einer minimalen Änderung der vertikalen Dimension (2–3 mm), akzeptiert. Ein solcher Fehler führt bei einer Änderung des Modellabstands im Molarenbereich von 3 mm zu einem Fehler im gleichen Bereich von lediglich 0,2 mm (für die Originalliteratur s. PALLA [103]).

Als **Referenzpunkte** für die Einstellung des Gesichtsbogens am Patienten dienen der kinematisch registrierte und der konventionell festgelegte (arbiträre) Scharnierachsenpunkt sowie der palpierte laterale Kondyluspol. Die Verwendung der zwei letztgenannten Referenzpunkte ist erlaubt, weil die Okklusionsfehler, die daraus resultieren, für die Totalprothetik klinisch nicht relevant sind. Die Relation des kinematisch registrierten Scharnierachsenpunktes zum konventionell ermittelten Scharnierachsenpunkt und zum palpierten Kondyluspunkt wurde untersucht (für die Originalliteratur s. PALLA [103]). Zieht man zur Beurteilung des konventionellen Scharnierachsenpunkts die Forderung heran, wonach dieser nicht mehr als rund 5 mm von der reellen Scharnierachse liegen darf, dann scheint der optimale konventionelle Scharnierachsenpunkt 10–13 mm von der Mitte des Tragus entfernt auf der Verbindungslinie zwischen der Mitte des Tragus und dem äußeren Augenwinkel zu liegen. Eine Messung an 57 Individuen ergab, dass dieser arbiträre Punkt (12 mm vor dem Tragus) in 73 % der Fälle innerhalb eines Kreises von 6 mm um die kinematische Achse lag [89]. Die Anwendung dieses arbiträren Punkts verursachte einen horizontalen Fehler von weniger als 0,3 mm in der Gegend des zweiten Molaren, wenn die vertikale Dimension um 2 mm verändert wurde.

Die kinematische Scharnierachse liegt in der Regel innerhalb des röntgenologischen Kondylusumrisses (für die Originalliteratur s. PALLA [103]). Die Palpation des lateralen Kondyluspols sollte deshalb einen Punkt ergeben, der nahe der Rotationsachse liegt. Interessanterweise wurde gefunden, dass der palpierte laterale Pol in rund 50 % der Fälle außerhalb des röntgenologischen Kondylusumrisses lokalisiert wird [8]. Die klinische Erfahrung bestätigt dies insofern, als bei ungenügender Palpationstechnik oder bei der Palpation schwer zugänglicher Gelenke tatsächlich beträchtliche Abweichungen vor allem in ventro-kaudaler Richtung auftreten können. Es ist also größter Wert auf eine sorgfältige Palpationstechnik zu legen (s. S. 126).

Zur Verbesserung der Lagesicherung der Prothesen bei Unterkieferbewegungen unter Zahnkontakt ist eine – mindestens in einem kleinen Bewegungsumfang – äquilibrierte Okklusion erwünscht. Mit dieser Okklusionsform wird die obere Prothese bei Laterotrusionsbewegungen weniger disloziert als mit einer nichtäquilibrierten Okklusion [43]. Für die Äquilibrierung der Okklusion müssen die Neigungswinkel der Artikulationsfacetten der künstlichen Zähne auf diejenigen der Gelenkgleitflächen abgestimmt sein, deshalb die Notwendigkeit der Registrierung der Steilheit der sagittalen Gelenkbahn und deren Einstellung am Artikulator. Auch ein achsen- oder gelenkbezüglich korrektes Einartikulieren der Modelle ist eine wesentliche Voraussetzung für die Äquilibrierung der Okklusion, da die Steilheit der Artikulationsfacetten nicht nur von den Führungsmechanismen der Artikulatorgelenke und des Inzisaltellers, sondern auch von der Orientierung der Modelle, d. h. der Okklusionsebene, zu den künstlichen Gelenken abhängt.

Die Bestimmung der Steilheit der Gelenkbahn durch die grafische Aufzeichnung hat gegenüber ihrer Ermittlung durch Wachsbisse den Vorteil, dass sie nicht nur über die Steilheit, sondern auch über die Form der Protrusions- und Retrusionsbahn Auskunft gibt. Damit wird die Gefahr der Bestimmung und Einstellung eines falschen Winkels weitgehend reduziert. Zusätzlich besitzt auch die Form der sagittalen Gelenkbahn einen diagnostischen Wert, denn es gibt Aufzeichnungen, die auf die Notwendigkeit einer Vorbehandlungsphase hinweisen (s. S. 142 ff.).

Demnach lassen sich folgende praktische Hinweise für die Anwendung des Gesichtsbogens ziehen:

- Bei Nichtverwendung des Gesichtsbogens muss die horizontale Kieferrelation bei korrekter vertikaler Dimension registriert werden. Höhenverstellungen im Artikulator sind nicht erlaubt.
- Bei Verwendung des konventionellen Scharnierachsenpunkts oder des palpierten Kondyluspols für die Einstellung des Gesichtsbogens sind kleine Änderungen der vertikalen Dimension im Artikulator möglich. Sie sollten jedoch im Molarenbereich nicht mehr als 2–3 mm betragen.
- Eine optimal äquilibrierte Okklusion erfordert ein gelenkbezüglich korrektes Einartikulieren der Modelle und die Bestimmung der Neigungswinkel der Gelenkgleitflächen.

In der letzten Zeit wurde die Notwendigkeit des Gesichtsbogens für die Herstellung prothetisch-restaurativer Arbeiten mit der Begründung in Frage gestellt, dass die Evidenz über den Nutzen der Gesichtsbogenanwendung schwach sei [15, 48]. Dies ist nicht verwunderlich, denn der Gesichtsbogen trägt nur zur Besserung der Okklusion bei, also zur Mechanik der Prothese(n). Der subjektive Erfolg der prothetischen Behandlung hängt aber, wie bereits angedeutet, eher von psychologischen als von mechanischen Faktoren ab. Trotzdem empfehlen wir die Anwendung des Gesichtsbogens, denn die klinische Erfahrung zeigt immer wieder, dass die vertikale Dimension bei der Wachseinprobe oft geändert werden muss: Erst zu diesem Zeitpunkt ist eine genaue Kontrolle der vertikalen Kieferrelation möglich. Werden die Modelle mittelwertig einartikuliert, so muss man bei einer Änderung der vertikalen Dimension im Artikulator mit beträchtlichen okklusalen Fehlern rechnen: In 75 % der Fälle war der Fehler im Bereich der Artikulatorachse beim mittelwertigen Einartikulieren der

Modelle größer als 6 mm und in 12 % der Fälle sogar größer als 12 mm [45, 89].

Zusammenfassend soll eine Minimierung des okklusalen Fehlers mit der Anwendung des Gesichtsbogens im Rahmen der Herstellung totaler Prothesen erzielt werden. In Anbetracht der stabilisierenden Rolle, welche die Okklusion in der Totalprothetik hat, ist dies ein in mechanischer Hinsicht wichtiges Ziel, vor allem beim Vorliegen stark resorbierter Kieferkämme.

5.5.2 Praktisches Vorgehen

Im Folgenden wird die intra- und extraorale Registrierung Schritt für Schritt unter der Annahme beschrieben, es handle sich um einen Patienten ohne klinisch relevante Funktionsstörungen des Kausystems. Auf das Vorgehen beim Vorliegen muskulärer Störungen wird später eingegangen (s. S. 142 ff.).

Position des Stützstiftes

Wie eingangs erwähnt, hängt die Registrierung einer korrekten, horizontalen maxillo-mandibulären Relation nicht nur von der eingestellten Unterkieferlage, sondern auch von der Stabilität und von der gleichmäßigen Belastung der Basisplatten am Kiefer während der Registrierung, vor allem während der Verschlüsselung, ab. Obwohl die intraorale Registrierung durch den zentral angebrachten Stützstift die dazu nötige Gewähr bringen sollte, entscheiden verschiedene Faktoren darüber, ob die Basisplatten tatsächlich stabil bleiben. Diese Faktoren sind

- Passgenauigkeit der Basisplatten
- Position des Stützstiftes
- Schließkraft während der Registrierung
- Resilienz der Schleimhaut
- interalveoläre Beziehungen
- Morphologie der Kiefer.

Die letzten drei Punkte sind zum einen deshalb wichtig, weil davon abhängt, ob die Schablonen auf ihrer Unterlage überhaupt stabil sind; zum anderen bestimmen diese Faktoren die Lage des Stützstiftes. Die Voraussetzungen für Lagesicherung und gleichmäßige Belastung der Basisplatten am Kiefer während der Registrierung werden also bei der Montage der Registrierplatten, und zwar bei der Positionierung des Stützstifts, geschaffen. Ein exzentrisch angebrachter Stützstift führt zu einer ungleichmäßigen Belastung und deshalb zu Lageveränderungen der Basisplatten. Letztere sind bei atrophischem Kiefer ausgeprägter als bei günstigen morphologischen Bedingungen [62].

Als Grundsatz gilt, dass der Stützstift **im Zentrum** der Ober- und Unterkiefer-Bissschablone liegen muss, um die Basisplatten während der Verschlüsselung an den Kiefer gleichmäßig anzudrücken. Dies ist jedoch nur dann möglich, wenn beide Kiefer vertikal übereinander stehen, eine Situation die nur selten auftritt. Aus anatomischen Gründen ist es nicht immer möglich, den Stützstift zentral anzubringen, denn schließlich wird die Lage des Stützstiftes in erster Linie durch die Morphologie der Kiefer und durch die interalveolären Beziehungen bestimmt.

Problematisch ist die Positionierung des Stützstiftes, wenn der Unterkiefer weit anterior aufzusteigen beginnt. Belastet die Schreibspitze die untere Bissschablone im Bereich des aufsteigenden Astes, so rutscht diese während der Registrierung nach vorne. Die Schreibspitze muss deshalb die untere Basisplatte im Bereich der (kau-)stabilen Zone belasten, sie darf also keinesfalls eine Belastung im Bereich des aufsteigenden Kieferkamms verursachen. Die Stabilisierung der unteren Bissschablone kann gleichzeitig zu einer ungleichmäßigen Belastung der oberen führen, wenn diese erstere, infolge der anterioren Lage des Stützstifts, hauptsächlich im anterioren Bereich belastet wird. Das Anpressen der Basisplatte im Bereich der Ah-Linie während der Registrierung lässt nach. Diese Gefahr ist beim Vorliegen eines Schlotterkamms im anterioren Bereich oder, wenn der Oberkiefer im Vergleich zum Unterkiefer besonders klein ist, ausgeprägt. Letzeres ist eine Situation, die oft vorliegt, da die Kieferkammresorption in beiden Kiefern in entgegengesetzter Richtung verläuft. Da aber die obere Prothese auch bei einer ungünstigen Kiefermorphologie in der Regel besser hält als die untere, soll der Stützstift auch in diesen Fällen so positioniert werden, dass die untere Basisplatte stabil bleibt.

> Der Stützstift muss so positioniert werden, dass die Basisplatten während der Registrierung am Kiefer zentriert werden.

Der Stützstift kann prinzipiell sowohl auf die obere als auch auf die untere Bissschablone positioniert werden. Man achte jedoch darauf, dass bei Montage auf die untere Bissschablone die Pfeilspitze **spiegelbildlich** erscheint. Die Entscheidung „Montage oben oder unten" kann von der klinischen Situation (Beschaffenheit und Form des Kiefers, Art der interalveolären Beziehungen) beeinflusst werden. Ziel ist in jedem Fall die Erzielung einer optimalen Zentrierung der Bissschablonen während der Registrierung.

Montage der Registrierplatten

Übertragungsplatte. Vor der Montage wird der sagittale Verlauf des Unterkieferkamms auf das Modell gezeichnet (Abb. 34). Danach wird die vorgewärmte Übertragungsplatte um ihre Dicke in den Wachswall eingedrückt und mit Klebwachs fixiert. Das Ende der stabilen Zone wird seitlich auf der Übertragungsplatte markiert (s. Abb. 34). Wurden die Modelle nach der definitiven Abformung nicht einartikuliert, so werden beide Bissschablonen in den Mund eingesetzt, um ihre Parallelität zu kontrollieren und das Ende der stabilen Zone auf den oberen Wachswall zu übertragen (Abb. 35).

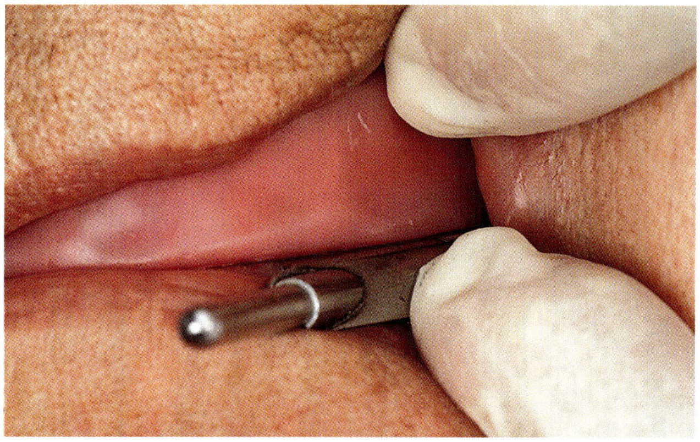

a

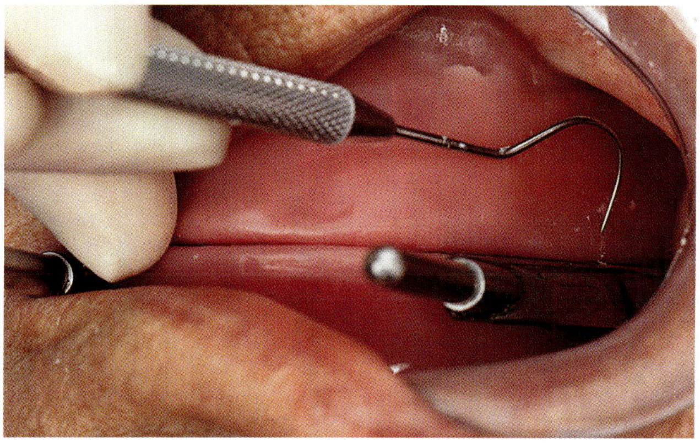

b

Abb. 35
a) Kontrolle der Parallelität zwischen Übertragungsplatte und oberem Wachswall.
b) Übertragung der Lage des Endes der kaustabilen Zone auf den oberen Wachswall.

> Die Montage der Stützstiftplatte ändert sich je nachdem, ob man mit oder ohne Gesichtsbogen registriert.

Registrierung mit Gesichtsbogen. Wie bereits erwähnt, erlaubt ein gelenkbezügliches Einartikulieren kleine Änderungen der vertikalen Relation im Artikulator. Es kann deshalb mit einer **kleinen** Erhöhung der vertikalen Dimension registriert werden (2 mm im Molarenbereich). Somit muss der am Patienten genau angepasste Wachswall nicht gekürzt werden.

Nach Bestimmung der antero-posterioren Stützstiftlage (Abb. 36) wird die vorgewärmte obere Stützstiftplatte um ihre Dicke in den Wachswall eingedrückt und mit Klebwachs fixiert (Abb. 37). Der Stützstift wird nur so weit herausgedreht, dass die Vor- und Seitwärtsbewegungen gerade noch ohne Kontakt der Wachswälle durchgeführt werden können (Registrierung bei **minimaler** Bisssperre!) (Abb. 38). Der Stützstift sollte die untere Registrierplatte möglichst im rechten Winkel treffen, damit er in der Bohrung der Plexiglasrondelle bei der Verschlüsselung der Unterkieferlage widerstandslos einrastet.

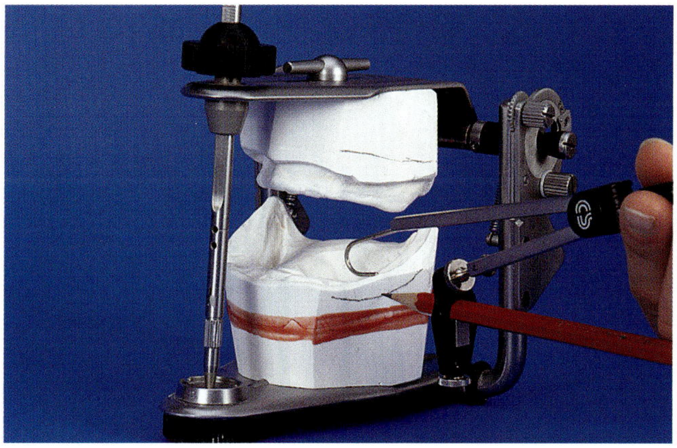

a

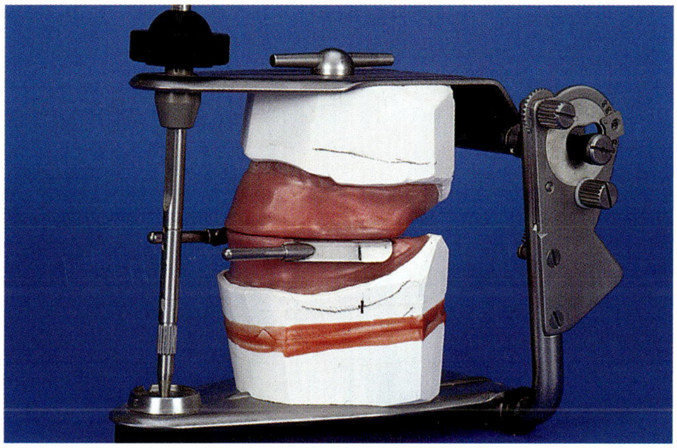

b

Abb. 34
a) Einzeichnen des Verlaufs des Kieferkamms mit Hilfe eines Zirkels.
b) Das Ende der kaustabilen Zone ist auf der Übertragungsplatte markiert.

Registrierung ohne Gesichtsbogen. Die Registrierung der horizontalen Kieferrelation muss auf der Höhe der eingestellten vertikalen Kieferrelation erfolgen.

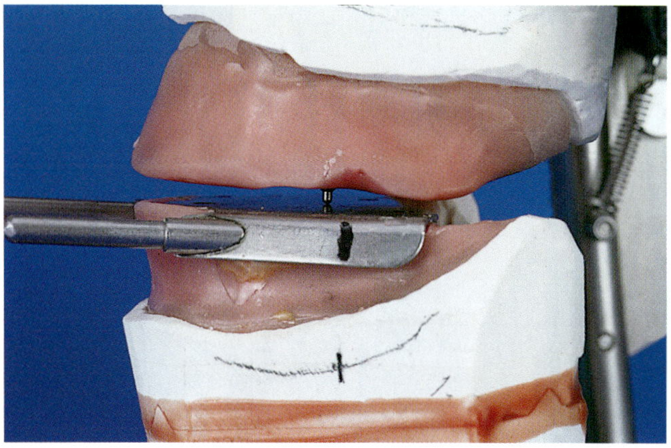

Abb. 36 Die obere Registrierspitze liegt im Bereich der kaustabilen Zone. Die Registrierspitze überragt den oberen, ungekürzten Wachswall um 2 mm.

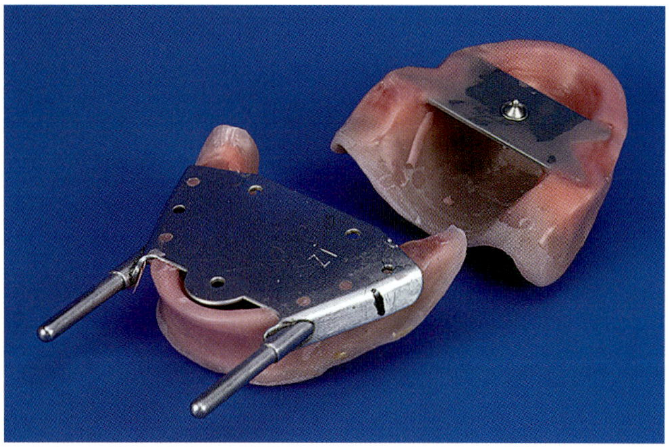

Abb. 37 Fertig montierte Registrierplatten.

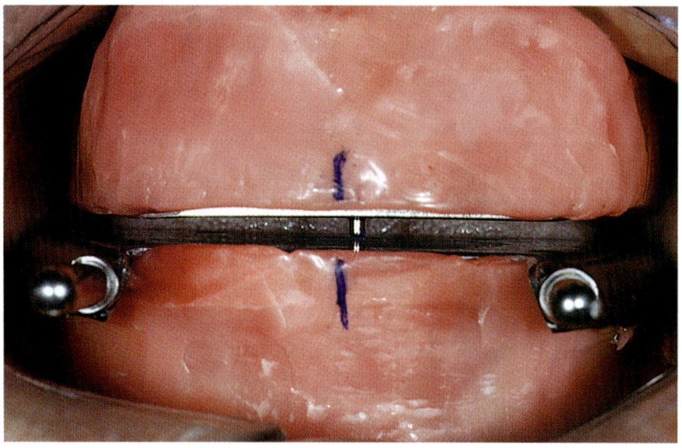

Abb. 38 Bissschablonen mit Registrierplatten im Mund. Man achte auf die minimale Bisssperre.

Nach der Bestimmung der Stützstiftlage wird ein ca. 3–4 mm tiefer und mindestens 10 mm breiter Ausschnitt im Wachswall angebracht. Die vorgewärmte Stützstiftplatte wird in diesem Ausschnitt positioniert und mit Klebwachs fixiert. Der Stützstift wird auf die Höhe des residualen Wachswalls genau einreguliert. Danach wird der Wachswall mesial und distal der Stützstiftplatte genügend gekürzt, um eine ungehinderte Kieferbewegung zu gewährleisten.

Kontrolle der Bissschablonen im Mund

Die mit Registrierplatten versehenen Bissschablonen werden eingesetzt, und der Zahnarzt kontrolliert ob:

- die Pro- und Laterotrusionsbewegungen gerade ohne Kontakt der Wachswälle durchgeführt werden können: Ist der Abstand zwischen den Wachswällen zu groß/zu klein, so wird die Schreibspitze ein- bzw. ausgedreht, dies jedoch nur, wenn mit Gesichtsbogen registriert wird
- die Schablonen beim Schließen und bei Gleitbewegungen ruhig bleiben; dafür werden die Lippen bis zur Sichtbarkeit des Schablonenrands abgehoben.

Weiter werden die Registrierbewegungen vor dem Aufstecken des Gesichtsbogens geübt. Dies ist vor allem bei denjenigen Patienten ein Muss, die Mühe haben, unter Beibehaltung des Kontakts zwischen Schreibspitze und Registrierplatte den Unterkiefer nach vorne und zur Seite gleiten zu lassen.

Extraorale Registrierung

Ziele der extraoralen Registrierung sind die Einstellung des Gesichtsbogens für das gelenkbezügliche Einartikulieren des Unterkiefermodells und die Registrierung der sagittalen Kondylenbahn. Es wird folgendermaßen vorgegangen:

- Die Lage des lateralen Kondyluspols bei geschlossenem Mund wird palpiert und mit einem dünnen Filzstift punktförmig auf der Haut markiert. Um Fehlergebnisse zu vermeiden, empfiehlt es sich, die Palpation so durchzuführen, dass mit der Hand hinter dem Ohr die Fingerkuppe leicht vor dem Tragus aufliegt (Abb. 39). Der Patient wird aufgefordert, den Mund zu öffnen und dann zu schließen. Dieses Vorgehen bietet die Gewähr, dass der Kondylus erst dann palpiert wird, wenn der Mund nahezu geschlossen ist, was die Gefahr der Markierung eines zu anterioren Punkts reduziert. Wird die Markierung des arbiträren Scharnierachsenpunkts der Palpation des lateralen Pols vorgezogen, dann sollte ein Punkt, ca. 10–13 mm von der Mitte des Tragus entfernt, auf der Verbindungslinie zwischen der Mitte des Tragus und dem äußerem Augenwinkel markiert werden (Abb. 40).

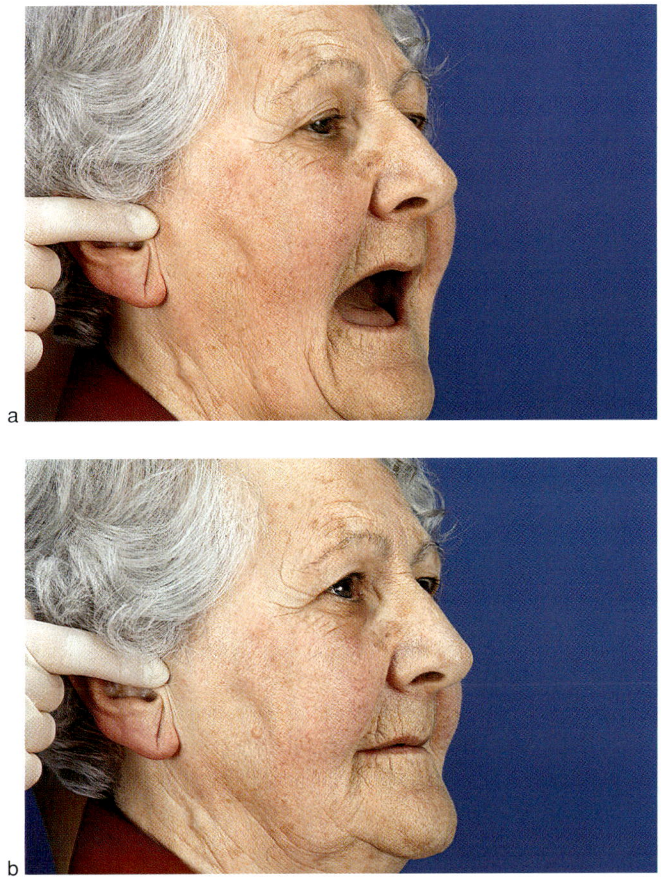

Abb. 39 Palpation des lateralen Kondyluspols mit vorschriftsmäßig gehaltener Hand.
a) Bei geöffnetem Mund.
b) Bei geschlossenem Mund.

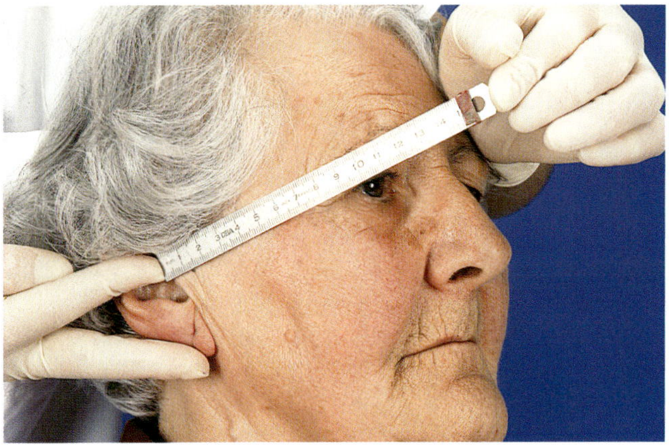

Abb. 40 Kontrolle der Lage des palpierten Kondyluspols.

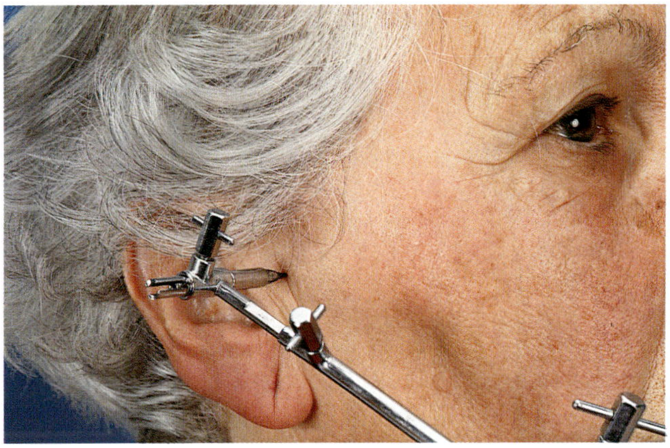

Abb. 41 Ausrichtung der Schreibspitze auf den lateralen Kondyluspol.

Die Lage des palpierten lateralen Kondyluspols sollte immer mit derjenigen des arbiträren Punkts verglichen werden. Liegt der palpierte Kondyluspol weit von diesem Richtwert entfernt, so wurde mit größter Wahrscheinlichkeit der laterale Kondyluspol nicht richtig geortet.

- Der Gesichtsbogen wird mit senkrecht gestellten Registrierarmen auf die Übertragungsplatte aufgesteckt. Der Patient wird aufgefordert, den Unterkiefer vor- und zurückzuschieben und ihn in dieser Lage zu halten. Dies **verhindert**, dass sich der Unterkiefer bei der Einstellung des Gesichtsbogens in einer Protrusionsstellung befindet, was zu einer inkorrekten Einstellung des Gesichtsbogens und damit des Unterkiefermodells im Artikulator führen würde.
- Die Stellschrauben des Gesichtsbogens werden gelöst, die Schreibspitzen ausgezogen und exakt auf den markierten Kondyluspunkt eingestellt (Abb. 41). Die Schreibspitzen sollen die Haut leicht berühren.
- Die Registrierkarte wird untergeschoben, und ihre Horizontallinien werden parallel zum Orientierungsstab des Gesichtsbogens eingestellt (Abb. 42). Dabei geben die Orientierungsstäbe, **unter der Voraussetzung,** dass die Registrierung in der zuvor ermittelten Bisshöhe durchgeführt wird, die Okklusionsebene wieder. Die Parallelität der Registrierkarte zu den Orientierungsstäben kann aus Gründen der Parallaxe nur dann genau eingestellt werden, wenn der Orientierungsstab in Augenhöhe anvisiert wird.
- Die Schreibspitze wird auf die Karte ausgefahren, und der Patient wird aufgefordert, den Unterkiefer möglichst symmetrisch vor- und zurückzuschieben (s. Abb. 42). Dabei muss die Karte absolut ruhig gehalten werden. Nach der Registrierung der Vor- und Rückgleitbewegung wird die Schreibspitze eingezogen, die Registrierkarte verschoben

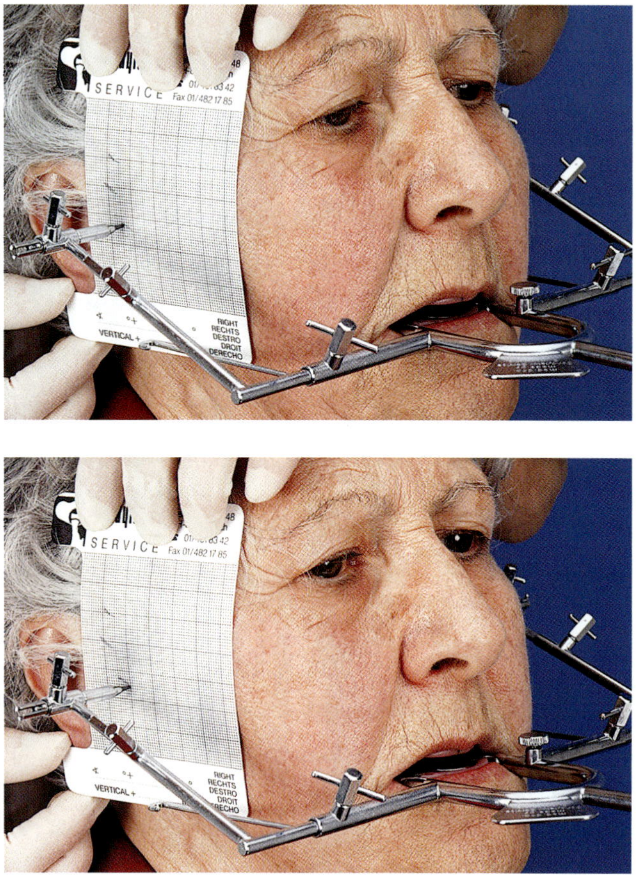

a

b

Abb. 42 Registrierung der sagittalen Kondylenbahn.
a) Ausgangsposition: Die Horizontallinien der Registrierkarte verlaufen parallel zum Orientierungsstab des Gesichtsbogens.
b) Nach Vorschubbewegung und Aufzeichnung.

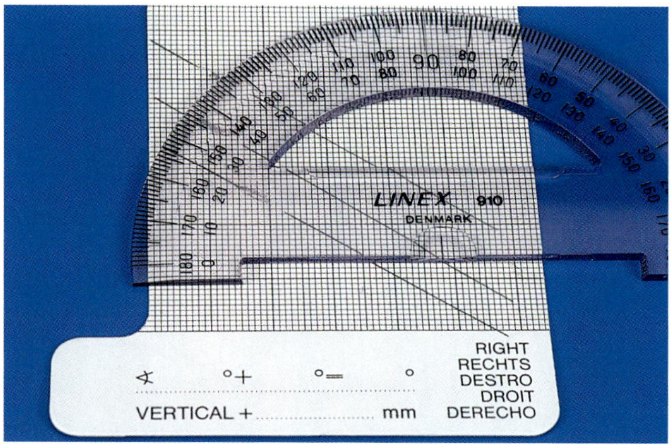

Abb. 43 Auswertung der sagittalen Gelenkbahnneigung. Der Anfangsteil der sagittalen Gelenkbahn wird durch eine Bleistiftlinie nach vorne und hinten verlängert. Die Gelenkbahn darf nicht überdeckt werden.

und die Aufzeichnung mindestens dreimal wiederholt. Jede Aufzeichnung sollte nur eine Vor- und Rückgleitbewegung wiedergeben.

- Der Gesichtsbogen wird jetzt von der Übertragungsplatte abgenommen und an seinem Stativ fixiert, nachdem die Genauigkeit der Einstellung der Schreibspitzen auf die lateralen Kondyluspole oder auf die arbiträre Scharnierachse **nochmals** überprüft worden ist.
- Die Steilheit der sagittalen Gelenkbahn wird in Bezug auf die Okklusionsebene gemessen, die – unter der Voraussetzung, dass ohne Hebung der vertikalen Dimension registriert wurde – durch die horizontalen Linien der Registrierkarte wiedergegeben wird. Gemessen wird der Winkel zwischen dem geraden Anfangsteil (2–3 mm) der Gelenkbahn und den horizontalen Referenzlinien der Registrierkarte (Abb. 43). Falls die Registrierung bei **erhöhter vertikaler Dimension** vorgenommen wurde, muss der erhaltene Wert korrigiert werden. Dies ist nötig, weil der Orientierungsstab bzw. die horizontalen Linien der Registrierkarte durch die Erhöhung der vertikalen Dimension die Parallelität zur Okklusionsebene verliert. Orientierungsstab und Okklusionsebene bilden somit einen nach vorne offenen Winkel, dessen Ausmaß proportional zum Grad der Bisssperre ist. Die aufgezeichnete Gelenkbahn wird deshalb um jenen Winkelbetrag in Bezug auf die Okklusionsebene zu flach (Abb. 44). **Korrekturfaktor:** Pro 1 mm Öffnung im Frontbereich wird 0,5° zum ermittelten Winkel addiert.

Intraorale Registrierung

Die intraorale Registrierung dient der Einstellung der horizontalen Kieferrelation.

Wenn auf die extraorale Registrierung verzichtet wurde, müssen die Bissschablonen vor der Aufzeichnung des gotischen Bogens auf Berührung und Stabilität während der Registrierung kontrolliert und die Registrierbewegungen geübt werden.

- Die untere Registrierplatte wird mit einem Fettstift angefärbt. Der Patient wird aufgefordert, aufzustehen oder aufrecht zu sitzen (**keine Registrierung am liegenden Patienten!**). Die Schablonen werden eingesetzt, und der Patient zeichnet bei leichtem Schließdruck den gotischen Bogen unter folgenden Anweisungen: „Bitte den Unterkiefer vorschieben, zurückziehen und nun zur linken (rechten) Seite und wieder zurück, jetzt den Unterkiefer vorschieben und wieder zurück und nun zur rechten (linken) Seite und wieder zurück." (Abb. 45) Das Vor- und Zurückschieben gewährleistet, dass die nachfolgende Lateralbewegung aus einer „Retrallage" erfolgt. Ohne diese Kontrollbe-

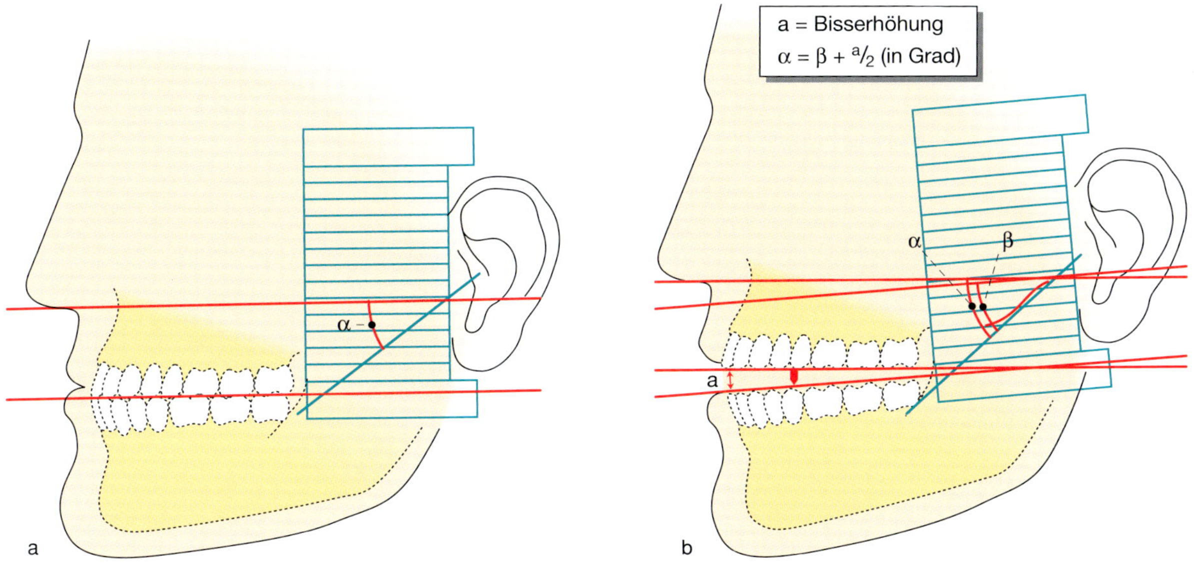

Abb. 44 Einfluss der Erhöhung der vertikalen Dimension auf die Gelenkbahnneigung.
a) Ausgangslage: Die Camper-Ebene ist zur Okklusionsebene und zu den Horizontallinien der Registrierkarte parallel. Die sagittale Kondylenbahn bildet mit der Camper- und Okklusionsebene den Winkel α.
b) Durch die Erhöhung der vertikalen Dimension verlieren die Horizontallinien der Registrierkarte ihre Parallelität zur Camper-Ebene und bilden einen nach vorne offenen Winkel: Der Winkel β zwischen der Gelenkbahnneigung und der horizontalen Linie der Registrierplatte verkleinert sich um diesen Betrag.

wegung kommt es immer wieder vor, dass der gotische Bogen ohne eine deutliche Spitze aufgezeichnet wird. Die Aufzeichnung des gotischen Bogens soll ungezwungen, mit der gerade nötigen Anzahl von Bewegungen und **ohne manuelle Führung** durch den Zahnarzt durchgeführt werden. Ferner ist es wesentlich, dass die Registrierung mit einem leichten Schließdruck durchgeführt wird, um Verschiebungen der Schablonen möglichst zu vermeiden [53].

- Mit Sonde und Lineal wird die Spitze des gotischen Bogens mit einem Fadenkreuz markiert (Abb. 46). Daraufhin wird der aufgezeichnete gotische Bogen überstrichen. Beginn und Ende der Fadenkreuzlinien werden zwecks vergleichender Beurteilung der Lageidentität der nächstfolgenden Pfeilspitze und der Adduktionspunkte belassen (Abb. 47).
- Nach Einsetzen der Registrierplatten wird der Patient aufgefordert, **schnelle** und kleine (ca. 1 cm) Öffnungs- und Schließbewegungen auszuführen. Auf diese Weise bekommt man die Adduktionspunkte. Ihre Lage im Bezug zur Pfeilspitze wird mit Hilfe des rekonstruierten Fadenkreuzes kontrolliert (Abb. 48). Liegen die Adduktionspunkte von der Pfeilspitze weit entfernt, so empfiehlt sich, sie erneut zu registrieren: Der Patient erhält die Anweisung, den Unterkiefer zurückziehen, bevor er die Öffnungs- und Schließbewegungen ausführt. Das zentrale Feld wird erneut angefärbt.
- Danach wird die Registrierung des gotischen Bogens wiederholt. Die **Lageidentität** beider Pfeilspitzen wird mit dem Fadenkreuz verglichen (Abb. 49). Die Registrierung wird wiederholt, bis die Spitze des gotischen Bogens bei mindestens zwei aufeinander folgenden Versuchen an derselben Stelle zu liegen kommt. Liegt die Pfeilspitze immer an einem anderen Punkt, so muss die Stabilität der Bissschablonen während der Aufzeichnug kontrolliert werden. Bewegen sich diese nicht, so ist eine Vorbehandlungsphase nötig (s. S. 142 ff.).
- Die Plexiglasrondelle wird auf die untere Registrierplatte aufgesetzt und mit Klebwachs befestigt. Die Lage der Bohrung der Plexiglasrondelle zur Pfeilspitze wird entsprechend den Richtlinien positioniert (Abb. 50).
- Die Schablonen werden eingesetzt, und der Patient wird aufgefordert, den Kiefer so zu schließen, dass die Registrierspitze in die Bohrung einrastet. Diese Haltung nimmt der Patient ca. eine halbe Minute ein. Während dieser Zeit kontrolliert der Zahnarzt durch Abheben der Lippen bis zur Sichtbarkeit des Rands der Bissschablone, ob diese ruhig liegt. Zuweilen beobachtet man, dass die obere Bissschablone nach dem Einrasten der Stützstiftspitze ins Loch der Plexiglasrondelle nach vorne rutscht. Dieses Phänomen kann durch eine muskulär nicht zentrierte, d.h. durch eine zu distal eingestellte Unterkieferlage verursacht werden. Die Bohrung

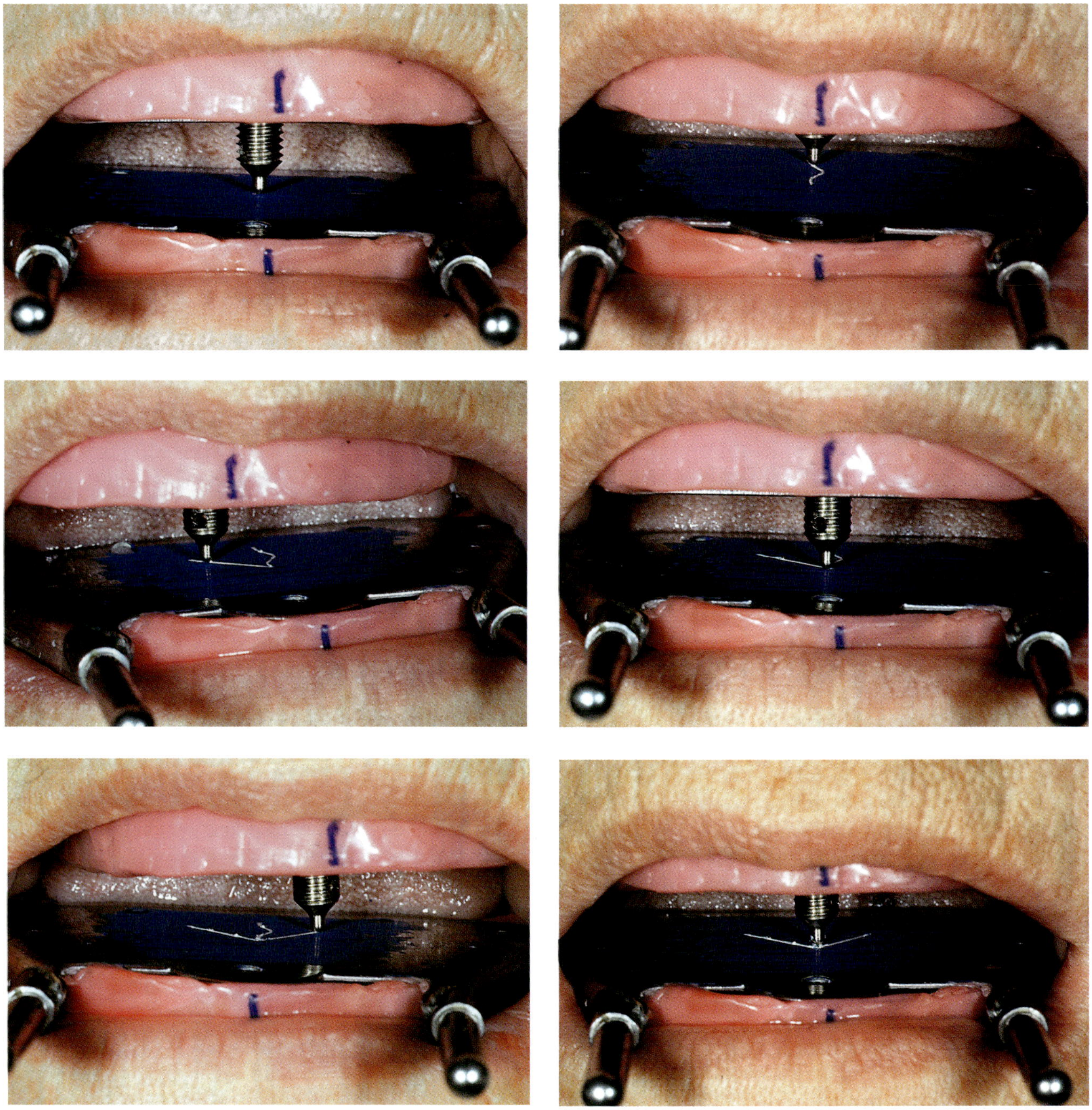

Abb. 45 Registrierung des gotischen Bogens.
a) Ausgangslage (distale Unterkieferstellung),
b) Protrusionsstellung.
c) Laterotrusion nach links.
d) Retrusionsstellung.
e) Laterotrusion nach rechts.
f) Unterkieferlage auf der Spitze des gotischen Bogens.
Cave: Die Registrierung musste aus fotografischen Gründen mit einer viel zu großen Sperre durchgeführt werden.

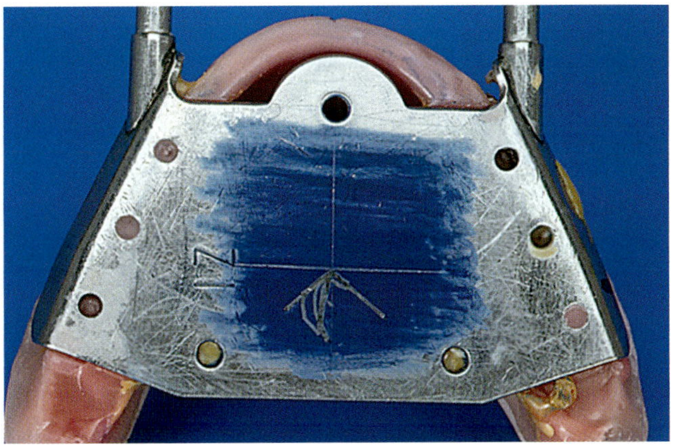

Abb. 46 Pfeilspitze mit Fadenkreuz. Man beachte die asymmetrische Vor- und Rückgleitbahn.

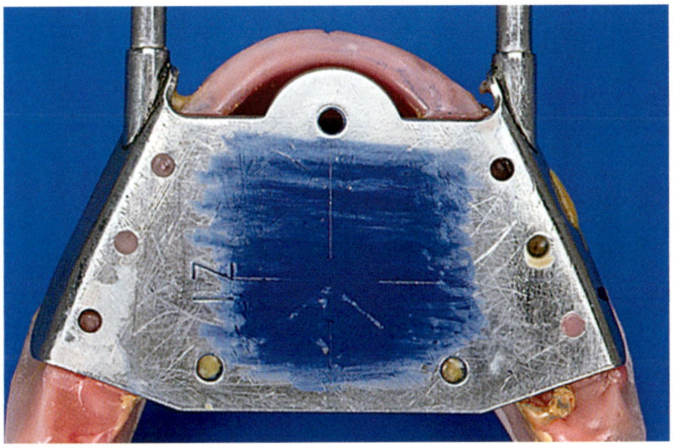

Abb. 47 Überstreichung des gotischen Bogens und der zentralen Partie des Fadenkreuzes.

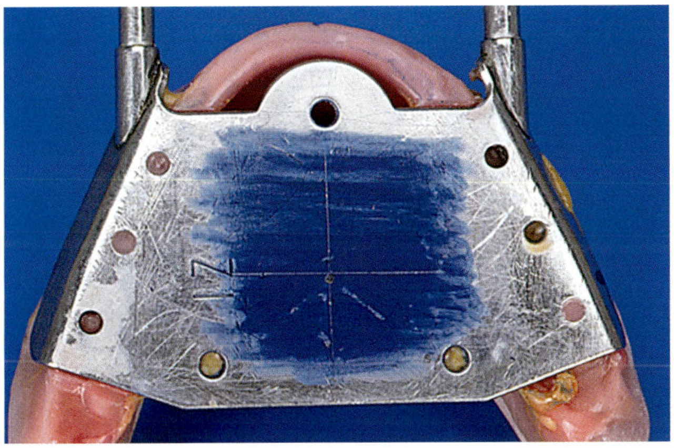

Abb. 48 Adduktionspunkte. Diese liegen nur unwesentlich und symmetrisch hinter der Spitze. Man beachte, dass die Adduktionsbewegungen einen einzigen Punkt zeichneten.

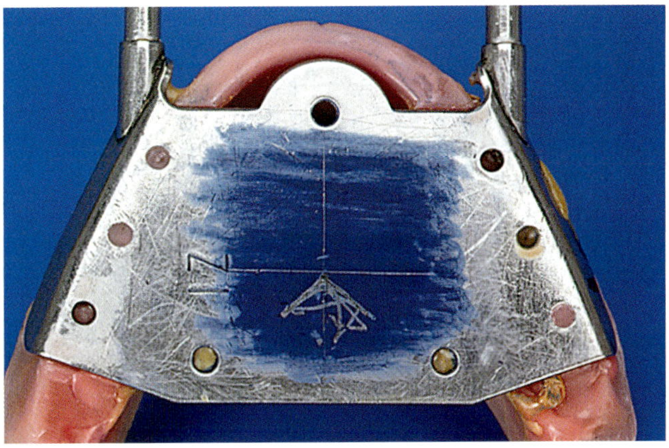

Abb. 49 Wiederholte Aufzeichnung der Pfeilspitze. Das rekonstruierte Fadenkreuz weist auf die identische Lage beider Pfeilspitzen hin.

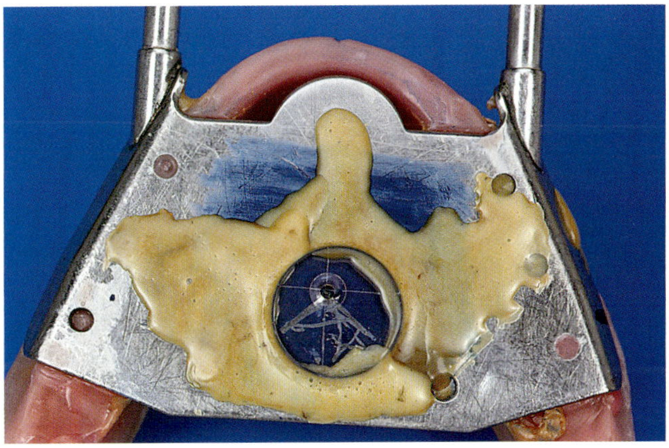

Abb. 50 Montage der Plexiglasrondelle für die Verschlüsselung des Unterkiefers. Die Pfeilspitze liegt nicht im Zentrum der Bohrung, sondern leicht exzentrisch nahe dem anterioren Rand der Bohrung. Trotz asymmetrischer Lage der Vor- und Rückgleitbahn wurde die Verschlüsselung auf der Spitze vorgenommen, da die Adduktionspunkte symmetrisch leicht hinter der Spitze lagen (vgl. Abb. 48).

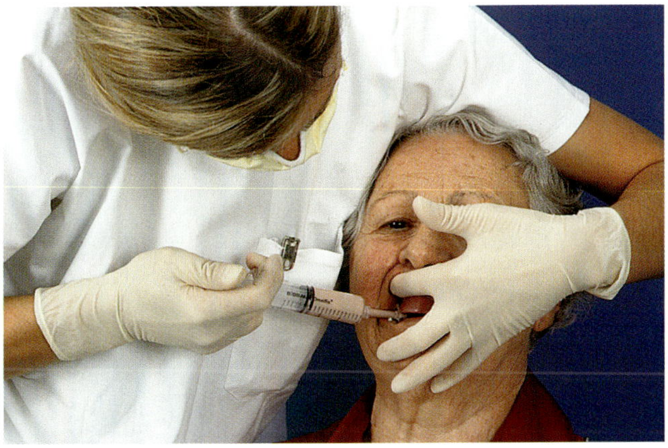

Abb. 51 Verschlüsselung an der Patientin. Der Abdruckgips wird mit einer Spritze zwischen die Wachswälle gespritzt.

der Plexiglasrondelle kann leicht hinter die Spitze verschoben werden, um zu kontrollieren, ob in dieser Unterkieferlage die obere Schablone ruhiger liegt. Ist dies der Fall, so muss überlegt werden, ob man in dieser Lage verschlüsseln möchte oder ob es besser ist, die Registrierung zu unterbrechen und eine Vorbehandlungsphase einzuschalten (s. S. 142 ff.). Eine Verschiebung der Bissschablonen kann auch vorkommen, wenn die Schreibspitze die untere Registrierplatte so schräg trifft, dass sie nicht direkt in die Bohrung einrastet: Die Richtung des Stützstifts muss geändert und die Registrierung wiederholt werden.

- Der Zahnarzt weist den Patienten darauf hin, während der Verschlüsselung den Mund leicht zu schließen, den Unterkiefer ruhig zu halten und nicht zu schlucken, um eine Verschiebung der unteren Schablone durch die schluckbedingte Zungenbewegung zu verhindern. Danach wird mit einer Kunststoffspritze Abdruckgips beidseitig zwischen die Schablonen gespritzt (Abb. 51). Während der Gipserhärtung sichert der Zahnarzt mit seiner Hand die Unterkieferlage.
- Nach der Gipserhärtung wird der Patient aufgefordert, den Mund langsam zu öffnen. Dabei wird darauf geachtet, ob die Öffnung widerstandslos vor sich geht oder ob dabei das typische Geräusch des Eindringens von Luft unter die Schablonen hörbar ist. Saugen die Bissschablonen beim Öffnen des Munds keine Luft an oder gibt der Patient an, dass er beim Aufmachen keinen Widerstand spürte, sollte die Verschlüsselung wiederholt werden, da sich die Schablonen während der Verschlüsselung mit größter Wahrscheinlichkeit verschoben haben. Ideal ist, wenn sich die Schablonen beim Öffnen trennen, ein Hinweis, dass die Basisplatten eine gute Haftung hatten, also, dass sie während der Verschlüsselung auf ihren Unterlagen zentriert geblieben sind.

Einartikulieren der Modelle mit dem Gesichtsbogen

Die Schreibspitzen des Gesichtsbogens werden auf die Öffnungsachse des Artikulators ausgerichtet, und die Okklusionsebene, die durch die Orientierungsstäbe wiedergegeben wird, wird **horizontal** eingestellt (Abb. 52). Da das Stativgelenk eine Rotation des Gesichtsbogens nur in der Frontal- aber nicht in der Sagittalebene erlaubt, müsste die Einstellung der Okklusionsebene eigentlich nur von vorne kontrolliert werden. Die zwei Stellschrauben distal am Stativ dienen zum Ausgleich kleiner Höhenunterschiede (z.B. Unregelmäßigkeiten am Tisch). Beim Vorliegen **ungleich hoher Registrierarme** wird die Okklusionsebene horizontal gehalten, während die

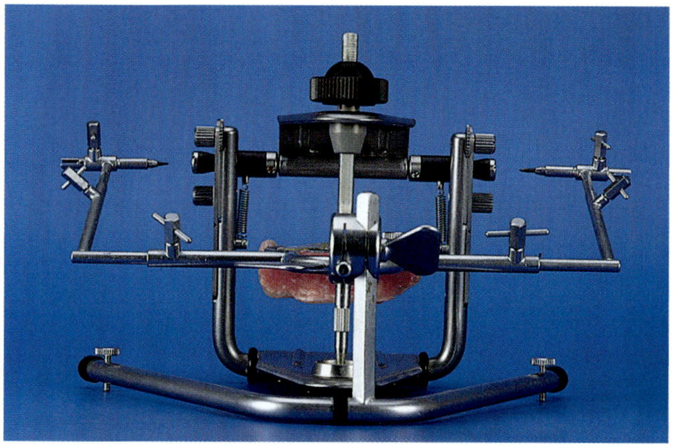
a

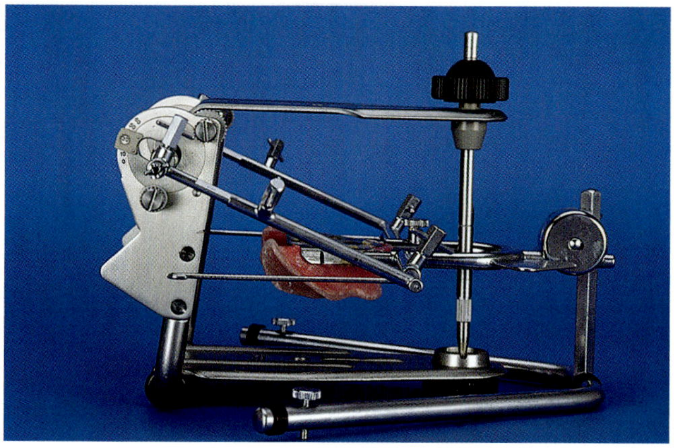
b

Abb. 52 Einstellung des Gesichtsbogens zum Einartikulieren des Unterkiefermodells. Die Schreibspitzen sind auf die Öffnungsachse des Artikulators eingestellt, und die Okklusionsebene liegt parallel zur Tischebene, d.h., beide Orientierungsstäbe liegen auf gleicher Höhe. Der scheinbare Unterschied in der Höhe des linken und rechten Orientierungsstabs ist durch die nichtorthograde Aufnahme bedingt.
a) Frontale und
b) laterale Ansicht.

eine Schreibspitze höher und die andere tiefer als die Öffnungsachse positioniert wird (Abb. 53). Dieser Kompromiss ist nötig, damit der Zahntechniker eine horizontale Okklusionsebene für die Aufstellung der Zähne vorfindet.

Der Kompromiss in der Einstellung der Höhe der Schreibspitzen wird bei postinsertioneller Remontage der Prothesen, also wenn die Okklusionsebene durch die Frontzähne gegeben wird, nicht gemacht. In diesem Fall werden die Schreibspitzen auf die Öffnungsachse eingestellt.

Sobald das untere Modell einartikuliert ist (Abb. 54), wird der Gesichtsbogen entfernt. Das obere Modell wird in die entsprechende Bissschablone reponiert

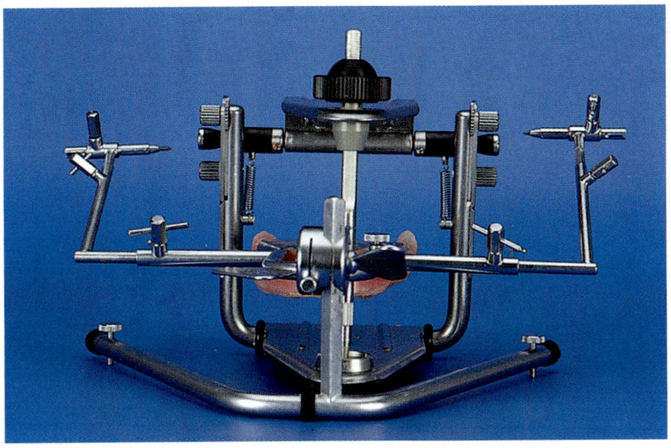

a

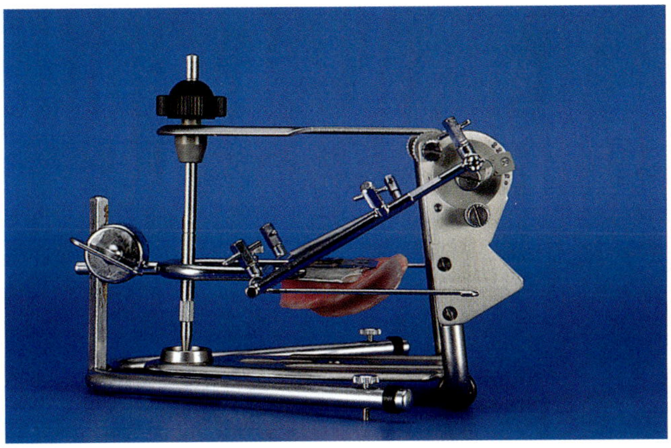

b

Abb. 53 Bei ungleich hohen Schreibspitzen wird die eine höher, die andere niedriger als die Artikulatorachse positioniert. Damit kann die Okklusionsebene horizontal gehalten werden.
a) Frontale und
b) laterale Ansicht.

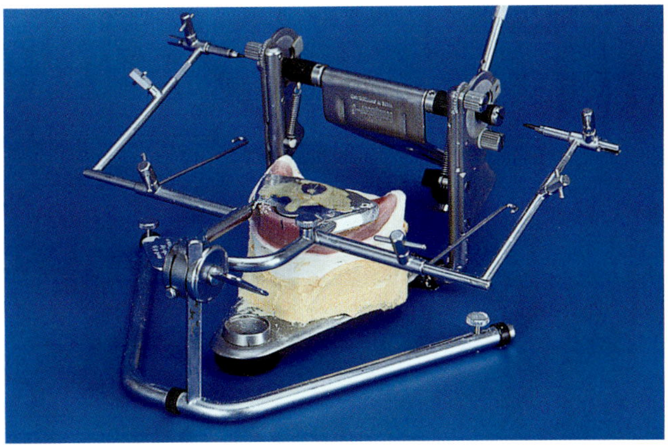

Abb. 54 Einartikuliertes Unterkiefermodell.

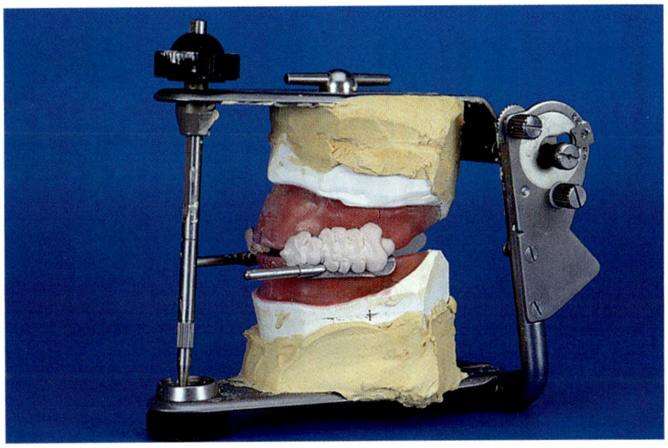

Abb. 55 Einartikulierte Modelle.

und fixiert und mit Hilfe des Gipsschlüssels auf die untere Schablone gesetzt. Wenn die Registrierung ohne Hebung der vertikalen Dimension durchgeführt wurde, wird die obere Artikulatorplatte auf die Nullstellung des Vertikalstifts eingestellt. Wenn hingegen die Registrierung mit einer erhöhten vertikalen Dimension vorgenommen wurde, so wird die vertikale Dimension am Artikulator in etwa um den entsprechenden Betrag erhöht. Daraufhin wird das obere Modell eingegipst (Abb. 55).

Die Einstellung des Gesichtsbogens ändert sich je nachdem, ob das Oberkiefermodell (PROCOR-Methode) oder das Unterkiefermodell einartikuliert wird.

Rückkontrolle des Registrierergebnisses am Patienten

Nach dem Einartikulieren der Modelle wird die obere Registrierplatte entfernt und der Wachswall wieder auf die erforderliche Länge ergänzt. Dieses Vorgehen ändert sich je nachdem, ob mit oder ohne Bisserhöhung registriert wurde. Im ersten Fall wird der obere Wachswall nur um die Dicke der Registrierplatte, im zweiten, um die Länge der Schreibspitze ergänzt. Er sollte absolut parallel zur unteren Registrierplatte sein. Das Vorgehen für die Ergänzung des unteren Wachswalls erfolgt entsprechend.

Danach werden einige vertikal verlaufende Einschnitte an den Wachswällen angebracht (Abb. 56 a). Sie geben die horizontale „Kieferrelation" im Artikulator wieder. Die Kontrolle der Richtigkeit der registrierten Lage am Patienten wird folgendermaßen durchgeführt: Die Schablonen werden eingesetzt, wobei die untere durch Anlegen von Daumen und Zeigefinger auf die äußere Kante des Wachswalls im

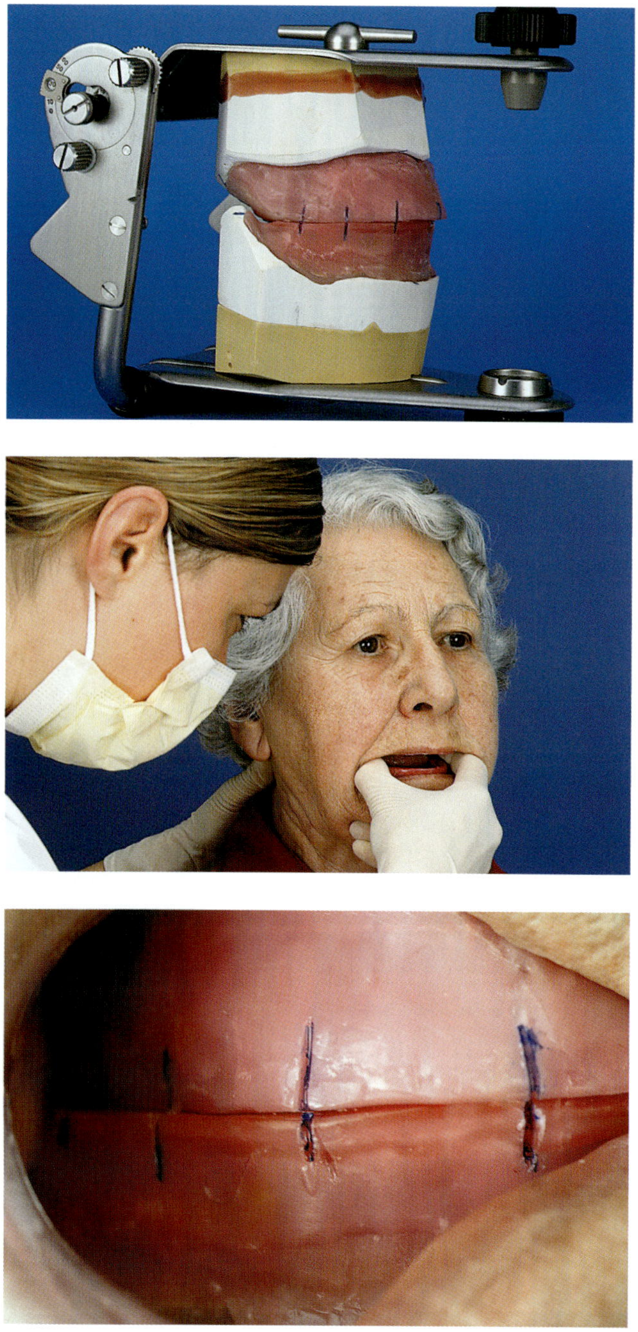

a

b

c

Abb. 56 Kontrolle des Registratergebnisses.
a) Markieren der horizontalen Kieferrelation im Artikulator.
b) Grifftechnik bei der Handbissnahme.
c) Kontrolle auf Koinzidenz der vertikalen Markierungen an der Patientin.

Bereich der kaustabilen Zone am Kiefer zentriert wird (Abb. 56 b). Der Zahnarzt fordert den Patienten auf, den Mund zu schließen. Gleichzeitig führt er den Unterkiefer in die Gelenkzentrik. Synchron mit dem Mundschließen gleiten die Finger vom Wachswall zur Seite. Die Übereinstimmung der vertikalen Marken beim Kieferschluss und die gleichmäßige Berührung der Schablonen werden kontrolliert (Abb. 56 c).

5.5.3 Grenzen der Registrierung mit dem zentralen Stützstift

Das bisher Gesagte setzt voraus, dass das Registrat eine muskulär- und gelenkbezüglich korrekte Unterkieferlage ergibt. Daher dürfen keine relevanten muskulären und/oder artikulären Störungen vorliegen, was bei Totalprothesenträgern oft nicht zutrifft (s. S. 142 ff.).

Klinisch stellt man häufig fest, dass vor allem betagte Patienten, die lange Zeit insuffiziente Prothesen trugen, Mühe haben, einen sauberen gotischen Bogen aufzuzeichnen: Die Bewegungen sind dyskoordiniert, und die Muskulatur ist verspannt. In diesen Fällen muss mit einem Fehlregistrat gerechnet werden. Von besonderer Relevanz sind Verspannungen bzw. Verkürzungen der Mm. pterygoidei laterales, weil sie die Zentrierung des Unterkiefers verhindern. Die Pfeilspitze ergibt eine Anteriorlage. Bleibt diese unerkannt, so wird sie erst nach einiger Tragezeit der Prothesen diagnostiziert, wenn verbesserte Funktion und Tragekomfort zur besseren Koordination und zur Entspannung der Kaumuskulatur geführt haben. Die Nachkontrolle der Okklusion zeigt dann eine distalere Unterkieferlage als die registrierte (Abb. 57).

Hinweise über eine nicht gelungene oder fragliche Zentrierung des Unterkiefers ergeben sich oft bereits aus der Form atypischer extra- und intraoraler Registrate. Im Folgenden werden typische und einige atypische Registrierbilder beschrieben. Weitere atypische Registrierbilder finden sich bei Gerber [33].

Interpretation der sagittalen Gelenkbahn

Die Interpretation der sagittalen Gelenkbahn beschränkt sich auf die Beschreibung von Merkmalen, die auf ein Fehlregistrat oder auf die Notwendigkeit einer Vorbehandlungsphase hinweisen. Auf die Bedeutung der Form der Gelenkbahn für die Beurteilung von Kiefergelenkstörungen wird bewusst verzichtet, da diese Problematik bei zahnlosen Betagten kaum eine Rolle spielt.

Abbildung 58 stellt eine klassische sagittale Gelenkbahn dar. Die Überdeckung der Vor- und Rückgleitbahn deutet auf einen ungestörten Bewegungsablauf im Kiefergelenk und auf eine koordinierte Muskelführung hin. Die anteriore Krümmung der Bahn zeigt weiter, dass der Kondylus bis unter das Tuberkulum gleitet. Artefakte durch Kippung des Gesichtsbogens oder durch Verschiebung der Registrierkarte während der Aufzeichnung, wie in Abbildung 59 und 60 dargestellt, sind nicht vorhanden.

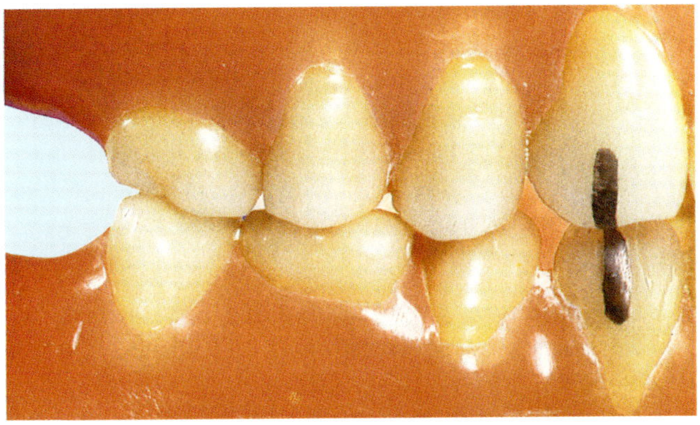
a

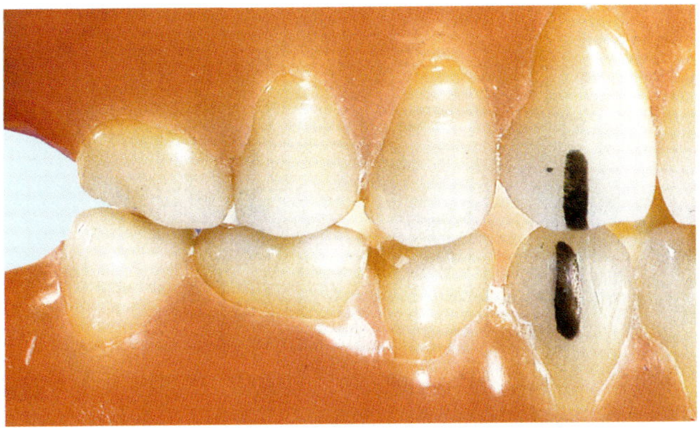
b

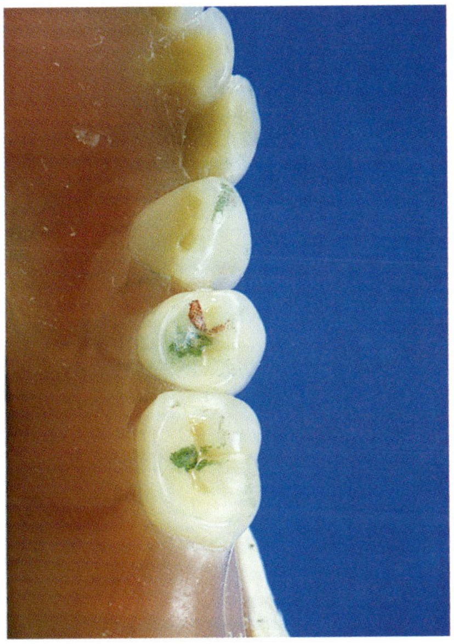
c

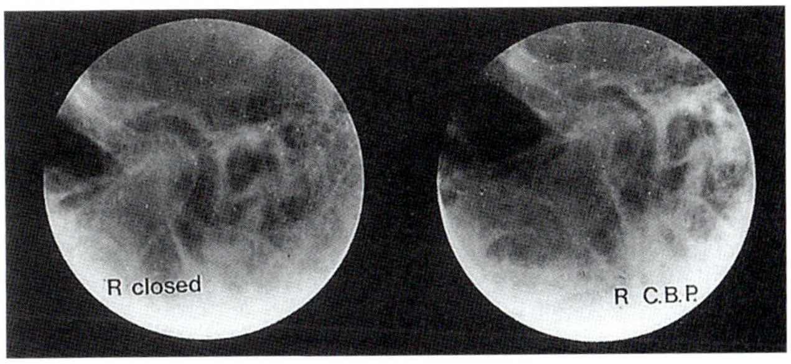

d

Abb. 57
a) Die vertikale Markierung zeigt die intermaxilläre Relation in der die Seitenzähne zur Anfertigung der Prothesen aufgestellt wurden (Spitze des gotischen Bogens).
b) Die Nachregistrierung nach zwei Wochen Tragezeit ergibt eine distalere Lage des Unterkiefers.
c) Kontakte in IK (grün) und vorzeitiger Kontakt in der nachregistrierten Lage (rot).
d) Die Röntgenkontrolle zeigt, dass der Kondylus in der nachregistrierten Lage (R.C.B.P.) weiter dorsal liegt als in der maximalen Interkuspidation (R closed).

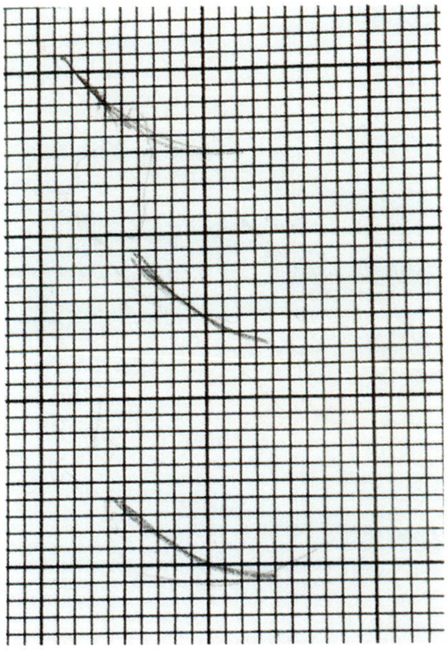

Abb. 58 Normale Form einer sagittalen Gelenkbahn.

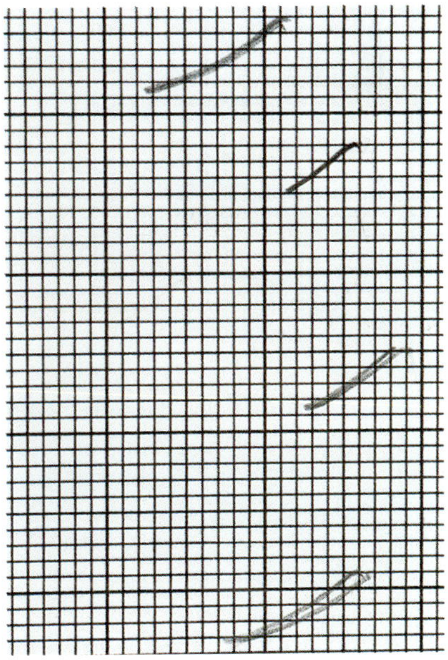

Abb. 59 Artefakte durch Verschiebung der Registrierkarte während der Aufzeichnung. Die Vor- und Rückgleitbahn der dritten und vierten Aufzeichnung beginnen und enden nicht am gleichen Ort.

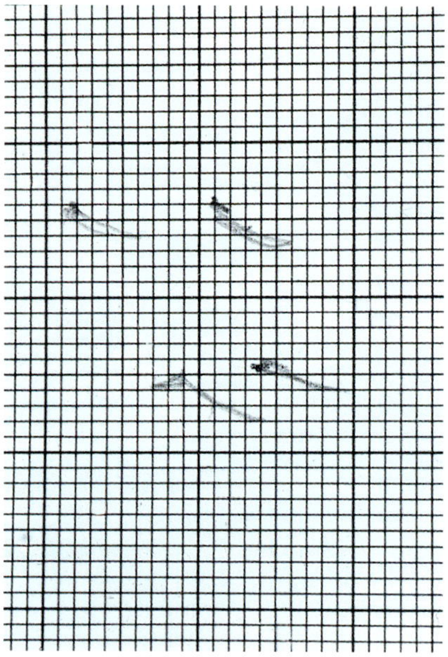

Abb. 60 Nicht deckungsgleiche Vor- und Rückgleitbahnen. Artefakte durch Verschiebung der Registrierkarte.

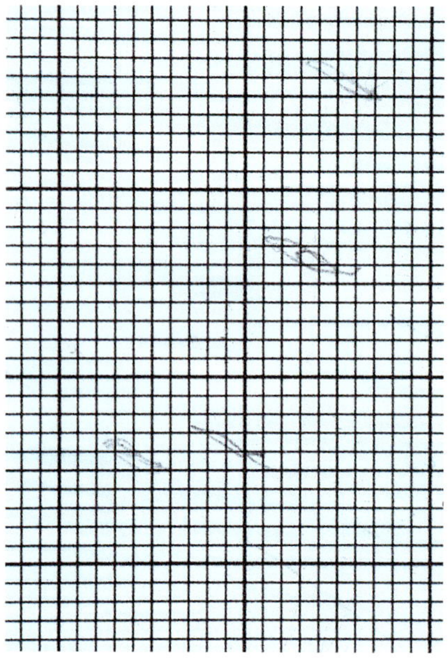

Abb. 61 Vor- und Rückgleitbahn ergaben zwei Kurven mit gleichem Ursprungspunkt. Dieser zeigt, dass die zwei Kurven nicht durch eine Verschiebung der Registrierkarte während der Aufzeichnung, sondern durch tatsächlich unterschiedliche Pro- und Retrusionsbewegungen entstanden sind.

Die Vor- und Rückgleitbahn der Abbildung 61 ergaben zwei Kurven, die jedoch den gleichen Ursprungspunkt hatten. Diese Beobachtung zeigt, dass die zwei Kurven nicht durch eine Verschiebung der Registrierkarte während der Aufzeichnung entstanden sind, sondern durch tatsächlich unterschiedliche Pro- und Retrusionsbahnen. Der Patient war sehr dyskoordiniert und nicht in der Lage, symmetrische Vor- und Rückgleitbewegungen durchzuführen. Abbildung 62 zeigt eine **kurze, gerade, sagittale Gelenkbahn.** Dies ist das bei Totalprothesenträgern am häufigsten anzutreffende, von der Norm abweichende Registrat der Gelenkbahn. In erster Linie ist hier zu denken an:

- eingeschränkte Protrusion infolge verkrampfter oder nachlässiger Ausführung der Protrusionsbewegungen (die häufigste Ursache)
- eingeschränkte Retrusion. Als Hauptursache kommt eine fixierte ventrale Unterkieferlage in Frage (verkürzte Mm. pterygoidei laterales).

Grundsätzlich kann auch ein vorverlagerter Diskus eine Vorschubhemmung verursachen. Dieser Zustand ist aber von einer eingeschränkten Mundöffnung begleitet und deshalb klinisch leicht erkennbar.

In Abbildung 63 und 64 sind die Gelenkbahnen durch einen initialen Anstieg charakterisiert. Zwei Erklärungsmöglichkeiten sind denkbar:

- Ein **Artefakt** ist die häufigste Ursache. Beim Herausfahren der Schreibspitze wird die am Gesicht nicht gut anliegende Registrierkarte durch den Federdruck leicht verdrängt. Dabei entsteht eine kurze, nach vorne und oben verlaufende Linie, die mit einem scharfen Winkel in die Protrusionsbahn übergeht (Abb. 63).
- Eine **Retrallage** ist dagegen extrem selten. Bei der Retralbewegung gleiten Kondylus und Diskus über das Zentrum der Gelenkpfanne in eine Retrallage zurück (Abb. 64). Da auch die Pfeilspitze eine Retrallage ergibt, muss die Entscheidung, ob die Verschlüsselung auf die Spitze oder hinter der Spitze vorgenommen wird, unter Berücksichtigung der Lage der Adduktionspunkte unbedingt vorgenommen werden.

Interpretation des gotischen Bogens

Abbildung 65 zeigt die klassische Form des gotischen Bogens. Die Symmetrie der Pro- und Laterotrusionsbewegungen und die Länge der Exkursionen weisen auf einen ungestörten Bewegungsablauf in den Gelenken und auf eine koordinierte Muskelführung hin.

Abbildung 66 stellt ein Registrat dar, das man oft bei Totalprothesenträgern findet. Dieses Registrat ist durch dyskoordinierte, zufällige Laterotrusionsbewegungen charakterisiert. Die Aufzeichnung zeigt, dass der Patient die Tendenz hatte, die Laterotrusionsbewegungen in einer leicht protrudierten Unterkieferlage durchzuführen. In diesen Fällen ist es wichtig, die Bewegungen vor der eigentlichen Registrierung der Pfeilspitze lange genug zu üben. Dabei muss der

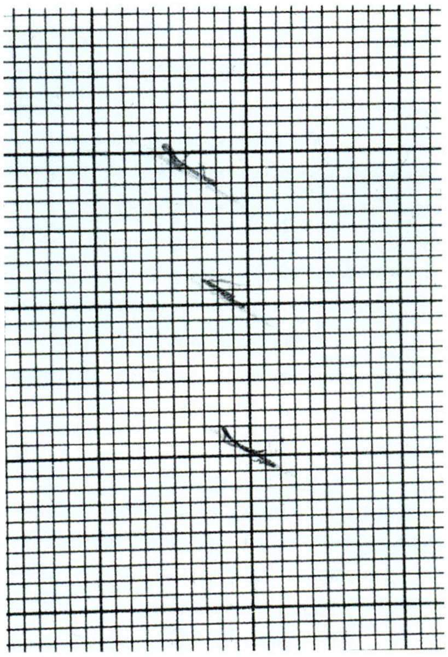

Abb. 62 Verkürzte Gelenkbahn bei einem verspannten Patienten.

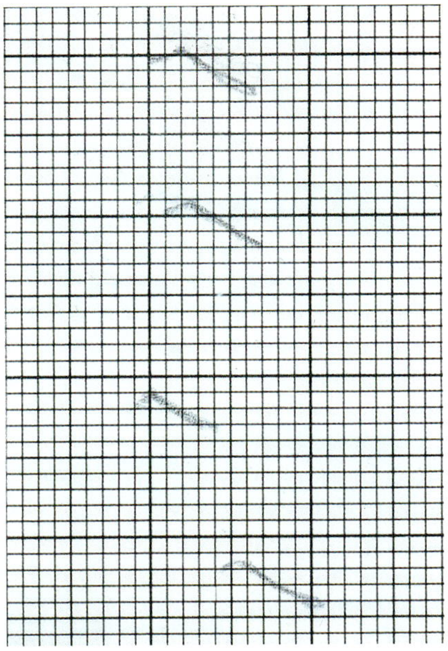

Abb. 63 Die Gelenkbahn beginnt mit einer ansteigenden Linie, die fast rechtwinklig in die eigentliche sagittale Gelenkbahn übergeht. Es handelt sich um ein Artefakt, das durch das Herausfahren der Schreibspitze verursacht wurde.

Zahnarzt kontrollieren, ob der Patient vor und nach der Laterotrusion den Unterkiefer wirklich zurückzieht.

Ein weiteres oft anzutreffendes Registrat ist in Abbildung 67 dargestellt. Die Vor- und Rückgleitbewegungen sind nicht nur sehr dyskoordiniert, sondern

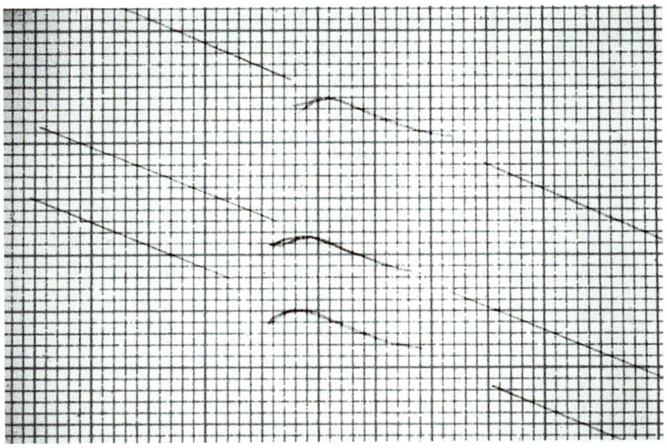

Abb. 64 Die sagittalen Gelenkbahnen beginnen mit einem Kreisbogensegment und deuten auf eine Verlagerung des Kondylus in eine retrokaudale Stellung während der Registrierung hin.

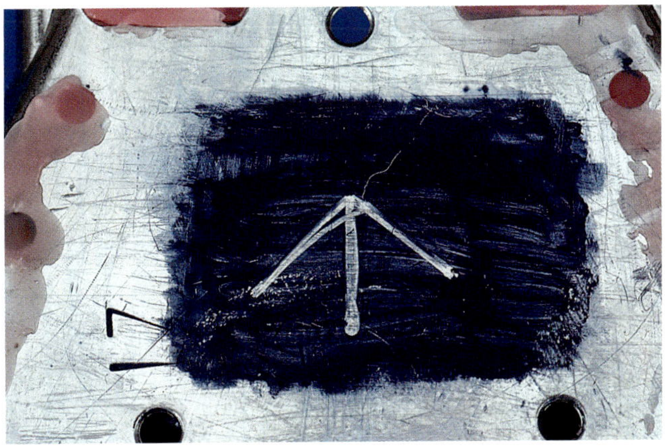

Abb. 65 Normale Form der Pfeilspitze.

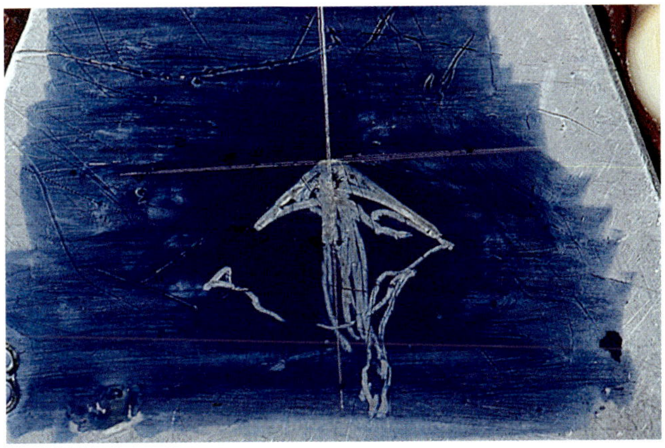

Abb. 66 Gotischer Bogen mit asymmetrischem Verlauf der Vor- und Rückgleitbewegungen und mit „zufälligen“ Laterotrusionsbewegungen.

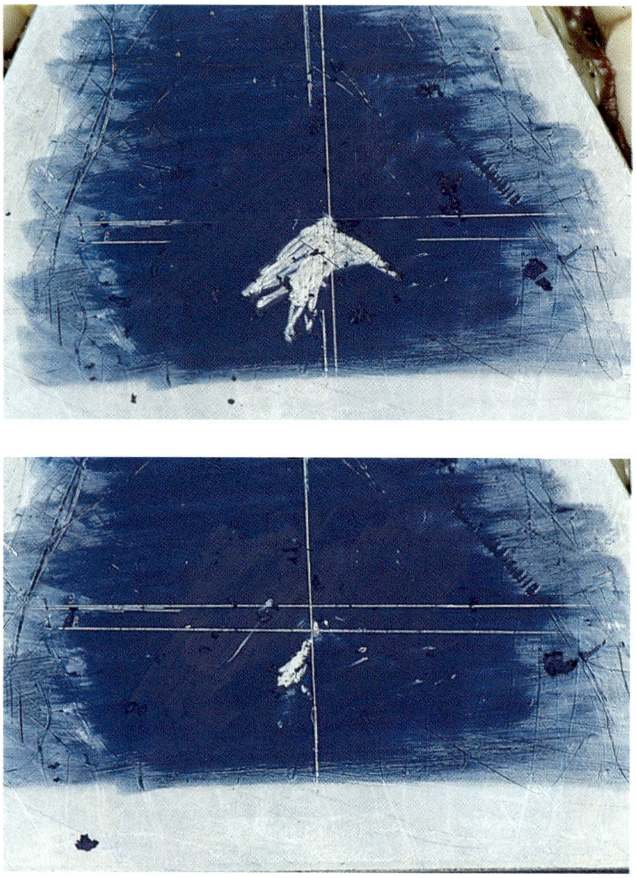

a

b

Abb. 67

a) Der gotische Bogen ist charakterisiert durch kleine Exkursionen, asymmetrische Pro- und Retrusionsbewegungen und Laterotrusionsbewegungen, die meistens aus einer protrudierten Unterkieferlagen, ausgeführt wurden.

b) Die Adduktionsbewegungen zeichneten nicht einen Punkt, sondern ein Feld, das rund 1,5–2 mm symmetrisch hinter der Spitze endete. Eine Vorbehandlung ist indiziert.

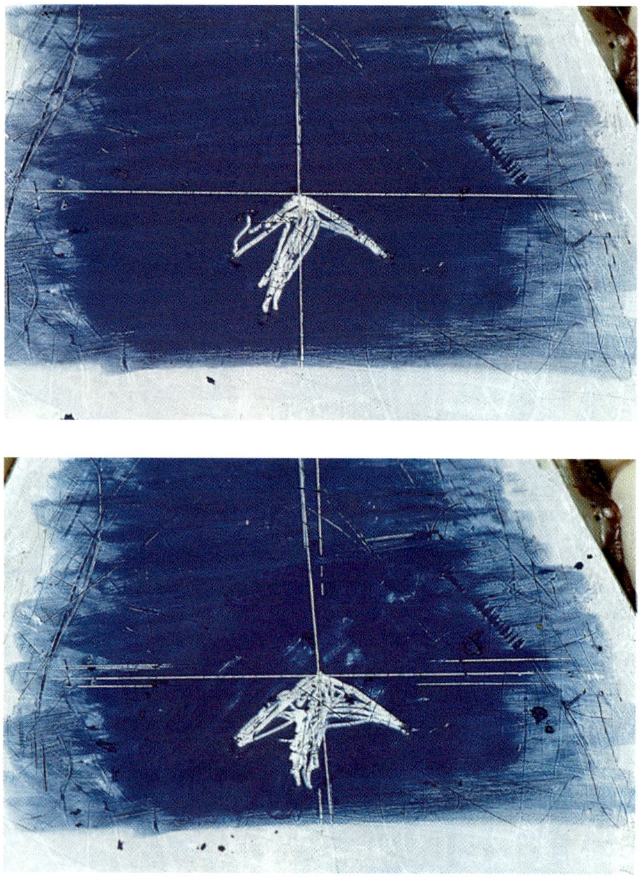

a

b

Abb. 68

a) Zwei hintereinander durchgeführte Registrierungen des gotischen Bogens ergaben zwei unterschiedliche Positionen der Pfeilspitze.

b) Die Adduktionspunkte, hinterste Horizontallinie, lagen noch weiter distal. Auch hier ist eine Vorbehandlung indiziert.

auch stark asymmetrisch. Dies weist auf eine muskuläre Dyskoordination mit einer stärkeren Translation im linken als im rechten Kiefergelenk (Dominanz des linken M. pterygoideus lateralis) hin. Dieser Zustand spiegelt sich auch in der exzentrischen Lage der Adduktionsbewegungen wider, die keinen Punkt, sondern ein Feld zeichnen. Dieses endet rund 1–1,5 mm hinter der Pfeilspitze: Im Lauf der Adduktionsbewegungen distalisierte sich der Unterkiefer, ein Phänomen, das man oft antrifft. Deshalb müssen die Adduktionspunkte nicht nur schnell, sondern auch während mehrerer Sekunden laufend durchgeführt werden (s. S. 140).

Zwei hintereinander durchgeführte Registrierungen des gotischen Bogens führten zu unterschiedlichen Positionen der Pfeilspitze (Vergleich der Position der Fadenkreuze) (Abb. 68). Auch hier liegen dyskoordinierte Bewegungen vor. Der Unterschied in der Lage der zwei Pfeilspitzen entstand, weil der Patient die Tendenz hatte, den Unterkiefer nicht vollständig zurückzuziehen. Darum auch die anteriore Lage der Adduktionspunkte (hinterste transversale Linie).

Die Abbildungen 66–68 weisen somit auf eine muskuläre Dyskoordination bzw. auf eine Diskrepanz zwischen der muskulären und der artikulären Zentrik hin. Da in diesen Fällen mit einer postinsertionellen „Entspannung“ und mit einer besseren Koordination der Kaumuskulatur und deshalb mit einer Distalisierung des Unterkiefers gerechnet werden muss, empfiehlt es sich, die Registrierung der horizontalen Relation zu unterbrechen und eine Vorbehandlungsphase einzuschalten (s. S. 142 ff.).

Interpretation der Adduktionspunkte

Die Bedeutung der Adduktionspunkte liegt darin, dass sie über die muskuläre Schließbahn des Unterkiefers und damit auch über allfällige Adaptationsstellungen des Unterkiefers informieren können.

Unter normalen Bedingungen liegen die Adduktionspunkte mehr oder weniger symmetrisch **leicht hinter** der Spitze des gotischen Bogens (s. Abb. 48). Ein Abstand von mehr als 1 mm, eine ausgeprägte seitliche Verschiebung oder eine starke Streuung der Adduktionspunkte (s. Abb. 67 b und 78 d) werden als abnormal betrachtet, da das Einschleifen der Okklusion auf die Gelenk- und muskuläre Zentrik in solchen Fällen praktisch unmöglich ist. In den früheren Auflagen wurde in diesen Fällen empfohlen, die Verschlüsselung zwischen den Adduktionspunkten und der Spitze des gotischen Bogens vorzunehmen, da damit die Okklusion dem muskulären Gleichgewicht besser angepasst und die Inkorporation der Prothesen erleichtert würde. Die klinische Erfahrung zeigte aber, dass nicht selten derart große postinsertionelle Positionsänderungen des Unterkiefers bei diesen Patienten vorkommen, dass die Okklusion durch Einschleifen nicht mehr korrigiert werden kann. Deshalb empfiehlt sich, in diesen Fällen eine Vorbehandlungsphase einzuschalten (s. S. 142 ff.).

Den diagnostischen Wert der Adduktionspunkte sollte man nicht überschätzen, denn das muskuläre Gleichgewicht kann wegen der Verdrängung der Zunge durch die untere Registrierplatte so stark gestört sein, dass die Adduktionspunkte ihre Aussagekraft völlig verlieren. Im Speziellen ist daran zu denken, dass der Patient aufgrund der Verdrängung der Zunge oft dazu neigt, den Unterkiefer bei der Aufzeichnung der Adduktionspunkte nach vorne zu schieben. Liegen die Adduktionspunkte von der Pfeilspitze weit entfernt, soll der Patient angewiesen werden, den Unterkiefer vor dem Ausführen der Adduktionspunkte zurückzuziehen. Liegen nun die Adduktionspunkte in der Nähe der Pfeilspitze, so

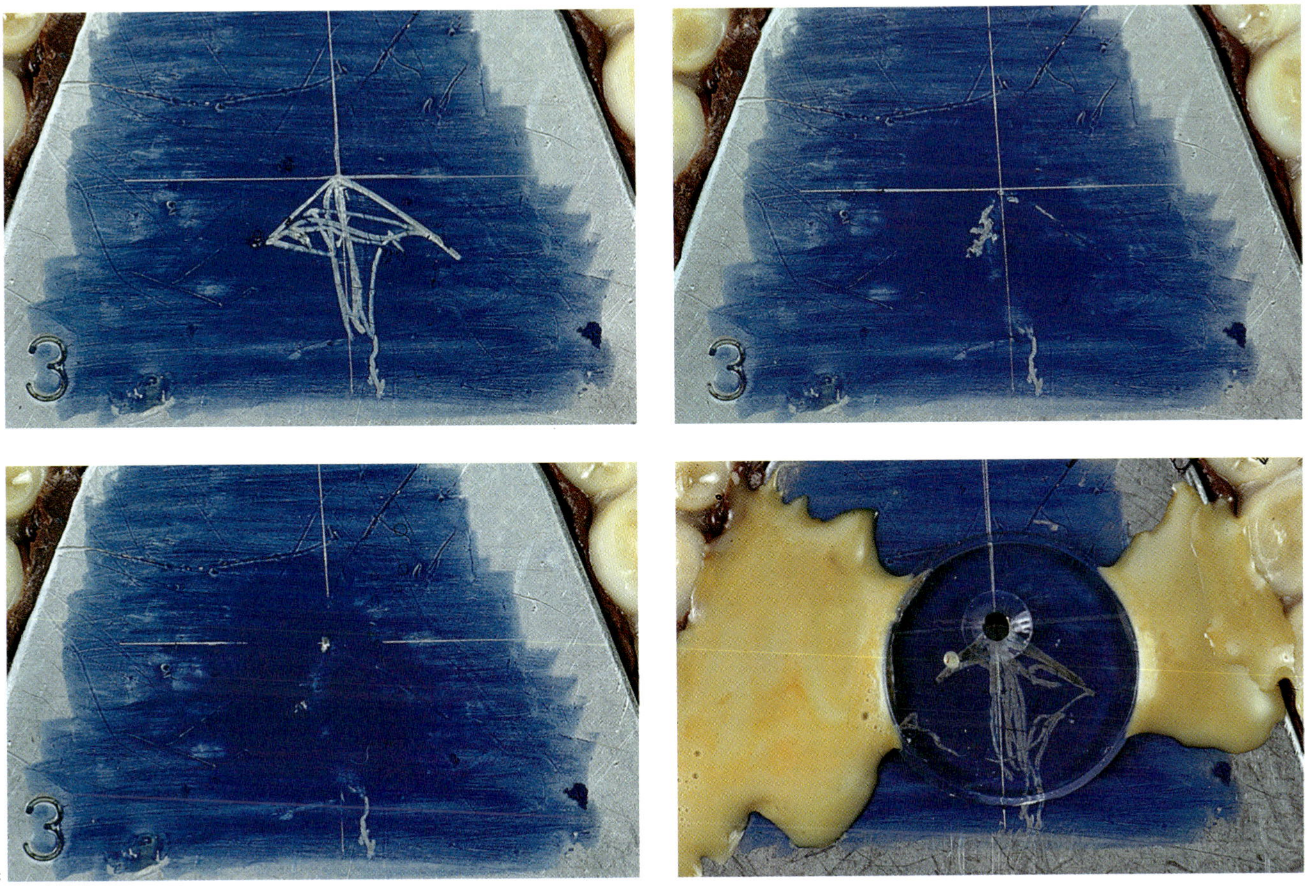

Abb. 69 Verschlüsselung auf der Pfeilspitze trotz exzentrischer und zerstreuter Adduktionspunkte.
a) Pfeilspitze.
b) Zerstreutes und asymmetrisch gelegtes Adduktionsfeld.
c) Adduktionspunkt nach Aufforderung, den Unterkiefer vor der Durchführung der Adduktionsbewegungen zurückzuziehen.
d) Verschlüsselung auf der Spitze.

kann angenommen werden, dass sich die Kaumuskulatur an die durch die Pfeilspitze registrierte Unterkieferlage anpassen wird. Die Verschlüsselung kann wie im Normalfall vorgenommen werden (Abb. 69).

Die Adduktionspunkte müssen **schnell** und **lange genug** (> 15 s) durchgeführt werden. Nicht selten gleitet der Unterkiefer im Lauf der Adduktionsbewegungen nach distal und die Adduktionsbewegungen nähern sich der Spitze des gotischen Bogens. In diesen Fällen wird das Fadenkreuz auf den distalen Punkt und nicht in die Mitte des Adduktionspunktefelds gelegt (s. Abb. 67 b).

Die Bissschablonen dürfen sich während der Durchführung der Adduktionspunkte nicht bewegen. Andernfalls müssen sie mit einem Haftmittel an den Kiefern befestigt werden.

5.5.4 Registrierung bei sehr verspannten und dyskoordinierten Patienten

Betagte Patienten sind oft nicht mehr in der Lage, koordinierte Vor- und Seitwärtsbewegungen durchzuführen. Eine Pfeilspitze kann somit nicht registriert werden. Da der Stützstift die Bissschablonen auf den Prothesenlagern gleichmäßig zentriert, sollte man die intraorale Registrierung auch in diesen Fällen anwenden. Dabei beschränkt man sich entweder auf die **Registrierung von Vor- und Rückgleitbewegungen** (Abb. 70) oder – falls auch dies nicht möglich ist – auf die **Registrierung der Adduktionspunkte.** Zur Sicherheit sollte auch eine Handbissnahme vorgenommen werden. Während mit Daumen und Zeigefinger die untere Bissschablone am Kiefer zentriert wird, führt der Zahnarzt kleine Öffnungs- und Schließbewegungen durch (s. Abb. 56 b). Dabei zeichnet die Schreibspitze einen Punkt auf die Registrierplatte, dessen Lage mit derjenigen der Adduktionspunkte bzw. mit dem distalsten Punkt der Rückgleitbewegung verglichen wird. Vor der Verschlüsselung wird kontrolliert, ob die Lage ohne Verschiebung der Bissschablonen gehalten werden kann. Bei extrem verspannten Patienten empfiehlt sich die Einschaltung einer Vorbehandlungsphase (s. S. 142 ff.).

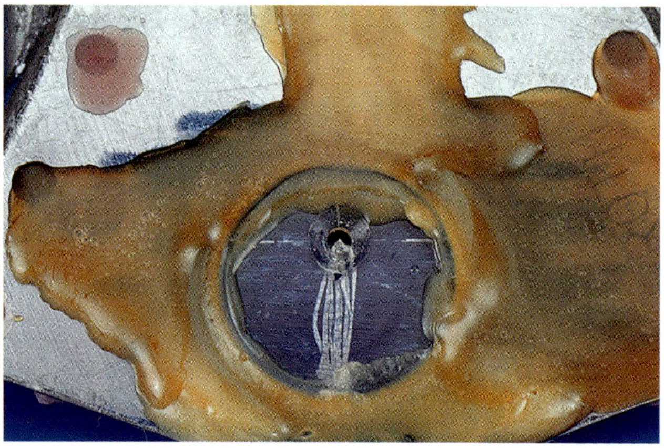

Abb. 70 Verschlüsselung auf den distalsten Punkt der Retrusionsbahn für die Vorbehandlungsphase. Der Patient war sehr dyskoordiniert. Das Fadenkreuz diente zur Überprüfung der „Reproduzierbarkeit" des distalsten Punkts.

Zur Lagesicherung der Bissschablone soll in diesen Fällen eine bewusst „zu breite" Übertragungsplatte auf dem unteren Wachswall befestigt werden. Diese erlaubt eine sichere Abstützung der Finger und damit eine bessere Stabilisierung, d. h. Zentrierung der Bissschablone, während der Führung des Unterkiefers in die Zentrik. Anstelle der „zu breiten" Übertragungsplatte können auch zwei Fingerabstützflächen aus hartem Wachs seitlich im kaustabilen Bereich angebracht werden (s. S. 105 f.).

5.5.5 Bestimmung der horizontalen Kieferrelation mit der Handbissnahme

Auch wenn die intraorale Stützstiftregistrierung die Problematik der Zentrierung der Basisplatten während der Relationsbestimmung am ehesten löst, leistet sie keine Gewähr dafür, dass die Bestimmung der horizontalen Kieferrelation immer gelingt (s. S. 121 ff. und 124). Es gibt Situationen, in denen eine Handbissnahme zu besseren Resultaten führen kann, z. B. wenn ein weit fortgeschrittener und ausgedehnter Schlotterkamm im anterioren Bereich vorliegt. Dabei besteht die Gefahr, dass sich die Prothese beim Registrieren, vor allem während der Abbindezeit des Abdruckgipses, im anterioren Bereich einlagert. Bei den fertigen Prothesen werden die Molaren dementsprechend zu kurz sein, weshalb sich die obere Prothese beim Schließen hauptsächlich in den Schlotterkammbereich einlagert. Durch die damit entstehende Kippbewegung löst sich der Abschluss an der Ah-Linie, und der Prothesenhalt geht verloren. Dieses Fehlregistrat wird meist erst bei der Wachseinprobe oder beim Einsetzen der Prothesen festgestellt. Kann die Einlagerung in den Schlotterkammbereich durch distales Anbringen des Stützstifts für eine Nachregistrierung nicht verhindert werden, und ist der Patient nicht allzu verspannt, empfiehlt sich eine Handbissnahme. Es wird folgendermaßen vorgegangen:

- Zwei Tropfen Wachs werden beidseitig auf die oberen oder unteren distalsten Kaueinheiten gelegt. Mit Daumen und Zeigefinger werden die Schablonen auf dem Kiefer zentriert (Abb. 71 a).

- Danach wird der Patient aufgefordert, den Unterkiefer zurückzuziehen. Der Zahnarzt führt den Unterkiefer in die Zentrik (s. Abb. 57 b). Die Prothesen werden entfernt, das Wachs wird sehr gut abgekühlt (hartes Wachs erforderlich).
- Die Prothesen werden nochmals eingesetzt, und der Zahnarzt kontrolliert, ob der Patient in den Wachseinbissen direkt schließen kann, ohne dass sich die Prothesen verschieben.
- Nach Aufbringen von zwei weiteren Tropfen Wachs beidseitig im Prämolarenbereich wird der Unterkiefer manuell in die Zentrik bis zum Kontakt mit den Wachseinbissen im Molarenbereich geführt (Abb. 71 b). Nach Abkühlen des Wachses wird die Richtigkeit der Bissnahme durch wiederholte Schließbewegungen überprüft. Die im Molarenbereich zuerst angelegten Wachseinbisse sichern das Andrücken der Prothese am Gaumen während der Bissnahme.

Wird die Handbissnahme mit den Bissschablonen vorgenommen, sollte vorher der obere oder untere Wachswall bis auf vier Sporne (je zwei pro Seite), welche die Höhe der vertikalen Dimension sichern, rundherum gekürzt werden (Abb. 72). Die Reduktion der Wachswälle auf die vier Sporne vermindert die Gefahr des Kippens oder Ausrutschens der Schablone während der Bissnahme, da die Kontaktfläche zwischen den Wachswällen auf ein Minimum reduziert ist. Die Gefahr einer ungleichmäßigen Belastung der Basisplatten wird reduziert. Zur Zentrierung der Basisplatte während der Handbissnahme sollen zwei Fingerabstützflächen aus hartem Wachs beidseitig im Bereich der (kau)stabilen Zone angebracht werden (Abb. 72 a).

a

b

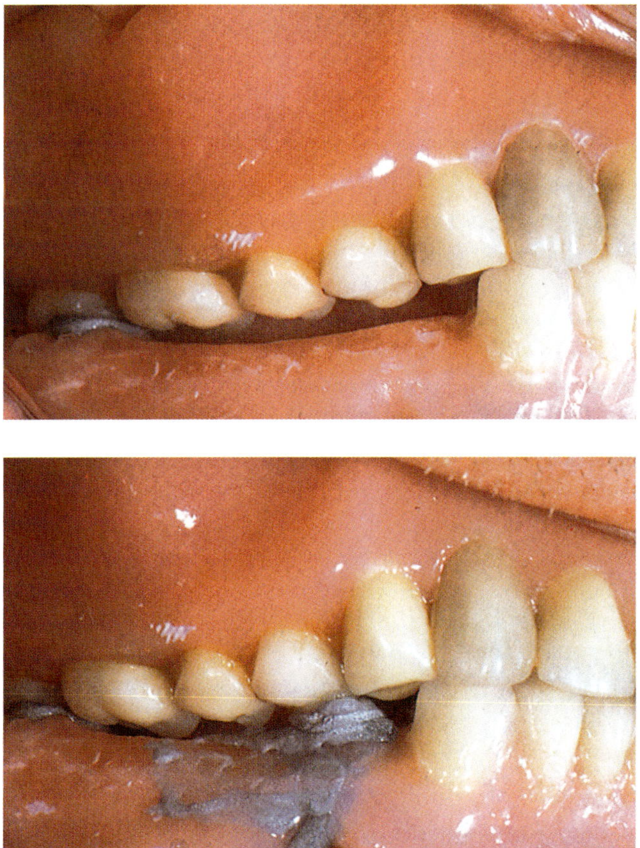

Abb. 71 Handbissnahme
a) Im Bereich der distalen Kaueinheiten wird flüssiges Wachs aufgebracht. Der Zahnarzt führt unter manueller Führung den Unterkiefer in die Zentrik.
b) Nach Abkühlen des Wachses wird ein zweiter Wachsstopp im Prämolarenbereich angebracht und die Bissnahme wiederholt.

a

b

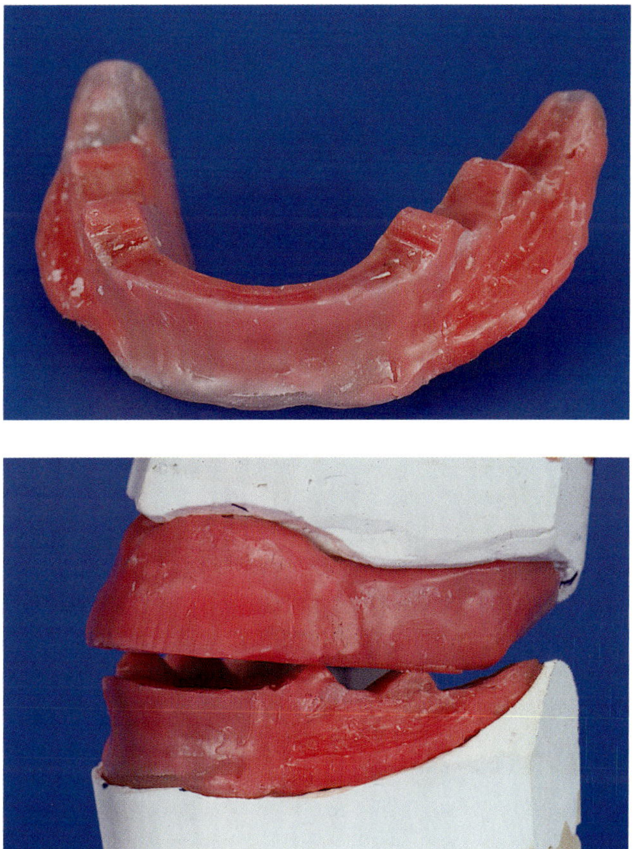

Abb. 72 Der untere Wachswall wurde bis auf vier Sporne – zur Sicherung der vertikalen Dimension – rundherum gekürzt. Die Fingerabstützflächen sind sichtbar.

5.6 Vorbehandlung für die Bestimmung der vertikalen und horizontalen Kieferrelationen

Zwei Probleme stellen sich oft in Verbindung mit der Bestimmung der Kieferrelation:

- Das Profil sieht immer noch unnatürlich aus, obwohl der Interokklusalabstand bereits auf ein Minimum reduziert ist.
- Das Auftreten großer, postinsertioneller okklusaler Fehler.

Diese Situationen entstehen, weil die verspannte Kaumuskulatur eine korrekte Registrierung der Kieferrelationen unmöglich macht. Sie können also umgangen werden, wenn frühzeitig erkannt wird, dass der Zustand des Kausystems die Registrierung einer korrekten vertikalen und/oder horizontalen Kieferrelation nicht erlaubt. In diesen Fällen ist es von Vorteil, wenn der Funktionszustand der Kaumuskulatur durch eine Vorbehandlungsphase verbessert wird. Dazu müssen die bestehenden Prothesen im Hinblick auf ihre vertikale Dimension und Okklusion, optimiert werden. Es wird also versucht, den Spannungszustand und die Koordination der Kaumuskulatur bereits durch Verbesserung des Funktionszustands der getragenen Prothesen (Erhöhung der vertikalen Dimension und/oder Korrektur der Okklusion) zu reduzieren, um eine bessere Ausgangslage für die Bestimmung der Kieferrelationen zu gewinnen.

Die Vorbehandlungsphase anhand der vom Patienten getragenen Prothesen ist nicht möglich, wenn diese allzu insuffizient sind. Provisorische Prothesen sollen zuerst eingesetzt werden. Folgendes **Vorgehen** wird empfohlen:

- Die vertikalen und die horizontalen Kieferrelationen werden „provisorisch" registriert und die Prothesen in dieser Kieferrelation aufgestellt.
- Ist die vertikale Dimension zu niedrig, soll bereits jetzt eine um rund 1–2 mm über den Interokklusalabstand hinaus erhöhte okklusale vertikale Dimension gewählt werden. Die Verschlüsselung wird auf die Pfeilspitze vorgenommen.
- Nach der definitiven Einprobe werden die Prothesen nicht fertig gestellt, sondern die definitive Aufstellung wird in Kunststoff dubliert (Abb. 73).
- Nach sieben bis zehn Tagen Tragezeit erfolgt die erste Remontage, die ggf. nach ein bis zwei Wochen wiederholt wird.
- Sobald die Aufzeichnung der Adduktionspunkte und des gotischen Bogens auf **normalisierte** Verhältnisse hinweisen, wird die definitive Registrierung vorgenommen. Das obere Meistermodell wird in die neue Unterkieferlage einartikuliert, die Okklusion entsprechend verändert und die Prothese(n) fertig gestellt.

Auch die Erhöhung einer in ästhetischer Hinsicht zu niedrigen vertikalen Dimension wird in **Schritten** vorgenommen, bis eine ästhetisch korrekte posturale und okklusale vertikale Dimension mit den provisorischen Prothesen erreicht wird.

Die Entscheidung, ob nur eine Prothese oder ob beide als Provisorium eingesetzt werden soll(en), hängt von der Größe der zu ewartenden postinsertionellen Veränderungen der Unterkieferlage ab. Erwartet man eine große postinsertionelle Distalisierung der Unterkieferlage, wie z. B. beim Vorliegen von sehr dyskoordinierten und kurzen Vor- und Laterotrusionsbewegungen, von kurzen Gelenkbahnen und von stark zerstreuten und weit hinter der Pfeilspitze liegenden Adduktionspunkten, so empfiehlt es sich, beide Aufstellungen zu dublieren. Fällt nämlich der Unterkiefer markant zurück, so müsste auch die Lage der Oberkieferfront verändert werden. Ansonsten wird die eine Prothese fertig gestellt und die andere als Provisorium eingesetzt.

Die Entscheidung, ob eine Vorbehandlung notwendig ist, ergibt sich oft bereits aus der Erstuntersuchung, in deren Verlauf der Zustand des Kausystems und der getragenen Prothesen genau analysiert wird. In der Folge wird die Vorbehandlung der vertikalen und der horizontalen Kieferrelation getrennt besprochen, auch wenn beide häufig gleichzeitig vorbehandelt werden müssen.

Vorbehandlung der vertikalen Dimension

Das Problem, dass das Profil des Patienten unnatürlich aussieht, obwohl der Interokklusalabstand bereits minimal ist, kommt sehr oft bei langjährigen Totalprothesenträgern vor, bei denen die okklusale vertikale Dimension der Prothesen nicht ständig der fortschreitenden Kieferatrophie und/oder Zahnabrasion angepasst wurde. Diese Situation resultiert also aus der meist parallel verlaufenden Abnahme der posturalen und okklusalen vertikalen Dimension (s. S. 99 f.). Sie kann bei der Erstuntersuchung diagnostiziert werden. Prinzipiell muss man zwischen folgenden Situationen unterscheiden:

- Sowohl in der Okklusion als auch in der posturalen Unterkieferlage liegt ein normales Profil vor.
- in der Okklusion sieht das untere Gesichtsdrittel zusammengefallen aus. In der posturalen Unterkieferlage liegt hingegen ein harmonisches Profil vor: Der Interokklusalabstand ist groß (Abb. 74).
- Sowohl in der Okklusion als auch in der posturalen Unterkieferlage ist das untere Gesichtsdrittel zu-

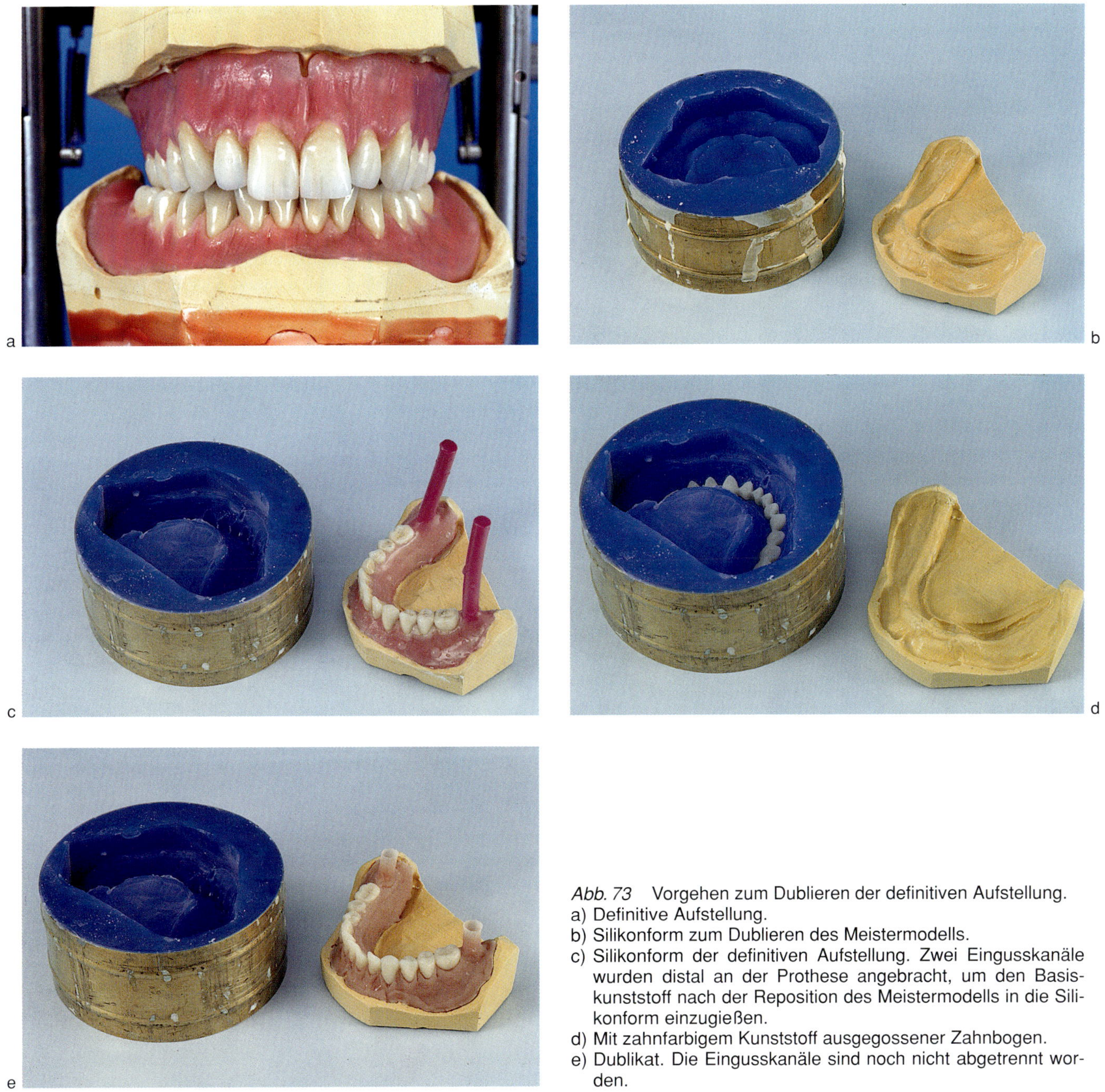

Abb. 73 Vorgehen zum Dublieren der definitiven Aufstellung.
a) Definitive Aufstellung.
b) Silikonform zum Dublieren des Meistermodells.
c) Silikonform der definitiven Aufstellung. Zwei Eingusskanäle wurden distal an der Prothese angebracht, um den Basiskunststoff nach der Reposition des Meistermodells in die Silikonform einzugießen.
d) Mit zahnfarbigem Kunststoff ausgegossener Zahnbogen.
e) Dublikat. Die Eingusskanäle sind noch nicht abgetrennt worden.

sammengefallen: Der Interokklusalabstand ist klein (Abb. 75).

Von diesen drei Situationen benötigt nur die dritte eine Vorbehandlungsphase. Die Wiederherstellung einer in ästhetischer Hinsicht angemessenen vertikalen Kieferrelation ist auch beim Totalprothesenträger möglich. Denn genauso, wie die posturale vertikale Dimension mit der Verringerung der okklusalen vertikalen Dimension abnimmt, so nimmt sie auch zu, wenn die okklusale vertikale Dimension der Prothesen erhöht wird, selbst wenn die Erhöhung über das Ausmaß des Interokklusalabstands hinaus durchgeführt wird: Ein Interokklusalabstand stellt sich wieder ein, ein Phänomen, das auch bei Bezahnten bekannt ist (für die Originalliteratur s. PALLA [105] und WOODA et al. [138]).

Die Anpassungsfähigkeit älterer Menschen ist vermindert. Dies erschwert die Einschätzung, wie viel Bisserhöhung der jeweilige Patient toleriert. Deshalb soll die Hebung der okklusalen vertikalen Dimension in Schritten von 2 bis maximal 3 mm im Molarenbereich vorgenommen werden, um die Adapta-

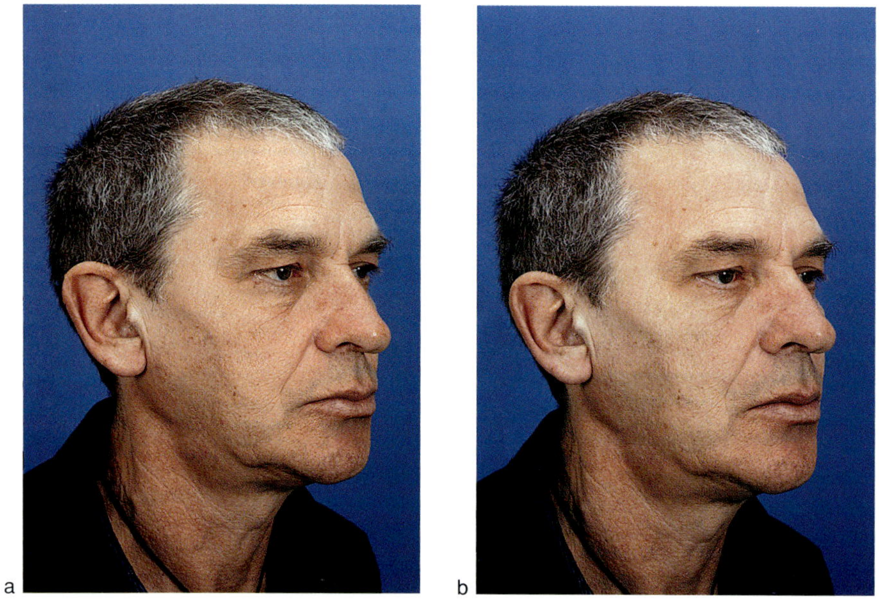

Abb. 74 Gesichtsprofil mit dem Unterkiefer in maximaler Interkuspidation (a) und in der posturalen Lage (b).

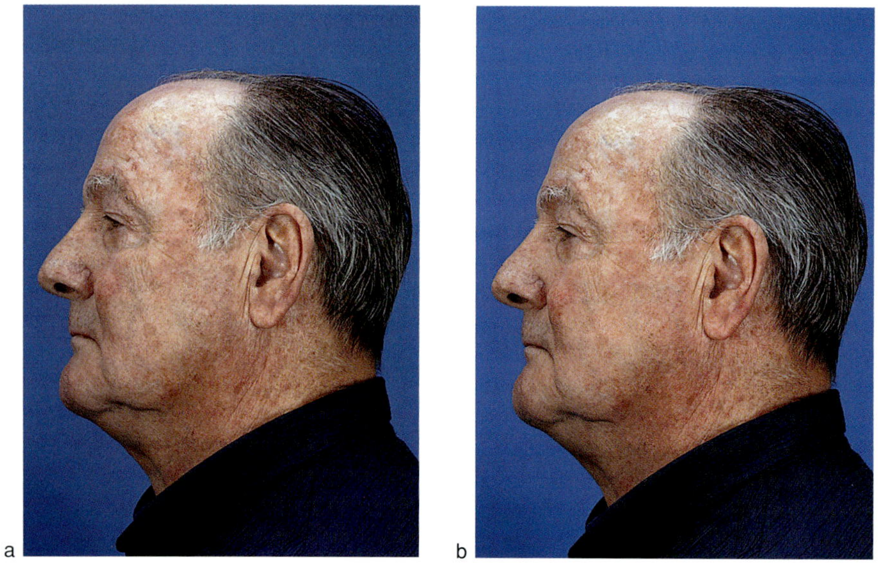

Abb. 75 Das Gesichtsprofil mit dem Unterkiefer in der posturalen Lage (a) ist kaum besser als dasjenige mit dem Unterkiefer in maximaler Interkuspidation.

tionsgrenzen nicht zu überschreiten. Wird die Erhöhung durch Anpassung der bestehenden Prothesen vorgenommen, z. B. durch Auftragen von Autopolymerisat oder durch Aufsetzen einer einfachen Kunststoffschiene (Abb. 76), so soll die Entscheidung, ob die Höhe der oberen oder unteren Prothese erhöht wird, erst nach der Evaluation verschiedener Faktoren wie Komfort, Ästhetik, Phonetik und Kaufunktion gefällt werden. Die okklusale vertikale Dimension wird so lange erhöht, bis sich die gewünschte Bisshöhe einstellt.

Adaptationsmechanismen der Muskulatur. Veränderungen des Muskeltonus erlauben eine sofortige Adaptation an eine erhöhte okklusale vertikale Dimension. Bei Bezahnten liegt der interokklusale Abstand, wenn die Elevatoren keine elektromyographische Aktivität aufweisen, zwischen 8 und 10 mm [75, 76, 84, 112]. Erhöhungen der vertikalen Dimension innerhalb dieses Betrags können deshalb durch eine muskuläre Entspannung kompensiert werden. Die Adaptation an eine neue vertikale Dimension erfolgt beim Prothesenträger mit an Sicherheit grenzender Wahrscheinlichkeit über diesen Mechanismus.

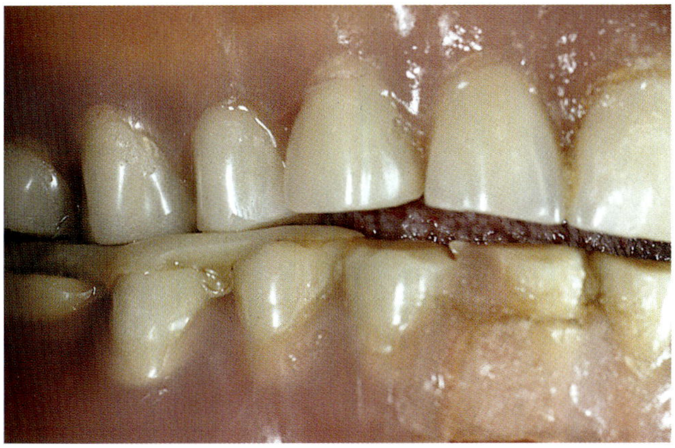
a

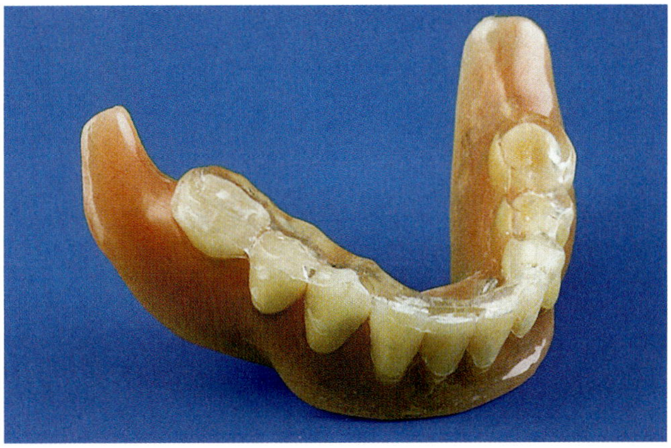
b

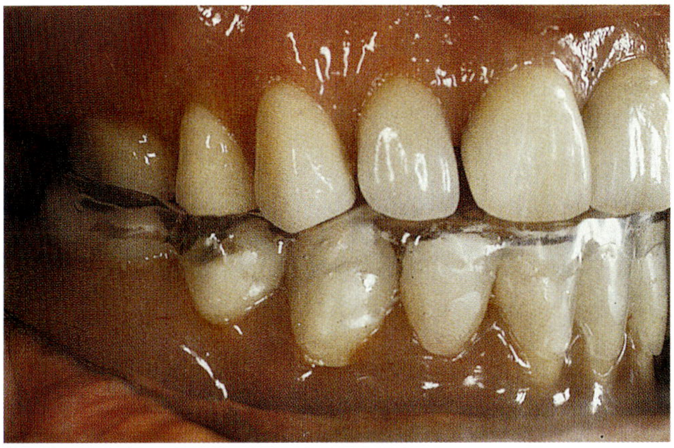
c

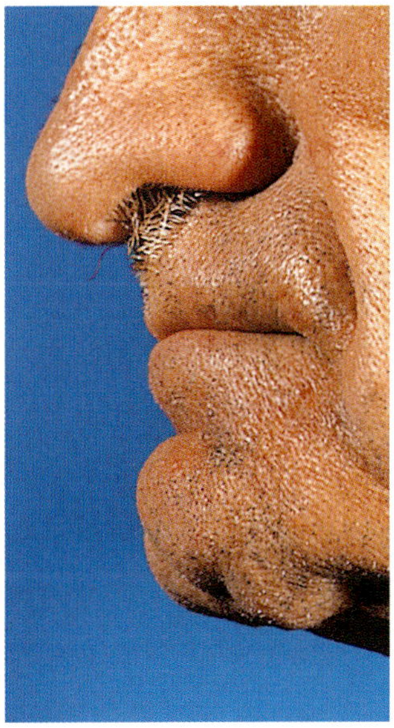
d

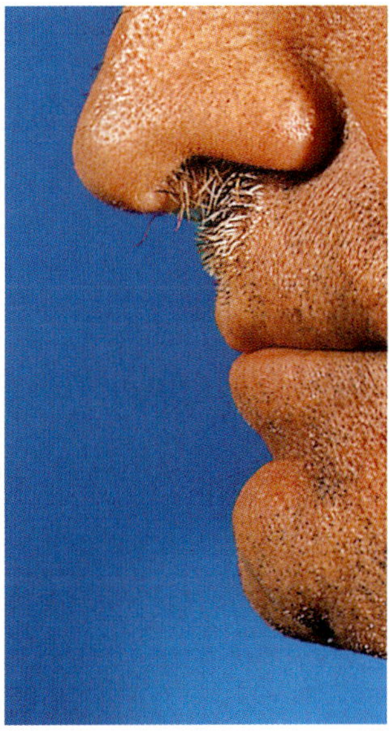
e

Abb. 76 Vorbehandlung zur Erhöhung der vertikalen Dimension mittels Auftragen von Autopolymerisat auf die Unterkieferseitenzähne (a) oder mittels einer durchsichtigen Aufbissschiene, die der Unterkieferprothese aufgesetzt wird (b). Damit wird das Anheben der Vertikalrelation getestet (c). Die Gesichtsaufnahmen, die mit dem Unterkiefer in der posturalen Lage angefertigt wurden, zeigen die durch die Vorbehandlung erzielte deutliche Verbesserung des Profils vor (d) und nach (e) dem Einsetzen der Kunsstoffschiene.

Grundsätzlich kann sich die Muskulatur aber auch an Erhöhungen der okklusalen vertikalen Dimension anpassen, die größer als die Höhe des Interokklusalabstands bei völlig entspannten Elevatoren sind, wie sie gelegentlich nach chirurgischen Eingriffen zur Korrektur einer ungenügenden Gesichtshöhe vorgenommen werden. Die Anpassung kann in diesen Fällen nicht mehr nur durch eine Abnahme des posturalen Muskeltonus erfolgen: eine morphologische Verlängerung des Muskels ist nötig. Diese kann prinzipiell erfolgen durch:

- Apposition von Bindegewebe an der Muskel-Sehnen-Grenzfläche
- Apposition von Sarkomeren
- Richtungsänderung der Muskelfasern
- Migration der Muskelinsertionen (für die Originalliteratur s. Palla [105] und Woda et al. [138]).

Vorbehandlung der horizontalen Kieferrelation

Bei der Nachkontrolle der Okklusion nach einigen Wochen Tragezeit der Prothesen findet man nicht selten eine retralere Unterkieferlage, als man anfänglich für die Anfertigung der Prothesen registrierte, was auch experimentell festgestellt wurde [126]. In der Regel ist die Diskrepanz umso ausgeprägter, je verspannter der Patient bei der Bestimmung der horizontalen Kieferrelation war. Der Unterschied ist manchmal so groß, dass er nicht mehr durch Einschleifen korrigiert werden kann, da damit die okklusale Morphologie vollständig verloren gehen würde: Die Seitenzähne müssen neu aufgestellt werden oder noch besser der gesamte Zahnbogen muss gelöst und neu positioniert werden. Die Distalisierung des Unterkiefers entsteht durch die postinsertionelle Entspannung der Kaumuskulatur, insbesondere der Mm. pterygoidei laterales.

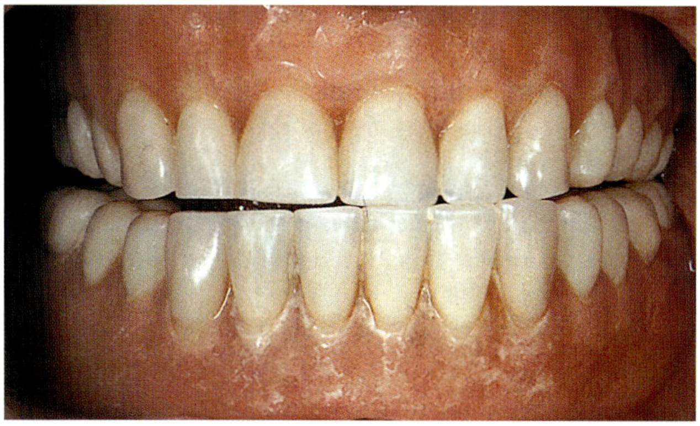
a

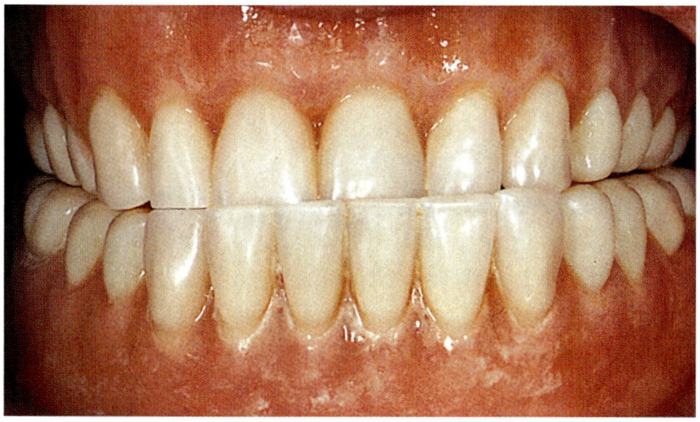
b

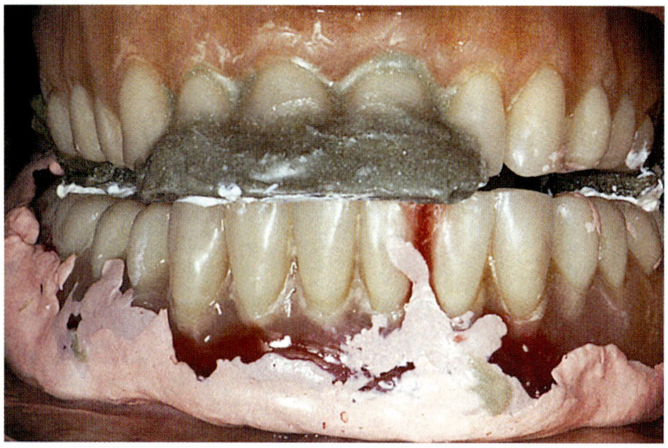
c

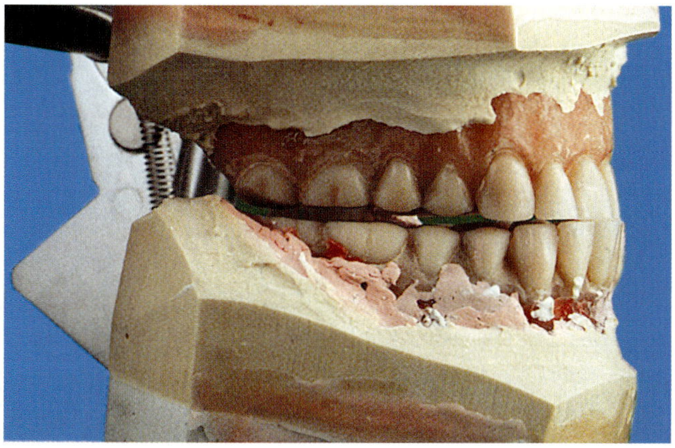
d

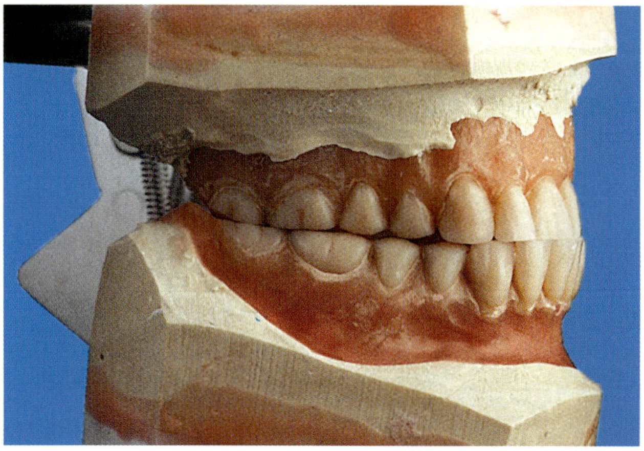
e

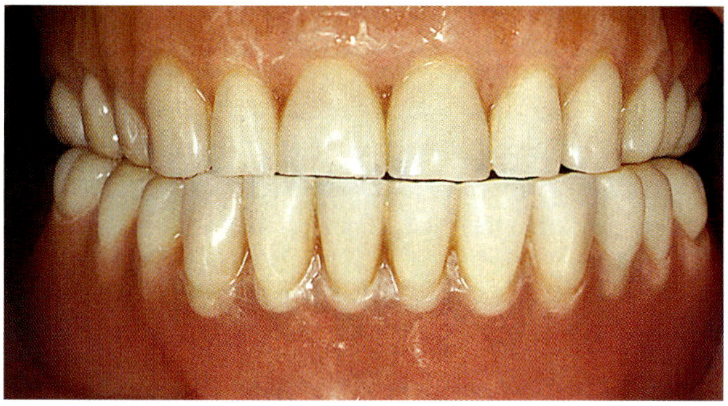
f

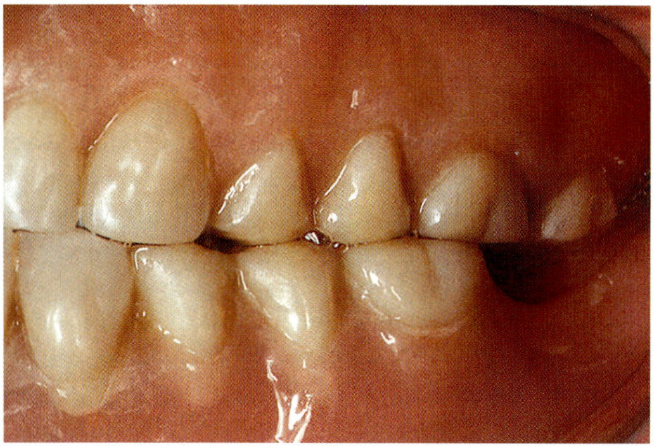
g

Abb. 77 Okklusale Vorbehandlung bei schlechten okklusalen Verhältnissen.

a) und b) Die direkte Okklusionskontrolle im Mund zeigte einen vorzeitigen Kontakt in der Front mit beidseitiger Infraokklusion im Seitenzahngebiet (a). Dieser okklusale Fehler wurde durch eine Vorschiebung des Unterkiefers korrigiert (b).

c und d) Nach einer Unterfütterung der Unterkieferprothese mit Zinkoxid-Eugenol-Paste zur besseren Stabilisierung wurde ein zentrischer Wachsbiss genommen und wurden die Modelle einartikuliert. Die seitliche Infraokklusion ist im Artikulator deutlich sichtbar.

e) Zur Korrektur des okklusalen Fehlers wurde die Okklusion nicht eingeschliffen, sondern die Prothesenbasis distal bis zum okklusalen Kontakt angehoben und in dieser Lage unterfüttert. Das Bild zeigt die Situation vor der Unterfütterung: Der Spalt unter der Prothese ist mit Wachs ausgefüllt. Durch dieses Vorgehen konnte gleichzeitig mit der okklusalen Korrektur auch die vertikale Dimension angehoben werden.

f) und g) Korrigierte Prothese im Mund. Zur Aufhebung eines Proglissements wurde der im Bereich des aufsteigenden Alveolarfortsatzes aufgestellte zweite Molar entfernt.

Die postinsertionellen Veränderungen der Unterkieferlage können durch eine Vorbehandlung der horizontalen Kieferrelation mehrheitlich eliminiert oder so weit reduziert werden, dass die Okklusion beim Remontieren der definitiven Prothesen durch Einschleifen korrigiert werden kann.

Eine **Vorbehandlung** ist **indiziert,** wenn:

- der Patient sehr verspannt ist und Mühe hat, den Unterkiefer nach vorne und zur Seite zu bewegen, d.h., wenn er die Registrierbewegungen nicht simulieren kann
- die direkte Okklusionsanalyse schlechte okklusale Verhältnisse zeigt (Abb. 77).

Nach Beurteilung des Registrats ist eine Vorbehandlung angezeigt, wenn:

- die sagittale Gelenkbahn und die Pfeilspitze sehr kurz sind
- die Bewegungen sehr dyskoordiniert sind, d.h., wenn der Patient Mühe hat, eine deutliche Pfeilspitze zu zeichnen
- die Vor- und Rückgleitbahn im Vergleich zur Pfeilspitze sehr asymmetrisch verlaufen
- die Adduktionspunkte sehr zerstreut sind und um Millimeter hinter der Pfeilspitze liegen (Abb. 78).

Somit ergeben sich einige Hinweise für eine Vorbehandlung der horizontalen Kieferrelation bereits aus der Erstuntersuchung, andere erst aus dem intraoralen Registrat.

Zur Korrektur der Okklusion der bestehenden Prothesen in der Vorbehandlungsphase genügt eigentlich eine Handbissnahme. Die intraorale Registrierung

a b c d

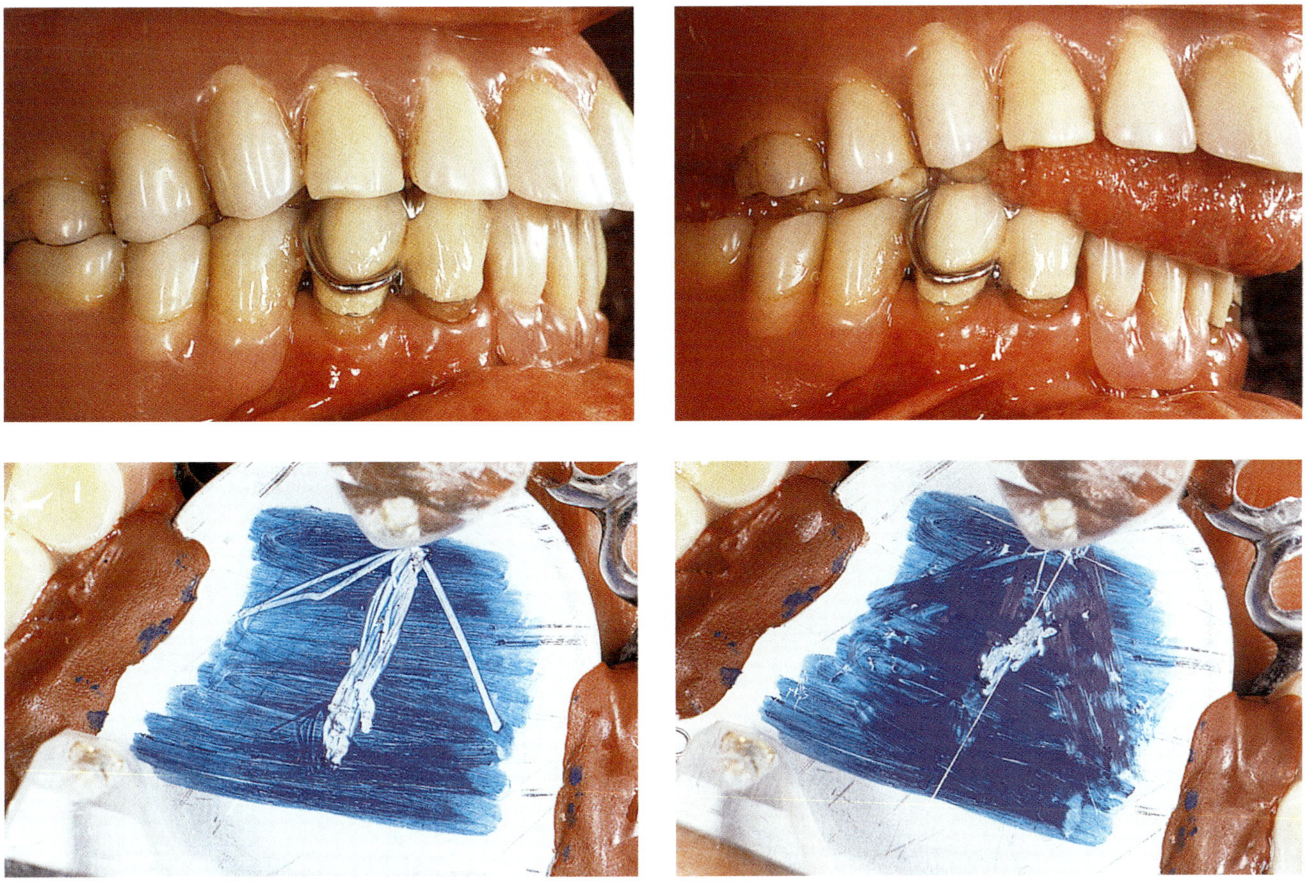

Abb. 78

a) Seitenansicht der Okklusion einer Patientin, die mit einer totalen Oberkieferprothese und einer unteren Teilprothese im Studentenkurs versorgt wurde. Die Verschlüsselung war auf die Spitze des gotischen Bogens vorgenommen worden. Die Aufnahme wurde zwei Tage nach dem Einsetzen der Prothese angefertigt.

b) Die Kontrolle der Okklusion nach zwei Wochen Tragezeit zeigt, dass der Unterkiefer deutlich zurückgefallen ist.

c und d) Bei der Nachregistrierung zeichnete die Patientin eine deutliche Pfeilspitze, jedoch waren Adduktionspunkte immer noch sehr gestreut und lagen um mehrere Millimeter hinter der Spitze. Dieses Registrat deutet darauf hin, dass der Unterkiefer lange Zeit in einer protrudierten Lage funktioniert hatte. In der Tat wurden kurz vor der Anfertigung der neuen Prothesen die Frontzähne extrahiert. Die Teilprothesen waren insuffizient und die Patientin hatte die Gewohnheit, vorne zu kauen. Die Registrierung des gotischen Bogens für die Anfertigung der Prothesen hatte somit eine Anteriorlage ergeben, die vom Behandler nicht erkannt worden war. Eine Korrektur der Okklusion der alten Prothesen hätte die postinsertionelle Distalisierung des Unterkiefers vermeiden können.

bietet jedoch gegenüber jener Methode einen großen Vorteil: Sie erlaubt die Beurteilung der Form der Pfeilspitze sowie der Lage und der Streuung der Adduktionspunkte zur Pfeilspitze. Mit dem Eintreten einer muskulären Entspannung und einer besseren Muskelkoordination wird die Pfeilspitze besser gezeichnet und die Streuung der Adduktionspunkte und deren Distanz zur Pfeilspitze nehmen ab. Aus der Analyse der Form der Aufzeichnungen kann somit abgeschätzt werden, wann mit der eigentlichen Bestimmung der maxillo-mandibulären Relation für die definitive Versorgung angefangen werden darf. Dies ist der Fall, wenn die registrierte Unterkieferlage stabil ist und die Adduktionsbewegungen einen Punkt ergeben, der in einem Umkreis von 1 mm zur Spitze liegt.

Zusammenfassend kann gesagt werden, dass die Bestimmung einer korrekten horizontalen und vertikalen Kieferrelation oft nur nach einer Vorbehandlungsphase möglich ist. Wird dieser Arbeitsschritt nicht durchgeführt, so muss man mit z. T. beträchtlichen postinsertionellen Änderungen der Unterkieferlage rechnen.

Die Erzielung einer korrekten maxillomandibulären Kieferrelation hängt somit nicht von der angewandten Technik, sondern in erster Linie vom Erkennen der Risikopatienten und von deren Vorbehandlung ab. Die intraorale Registrierung mit dem Stützstift bringt jedoch bessere mechanische Voraussetzungen für die Zentrierung der Schablonen an den Kiefer während der Relationsbestimmung. Letzere ist eine ausschließlich für Totalprothesen spezifische Problematik.

5.7 Literatur

[1] Academy of Prosthodontics Foundation: The glossary of prosthodontic terms. J Prosthet Dent 81, 39 (1999).
[2] Allen, F., McMillan, A.: Food selection and perceptions of chewing ability following provision of implant and conventional prostheses in complete denture wearers. Clin Oral Implants Res 13, 320 (2002).
[3] Anastassiadou, V., Heath, M. R.: Food choices and eating difficulty among elderly edentate patients in Greece. Gerodontology. 19, 17 (2002).
[4] Avci, M., Aslan, Y.: Measuring pressures under maxillary complete dentures during swallowing at various occlusal vertical dimensions. Part II: Swallowing pressures. J Prosthet Dent 65, 808 (1991).
[5] Bähr, U., Schwindling, R.: Optische Untersuchungen zur Bestimmung der physiologischen Ruhelage. Dtsch Zahnärztl Z 29, 1002 (1974).
[6] Bairam, L. R., Miller, W. A.: Mandible bone resorption as determined from panoramic radiographs in edentulous male individuals ages 25–80 years. Gerodontology 11, 80 (1994).
[7] Benediktsson, E.: Variation in tongue and jaw position in „S" sound production in relation to front teeth occlusion. Acta Odontol Scand 15, 275 (1958).
[8] Bosman, F., Derksen, A. A.: Beschouwingen over het belang van de scharnieras. Ned Tijdschr Tandheelkd 76, 621 (1969).
[9] Brehm, T. W., Abadi, B. J.: Patient response to variations in complete denture technique. Part IV: Residual ridge resorption – cast evaluation. J Prosthet Dent 44, 491 (1980).
[10] Brooks, V. B.: The neural basis of motor control. Oxford University Press, New York 1986.
[11] Brunner, T.: Nachkontrolle von Totalprothesen aus der Zürcher Volkszahnklinik nach mehr als 10 jähriger Tragezeit – II. Entzündliche Schleimhautveränderungen des Prothesenlagers und Mundwinkelrhagaden. Schweiz Mschr Zahnheilk 93, 627 (1983).
[12] Budtz-Jorgensen, E.: Sequelae of wearing complete dentures. In: Zarb, G. A., Bolender, C. L., Carlsson, G. E. (eds.): Boucher's prosthodontic treatment for edentulous patients, pp. 30, 11 th ed. Mosby, St. Louis 1997.
[13] Capaday, C., Forget, R., Fraser, R. et al.: Evidence for a contribution of the motor cortex to the long-latency stretch reflex of the human thumb. J Physiol (Lond) 440, 243 (1991).
[14] Carlino, P., Budtz-Jorgensen, E.: Stomatite sous-prothétique. Schweiz Monatsschr Zahnmed 101, 217 (1991).
[15] Carlsson, G. E.: Biological and clinical considerations in making jaw relation records. In: Zarb, G. A., Bolender, C. L., Carlsson, G. E. (eds.): Boucher's prosthodontic treatment for edentulous patients, pp. 197, 11 th ed. Mosby, St. Louis 1997.
[16] Carlsson, G. E., Persson, G.: Morphologic changes of the mandible after extraction and wearing of dentures. A longitudinal, clinical, and x-ray cephalometric study covering 5 years. Odontol Revy 18, 27 (1967).
[17] Carossa, S., Catapano, S., Scotti, R. et al.: The unreliability of facial measurements in the determination of the vertical dimension of occlusion in edentulous patients. J Oral Rehabil 17, 287 (1990).
[18] Carr, L., Wolfaardt, J. F., Haitas, G. P.: Speech defects in prosthetic dentistry. Part II – Speech defects associated with removable prosthodontics. Tydskr Tandheelkd Ver S Afr 40, 387 (1985).
[19] Clémençon, R.: Der engste Sprechabstand. Schweiz Mschr Zahnheilk 78, 1028 (1968).
[20] Cohen, A. M., Vig, P. S.: Lateral tongue spreading. J Dent 2, 32 (1973).
[21] Cooker, H. S., Larson, C. R., Luschei, E. S.: Evidence that the human jaw stretch reflex increases the resistance of the mandible to small displacements. J Physiol (Lond) 308, 61 (1980).
[22] Darvell, B. W., Clark, R. K.: The physical mechanisms of complete denture retention. Br Dent J 189, 248 (2000).
[23] Dick, J. P., Rothwell, J. C., Day, B. L. et al.: Modulation of the long-latency reflex to stretch by the supplementary motor area in humans. Neurosci Lett 75, 349 (1987).
[24] Douglass, J. B., Meader, L., Kaplan, A. et al.: Cephalometric evaluation of the changes in patients wearing complete dentures: a 20-year study. J Prosthet Dent 69, 270 (1993).
[25] Drewnowski, A.: Taste preferences and food intake. Ann Rev Nutr 17, 237 (1997).
[26] Ekfeldt, A., Jemt, T., Mansson, L.: Interocclusal distance measurement comparing chin and tooth reference points. J Prosthet Dent 47, 560 (1982).
[27] Ettinger, R. L.: Changing dietary patterns with changing dentition: how do people cope? Spec Care Dentist 18, 33 (1998).
[28] Farley, D. W., Jones, J. D., Cronin, R. J.: Palatogram assess-

ment of maxillary complete dentures. J Prosthodont 7, 84 (1998).
[29] Fenlon, M. R., Sherriff, M., Walter, J. D.: Association between the accuracy of intermaxillary relations and complete denture usage. J Prosthet Dent 81, 520 (1999).
[30] Ferrario, V. F., Sforza, C., Serrao, G. et al.: A direct in vivo measurement of the three-dimensional orientation of the occlusal plane and of the sagittal discrepancy of the jaws. Clin Orthod Res 3, 15 (2000).
[31] Fontijn-Tekamp, F. A., Slagter, A. P., Van Der Bilt, A. et al.: Biting and chewing in overdentures, full dentures, and natural dentitions. J Dent Res 79, 1519 (2000).
[32] George, J. P.: Using the Kinesiograph to measure mandibular movements during speech: a pilot study. J Prosthet Dent 49, 263 (1983).
[33] Gerber, A.: Registriertechnik für Prothetik Okklusionsdiagnostik Okklusionstherapie. Condylator Service, Zürich 1970.
[34] Goodwin, G. M., Hoffman, D., Luschei, E. S.: The strength of the reflex response to sinusoidal stretch of monkey jaw closing muscles during voluntary contraction. J Physiol 279, 81 (1978).
[35] Gunne, H.-S. J., Bergman, B., Enbom, L. et al.: Masticatory efficiency of complete denture patients. A clinical examination of potential changes at the transition from old to new dentures. Acta Odontol Scand 40, 289 (1982).
[36] Gunne, H.-S. J., Wall, A. K.: The effect of new complete dentures on mastication and dietary intake. Acta Odontol Scand 43, 257 (1985).
[37] Hammond, R. J., Beder, O. E.: Increased vertical dimension and speech articulation errors. J Prosthet Dent 52, 401 (1984).
[38] Haraldson, T., Karlsson, U., Carlsson, G. E.: Bite force and oral function in complete denture wearers. J Oral Rehabil 6, 41 (1979).
[39] Hardtmann, G., Pröschel, P., Ott, R. W.: Kaukräfte und maximale Kieferschließkräfte von Totalprothesenträgern vor und nach Bisshebung. Dtsch Zahnärztl Z 44, 26 (1989).
[40] Hartsook, E. I.: Food selection, dietary adequacy, and related dental problems of patients with dental prostheses. J Prosthet Dent 32, 32 (1974).
[41] Heath, M. R., Boutros, M. M.: The influence of prostheses on mandibular posture in edentulous patients. J Prosthet Dent 51, 602 (1984).
[42] Hoffman, P. J., Silverman, S. I., Garfinkel, L.: Comparison of condylar position in centric relation and in centric occlusion in dentulous subjects. J Prosthet Dent 30, 582 (1973).
[43] Hofmann, M., Knauer, G.: Untersuchungen zur Eckzahnführung bei Totalprothesen. Dtsch Zahnärztl Z 45, 566 (1990).
[44] Hofmann, M., Pröschel, P.: Befunde und Daten bei Totalprothesenträgern. Eine statistische Erhebung. Dtsch Zahnärztl Z 41, 1150 (1986).
[45] Horn, R., Opitz, H.: Untersuchung zur Achsendifferenz bei Modellmontage im Artikulator nach dem Bonwillschen Dreieck und nach Gesichtsbogenübertragung. Dtsch Zahnärztl Z 40, 218 (1985).
[46] Howell, P. G.: Incisal relationships during speech. J Prosthet Dent 56, 93 (1986).
[47] Howell, P. G.: The variation in the size and shape of the human speech pattern with incisor-tooth relation. Arch Oral Biol 32, 587 (1987).
[48] Hugger, A., Türp, J. C., Pröschel, P. et al.: Die Anwendung von Gesichtsbögen in der restaurativen Therapie und Funktionsdiagnostik – welches Evidenzniveau liegt vor? Dtsch Zahnärztl Z 56, 671 (2001).
[49] Illert, M.: Kontrolle der Haltung. In: Deetjen, P., Speckmann, E.-J. (Hrsg.): Physiologie, S. 195, 2. Aufl. Urban & Schwarzenberg, München 1994.
[50] Ismail, Y. H., George, W. A.: The consistency of the swallowing technique in determining occlusal vertical relation in edentulous patients. J Prosthet Dent 19, 230 (1968).
[51] Jainkittivong, A., Aneksuk, V., Langlais, R. P.: Oral mucosal conditions in elderly dental patients. Oral Dis. 8, 218 (2002).
[52] Jorge, J. J., de Almeida, O. P., Bozzo, L. et al.: Oral mucosal health and disease in institutionalized elderly in Brazil. Community Dent Oral Epidemiol 19, 173 (1991).
[53] Jüde, H. D., Vogel, A., Jakstat, H. et al.: Über den Einfluss der Kieferschlusskraft auf das Ergebnis der Stützstiftregistrierung in der Sagittalen. Dtsch Zahnärztl Z 45, 561 (1990).
[54] Karaagaclioglu, L., Ozkan, P.: Changes in mandibular ridge height in relation to aging and length of edentulism period. Int J Prosthodont 7, 368 (1994).
[55] Karkazis, H. C., Lambadakis, J.: Changes in mandibular alveolar bone and anterior face height after four years of complete denture wearing. Eur J Prosthodont Restor Dent 2, 109 (1994).
[56] Kawazoe, Y., Hamada, T.: The role of saliva in retention of maxillary complete dentures. J Prosthet Dent 40, 131 (1978).
[57] Klemetti, E.: A review of residual ridge resorption and bone density. J Prosthet Dent 75, 512 (1996).
[58] Klemetti, E., Kroger, H., Lassila, V.: Relationship between body mass index and the remaining alveolar ridge. J Oral Rehabil 24, 808 (1997).
[59] Koller, M., Ludwig, J., Voss, R.: Streubereiche von Handbissnahme und Stützstiftregistrierung. Dtsch Zahnärztl Z 38, 40 (1983).
[60] Koller, M. M., Merlini, L., Spandre, G. et al.: A comparative study of two methods for the orientation of the occlusal plane and the determination of the vertical dimension of occlusion in edentulous patients. J Oral Rehabil 19, 413 (1992).
[61] Kribbs, P. J., Chesnut, C. H.: Osteoporosis and dental osteopenia in the elderly. Gerodontology 3, 101 (1984).
[62] Kühl, W.: Untersuchungen über die intraorale Pfeilwinkeltechnik in der Totalprothetik. Dtsch Zahnärztl Z 23, 522 (1968).
[63] Laird, W. R.: Vertical relationships of edentulous jaws during swallowing. J Dent 4, 5 (1976).
[64] Laird, W. R.: Jaw relationships and complete dentures. Ann Acad Med Singapore 18, 564 (1989).
[65] Lamey, P. J., Lewis, M. A.: Oral medicine in practice: angular cheilitis. Br Dent J 167, 15 (1989).
[66] Lassila, V., Holmlund, I., Koivumaa, K. K.: Bite force and its correlations in different denture types. Acta Odontol Scand 43, 127 (1985).
[67] Lindquist, L. W., Carlsson, G. E., Hedegard, B.: Changes in bite force and chewing efficiency after denture treatment in edentulous patients with denture adaptation difficulties. J Oral Rehabil 13, 21 (1986).
[68] Love, W. D., Goska, F. A., Mixson, R. J.: The etiology of mucosal inflammation associated with dentures. J Prosthet Dent 18, 515 (1967).
[69] Lu, G. H., Chow, T. W., So, L. K. et al.: A computer-aided study of speaking spaces. J Dent. 21, 289 (1993).
[70] Lund, P., Nishiyama, T., Møller, E.: Postural activity in the muscles of mastication with the subject upright, inclined, and supine. Scand J Dent Res 78, 417 (1970).
[71] Lyons, M. F.: An electromyographic study of masticatory muscle activity at increased occlusal vertical dimension in complete denture wearers. J Prosthet Dent 60, 346 (1988).
[72] MacEntee, M. I., Glick, N., Stolar, E.: Age, gender, dentures and oral mucosal disorders. Oral Dis. 4, 32 (1998).
[73] MacFarlane, T. W., Helnarska, S. J.: The microbiology of angular cheilitis. Br Dent J 140, 403 (1976).
[74] Mäkilä, E.: Prevalence of angular stomatitis. Correlation with composition of food and metabolism of vitamins and iron. Acta Odontol Scand 27, 655 (1969).
[75] Manns, A., Miralles, R., Guerrero, F.: The changes in electrical activity of the postural muscles of the mandible upon

varying the vertical dimension. J Prosthet Dent 45, 438 (1981).
[76] Manns, A., Zuazola, R. V., Sirhan, R. M. et al.: Relationship between the tonic elevator mandibular activity and the vertical dimension during the states of vigilance and hypnosis. Cranio 8, 163 (1990).
[77] Massion, J.: Postural control system. Curr Opin Neurobiol 4, 877 (1994).
[78] Massion, J.: Postural control systems in developmental perspective. Neurosci Biobehav Rev 22, 465 (1998).
[79] Matthews, P. B.: The human stretch reflex and the motor cortex. Trends Neurosci 14, 87 (1991).
[80] McMillan, D. R., Barbenel, J. C., Quinn, D. M.: Measurement of occlusal face height by dividers. Dent Pract Dent Rec 20, 177 (1970).
[81] Mercier, P., Bellavance, F.: Effect of artificial tooth material on mandibular residual ridge resorption. J Can Dent Assoc 68, 346 (2002).
[82] Mericske-Stern, R., Geering, A. H.: Masticatory ability and the need for prosthetic treatment. In: Öwall, B., Käyser, A. F., Carlsson, G. E. (eds.): Prosthodontics. Principles and management strategies, pp. 111. Mosby-Wolfe, London 1996.
[83] Michael, C. G., Javid, N. S., Colaizzi, F. A. et al.: Biting strength and chewing forces in complete denture wearers. J Prosthet Dent 63, 549 (1990).
[84] Michelotti, A., Farella, M., Vollaro, S. et al.: Mandibular rest position and electrical activity of the masticatory muscles. J Prosthet Dent 78, 48 (1997).
[85] Miles, T. S., Poliakov, A. V., Nordstrom, M. A.: Responses of human masseter motor units to stretch. J Physiol (Lond) 483, 251 (1995).
[86] Mohindra, N. K., Bulman, J. S.: The effect of increasing vertical dimension of occlusion on facial aesthetics. Br Dent J 192, 164 (2002).
[87] Mombelli, G.: Zur Gestaltung der Prothesenfront beim älteren Patienten (Dissertation). Universität Bern, Bern 1980.
[88] Morais, J. A., Heydecke, G., Pawliuk, J. et al.: The effects of mandibular two-implant overdentures on nutrition in elderly edentulous individuals. J Dent Res 82, 53 (2003).
[89] Morneburg, T. R., Pröschel, P. A.: Predicted incidence of occlusal errors in centric closing around arbitrary axes. Int J Prosthodont 15, 358 (2002).
[90] Munakata, Y.: The effects of changes in bite pressure and mucosal stimulation on the perception of mandibular position in man. Arch Oral Biol 31, 17 (1986).
[91] Munakata, Y., Kasai, S.: Determination of occlusal vertical dimension by means of controlled pressure against tissues supporting a complete denture. J Oral Rehabil 17, 145 (1990).
[92] Munakata, Y., Kasai, S.: Contribution of the mucosal tactile information to the mandibular position sense in patients wearing dentures. J Oral Rehabil 19, 649 (1992).
[93] Naeije, M., Honee, G. L.: The reproducibility of movement parameters of the empty open-close-clench cycle in man and their dependency on the frequency of movements. J Oral Rehabil 6, 405 (1979).
[94] Nergiz, I., Pröschel, P., Niedermeier, W.: Inkorporation und Okklusionsstabilität von Totalprothesen. Dtsch Zahnärztl Z 47, 818 (1992).
[95] Nicol, B. R., Somes, G. W., Ellinger, C. W. et al.: Patient response to variations in denture technique. Part II: five-year cephalometric evaluation. J Prosthet Dent 41, 368 (1979).
[96] Niedermeier, W.: Physikalische Grundlagen beim Halt der Totalprothesen. Dtsch Zahnärztl Z 37, 708 (1982).
[97] Öhman, S. C., Dahlen, G., Möller, A. et al.: Angular cheilitis: a clinical and microbial study. J Oral Pathol 15, 213 (1986).
[98] Öhman, S. C., Jontell, M., Dahlen, G.: Recurrence of angular cheilitis. Scand J Dent Res 96, 360 (1988).
[99] Öhman, S. C., Jontell, M., Jonsson, R.: Phenotypic characterization of mononuclear cells and class II antigen expression in angular cheilitis infected by Candida albicans or Staphylococcus aureus. Scand J Dent Res 97, 178 (1989).
[100] Österberg, T., Tsuga, K., Rothenberg, E. et al.: Masticatory ability in 80-year-old subjects and its relation to intake of energy, nutrients and food items. Gerodontology. 19, 95 (2002).
[101] Ott, R. W.: Die sogenannte Ruheschwebe im Spiegel der Elektromyographie. Dtsch Zahnärztl Z 37, 792 (1982).
[102] Ow, R. K., Djeng, S. K., Ho, C. K.: Orientation of the plane of occlusion. J Prosthet Dent 64, 31 (1990).
[103] Palla, S.: Bestimmung der Kieferrelation. In: Hupfauf, L. (Hrsg.): Totalprothesen, S. 133, 3. Aufl. Urban & Schwarzenberg, München 1991.
[104] Palla, S.: Occlusal considerations in complete dentures. In: McNeill, C. (ed.): Science and practice of occlusion, pp. 457. Quintessence, Chicago 1997.
[105] Palla, S.: The vertical Dimension: a prosthodontist's perspective. In: McNamara, J. A. (eds.): The enigma of the vertical dimension, pp. 75. Center for Human Growth and Development, University of Michigan, Ann Arbor 2000.
[106] Peterson, T. M., Rugh, J. D., McIver, J. E.: Mandibular rest position in subjects with high and low mandibular plane angles. Am J Orthod 83, 318 (1983).
[107] Piehslinger, E., Celar, A., Celar, R. et al.: Reproducibility of the condylar reference position. J Orofac Pain 7, 68 (1993).
[108] Poliakov, A. V., Miles, T. S.: Stretch reflexes in human masseter. J Physiol (Lond) 476, 323 (1994).
[109] Potgieter, P. J., Monteith, B. D., Kemp, P. L.: The determination of free-way space in edentulous patients: a cephalometric approach. J Oral Rehabil 10, 283 (1983).
[110] Preti, G., Koller, M. M., Bassi, F.: A new method for positioning the maxillary anterior arch, orienting the occlusal plane, and determining the vertical dimension of occlusion. Quintessence Int 23, 411 (1992).
[111] Ritchie, G. M., Fletcher, A. M., Main, D. M. et al.: The etiology, exfoliative cytology, and treatment of denture stomatitis. J Prosthet Dent 22, 185 (1969).
[112] Rugh, J. D., Drago, C. J.: Vertical dimension: a study of clinical rest position and jaw muscle activity. J Prosthet Dent 45, 670 (1981).
[113] Schafflützel, R.: Die Schluckmethode zur Bestimmung der okklusalen vertikalen Dimension am zahnlosen Patienten: eine Vergleichsstudie (Dissertation). Med Diss. Universität Zürich, Zürich 1990.
[114] Schierano, G., Mozzati, M., Bassi, F. et al.: Influence of the thickness of the resin palatal vault on the closest speaking space with complete dentures. J Oral Rehabil 28, 903 (2001).
[115] Shinkai, R. S., Hatch, J. P., Rugh, J. D. et al.: Dietary intake in edentulous subjects with good and poor quality complete dentures. J Prosthet Dent 87, 490 (2002).
[116] Shinkai, R. S., Hatch, J. P., Sakai, S. et al.: Oral function and diet quality in a community-based sample. J Dent Res 80, 1625 (2001).
[117] Silverman, S. I.: Vertical dimension record: a three dimensional phenomenon. Part II. J Prosthet Dent 53, 573 (1985).
[118] Sinobad, D.: The position of the occlusal plane in dentulous subjects with various skeletal jaw-relationships. J Oral Rehabil 15, 489 (1988).
[119] Slavicek, R.: Die funktionellen Determinanten des Kauorgans. Zahnärztlich-Medizinisches Schriftum, München 1984.
[120] Smith, A. J., Jackson, M. S., Bagg, J.: The ecology of Staphylococcus species in the oral cavity. J Med Microbiol 50, 940 (2001).
[121] Stoller, C.: Reihenuntersuchungen über den engsten

Sprechabstand an 2000 Probanden. Schweiz Mschr Zahnheilk 79, 735 (1969).
[122] Tallgren, A.: Muscle activity relative to changes in occlusal jaw relationship: cephalometric and electromyographic correlations. In: Rowe, N. H. (ed.): Occlusion: research in form and function. University of Michigan, School of Dentistry, Ann Arbor 1975.
[123] Tanaka, H.: Speech patterns of edentulous patients and morphology of the palate in relation to phonetics. J Prosthet Dent 29, 16 (1973).
[124] Tryde, G., McMillan, D. R., Christensen, J. et al.: The fallacy of facial measurements of occlusal height in edentulous subjects. J Oral Rehabil 3, 353 (1976).
[125] Tuncay, O. C., Thomson, S., Abadi, B. et al.: Cephalometric evaluation of the changes in patients wearing complete dentures. A ten-year longitudinal study. J Prosthet Dent 51, 169 (1984).
[126] Utz, K.-H.: Studies of changes in occlusion after the insertion of complete dentures. Part I. J Oral Rehabil 23, 321 (1996).
[127] Utz, K.-H., Bernard, N., Hultenschmidt, R. et al.: Differenzen zwischen myozentrischer und zentrischer Kondylenposition bei Totalprothesenträgern. Dtsch Zahnärztl Z 49, 557 (1994).
[128] Utz, K.-H., Bernard, N., Hultenschmidt, R., et al.: Reproduzierbarkeit der Handbissnahme bei Totalprothesenträgern. Schweiz Monatsschr Zahnmed 103, 561 (1993).
[129] Utz, K.-H., Bernard, N., Wegmann, U. et al.: Reproduzierbarkeit der Pfeilwinkelregistrierung bei der Remontage von Totalprothesen. Schweiz Monatsschr Zahnmed 101, 438 (1991).
[130] Utz, K.-H., Duvenbeck, H., Oettershagen, K.: Distanz zwischen terminaler Scharnierachsenposition und Interkuspidationsposition im Kiefergelenkbereich. Schweiz Monatsschr Zahnmed 100, 42 (1990).
[131] Utz, K.-H., Duvenbeck, H., Oettershagen, K.: Variation der terminalen Scharnierachsenposition bei verschiedenen Registriermethoden. Schweiz Monatsschr Zahnmed 100, 412 (1990).
[132] Utz, K.-H., Müller, F., Bernard, N. et al.: Comparative studies on check-bite and central-bearing-point method for the remounting of complete dentures. J Oral Rehabil 22, 717 (1995).
[133] Utz, K.-H., Müller, F., Luckerath, W. et al.: Accuracy of check-bite registration and centric condylar position. J Oral Rehabil 29, 458 (2002).
[134] Vigild, M.: Oral mucosal lesions among institutionalized elderly in Denmark. Community Dent Oral Epidemiol 15, 309 (1987).
[135] Visscher, C. M., Huddleston Slater, J. J., Lobbezoo, F. et al.: Kinematics of the human mandible for different head postures. J Oral Rehabil 27, 299 (2000).
[136] von Wowern, N., Kollerup, G.: Symptomatic osteoporosis: a risk factor for residual ridge reduction of the jaws. J Prosthet Dent 67, 656 (1992).
[137] Wessberg, G. A., Washburn, M. C., Epker, B. N. et al.: Evaluation of mandibular rest position in subjects with diverse dentofacial morphology. J Prosthet Dent 48, 451 (1982).
[138] Woda, A., Piochon, P., Palla, S.: Regulation of mandibular postures: mechanisms and clinical implications. Crit Rev Oral Biol Med 12, 166 (2001).
[139] Yamada, R., Ogawa, T., Koyano, K.: The effect of head posture on direction and stability of mandibular closing movement. J Oral Rehabil 26, 511 (1999).

6 Auswahl und Aufstellung der Frontzähne

von Frauke Müller und John Besford

Inhaltsübersicht

6.1 Einleitung 154

6.2 Behandlungskonzepte 155
6.2.1 „Persönliche Kontrolle" 155
6.2.2 „Von außen nach innen" – die Wiederherstellung des dentofazialen Erscheinungsbildes 155
6.2.3 Ästhetische Kontroverse „natürlich" versus „ideal" 156

6.3 Auswahl der Frontzähne 157
6.3.1 Der Prothesenzahn 157
6.3.2 Material 157
6.3.3 Zahnfarbe 158
6.3.4 Zahnform 158

6.4 Aufstellung der Frontzahnreihe 163
6.4.1 Stereotype Zahnaufstellung 164
6.4.2 Frontzahnbogen 165
6.4.3 Weichteilprofil 166
6.4.4 Länge und Sichtbarkeit der Zähne 167
6.4.5 Lachkurve und Nasenbasislinie 168
6.4.6 Bukkalkorridor 169
6.4.7 Bipupillarlinie und Gesichtsmitte 170
6.4.8 Effekte durch Unregelmäßigkeiten in der Zahnstellung 170
6.4.9 Die individuelle Frontzahnaufstellung nach altem Foto 172

6.5 Die Frontzahneinprobe 173

6.6 Gerodontologische Aspekte 177

6.7 Schlussbemerkung 177

6.8 Literatur 177

6.1 Einleitung

Prävention und Fortschritte in den restaurativen Behandlungstechniken haben dazu geführt, dass natürliche Zähne länger erhalten bleiben und die Zahnlosigkeit immer häufiger erst später im Leben eintritt. Nichtsdestotrotz waren in der Bundesrepublik Deutschland im Jahr 1999 von den 65- bis 74-Jährigen noch 24,8 % zahnlos [28]. Besonders der durch Parodontopathien verursachte Zahnverlust wird vom Patienten dieser Altersgruppe oft als Trauma erlebt.

In unserem sozialen Umfeld wird Aussehen und Attraktivität ein hoher Stellenwert zugesprochen, sie tragen zur Wertschätzung durch das soziale Umfeld und zum beruflichen Erfolg bei [1, 3, 7]. Dem Gesicht als Mittel zur Kommunikation und Spiegel der Gefühle kommt in diesem Zusammenhang eine wichtige Rolle zu. Zahnverlust verändert nicht nur die Physiognomie entscheidend, sondern beeinträchtigt alle Funktionen des orofazialen Systems. Nicht selten führt das Tragen einer Totalprothese zu Minderwertigkeitsgefühlen und sozialem Rückzug [34], es wird mit nachlassender Schaffenskraft, dem Altwerden und letztendlich mit Morbidität verbunden.

Die Totalprothese als konventionelle Therapie für den vollständigen Zahnverlust stellt aus funktioneller Sicht zwar keine *restitutio ad integrum* dar, die ästhetischen und psychosozialen Einschränkungen durch den Zahnverlust können jedoch wirkungsvoll kompensiert werden. Neben der Angst vor dem Krankenhaus (wo die Prothese vor einer Operation herausgenommen werden muss) ist größte Befürchtung des Prothesenträgers die Lockerung des Zahnersatzes beim Sprechen, Lachen, Niesen, Singen, Kauen oder Gähnen, die einem außenstehenden Betrachter sofort den herausnehmbaren Zahnersatz offenbart.

Die retentiven Aspekte der Funktionsabformung, aber auch die Aufstellung der künstlichen Zahnreihe erhalten somit höchste Priorität bei der Anfertigung von Zahnersatz.

Über die Fixierung des Zahnersatzes durch Implantate kann eine fast vollständige „psychosoziale Rehabilitation" des Patienten erreicht werden [40]. Darüber hinaus sollte das Ziel sein, ein altersentsprechendes, auf die Wünsche und individuellen Vorstellungen abgestimmtes, natürliches dentofaziales Erscheinungsbild zu gestalten, welches durch den Erhalt der „prothetischen Privatsphäre" [4] entscheidend zum Selbstwertgefühl und allgemeinen Wohlbefinden des Patienten beiträgt.

Mit dem Alter steigt auch die Zahnlosigkeit in der Bevölkerung. Bei den über 80-Jährigen wurde in der Berliner Altersstudie ein Anteil Zahnloser von etwa 80 % ermittelt [29]. Auch in dieser Altersgruppe trägt das dentale Erscheinungsbild zum Selbstwertgefühl, zu sozialem Wohlbefinden und zur mundgesundheitsbezogenen Lebensqualität bei [19]. Selbst aus der Palliativmedizin erreicht uns immer wieder der Wunsch nach Verschönerung des Frontzahnbereichs. Hartnäckig hält sich die Ansicht, dass das Aussehen bei älteren und sehr alten Patienten eine untergeordnete Rolle spielt, und in der Tat wird der Alltag von Senioren häufig durch Multimorbidität und eingeschränkte Mobilität dominiert. Dennoch konnte Locker [23] bei den Bewohnern eines Altersheims mit einem mittleren Alter von 87 Jahren feststellen, dass 24,9 % der Befragten unglücklich waren über ihr dentales Erscheinungsbild; ein ähnlicher Anteil von 21,6 % wurde bei selbstständig lebenden Senioren ermittelt [21]. Das Beispiel der 92-jährigen Genferin verdeutlicht, dass das Äußere auch bei Hochbetagten einen hohen Stellenwert haben kann. Die neue Prothese stärkte ihr Selbstwertgefühl und gab ihr neuen Lebensmut (Abb. 1).

Die Auswahl und Aufstellung der Frontzähne für eine Totalprothese gehört wohl zu den kreativsten und künstlerischsten Aufgaben des Zahnarztes. Die künstliche Zahnreihe leistet weit über den reinen Ersatz der Zähne hinaus einen wichtigen Beitrag zur Rekonstruktion des Weichteilprofils, der Untergesichtshöhe und letztendlich der dentofazialen Harmonie. Für den gesamten Behandlungserfolg können diese ästhetisch-rekonstruktiven Aspekte von entscheidender Bedeutung sein.

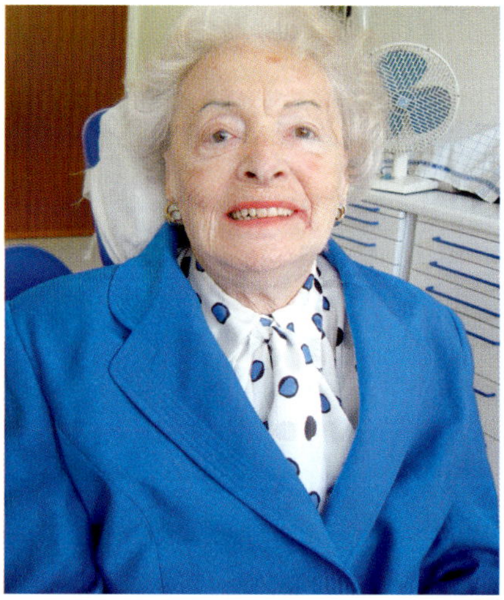

Abb. 1 Frisur, Make-up und Kleidung der 90-jährigen Patientin lassen auf die Wichtigkeit des äußeren Erscheinungsbildes schließen, zu dem natürlich auch die „Zähne" gehören.

6.2 Behandlungskonzepte

6.2.1 „Persönliche Kontrolle"

> Die Anfertigung einer Totalprothese sollte grundsätzlich in Abstimmung mit dem Patienten erfolgen, denn nicht selten beruht ein Misserfolg auf der Tatsache, dass die neue Prothese dem Zahnarzt, aber nicht dem Patienten gefällt.

Der Patient sollte daher von Anfang ermutigt werden, seine Wünsche und Vorstellungen vorzubringen. Hierbei hat es sich als hilfreich erwiesen, eine **„Wunschliste"** für den neuen Zahnersatz zu erstellen. Nach der klinischen Untersuchung, jedoch vor der eigentlichen Behandlung sollte gemeinsam besprochen werden, ob die Wünsche des Patienten im Hinblick auf die klinischen Befunde, wie z. B. die Kieferkammresorption, realisierbar sind. Bezüglich des Erscheinungsbildes einer Totalprothese bestehen kaum technische Einschränkungen, jedoch wirken die anatomischen und funktionellen Voraussetzungen limitierend. So kann es beispielsweise zum Abhebeln der Unterkieferprothese führen, wenn die Frontzahnreihe zu weit anterior aufgestellt wird. Grundsätzlich gilt, je retentiver eine Funktionsabformung ist, desto freier ist der Zahnarzt in der Aufstellung der künstlichen Zahnreihe. Auch hier stellt die implantatverankerte Prothese einen essentiellen Fortschritt dar.

Zur persönlichen Kontrolle gehört es auch, dass dem Patienten während der Behandlung nicht seine Prothese „weggenommen" wird; sie sollte immer in seiner Reichweite abgelegt werden oder aber von ihm selber in einem Tuch eingewickelt in der Hand gehalten werden. Um die Peinlichkeit des Sprechens ohne Prothese zu vemeiden, richten wir in der Regel nicht das Wort an einen Patienten, der während der Behandlung gerade zahn- bzw. prothesenlos ist. Befindet sich der Zahnersatz in der „persönlichen Kontrolle" des Patienten, kann er sie jedoch, wenn er es wünscht, jederzeit einfügen, ohne erst darum bitten zu müssen.

6.2.2 „Von außen nach innen" – die Wiederherstellung des dentofazialen Erscheinungsbildes

In der Zahnheilkunde beschränkt sich der Begriff „Ästhetik" meist auf das Aussehen der Zähne. Bei der Herstellung einer Totalprothese hingegen werden über das dentale Erscheinungsbild hinaus die Untergesichtshöhe, das Profil sowie die Lippenauspolsterung rekonstruiert, ein Gesicht wird „komponiert".

Durch den Verlust der Zähne sowie die nachfolgende Atrophie der Kieferkämme kommt es zu einschneidenden Veränderungen in der Physiognomie. Durch die fehlende Lippenstütze wirkt der Mundbereich eingefallen, es bilden sich tiefe Nasolabial- und Mentalfalten. Das Untergesicht erscheint verkürzt und das stark hervortretende Kinn pseudoprogen. Gleichzeitig rollt sich das Lippenrot zu einem schmalen Strich und es entsteht das typische **Greisengesicht** (Abb. 2 a und b). Mit der Totalprothese werden nicht nur die Zähne, sondern auch die atrophierten knöchernen Gewebe ersetzt, so dass Profil und Untergesicht mit Hilfe des Zahnersatzes rekonstruiert werden.

Es empfiehlt sich daher, die Prothese von „außen nach innen" zu planen, d. h. zunächst die angestrebte Physiognomie zu definieren und erst dann die Zahnreihe aufzustellen. Eine Faustregel besagt, dass die Untergesichtshöhe etwa ein Drittel der Gesamtge-

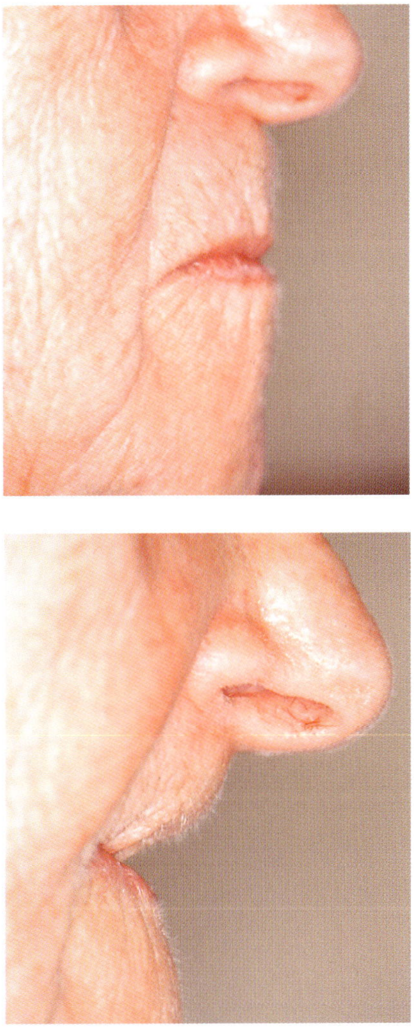

a

b

Abb. 2 Unterschiede im Profil mit (a) und ohne (b) Totalprothese.

sichtshöhe einnehmen sollte. Der klassische **„goldene Schnitt“** legt fest, dass sich das Größere zum Kleineren ebenso im Verhältnis 1,62 verhalten soll wie die Gesamtstrecke zum Größeren (*major : minor = total : major* = 1,62) um als ästhetisch besonders ansprechend zu gelten (Abb. 3) Ein solch magisches Größenverhältnis wurde auch für die Schneidezähne vorgeschlagen, konnte in Nachuntersuchungen jedoch nicht bestätigt werden [26, 24, 30, 32].

Erst nach der Konzeption des Gesamterscheinungsbildes werden die Zähne in der entsprechenden Position aufgestellt. Eine Patientin, die ehemals eine Klasse II/2 aufwies, wird erst dann ihr persönliches, natürliches Aussehen wiedererlangen, wenn die Zähne der Prothese entsprechend steil aufgestellt sind (Abb. 4 a und b).

Das Weichteilprofil wird durch die Position der Zahnreihe und nicht durch die Dicke des Funktionsrandes bestimmt.

Der Bereich des anterioren Ventilrandes befindet sich am Übergang von Kieferkamm zum Nasenboden und entsprechend erfährt dieser Bereich nur eine geringe Resorption. Eine statisch aufgestellte Front kann daher nicht durch ein Verdicken des anterioren Funktionsrandes kompensiert werden, es würden ein unnatürlicher Wulst unterhalb der Nase sowie eine zu steil verlaufende Lippe mit eingerolltem Lippenrot resultieren (Abb. 5).

6.2.3 Ästhetische Kontroverse „natürlich“ versus „ideal“

Bereits zu Beginn der Behandlung sollte besprochen werden, ob der Patient ein ideales, stereotypes Erscheinungsbild wünscht oder eines, welches die eige-

a

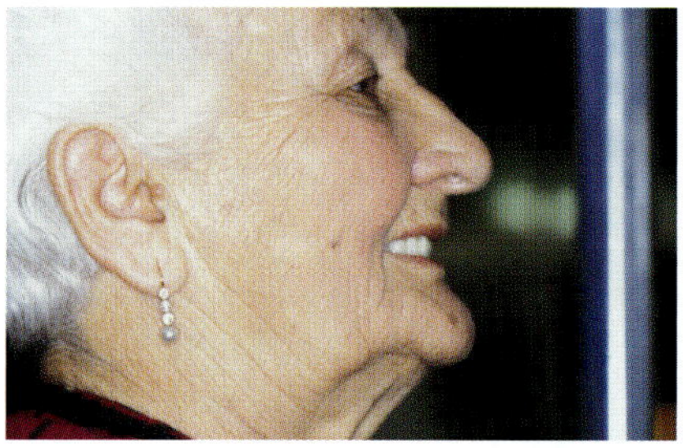

b

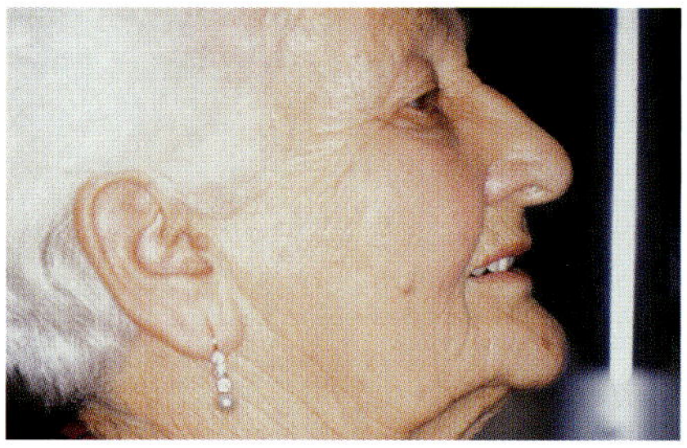

Abb. 4a Die „gerade“ Aufstellung der Frontzähne entspricht nicht dem Typ der Patientin.
Abb. 4b Erst nachdem der ehemalige Steilstand der Frontzähne imitiert wurde, erscheint die natürliche Physiognomie wiederhergestellt.

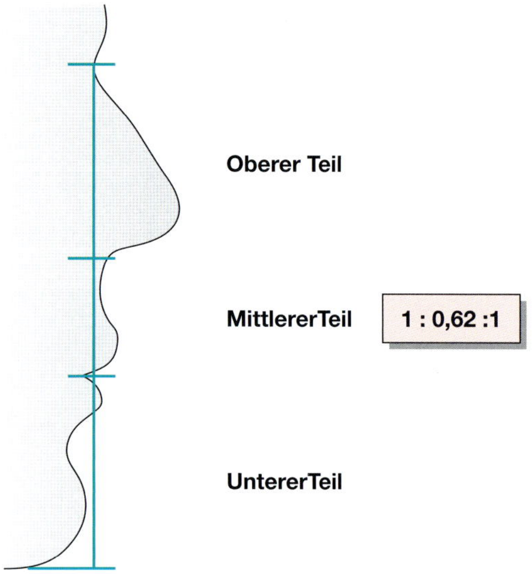

Abb. 3 Gesichtsproportionen, die dem „goldenen Schnitt“ entsprechen, gelten als besonders ästhetisch ansprechend.

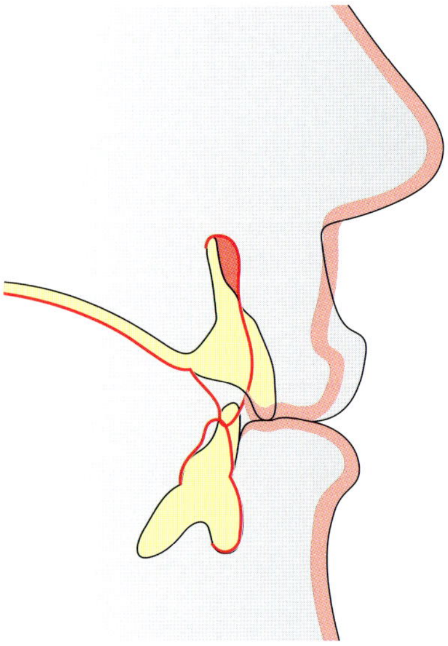

Abb. 5 Eine durch die statische Aufstellung der Oberkieferfront unzureichende Lippenstütze kann nicht durch das Verdicken des anterioren Funktionsrandes kompensiert werden. Es resultieren ein unnatürlicher Wulst unter der Nase sowie ein zu steiler Lippenverlauf mit eingerolltem Lippenrot.

nen Zähne, als hätten sie überlebt, imitiert. Da bei der Eingliederung einer Totalprothese alle Zähne ersetzt werden und man daher das Aussehen nicht auf einen vorhandenen Restzahnbestand abstimmen muss, hat der zahnlose Patient erstmals die Möglichkeit sein (dentales) Traumaussehen weitgehend zu realisieren. Warum sollte eine Patientin nicht die seitlichen Schneidezähne, die ihr die Natur verwehrt hat, in einer Prothese ersetzen lassen (Abb. 6 a und b)? Und warum sollte ein alter Mensch auch nicht schneeweiße Zähne haben, wenn er sich damit wohl fühlt und seine Prothese ohnehin ein „offenes" Geheimnis ist?

Gemäß dem Behandlungsprinzip „persönliche Kontrolle" ist es der Patient, der entscheidet, welches Aussehen er mit seinem neuen Zahnersatz haben wird, wobei der Zahnarzt mit seinem Fachwissen beratend bei der Entscheidungsfindung hilft.

Das Lippenbild eines Werkzeugmachers, der seinen Zahnersatz gemäß seinen eigenen Vorstellungen selbst anfertigte, verdeutlicht, wie extrem Patientenvorstellungen sein können (Abb. 7).

Eine Querschnittsuntersuchung bei 61 älteren Patienten mit nicht mehr als zwei Kronen in ihrer na-

a

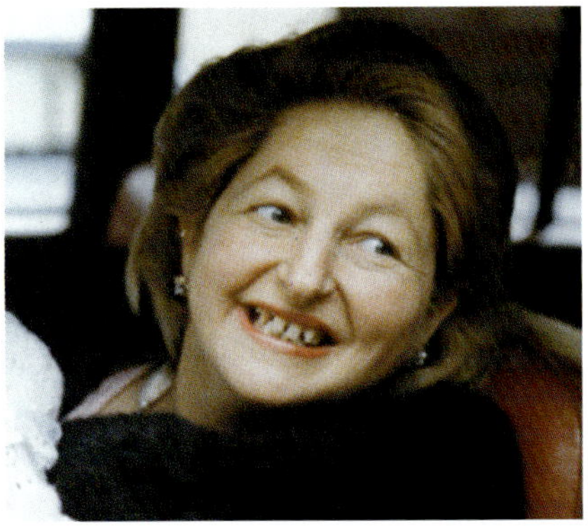

b

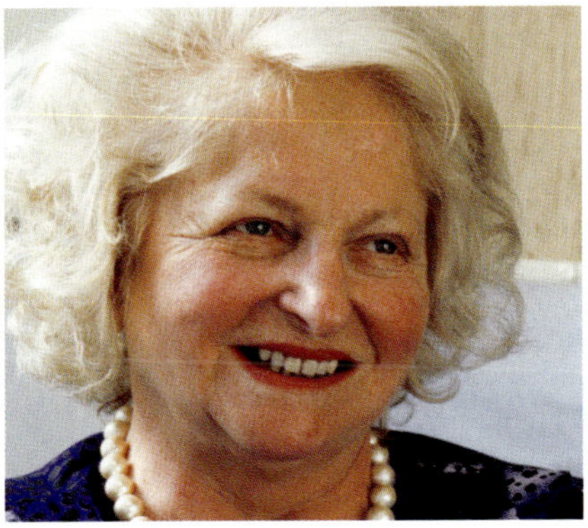

Abb. 6 Der Patientin fehlten in der natürlichen Bezahnung die seitlichen Schneidezähne (a), trotzdem wünschte sie sich deren Ersatz in der späteren Totalprothese (b).

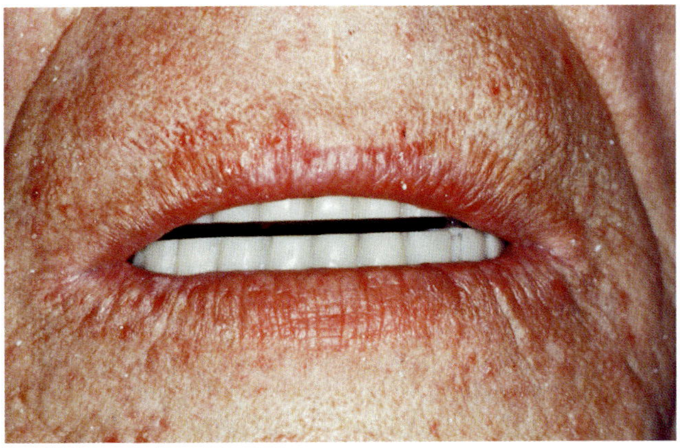

Abb. 7 Lippenbild eines Werkzeugmachers, der seinen Zahnersatz gemäß seinen eigenen Vorstellungen selber anfertigte.

türlichen Oberkieferfront zeigte, dass nur etwa ein Drittel der Probanden in dem hypothetischen Fall, dass sie morgen eine Prothese bräuchten, ein ideales, helles dentales Erscheinungsbild wünschten, während zwei Drittel ihr eigenes natürliches Aussehen imitiert wissen wollten [14]. Die Ergebnisse verdeutlichen den Bedarf an „prothetischer Privatsphäre". Entsprechend sollte ein trotz Zahnersatz natürliches, altersentsprechendes Erscheinungsbild im Behandlungsspektrum jeder Praxis angeboten werden.

6.3 Auswahl der Frontzähne

6.3.1 Der Prothesenzahn

Das Angebot an industriell hergestellten Prothesenzähnen ist vielfältig. Trotz Herstellung in Handarbeit zeigen sie ein weitgehend gleichförmiges Aussehen, und nur wenige Garnituren weisen individuelle Merkmale und Charakteristika auf. Oft empfindet die Farbpalette den altersbedingten Verdunkelungsprozess nicht adäquat nach. Studien zeigten zudem, dass Prothesenzähne in der Regel kleiner sind als ihr natürliches Vorbild [25]. Eng wird die Auswahl bei Prothesen, die für Kinder hergestellt werden. Lediglich in Italien wird eine „Bambino-Garnitur" für das Milchgebiss produziert (www.major.it) (Abb. 8).

6.3.2 Material

Sowohl Keramik- als auch Kunststoffzähne haben sich in der Totalprothetik bewährt. Während **Keramikzähne** noch immer eine größere inzisale Transparenz und Brillanz aufweisen, haben sie doch den Nachteil, dass durch den fehlenden chemischen Verbund mit dem Prothesenkunststoff im Lauf der Ge-

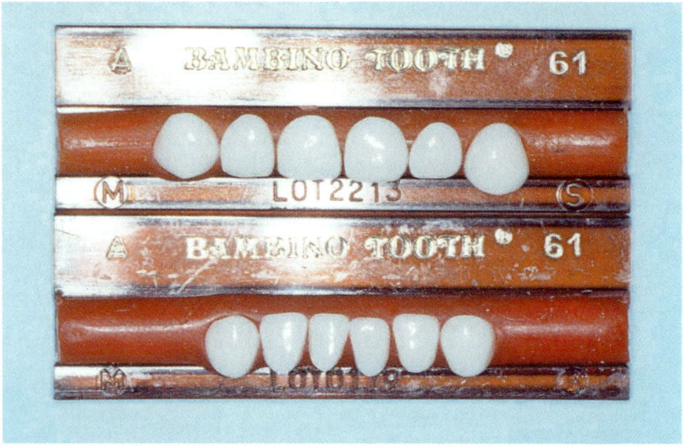

Abb. 8 Bambino-Zahngarnituren sind die einzigen industriell hergestellten Prothesenzähne für das Milchgebiss (www.major.it).

brauchsperiode unschöne dunkle Ablagerungen im Zahnhalsbereich oder Craquelierungen des marginalen Prothesenkunststoffs entstehen können. Durch die Notwendigkeit der mechanischen Befestigung an der Prothese mittels eines palatinal angebrachten Krampons kann auch die anatomische Gestaltung des sprachfunktionell wichtigen anterioren Gaumenanteils ungünstig beeinflusst werden, was möglicherweise zur Veränderung der Aussprache führen kann.

Dass **Kunststoffzähne** „nachdunkeln" trifft für die heutzutage hergestellten hochwertigen Fabrikate kaum noch zu, jedoch zeigen sie noch immer eine höhere Abrasivität als Keramikzähne. Ob dies aus funktioneller Sicht erwünscht ist oder nicht, ist fast zu einer philosophischen Frage geworden.

Gerade bei geriatrischen Patienten, bei denen mit einer eingeschränkten motorischen Geschicklichkeit zu rechnen ist, verzeiht ein Kunststoffzahn das versehentliche Fallenlassen des Zahnersatzes in das Waschbecken eher als ein Prothesenzahn aus Keramik.

Ist es geplant, den Prothesenzahn zu individualisieren, d.h. Merkmale wie Schmelzsprünge, Kalkflecken oder Risse anzubringen, so ist dies beim Kunststoffzahn zwar einfacher möglich, jedoch kann eine individuell umgebrannte Keramikfront aufgrund der hervorragenden Haltbarkeit für eine eventuelle spätere Vorsorgung Wiederverwendung finden.

6.3.3 Zahnfarbe

Anders als bei der Anfertigung einer Teilprothese ist der Zahnarzt bei der Versorgung des Zahnlosen in der Farbauswahl weitgehend ungebunden; nach dem bereits erwähnten Prinzip „persönliche Kontrolle" kann der Vorstellung des Patienten also meist entsprochen werden.

Wenden sich Patienten mit dem Wunsch nach einer makellosen, „schneeweißen" Zahnreihe an uns, so sollte das Beratungsgespräch hervorheben, dass sehr helle Zähne künstlich wirken. Das Patientengespräch hilft, das Motiv für diesen Wunsch zu ermitteln, denn nur selten ist es einem Patienten gleichgültig, dass er sich „in seinem Alter" mit perlweißen Zähnen als Prothesenträger zu erkennen gibt.

Der natürliche Zahn erfährt im Lauf des Lebens einen physiologischen Alterungsprozess, er erscheint dunkler. Dies wird durch die Bildung von Sekundärdentin bzw. die Verengung der Dentinkanälchen sowie durch externe Faktoren wie Verfärbungen durch Tee oder Rauchen verursacht. Auch die Transparenz der Schneidekanten geht im Lauf der Gebrauchsperiode durch Abrasion verloren, so dass das dunklere Dentin vermehrt den Farbton dominiert.

Hat sich der Patient für ein natürliches Erscheinungsbild entschieden, d.h. ein Aussehen, welches die künstlichen Zähne so erscheinen lässt, als hätten die eigenen Zähne überlebt, ist die Zahnfarbe altersentsprechend zu wählen. Dabei müssen die Frontzähne keinen einheitlichen Farbton aufweisen; natürliche Eckzähne sind gelegentlich etwas dunkler, ein Effekt, der auch eine Prothese sehr viel „lebendiger" aussehen lässt.

Die Auswahl der Zahnfarbe sollte bei Tageslicht und in farblich weitgehend neutraler Umgebung erfolgen (Abb. 9). Dabei ist es sinnvoll, den einzelnen Zahn nicht nur hinter die geöffnete Lippe zu halten, sondern ihn auch vor der Wange (Hautfarbe) und dem Haaransatz (Haarfarbe) zu beurteilen.

Die Faustregel, dass ein dunkler Typ mit dunkeln Haaren und braunen Augen einen eher gelben, ein blonder, blauäugiger Typ eher einen bläulichengrauen und ein rothaariger Typ eher einen rötlichen Grundton in den Zähnen aufweist, hat sich klinisch bewährt. Trägt eine Patientin meist einen auffälligen Lippenstift, so sollte dieser zur Farbauswahl aufgetragen werden (Abb. 10).

6.3.4 Zahnform

Ebenso wie die Farbe tragen die Größe und die Form der Oberkieferschneidezähne entscheidend zum dentofazialen Erscheinungsbild bei. Daher ist es wichtig, die Auswahl gemeinsam mit dem Patienten und ggf. einer Vertrauensperson zu treffen (Abb. 11). Trägt der Patient bereits eine ästhetisch zufrieden stellende

Prothese, so kann die Frontzahngarnitur anhand des vorhandenen Zahnersatzes ausgesucht werden. Über die eigenen, extrahierten Zähne oder gar Gipsmodelle verfügen die wenigsten Patienten, obwohl nichts dagegen spricht, dem Patienten das letzte Modell der eigenen Zähne auszuhändigen. Günstig ist es, wenn die Form und Stellung der natürlichen Zähne in eine Interimsprothese übertragen wurden. Aber auch ein altes Photo, auf dem der Patient die Zähne zeigt, kann ein wertvoller Hinweis für die Auswahl der Frontzahngarnitur sein. Ist kein Photo mehr vorhanden, so können alte enorale Röntgenaufnahmen einen ungefähren Hinweis auf die Größe der Schneidezähne geben. Fehlt jeglicher Anhaltspunkt zur eigenen, natürlichen Bezahnung, so kann auch ein Geschwister oder ein Kind des Patienten als „Inspiration" dienen.

Hat ein Patient sich für ein natürliches, altersentsprechendes Erscheinungsbild entschieden, so gibt es bisher leider keine Garnitur, welche die typische Form eines „reifen" Zahnes aufweist [14]. Die Auswahl der künstlichen Frontzähne beschränkt sich daher auf das vorhandene Angebot, welches anschließend durch Umschleifen, seltener auch durch Antragen von Kunststoff individualisiert werden muss (Abb. 12).

Industriell hergestellte Zähne sind daher als „Halbfertigprodukte" mit jugendlichen Merkmalen anzusehen, die erst in der Hand des Zahnarztes „individualisiert" und „gealtert" werden.

Sind keinerlei Unterlagen über die natürlichen Zähne des Patienten oder seiner Verwandten vorhanden, so fehlt es in der zahnärztlichen Literatur nicht an Hinweisen und Richtlinien zur Auswahl künstlicher Frontzähne [12, 17]. Viele dieser Richtlinien

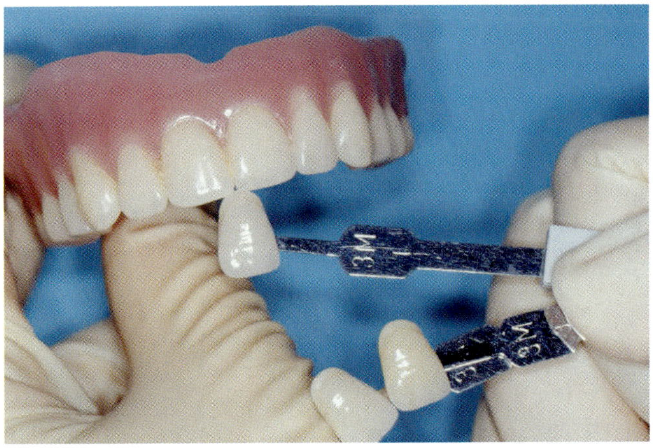

Abb. 9 Die Farbauswahl sollte möglichst vor einem neutralen Hintergrund erfolgen.

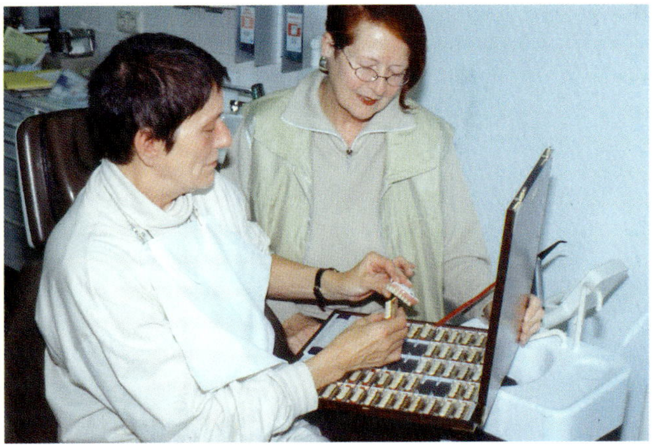

Abb. 11 Das Angebot an industriell hergestellten Prothesenzähnen ist vielfältig. Die Auswahl sollte in Abstimmung mit dem Patienten und ggf. einer Vertrauensperson erfolgen.

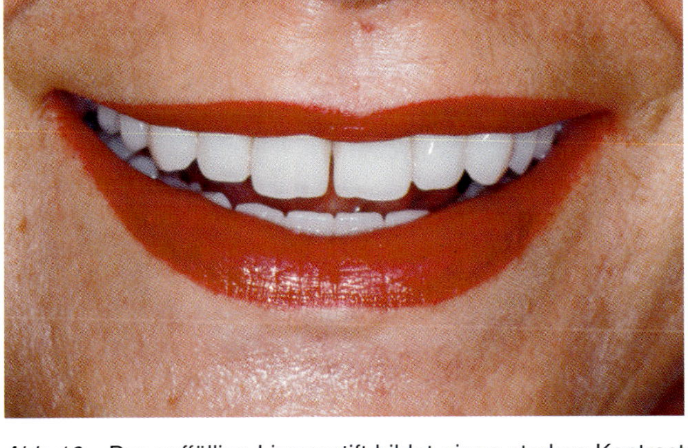

Abb. 10 Der auffällige Lippenstift bildet einen starken Kontrast und sollte während der Farbauswahl aufgetragen sein.

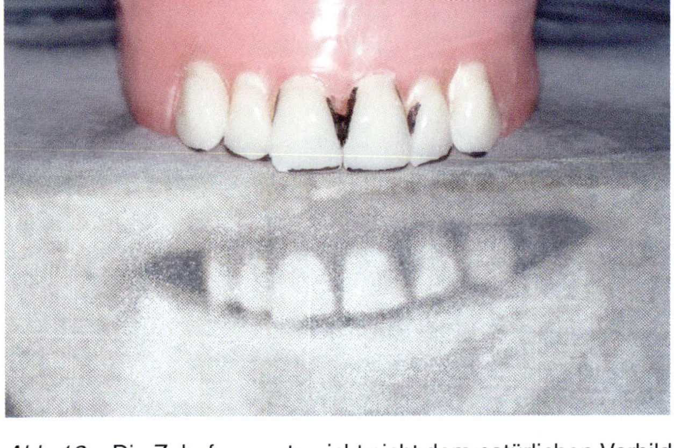

Abb. 12 Die Zahnform entspricht nicht dem natürlichen Vorbild. Mit dem schwarzen Filzstift werden die zu verschlankenden Zahnanteile markiert, und der Effekt wird mit dem Foto (unten) verglichen.

sind „Klassiker", die von Generation zu Generation gelehrt wurden und sich mehr oder weniger klinisch bewährt haben. Auch wenn diese Richtlinien keinesfalls den strengen wissenschaftlichen Kriterien der evidenzbasierten Zahnheilkunde standhalten, sollten sie in keinem Lehrbuch der Totalprothetik fehlen.

Gesichtsform

Bereits 1914 beschrieb WILLIAMS in seiner „Dreiformenthese" einen Zusammenhang zwischen der Gesichts- und der Zahnform [39]. Er postulierte, dass die Form der mittleren oberen Schneidezähne die umgekehrte Gesichtskontur widerspiegelt, wenn man die Schädelkalotte unberücksichtigt lässt (Abb. 13). Dabei gab er drei Grundklassen an:

- **Klasse I:** Der quadratische, rechteckige Zahn ist gekennzeichnet durch weitgehend parallel verlaufende Approximalflächen von der Schneidekante bis zur halben klinischen Zahnlänge.
- **Klasse II:** Der eher dreieckige Zahn verjüngt sich zum Zahnhals hin. Legt man eine Tangente an seine mesiale und distale Approximalfläche, so müssten sich diese im Bereich der Wurzelspitze kreuzen.
- **Klasse III:** Der ovale Zahntyp ist durch geschwungene Approximalflächen charakterisiert.

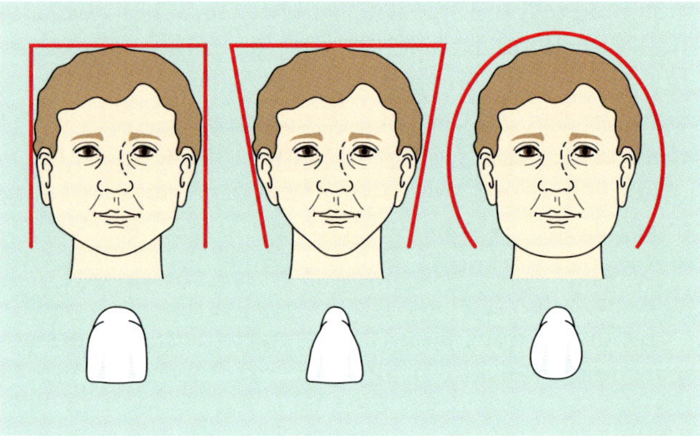

Abb. 13 Nach WILLIAMS [39] entspricht die Zahnform der umgekehrten Form des Gesichts.

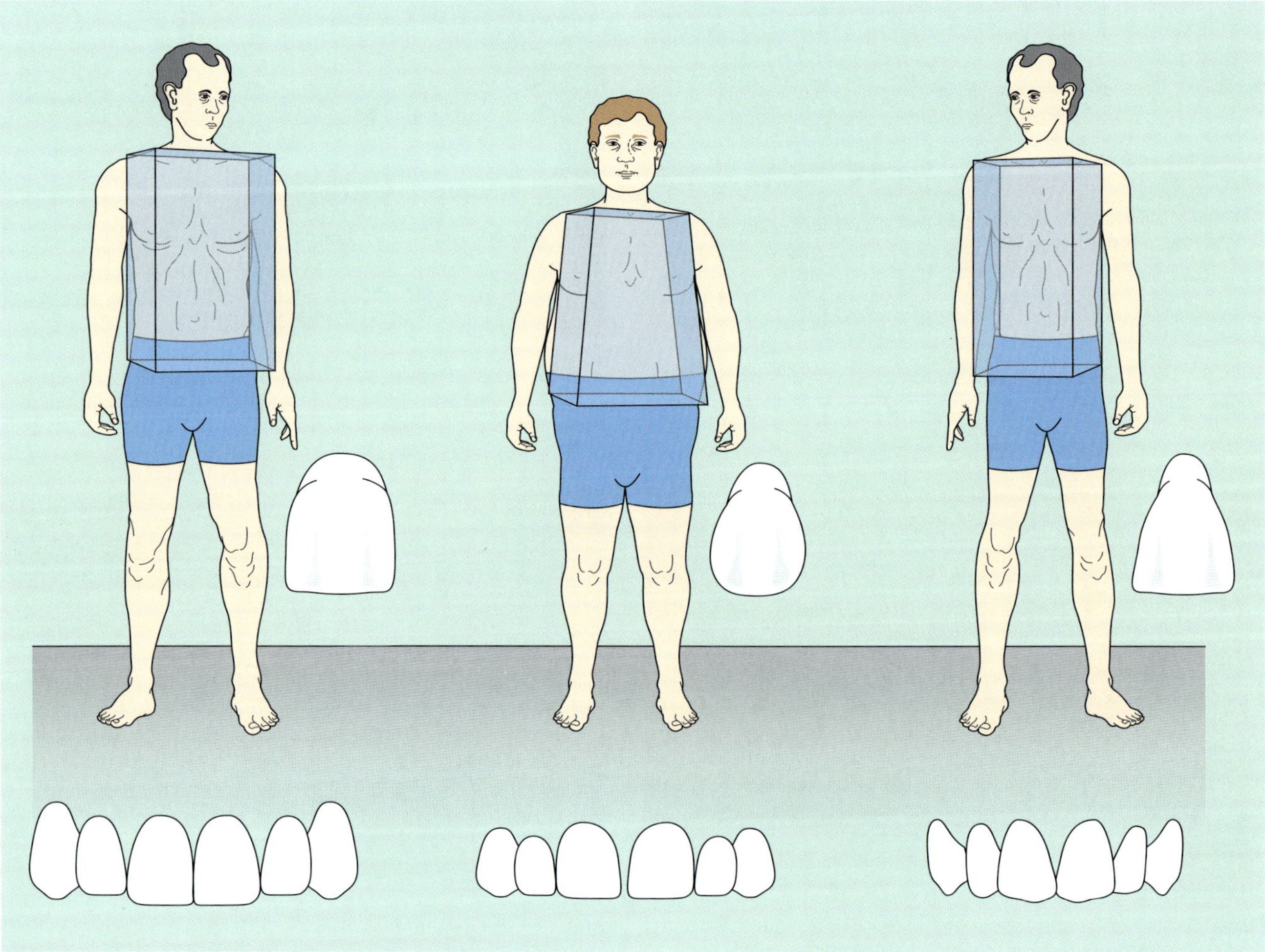

Abb. 14 Gemäß dem Kretschmer-Konstitutionstyp ordnete HÖRAUF [18] einem Leptosomen einen eher länglichen, einem Pykniker einen rundlichen und einem Athleten einen quadratischen Frontzahn zu.

WILLIAMS postulierte, dass Klasse-I-Zahnformen vornehmlich bei Menschen mit quadratischer Gesichtsform zu finden sind, während sich Klasse-II-Zähne eher bei Personen mit stark ausgeprägten Wangenknochen und spitz zulaufendem Kinn finden. Dem rundlich ovalen Gesicht ordnete er die Klasse-III-Zahnformen zu. Während sich bei jungen Menschen die Mehrzahl der Gesichtsformen zu einem der drei beschriebenen Typen zuordnen lässt [16], fällt eine Klassifizierung beim Älteren oft schwer.

Konstitutionstyp

Eine Beziehung zwischen der Zahnform bzw. -stellung sowie dem Körperbautyp des Patienten stellte HÖRAUF her [18]. Sein typenharmonisches System basiert auf den Konstitutionstypen nach KRETSCHMER. Demnach hat ein Leptosom einen eher dreieckigen, länglichen Zahn, ein Pykniker zeichnet sich durch eine eher rundliche Zahnform aus, während der Athlet meist eine quadratische Zahnform aufweist (Abb. 14). Obwohl das typenharmonische System in vielen Formenkarten Verwendung findet, sollte darauf hingewiesen werden, dass gerade bei alten Patienten die Zuordnung zu einem Konstitutionstyp nicht immer leicht fällt. Bei übergewichtigen Patienten geben oft die Hände einen letzten Hinweis auf den Körperbau.

Geschlecht

Ob es „weibliche" und „männliche" Zahnformen gibt, ist umstritten. Sicher ist, dass in der Rechtsmedizin die Zahnform nicht zur Identifizierung des Geschlechts herangezogen werden kann. Trotzdem gibt es Zahnformen, die „weicher" und „weiblicher" wirken, und andere, die „kraftvoller" und „männlicher" erscheinen. FRUSH [9] führte an, dass bei einem weiblich wirkenden Zahn die größte Zirkumferenz der klinischen Krone weiter inzisal liegt als bei männlichen Zahnformen. Auch eine rundliche, leicht geschwungene Schneidekante wirkt weicher und femininer als eine kantige und abradierte (Abb. 15 a und b). TANZER [35] konnte einen solchen Zusammenhang zwischen Zahnform und Geschlecht nicht bestätigen.

Nasenbreite und -form

Auch die Breite der künstlichen Frontzahngarnitur sollte auf die Proportionen des Gesichts abgestimmt werden. So fand LEE [22] bei natürlich bezahnten Probanden eine Übereinstimmung des Abstandes der rechten und der linken Eckzahnspitze zur Breite der Nasenbasis. Dies kann mit einfachen Mitteln in die Totalprothetik übernommen werden, indem mit einem **Zielinsky-Zirkel** oder einem **Alameter** (Candylor©) der Abstand der Nasenflügel bestimmt und bei der Auswahl der Frontzahngarnitur berücksichtigt wird (Abb. 16).

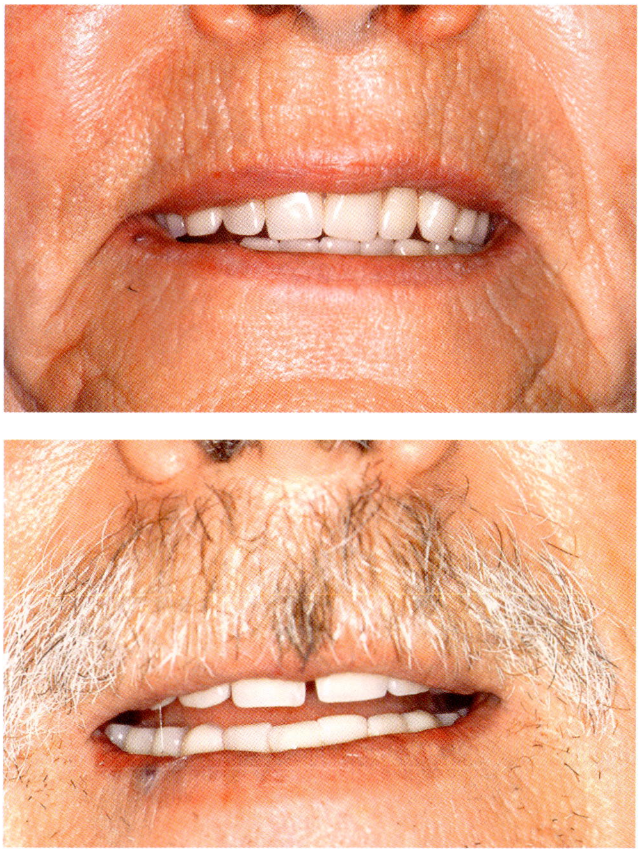

a

b

Abb. 15 Leicht geneigte Zahnachsen sowie rundliche Schneidekanten erscheinen eher feminin und weich (a), während gerade stehende Zähne mit kantigen Schneidekanten einen eher dominanten Eindruck vermitteln (b).

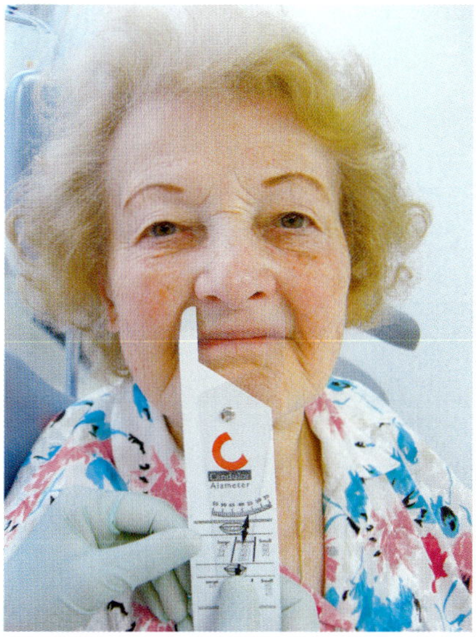

Abb. 16 Der mit einem Alameter (Candylor®) gemessene Abstand der Nasenflügel entspricht nach LEE [22] in etwa dem Abstand von Eckzahnspitze zu Eckzahnspitze.

Auch das **embryogenetische Prinzip** nach GERBER berücksichtigt die Nasenform zur Bestimmung der Frontzahnbreite [11]. Basierend auf der postnatalen Entwicklung der oberen vier Schneidezähne aus dem embryonalen Stirnnasenfortsatz postulierte GERBER einen harmonischen Zusammenhang der Zahngrößen mit den verschiedenen Wuchsformen der menschlichen Stirn und Nase. Eine relativ gerade Nasenform mit geringem Breitenunterschied zwischen Nasenwurzel und Nasenbasis entspricht nach GERBERS Theorie einem geringen Unterschied zwischen der Breite der seitlichen und der mittleren Schneidezähne. Eine schmale Nasenwurzel kombiniert mit einer sehr breiten Nasenbasis würde hingegen einem dominierenden mittleren Schneidezahn und einem schmalen, zierlichen seitlichen Schneidezahn entsprechen (Abb. 17).

Einer der häufigsten Fehler bei der Frontzahnauswahl ist, dass die mittleren Schneidezähne nicht ausreichend dominant sind, besonders, wenn der Patient eine schmale Nasenwurzel aufweist. Daher ist der Form der Nase bei der Auswahl der künstlichen Zähne besondere Aufmerksamkeit zu schenken.

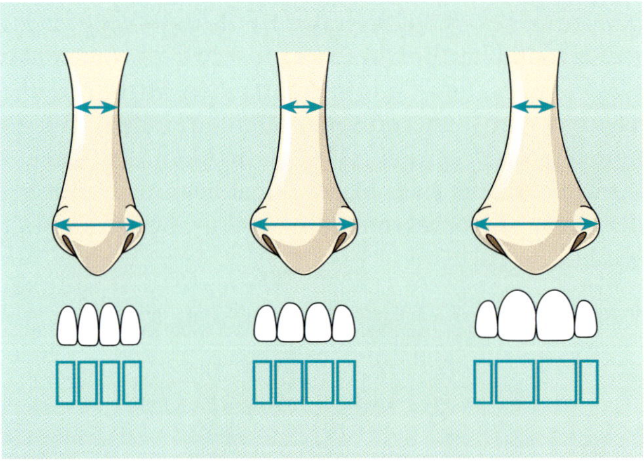

Abb. 17 Das embryogenetische Prinzip nach GERBER geht von einem Zusammenhang zwischen dem Größenverhältnis zwischen der Nasenwurzel und -basis sowie den mittleren und seitlichen Schneidezähnen aus.

Relation zum Alter

Neben der Farbe sollte auch die Zahnform das Alter des Patienten widerspiegeln. Während der Gebrauchsperiode erfahren die natürlichen Zähne Abnutzungserscheinungen, die zu Abrasion der Schneidekanten und somit zu einer Verkürzung der klinischen Krone führen (Abb. 18). Gleichzeitig wird das mesiale und distale Winkelmerkmal scharfkantiger und die Stufe zwischen den Schneidekanten der mittleren und seitlichen Inzisivi verringert sich.

Die Simulation der Schneidekantenabrasion gilt als die einfachste und effektivste Maßnahme, um ein altersentsprechendes Aussehen des Zahnersatzes zu erreichen.

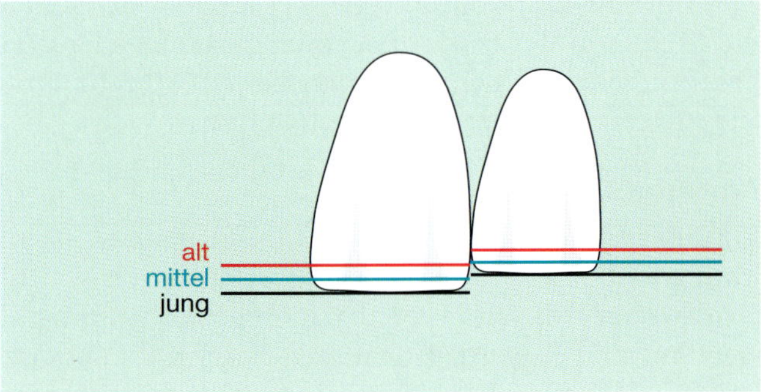

Abb. 18 Das Alter des Patienten sollte sich im Ausmaß der inzisalen Abrasion widerspiegeln. Das dentofaziale Erscheinungsbild eines Senioren zeigt in der Regel kürzere Kronen sowie scharfkantigere Winkelmerkmale.

Altes Foto

Die meisten Patienten besitzen ein altes Foto, auf dem ihre natürlichen Schneidezähne zu sehen sind, was für die Auswahl der Ersatzzähne wesentlich hilfreicher ist, als allgemeine Richtlinien und Hinweise. Wichtig ist, dass das Gesicht en face abgebildet ist und die Augen nicht verdeckt sind. Da sich der Augenabstand ab dem 8. Lebensjahr nicht mehr verändert, kann mittels eines Dreisatzes die Breite der natürlichen Zähne errechnet werden, in dem der Augenabstand und die Zahnbreite am Foto sowie der Augenabstand am Patienten gemessen wird [5, 38].

$$\text{Breite der fehlenden Zähne} = \frac{\text{Breite auf dem Foto} \times \text{Interpupillarabstand}}{\text{Interpupillarabstand auf dem Foto}}$$

Je kleiner die gemessenen Distanzen, desto gravierender ist ein möglicher Messfehler. Daher sollte immer die Breite der beiden mittleren Schneidezähne gemessen werden, die später dann durch zwei geteilt werden kann. Spezielle Lineale, wie sie auch von Optikern zur Messung des Pupillenabstandes verwendet werden, sind bei diesem Arbeitsschritt hilfreich, jedoch nicht unbedingt erforderlich. Auch mit einem konventionellen Lineal kann die Interpupillardistanz korrekt gemessen werden, wenn zur Vermeidung von Parallaxefehlern jeweils das der Messung gegenüberliegende Auge des Behandlers geschlossen wird (Abb. 19).

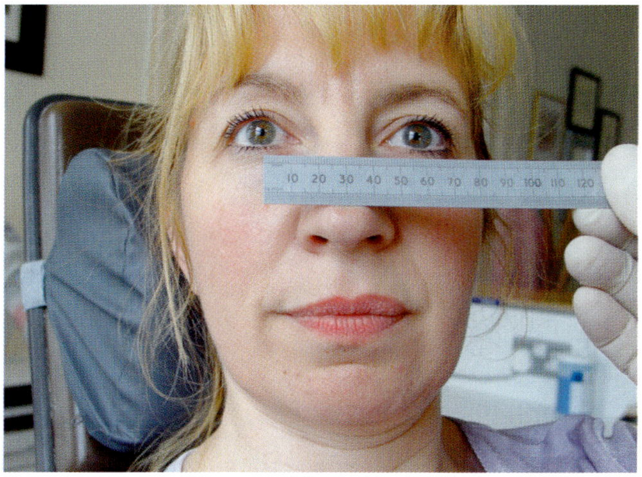

Abb. 19 Der Interpupillarabstand kann zur Errechnung der Breite der verlorenen Schneidezähne verwandt werden, wenn ein altes Foto des Patienten vorhanden ist.

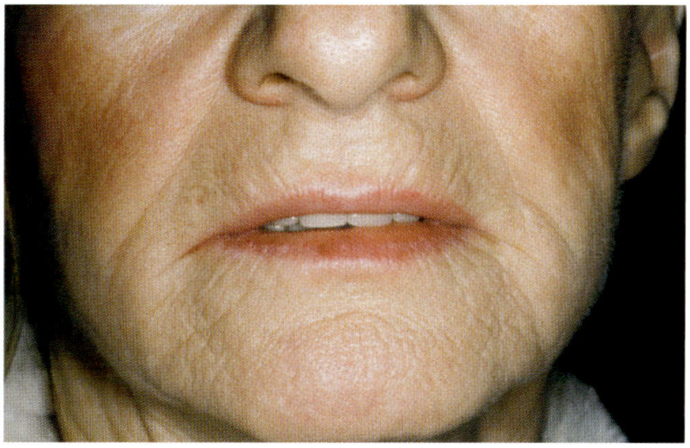

Abb. 20 Idealerweise liegen die Schneidekanten der Oberkieferfrontzähne am Übergang von feuchter zu trockener Unterlippe an.

6.4 Aufstellung der Frontzahnreihe

Die Aufstellung der künstlichen Zahnreihe sollte mit der **Oberkieferfront** beginnen und, wenn möglich, vom Zahnarzt selbst am Patientenstuhl durchgeführt werden.

Bei der Aufstellung der Oberkieferfrontzähne sollten weniger statische als ästhetische Gesichtspunkte im Vordergrund stehen.

Aus physiognomischen und sprachfunktionellen Gründen ist es wichtig, dass die Prothesenzähne dort positioniert werden, wo sich früher die natürlichen Zähne befanden. Idealerweise berühren die Schneidekanten der Oberkieferfrontzähne den Übergang vom feuchten zum trockenen Teil der Unterlippe (Abb. 20). Da die Atrophie des Alveolarfortsatzes im Oberkiefer zentripetal abläuft, sich die knöcherne Unterlage mit fortschreitendem Knochenabbau also verkleinert, sind die Frontzähne in der Regel **anterior des Kieferkammverlaufs** zu positionieren (Abb. 21). Je retentiver die Funktionsabformung ist oder wenn sogar Implantate zur Prothesenverankerung herangezogen werden können, desto stärker kann zugunsten ästhetischer und physiognomischer Aspekte von der statischen Aufstellung der Frontzähne abgewichen werden, da die dislozierenden Kräfte der perioralen Muskulatur durch den physikalischen Halt der Prothesenbasis kompensiert werden können.

Aus funktionellen Erfordernissen werden die Unterkieferschneidezähne bei rein schleimhautgelagerten Totalprothesen statisch aufgestellt.

Wird eine Unterkieferfrontzahnreihe zu weit anterior aufgestellt, so birgt dies die Gefahr, dass die Prothese durch die Spannung der Unterlippe bei weiter Mundöffnung vom Lager abgehoben wird. Durch die statische Aufstellung ergibt sich gelegentlich eine störende **sagittale Stufe,** die durch Implantatverankerung des Zahnersatzes vermieden werden kann.

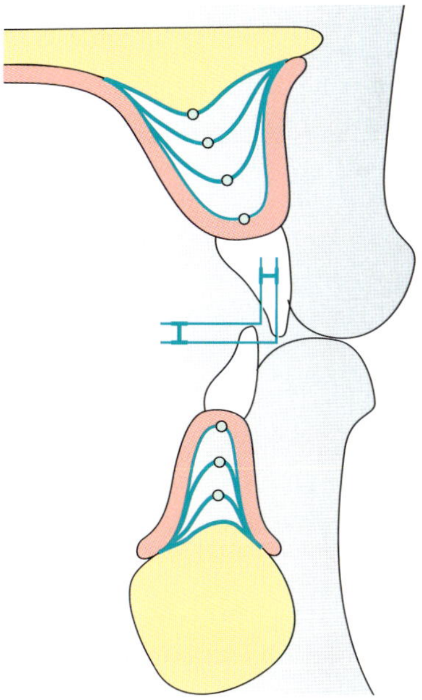

Abb. 21 Die unterschiedliche Resorptionsrichtung von Ober- und Unterkieferkamm erfordert die Aufstellung der Prothesenzähne im Oberkiefer nach **ästhetischen,** im Unterkiefer nach **statischen** Kriterien. Der sagittale Überbiss sollte der vertikalen Stufe entsprechen, um bei Exkursionsbewegungen ein Abheben der Prothese zu verhindern.

Okklusale Kontakte zwischen Ober- und Unterkieferfrontzähnen in maximaler Interkuspidation sind grundsätzlich zu vermeiden, sofern sie bei Exkursionsbewegungen die Lagestabilität der Prothese beeinträchtigen könnten. Als günstig hat es sich erwiesen, wenn der vertikale Überbiss der sagittalen Stufe entspricht, da so beim Vorgleiten des Unterkiefers die Protrusionsfacetten der Seitenzähne verhindern, dass die Prothese über die Frontzähne abgehebelt werden kann (s. Abb. 21).

Monoplane Seitenzähne erfordern, dass der Patient Vorschubbewegungen jenseits des durch die sagittale Stufe vorgegebenen Freiraumes vermeidet, sofern kein Kopfbiss aufgestellt wurde.

Auch zur Aufstellung von Frontzähnen finden sich in der Literatur unzählige Richtlinien und Hinweise, die bei fehlenden persönlichen Unterlagen wie beispielsweise einem alten Modell oder Foto zur Hilfe genommen werden können:

6.4.1 Stereotype Zahnaufstellung

Oberkiefer

Bei der stereotypen Aufstellung der Oberkieferschneidezähne einer Totalprothese werden die beiden mittleren Incisivi in ihrer mesio-distalen Achsneigung gerade sowie in ihrer oro-vestibulären Ausrichtung leicht nach anterior geneigt aufgestellt (Abb. 22a). Die seitlichen Schneidezähne sind deutlich nach distal geneigt und stehen leicht oberhalb der Okklusions- bzw. Wachswallebene. Bei der klassischen stereotypen Frontzahnaufstellung sollte die Achse der Eckzähne in allen Ebenen gerade sein. Dies wirkt jedoch häufig aggressiv, so dass eine **leichte Invertierung des Eckzahnes,** die ansprechender und „weicher" wirkt, vorgezogen werden sollte (Abb. 22b). Da der Eckzahn den Übergang zwischen Front- und Seitenzahnreihe darstellt, ist seine mesiale Facette von vorne zu sehen, während seine distale Facette in Richtung der Seitenzahnreihe deutet, d.h. sie steht „im Schatten" (Abb. 23). Perspektivisch stark fliehend folgt die Seitenzahnreihe der distalen Facette des Eckzahnes.

Unterkiefer

Bei der stereotypen Aufstellung der Unterkieferschneidezähne sind die Zahnachsen der mittleren Schneidezähne in mesial-distaler Richtung gerade, die der seitlichen mit der Basis leicht nach distal geneigt aufzustellen. Während die Zahnhälse der Unterkieferschneidezähne aus statischen Erfordernissen auf der Kieferkamm-Mitte aufgestellt werden, sind die Schneidekanten leicht nach anterior geneigt, so dass sie mit dem vestibulären Prothesenrand einen stumpfen Winkel bilden (Abb. 24) [13]. Eine solch

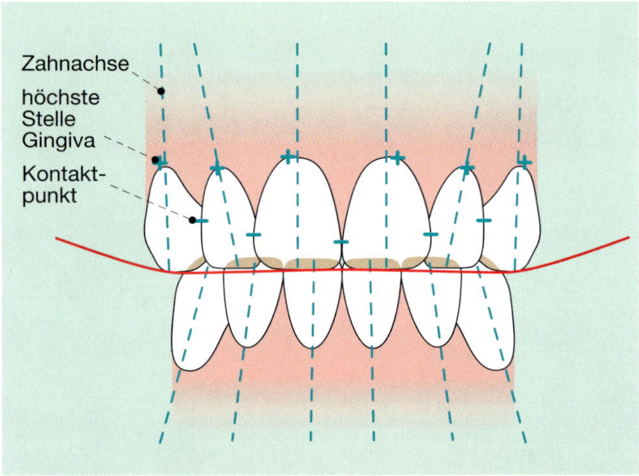

a

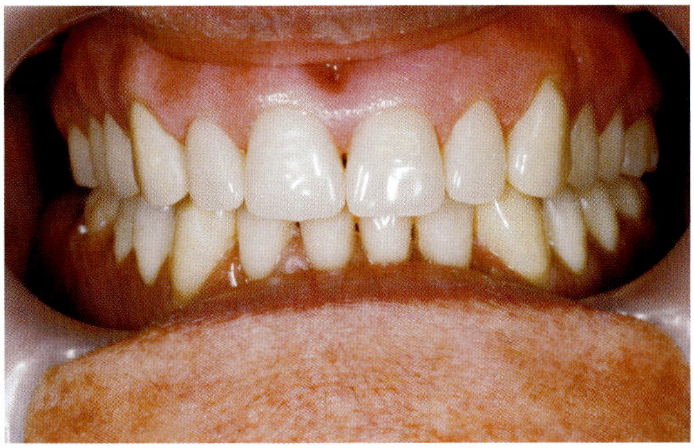

b

Abb. 22 Grundregeln für die Achsneigung der Frontzähne (a) und klinisches Beispiel mit leicht invertierten Eckzähnen (b).

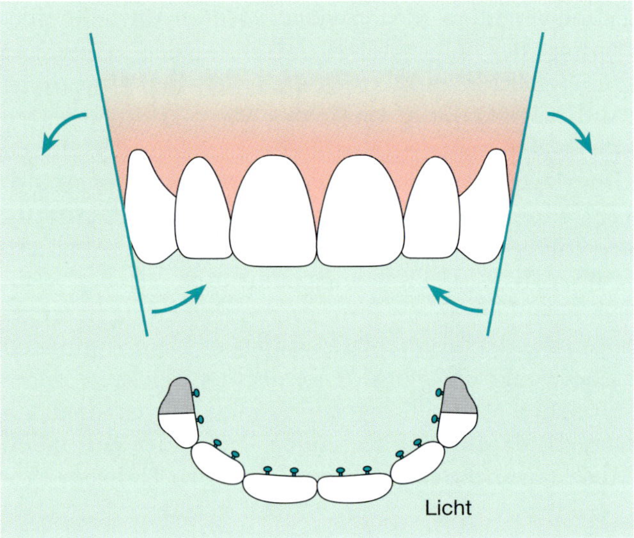

Abb. 23 Der Eckzahn sollte leicht invertiert und mit sichtbarer mesialer Facette aufgestellt werden, während seine distale Facette in Richtung der Seitenzahnreihe deutet, d.h. „im Schatten steht".

konkave Außenfläche der Unterkieferprothese ermöglicht die Anlagerung des M. orbicularis oris, was deutlich zur Stabilisierung der Unterkiefertotalprothese beitragen kann. Die unteren Eckzähne stehen bei der stereotypen Zahnaufstellung mit der Basis deutlich nach distal und vestibulär, sie „liegen" fast. Diese Neigung erleichtert die Einstellung der balancierten Okklusion, da die distale Facette der Schneidekante eine flachere Neigung erhält. Die Schneidekanten der Unterkieferschneide- und Eckzähne überragen die Okklusionsebene leicht, so dass ein entsprechender Überbiss entsteht.

6.4.2 Frontzahnbogen

In den anatomischen Strukturen des zahnlosen Gaumens wurden in zahlreichen Studien Anhaltspunkte gesucht, die auf die Position der Front- und Eckzähne hinweisen. So wurde beschrieben, dass der sagittale Abstand der Labialfläche der mittleren Incisivi von der Papilla incisiva 7–8 mm und der Abstand der Eckzahnspitzen vom Ende der ersten Gaumenfalte ca. 10 mm beträgt [10, 15, 20, 27, 36]. So soll auch die Verbindungslinie der Eckzähne durch die Papilla incisiva verlaufen **(CPC-Linie).** Die genannten Werte könnten eine Grundlage für die Aufstellung der künstlichen Zähne sein, wobei ihre klinische Relevanz aufgrund der großen Variabilität der Distanzen fragwürdig erscheint. Sinnvoll erscheint es hingegen, die Position und Länge der Frontzähne in Relation zur Papilla incisiva bei einer vorhandenen, ästhetisch zufrieden stellenden Prothese auszumessen und für die Herstellung der Wachswälle zu verwenden (Abb. 25a und b) [36]. Für die letztendliche Wiederherstellung der individuellen Physiognomie sollten eher Aspekte wie Weichteilprofil, Länge und Sichtbarkeit der Zähne, Lachkurve, Nasenbasisverlauf, Bukkalkorridor, Bipupillarlinie, Gesichtsmitte sowie individuelle Unregelmäßigkeiten, die dem alten Photo des Patienten entnommen werden, Berücksichtigung finden, als die anatomischen Strukturen des Gaumens.

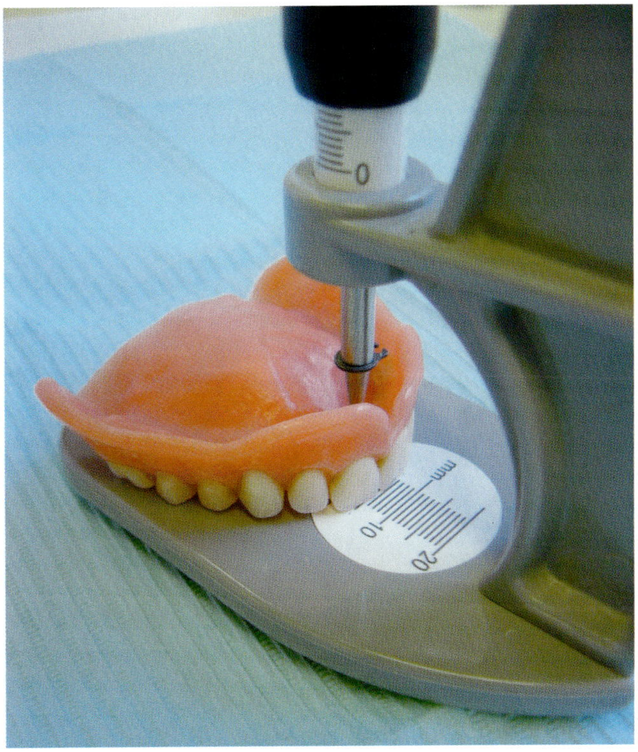

a

Abb. 25a Durch Ausmessen der vertikalen und horizontalen Distanz der mittleren Schneidezähne von der Papilla incisiva kann die Zahnstellung der vorhandenen Prothese auf den neuen Wachswall übertragen werden.

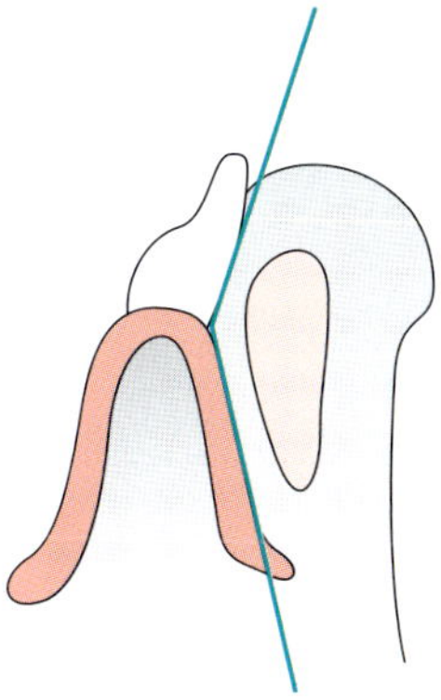

Abb. 24 Die vestibulär konkave Gestaltung der Unterkieferprothese im Frontzahnbereich bildet eine ideale Anlagefläche für den M. orbicularis oris, der wesentlich zur Stabilisierung des Zahnersatzes beitragen kann.

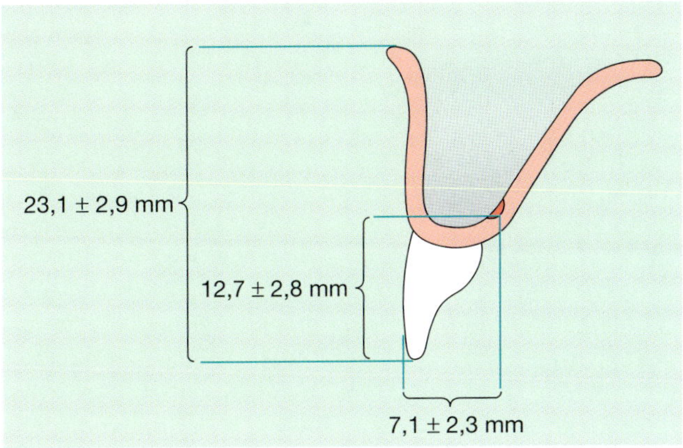

b

Abb. 25b Mittelwerte der Frontzahnposition (nach Utz [36]).

6.4.3 Weichteilprofil

Orthognathe Frontzahnbeziehungen gehen i. d. R. mit einer positiven Lippentreppe sowie im Profil mit einer leicht schräg verlaufenden Oberlippe und gut sichtbarem Lippenrot einher. Ein häufiger Fehler bei der Frontzahnaufstellung ist die statische Positionierung der Oberkieferfront, im ungünstigsten Fall kombiniert mit einem überkonturierten Funktionsrand (s. Abb. 5). Hierdurch wird ein Weichteilprofil mit einem sichtbaren Wulst unterhalb der Nase sowie eine steil verlaufenden Lippe, oft mit vertikalen Falten und eingerolltem Lippenrot erzielt. Je besser der physikalische Prothesenhalt, desto eher kann jedoch die naturgetreue Position der Frontzähne realisiert werden. Das Profil kann zunächst durch streifenweises Auftragen von Flexaponalwachs getestet werden (Abb. 26a bis e).

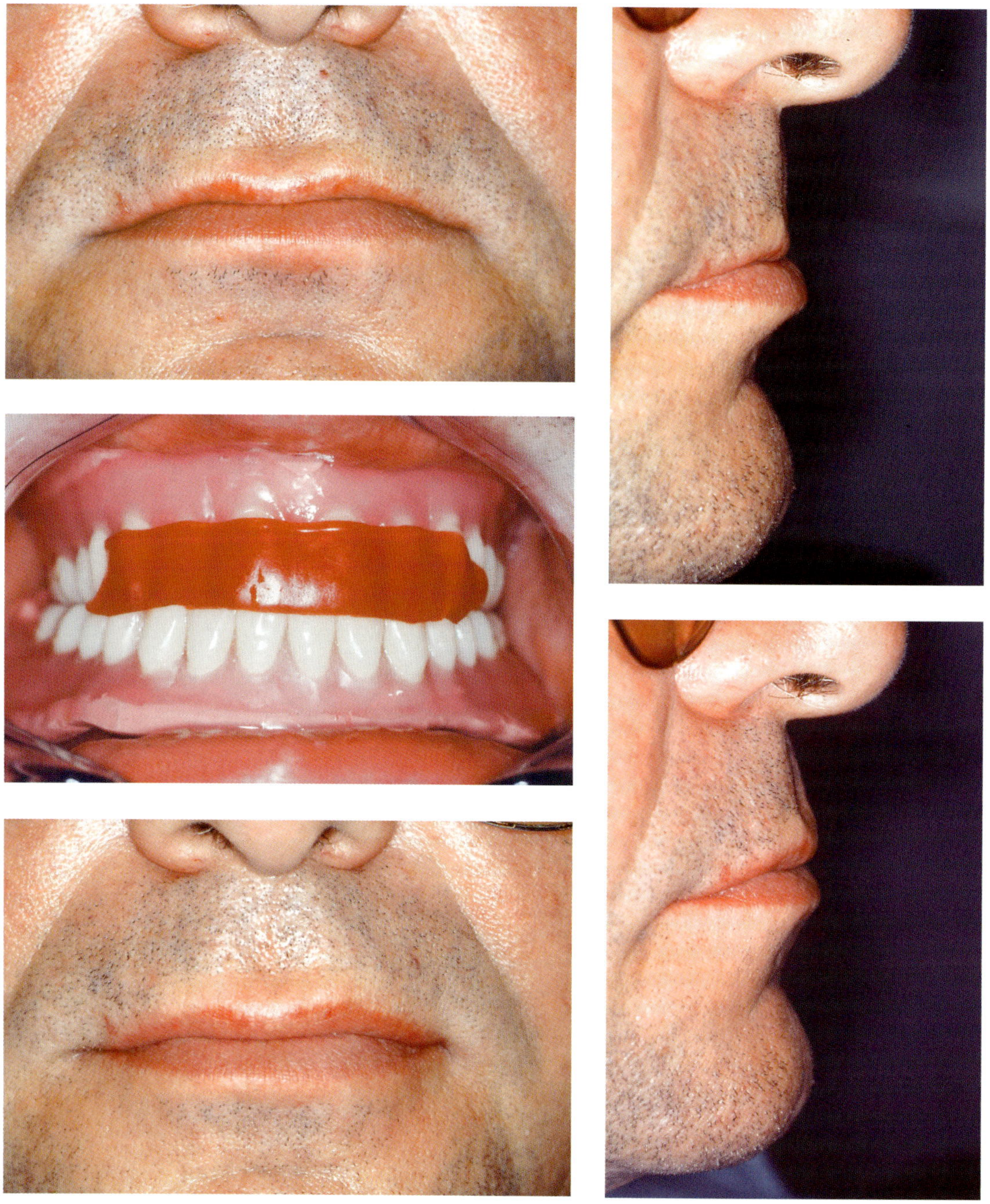

a b c d e

Abb. 26 Weichteilprofil.
a und b) Bei der Wachseinprobe erscheint die Oberlippe steil und das Lippenrot eingerollt. Es zeigt sich eine negative Lippentreppe.
c) Durch streifenweises Auftragen von Flexaponalwachs kann die Lippenauspolsterung mit geringem Aufwand getestet werden.
d und e) Die Oberlippe zeigt nun einen leicht schrägen Verlauf, das Lippenrot ist gut sichtbar.

Besonders Patientinnen suchen uns oft mit der Bitte auf, die **vertikalen Falten im Bereich der Lippen** durch eine neue Prothese „auszubügeln", sie haben den Eindruck, ihre Lippen seien schmal und eingefallen. Dieser oft berechtigte Wunsch kann jedoch leider nur zum Teil erfüllt werden: Die korrekte Aufstellung der Oberkieferfront sowie die Unterlegung der Lippe durch den Prothesenkörper können zwar ein ansprechendes Profil sowie eine Verbreiterung des eingerollten Lippenrots erzielen, die kleinen vertikalen Falten um den Mund bleiben aber trotz „Auspolsterung" weitgehend unverändert. Auch eine tief eingegrabene **Nasolabialfalte** ist eher durch eine Erhöhung der Vertikalrelation oder Unterlegung des Funktionsrandes im Prämolarenbereich als über die Aufstellung der künstlichen Zahnreihe auszugleichen. Trägt ein Patient die Prothese nur tagsüber, so verstärken sich die Falten während der Nacht durch die fehlende Lippenstütze; sie „glätten" sich erst wieder mit zunehmendem Gewebetonus.

6.4.4 Länge und Sichtbarkeit der Zähne

Faes [8] beschrieb, dass über die Hälfte von 100 bezahnten Probanden bei entspannter Oberlippe 1,5–3,0 mm der natürlichen Zähne zeigen. Im Alter, d.h. mit zunehmender Erschlaffung der Gesichtsmuskulatur, ist jedoch eine Verlängerung der Oberlippe sowie ein Absinken der Wange zu beobachten. Hartmann [14] fand bei 64 jungen Probanden eine durchschnittliche Sichtbarkeit der Frontzähne von 2,5 (+ 0,16) mm im Ober- sowie 0,4 (+ 0,07) mm im Unterkiefer, in der Probandengruppe über 60 Jahre änderte sich dieses Verhältnis jedoch und bei entspannten Lippen waren die Ober- und Unterkieferzähne etwa gleich stark sichtbar (OK 1,6 + 0,2 mm; UK 1,5 + 0,2 mm). Frauen zeigen bei entspannten Lippen etwas mehr von den Oberkieferschneidezähnen als Männer [37].

Bereits zur Herstellung des Wachswalls empfiehlt es sich, mit einem Papillometer (Candylor©) die Länge der Oberlippe zu messen (Abb. 27a und b). Dieser Wert kann vom Techniker auf den Wachswall übertragen werden und erleichtert dessen Ausrichtung am Patientenstuhl.

Bei der Aufstellung der Frontzähne sollte weiterhin darauf geachtet werden, dass unter Funktion, d.h. beim Sprechen und Lachen, der Eindruck vermieden wird, dass der Patient gar keine Prothese trägt. Reither [31] beschrieb drei unterschiedliche Typen was die Sichtbarkeit der Zähne betrifft:

- der **inzisale Effekt,** der beim Sprechen und Lachen das inzisale Drittel der Zähne entblößt,
- der **faziale Effekt,** bei dem unter Funktion der ganze Zahn gezeigt wird, sowie
- der **zervikale Effekt,** der beim Lachen das künstliche Zahnfleisch sichtbar werden lässt.

Im letzteren Fall treten besonders dann Schwierigkeiten auf, wenn bereits bei entspannten Lippen der Kieferkamm zu sehen ist (Abb. 28a). Eine hochglanzpolierte Oberfläche sowie einheitlich rosa erscheinender Kunststoff offenbaren sofort, dass es sich um herausnehmbaren Zahnersatz handelt. Durch Modellierung und Einfärbung des künstlichen Zahnfleisches (s. Abb. 22b) sowie den Verzicht auf eine monoplane Okklusion wäre der ästhetische Gesamt-

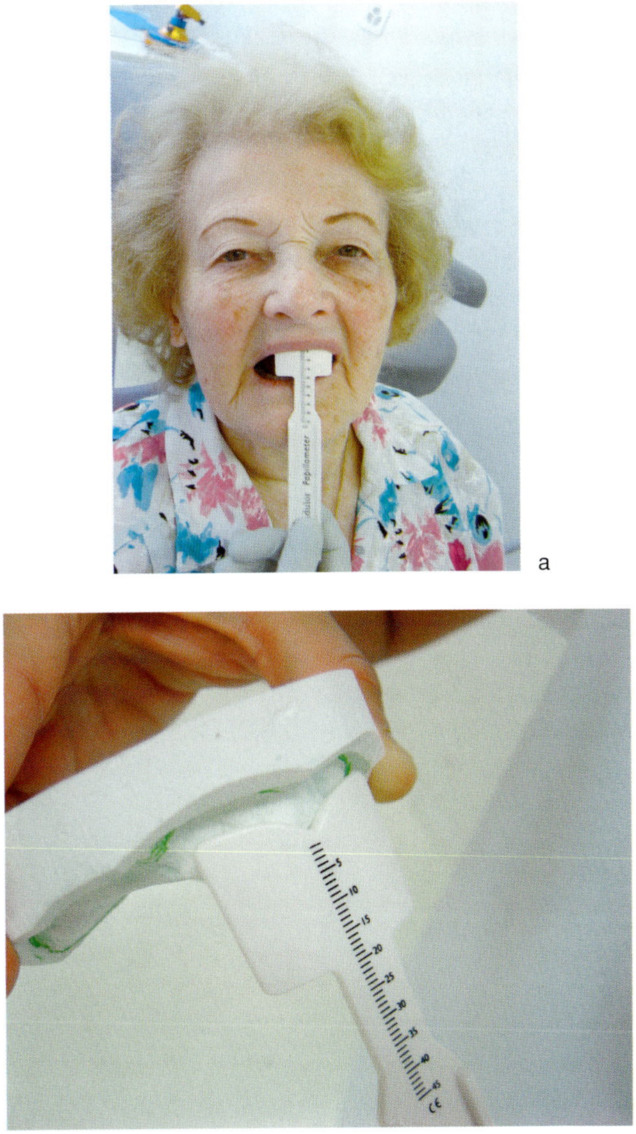

a

b

Abb. 27 Die mit Hilfe eines Papillometer ermittelte Länge der Oberlippe (a) dient dem Techniker als Anhaltspunkt für die Herstellung des Wachswalls (b).

eindruck sicherlich zu verbessern (Abb. 28 b). Detaillierte Anleitungen zur natürlich erscheinenden Modellierung und Einfärbung der künstlichen Gingiva finden sich im PdZ-Sonderband Ästhetik [4].

6.4.5 Lachkurve und Nasenbasislinie

Die künstliche Zahnreihe sollte nicht nur nach statisch-physiognomischen Kriterien des äußeren Erscheinungsbildes, sondern auch unter dynamischen Gesichtspunkten aufgestellt werden. So geben die Lippen den Rahmen für die Frontzahnaufstellung vor und ihre Gestalt und Beweglichkeit sollte in Form der **Lachkurve** Berücksichtigung finden.

Unter der Lachkurve versteht man den Verlauf der Schneidekanten von Eckzahn bis Eckzahn, der mit dem Schwung der Unterlippe beim Lachen harmonieren sollte (Abb. 29). Eine negative Lachkurve stört die Harmonie des dentofazialen Erscheinungsbildes entscheidend und vermittelt möglicherweise sogar einen insgesamt negativen Eindruck des Gesichts.

Eine negative Lachkurve kann auch nachträglich, d. h. während der Tragedauer einer Oberkieferprothese durch eine verstärkte anteriore Resorption des Kieferkamms entstehen, wenn im Unterkiefer noch eine natürliche anteriore Restbezahnung oder Implantate vorhanden sind (Combination Syndrome). Ein Fallbeispiel zeigt eine Patientin, die bereits in ihrer Jugend ein Gummy Smile aufwies (Abb. 30 a). Die starke Resorption des Oberkieferalveolarfortsatzes kompensierte sie durch einen Wattebausch, der die ursprüngliche Position der Schneidezähne wiederherstellte. Erst die Neuanfertigung einer Prothese mit dem ihrem Typ entsprechenden zervikalen Effekt hielt sie vom Gebrauch des Wattepolsters ab (Abb. 30 b–e).

Gerber [11] verwies auf eine weitere wichtige Referenzlinie: den **Verlauf der Nasenbasis.** Er empfiehlt einen weitgehend parallelen Verlauf der Lachkurve zur Nasenbasis (Abb. 31). Passend zu einer stark geschwundnen Nasenbasis ist beispielsweise die Aufstellung einer **Frontzahntreppe nach Ackermann** (Abb. 32 a und b) [2]. Hierbei überragt der mittlere Schneidezahn die Okklusionsebene am stärksten. Der seitliche Schneidezahn ist leicht, der Eckzahn deutlich weniger sichtbar. Die Ackermann-Treppenaufstellung ist nicht nur günstig für Patienten mit einer stark geschwungenen Nasenbasis, sie ermöglicht dem Patienten auch trotz einer funktionell bedingt tiefen Vertikalrelation, „Zahn" zu zeigen.

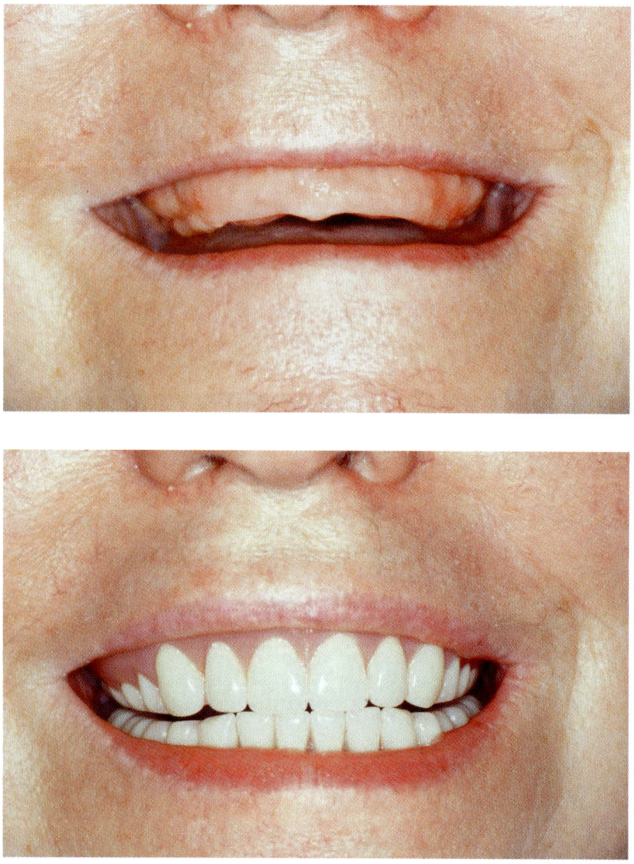

a

b

Abb. 28a Bereits bei leichtem Lächeln ist der Kieferkamm in fast voller Höhe sichtbar.

Abb. 28b Durch den strukturlosen, homogen gefärbten Prothesenkunststoff sowie die monoplane Okklusion konnte kein ästhetisch zufrieden stellender Eindruck erzielt werden.

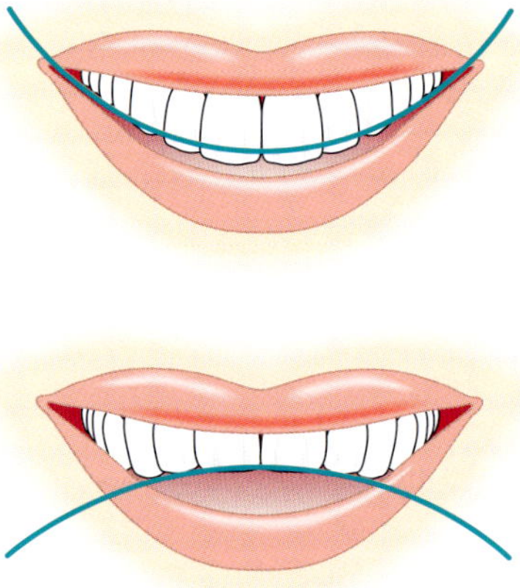

Abb. 29 Die Lachkurve sollte dem Verlauf der Unterlippe entsprechen (a). Eine negative Lachkurve stört die Harmonie des dentofazialen Erscheinungsbildes (b).

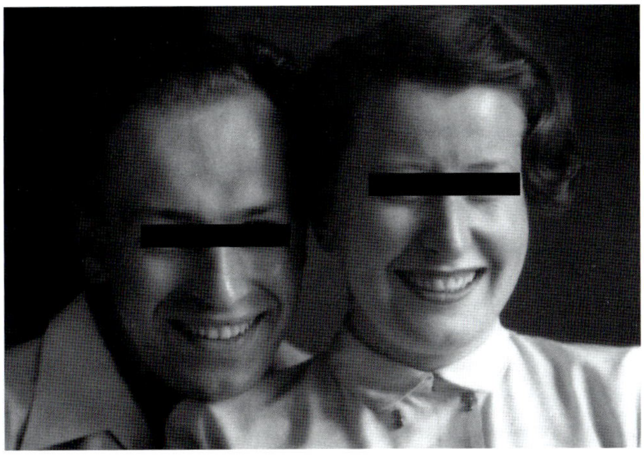
a

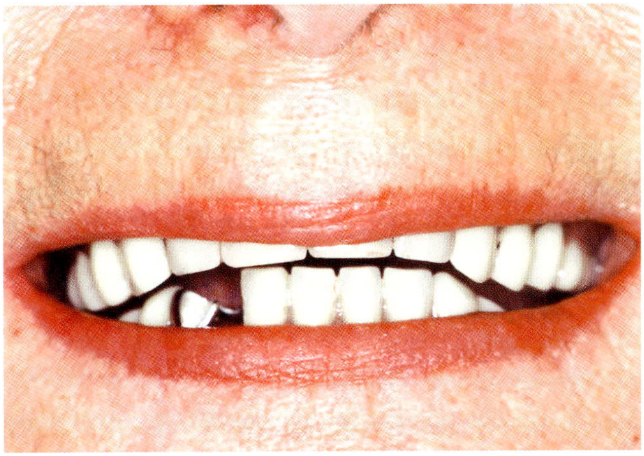
b

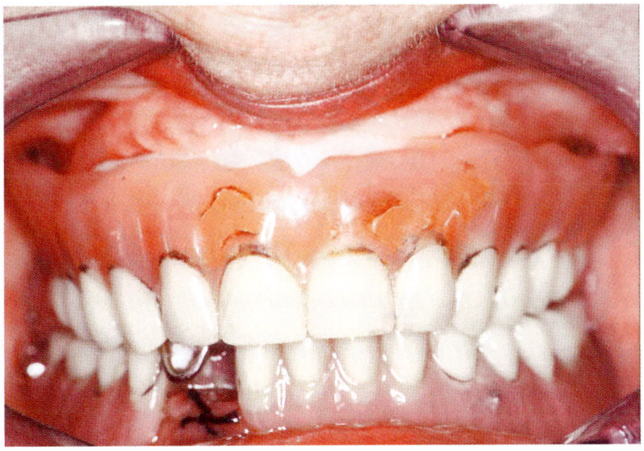
c

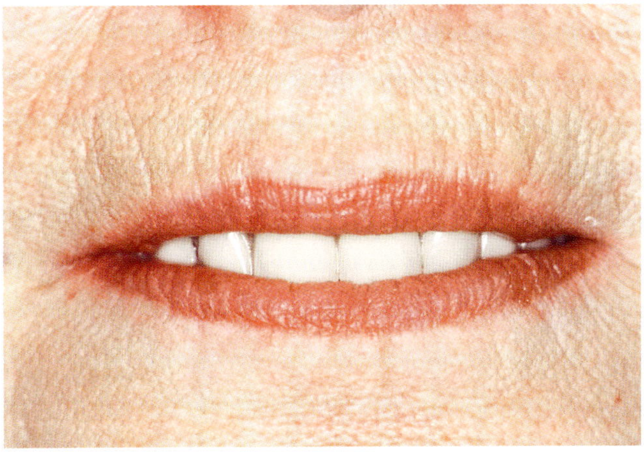
d

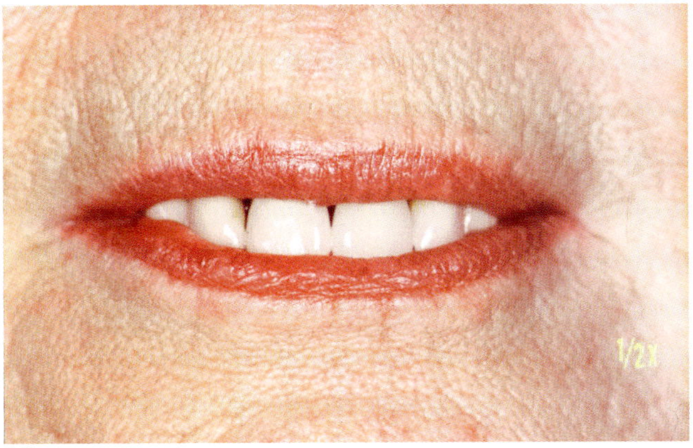
e

Abb. 30 Korrektur der Lachkurve.
a) Das alte Photo der Patientin zeigt die stark sichtbaren natürlichen Fontzähne.
b und c) Durch starke Resorption des anterioren Kieferkamms ist eine negative Lachkurve entstanden, welche die Patientin mit einem Wattepolster kompensiert.
d und e) Das so entstandene – von der Patientin gewünschte – Erscheinungsbild konnte auf den neuen Zahnersatz übertragen werden.

6.4.6 Bukkalkorridor

Mit der Aufstellung der Eckzähne sind die beiden Eckpunkte des Zahnbogens definiert. Die distale Facette des Eckzahnes steht bereits „im Schatten" und deutet die perspektivisch stark fliehende Seitenzahnreihe an. Ist die Gesamtbreite der Frontzahngarnitur entsprechend dem Abstand der Nasenflügel ausgewählt [22], so ergibt sich bei einem kaukasischen Typ beim Lachen ein **„zahnfreier" Raum,** der lateral der Zahnreihen als Schattenkorridor – der sog. Bukkalkorridor – imponiert (Abb. 33). Fehlt der Bukkalkorridor – d. h. füllt die Zahnreihe beim Lachen vollständig die Mundspalte aus – so erscheint der Mund zu „voll" und es entsteht der Eindruck von „falschen" Zähnen (Abb. 34 a bis c). Asiatische oder afroamerikanische Menschen zeigen bereits von Natur aus kaum einen Bukkalkorridor, ein Effekt, der bei der Anfertigung einer Totalprothese typgerecht übernommen werden sollte.

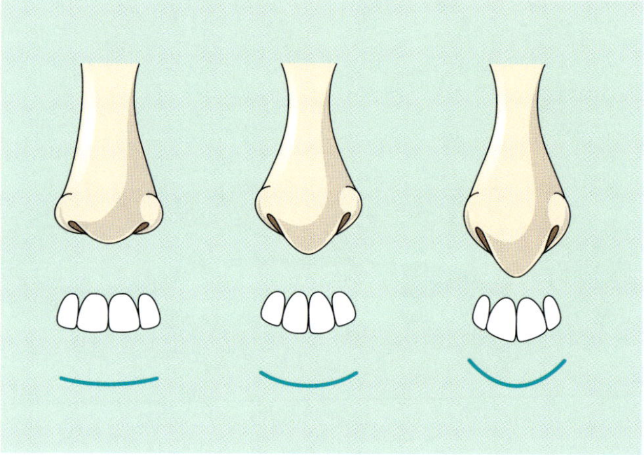

Abb. 31 GERBER [11] empfiehlt, den Inzisalkantenverlauf auf die Form der Nasenbasis abzustimmen.

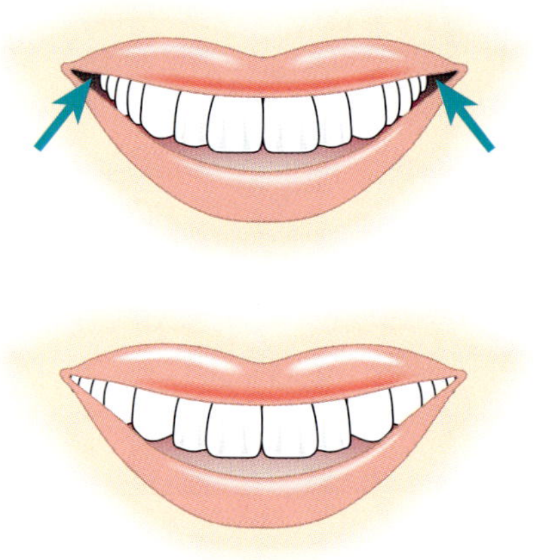

Abb. 33 Der Bukkalkorridor erscheint beim Lachen als „zahnfreies" Dreieck lateral der Seitenzahnreihen.

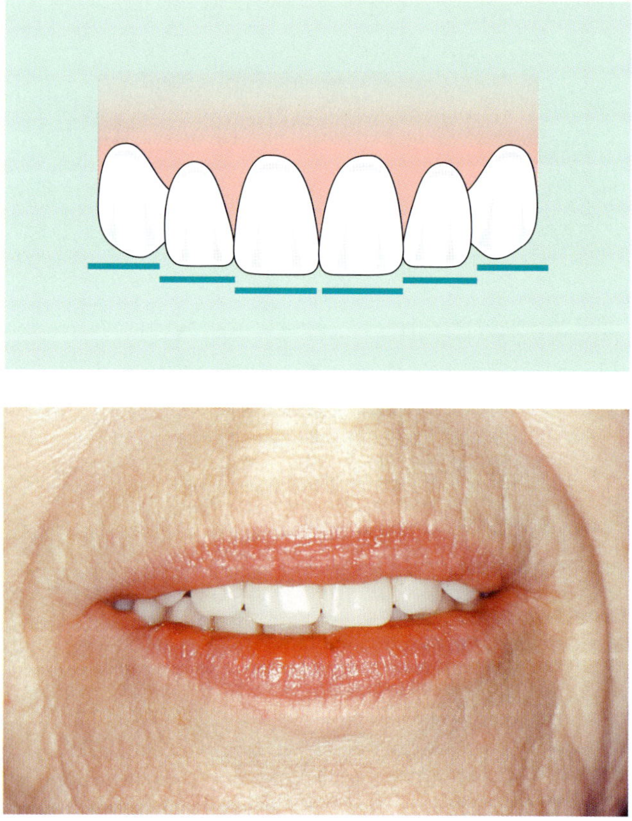

a

b

Abb. 32 Bei der Frontzahntreppe nach ACKERMANN [2] überragen die mittleren Schneidezähne am stärksten die Okklusionsebene (a). Sie empfiehlt sich bei stark geschwungener Nasenbasis (b).

6.4.7 Bipupillarlinie und Gesichtsmitte

Ein Gesicht ist niemals absolut symmetrisch. Erscheint es jedoch gleichförmig, so sollte die **Mittellinie der Oberkieferzahnreihe** in der **Gesichtsmitte** liegen. Nimmt die Gesichtsmitte einen geschwungenen Verlauf, so sollte sich dies in der Frontzahnaufstellung fortsetzen. In der Natur stimmt die Mittellinie des Unterkiefers nur bei weniger als der Hälfte der Menschen mit der des Oberkiefers überein, daher wirkt eine solche Abweichung bei der Aufstellung der künstlichen Zahnreihe nur selten störend [14]. Gleichzeitig ist zu bedenken, dass übereinstimmende Mittellinien die Aufstellung einer balancierten Seitenzahnokklusion erleichtern.

Die Beurteilung der Mittellinie sollte immer von frontal gegenüber, möglichst mit einigem Abstand erfolgen, da es in der normalen Behandlungsposition durch Parallaxefehler leicht zu Irrtümern kommen kann.

Die Ausrichtung der Frontzahnreihe parallel zur Bipupillarlinie stellt wahrscheinlich das wichtigste Kriterium für das harmonische Erscheinungsbild dar!

Besteht eine Divergenz zwischen der Kommissurenlinie und der Augenachse, sollte bei der Ausrichtung der Zahnreihe immer Letzere als entscheidende Referenz herangezogen werden (Abb. 35).

6.4.8 Effekte durch Unregelmäßigkeiten in der Zahnstellung

Nicht jede Unregelmäßigkeit einer Frontzahnreihe wirkt natürlich, allerdings gibt es einige in der Natur typische Zahnstellungen, die als Anhaltspunkt dienen können [13]. Dies gilt beispielsweise für leicht **nach mesial geneigte und überlappende** laterale oder mittlere **Schneidezähne** oder aber auch für die sog. **Butterfly-Aufstellung,** bei der die mittleren Incisivi

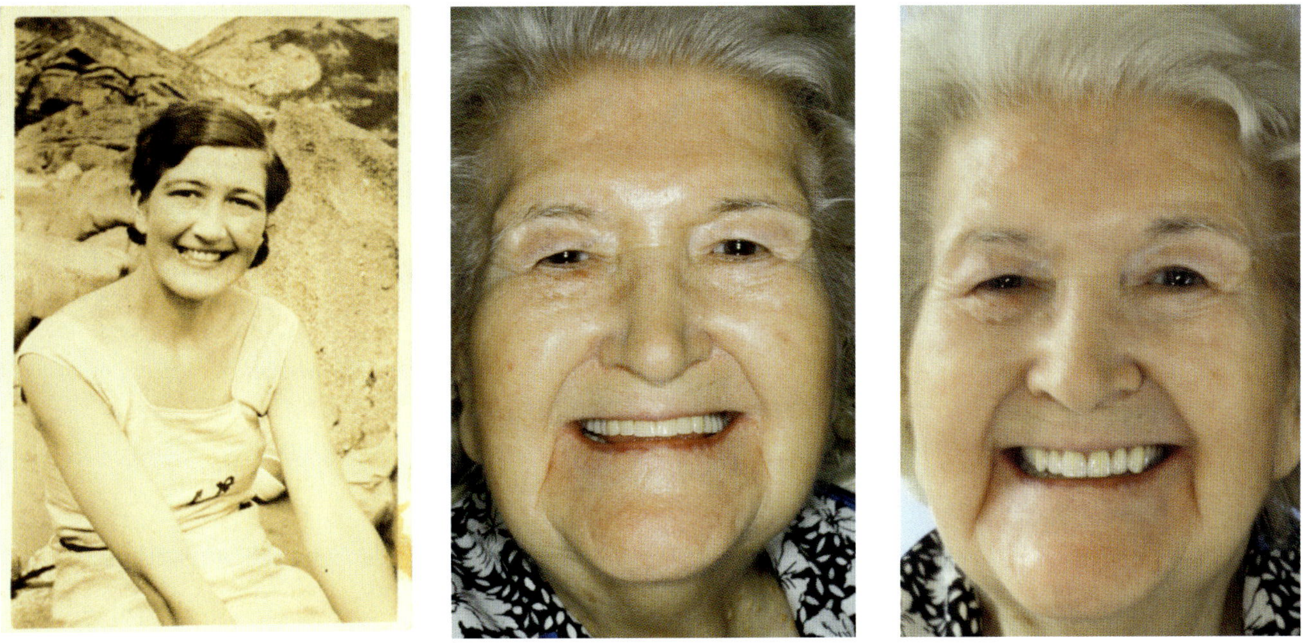

a b c

Abb. 34 Bukkalkorridor.
a) Das alte Photo verdeutlicht den Bukkalkorridor in der natürlichen Bezahnung der Patientin.
b) Die zu breit aufgestellte Zahnreihe im Oberkiefer stört das ästhetische Gesamterscheinungsbild.
c) Erst nach der Wiederherstellung des Bukkalkorridors ist die Patientin wieder „sie selbst".

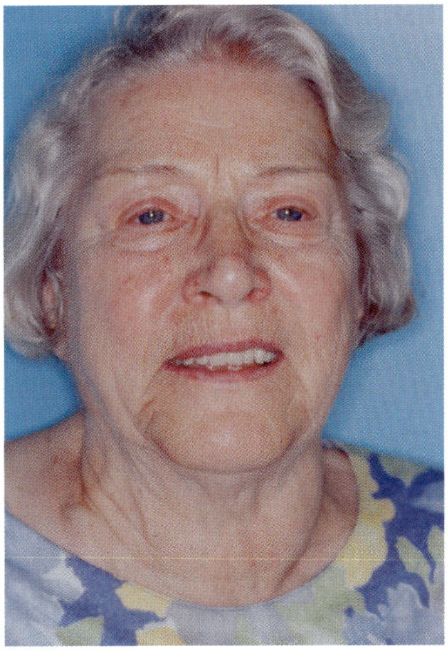

Abb. 35 Bei einer Divergenz von Kommissuren- und Interpupillarlinie sollte die Letztere als Referenzebene für die Frontzahnaufstellung gewählt werden.

leicht nach distal rotiert aufgestellt werden (Abb. 36). Leichte **Diastemata** müssen nicht immer mittig sein und können ebenfalls sehr natürlich wirken (Abb. 37).

Die Leitlinien für die ästhetische Gestaltung einer Oberkieferfront entsprechen denen für die Restauration natürlicher Zähne und die Aufstellung einer künstlichen Zahnreihe. Mit zunehmendem Stellenwert der ästhetischen Zahnheilkunde sind einige exzellente Lehrbücher auf diesem Gebiet entstanden [6, 26, 32, 33]. An dieser Stelle sei lediglich das Prinzip der **balancierten Zahnachsen** beschrieben [33]. Es beruht auf der Annahme, dass der ästhetische Stellenwert eines Zahnes mit zunehmender Entfernung von der Mittellinie steigt.

Je weiter eine Unregelmäßigkeit von der Mittellinie entfernt ist, desto schwerer wird die Harmonie des Gesamterscheinungsbildes gestört. Ein harmonischer Gesamteindruck entsteht, wenn die Summe der Asymmetrien auf beiden Seiten gleich ist.

So kann beispielsweise die „kontrollierte Balance" trotz eines leicht geneigten Eckzahns durch Anbringen einer etwas stärkeren Achsabweichung des kontralateralen mittleren Schneidezahnes erhalten werden [32]. HARTMANN [14] fand an natürlich bezahnten Patienten, dass Schneidezähne häufiger Achsabweichungen aufweisen als Eckzähne. Während Eckzähne praktisch nie nach distal geneigt waren, fanden sich

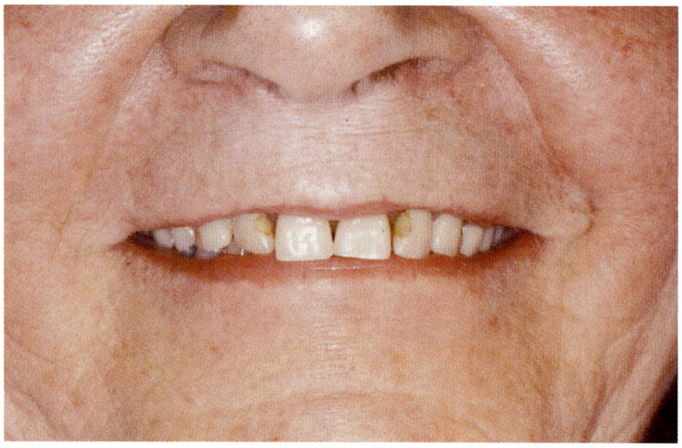

Abb. 36 Eine leichte Distalrotation der mittleren Schneidzähne wird als Butterfly-Aufstellung bezeichnet.

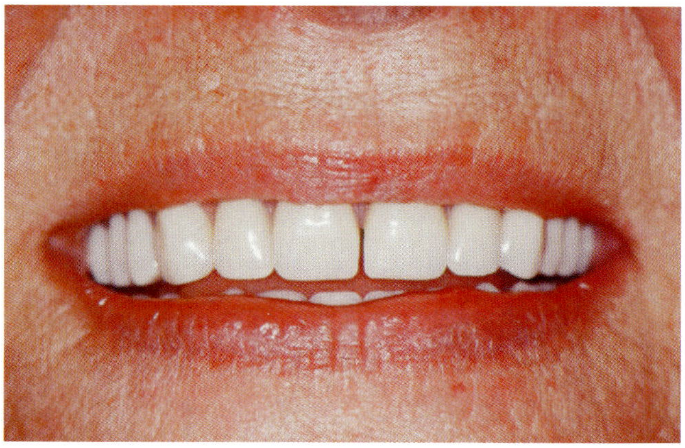

Abb. 37 Ein Diastema kann ausgesprochen natürlich wirken.

bei oberen Schneidezähnen zu etwa gleichen Anteilen mesiale und distale Achsabweichungen. Lediglich untere Schneidezähne waren häufiger nach distal als nach mesial geneigt (Abb. 38).

6.4.9 Die individuelle Frontzahnaufstellung nach altem Foto

Nicht nur für die Auswahl der Frontzähne, auch bei der Aufstellung und Individualisierung der Schneidezähne ist ein altes Foto eine unersetzliche Hilfe (Abb. 39a bis d). Eigenheiten und typische Merkmale

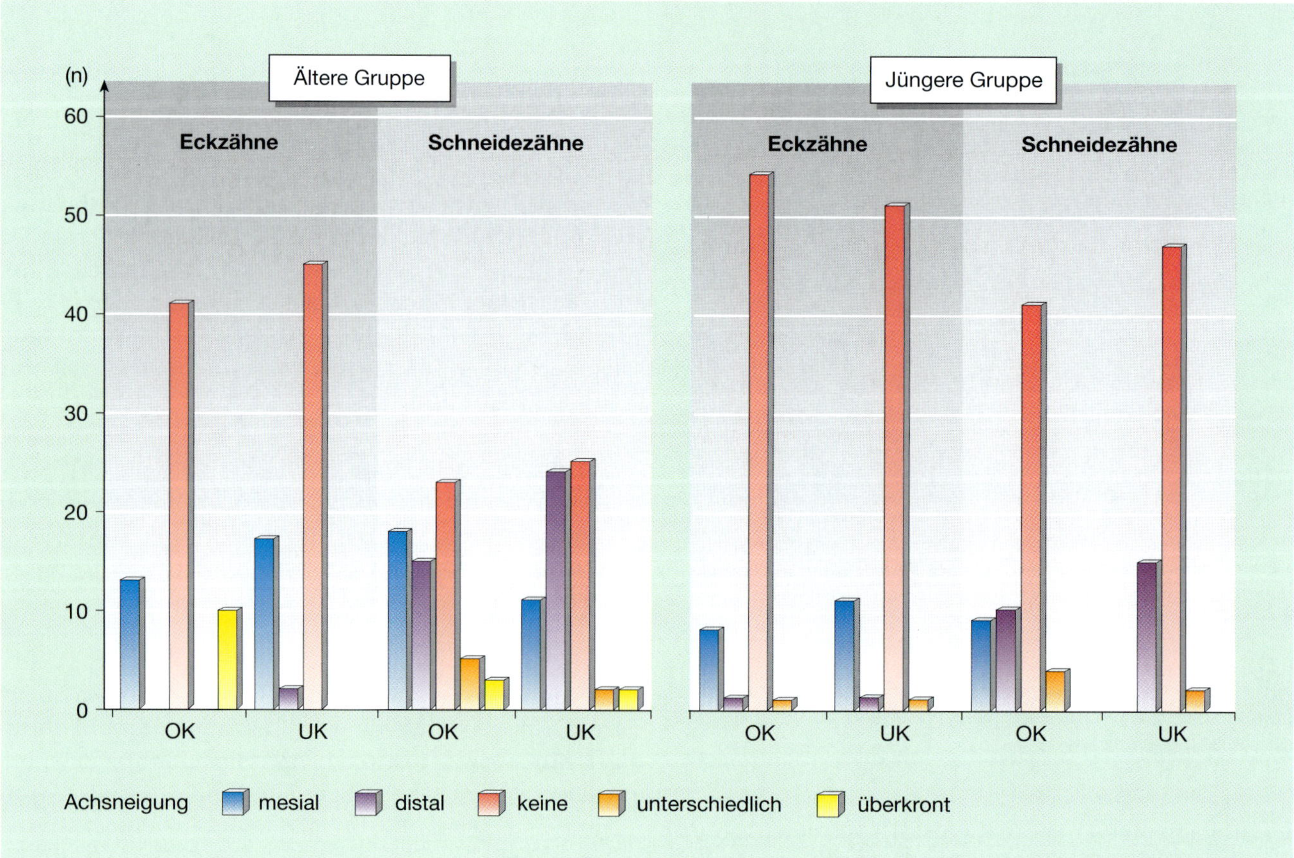

Abb. 38 Häufigkeit von Achsabweichungen natürlicher Front- und Eckzähne bei Probanden im Alter von 67,3 ± 5,8 sowie 25,8 ± 2,4 Jahren.

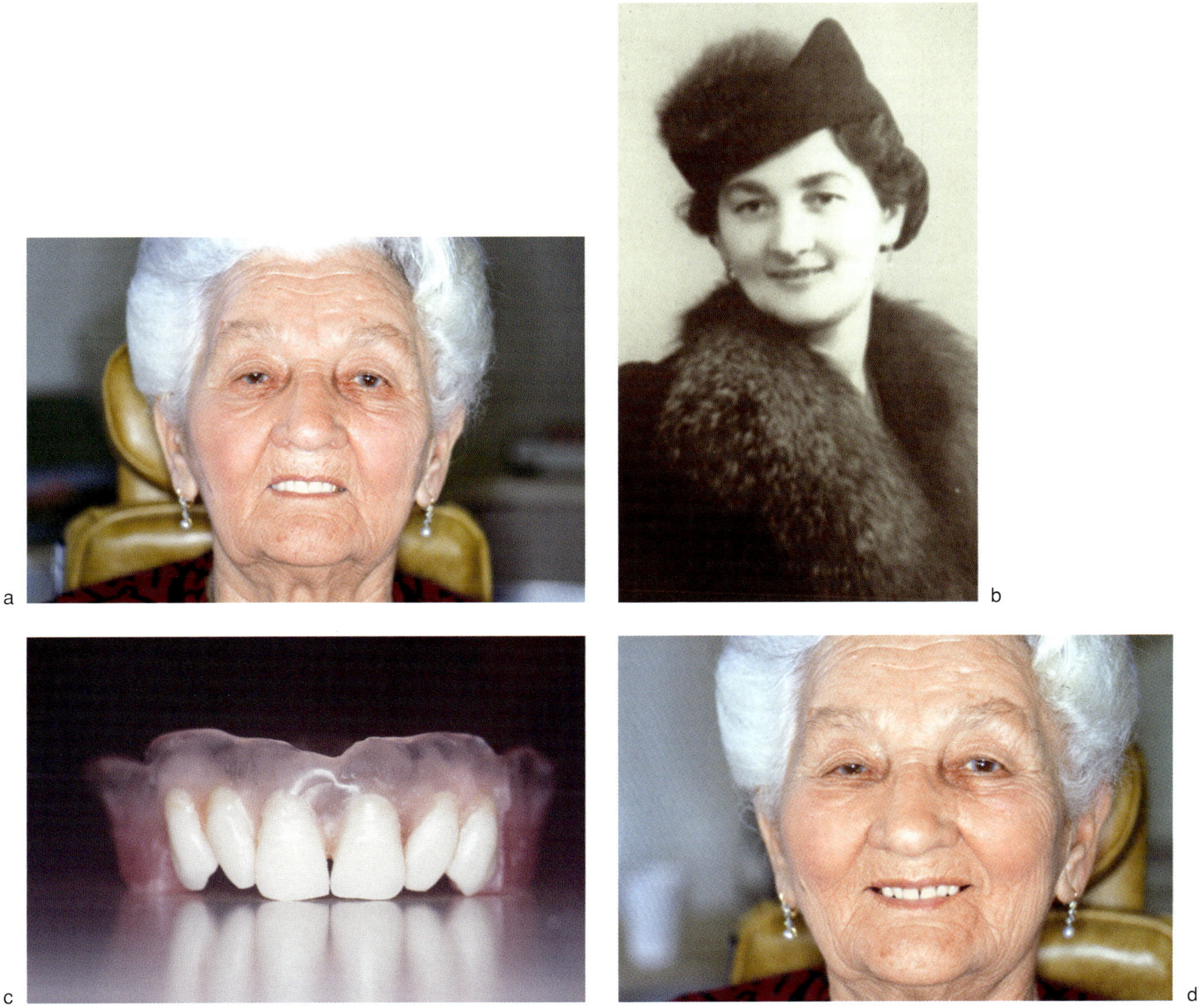

Abb. 39 Individuelle Frontzahnaufstellung.
a) Die Patientin zeigt mit ihrem Zahnersatz zu lange und gleichförmige Frontzähne.
b) Auf dem alten Foto ist eine stark invertierte Front mit markant geneigten lateralen Schneidezähnen erkennbar.
c und d) Die neue Frontzahnaufstellung orientiert sich an dem alten Foto, die Patientin fühlt sich wieder wie „sie selbst“.

können auf die künstliche Zahnreihe kopiert und das ehemalige dentale Erscheinungsbild des Patienten wiederhergestellt werden. Das praktische Vorgehen ist anhand eines Patientenfalls bebildert (Abb. 40 a–m).

6.5 Die Frontzahneinprobe

Die Einprobe der Frontzahnaufstellung ist ein besonders wichtiger Schritt bei der Herstellung einer Totalprothese. Es werden sowohl ästhetische als auch funktionelle Parameter beurteilt. Zusätzlich kann in dieser Sitzung die Kieferrelationsbestimmung kontrolliert werden. Um Verunsicherung zu vermeiden, sollte der Patient informiert werden, dass die Retention noch nicht der endgültigen Versorgung entspricht.

Ein flexibler Funktionsrand aus Wachs oder weich bleibendem Kunststoff ist nicht nur vorteilhaft für die Retention, er erlaubt auch – ebenso wie die definitive Prothesenbasis bei Dublierverfahren – die realistische Beurteilung des späteren Lippenprofils.

Der **ästhetische Gesamteindruck** wird am besten von frontal mit einigem Abstand zum aufrecht sitzenden Patienten beurteilt, dies trifft insbesondere für die Mittellinie und die Okklusionsebene zu. Umstellungen oder Umschleifungen der Zahnform kön-

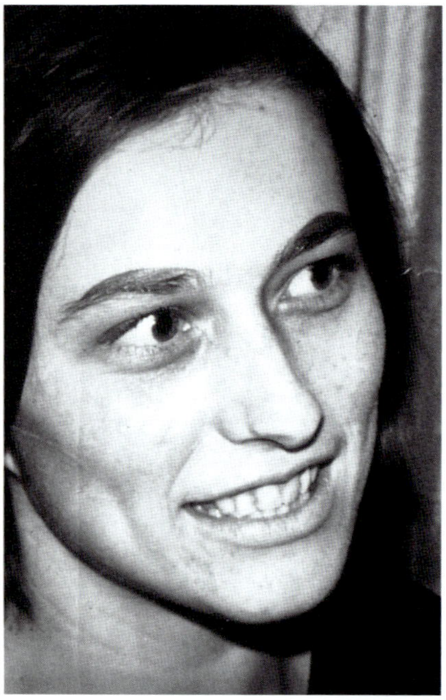
a

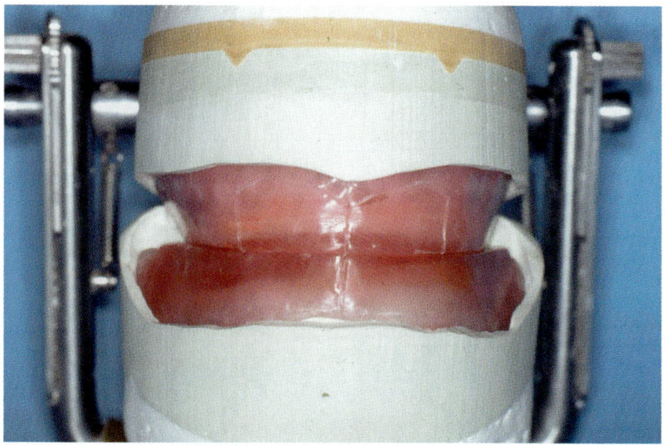
b

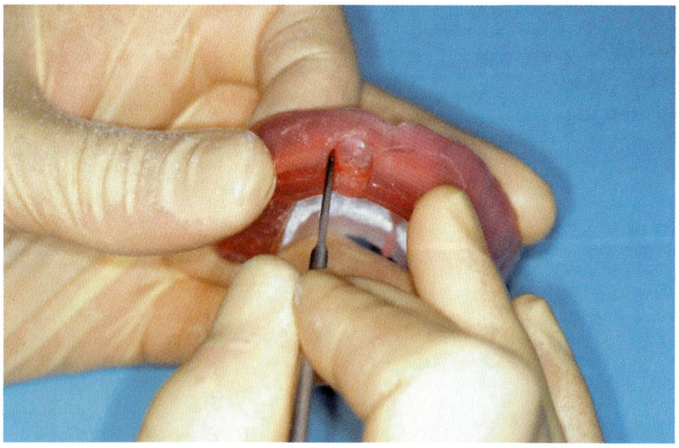
c

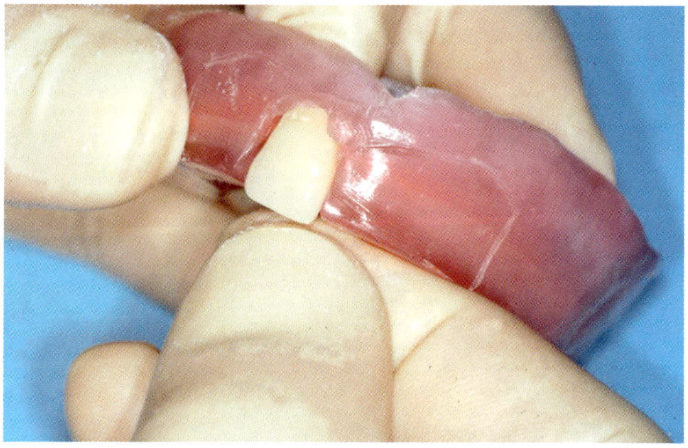
d

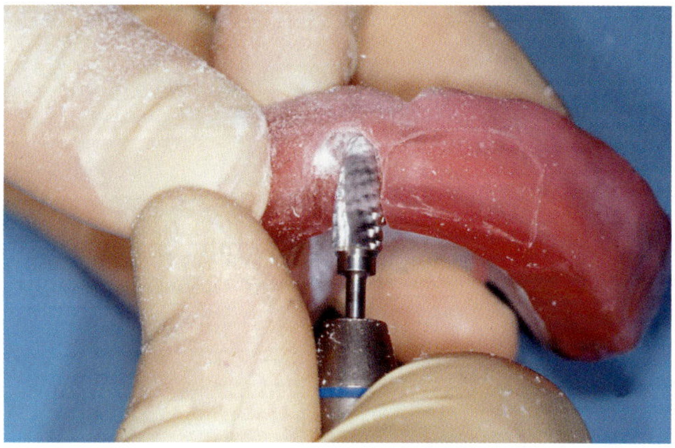
e

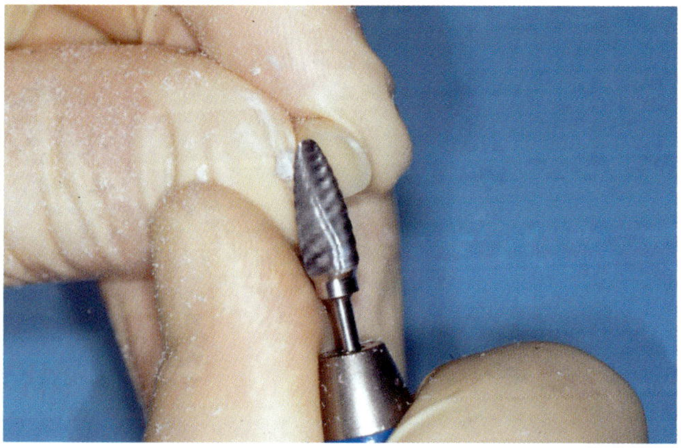
f

Abb. 40 Individuelle Frontzahnaufstellung.
a) Das alte Foto der Patientin zeigt eine Schachtelstellung der Oberkieferfrontzähne.
b) Auf dem Oberkieferwachswall sind Mittel-, Eckzahn- und Lachlinie markiert.
c) Zahn für Zahn wird das Wachs ausgeschnitten, um die Zähne in Länge und Neigung entsprechend des Wachswalls zu positionieren.
d) Der Zahn ist zu lang – er kann nicht korrekt auf der Schablone positioniert werden.
e) Die Dicke der Schablone wird mit einer Fräse auf ein Minimum reduziert.
f) Zusätzlich muss die Basis des Zahnes mit einer Fräse reduziert werden. Besonders bei Schachtelstellungen sollte das Beschleifen der Zahnbasis am Patientenstuhl erfolgen, um bei Drehständen nicht wichtige, sichtbare Zahnanteile zu entfernen (siehe mesial 22).

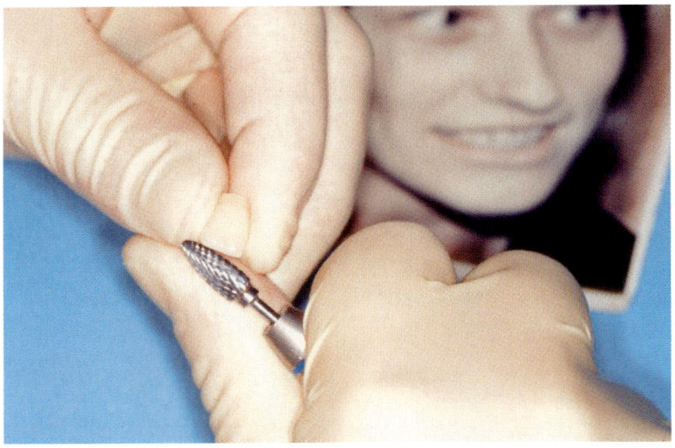
g

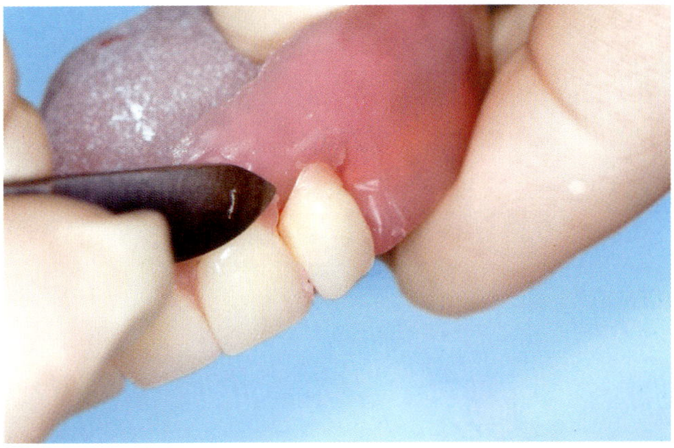
h

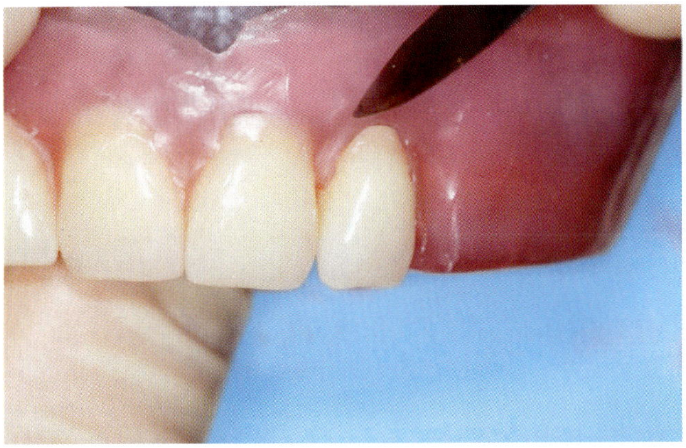
i

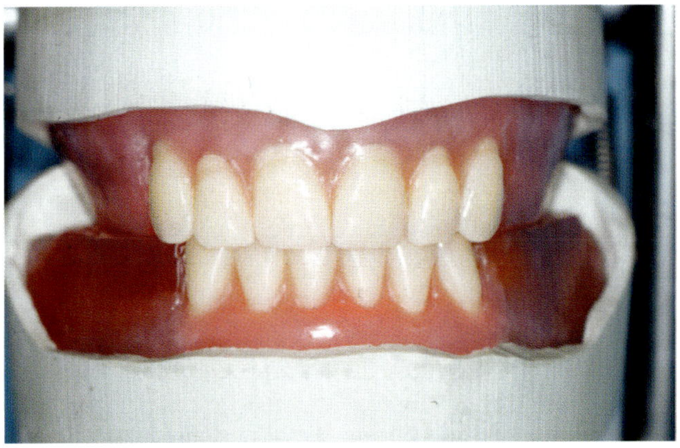
j

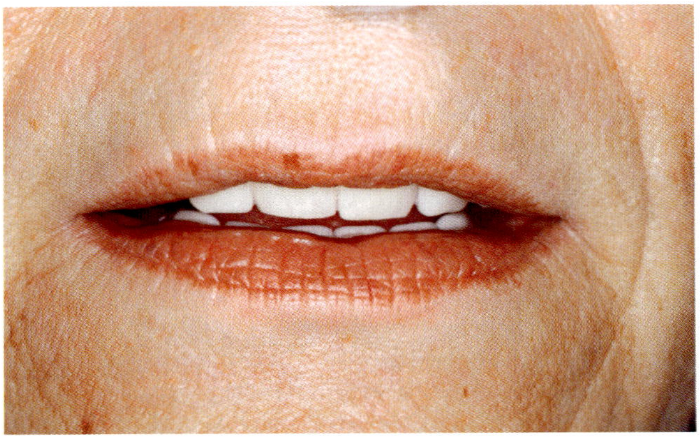
k

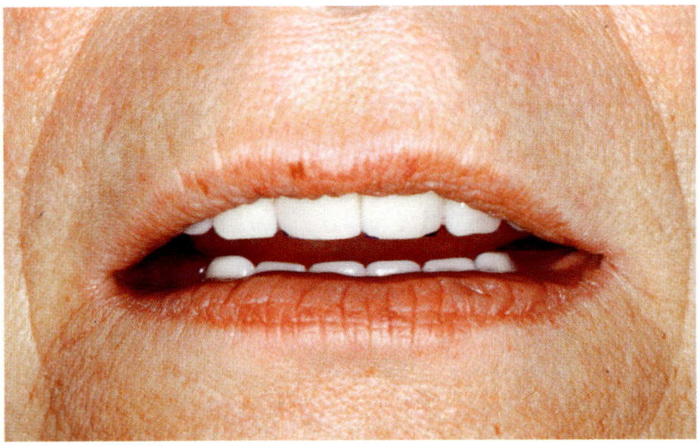
l

Abb. 40 Individuelle Frontzahnaufstellung. (*Fortsetzung*)
g) Die Form des Zahnes wird mit einer Fräse individualisiert.
h) Der Zahn 22 wurde ausgetauscht, um eine unschön hohe Interdentalpapille aus Prothesenkunststoff zu vermeiden.
i und j) Die Wachsaufstellung ist vorbereitet für die Frontzahneinprobe. Gleichzeitig kann nochmals die Kieferrelation überprüft werden.
k) Der Patientin erscheinen die Schneidekanten noch zu „eckig“. Mit wasserfestem Filzstift werden die zu entfernenden Anteile der Schneidekanten markiert, um vorab den optischen Eindruck mit der Patientin zu besprechen.
l) Nach dem Kürzen der Schneidekanten ist es wichtig, das interinzisale Dreieck und das Winkelmerkmal neu zu gestalten.

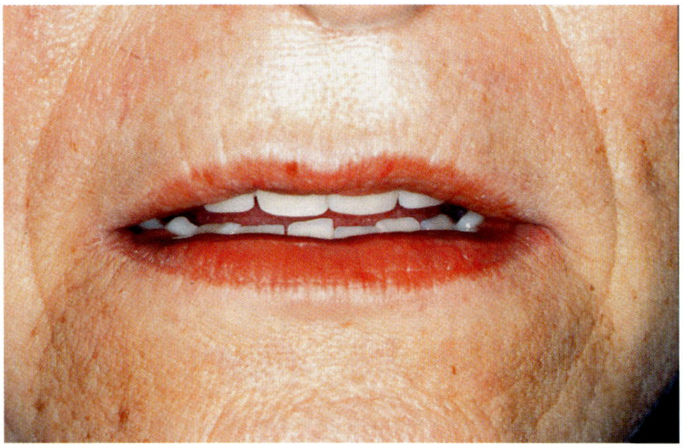
m

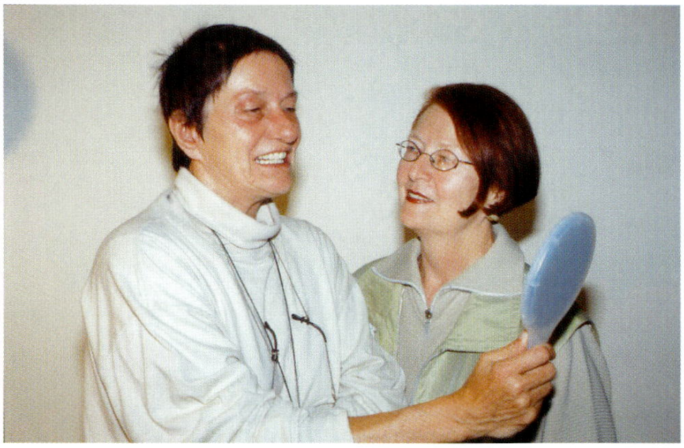
n

Abb. 40 Individuelle Frontzahnaufstellung. (*Fortsetzung)*
m) Die Frontzahnaufstellung entspricht nun weitgehend dem alten Foto. Bei entspannten Lippen sind etwa gleich viel Ober- wie Unterkieferzähne sichtbar.
n) Die Aufstellung findet die Zustimmung der (besonders kritischen) Schwester.

nen zunächst mit einem schwarzen, wasserfesten Filzstift markiert und aus der Ferne auf ihre optische Wirkung hin getestet werden. Auch eine unzureichende Weichteilauspolsterung wird zunächst durch schichtweises Auftragen von Flexaponalwachs getestet. Besonders gut kann der Patient die Position der Frontzähne beim Auftragen von Lippenstift beurteilen (Abb. 41), da die Lippe hierzu in ganz typischer Weise über die Schneidezähne gespannt wird.

Bei aller Ästhetik sollten die **funktionellen Gesichtspunkte** nicht außer Acht gelassen werden. Erstmals nach der Kieferrelationsbestimmung mit Wachswällen kann eine **Sprechprobe** mit vertikalem Überbiss und sagittaler Stufe durchgeführt werden, erstmals sind die palatinalen Konturen wirklich physiologisch.

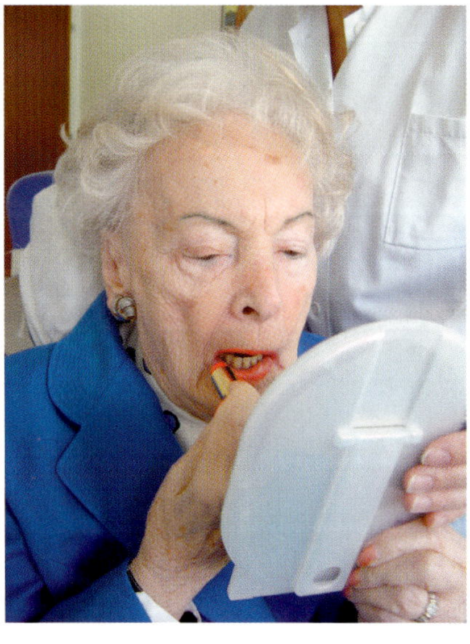

Abb. 41 Beim Auftragen von Lippenstift kann die Frontzahnaufstellung besonders gut beurteilt werden, da die Lippe in typischer Weise über die Zähne gespannt wird.

Da die Frontzähne im Artikulator in zentraler Relation aufgestellt wurden, beim Sprechen jedoch eine anterior und kaudal gelegene Unterkieferhaltung eingenommen wird, ist es möglich, dass die Unterkieferzähne beim Sprechen an den oberen Zähnen „anstoßen".

Dieser – in Statik nicht zu beurteilende Effekt – kann beim Tragen der Prothese zum dorsalen Abkippen des Oberkieferzahnersatzes führen. Dieses Problem ist nicht durch Unterfütterung oder sogar Neuanfertigung der Prothese zu lösen. Wichtig für die Beurteilung der Sprachfunktion ist die in der Zahnheilkunde eigentlich unübliche Blickrichtung: Der Zahnarzt beobachtet die Schneidezähne am aufrecht sitzenden, sprechenden Patienten von seitlich unten.

Da bei der Adaptation und Akzeptanz des Zahnersatzes das soziale Umfeld des Patienten eine entscheidende Rolle spielen kann, ist es ratsam, den Lebenspartner und/oder ein Kind des Patienten zur Wachseinprobe zu bitten. Viele Zahnlose zeigen sich im häuslichen Umfeld nie ohne Zahnersatz, daher sollte auch bei dieser Gelegenheit vermieden werden, die Prothese vor den Augen der Begleitperson einzugliedern oder zu entfernen. Zur abschließenden Beurteilung sollte der Patient mit einem Handspiegel für einige Zeit allein gelassen werden. Ohne beobachtet zu werden, kann er ungeniert all jene Bewegungen ausführen, die ihm zur Urteilsbildung wichtig sind. Legt der Patient dann den Handspiegel zur Seite, hat er in der Regel sein Urteil gebildet.

6.6 Gerodontologische Aspekte

Trägt der Patient bereits seit vielen Jahren stereotyp aufgestellte Prothesen und lebt er eventuell in einem Altersheim, in dem die „prothetische Privatsphäre" keine Priorität darstellt, so wünscht er in der Regel ideale, schöne Zähne. Die heute betagten Patienten haben meist noch die Ära der Ringdeckelkronen erlebt und gelegentlich wird an uns der Wunsch herangetragen, eine Vollprothese mit einer Goldfacette zu versehen – ein Wunsch, dem gerne entsprochen werden kann.

Bei alten Menschen ist darüber hinaus zu berücksichtigen, dass aufgrund des nachlassenden Visus, Tast- und Geruchssinns sowie der manuellen Geschicklichkeit die **Hygienefähigkeit** nachlässt. Selbst massive Speisereste in den Frontzähnen werden vom alten Menschen oft nicht mehr bemerkt und entfernt. Zahnersatz mit einer ausgeprägten Schachtelstellung oder sogar interdental separierten Zähnen kann auch nachträglich durch Politur oder Auftragen von glasklarem Kunststoff so umgearbeitet werden, dass Retentionsnischen für Speisereste vermieden werden und der Zahnersatz vom Patienten oder vom Pflegepersonal gut zu reinigen ist. Die optische Beeinträchtigung einer solchen Maßnahme ist erstaunlicherweise minimal.

Leider passiert es immer wieder, dass alte Menschen ihre Prothesen verlegen oder verlieren. Eine in der Praxis verwahrte **Hohlform aus Silikon** hilft in diesen Fällen – falls notwendig – in kürzester Zeit einen identischen Ersatz herzustellen zu können.

6.7 Schlussbemerkung

Die Auswahl und Aufstellung der künstlichen Frontzahnreihe sollte sich immer am Original, d. h. an der Natur orientieren, wenn dies anhand der vorhandenen Unterlagen noch möglich ist. Alle Regeln und Richtlinien, die in diesem Kapitel vorgestellt wurden, stellen lediglich Hilfsmittel und Auswege dar, die keinesfalls stur übernommen werden können. Auch in der Totalprothetik kann – im Rahmen der funktionellen und biotechnischen Grenzen – das **Prinzip der Biomimetik,** d. h. das Imitieren der Natur durch den Zahnersatz, angewandt werden. Die passionierte Beobachtung der Morphologie natürlicher Zähne, der Komposition der Zahnreihe sowie des Spiels von Lippe, Zunge und Wange beim Sprechen und Lachen ist der beste Lehrmeister für die erfolgreiche, harmonische Rekonstruktion der verlorenen Strukturen.

6.8 Literatur

[1] Adams, G. R.: Physical attractiveness research: towards a developmental social psychology of beauty. Human development 20, 217 (1977).

[2] Ackermann, F.: Stabilisierende Prinzipien beim Aufstellen der Zähne. Schweiz Mschr Zahnheilk 51, 785 (1941).

[3] Berscheid, E.: An overview of the psychical effects of physical attractiveness. In: Lucker, G. W., Ribbens, K. A., McNamara, J. A. (eds.): Psychological aspects of facial form. University of Michigan Press, Ann Arbor 1980.

[4] Besford, J., Müller, F.: Totalprothesen. In: Hupfauf, L., Nolden, R. (Hrsg.): Ästhetik in der Zahn-, Mund- und Kieferheilkunde. Praxis der Zahnheilkunde Spezial, Urban & Schwarzenberg, München 1996.

[5] Bindra, B., Basker, R. M., Besford, J. N.: A study of the use of photographs for denture tooth selection. Int J Prosthodont 14, 173 (2001).

[6] Chiche, G. J., Pinault, A.: Ästhetische Gestaltung festsitzenden Frontzahnersatzes. Quintessenz, Berlin 1994.

[7] Dion, K., Berscheid, E. Walster, E.: What is beautiful is good. Journal of Personality Social Psychology 24, 285 (1972).

[8] Faes, R.: Natürliche und künstliche obere Frontzahnreihe. Schweiz Mschr Zahnheilk 54, 731 (1944).

[9] Frush, J. P., Fisher, R. D.: How dentogenic restorations interpret the sex factor. J Prosthet Dent 6, 160 (1955).

[10] Fuhr, K., Keil, W.: Untersuchungen über die Beziehungen zwischen natürlichen Zähnen und Gaumenfaltenmuster. Zahnärztl Welt 82, 598 (1973).

[11] Gerber, A.: Proportionen und Stellung der Frontzähne im natürlichen und künstlichen Zahnbogen. Quintessenz, Berlin 1965.

[12] Gysi, A.: In: Gysi, A., Köhler, L., Scheff, J.: Handbuch der Zahnheilkunde Bd. 4: Zahnersatzkunde. Urban & Schwarzenberg, Berlin 1929.

[13] Gysi, A.: Unregelmäßige Stellungen der Frontzähne für prothetische Arbeiten. Schweiz Mschr Zahnheilk 46, 58 (1936).

[14] Hartmann, R., Müller, F.: Clinical studies on the appearance of natural anterior teeth in young and old adults. Gerodontology 21, 10 (2004).

[15] Herrmann, H. W.: Zur Formenauswahl oberer Frontzähne. Dtsch Zahnärztebl 24, 14 (1970).

[16] Horn, R.: Zur Brauchbarkeit der Dreiformenthese nach Williams. Zahnärztl Praxis 36, 220 (1985).

[17] Horn, R.: Auswahl und Aufstellung der künstlichen Zahnreihe. Praxis der Zahnheilkunde, Bd. 7 Totalprothesen 3. Aufl. Urban & Schwarzenberg, München 1991.

[18] Hörauf, K.: Form und Stellung der Frontzähne in ihrer Beziehung zu Körperbautypen. Hanser, München 1958.

[19] Inglehart, M. R., Bagramian, R. A. (eds.): Oral Health-Related Quality of Life. Quintessenz, Chicago 2002.

[20] Immel, R.: Zur Bedeutung der Gaumenfaltenmuster für die Frontzahnaufstellung beim zahnlosen Patienten. Zahnärztl Welt 69, 390 (1968).

[21] Jokovic, A., Locker, D.: Dissatisfaction with oral health status in an older adult population. J Public Health Dent 57, 40 (1997).

[22] Lee, J.: Dental aesthetics, Wright, Bristol 1962.

[23] Locker, D.: Dental status, xerostomia and the oral health-related quality of life of an elderly institutionalized population. Spec Care Dentist 23, 86 (2003).

[24] Lombardi, R. E.: The principles of visual perception and their clinical application to denture esthetics. J Prosthet Dent 29, 358 (1973).

[25] MacArthur, D. R.: Are anterior replacement teeth too small? J Prosthet Dent 57, 462 (1987).

[26] Magne, P., Belser, U.: Adhäsiv befestigte Keramikrestaurationen. S. 66. Quintessenz, Berlin 2002.

[27] Marxkors, R., Wersing, R.: Die räumlichen Beziehungen zwischen Gaumenfaltenmuster und natürlichen Frontzähnen. Dtsch Zahnärztebl 21, 602 (1967).
[28] Micheelis, W., Reich, E.: Ergebnisse, Trends und Problemanalysen auf der Grundlage bevölkerungsrepräsentativer Stichproben in Deutschland 1997. In: Institut der Deutschen Zahnärzte (Hrsg.). Dritte Deutsche Mundgesundheitsstudie (DMS III). Deutscher Ärzteverlag, Köln 1999.
[29] Nitschke, I., Hopfenmüller, W.: Die zahnmedizinische Versorgung älterer Menschen. In: Mayer, K.U., Baltes, P.B. (Hrsg.): Die Berliner Altersstudie. Akademie Verlag, Berlin 1996.
[30] Preston, J.D.: The golden proportion revisited. J Esthet Dent 5, 247 (1993).
[31] Reither, W.: Die Bedeutung der Relation zwischen Lippen und Zahnreihen für die ästhetische Wirkung der Mundregion. Dtsch Zahnärztebl 13, 764 (1963).
[32] Rufenacht, C.R.: Ästhetik in der Zahnheilkunde. Grundlagen und Realisierung. Quintessenz, Berlin 1990.
[33] Rufenacht, C.R.: Grundsätze der ästhetischen Integration. S. 117. Quintessenz, Berlin 2000.
[34] Scott, B.J., Leung, K.C., McMillan, A.S., Davis, D.M., Fiske, J.: A transcultural perspective on the emotional effect of tooth loss in complete denture wearers. Int J Prosthodont 14, 461 (2001).
[35] Tanzer, G.: Gibt es maskuline und feminine Formenmerkmale der oberen menschlichen Vorderzähne? Dtsch Stomat 6, 457 (1956).
[36] Utz, K.-H., Müller, F., Kettner, N., Reppert, G., Koeck, B.: Functional impression and bite registration: a single session procedure for the construction of complete dentures. J Oral Rehabil 31, 554 (2004).
[37] Vig, R.G., Brundo, G.C.: The kinetics of anterior tooth display. J Prosthet Dent 39, 502 (1978).
[38] Wehner, P.J., Hickey, J.C., Boucher, C.O.: Selection of artificial teeth. J Prosthet Dent 18, 222 (1967).
[39] Williams, J.L.: A new classification of human tooth forms with special reference to a new system of artificial teeth. Dent Cosmos 56, 627 (1914).
[40] Wismejer, D., Van Waas, M.A.J., Vermeeren, J.I.J.F., Mulder, J., Kalk, W.: Patient satisfaction with implant-supported mandibular overdentures. Int J Oral Maxillofac Surg 26, 263 (1997).

Unser Dank gilt Frau Prof. Rosemarie Ritter-Horn für die Überlassung der Graphiken aus der vorigen Auflage dieses Kapitels.

7 Auswahl und Aufstellung der Seitenzähne

von Bernd Koeck und Lorenz Hupfauf

Inhaltsübersicht

7.1 Einleitung ... 180

7.2 Gerostomatologische Gesichtspunkte ... 180

7.3 Statische Gesichtspunkte ... 181

7.4 Dynamische Gesichtspunkte ... 184
- 7.4.1 Die Artikulationsformel für die Protrusion ... 185
- 7.4.2 Die Artikulationsformel für die Mediotrusion ... 187
- 7.4.3 Die Artikulationsformel für die Laterotrusion ... 188

7.5 Kauschlauch ... 189

7.6 Zungenäquator ... 192

7.7 Kauflächen ... 194

7.8 Klinische Hinweise ... 196

7.9 Literatur ... 197

7.1 Einleitung

Der Auswahl und Aufstellung der Seitenzähne bei der Herstellung einer ästhetischen und funktionellen totalen Prothese wird häufig von Seiten des Zahnarztes wenig Beachtung geschenkt.

Es ist nicht die alleinige Aufgabe des Zahntechnikers, sondern auch die des Zahnarztes, der hohen prothetischen Anforderung an die Ästhetik, die Phonetik, die Kaustabilität und an das Sicherheitsgefühl für den Patienten gerecht zu werden.

Es herrscht die Auffassung, dass zukünftig der **Behandlungsbedarf** im Bereich der Totalprothetik dramatisch zurückgehen wird, da die unumstrittenen Erfolge der präventiven Zahnheilkunde dazu geführt haben, dass sich die Zahngesundheit bei Kindern und Jugendlichen erheblich verbessert hat. Ein Blick in die aktuelle DMS-III-Studie zeigt, dass in der Altersgruppe der 65- bis 74-Jährigen derzeit im Mittel 17,6 von 28 Zähnen fehlen, ein Viertel (24,8 %) der Menschen zahnlos ist und eine Totalprothese trägt.

Der Blick auf die Alterspyramide zeigt, dass vermehrt alte Patienten zu versorgen sind. Diese leiden zum Teil unter Allgemeinerkrankungen. Die geringere Adaptationsfähigkeit an den herausnehmbaren Zahnersatz und die im zunehmendem Alter vermehrt auftretenden Spätschäden bei Zweit- oder Drittversorgungen, wie Bisslageveränderungen, sorgen zusätzlich dafür, dass die Behandlung zahnloser Patienten zukünftig komplexer werden dürfte, als derzeit angenommen.

Es wird in der zahnärztlichen Praxis darauf ankommen, sich neben der präventiven Zahnheilkunde vermehrt mit **gerostomatologischen Aufgabenstellungen** zu befassen. Die ältere Bevölkerung wird zunehmend aktiver, selbstbewusster und anspruchsvoller und ist somit auf dem Gebiet der Totalprothetik auf eine bestens qualifizierte Zahnärzteschaft angewiesen.

Die **Individualität** der verfügbaren Prothesenlager und der intermaxillären Relation, die Weichteilsituation mit Zunge, Mundbogen, Wange und Muskelaktivitäten lassen eine rein statisch-mechanische Betrachtungsweise bei der Aufstellung der künstlichen Zähne nicht zu. Die Einlagerung des Prothesenkörpers mit allen funktionellen Anforderungen hat nach individuellen funktionsmorphologischen und funktionsdynamischen Gesichtspunkten zu erfolgen. Es kann keine einheitliche Regel zur Aufstellung der künstlichen Zahnreihe geben, die den individuellen Anforderungen in allen funktionellen Bereichen gerecht wird.

7.2 Gerostomatologische Gesichtspunkte

Zahnverlust wird sich als Ursache für prothetische Maßnahmen trotz der Erfolge der verschiedenen Präventionsstrategien aufgrund der demographischen Bedingungen bis zum Jahre 2020 nicht wesentlich verändern. Vielmehr ist zu erwarten, dass die **prothetische Versorgungsnotwendigkeit** in höhere Lebensalter verschoben wird, und damit vermehrt gerostomatologische Erschwernisse bei der Versorgung auftreten. Patienten, die im hohen Lebensalter erstmalig mit totalem Zahnersatz versorgt werden müssen, weisen involutionsbedingte Veränderungen auf, die nicht nur lokal-anatomisch schwer zu kompensieren sind, sondern zusätzlich durch geminderte oder gestörte Reflexabläufe belastet werden.

Die auffälligste Veränderung ist die **Inaktivitätsatrophie der Alveolarkämme**, die insbesondere im Unterkiefer zu äußerst variablen Querschnittsformen führen kann.

Die Atrophie läuft im Ober- und Unterkiefer räumlich entgegengesetzt ab.

> Im Oberkiefer kommt es wegen der kleinen apikalen Basis in Relation zu dem ehemaligen zahntragenden Alveolarfortsatz zur zentripetalen Atrophie. Im Unterkiefer verläuft die Atrophie zentrifugal, da der knöcherne Basalbogen in Relation zum zahntragenden Alveolarfortsatz peripherer angeordnet ist (Abb. 1).

Derartige Veränderungen der sich gegenüberstehenden Prothesenlager führen aus statischen Überlegungen zu **individuellen Aufstellungsgegebenheiten** der Seitenzähne. Nur dort, wo die Kieferkammmittenlinien sich überschneiden und der interalveoläre Winkel zur zukünftigen Kauebene 90° beträgt, wird mit einer günstigen antagonistischen Belastungssituation zu rechnen sein.

Neben der Problematik der intermaxillären Relation verändert die Atrophie wesentlich die zur Verfügung stehende Kieferkammbreite und Kieferkammhöhe. Hierbei ist neben der zu erwartenden Reaktion des Prothesenlagers auf Druckbelastung zu prüfen, inwieweit horizontal einwirkende Kräfte, die zur Protheseninstabilität führen, abgefangen werden können. Beide Aspekte sollten bereits bei der Analyse des Prothesenlagers beurteilt werden, um in einem aufklärenden Gespräch rechtzeitig die Erwartungen des Patienten hinsichtlich der Prothesenstabilität zu relativieren (Abb. 2).

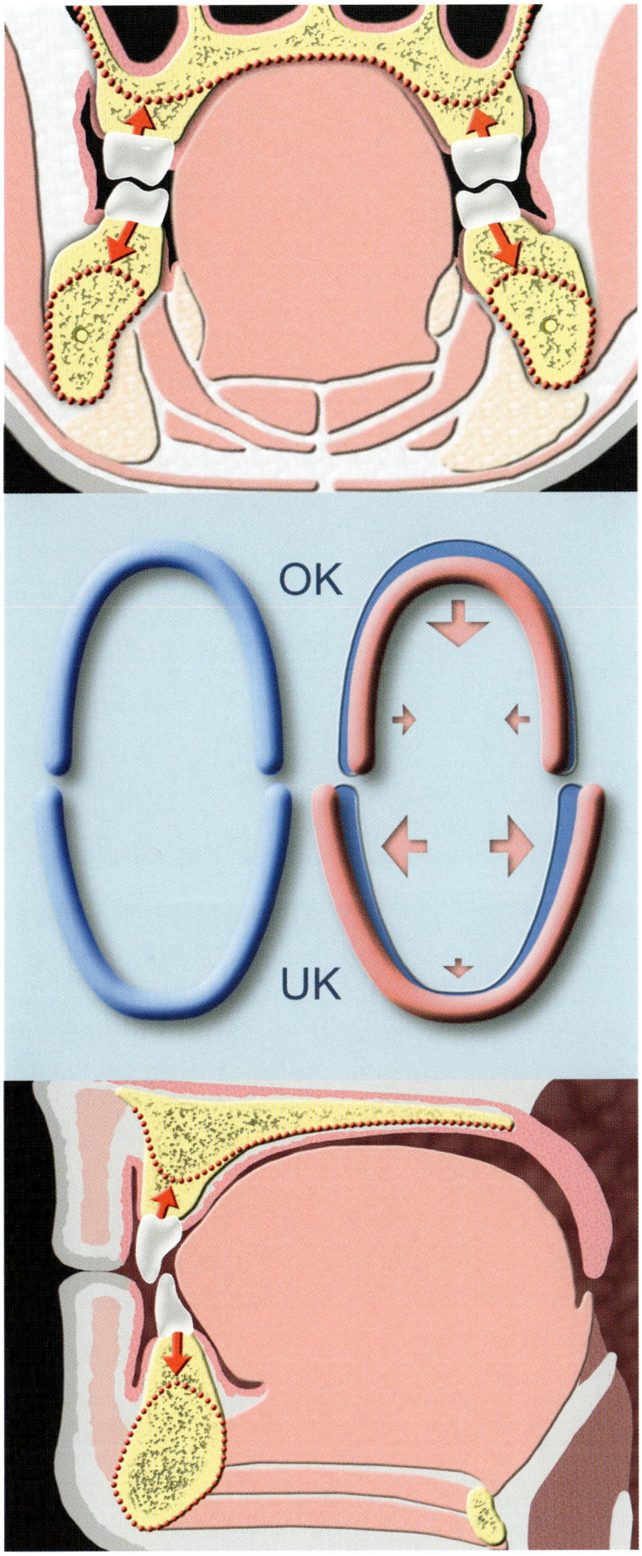

Abb. 1 Die Atrophie der Alveolarfortsätze verläuft im Oberkiefer zentripetal, im Unterkiefer zentrifugal. Dies führt zu einer geänderten Lagebeziehung der Kieferkammmittenlinien.

7.3 Statische Gesichtspunkte

Die Grundregeln der statischen Aufstellung der Seitenzahnreihen sind seit Gysi bekannt.

Die günstigste Übertragung der antagonistischen Kräfte ist dann gegeben, wenn sich die bukkalen Höckerspitzen der Unterkieferseitenzähne und die Längsfissur der oberen Seitenzähne auf der interalveolären Verbindungslinie befinden.

Hierdurch wird eine auf die Kieferkammmitten übertragende Krafteinwirkung gewährleistet, ohne dass transversal destabilisierende Kraftvektoren entstehen.

Atrophiebedingt ergibt sich ein unterschiedlicher **interalveolärer Winkel**.

Eine optimale Krafteinwirkung ist nur dann gegeben, wenn der Winkel zwischen Interalveolarlinie und Kauebene 90° beträgt.

Nur dann kommt es zur rein axialen Belastung der künstlichen Zähne, ohne dass horizontale Kraftvektoren entstehen. Idealerweise sollte sich in diesem Bereich das Kauzentrum befinden. Diese Forderung ist bei einigen Patienten nach der klassischen Gysi-Aufstellung nicht zu realisieren, da der Ort der Überschneidung der Kieferkammmittenlinien auch vom Zeitpunkt der Extraktion der Zähne und somit vom Ausmaß der Inaktivitätsatrophie abhängt. Das Ausmaß der Atrophie bestimmt die Größe des Winkels zwischen Interalveolarlinie und zukünftiger Okklusionsebene.

Eine Abflachung des Interalveolarwinkels auf Werte unterhalb 80° erfordert nach Gysi eine Aufstellung der Antagonisten im Kreuzbiss. Dabei werden im Oberkiefer die bukkalen Höckerspitzen und im Unterkiefer die antagonistischen Längsfissuren auf die interalveoläre Verbindungslinie gestellt (Abb. 3).

Dies ist aus statischen Überlegungen der richtige geometrische Ansatz, es kann aber durch Einengung des Transversalabstandes der Molaren im Oberkiefer zu funktionellen Nachteilen, wie Aussprachestörungen oder Zungenbeißen, führen.

Derartige Nachteile sind zu verhindern, indem im Oberkiefer die palatinalen Höcker auf die Interalveolarlinie gestellt werden, um sie mit den Längsfissuren des Unterkiefers okkludieren zu lassen.

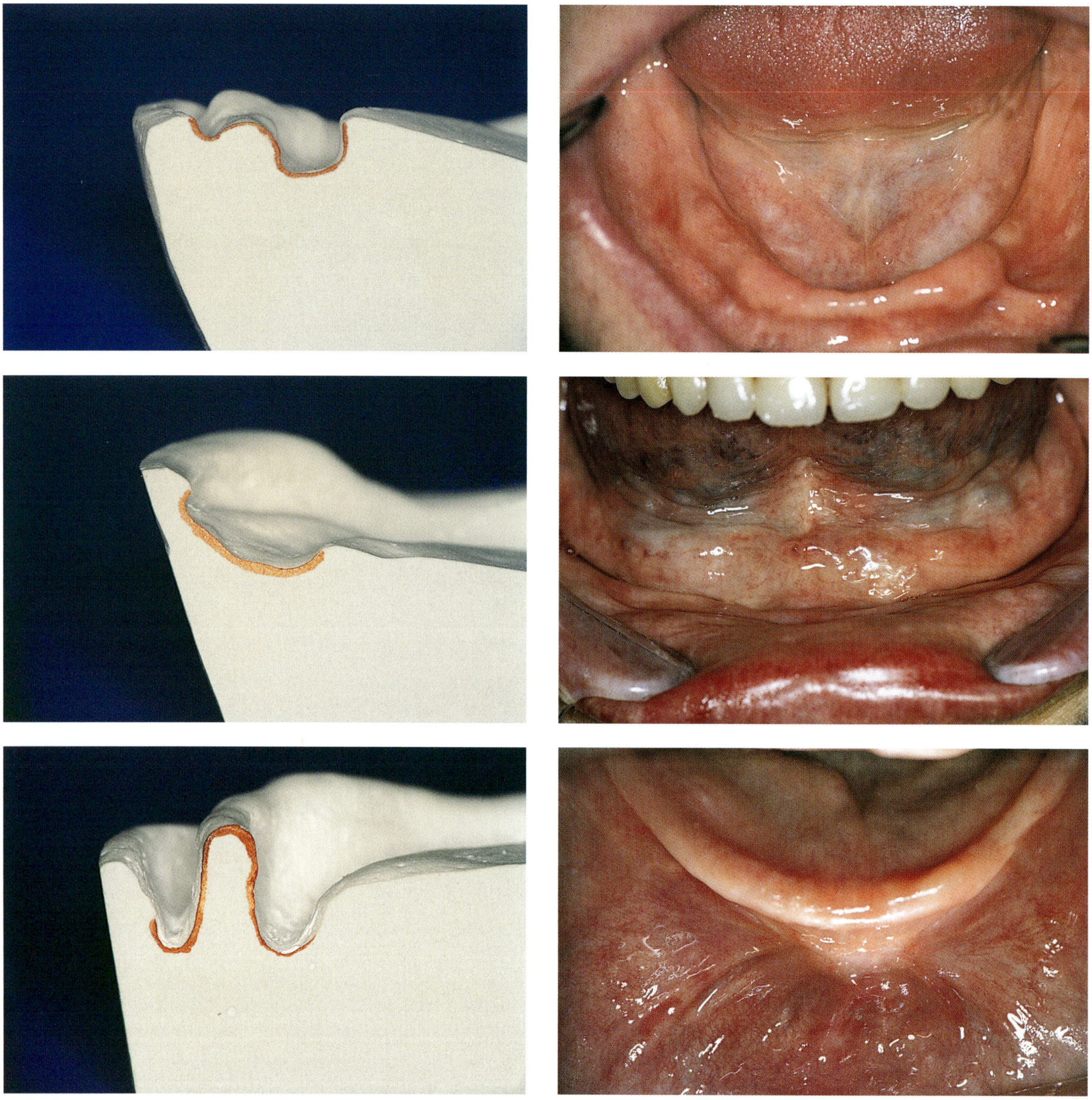

a

b

c

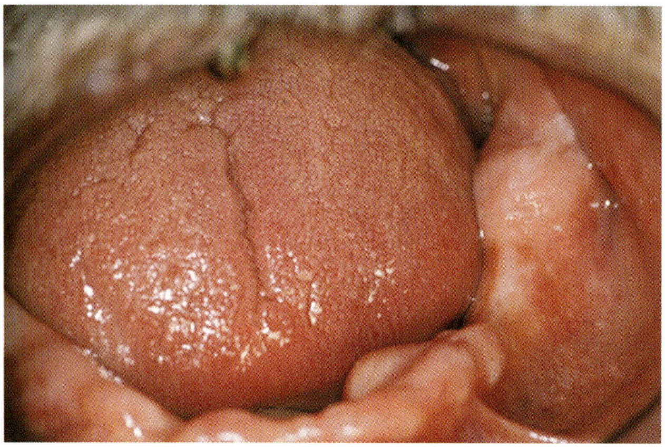

d

Abb. 2 Unterschiedliche Atrophie des Unterkieferalveolarkammes mit Auswirkungen auf die Prothesenstabilität.

a) Normale Atrophie mit prognostisch ausreichender Druckbelastungsfähigkeit und Absicherung gegen Horizontalschübe.
b) Extreme Atrophie mit prognostisch guter Druckbelastungsfähigkeit, aber ohne Sicherung gegen Horizontalschübe. Folge: Unsichere Prothesenlage.
c) Extreme Atrophie in Form eines Eisenbahnschienenprofils mit äußerst ungünstiger Druckbelastungsfähigkeit, aber guter Sicherung gegen Horizontalschübe. Folge: Schlechte Kaudruckbelastung, häufige Druckstellen.
d) Extrem unterschiedliche Atrophie mit Torus mandibulae, hoch ansetzendem Wangenbändchen und unterschiedlichsten Resilienzen. Folge: Mangelhafte Druckbelastung bei ausreichender Sicherung gegen Horizontalschübe.

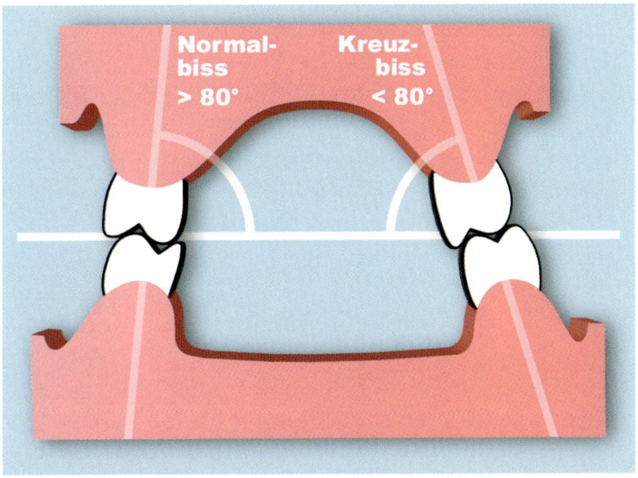

Abb. 3 Die interalveoläre Linie bildet mit der Okklusionsebene den interalveolären Winkel. Nach GYSI ist die Aufstellung im Kreuzbiss dann angezeigt, wenn er weniger als 80° beträgt.

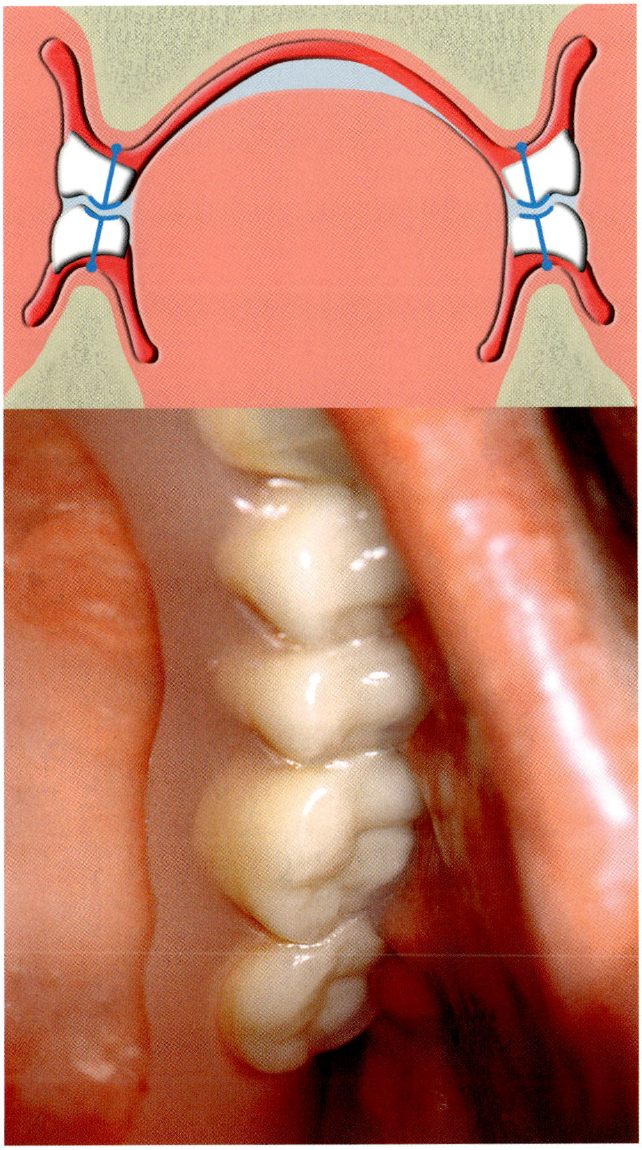

◀ *Abb. 4* Die Aufstellung im Kreuzbiss kann durch betontes Positionieren der palatinalen Höcker auf der interalveolären Linie bei gleichzeitiger Abflachung der Laterotrusionsfacetten vermieden werden.

Hierbei ist zu prüfen, inwieweit diese Aufstellung mit dem **Wangenanschlag** zu vereinbaren ist, da die nach bukkal orientierte Aufstellung zum Wangenbeißen führen kann. Dies erfordert eine funktionelle Reduktion der Bukkalflächen der oberen Molaren (Abb. 4).

Ein weiterer Gesichtspunkt bei der Analyse der Kiefermodelle betrifft den **Höhenlinienverlauf des Kieferkammes** im Unterkiefer. Auch hier ist aus statischen Überlegungen eine Hauptbelastungszone an schräg ansteigenden Kieferkammarealen zu vermeiden, um keine Schubmomente im Sinne eines Proglissements entstehen zu lassen. Es sollte die Hauptbelastungszone an den tiefsten Punkt des Alveolarkammes verlagert werden, um eine Kaustabilität zu gewährleisten.

Nach HUPFAUF ist es in diesen Fällen ratsam, den ersten Molaren an der tiefsten Stelle des Kieferkammes zu platzieren.

In der Praxis muss daher manchmal der erste Molar an die Stelle des zweiten Prämolaren gesetzt werden. Der zweite Prämolar wird dann distal vom Molaren aufgestellt. Diese Verkürzung durch Verzicht auf den zweiten Molaren birgt die Gefahr, dass dorsal der künstlichen Zahnreihe bei nicht sachgemäßer Gestaltung des Kunststoffanschlages eine Angriffsfläche für die Zunge entsteht, die die stabile Lagerung der Prothese gefährden kann (Abb. 5).

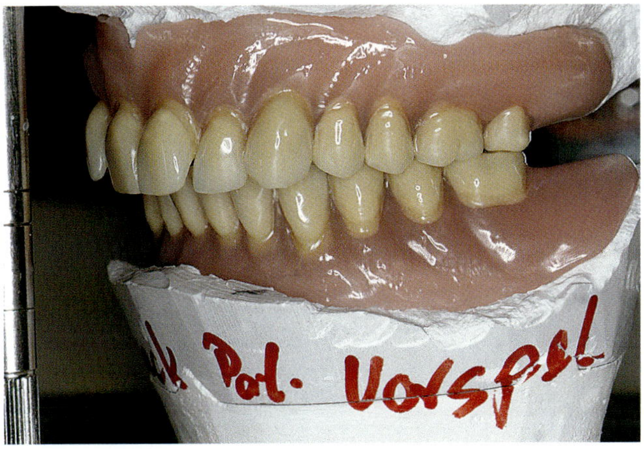

Abb. 5 Verzicht der Aufstellung der zweiten Molaren. Der sagittale Höhenlinienverlauf des Alveolarkammes bestimmt die kaustabile Belastungszone. Der tiefste Punkt fängt vertikale Belastungen ab, ohne dass sagittale Schubmomente entstehen.

7.4 Dynamische Gesichtspunkte

Bei regulärem Verlauf der Kieferkammmittenlinien mit einem Überschneidungspunkt im Bereich der ersten Molaren wird die Seitenzahnaufstellung nach den Grundregeln von Gysi durchgeführt:

Die Seitenzähne der oberen Totalprothese werden in helikoidaler Verwindung aufgestellt, indem der erste Prämolar mit der bukkalen Höckerspitze, der zweite Prämolar mit beiden Höckerspitzen, der erste Molar mit der mesiopalatinalen Höckerspitze und der zweite Molar oberhalb der zukünftigen Okklusionsebene aufgestellt werden (Abb. 6).

a

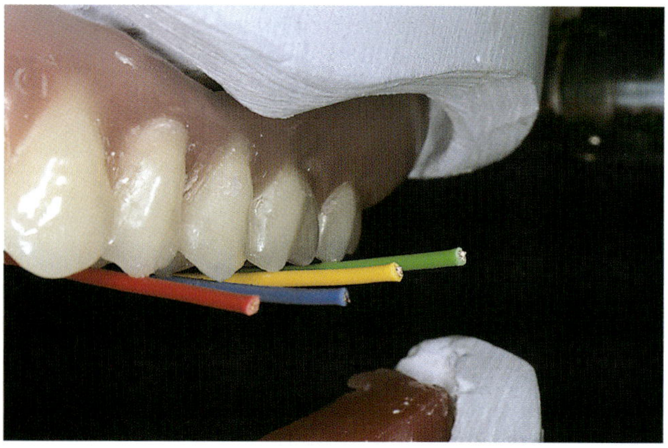

b

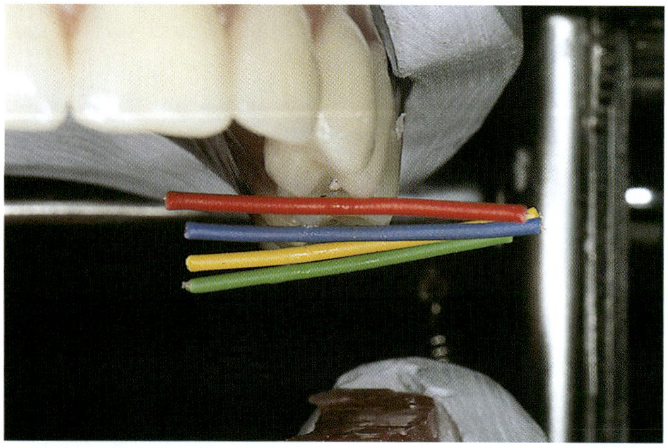

c

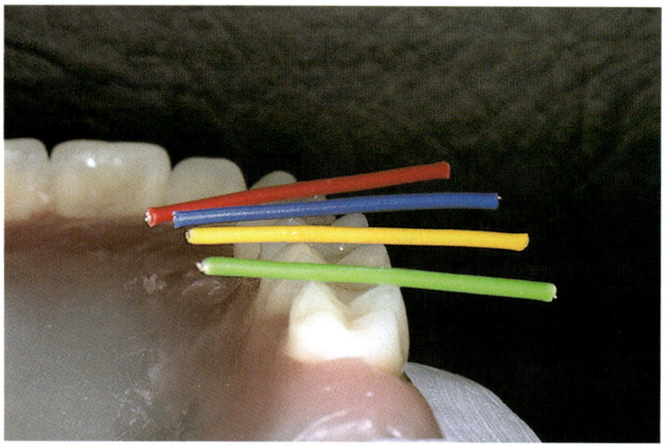

Abb. 6 Helikoidale Verwindung der transversalen Kompensationskurve führt zur bilateral balancierten Okklusion.

Allerdings ergibt die Betonung der bukkalen Höckerspitzen der ersten Prämolaren bei den heutigen Zahnformen in der Regel eine mediotrusive Nonokklusion.

Hierdurch und durch Beachtung der Thielemann-Formel sowie deren Modifikation für die Latero- und Mediotrusion kann in Abhängigkeit von der Gelenkbahnneigung und der Okklusionsebenenneigung sowie der sagittalen und transversalen Kompensationskurven eine **bilateral balancierte, funktionell dynamische Okklusion** erzielt werden (Abb. 7).

Thielemann fasste die Hanau-Quint zur Artikulationsformel zusammen. Hierbei wird ohne mathematischen Gleichungscharakter dargestellt, mit welchen gegenseitig abhängigen Okklusionsparametern die Seitenzähne den Determinanten Gelenkführung und Schneidezahnführung anzupassen sind, um ein **Artikulationsgleichgewicht** zu erhalten.

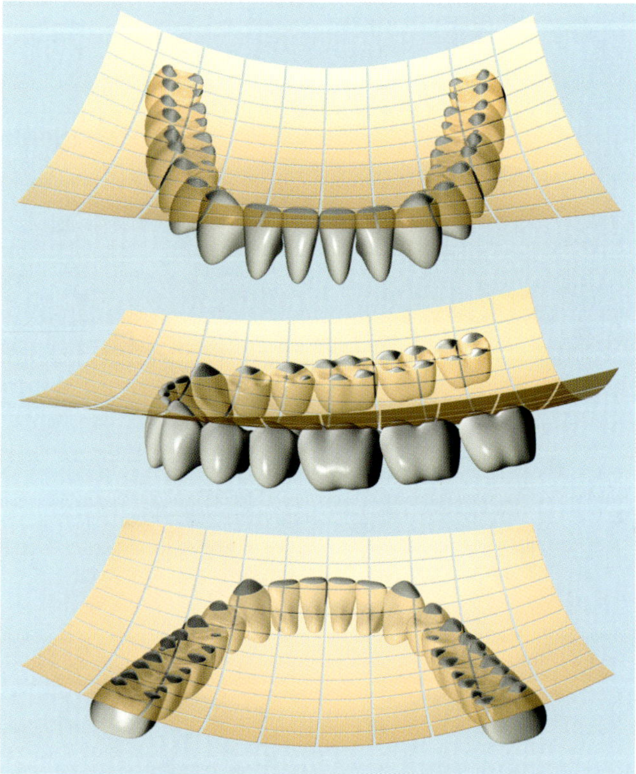

Abb. 7 Die sagittale und transversale Okklusionskurve führt im gelenknahen Bereich zur funktionell sinnvollen Versteilung der Mediotrusionsflächen.

Artikulationsgleichgewicht:

$$\frac{G \times S}{OS \times OK \times H}$$

Dabei bedeuten:
G = Gelenkführung
S = Schneidezahnführung
OS = Okklusionssehne
OK = Okklusionskurve
H = Höckerhöhe

Funktionelle Überlegungen und dreidimensionale Registriermethoden der Grenzbewegungen des Unterkiefers führten zu einer differenzierteren Beschreibung der Bedingungen zur Erzielung einer bilateral balancierten Okklusion. Dabei ist für das Verständnis der dynamischen Okklusion die genaue Kenntnis der Lage, Richtung und Neigung der einzelnen funktionellen Facetten der okklusalen Morphologie Voraussetzung (Abb. 8).

7.4.1 Die Artikulationsformel für die Protrusion

Für die balancierte Okklusion müssen die Neigung der Kondylenbahn während der Protrusion K_p (sagittale Kondylenbahnneigung), die Schneidezahnführung S und die Neigung der Protrusionsfacetten P_n aufeinander abgestimmt sein. Die Determinanten sind dabei die Kondylenbahnneigung und die Schneidezahnführung. Die Neigung der Protrusionsfacetten muss sich in den Bewegungslauf einfügen.

Es ergibt sich als einfachste Formel:

$$\frac{K_p \times S}{P_n}$$

Die Neigung der Protrusionsfacette kann am einfachsten durch eine Änderung der Höckerhöhe H beeinflusst werden.

Hochhöckerige Seitenzähne führen zu steilen Protrusionsfacetten und umgekehrt.

Eine Änderung der Okklusionsebene OE durch Anheben oder Senken beeinflusst ebenfalls die Neigung der Protrusionsfacette. Bei einseitiger Änderung der Okklusionsebene sollte von der Okklusionssehne gesprochen werden. Je stärker die Okklusionsebene an die Kondylenbahnneigung angeglichen wird, desto

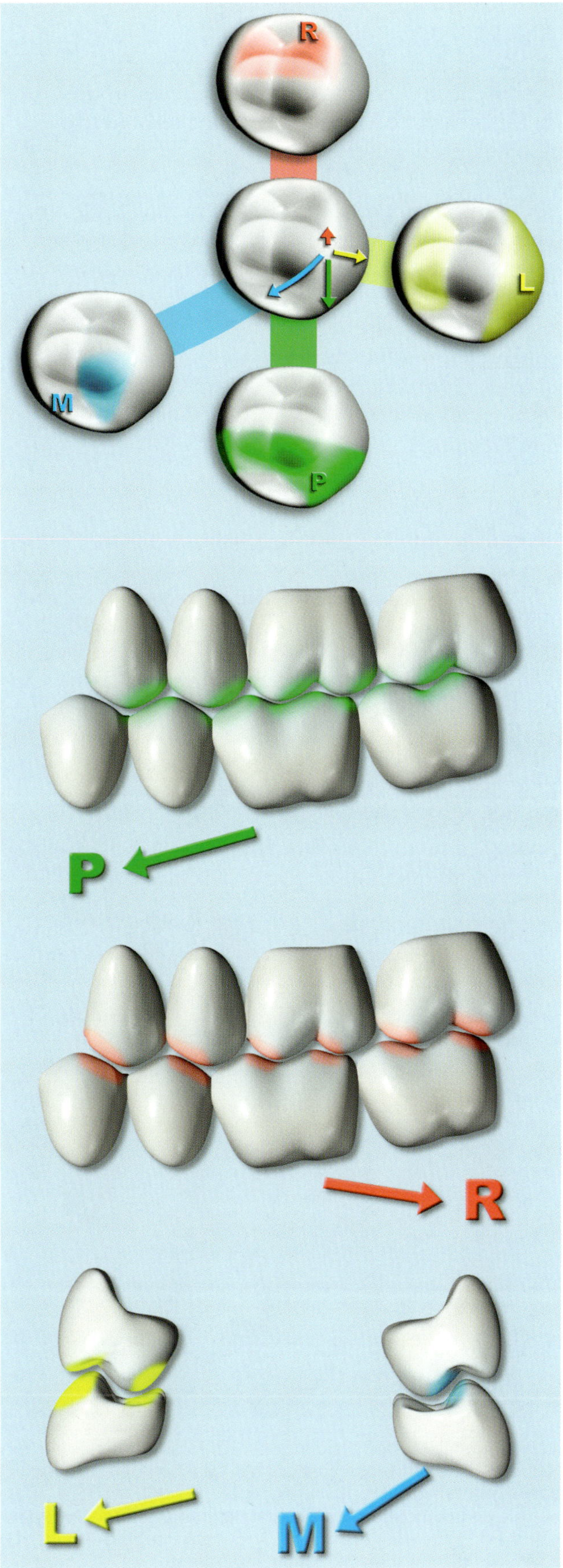

Abb. 8 Funktionelle Facetten für die Protrusion, Retrusion, Latero- und Mediotrusion mit daraus resultierender Bewegungsrichtung des Unterkiefers. ▶

steiler wird die Neigung der Protrusionsfacetten (Abb. 9).

Soll die Neigung der Protrusionsfacetten auf die Kondylenbahnneigung und die Schneidezahnführung abgestimmt werden, muss die Höckerhöhe der Zähne reduziert werden (s. Abb. 9).

Je stärker die Okklusionsebenenneigung von der Kondylenbahnneigung differiert, desto stärker geneigt können die Protrusionsfacetten sein.

Sind die Protrusionsfacetten nach mesial und bukkal geneigt, gewinnen auch die sagittale und transversale Okklusionskurven OK_s und OK_t einen Einfluss auf ihre Neigung.

Eine schwache sagittale Okklusionskurve führt zur geringen Neigung der Protrusionsfacetten, die stärker ausgeprägte Okklusionskurve im Prämolarenbereich zu flachen und im Molarenbereich zu steileren Protrusionsfacetten.

Eine **ausgeprägte sagittale Okklusionskurve** wird bei starken Neigungsdifferenzen zwischen Kondylenbahn und Schneidezahnführung erforderlich. In der Nähe des steileren Determinanten müssen die Facetten entsprechend steiler gehalten werden, um eine harmonische Gleitbewegung zu ermöglichen (Abb. 10).

Auch die transversale Okklusionskurve beeinflusst die Neigungen der Protrusionsfacetten.

Eine stark ausgeprägte transversale Okklusionskurve lässt die Protrusionsfacetten flacher werden, eine gering ausgeprägte lässt sie steiler werden (Abb. 11).

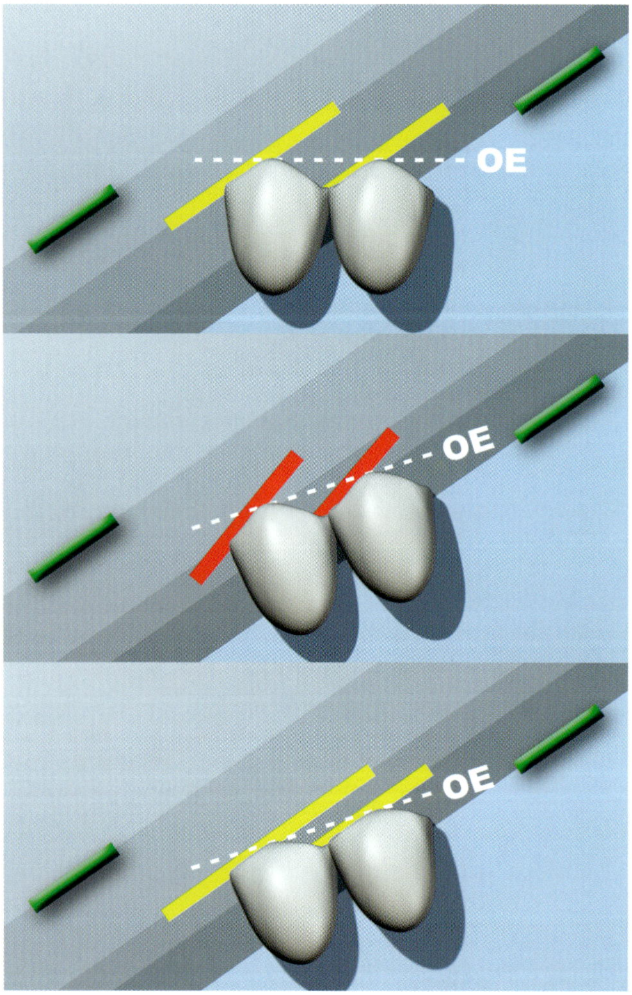

Abb. 9 Einfluss der Neigung der Okklusionsebene auf die Neigung der Protrusionsfacetten: Mit Anheben der Okklusionsebene werden die Protrusionsfacetten steiler (Bildmitte). Werden sie gegenüber der Schneidezahnführung und der Kondylenbahnneigung zu steil, kann eine Änderung der Höckerhöhe die protrusive dynamische Okklusion äquilibrieren.

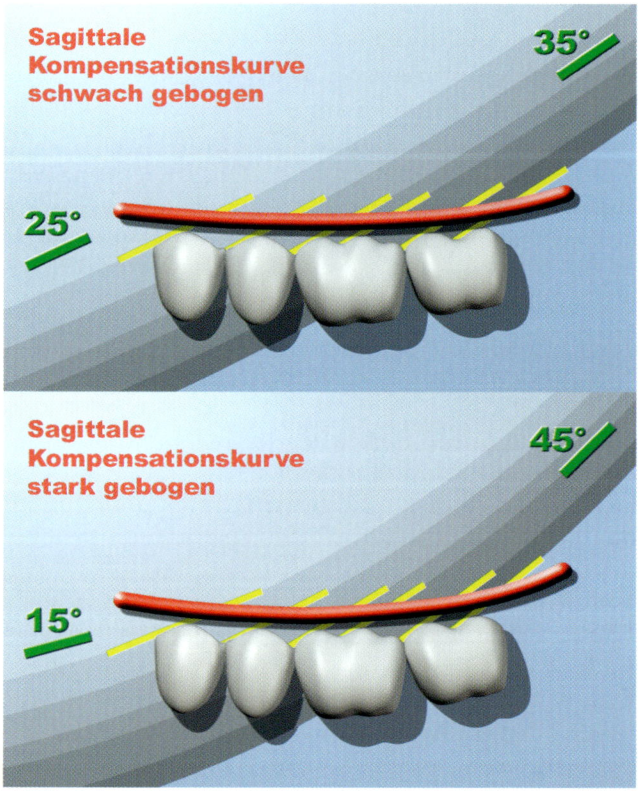

Abb. 10 Einfluss der sagittalen Kompensationskurve auf die Neigung der Protrusionsfacetten: Eine stark ausgeprägte sagittale Kompensationskurve (unten) lässt die Neigung im Molarenbereich steiler werden. Bei starken Neigungsunterschieden zwischen Kondylenbahn und Schneidezahnführung ist eine derartige Aufstellung funktionell sinnvoll. Die Neigung der Protrusionsfacette kann durch mesiale oder distale Kippung des Zahnes verändert werden.

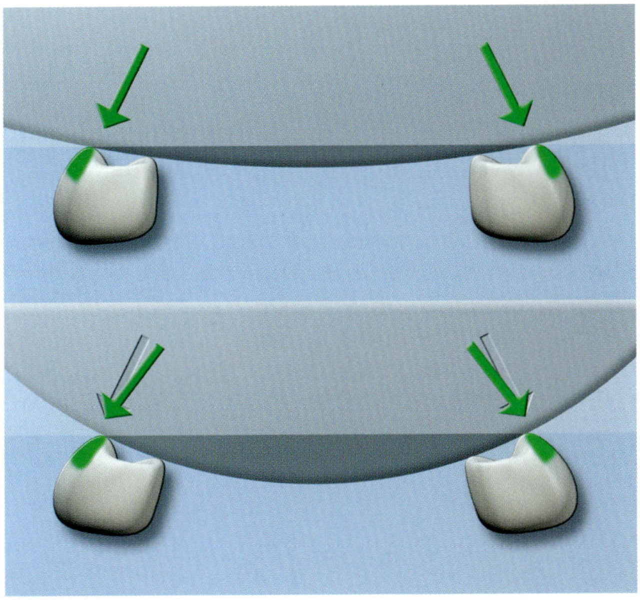

Abb. 11 Einfluss der transversalen Okklusionskurve auf die Neigung der Protrusionsfacetten: Eine ausgeprägte transversale Okklusionskurve führt zur Abflachung der Protrusionsfacetten (unten) und umgekehrt. Die Neigung der Protrusionsfacette wird somit auch durch bukkale oder linguale Kippung des Zahnes verändert.

Die Neigung der Protrusionsfacette P_n ist abhängig von der Höckerhöhe H, der Okklusionsebene OE, der sagittalen Okklusionskurve OK_s und der transversalen Okklusionskurve OK_t.

$$P_n: H \times OE \times OK_s \times OK_t$$

Es ergibt sich somit für die Protrusion der oben genannten Formel die Abhängigkeit:

$$\frac{K_p \times S}{H \times OE \times OK_s \times OK_t}$$

Bilden die Protrusionsfacetten eines einzelnen Zahnes während der Vorschubbewegung ein Gleithindernis, so ist die Neigung dieser Protrusionsfacetten gegenüber den übrigen zu steil. Die Korrektur kann während der Aufstellung durch distale und/oder linguale Kippung des Zahnes erfolgen (s. Abb. 10 u. 11).

7.4.2 Die Artikulationsformel für die Mediotrusion

Soll während des Seitbisses die Okklusion balanciert sein, so bestimmen andere Determinanten als bei der Protrusion den Bewegungsablauf. Diese sind die Neigung der Kondylenbahn während der Mediotrusion und die Neigung der Laterotrusionsfacetten.

Die Neigung der Mediotrusionsfacette muss diesen Determinanten angepasst werden, um eine harmonische Okklusion zu erreichen (Abb. 12). Es ist erforderlich, die Kondylenbahnneigung während der Mediotrusion K_m, die Neigung der Laterotrusionsfacette L_n und die Neigung der Mediotrusionsfacette M_n aufeinander abzustimmen.

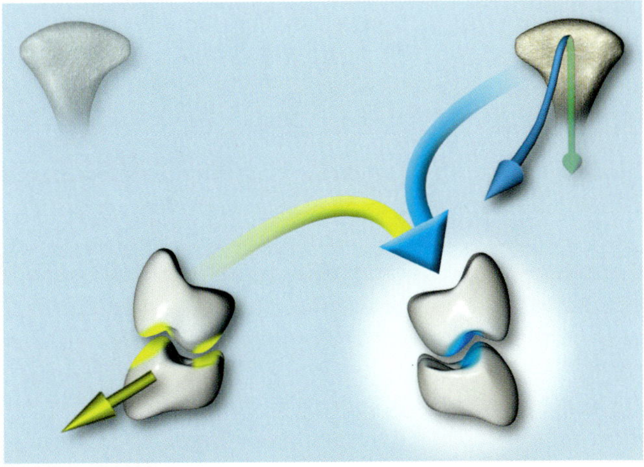

Abb. 12 Die Neigung der Mediotrusionsfacette wird von der Neigung der Kondylenbahn während der Mediotrusion und der Neigung der Laterotrusionsfacetten bestimmt. Zwischen der Kondylenbahn während Protrusion und Mediotrusion besteht ein Neigungsunterschied.

Daraus ergibt sich:

$$\frac{K_m \times L_n}{M_n}$$

Bei einem Steilstand der oberen Frontzähne können auch die Schneidezähne mit an der Bewegung beteiligt sein, die entsprechenden Facetten sollten dann ebenfalls als Laterotrusionsfacetten bezeichnet werden.

Die **Neigung der Mediotrusionsfacette** kann analog der Protrusionsfacettenneigung durch Höckerhöhe, Okklusionsebene und sagittale Okklusionskurve variiert werden.

Die transversale Okklusionskurve beeinflusst die Neigung der Mediotrusionsfacette gegenüber der Protrusionsfacette kontrovers.

> Eine flache transversale Okklusionskurve führt zu flachen Mediotrusionsfacetten, eine ausgeprägte transversale Okklusionskurve zu steilen Mediotrusionsfacetten.

Es ergibt sich hieraus:

$$M_n: H \times OE \times OK_s \times OK_t$$

und somit:

$$\frac{K_m \times L_n}{H \times OE \times OK_s \times OK_t}$$

Fehlt während der Kontrolle der Seitwärtsbewegung der Mediotrusionskontakt an einem Antagonistenpaar, so sind deren Mediotrusionsfacetten zu flach. Geändert werden kann dies im Unterkiefer durch ein Kippen des Zahnes nach mesial und/oder lingual; im Oberkiefer nach distal und/oder bukkal (Abb. 13).

Die Kondylenbahnneigung während der Mediotrusion ist gegenüber der sagittalen Kondylenbahnneigung im Durchschnitt 10° steiler. Werden also die Mediotrusionsfacetten der sagittalen Kondylenbahnneigung angepasst, so werden diese zu flach, und es resultiert im Mund des Patienten eine Nonokklusion auf der Mediotrusionsseite. Die Okklusion ist nicht äquilibriert.

7.4.3 Die Artikulationsformel für die Laterotrusion

Die Neigung der Laterotrusionsfacette L_n ist abhängig von der Kondylenbahn auf der Laterotrusionsseite K_l und der Neigung der Mediotrusionsfacette M_n (Abb. 14).

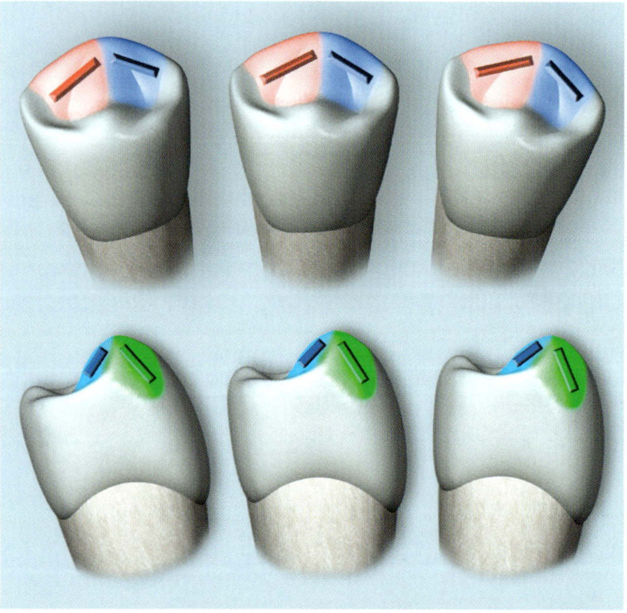

Abb. 13 Die Neigung der Mediotrusionsfacette kann durch mesiodistale oder bukkolinguale Kippung des Zahnes verändert werden. Die Neigung der Retrusionsfacette verändert sich kontrovers.

Daraus ergibt sich:

$$\frac{K_l \times M_n}{L_n}$$

Eine Auswärts- und Aufwärtsbewegung des Kondylus auf der Laterotrusionsseite (Laterosurtrusion) erfordert flache Laterotrusionsfacetten, eine Auswärts- und Abwärtsbewegung des Kondylus (Laterodetrusion) lässt steilere Laterotrusionsfacetten zu. Die Neigung der Laterotrusionsfacette kann wiederum durch Höckerhöhe, Okklusionsebene, sagittale und transversale Okklusionskurve beeinflusst werden.
L_n ist abhängig von:

$$H \times OE \times OK_s \times OK_t$$

Eine flache transversale Okklusionskurve führt zu steilen Laterotrusionsfacetten, eine ausgeprägte transversale Okklusionskurve zu flachen Laterotrusionsfacetten.
Es ergibt sich die Abhängigkeit:

$$\frac{K_l \times M_n}{H \times OE \times OK_s \times OK_t}$$

Fehlender oder **vorzeitiger Laterotrusionskontakt** kann wiederum durch Veränderungen der Achsstellung des Zahnes in mesiodistaler oder bukkolingualer Richtung korrigiert werden (Abb. 15).

Diese Artikulationsgesetze gelten im Wesentlichen für die balancierte Okklusion, eine Okklusion mit gleichmäßigem Kontakt in allen Artikulationsrichtungen.

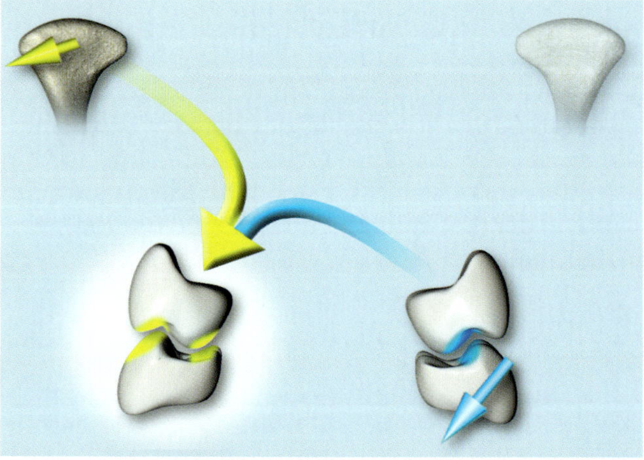

Abb. 14 Die Neigung der Laterotrusionsfacette wird von der Neigung der Kondylenbahn auf der Laterotrusionsseite und der Neigung der Mediotrusionsfacette bestimmt: Eine Laterodetrusion lässt steile Laterotrusionsfacetten zu, eine Laterosurtrusion erfordert flache Laterotrusionsfacetten.

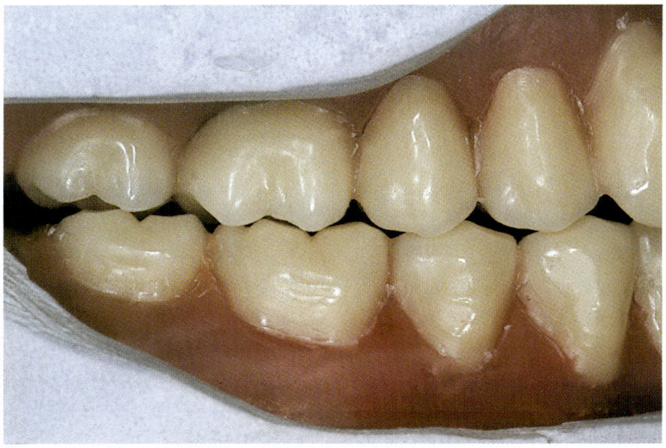

a

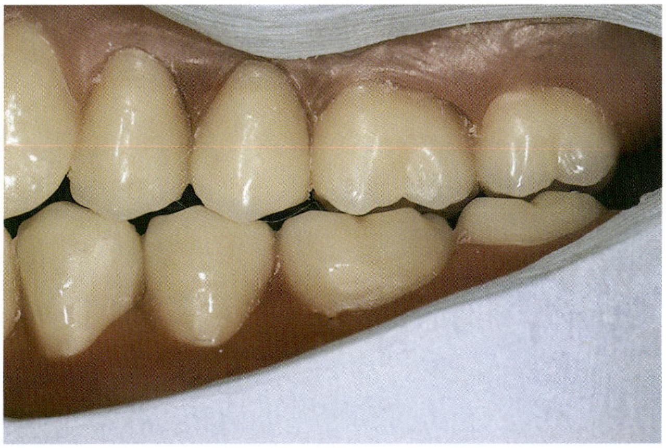

b

Abb. 15 Fehlender Laterotrusionskontakt im Molarenbereich durch zu steile Laterotrusionsfacetten an den Prämolaren. Abhilfe: Änderung der Achsenneigung, Zahnhälse leicht nach mesial kippen.

Der **Mediotrusionskontakt** ist zur Stabilisierung der Totalprothese besonders wichtig. Das Gelenk bestimmt dabei durch die Bahn während der Mediotrusion – die Okklusion durch die Neigung der Laterotrusionsfacetten – die Neigung der Mediotrusionsfacetten.

Ist während der Artikulationskontrolle eine **Nonokklusion auf beiden Mediotrusionsseiten** vorhanden, so sind die Laterotrusionsfacetten insgesamt zu steil. Die Korrektur erfordert das Aufstellen der Zähne in stärkerer transversaler Okklusionskurve, also Lingualkippung der unteren, Bukkalkippung der oberen Seitenzähne. Hierdurch werden die Laterotrusionsfacetten abgeflacht und die Mediotrusionsfacetten gleichzeitig steiler.

Da selbst bei einer differenzierteren rein geometrisch-mechanischen Betrachtungsweise der Aufstellung im Artikulator die individuellen Gegebenheiten, wie Rechts-Links-Resilienz-Unterschiede und Rechts-Links-Gelenkbahnneigungswinkel-Unterschiede, keine Berücksichtigung finden, muss nach antagonistischer Aufstellung der Unterkieferseitenzähne gegebenenfalls in der Dynamik bei der **Wachseinprobe nachjustiert** werden.

Bei fehlendem Mediotrusionskontakt sind entweder die Mediotrusionsfacetten der Molaren zu versteilen oder die Laterotrusionsfacetten der Prämolaren der Gegenseite abzuflachen. Beides kann durch leichtes Hineindrücken der Zahnhälse erreicht werden.

Welche Maßnahme im Einzelfall die funktionell sinnvollere ist, wird weitgehend von der Lagestabilität der oberen Prothese bei Belastung der Laterotrusionsfacetten im Prämolarenbereich bestimmt.

Führt eine derartige Belastung zu instabilen Verhältnissen, so muss im Prämolarenbereich die Laterotrusionsfacettenneigung abgeflacht werden. Hierbei ergibt sich eine Versteilung der Mediotrusionsfacetten der entsprechenden Zähne, sodass auch die Lateralbewegung zur Gegenseite kontrolliert werden muss, um nicht mediotrusive Frühkontakte im Prämolarenbereich entstehen zu lassen.

Neben der hier geschilderten Aufstellsystematik existieren weitere erfolgversprechende Okklusionskonzepte, die in dem gleichnamigen Beitrag abgehandelt werden (s. Kap. 8).

Aus unserer Sicht hat sich die Aufstellung in **bilateral balancierter Okklusion** klinisch bestens bewährt. Diese Äquilibrierung der Okklusion während der Lateralbewegungen hat für die Leermastikation eine weit größere Bedeutung erlangt als für die kaufunktionelle Belastungsverteilung. Von Vorteil ist neben der gleichmäßigeren Belastungsverteilung, insbesondere im Unterkiefer, auch die für den Patienten erleichterte Möglichkeit des Replatzierens der unteren Totalprothese bei leichter Dislokation.

7.5 Kauschlauch

Kein anderer Bereich des menschlichen Körpers ist einem derartig funktionell variablen Muskelspiel unterworfen wie der orale und periorale Bereich. Dabei sind die **muskulären Aktivitäten** durch verschiedenste Funktionen wie Sprache, Kauen, Schlucken und Mimik individuell so variabel, dass eine normierte Vorgehensweise bei der Aufstellung der Front- und Seitenzähne, insbesondere der unteren Totalprothese, kaum gegeben werden kann.

Die klinische Erfahrung zeigt, dass gerade die muskuläre Aktivität der Lippen, Zunge und Wangen während der verschiedensten oralen Funktionen bedeutungsvoll für den Halt oder die Destabilisierung der unteren Totalprothese ist.

Dabei ist einer der **häufigsten Fehler** im Frontzahn- und Prämolarenabschnitt zu finden: Bei dem Versuch, eine durch verstärkte Lippenauspolsterung im Oberkiefer entstehende sagittale Stufe durch anteriore und vestibuläre Positionierung der unteren Frontzähne und Prämolaren auszugleichen, gerät die untere Totalprothese bei Mundöffnung und Aktivierung der Mm. mentales und der Mm. orbiculares oris aus dem Gleichgewicht und wird nach posterior vom Prothesenlager abgehebelt. Dies geschieht umso leichter, wenn die Zunge nicht zur Stabilisierung der nach dorsal gerichteten Muskelaktivität beitragen kann.

Abhilfe kann nur eine rein statische Aufstellung der unteren Frontzähne und Prämolaren auf der Kieferkammmitte mit leicht nach labial gekippten Inzisalkanten schaffen.

Somit kommt der Überprüfung der stabilen Unterkieferprothesenlagerung bei der Wachseinprobe bei verschiedensten funktionellen Bewegungen eine besondere Bedeutung zu.

Es gab Versuche, den muskelfreien (muskelpassiven) Raum durch **spezielle Abformverfahren** dreidimensional darzustellen, um die Tonuslage zwischen Lippen- bzw. Wangenmuskulatur und der Zunge zu bestimmen. Eine derartige räumliche Darstellung hat sich allerdings in der Praxis nie durchsetzen können, da sie sehr zeitaufwändig ist und zudem kaum geeignet, die vielfältigen oralen Funktionen in ihrer Variabilität zu erfassen.

Bereits die intraorale Platzierung der speziell für diese Methodik entwickelten Funktionslöffel mit Verbindungsstegen und Gazestreifen irritiert die Kinästhesie von Lippen, Wangen und Muskulatur derart, dass von einer normalen funktionellen Ausformung nicht die Rede sein kann.

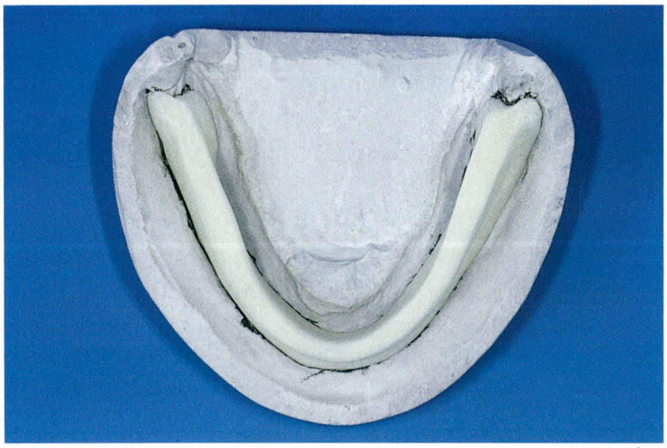
a

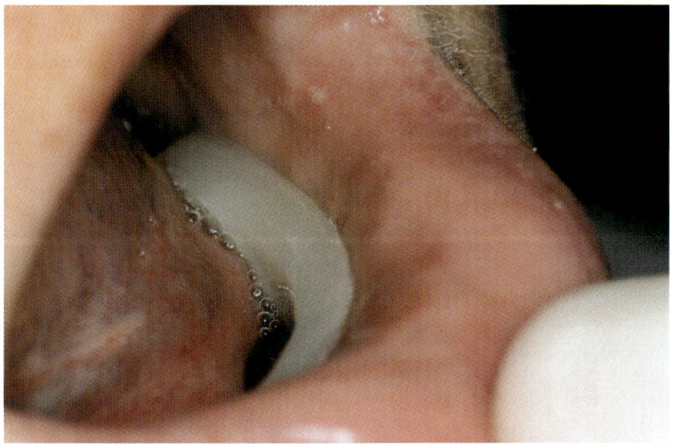
b

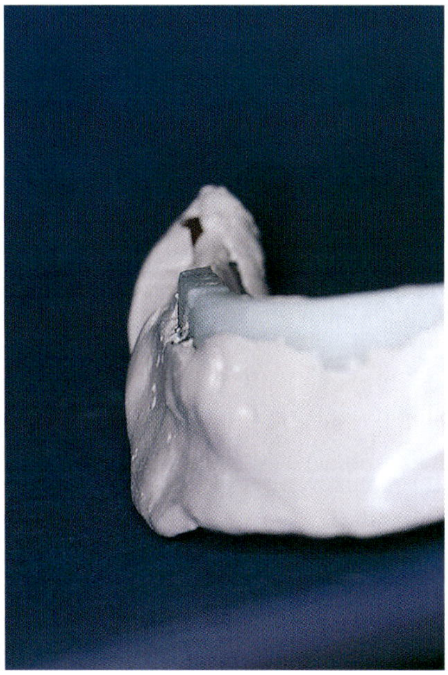
c

Abb. 16 Funktionsabformung mit Darstellung des muskelpassiven Raumes.
a) Kieferkammmittig platzierter schmaler Kunststoffwall.
b) Einprobe des Funktionslöffels und gegebenenfalls Korrektur der Anschlagflächen. Ziel: Ruhige Lagerung bei Funktionsbewegungen.
c) Funktionsabformung mit funktionell ausgeformter Anschlagfläche von Wange und Lippe.
d) u. e) Linguale und vestibuläre Vorwälle verdeutlichen den sehr schmalen muskelpassiven Raum, dies führt zu einer reinen Prämolarenaufstellung.
f) Die Einprobe verdeutlicht nochmals die räumliche Enge zwischen Zunge und Wange.
g) Prothesen in Seitenansicht: Die Seitenzahnreihe wurde wegen des distal stark aufsteigenden Unterkieferalveolarkammes verkürzt aufgestellt.

Es kommt hinzu, dass funktionelle Bewegungen des Unterkiefers bei dieser Abformtechnik nicht möglich sind, sodass lediglich durch Zungenpressen, Lippenpressen und Lippenspitzen eine unter funktionellen Gesichtspunkten äußerst eingeschränkte Abformung dieses muskelinaktiven Bereiches gelingen kann.

Wir versuchen seit vielen Jahren weitaus erfolgreicher, das Funktionsmuster unter Einbeziehung von Unterkieferbewegungen wie weite Mundöffnung, Lateralbewegungen, Rechts-Links-Zungen-Bewegungen an der Oberlippe, Mundspitzen mit getrennten Funktionslöffeln darzustellen. Hierzu werden für die **Funktionsabformung** schmale Kunststoffwälle kieferkammmittig platziert, um dem Abformmaterial während der Funktionsbewegungen ein Widerlager zu bieten.

Die **Kunststoffwälle** müssen höhenreduziert sein und auch in der transversalen Ausdehnung schmal gehalten werden, um die Funktionsbewegungen nicht zu stören. Durch eine derartige Darstellung der Anschlagflächen während der Funktionsbewegungen erhält der Zahntechniker nach der Vorwall-Herstellung ausgezeichnete Anhaltspunkte für die funktionelle Ausrichtung der Wachswälle und für die spätere Aufstellung der künstlichen Zahnreihe (Abb. 16).

Bei diesem Vorgehen entfällt während der Relationsbestimmung in der Regel das vestibuläre und auch orale Korrigieren der Wachswallposition und -breite. Sobald sich der untere Wachswall im anterioren und seitlichen Bereich im Gleichgewichtszustand zwischen Lippen, Zunge und Wangen befindet, und die Schablone während normaler funktioneller Bewegungen ruhig liegen bleibt, kann man davon ausgehen, dass Zunge und Wange bei entsprechender **Auswahl der richtigen Seitenzähne** die Prothese tolerieren und nicht destabilisieren.

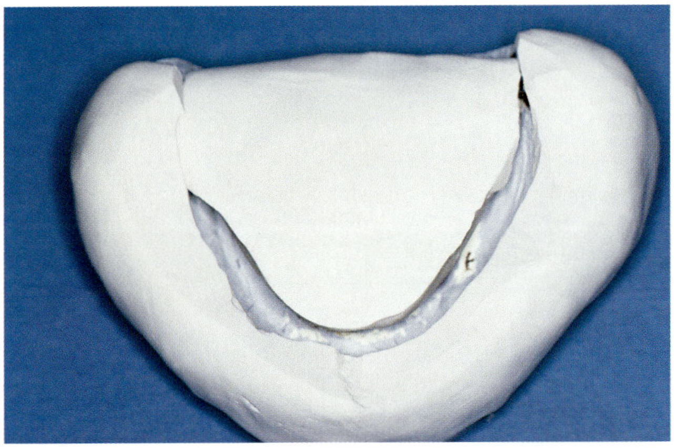
d

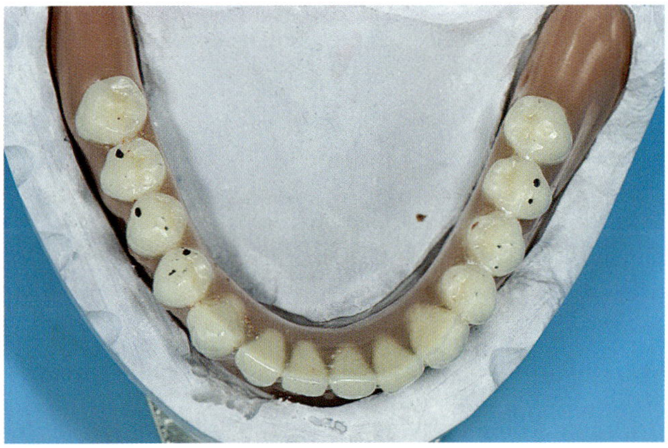
e

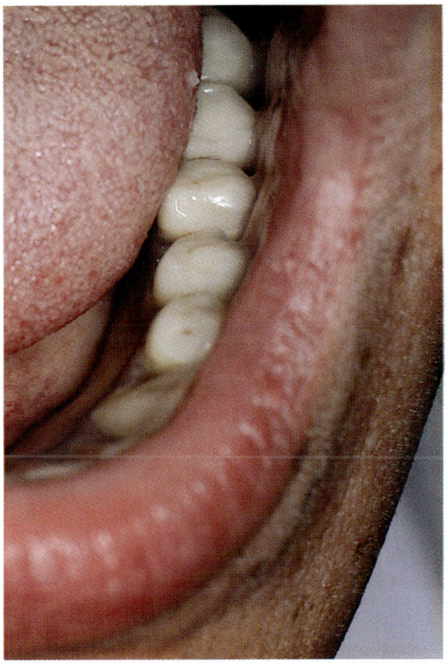
f

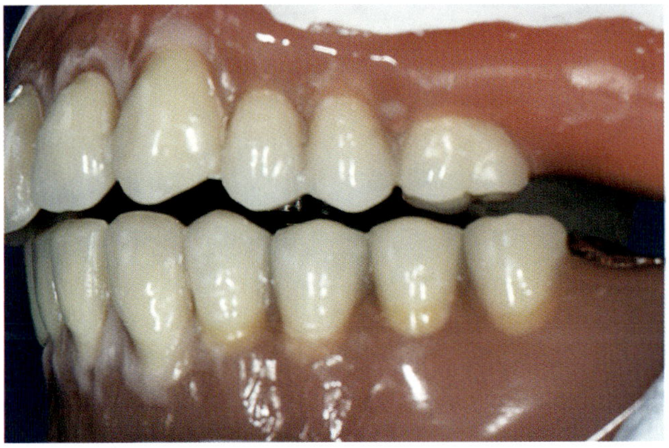
g

Abb. 16 d bis g

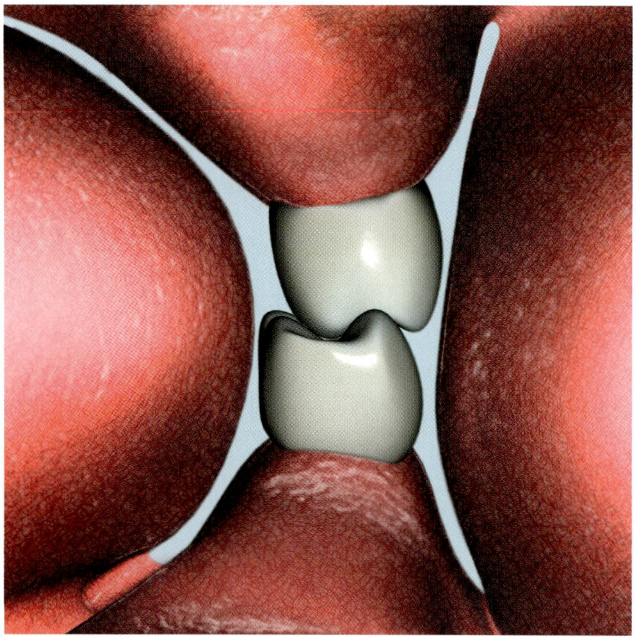

Abb. 17 Muskelpassiver Raum im Transversalschnitt: Die Platzierung der Zahnreihe erfolgt so, dass normale Funktionsbewegungen der Muskulatur und des Unterkiefers nicht zur Lageinstabilität der Prothesen führen.

Die orovestibuläre Breite der Seitenzähne muss der Breite des muskelinaktiven Kauschlauchs angepasst werden (Abb. 17).

Insbesondere bei Patienten, die über lange Zeit im Molarenbereich prothetisch nicht versorgt waren, entwickelt sich häufig eine breite Zunge und damit ein schmaler Kauschlauch, sodass entweder sehr schmale Molaren, eventuell unter Reduktion der lingualen Höcker, aufgestellt werden oder auf das Aufstellen von Molaren ganz verzichtet wird. Die Zahnreihe wird nach posterior mit Prämolaren komplettiert (s. Abb. 16).

7.6 Zungenäquator

Neben der sagittalen und transversalen Positionierung der künstlichen Zahnreihe in Bezug auf eine funktionsstabile Lagerung ist auch die **vertikale Beziehung** zwischen der Okklusionsebene und dem Zungenäquator wesentlicher Bestandteil der Kontrolle während der Relationsbestimmung und der Wachseinprobe.

Funktionell vorteilhaft ist es, wenn die Okklusionsebene der Unterkieferzahnreihe den Zungenäquator nicht überragt oder idealerweise geringfügig unterhalb dieses verläuft (Abb. 18).

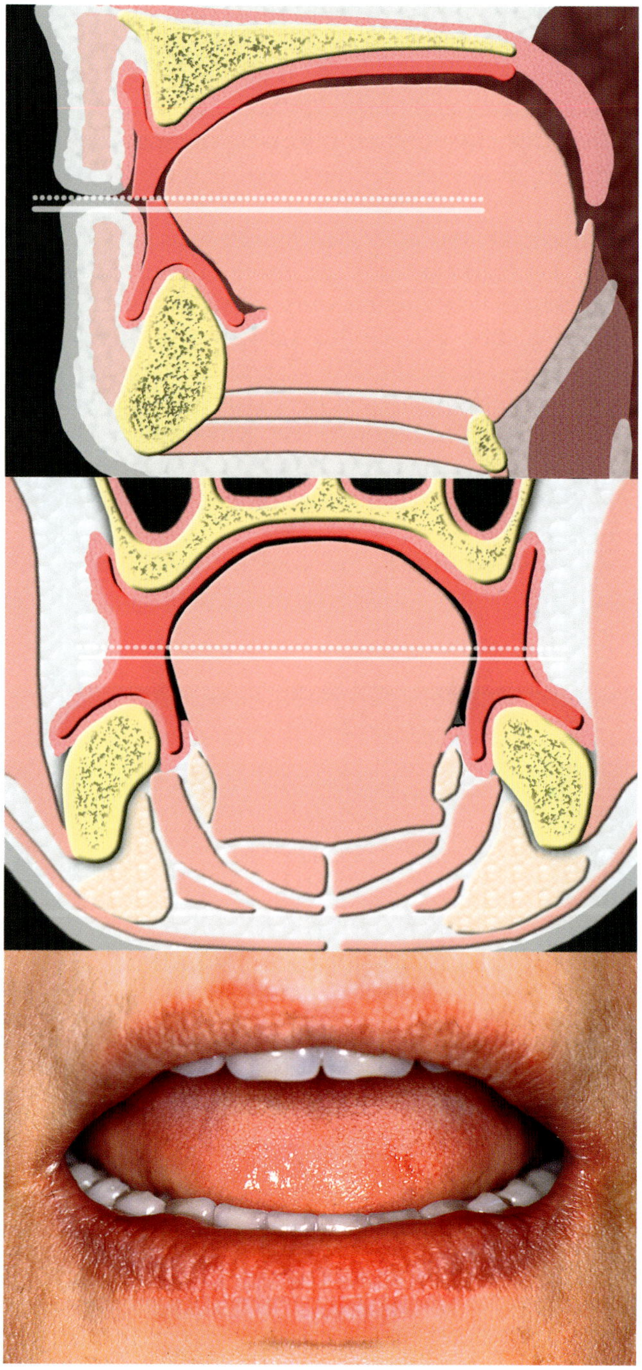

Abb. 18 Die Okklusionsebene überragt den Zungenäquator nicht, sondern verläuft idealerweise leicht unterhalb dieses: Die Zunge kann bei korrekter Lage der Okklusionsebene die Lagestabilität der Unterkieferprothese unterstützen (unten).

Die **Überprüfung** dieser Situation geschieht bei der Wachswalleinprobe bei leicht geöffnetem Mund. Gegebenenfalls kann die Zunge selbst während der Mundöffnung durch leichte Auflagerung auf die okklusalen Strukturen zur Stabilisierung der unteren Prothese beitragen.

Wegen der beschriebenen Schwierigkeiten bei der Erzielung einer funktionell stabilen Lagerung der unteren Totalprothese wurde gefordert, zunächst den unteren Wachswall nach funktionellen Gesichtspunkten lagestabil auszurichten und danach den Oberkieferwachswall dem unteren anzupassen. Damit werden allerdings die Forderungen für den oberen Wachswall, wie die Parallelität zur Camper-Ebene und zur Bipupillarlinie, infrage gestellt. Dieses Vorgehen lässt sich daher in der Praxis selten umsetzen. Es kommt hinzu, dass man bei derartigem Vorgehen den ohnehin schon schwierigen Weg einer Ebenenzuordnung zu Weichteilpunkten (Camper-Ebene) verlässt und sich in eine noch schwieriger zu bestimmende dreidimensional kaum reproduzierbare Zuordnungsproblematik begibt. Somit ist festzuhalten, dass bei allen Schwierigkeiten, die sich aus der funktionell stabilen Lagerung der unteren Prothese ergeben, nach wie vor die Ausrichtung der Zahnreihe des Oberkiefers nach den bekannten Kriterien Vorrang hat.

Sollten sich bei konventionellem Vorgehen Schwierigkeiten in der Höhenverteilung ergeben, so ist es ratsam, durch geringfügiges Absenken des unteren Wachswalles bzw. des unteren Zahnkranzes parallel zur Okklusionsebene des Oberkiefers für eine Funktionsstabilität der Unterkieferversorgung zu sorgen.

Ein weiterer Aspekt zur funktionsstabilen Lagerung der unteren Totalprothese ist die **muskelgriffige Ausgestaltung** des Prothesenkörpers.

Hierbei ist auf eine dreieckige Querschnittsform zu achten, die durch ihre konkave Ausgestaltung durch die Anlagerung der Wange, Lippen und Zunge zu einer verbesserten Lagestabilität der unteren Totalprothese führt.

Selbst die Wangenbändchen können bei entsprechender Ausgestaltung des Prothesenkörpers zur Stabilisierung der Lagerung beitragen (Abb. 19).

Die geschilderte Vorgehensweise während der Funktionsabformung mit funktioneller Ausformung der Anschlagflächen an den zukünftigen Prothesenkörper bei entsprechender Umsetzung durch Vorwälle ist äußerst hilfreich.

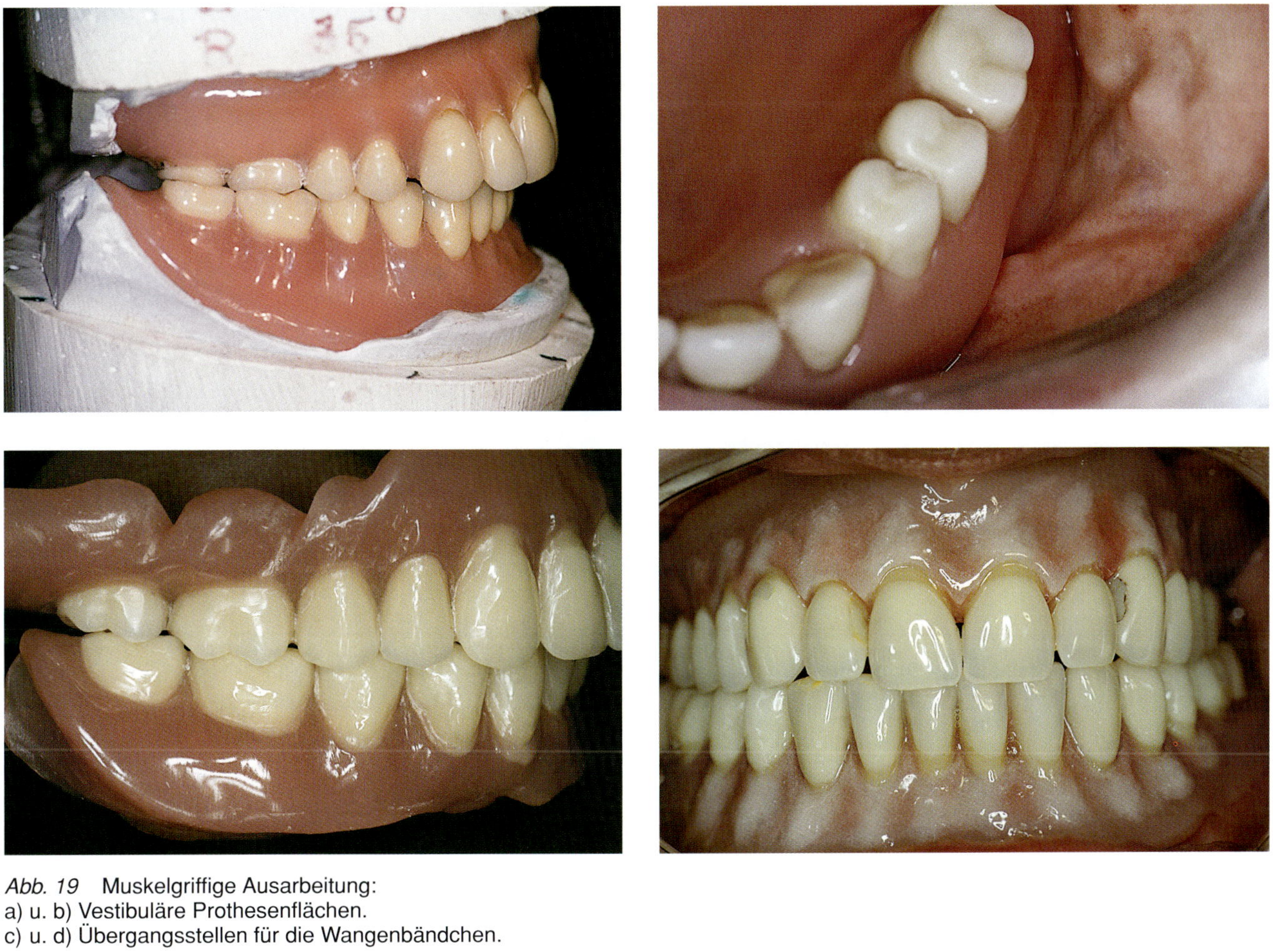

a b c d

Abb. 19 Muskelgriffige Ausarbeitung:
a) u. b) Vestibuläre Prothesenflächen.
c) u. d) Übergangsstellen für die Wangenbändchen.

7.7 Kauflächen

Der dreidimensionalen Stabilisierung der totalen Prothesen durch die antagonistischen Kauflächenstrukturen kommt eine besondere Bedeutung zu. Einerseits muss durch eine gesicherte Interkuspidation in **zentrischer Kondylenposition** die Lagebeziehung der Kiefer zueinander fixiert werden; andererseits sollen im okklusalen Bereich keine Schubmomente auf die Prothesenkörper entstehen.

Schubmomente führen zur Destabilisierung insbesondere der unteren Totalprothese und verursachen Druckstellen oder eine beschleunigte Druckatrophie.

Die gängigen Okklusionskonzepte, die bei bezahnten Patienten Anwendung finden, sind nicht auf die Totalprothetik übertragbar.

Lediglich das Aufstellen der Zähne in **balancierter Okklusion** mit gleichzeitigen und gleichmäßigen Kontakten auf der Laterotrusions- und der Mediotrusionsseite erfüllt derartige Anforderungen.

Dem stehen oftmals **Resilienzunterschiede** zwischen rechter und linker Alveolarkammmukosa entgegen. Neue Untersuchungen zur Messung der Schleimhautdicke mittels Ultraschall zeigen zum Teil erhebliche individuelle Rechts-Links-Unterschiede in den einzelnen Tegumentabschnitten.

Der **sekundären Remontage** nach Einlagerung der starren Prothesenkörper kommt daher eine besondere Bedeutung zur Äquilibrierung der Okklusion und der daraus möglicherweise resultierenden Schub- und Kippmomente zu.

Deutlicher als bei den gemittelten Werten (Abb. 20) werden diese Rechts-Links-Unterschiede am Individuum (Abb. 21). Insbesondere die belastbaren Alveolarkammareale weisen unterschiedliche Schleimhautdicken mit daraus resultierenden Resilienz-

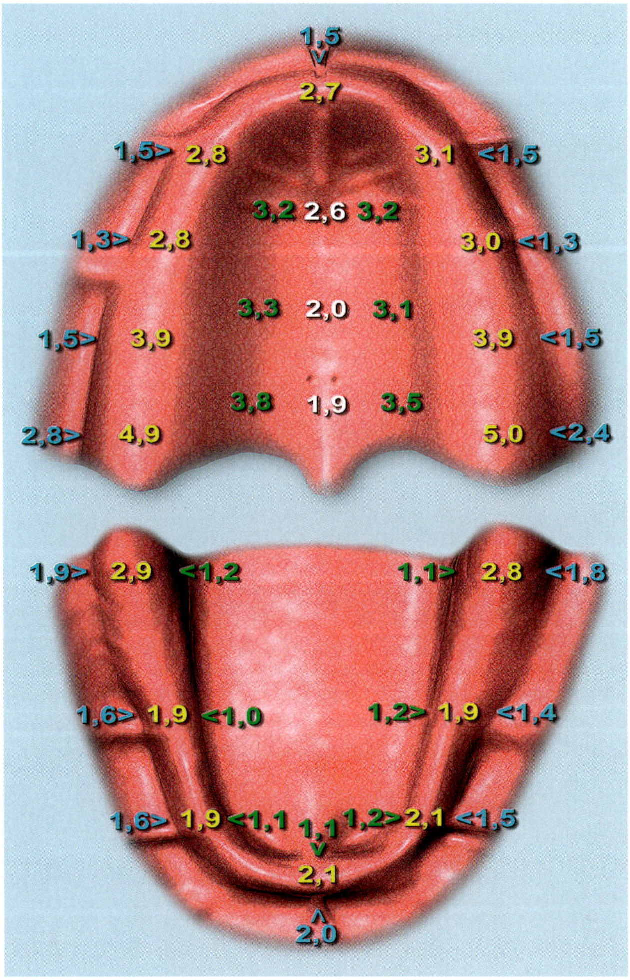

Abb. 20 Messung der Schleimhautdicken: Gemittelte Werte.

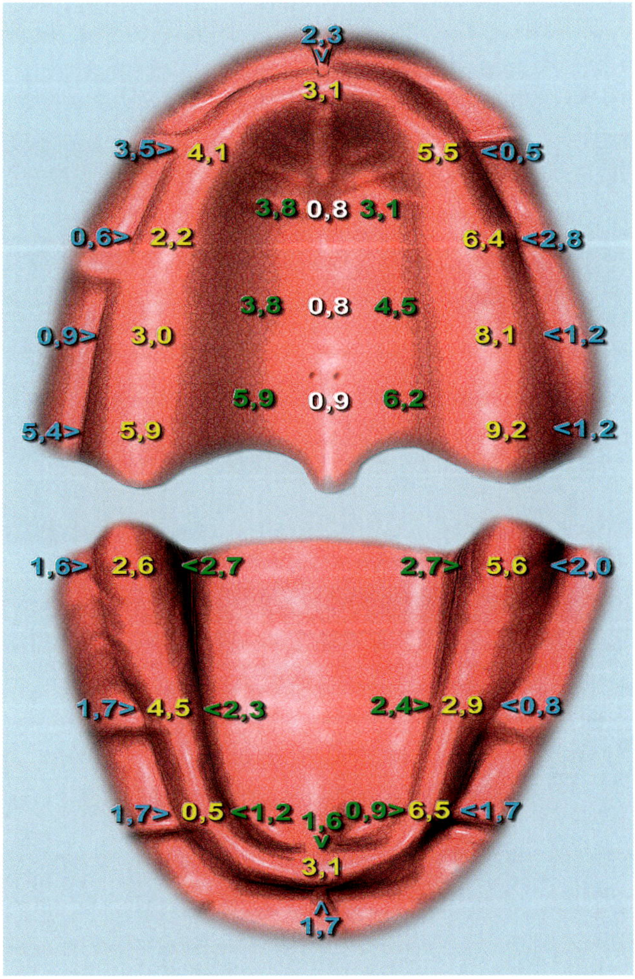

Abb. 21 Messung der Schleimhautdicken: Individuelle Werte. Deutlicher als bei den gemittelten Werten werden hierbei Rechts-Links-Unterschiede in den einzelnen Tegumentabschnitten.

unterschieden auf. Das führt zwangsläufig zur veränderten Einlagerung der Prothesenkörper in die Mukosa (s. Kap. 12).

Um Schub- und Kippmomente im okklusalen Nahbereich zu verhindern, benutzen wir keinen steilhöckrigen Seitenzahn. Der **gewählte Seitenzahntyp** muss einerseits durch eine ausreichende Interkuspidationstiefe die dreidimensionale Stabilisierung der Prothesenkörper und damit der Unterkieferposition gewährleisten, darf andererseits nicht zu scharf verzahnt sein, sodass durch Schubmomente eine Fehlbelastung oder Verschiebung der Prothesenbasis resultiert.

Gerber entwickelte den **Condyloform®-Zahn**, bei dem die betont gerundeten palatinalen Höcker der Oberkieferseitenzähne in einem muldenförmigen Feld der Antagonisten okkludieren, bei gleichzeitig abgeflachten Laterotrusionsfacetten. Durch diese okklusale Morphologie nach dem **Mörser-Pistill-Prinzip** erreichte Gerber eine Stabilisierung des Zahnersatzes und vermied die oftmals problematische Kreuzbiss-Aufstellung. Bei allen Vorteilen konnte sich der Condyloform®-Zahn, wohl auch aus Kostengründen, nicht breitflächig in der Praxis durchsetzen (Abb. 22).

> Die Entscheidung, ob Mineral- oder Kunststoffzähne verwendet werden, ist aufgrund der einfacheren Verarbeitung zugunsten des Kunststoffzahnes gefallen.

Die früher oft geübte Praxis, im Frontabschnitt Mineralzähne zur besseren Ästhetik zu verwenden, ist aus heutiger Sicht wegen der verbesserten Schichttechnik der Kunststoffzähne nicht mehr üblich.

Das Argument der **mangelhaften Abrasionsfestigkeit** von Kunststoffzähnen gegenüber Mineralzähnen kann heutzutage nicht mehr gestützt werden, da einerseits die Abrasionsfestigkeit der Kunststoffzähne zugenommen hat und andererseits eine individuelle okklusale Abrasion auch als adaptiver Vorgang gewertet werden kann. Dieser kann zur besseren Stabilisierung der Prothesen während der Leermastikation beitragen.

Eine geringfügige **okklusale Feinjustierung** durch Abrasion ist auch wegen der um den Faktor 10 verringerten Tastsensibilität von Totalprothesenträgern gegenüber Bezahnten erwünscht, um das Tegument vor Druckbelastungen und Horizontalschüben zu schützen. Die funktionelle Belastung der Prothese und damit des Tegumentes muss sowohl für die Leermastikation als auch für das Schlucken oder für individuelle Parafunktionen äquilibriert sein, da die zeitliche Beanspruchung durch derartige Funktionen weitaus größer ist als durch die Kaubewegung selbst. Unter diesem Aspekt kann die individuelle Abrasion zur Feinjustierung der bilateral-balancierten Okklusion hilfreich sein.

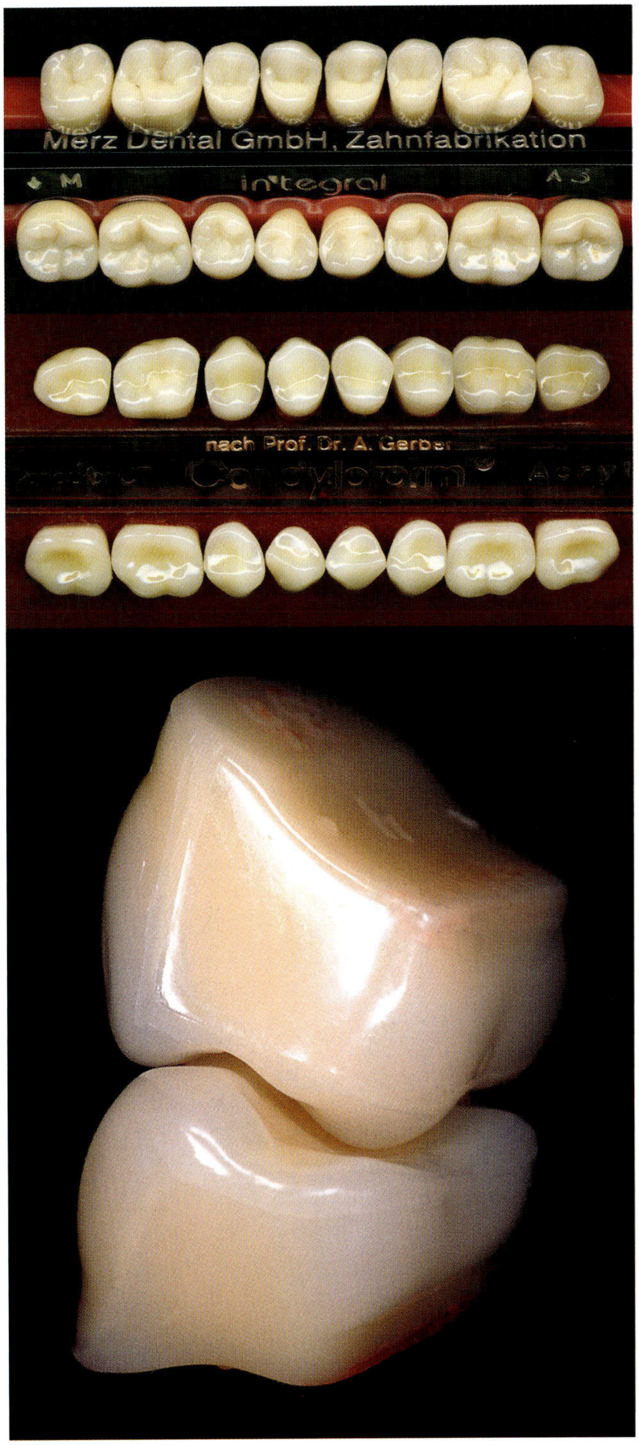

Abb. 22 Condyloform®-Zahn nach Gerber.

7.8 Klinische Hinweise

Durch Berücksichtigung funktionell dynamischer Gesichtspunkte während der Aufstellung der Seitenzahnreihe kann die Lagesicherung des Zahnersatzes optimal unterstützt werden. Folgende Hinweise sollten bereits während der Relationsbestimmung und später bei der Aufstellung beachtet werden:

- Der obere Wachswall sollte nach Auspolsterung der Lippe das Lippenrot um 1 bis 2 mm überragen und zur Bipupillarlinie sowie zur CAMPER-Ebene parallel sein.
- Der untere Wachswall sollte in seiner Höhe den Äquator der Zunge nicht überragen.
- Die Kauansätze sind in den muskelpassiven Raum (Kauschlauch) einzuordnen. Dazu müssen während der Relationsbestimmung die Wachswälle soweit beschnitten werden, dass sie sich den funktionellen Bewegungen der Zunge und der perioralen Muskulatur (M. orbicularis oris und M. mentalis) unterordnen.
- Die Breite des endgültigen Wachswalles gibt Auskunft über die Breite der für die Aufstellung auszuwählenden künstlichen Zähne. Dieses Vorgehen zwingt oft dazu, im Seitenzahnbereich entweder lingual reduzierte Molaren oder nur Prämolaren zu verwenden.
- In mesiodistaler Richtung ist die Zahngarnitur so auszuwählen, dass nach Möglichkeit der erste Molar an die tiefste Stelle des Alveolarfortsatzes gestellt werden kann.

Die Überlegungen, die dem Aufstellen der Seitenzähne vorausgehen, sind nicht allein durch statische und dynamische Gesichtspunkte, sondern auch durch die zu erwartende **individuelle Adaptationsfähigkeit des Patienten** und durch **psychologische Erwägungen** beeinflusst.

So wird man bei der Behandlung u. a. unterscheiden müssen, ob sich der Übergang zur Totalprothese allmählich vollzog, z. B. durch eine Aufbauprothese, die im Laufe der Jahre sukzessiv zum totalen Zahnersatz erweitert wurde, oder ob die Umstellung auf den zahnlosen Zustand mit Hilfe einer Immediatprothese erfolgte oder aber, ob ein unbezahnter Patient, der über einen längeren Zeitraum keine Prothese trug, zu versorgen ist.

Ferner beeinflusst das **Lebensalter** der Patienten die Prognose für die erfolgreiche Versorgung zahnloser Patienten. Während bei Jüngeren in der Regel noch günstige Retentionsformen der Alveolarkämme vorhanden sind und die Adaptationsfähigkeit an die Prothese als Fremdkörper größer ist, verschlechtern sich beide Aspekte mit zunehmendem Alter oder auch krankheitsbedingt.

Mit höherem Lebensalter vermindert sich allmählich die **Regenerationsfähigkeit** der hoch differenzierten Nervenzellen, wodurch die Reaktionsfähigkeit, die Auslösung und Intensität von Reflexen sowie die Empfindungsqualität gestört wird.

Die Inkorporation einer neuen Prothese bedeutet eine **Einprogrammierung neuer Reflexe**. Die **Adaptationsfähigkeit** ist individuell sehr unterschiedlich, sodass für die Aufstellung der Seitenzähne keine normierten Regeln gegeben werden können. So sollte man bei einem alten Patienten, der viele Jahre totale Prothesen mit Erfolg getragen hat, keine erheblichen Veränderungen in Bezug auf Zunge und Wange gegenüber dem ursprünglichen Zahnersatz vornehmen. Waren die Seitenzähne nach statischen Gesichtspunkten aufgestellt, so könnte eine veränderte Beziehung zu Wange und Zunge die Adaptation erheblich erschweren.

Sind bei einem Patienten die **Involutionsvorgänge**, insbesondere im Bereich des zentralen Nervensystems, fortgeschritten, oder ist die Regenerationsfähigkeit krankheitsbedingt (Schlaganfall) nicht vorhanden, so wird es dem Patienten nicht gelingen, sich an einen neuen Zahnersatz zu gewöhnen. In diesen Fällen bewährt es sich, die gegebenen dreidimensionalen Verhältnisse durch **Duplizieren der alten getragenen Prothese** zu übernehmen. Sie wird nur in den Bereichen verbessert, in denen die Funktionstüchtigkeit durch gravierende Mängel herabgesetzt ist. Das betrifft insbesondere die Anpassung der Prothesenbasis an das veränderte Tegument.

In der Altersgruppe der 65- bis 74-Jährigen ist ein Viertel der Menschen zahnlos und trägt eine Totalprothese. Derartige Aspekte werden daher zukünftig häufiger in der Praxis zu berücksichtigen sein (s. Kap. 10).

Es wird deutlich, dass nicht nur die Abformtechnik und die Relationsbestimmung, sondern auch die Aufstellung der künstlichen Zahnreihe besondere Bedeutung bei der Herstellung funktionstüchtiger Totalprothesen besitzt. Aus diesem Grunde müssen dem Zahntechniker durch den Zahnarzt Hinweise zur Gestaltung der künstlichen Zahnreihe gegeben werden.

Eine **funktionell optimale Aufstellung der Seitenzähne** kann nur dann gelingen, wenn der Zahntechniker folgende Kriterien berücksichtigt:

- Die kaustabile Zone sollte an der tiefsten Stelle des Alveolarfortsatzes des Unterkiefers positioniert sein. Idealerweise beträgt der interalveoläre Winkel in diesem Bereich annähernd 90°.

- Bei nach dorsal stark ansteigendem Kieferkamm sollte keine antagonistische Belastung der unteren Prothese in diesem Bereich erfolgen.
- Durch Abflachung des interalveolären Winkels gelingt es, in weniger ausgeprägten Fällen die Aufstellung der Zähne im Kreuzbiss zu vermeiden. Hierzu ist es erforderlich, den palatinalen Höcker des oberen Molaren auf die interalveoläre Linie zu setzen und mit der Längsfissur der unteren Molaren okkludieren zu lassen (modifiziertes Mörser-Pistill-Prinzip).
- Im Querschnitt müssen die Prothesenbasis und der Kauansatz der unteren Totalprothese eine Dreiecksform aufweisen.
- Sowohl auf der vestibulären als auch auf der lingualen Prothesenfläche dürfen keine unter sich gehenden Stellen vorhanden sein. Die vestibulären Flächen sollten der Muskulatur und auch den Wangenbändchen eine Möglichkeit zur Stabilisierung durch Muskelgriffigkeit geben.

Die rein statisch orientierten Gedankengänge, die über Jahrzehnte Planung und Gestaltung eines totalen Zahnersatzes beherrschten, wurden zunehmend durch funktionelle Überlegungen ergänzt und zum Teil abgelöst. Dies führte zur Herstellung von wesentlich lagestabileren Prothesen bei funktionellen Bewegungen.

7.9 Literatur

[1] Dapprich, J., Oidtmann, E.: Totalprothetik – Klinik und Technik der weiterentwickelten Lauritzen-Methode. Quintessenz, Berlin 2001.

[2] Eichner, K., Hannak, K.: Eingliederung von Prothesen. In: Hupfauf, L. [Hrsg.]: Praxis der Zahnheilkunde, Bd. 7. Urban & Schwarzenberg, München, Wien, Baltimore 1991.

[3] Fuhr, K., Reiber, Th.: Die Totalprothese. Urban & Schwarzenberg, München, Wien, Baltimore 1993.

[4] Huber, H. P., Kobes, L. W. R.: Die Totalprothese: Grundlagen, Planung, Ausführung. Hanser, München, Wien 1995.

[5] Hupfauf, L.: Auswahl und Aufstellung der Seitenzähne. In: Hupfauf, L. [Hrsg.]: Praxis der Zahnheilkunde, Bd. 7. Urban & Schwarzenberg, München, Wien, Baltimore 1991.

[6] Jüde, H. D., Kühl, W., Rossbach, A.: Einführung in die zahnärztliche Prothetik, 5. Aufl. Deutscher Ärzte-Verlag, Köln 1997.

[7] Marxkors, R.: Lehrbuch der zahnärztlichen Prothetik, 3. Aufl. Deutscher Zahnärzteverlag, DÄV-Hanser, Köln, München 2000.

[8] Marxkors, R.: Gerontoprothetik. Quintessenz, Berlin 1994.

[9] Niedermeier, W. H.: Die Totalprothese. In: Voß, R., Meiners, H. [Hrsg.]: Fortschritte der zahnärztlichen Prothetik und Werkstoffkunde, Band 4. Hanser, München, Wien 1989.

[10] Strub, J. R.: Kombinierte und abnehmbare Prothetik, Implantologie, Nachsorge, Psychologie. In: Curriculum Prothetik, Bd. 3. Quintessenz, Berlin 1999.

8 Okklusionskonzepte

von Michael Walter

Inhaltsübersicht

8.1 Einleitung 200

8.2 Grundsätze 200

8.3 Seitenzahnformen 202

8.3.1 Anatomische Formen 202
8.3.2 Höckerreduzierte Formen 204
8.3.3 Höckerlose Formen 204
8.3.4 Spezialformen 205

8.4 Material 205

8.5 Konzepte der bilateral balancierten Okklusion 206

8.5.1 Allgemeine Regeln zur Aufstellung von Höckerzähnen 206
8.5.2 Das Gerber-Konzept 207
8.5.3 Kalottenartikulation 209
8.5.4 Monoplane Okklusion mit Balancerampen 210

8.6 Weitere Okklusionskonzepte 211

8.6.1 Functionally-Generated-Path-Technik 211
8.6.2 Front-Eckzahn-Führung 211
8.6.3 Monoplane Okklusion 211

8.7 Klinische Wertung 212

8.8 Literatur 214

8.1 Einleitung

Eine moderne Prothetik rückt wie die anderen zahnärztlichen Disziplinen präventive Gesichtspunkte in den Mittelpunkt ihrer Therapie. Auch bei der Versorgung zahnloser Patienten mit konventionellen totalen Prothesen sollten daher besonders sekundärpräventive Aspekte des Strukturerhaltes im Vordergrund stehen.

Es ist bekannt, dass der Strukturverlust durch das Tragen rein schleimhautgelagerter Prothesen nicht aufgehalten und bei ungünstiger Gestaltung des Zahnersatzes sogar begünstigt werden kann. Für den Erhalt des Alveolarknochens bietet die differentialtherapeutisch konkurrierende implantatgestützte Prothese bessere Voraussetzungen [122]. Das Tragen von Totalprothesen beeinträchtigt die Gesundheit der oralen Gewebe [12]. Kraniomandibuläre Dysfunktionen finden sich bei Totalprothesenträgern allerdings seltener als bei Bezahnten [36]. Ziel der totalprothetischen Versorgung sollte es sein, die Erhaltung der Lagergewebe zu unterstützen bzw. so wenig wie möglich negativ zu beeinflussen, eine beschwerdefreie Gelenk- und Muskelfunktion zu gewährleisten und mögliche unerwünschte Nebenwirkungen (z.B. Stomatitis prothetica) zu minimieren. Auch eine biologisch adäquate Okklusion liefert einen Beitrag zum Erreichen dieser Ziele.

Die Gestaltung der Okklusion wurde seit Beginn des 20. Jahrhunderts intensiv und kontrovers diskutiert [40], ohne dass bis jetzt ein Konsensus erzielt oder ein universelles Konzept entwickelt werden konnte. Das Gebiet wird von Lehrmeinungen dominiert, die zum Teil erheblich voneinander abweichen. Die heutigen klinischen Verfahren stellen häufig Weiterentwicklungen und Vermischungen ursprünglicher Originalphilosophien dar und sollten einer kritischen Analyse unterzogen werden [53]. Beweise nach den Kriterien der evidenzbasierten Medizin, die die Überlegenheit einzelner Konzepte belegen, fehlen. Auch muss eine erhebliche Diskrepanz zwischen theoretischem Anspruch und praktischer Umsetzung in der Alltagspraxis festgestellt werden. Das wissenschaftliche und praktische Interesse an Okklusionsfragen in der Totalprothetik hat offensichtlich deutlich nachgelassen. Ursachen könnten in der abnehmenden Häufigkeit totalprothetischer Versorgungen und in der Option liegen, schwierige Fälle nicht durch ausgefeilte okklusale Gestaltung beherrschen zu müssen, sondern durch die Insertion von Implantaten lösen zu können. Häufig muss daher in grundsätzlichen Fragen auf ältere Literatur zurückgegriffen werden. Im Folgenden sollen einige gut dokumentierte Konzepte und ihre Charakteristika dargestellt sowie versucht werden, deren Vor- und Nachteile, auch im Hinblick auf praktische Umsetzbarkeit, aufzuzeigen.

8.2 Grundsätze

Der tatsächliche Einfluss der okklusalen Gestaltung auf Funktion und Langzeitbewährung ist noch weitgehend unbekannt. Die Bedeutung einer funktionell akzeptablen habituellen Okklusion ohne Vorkontakte mit möglichst gleicher Belastung beider Kieferhälften wird allgemein akzeptiert. Der Stellenwert der **dynamischen Okklusion** wird von vielen Autoren geringer eingestuft [62]. Diese Auffassung wird u.a. begründet mit der Seltenheit exzentrischer Zahnkontakte beim Kauvorgang und durch die Tatsache, dass diese Kontakte nur in der Nähe der habituellen Okklusion auftreten [11, 106]. Kühl weist auf die Bedeutung der okklusalen Verhältnisse für den Schluckakt, kompensatorische Kontrollbewegungen und Parafunktionen hin, während er bezüglich der Kaufunktion statische Gesichtspunkte als wesentlicher ansieht [63]. In Übereinstimmung mit den meisten Autoren lässt sich zusammenfassend feststellen:

> Die Bedeutung der statischen habituellen Okklusion übersteigt die der dynamischen Okklusion in Bezug auf Funktion und Strukturerhalt bei weitem.

Während über die therapeutischen Ziele Strukturerhalt, Wiederherstellung der Funktion und Verbesserung der mundgesundheitsbezogenen Lebensqualität weitgehend Einigkeit besteht, gilt dieses nicht für die am besten dazu geeigneten Konzepte. Bei Sichtung der relevanten Literatur fällt auf, dass die Mehrzahl der Autoren davon ausgeht, die okklusalen Verhältnisse im natürlichen Gebiss nicht auf die totale Prothese übertragen zu können. Die Begründung liegt in der Art ihrer Lagerung auf einer nachgiebigen Unterlage, kombiniert mit dem Fehlen parodontaler Rezeptoren, dem auch in der okklusalen Gestaltung Rechnung getragen werden müsste [17].

> Einer für den Patienten funktionell akzeptablen Okklusion kommt ein erheblicher Anteil an der Lagestabilisierung der Prothesen zu.

Das am häufigsten angestrebte therapeutische Ziel ist eine **bilateral balancierte Okklusion** [90].

Unter bilateral balancierter Okklusion wird der gleichmäßige Kontakt der Seitenzähne in beiden Kieferhälften in dynamischer Okklusion verstanden.

In der Totalprothetik sind zusätzlich stabilisierende Kontakte im Frontzahnbereich erwünscht, wenn sich dieses unter funktionellen und ästhetischen Gesichtspunkten realisieren lässt (Abb. 1). Als Vorteile der bilateral balancierten Okklusion werden angesehen:

- Stabilisierung des Zahnersatzes in dynamischer Okklusion
- gleichmäßiger Zahnkontakt und lagestabile Prothesen bei Leermastikation
- Steigerung der Saughaftung zwischen Prothese und Prothesenlager und damit Steigerung der Lagestabilität in der Funktion
- Verhinderung des Einwanderns von Nahrungsbestandteilen zwischen Prothesenbasis und -lager
- Begünstigung anderer Kaumuster als dem des reinen Hackbisses [46]
- größtmögliche Schonung der Lagergewebe durch gleichmäßige Belastung
- Vermeidung von Überlastung einzelner Kieferkammabschnitte und damit einer beschleunigten Resorption [70]

Auch hier muss festgestellt werden, dass diese Argumente nur zum Teil durch valide klinische Studien belegt sind und Expertenmeinungen dominieren. Über die Größe des Bewegungsausmaßes, in dem eine balancierte Okklusion gewährleistet sein soll, bestehen unterschiedliche Auffassungen. Während teilweise balancierte Bewegungen von 2 bis 3 mm aus der habituellen Okklusion heraus oder innerhalb eines Bewegungsfeldes von ca. 10 mm^2 als ausreichend angesehen werden [48, 58, 108], werden auch Bewegungen von 5 mm und mehr gefordert [69].

Problematisch in der praktischen Umsetzung des Konzeptes der bilateral balancierten Okklusion ist die Schwierigkeit, Kontakte in dynamischer Okklusion klinisch zu überprüfen. Die Beweglichkeit der Prothesen auf der Unterlage und die Schleimhautresilienz erschweren die Objektivierung. Testungen mit Folien oder Okklusionswachs sowie die einfache Beobachtung kommen dafür in Frage. Wichtig ist, dass die Prothesen während der Prüfung dem Tegument aufliegen, da sich die Kontakte andernfalls fehlerhaft darstellen.

Als erste Einschätzung ist die Beobachtung der Zahnkontakte in dynamischer Okklusion sehr wertvoll. Dabei kann eine manuelle Lagefixierung der Prothesen sinnvoll sein.

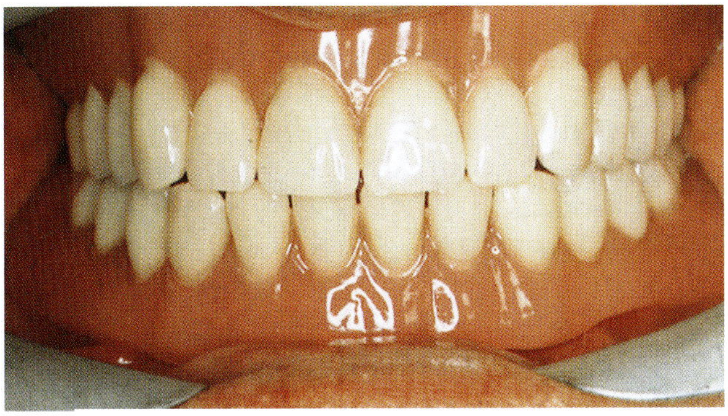

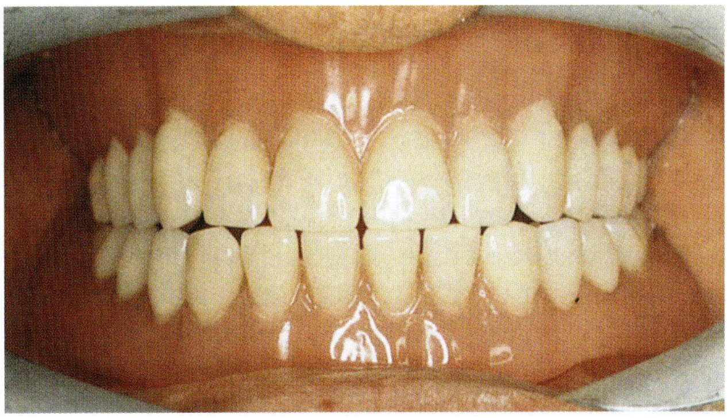

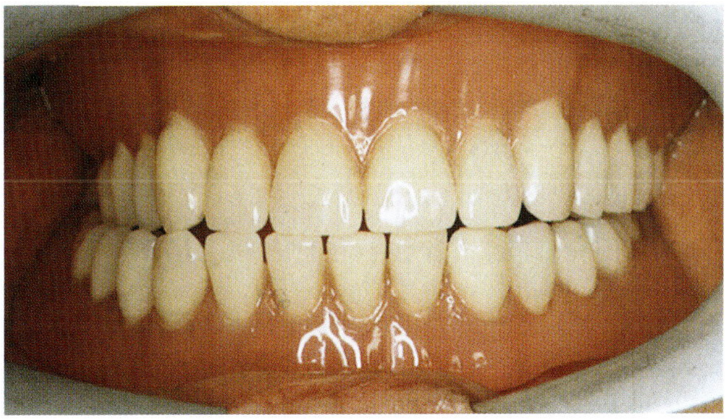

Abb. 1 Bilateral balancierte Okklusion.
a) Habituelle Okklusion.
b) Protrusionsstellung. Kontakte an den Protrusionsfacetten der Seitenzähne und im Frontzahnbereich.
c) Laterotrusionsstellung. Kontakte auf Laterotrusions- und Mediotrusionsseite sowie an den Frontzähnen.

Über die Anzahl der erforderlichen stabilisierenden Kontakte bei bilateral balancierter Okklusion besteht keine einheitliche Auffassung. Ein **Drei-Punkt-Kontakt** muss als Minimalforderung angesehen werden. Bleiben die Frontzähne innerhalb des relevanten Bewegungsfeldes frei, müssen die zur Abstützung erforderlichen Kontakte ausschließlich über die Seitenzähne herbeigeführt werden. Erstrebenswert ist die Vermehrung der Kontakte zu einem **Vielpunktkontakt**. Es muss allerdings berücksichtigt werden, dass ein echter Vielpunktkontakt bei realistischer Betrachtung kaum praktisch umsetzbar ist. In praxi wird häufig ein Zustand mit Kontakten zwischen drei eine Ebene definierenden Punkten eintreten, der der Minimalforderung entspricht. Die weiteren Kontakte werden eher Bereiche darstellen, in denen sich die potenziellen Kontaktareale auf einen klinisch nicht als solchen zu verifizierenden, geringen Abstand nähern.

Die bilateral balancierte Okklusion ist bezüglich der zahntechnischen und klinischen Umsetzbarkeit ein sehr anspruchsvolles Konzept. Der Schwierigkeitsgrad hängt dabei von der Art des Okklusionskonzeptes und dem verwendeten Zahntyp ab.

Insbesondere bei Zähnen mit ausgeprägten, anatomisch geformten Höckern ist ein allseitiger Vielpunktkontakt schwierig zu erreichen. Dieses bezieht sich sowohl auf die zahntechnische Seite als auch auf die klinische Behandlung, bei der dann eine individuelle Bestimmung von Gelenkwerten durchgeführt werden sollte. Die Praxis zeigt allerdings auch, dass durch die relativ große Toleranz der Kiefergelenke bei älteren Patienten die Bedeutung der Gelenkparameter nicht überschätzt werden darf. Letztlich wird das Ausmaß der Übertragbarkeit eines balancierten Okklusionsfeldes vom Artikulator auf den Patienten davon abhängen, wie weit sich die festen oder eingestellten Gelenkwerte des Artikulators von den realen Gegebenheiten bei dem Patienten unterscheiden.

Als Nachteil der bilateral balancierten Okklusion wird angeführt, die Vielzahl der Zahnkontakte und speziell die Kontakte auf der Mediotrusionsseite könnten als Triggerfaktoren für Parafunktionen (Prothesenbruxismus) wirken [76]. Als Alternative zur bilateral balancierten Okklusion wird daher zum Teil die **unilateral balancierte Okklusion** angestrebt, die durch Gruppenkontakte, d.h. dynamische Okklusion von mehreren Zähnen auf der Laterotrusionsseite, charakterisiert ist.

Die unilateral balancierte Okklusion ist klinisch und zahntechnisch leichter umsetzbar als eine bilateral balancierte Okklusion.

Neben den Autoren, die durch Balancierung der Okklusion versuchen, den besonderen Anforderungen der Totalprothese gerecht zu werden, gibt es auch eine größere Gruppe, die eine frontzahngeschützte Okklusion anstrebt (s.u.).

8.3 Seitenzahnformen

In der Literatur ist eine Vielzahl von Formen künstlicher Seitenzähne beschrieben. Bei vielen dieser Zahntypen ist deren Anwendung mit der Umsetzung bestimmter Okklusionskonzepte verbunden. Das wichtigste Klassifizierungsmerkmal stellt der schwer mess- und nachvollziehbare Höckerneigungswinkel dar. Ebenso ist eine große Vielfalt in der Gestaltung des okklusalen Reliefs sowie der Materialauswahl festzustellen, die sich bis in die Gegenwart erhalten hat. Einige Konzepte sehen die Kombination verschiedener Zahntypen im Ober- und Unterkiefer vor. Zahlreiche Untersuchungen zur Kaueffektivität und zur Patientenakzeptanz liegen vor, ohne dass die Frage nach der günstigsten Zahnform sicher beantwortet werden könnte [2, 5, 10, 29, 51, 59, 67, 68, 86, 121].

8.3.1 Anatomische Formen

Unter anatomischen Seitenzahnformen versteht man künstliche Zähne, deren Okklusalflächen nach dem natürlichen (jugendlichen) Vorbild gestaltetet sind. Sie weisen Höckerneigungswinkel um 30 Grad auf (Abb. 2a u. b). Derartige Zähne werden in der Praxis bei totalen Prothesen jedoch relativ selten eingesetzt.

Vorteile der anatomischen Form

- Gewährleistung einer gesicherten maximalen Interkuspidation mit eindeutigen Kontaktbeziehungen
- Möglichkeit, okklusale Verhältnisse wie im jugendlichen natürlichen Gebiss erstellen zu können
- Hohe Kaueffektivität
- Geringere Resorption der Alveolarfortsätze, da wegen besserer Schneidleistung geringere Drücke zur Nahrungszerkleinerung erforderlich sind [80, 120]
- Natürliches Aussehen

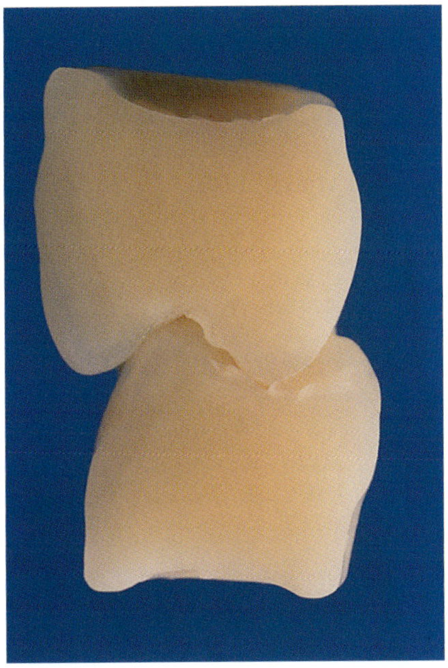
a

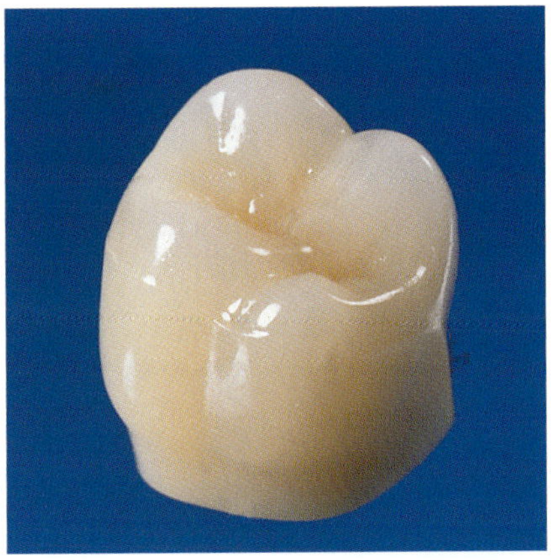
b

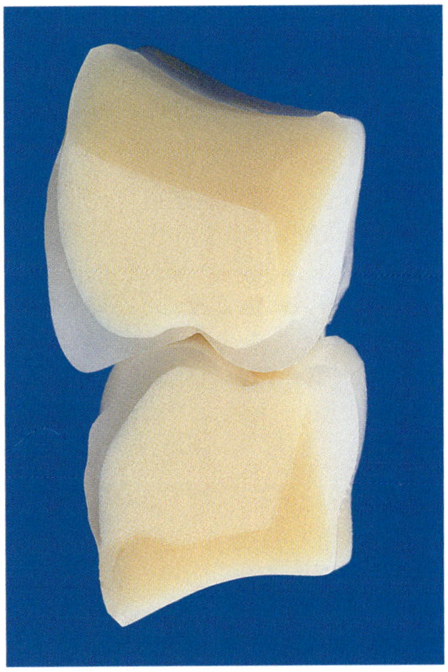
c

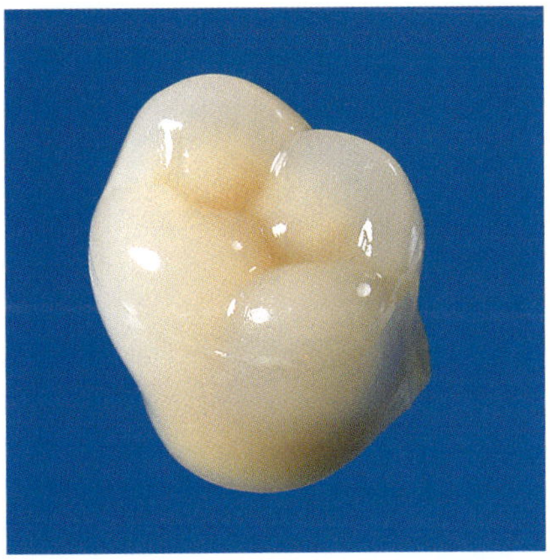
d

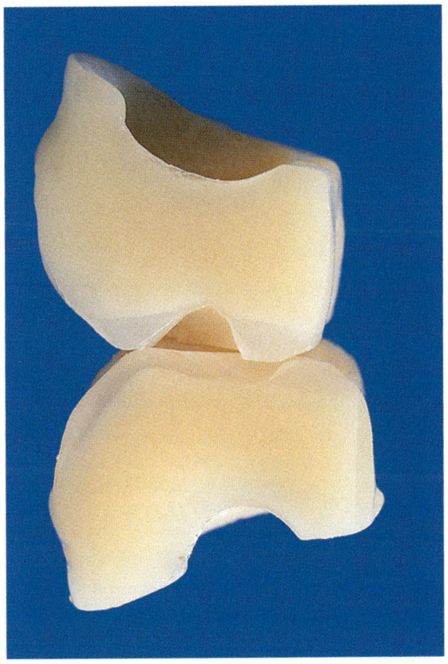
e

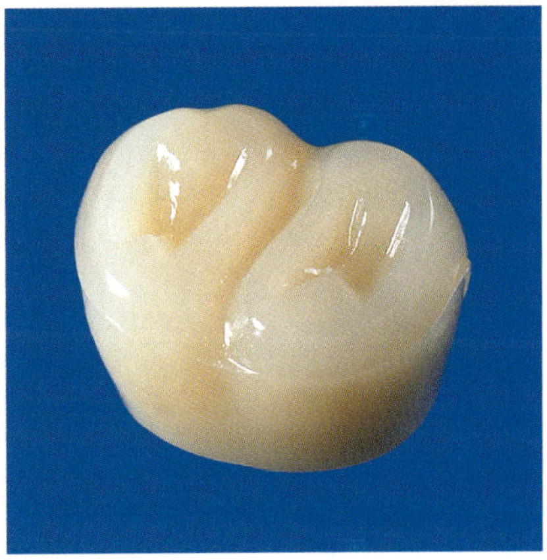
f

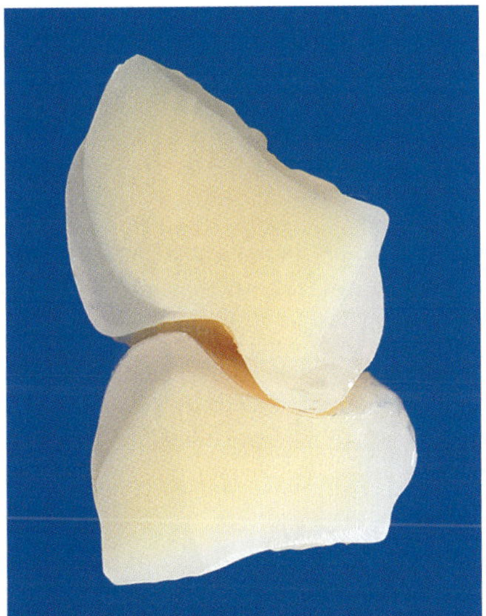
g

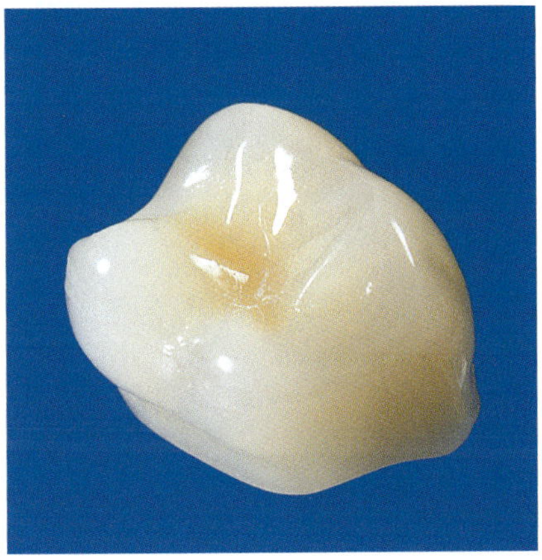
h

Abb. 2 Seitenzahnformen. Rechte erste Molaren in Okklusion im Transversalschnitt. Zahn 26 in der Aufsicht.

a u. b) Anatomische Form (Genios P®, Dentsply DeTrey).

c u. d) Form mit reduziertem Höckerrelief (SR Orthotyp PE®, N-Form, Ivoclar Dental).

e u. f) Höckerlose Form (Orthocal®, Heraeus Kulzer).

g u. h) Spezialform – Mörser-Pistill-Prinzip (Condyloform Acryl®, Candulor Dental).

Nachteile der anatomischen Form

- Durch die steilen Höckerführungen kommt es zu Einwirkungen ausgeprägter Schubkräfte auf das Tegument, die sich ungünstig auf die Erhaltung der Lagergewebe auswirken könnten [50].
- Bei stark abgebauten, wenig Retention bietenden Kieferkämmen kommt es bei dynamischer Okklusion auch bei optimal eingeschliffenen Prothesen zu einer erhöhten Beweglichkeit auf dem Prothesenlager.
- Durch Resorptionsvorgänge mit Höhenverlust der Alveolarfortsätze treten durch die relative Verlagerung des Unterkiefers nach ventral Vorkontakte auf den Protrusionsfacetten auf.

Die Verwendung anatomischer Seitenzähne führt zu einer eindeutigen und nahezu vollständigen Verschlüsselung der Prothesen in maximaler Interkuspidation. Dieses erfordert eine exakte Lagebestimmung des Unterkiefers zum Oberkiefer. Denkt man den Effekt okklusaler Interferenzen nach Kieferkammabbau und Verlust an Bisshöhe zu Ende, kann es in der Trageperiode zu einem das Prothesenlager schädigenden Circulus vitiosus kommen [77]. Durch die Vorkontakte auf den Protrusionsfacetten kommt es zu Kräften, die im Oberkiefer nach ventral und im Unterkiefer nach dorsal gerichtet sind (Abb. 3). Eine daraus resultierende Verstärkung der Beweglichkeit der Prothese kann wiederum die Resorption der Alveolarfortsätze begünstigen und den Prozess weiter in Gang halten.

Die für den praktizierenden Zahnarzt zum Teil verwirrende, weil widersprüchliche Argumentation ist auf die schon erwähnte große Schwierigkeit zurückzuführen, Beweise für die Beeinflussung der Knochenatrophie durch die okklusale Gestaltung zu erbringen. Nur aufwändige prospektive Langzeit-Studien mit randomisierter Zuordnung verschiedener Therapieformen wären dafür geeignet. Bis jetzt konnte für die Atrophie des Alveolarknochens noch kein dominierender kausaler Faktor identifiziert werden [12].

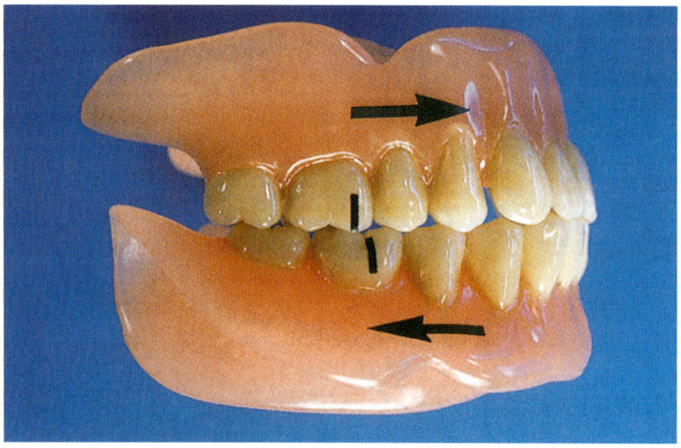

Abb. 3 Vorkontakte auf den Protrusionsfacetten bei resorptionsbedingter Verlagerung des Unterkiefers nach anterior. Die Marken an den Molaren kennzeichnen die habituelle Okklusion bei Eingliederung. Die untere Prothese wird nach dorsal, die obere nach ventral verschoben.

8.3.2 Höckerreduzierte Formen

Diese Seitenzähne weisen ein abgemildertes Höckerfissurenrelief mit Höckerneigungswinkeln von etwa 20 Grad oder kleiner auf (Abb. 2 c u. d). Der Zahntyp ist der in der Totalprothetik am weitesten verbreitete. Viele Autoren sehen die okklusale Gestaltung dieser Zähne als die am besten geeignete Kompromisslösung an [62, 112, 113].

Seitenzähne mit reduziertem Höckerrelief ermöglichen eine gesicherte maximale Interkuspidation und reduzieren die auf das Prothesenlager wirkenden Kräfte durch die flacheren Höcker. Es besteht eine größere okklusale Toleranz gegenüber Abweichungen der Okklusion, kleineren Fehlern in der Relationsbestimmung und nachträglichen Veränderungen der Okklusion durch Einlagerungsprozesse und den Abbau der Alveolarfortsätze.

Vorteile der höckerreduzierten Form

- Der Kauflächenkomplex kann ähnlich wie mit anatomischen Zähnen gestaltet werden.
- Ausreichende Kaueffektivität
- Befriedigende Ästhetik
- Die Anwendung von Zähnen mit reduziertem Höckerrelief kann für die meisten Patienten als altersadäquat, entsprechend der mit dem Alter fortschreitenden Einebnung des Höcker-Fissuren-Reliefs, angesehen werden [84].

Nachteile der höckerreduzierten Form

- Als Nachteile können in abgeschwächter Form die gleichen Argumente wie bei den anatomischen Seitenzähnen angeführt werden.
- Horizontale Schübe können auf das Prothesenlager übertragen werden.
- Durch Resorptionsprozesse können okklusale Störungen hervorgerufen werden.

8.3.3 Höckerlose Formen

Sollen horizontale Schübe auf die Prothesen bei zahngeführten Exkursionsbewegungen soweit wie möglich reduziert werden, ist die logische Konsequenz die Anwendung höckerloser Seitenzähne [97]

(Abb. 2e u. f). Dieser Zahntyp wird nahezu ausschließlich in der Totalprothetik und zum Teil auch bei der Konstruktion implantatgestützter Deckprothesen angewendet. Höckerlose Zahnformen werden seit mehr als 70 Jahren hergestellt [42, 43]. Sie können auch durch Umschleifen anderer Zahntypen individuell erzeugt werden.

Vorteile höckerloser Formen

- Herabsetzung von Schubkräften und gleichmäßige Prothesenlagerbelastung [98, 103]
- Interferenzfreiheit bei Leermastikation
- Vermeidung von Fehlbelastungen nach atrophiebedingten Verschiebungen der Okklusion [63]
- Okklusale Beziehungen können frei und ohne Berücksichtigung einer Interkuspidation gestaltet werden. Abweichungen vom Neutralbiss sind problemlos möglich [54].

Nachteile höckerloser Formen

- Fehlen einer gesicherten habituellen Okklusion durch fehlende Höckerbeziehungen
- Verschiebung der habituellen Okklusion nach anterior durch fehlende sagittale Verschlüsselung
- Stärkere Resorption durch Erhöhung der erforderlichen Drücke beim Zerquetschen der Nahrung [9, 120]
- Herabgesetzte Kaueffektivität
- Unzureichende ästhetische Wirkung [16]

Wegen dieser potenziellen Nachteile lehnen einige Autoren diese Zahnform ab. Ästhetische Probleme höckerloser Seitenzähne ergeben sich durch die auf einem Niveau liegenden Okklusalflächen der Seitenzähne, die diese als einheitlichen Block erscheinen lassen. Dieser Effekt kann zu einem gewissen Ausmaß mit Hilfe von Höckerkonturen vortäuschenden Korrekturen durch Beschleifen der approximalen Kanten abgemildert werden [57]. Um eine Steigerung der Kaueffektivität zu erzielen, wurden verschiedenste okklusale Gestaltungen beschrieben, ohne dass sich eine bestimmte Form durchsetzen konnte.

8.3.4 Spezialformen

Eine Reihe spezieller Zahnformen für die Totalprothetik wird auf dem Dentalmarkt angeboten. Im deutschsprachigen Raum gebräuchlich ist der **Condyloform®-Zahn nach Gerber** [35] (Abb. 2g u. h). Es handelt sich dabei um einen Zahn mit reduziertem Höckerrelief und spezieller Kauflächengestaltung. Seine Konstruktion basiert auf der Idee, den palatinalen Stützhöcker der Oberkiefermolaren und des zweiten Prämolaren in einer kalottenförmigen Vertiefung der Unterkieferkaufläche arbeiten zu lassen. Der Krümmungsradius des Höckers ist kleiner als der der antagonistischen Mulde. Auf diese Weise wird eine gewisse okklusale Toleranz gewährleistet und ermöglicht, eine balancierte Okklusion in einem kleineren Okklusionsfeld zu erzielen. Das Prinzip wird auch mit der Funktionsweise eines Pistills in einem Mörser verglichen. Zahlreiche weitere Spezialformen wurden beschrieben. Sie haben aber heute zumeist nur noch historischen Wert [45, 72, 109].

8.4 Material

Es kommen verschiedene Werkstoffe zur Gestaltung künstlicher Seitenzähne in Frage: Kunststoff, Keramik und Metall. Zum Teil wird die Verwendung verschiedener Werkstoffe im Ober- und Unterkiefer empfohlen [37].

Die aktuelle Situation ist durch überwiegende Verwendung von **Kunststoffzähnen** in beiden Kiefern geprägt. Kunststoffzähne können unter klinischen Bedingungen in nicht unerheblichem Ausmaß abradieren [56, 74]. Starke Abrasion ist wegen des Verlustes an Bisshöhe unerwünscht.

> Eine geringfügige Abrasion von Kunststoffzähnen und das damit verbundene Potenzial zur Selbstadjustierung sind positiv zu bewerten. Durch sie kann in gewissem Umfang eine Anpassung an okklusale Veränderungen erfolgen, die durch den Abbau der Alveolarfortsätze hervorgerufen werden.

Keramikzähne bieten ästhetische Vorteile, werden aber wegen des schwierigeren okklusalen Einschlei-

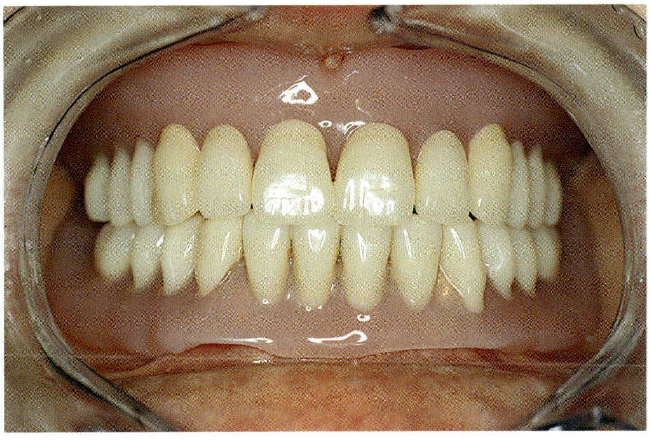

Abb. 4 Kombination von Kunststoff- und Keramikzähnen. Verwendung von Keramikzähnen ausschließlich in der Oberkiefer-Front. Totalprothese im Oberkiefer, implantatgestützte Deckprothese im Unterkiefer.

fens, der fehlenden Selbstadjustierung sowie wegen eines vom Patienten manchmal als unangenehm empfundenen Okklusionsgeräusches eher selten angewandt. Einen Kompromiss stellt die Kombination von Keramik- und Kunststoffzähnen dar. Dabei können z.B. Keramikzähne im Oberkiefer, ggf. nur im Frontzahnbereich, angewendet werden. Im Unterkiefer werden Kunststoffzähne eingesetzt (Abb. 4). Anpassungsvorgänge durch okklusale Abrasion sind dann weiterhin möglich. Metallkauflächen oder mit Metallelementen armierte Zähne spielen heute kaum noch eine Rolle.

8.5 Konzepte der bilateral balancierten Okklusion

In der Literatur wird eine große Zahl von Aufstellungsvarianten beschrieben, mit denen eine bilateral balancierte Okklusion erzielt werden kann. Dabei können alle der beschriebenen Zahnformen Anwendung finden. Die bilateral balancierte Okklusion wird vor allem dann anzustreben und umzusetzen sein, wenn in beiden Kiefern totale Prothesen angefertigt werden.

8.5.1 Allgemeine Regeln zur Aufstellung von Höckerzähnen

Seitenzähne mit mehr oder weniger ausgeprägten Höckern sind nach der Ansicht vieler Autoren am besten geeignet, um eine balancierte Okklusion zu erreichen. Um die Kauflächen entsprechend anordnen zu können, ist die Anwendung eines Artikulators erforderlich. **Mittelwertartikulatoren** sind im Normalfall ausreichend [71].

Häufig werden jedoch teiljustierbare Geräte gefordert, die eine gelenkbezügliche Orientierung der Modelle und die Einstellung mindestens der sagittalen Gelenkbahnneigung erlauben. Der Gebrauch noch aufwändigerer Geräte wird äußerst selten beschrieben [111] und geht wohl an den Bedürfnissen einer praxisorientierten Zahnheilkunde vorbei.

Die Anwendung **teiljustierbarer Artikulatoren** erscheint besonders bei anatomischen Seitenzähnen auf Grund ihrer starken Verschlüsselung und steilen Höckerführungen sinnvoll. Bei einstellbaren Geräten erfolgt die Justierung entweder vor der Zahnaufstellung oder nach der Einprobe. Letztere ist bei der Einstellung über intraorale Positionsregistrate vorteilhaft, die durch die bereits aufgestellten Zahnreihen gut fixiert werden können. Die Zahnaufstellung kann in diesem Fall erst im Anschluss an die Registrierung unter Berücksichtigung der dann eingestellten Gelenkwerte optimiert werden.

Bei Verwendung von Mittelwertartikulatoren wird die im Artikulator erreichte Balance auf den Patienten umso perfekter übertragen, je weniger die individuellen Gelenkwerte und die Lage des Kauflächenkomplexes des Patienten von den konstruktiven Merkmalen des Artikulators abweichen.

In der täglichen Praxis werden Mittelwertartikulatoren oft nur als Okkludatoren genutzt und die sich aus der Konstruktion ableitenden Gebrauchsvorschriften nicht konsequent eingehalten (z.B. Lage der Okklusionsebene). Bei großen Abweichungen zwischen Patient und Mittelwertartikulator sind nachträglich nur noch graduelle Verbesserungen durch Einschleifen möglich, da die grundsätzlichen Variablen der Zahnaufstellung (Kompensationskurven etc.) nur noch wenig beeinflusst werden können. Trotzdem kann aus praktischer Sicht unter Berücksichtigung des Aufwand-Nutzen-Verhältnisses festgestellt werden:

> Sofern richtig eingesetzt, ist der Mittelwertartikulator in den meisten Fällen ein ausreichendes Instrument zur Simulation in der Totalprothetik. Es sollte konsequent darauf geachtet werden, dass die Möglichkeiten dieses Gerätes während der zahntechnischen Herstellung genutzt werden. Mehrheitlich wird damit eine akzeptable Übereinstimmung von Mund- und Artikulatorokklusion erreicht werden.

Studien, die die Überlegenheit des Einsatzes komplizierterer Geräte bezüglich der Ergebnisqualität schlüssig belegen, finden sich in der Literatur nicht. Die Aufstellung wird auch heute noch von vielen Zahnärzten und -technikern an den von Gysi [39, 40, 41] und Hanau [44] erarbeiteten Regeln orientiert. Die **Hanau-Artikulationsquint** wurde von Thielemann als Artikulationsformel im deutschsprachigen Raum bekannt gemacht [114]. Sie stellt keine mathematisch korrekte Gleichung dar, sondern beschreibt vielmehr die Abhängigkeiten der auf die Umsetzung der Balance Einfluss nehmenden Faktoren in anschaulicher Weise. Sie lautet in einer in die moderne Terminologie transformierten Form:

$$\frac{\text{sagittaler Kondylenbahnwinkel} \times \text{Schneidezahn – Führungswinkel}}{\text{Neigung Okklusionsebene (nach distal oben)} \times \text{Krümmung Kompensationskurve} \times \text{Höckerneigungswinkel}} = \text{balancierte Okklusion}$$

Aus der Stellung der Parameter im Zähler oder Nenner wird ihr gegenseitiger Einfluss aufeinander deutlich. So kann unschwer abgeleitet werden, dass bei sonst gleichen Bedingungen Zähne mit reduziertem Höckerrelief auf Grund ihres **kleineren Höckerneigungswinkels** mit einer stärker gekrümmten Kompensationskurve aufgestellt werden müssen als anatomische.

Eine **steilere sagittale Kondylenbahn** kann durch ein distales Anheben der Okklusionsebene bei sonst gleichen Voraussetzungen kompensiert werden, wobei der vorhandene Spielraum aus funktionellen und ästhetischen Gründen eingeschränkt bleibt.

Der **Schneidezahn-Führungswinkel** sollte möglichst klein gehalten werden, um eine balancierte Okklusion auch mit den in der Totalprothetik dominierenden Zähnen mit reduzierten Höckerneigungen erreichen zu können.

Im Normalfall werden heute Frontzähne mit einer sagittalen Stufe von mindestens 1 mm in Verbindung mit einem geringen vertikalen Überbiss aufgestellt (Abb. 5 a–f). Konfektionierte Eckzähne können häufig nicht in eine bilateral balancierte Okklusion integriert werden.

Zum Erreichen einer bilateral balancierten Okklusion ist in der Regel das Umschleifen des Eckzahnes in eine Abrasionsform erforderlich.

Die Darstellung Hanaus und die Übertragung von Thielemann sind zweifelsohne mechanistisch und vereinfachend. Sie gehen von einer starren Führung der Unterkieferbewegung durch die Gelenke aus, die nicht den tatsächlichen biomechanischen Abläufen entspricht. Auch findet die laterale Komponente der Bewegung der Mandibula keine Berücksichtigung. Dennoch sind die Haupt-Einflussgrößen didaktisch einprägsam dargestellt.

Da die klinische Erfahrung zeigt, dass die in der Hanau-Artikulationsquint beschriebenen grundlegenden Zusammenhänge in der Zahntechnik oft nicht bekannt sind bzw. umgesetzt werden, soll auf ihre Darstellung in diesem Beitrag nicht verzichtet werden.

Geometrische Betrachtungsweisen der Okklusion in der Totalprothetik wurden auch noch in den sechziger und siebziger Jahren des 20. Jahrhunderts aufgegriffen [13, 14, 76]. Marxkors [77] berücksichtigt bei der Beschreibung der dynamischen Okklusions-Oktav für die bilateral balancierte Okklusion auch die Lateralbewegung, indem er zusätzlich zu den fünf Faktoren der Hanau-Artikulationsquint die **transversale Kompensationskurve**, die **Bennett-Bewegung** und den **Fischer-Winkel** anführt. Unter den verschiedenen Größen ist sicher der adäquate Aufbau der sagittalen und transversalen Kompensationskurven einer der wichtigsten Schlüssel zur bilateral balancierten Okklusion (Abb. 5g und h)

Eine Möglichkeit, feste sagittale und transversale Kompensationskurven bei der Zahnaufstellung vorzugeben, besteht in der Anwendung **kalottenförmiger Aufstellmatrizen**. Diese sind als Zubehörteile für Artikulatoren seit langer Zeit gebräuchlich (Abb. 6) [71, 119].

Natürlich können fixe Kompensationskurven allein eine bilateral balancierte Okklusion nicht gewährleisten bzw. in ausreichender Form vorbereiten. Weitere Faktoren, wie in der Thielemann-Formel verdeutlicht, nehmen ebenso auf die dynamische Okklusion Einfluss.

Es erscheint als sinnvoll, den Einsatz von Aufstellkalotten mit der Anwendung von Zahnformen bestimmter Höckerneigungswinkel zu verknüpfen, wie das bei verschiedenen Systemen der Fall ist [7, 8, 71]. Körber stellt die entsprechenden Zusammenhänge deutlich heraus, indem er für verschiedene Kondylenbahnneigungen die optimalen Radien der Aufstellmatrizen angibt [61]. Wie aus der Formel Thielemanns abzuleiten ist, erfordern flachere Höcker Aufstellmatrizen mit kleineren Radien, wodurch die Neigung der Protrusionsfacetten der Molaren erhöht wird. Mehr als mittelwertige Orientierungshilfen zum Aufbau der Kompensationskurven können Aufstellmatrizen allerdings nicht sein.

Durch die Anwendung kalottenförmiger Matrizen bei der Aufstellung wird keine helikoidale Verwindung der Kauflächen von Ober- und Unterkieferzähnen erreicht. Gerber sieht daher die Indikation dieser Aufstellungsvariante als gegeben an, wenn der zahnlose Unterkiefer erheblich breiter als der Oberkiefer ist und es somit zu einer stärkeren Neigung der Interalveolarlinie kommt [34]. Sie würde in diesem Fall die statisch günstigste Anordnung der Seitenzähne darstellen.

8.5.2 Das Gerber-Konzept

Das von Gerber entwickelte Konzept [33, 34, 35] ist nach wie vor weit verbreitet. Es ist charakterisiert durch:

- eine kieferkammadäquate, d. h. am Verlauf des Kieferkammes orientierte, statisch günstige Aufstellung der Seitenzähne (multilokale autonome Kaustabilität)
- die Verwendung spezieller Seitenzähne (Mörser-Pistill-Prinzip, s. o.)
- eine bilaterale Balance innerhalb eines bestimmten Bewegungsfeldes (polyvalente Okklusion)

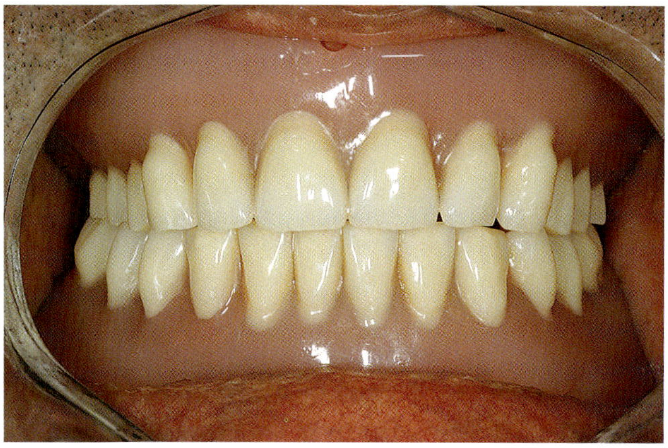

a

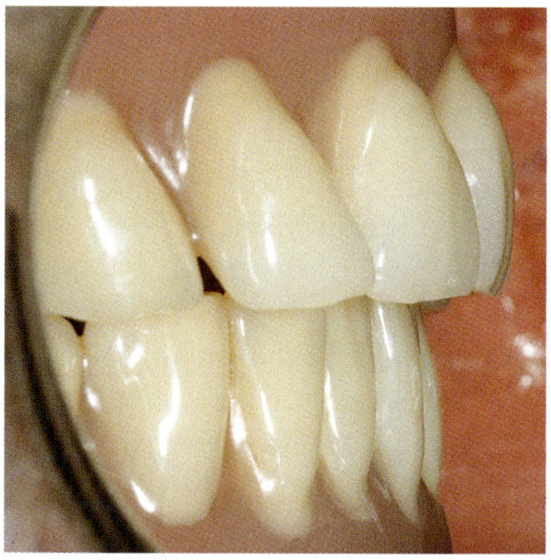

b

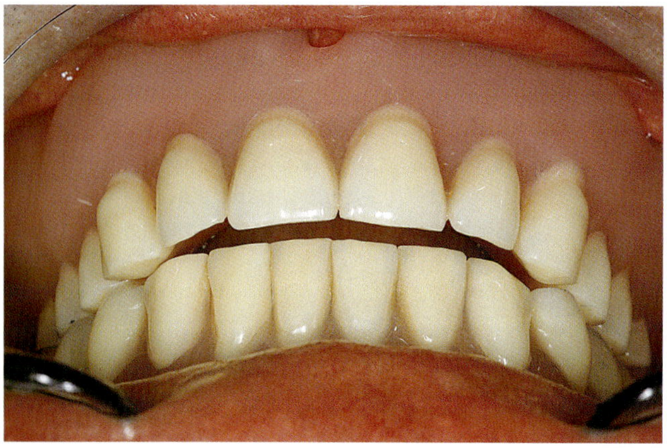

c

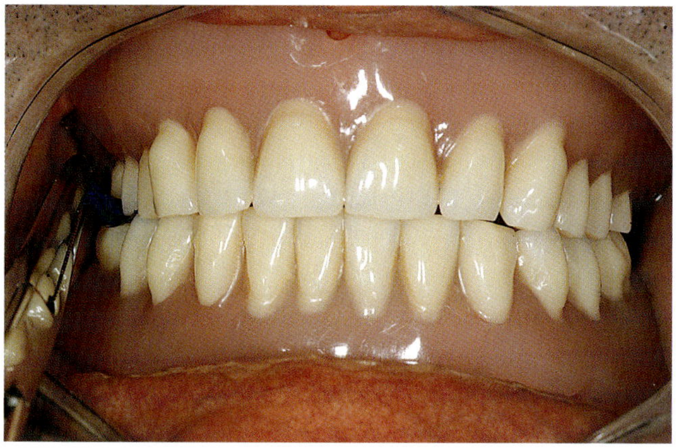

d

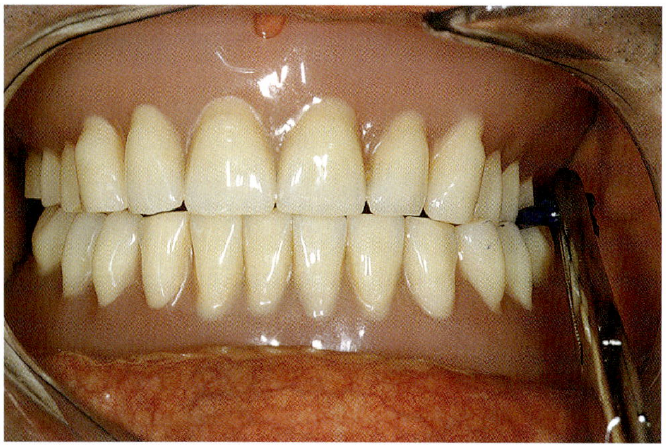

e

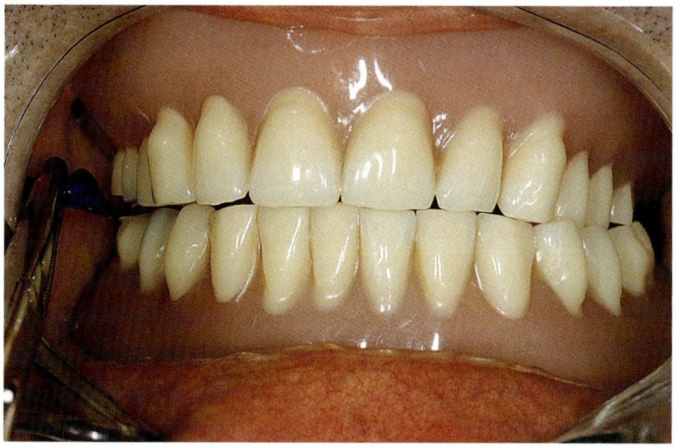

f

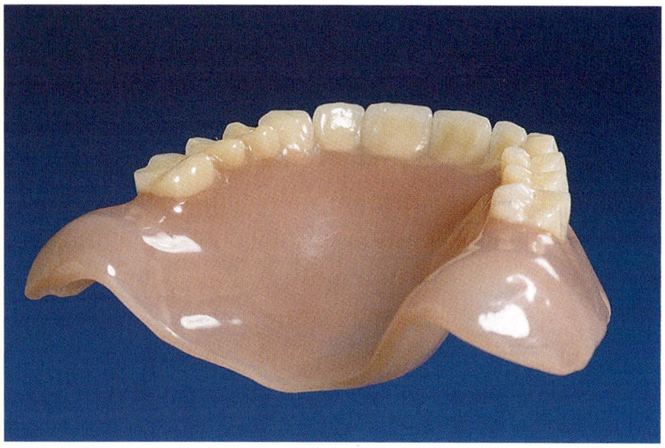

g

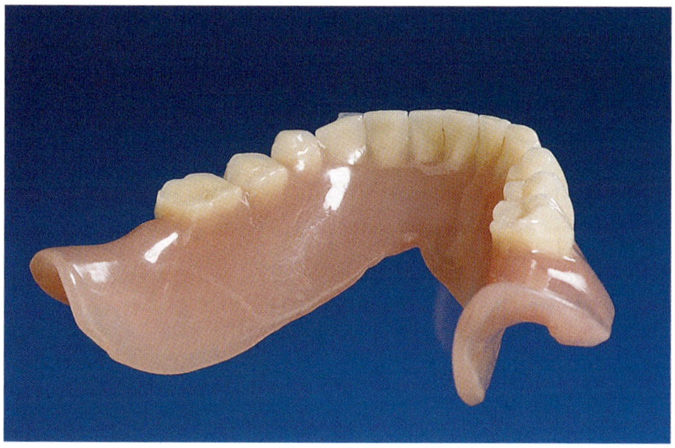

h

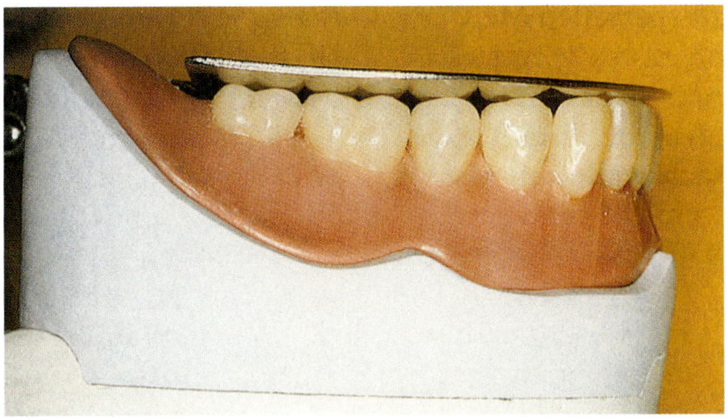

Abb. 6 Aufstellung von Höckerzähnen mit Hilfe einer sphärischen Aufstellmatrize zum Aufbau der sagittalen und transversalen Kompensationskurven (DeTrey).

In einer klinischen Studie konnten DUBOJSKA et al. einen deutlichen prothesenstabilisierenden Effekt durch eine bilateral balancierte Okklusion nach dem Gerber-Konzept nachweisen [19].

Die Konstruktion des **Condyloform®-Zahnes** bedingt das ausschließliche Auftreten von Kontakten über die palatinalen Höcker der Oberkieferseitenzähne im Bereich der Molaren und des zweiten Prämolaren. Schneide- und Eckzähne werden mit einer mehr oder weniger großen sagittalen Stufe aufgestellt.

Die individuelle Umsetzung der balancierten Okklusion erfolgt durch Aufstellung und Einschleifen in einem teiljustierbaren Artikulator nach grafischer Aufzeichnung der sagittalen Kondylenbahn.

Die durch die Konfiguration der Okklusalflächen ermöglichte Verlegung der Kontakte nach oral wird auch als **lingualisierte Okklusion** bezeichnet (s. Abb. 2 g). Unter lingualisierter Okklusion versteht man die Verlagerung der Seitenzahnkontakte in kaustabile Bereiche der Okklusalflächen auf oder oral der Kammverbindungslinie.

Das Prinzip findet sich bereits vor über 50 Jahren in den Seitenzähnen FRENCHS verwirklicht und wird von den verschiedensten Autoren empfohlen [4, 15, 30, 47, 52, 68, 78, 94, 96]. KHAMIS et al. [60] untersuchten die Kaueffizienz von drei verschiedenen Seitenzahnformen bei implantatgestützten Prothesen. Kaueffektivitätstests und die Patienteneinschätzung zeigten, dass **30-Grad-Zähne** und lingualisierter Kontakt für höhere Kaueffektivität sorgten als **0-Grad-Zähne**. Eine lingualisierte Okklusion ist nicht an bestimmte Okklusionskonzepte oder Seitenzahnformen gebunden und stellt den Versuch dar, statische und funktionell-dynamische Gesichtspunkte in einem Kompromiss zu verbinden.

◀ *Abb. 5* Bilateral balancierte Okklusion mit Seitenzähnen mit reduziertem Höckerrelief.
a) Habituelle Okklusion.
b u. c) Sagittale Frontzahn-Stufe.
d) Prüfung der habituellen Okklusion mit Folienstreifen in der Arterienklemme.
e u. f) Prüfung von Kontakten auf der Laterotrusions- und Mediotrusionsseite bei Linkslaterotrusion.
g u. h) Sagittale und transversale Kompensationskurven.

> Die Verlagerung okklusiontragender Kontakte nach lingual ist biomechanisch sinnvoll und unabhängig von der Aufstellung nach GERBER umsetzbar.

8.5.3 Kalottenartikulation

Die so genannte Kalottenartikulation basiert auf der Annahme, eine bilateral balancierte Okklusion durch die Anordnung höckerloser Zähne auf einem **Kugelsegment** erzielen zu können (Abb. 7).

Nach dem von FEHR im Jahre 1947 angegebenen Prinzip der individuellen Kalottenartikulation [20, 25, 26, 27, 28] soll der Radius dieses Kugelsegmentes den individuellen Vorgaben des Patienten durch die Modifikation der bereits kalottenförmig gestalteten Wachswälle angepasst werden. Die zunächst mit Hilfe einer Mittelwertkalotte vorgeformten Wachswälle werden bei der Relationsbestimmung so lange verändert, bis gleichmäßiger Kontakt im Front- und Seitenzahnbereich bei dynamischer Okklusion erreicht wird.

Der auf diese Weise erarbeitete Kauflächenkomplex wird in eine Zahnaufstellung mit **höckerlosen Zähnen** übernommen.

Geometrische Analysen zeigen, dass der Kalottenradius von den Gelenkbahnneigungen und der Lage

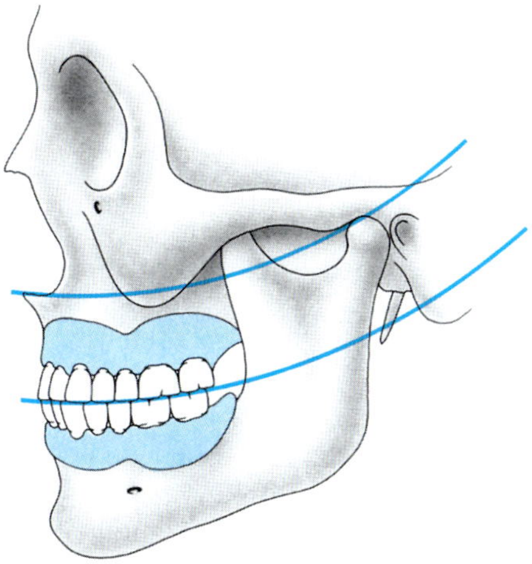

Abb. 7 Geometrisches Prinzip der Kalottenartikulation mit höckerlosen Seitenzähnen. Bilateral balancierte Bewegungen sind möglich, wenn sich Kondylen und Zahnreihen auf Kugeln mit identischem Mittelpunkt bewegen.

des Kauflächenkomplexes im Schädel abhängt [24]. ROSSBACH konnte experimentell nachweisen, dass die Belastung des Prothesenlagers bei dynamischer Okklusion mit kalottenförmig angeordneten höckerlosen Zähnen geringer und gleichmäßiger ist als mit Höckerzähnen [98, 100, 103]. Er stellte in Untersuchungen mit dem Stereognathographen eine geringere Beeinflussung der Kiefergelenkbewegungen durch kalottenförmig aufgestellte höckerlose Seitenzähne im Vergleich mit Höckerzähnen fest [102]. Röntgenkinematographische Studien von EICHNER zeigten den günstigen Einfluss eines kalottenförmigen Kauflächenkomplexes auf harmonische Kondylenbewegungen [21]. Die auf der Basis individueller Registrierergebnisse ermittelten Krümmungsradien von geeigneten Aufstellkalotten schwankten in einer klinischen Studie zwischen 70 mm und 550 mm mit einem Median von 110 mm [116].

Über die Frage **okklusaler Interferenzen** bei dynamischer Okklusion wurde mit unterschiedlichen Ergebnissen publiziert [64, 65, 75, 76, 99]. Die vermutete Verlagerung der habituellen Okklusion nach anterior scheint klinisch kein relevantes Problem zu sein [55, 117].

Die Methode der Kalottenartikulation in ihrer Originalform spielt heute praktisch keine Rolle mehr. Praktiziert wird allerdings noch die Verwendung einer **Mittelwertkalotte** mit dem Radius r = 160 mm als Aufstellmatrize für höckerlose Seitenzähne [101]. Dieses Mittelwertverfahren wird zum Teil auch bei implantatgestützten Konstruktionen angewendet.

Um die Reibung zwischen den Okklusalflächen herabzusetzen, empfiehlt KÜHL punktförmige Berührungen auf glatten Flächen im Seitenzahnbereich [66]. Auf diese Weise wird gegebenenfalls auch der Induktion von Parafunktionen entgegengewirkt. Das zentrale Problem der Kalottenartikulation ist die **Frontzahnbeziehung**.

Sinnvoll ist der Vorschlag, zwei Varianten zu unterscheiden [57]. Die Einbeziehung der Frontzähne in den kalottenförmigen Kauflächenkomplex stellt die in Bezug auf die dynamische Okklusion optimale Lösung dar, wobei jedoch durch die kopfbissnahe Aufstellung zum Teil erhebliche ästhetische Defizite in Kauf genommen werden müssen.

Eine Möglichkeit, ästhetischen Belangen Rechnung zu tragen, besteht in der Aufstellung mit einer ausreichend großen sagittalen Stufe (2–3 mm). Die Frontzähne können in diesem Fall außerhalb der Kalotte aufgestellt werden. Ein vertikaler Überbiss wird dadurch möglich. Die bilateral balancierte Okklusion ist dann jedoch nur innerhalb des durch die Stufe gewährten Freiraumes möglich (Abb. 8).

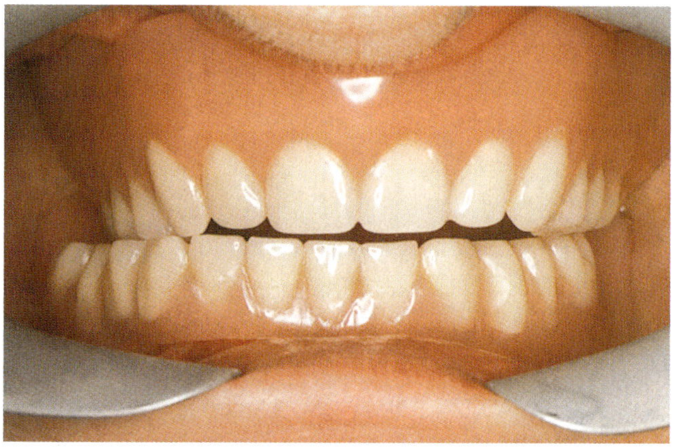

Abb. 8 Bilateral balancierte Laterotrusion bei Kalottenartikulation. Aufstellungsvariante mit großer sagittaler Frontzahnstufe.

Das Problem der Frontzahnbeziehung innerhalb der Kalottenartikulation ist letztlich in vielen Fällen nicht befriedigend lösbar. Diese Tatsache hat sicherlich auch einer weiteren Verbreitung des Konzeptes entgegengewirkt.

8.5.4 Monoplane Okklusion mit Balancerampen

Ein Konzept, höckerlose Seitenzähne mit dem Ziel einer bilateralen Balance aufzustellen, ist das der monoplanen Okklusion (engl.: monoplane occlusion) mit so genannten Balancerampen. Darunter wird die Seitenzahnaufstellung mit in einer Ebene liegenden Okklusalflächen und balancierenden Flächen im distalen Bereich verstanden.

Das Prinzip geht auf SEARS zurück [104, 105]. Alle Seitenzähne mit Ausnahme der zweiten Molaren werden ohne jede sagittale oder transversale Neigung in der Okklusionsebene angeordnet. Damit sollen Schubmomente durch die Vermeidung schiefer Ebenen weitgehend ausgeschlossen werden.

Das bei Aufstellung aller Seitenzähne in einer Ebene auftretende **Christensen-Phänomen** wird durch die gekippte Stellung der zweiten Molaren und die Aufstellung der Frontzähne kompensiert. Die Frontzähne können einen leichten vertikalen Überbiss aufweisen. Die Neigung der zweiten Molaren und die Frontzahnbeziehungen müssen auf die individuellen Gegebenheiten des Patienten abgestimmt sein (Gelenkwerte, Lage des Kauflächenkomplexes). Die schiefen Ebenen können auch distal des letzten Molaren im Prothesenkunststoff ausgeformt werden. Ein teiljustierbarer Artikulator bietet Vorteile [87].

Letztlich resultiert eine bilateral balancierte Okklusion im Sinne eines Drei-Punkt-Kontaktes (Seite-Front-Seite). Das Konzept ist in Europa nahezu unbekannt.

8.6 Weitere Okklusionskonzepte

8.6.1 Functionally-Generated-Path-Technik

Unter Functionally-Generated-Path-Technik, abgekürzt FGP-Technik, wird allgemein ein Verfahren verstanden, bei dem das individuelle Bewegungsmuster des Unterkiefers intraoral in entsprechende Registrate graviert wird (functionally generated path = funktionell erzeugte Bewegungsbahn) [91]. Sie wird auf Meyer [82, 83] zurückgeführt.

Eine Methode, die funktionellen Bewegungsbahnen in die Kauflächen der Zähne einzuarbeiten, findet sich aber schon bei Paterson [92], der Wälle aus einem Gips-Karborund-Gemisch durch Selbsteinschleifen im Munde ausformte.

Zahlreiche Verfahren, die Bewegungsbahnen des Unterkiefers intraoral aufzunehmen und in die Okklusalflächen totaler Prothesen umzusetzen, sind beschrieben worden [1, 81, 107], ohne dass derartige Verfahren eine größere Verbreitung finden konnten.

Die FGP-Technik ergibt eine weitgehend interferenzfreie dynamische Okklusion innerhalb eines bestimmten Bewegungsfeldes ohne echte bilaterale Balancierung.

8.6.2 Front-Eckzahn-Führung

Von verschiedenen Autoren wird die Forderung einer Front-Eckzahn-Führung vom natürlichen Gebiss auf die Totalprothetik übertragen [22, 110]. Gausch berichtet über positive Erfahrungen bei einer großen Zahl derartiger Versorgungen [32].

Er sieht die Vorteile definierter frontaler Führungselemente in einer geringeren parafunktionellen Aktivität, die dadurch bedingt ist, dass Knirschen nur an diesen topographisch dazu geeigneten Führungsflächen stattfinden kann.

Außerdem führt er eine Vereinfachung der Zahnaufstellung gegenüber einer angestrebten bilateral balancierten Okklusion als positiven Aspekt an.

Das Konzept sieht **flache anteriore Führungselemente** vor.

Die palatinale Führungsfläche des Eckzahnes bildet einen Winkel von 55° mit der Median-Sagittalebene, welcher dem Maximalwert des Winkels seiner Bewegungsbahn im Kauzyklus entsprechen soll (Abb. 9).

Die palatinalen Führungsflächen der Schneidezähne sollen einen Winkel von ca. 40° gegen die Achs-Orbital-Ebene aufweisen.

Die Seitenzähne werden in **exakter Höcker-Fossa-Beziehung** angeordnet. Sie diskludieren bei exzentrischen Bewegungen.

Gausch konnte weder eine verringerte Lagestabilität durch Abkippen noch eine herabgesetzte Kau-

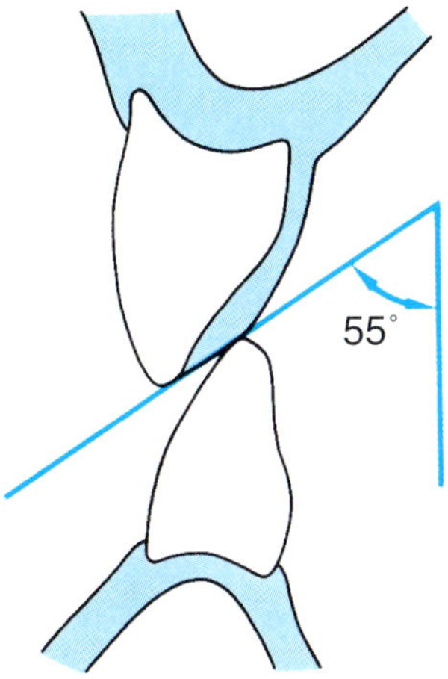

Abb. 9 Front-Eckzahn-Führung nach Gausch [32]. Neigung der palatinalen Führungsfläche des oberen Eckzahnes.

effektivität oder eine Zunahme von Druckstellen bei auf derartige Weise konstruierten Prothesen feststellen.

Im Elektromyogramm des M. masseter und des M. temporalis konnten Grubwieser et al. [38] eine geringere Muskelaktivität bei Probanden mit Front-Eckzahn-Führung im Vergleich zu bilateral balancierter Okklusion bei Protrusion und Laterotrusion messen.

Es wird geschlussfolgert, dass bei Totalprothesenträgern die gleichen gnathologischen Prinzipien wie bei natürlicher Bezahnung angewendet werden sollten.

Weiterhin gehen diese Autoren von einer **präventiven Wirkung** der anterioren Führung bezüglich der Entstehung von kraniomandibulären Dysfunktionen aus. Außerdem würde sich das Okklusionskonzept günstig auf das Auftreten von Druckstellen und die Atrophie des Kieferkammes auswirken.

Hofmann und Knauer wiesen allerdings erhebliche Dislozierungen von eckzahngeführten Prothesen während der Leermastikation nach [49].

Nach der Kenntnis des Autors stehen valide klinische Beweise für die von den Protagonisten angegebenen klinischen Vorteile von Totalprothesen mit frontzahngeschützter Okklusion noch aus.

8.6.3 Monoplane Okklusion

Die monoplane Okklusion wurde von DeVan [18] angegeben. Nach einer Umfrage von 1983 stellte sie zu diesem Zeitpunkt das an den Universitäten der Vereinigten Staaten und Kanadas am weitesten verbreitete Konzept zur Aufstellung höckerloser Seitenzähne dar [73].

Alle Zähne einschließlich der Frontzähne werden in einer Ebene aufgestellt. Ein vertikaler Überbiss ist dementsprechend nicht möglich. Schiefe Ebenen im Okklusalbereich werden gänzlich vermieden. Als Konsequenz kann eine bilateral balancierte Okklusion nicht erreicht werden. Klinisch tritt das Christensen-Phänomen in Erscheinung (Abb. 10). Okklusal bedingte Schübe auf das Prothesenlager sollen jedoch weitgehend vermieden werden.

Eine monoplane Okklusion wird auch als geeigneter Startpunkt für einen sich funktionell durch Abrasion entwickelnden Kauflächenkomplex angesehen [85]. Ohguri [88] konnte allerdings bei monoplaner Okklusion in vitro höhere Drücke auf das Prothesenlager im Vergleich mit balancierter bzw. lingualisierter Okklusion bei der simulierten Nahrungszerkleinerung messen.

Die monoplane Okklusion ist ein zahntechnisch unkompliziert zu realisierendes Okklusionskonzept, welches es ermöglicht, auf einfachste Weise höckerlose Seitenzähne einzusetzen.

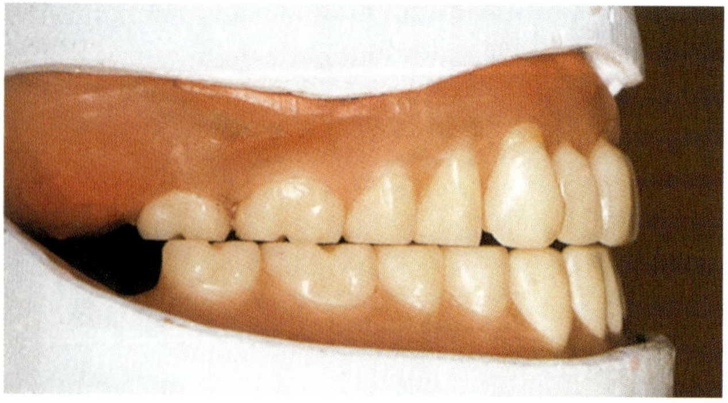

a

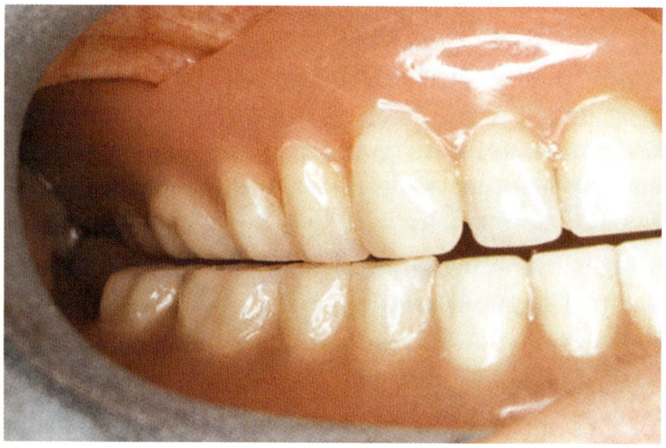

b

Abb. 10 Monoplane Okklusion.
a) Zahnaufstellung in einer Ebene.
b) Christensen-Phänomen in Protrusionsstellung.

8.7 Klinische Wertung

Der Versuch, eine klinische Wertung der einzelnen genannten Konzepte vorzunehmen und Indikationen abzuleiten, ist schwierig. Da wissenschaftlich gesicherte Beweise, wie oben erwähnt, nur schwer zu erbringen sind, werden Empfehlungen im Regelfall auf dem Evidenz-Level der Expertenmeinung anzusiedeln sein und die klinische Erfahrung sowie die praktische und akademische Laufbahn des jeweiligen Autors widerspiegeln.

Es soll noch einmal darauf hingewiesen werden, dass die Gestaltung der Okklusion nur ein Faktor unter vielen ist, die die Qualität von totalem Zahnersatz bestimmen. Zudem konnte gezeigt werden, dass für die Patientenakzeptanz die Okklusion bzw. das Erreichen einer balancierten Okklusion nur eine untergeordnete Rolle spielt [23]. Daraus sollte nicht abgeleitet werden, die Okklusion wäre für die orale Gesundheit zahnloser Patienten unwichtig. Vielleicht beantworten solche Ergebnisse die Frage, warum mit so vielen okklusalen Konzepten letztlich ein Behandlungserfolg erzielt werden kann.

Die große Variabilität der Befunde beim zahnlosen Patienten verdeutlicht, dass es ein universelles Okklusionskonzept oder einen universellen Zahntyp nicht geben kann. Payne [93, 95] empfahl bereits Mitte des 20. Jahrhunderts, die Seitenzahnformen individuell auszuwählen.

Es wird gefordert, dass die **Wahl des Okklusionskonzeptes** in Abhängigkeit vom klinischen Befund vom Zahnarzt getroffen werden sollte [3, 89].

In der Literatur fehlt es nicht an verschiedensten Empfehlungen, bestimmte Kriterien zur Auswahl der Seitenzahnformen und des Okklusionskonzeptes heranzuziehen [3, 31, 79, 89, 118, 123].

Bei rückläufiger Häufigkeit totalprothetischer Rehabilitationen müssen Aspekte der Praktikabilität und Routine von Zahnarzt und -techniker berücksichtigt werden. Zu viele Zahnformen und Aufstellungskonzepte einsetzen zu wollen, wäre dabei wohl wenig sinnvoll.

Das minimale Niveau der Okklusion wird von der „British Society for the Study of Prosthetic Dentistry" als gleichmäßiger, harmonischer, beidseitiger Kontakt in zentrischer Okklusion beschrieben [17].

Davies et al. [17] gehen davon aus, dass bei vielen Patienten eine **einfache okklusale Gestaltung** ohne ausgefeiltes Konzept ausreichend ist, da diese Patienten hauptsächlich vertikale Kieferbewegungen ausführen und die dynamische Okklusion daher vernachlässigt werden kann.

Bei Patienten mit mehr lateralen und protrusiven Bewegungen wäre der dynamischen Okklusion verstärkte Beachtung zu schenken und eine **bilateral balancierte Okklusion** erforderlich. Dieser Sichtweise kann aus praktischer Sicht weitgehend gefolgt werden, wenn auch eine akzeptable Gestaltung der dynamischen Okklusion bei allen Patienten klinisch sinnvoll erscheint.

Einen Versuch, eine **Entscheidungshilfe** zur Verwendung unterschiedlicher Seitenzahnformen zu geben, stellt das Organigramm 1 dar. Im Zweifelsfall sollte man sich für Seitenzähne mit weniger ausgeprägten Höckern entscheiden. In der **Zahnform mit reduziertem Höckerrelief** ist ein den Anforderungen totaler Prothesen in den meisten Fällen gerecht werdender Kompromiss zu sehen. Sie gewährleistet eine stabile Interkuspidation ohne zu starke Verschlüsselung und bietet die Möglichkeit der Leermastikation innerhalb eines Okklusionsfeldes.

Die sagittale Beziehung sollte einen gewissen Freiraum aufweisen (**freedom of centric**), da Veränderungen der okklusalen Beziehung durch Einlagerungs- und Resorptionsprozesse im Laufe der Trageperiode auftreten. Aus diesem Grunde ist es zweckmäßig, die Frontzähne nach Möglichkeit mit sagittaler Stufe außer Kontakt aufzustellen.

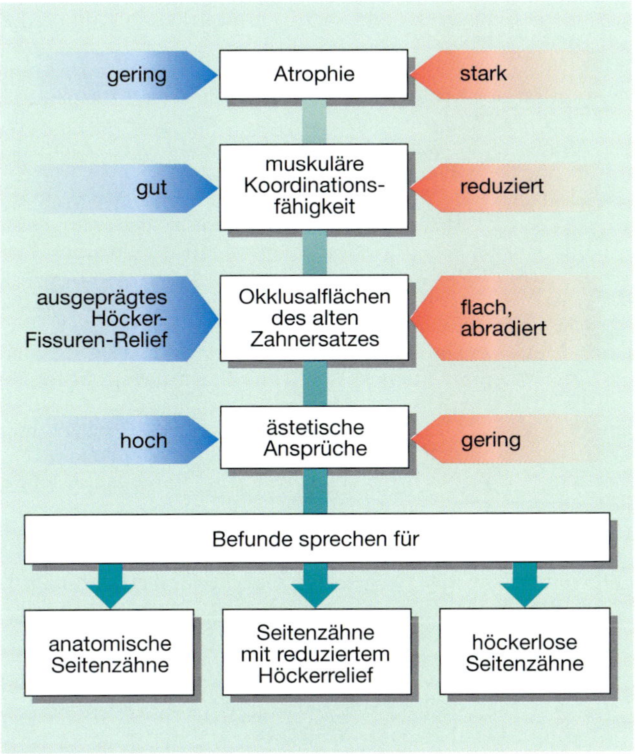

Organigramm 1 Mögliche Kriterien und Entscheidungsfindung zur Verwendung unterschiedlicher Seitenzahnformen.

Die Okklusion bleibt bei totalprothetisch versorgten Patienten in der Trageperiode nicht stabil [115]. Wesentlich ist dafür der Abbau der Alveolarfortsätze verantwortlich. Neben der habituellen Okklusion bleibt auch die dynamische Okklusion nach der Eingliederung nicht für die gesamte Gebrauchsphase erhalten, sondern unterliegt Veränderungen und verschlechtert sich in der Regel [6].

Im Normalfall dürfte bei totalprothetischer Versorgung beider Kiefer die mit Zähnen mit reduziertem Höckerrelief umgesetzte bilateral balancierte Okklusion das am ehesten Erfolg versprechende Konzept sein.

Zur Vereinfachung der klinischen Abläufe und im Sinne der Qualitätssicherung sollte die Überprüfung der statischen und dynamischen Okklusion nach der Fertigstellung im zahntechnischen Labor selbstverständlich sein.

Wird die bilateral balancierte Okklusion nicht erreicht, stellt sicher auch die **unilateral balancierte Okklusion** ein akzeptables Ergebnis dar.

Zur Aufstellung ist ein Mittelwertartikulator in den meisten Fällen ausreichend.

Das **Gerber-Konzept** ist unter den genannten Gesichtspunkten gut anwendbar, da es eine bilateral balancierte Okklusion innerhalb eines ausreichenden Bewegungsfeldes gewährleistet. Es bietet die erforderliche Freiheit in der habituellen Okklusion durch eine tolerante Höcker-Fossa-Relation und trägt statischen Erfordernissen Rechnung.

Bei stark resorbierten Kieferkämmen, die wenig mechanische Retention bieten, aber auch bei Zuständen motorischer Unruhe im Kieferbereich können **höckerlose Seitenzähne** durchaus Erfolg versprechend primär oder als Ultima Ratio eingesetzt werden.

Sowohl die Aufstellung nach dem **Kalottenprinzip** als auch die einfache **monoplane Okklusion** können – je nach den Präferenzen des Behandlers – angewendet werden. Kann das Problem der Frontzahnbeziehung im Kalottenkonzept nicht befriedigend individuell gelöst werden, ist der monoplanen Okklusion der Vorzug zu geben. Gleiches gilt bei einem in der Aufstellung höckerloser Zähne ungeübten Zahntechniker. In der Alltagspraxis wird sich die Anwendung höckerloser Seitenzähne aber auf Ausnahmefälle beschränken.

Eine **frontzahngeschützte Okklusion** ist bei totalem Zahnersatz nach der Ansicht des Autors ebenfalls Ausnahmefällen vorbehalten. Diese können bei rezidivierenden parafunktionell bedingten Druckstellen bestehen. Im Verdachtsfall kann die Diagnose

„Prothesenbruxismus" durch das Auffinden hochglänzender Schliffflächen auf den Kauflächen erhärtet werden. Bei allen Konzepten kann die Verlagerung der okklusionstragenden Kontakte nach lingual im Sinne der **lingualisierten Okklusion** aus statischen Gründen als angebracht angesehen werden.

Die vorausgegangenen Ausführungen beziehen sich vorwiegend auf die totalprothetische Versorgung in beiden Kiefern. Wird nur ein Kiefer mit einer Totalprothese versorgt, spielt die **Gegenbezahnung** eine wichtige Rolle (Art, Topographie). Besonders bei natürlicher Bezahnung oder festsitzendem Zahnersatz im Gegenkiefer ist eine bilateral balancierte Okklusion oft auf Grund der okklusalen Vorgaben nicht ohne weiteres umsetzbar.

Bei Einzelkieferversorgungen ist eine okklusale Analyse vor Beginn der Therapie unbedingt anzuraten. Mit ihrer Hilfe können gegebenenfalls morphologische Korrekturen an den Okklusalflächen natürlicher Zähne oder am Zahnersatz des Gegenkiefers geplant und vorgenommen werden, die das spätere Erreichen einer harmonischen Okklusion erleichtern.

Eine sorgfältige Anpassung der Okklusalflächen der künstlichen Zähne der Totalprothese an ihre Antagonisten ist erforderlich. Oft wird man sich mit einer gleichmäßigen habituellen Okklusion zufrieden geben und bei der dynamischen Okklusion Kompromisse hinnehmen müssen. Allgemein sind Einzelkieferversorgungen bei umfangreicher natürlicher Gegenbezahnung oft sehr schwierig und bei Zahnlosigkeit im Unterkiefer kaum lösbar. Hier sollte immer die implantat-prothetische Option im Vordergrund stehen.

8.8 Literatur

[1] Azarmehr, P., Yarmand, M., Javdan, B.: Construction of functional occlusion in complete dentures. J Prosthet Dent 28, 337 (1972).
[2] Bascom, P. W.: Masticatory efficiency of complete dentures. J Prosthet Dent, 453 (1962).
[3] Beck, H. O.: Occlusion as related to complete removable prosthodontics. J Prosthet Dent 27, 246 (1972).
[4] Becker, C. M., Swoope, C. C., Guckes, A. D.: Lingualized occlusion for removable prosthodontics. J Prosthet Dent 38, 601 (1977).
[5] Berg, E.: The influence of cusped and cuspless teeth on patient satisfaction with complete dentures. A 2-year follow-up study. J Dent 16, 269 (1988).
[6] Bergmann, B., Carlsson, G. E., Hedegard, B.: A longitudinal two-year study of a number of full denture cases. Acta Odontol Scand 22, 3 (1964).
[7] Böttger, H.: Gelenkbezügliches oder kaubahnbezogenes Vorgehen bei prothetischen Maßnahmen. Dtsch Zahnärztl Z 32, 84 (1977).
[8] Böttger, H., Kordaß, B.: Zur Frage der Funktionsfähigkeit von Zahnaufstellungen für die Vollprothese nach gleitbahnbezogenen Kriterien. Zahnärztl Prax 38, 406 (1987).
[9] Boucher, C. O.: Complete denture prosthodontics – the state of the art. J Prosthet Dent 34, 372 (1975).
[10] Brandberg, R., Landt, H.: A study on chewing efficiency in denture wearers with different types of artificial teeth. Gerodontics 2, 198 (1986).
[11] Brudvik, J. S., Howell, P. G.: Evaluation of eccentric occlusal contacts in complete dentures. Int J Prosthodont 3, 146 (1990).
[12] Carlsson, G. E.: Clinical morbidity and sequelae of treatment with complete dentures. J Prosthet Dent 79, 17 (1998).
[13] Christensen, F. T.: The compensation curve for complete dentures. J Prosthet Dent 10, 637 (1960).
[14] Christensen, F. T.: The effects of change in the incisal guide angle on cusp angulation. J Prosthet Dent 26, 93 (1971).
[15] Clough, H. E., Knodle, J. M., Leeper, S. H., Pudwill, M. L., Taylor, D. T.: A comparison of lingualized occlusion and monoplane occlusion in complete dentures. J Prosthet Dent 50, 176 (1983).
[16] Curtis, T. A., Shaw, E. L., Curtis, D. A.: The influence of removable prosthodontic procedures and concepts on the esthetics of complete dentures. J Prosthet Dent 57, 315 (1987).
[17] Davies, S. J., Gray, R. M. J., McCord, J. F.: Good occlusal practice in removable prosthodontics. Brit Dent J 191, 491 (2001).
[18] De Van, M. M.: The concept of neutrocentric occlusion as related to denture stability. J Amer Dent Ass 48, 165 (1954).
[19] Dubojska, A. M., White, G. E., Pasiek, S.: The importance of occlusal balance in the control of complete dentures. Quintessence Int 29, 389 (1998).
[20] Eichner, K.: Ein literarischer Überblick über die „individuelle Kalottenartikulation" nach Fehr. Dtsch Zahnärztl Z 8, 57 (1953).
[21] Eichner, K.: Röntgenkinematographische Studien der Bewegungen des Kondylus beim Zahnlosen. Dtsch Zahnärztl Z 22, 251 (1967).
[22] Elkins, W. E.: Gold occlusal surfaces and organic occlusion in denture construction. J Prosthet Dent 30, 94 (1973).
[23] Ellinger, C. W., Somes, G. W., Nicol, B. R., Unger, J. W., Wesley, R. C.: Patient response to variation in denture technique. Part III: Five-year subjective evaluation. J Prosthet Dent 42, 127 (1979).
[24] Faber, E.: Gesunderhaltung des Kauorgans durch die Kalottenartikulation. Dtsch Zahnärztl Z 15, 24 (1960).
[25] Fehr, C. U.: Die individuelle Kalottenartikulation für totalen Zahnersatz in Ober- und Unterkiefer. Zahnärztl Rdsch, 177 (1947).
[26] Fehr, C. U.: Grundsätze zur Herstellung von herausnehmbarem Zahnersatz. Dtsch Zahnärztl Z 11, 1341 (1956).
[27] Fehr, C. U.: Nachtrag zur Arbeit „Die individuelle Kalottenbissnahme". Zahnärztl Rdsch, 198 (1947).
[28] Fehr, C. U.: Theorie und Praxis des Artikulationsproblems. Zahnärztl Welt 3, 7 (1948).
[29] Fredrickson, E. J.: Comparison of posterior teeth. J Am Dent Assoc 92, 561 (1976).
[30] French, F. A.: The problem of building satisfactory dentures. J Prosthet Dent 4, 769 (1954).
[31] Friedman, S. A.: A comparative analysis of conflicting factors in the selection of occlusal patterns for edentulous patients. J Prosthet Dent 14, 30 (1964).
[32] Gausch, K.: Erfahrungen mit Front-Eckzahn-kontrollierten Totalprothesen. Dtsch Zahnärztl Z 41, 1146 (1986).
[33] Gerber, A.: Beiträge zur totalen Prothetik. IV: Das Partner-

verhalten in der Kaufunktion totaler Prothesen. Quintessenz 24, 63 (1973).
[34] Gerber, A.: Beiträge zur totalen Prothetik. V: Funktionsdynamik bestimmt die Aufstelltechnik. Quintessenz 24, 55 (1973).
[35] Gerber, A.: Der atrophische Kiefer aus der Sicht des Prothetikers. Schweiz Mschr Zahnheilkd 87, 935 (1977).
[36] Gray, R. J., McCord, J. F., Murtaza, G., Siddique, M.: The incidence of temporomandibular disorder signs in patients wearing complete dentures compared to patients with a natural dentition. Eur J Prosthodont Restor Dent 5, 99 (1997).
[37] Gronas, D. G., Stout, C. J.: Lineal occlusion concepts for complete dentures. J Prosthet Dent 32, 122 (1974).
[38] Grubwieser, G., Flatz, A., Grunert, I., Kofler, M., Ulmer, H., Gausch, K., Kulmer, S.: Quantitative analysis of masseter and temporalis EMGs: a comparison of anterior guided versus balanced occlusal concepts in patients wearing complete dentures. J Oral Rehabil 26, 731 (1999).
[39] Gysi, A.: Artikulation. In: Bruhn, Ch., Kantorowicz, A., Partsch, C. (Hrsg.): Handbuch der Zahnheilkunde, Bd. 3: Zahnärztliche Prothetik, 3. Aufl. Bergmann, 1930.
[40] Gysi, A.: The problem of articulation. Dent Cosmos 52, 1 (1910).
[41] Gysi, A.: Research in denture construction. J Amer Dent Ass 16, 199 (1929).
[42] Hall, R. E.: Full denture construction. J Amer Dent Ass 16, 1157 (1929).
[43] Hall, R. E.: The inverted cusp tooth. J Amer Dent Ass 18, 2366 (1931).
[44] Hanau, R. L.: Articulation defined, analysed and formulated. J Amer Dent Ass 13, 1694 (1926).
[45] Hardy, I. R.: The developments in the occlusal patterns of artificial teeth. J Prosthet Dent 1, 14 (1951).
[46] Hofmann, M., Pröschel, P., Plassmann, D.: Kaumuster von Prothesenträgern mit alten und neuen Prothesen. Schweiz Mschr Zahnheilkd 96, 1102 (1986).
[47] Hofmann, M., Pröschel, P.: Theoretisch-physikalische Betrachtungen zur Kaustabilität totaler Prothesen. Dtsch Zahnärztl Z 34, 609 (1979).
[48] Hofmann, M.: Unterkieferposition und Kauflächenkomplex bei der Rehabilitation mit totalen Prothesen. Dtsch Zahnärztl Z 34, 570 (1979).
[49] Hofmann, M., Knauer, G.: Untersuchungen zur Eckzahnführung bei Totalprothesen. Dtsch Zahnärztl Z 45, 566 (1990).
[50] Hupfauf, L.: Die künstliche Zahnreihe. Österr Z Stomatol 63, 410 (1966).
[51] Idowu, A. T., Handelman, S. L., Graser, G. N.: Effect of denture stability, retention, and tooth form on masticatory function in the elderly. Gerodontics 3, 161 (1987).
[52] Inoue, S., Kawano, F., Nagao, K., Matsumoto, N.: An in vitro study of the influence of occlusal scheme on the pressure distribution of complete denture supporting tissues. Int J Prosthodont 9, 179 (1996).
[53] Jacob, R. F.: The traditional therapeutic paradigm: complete denture therapy. J Prosthet Dent 79, 6 (1998).
[54] Jaggers, J. H., Javid, N. S., Colaizzi, F. A.: Complete denture curriculum survey of dental schools in the United States. J Prosthet Dent 53, 736 (1985).
[55] Jakstat, H., Wegmann, N.: Untersuchungen über die Veränderung der sagittalen Frontzahnstufe bei höckerlosen Totalprothesen im ersten Jahr nach der Eingliederung. Dtsch Zahnärztl Z 45, 564 (1990).
[56] Jooste, C., Geerts, G., Adams, L.: Comparison of the clinical abrasion resistance of six commercially available denture teeth. J Prosthet Dent 77, 23 (1997).
[57] Jüde, D., Kühl, W., Roßbach, A.: Einführung in die Zahnärztliche Prothetik, 5. Aufl. Deutscher Ärzteverlag, Köln 1997.
[58] Kelly, E.: Centric relation, centric occlusion, and posterior tooth forms and arrangement. J Prosthet Dent 37, 5 (1977).
[59] Kelly, E. K.: Factors affecting the masticatory performance of complete denture wearers. J Prosthet Dent 33, 122 (1975).
[60] Khamis, M. M., Zaki, H. S., Rudy, T. E.: A comparison of the effect of different occlusal forms in mandibular implant overdentures. J Prosthet Dent 79, 422 (1998).
[61] Körber, E.: Die Aufstellung der Zahnreihen in Wachs. In: Drücke, W., Klemt, B. (Hrsg.): Schwerpunkte in der Totalprothetik, Quintessenz, Berlin–Chicago–London 1986.
[62] Körber, E.: Versuch, einzelne Behandlungsphasen und Regeln bei der Anfertigung von Totalprothesen in ihrer Bedeutung für den Erfolg zu beurteilen. Dtsch Zahnärztl Z 24, 324 (1969).
[63] Kühl, W.: Die Funktion der Okklusalflächen bei totalen Prothesen. Dtsch Zahnärztl Z 28, 742 (1973).
[64] Kühl, W., Roßbach, A.: Kauflächenkomplex und Prothesenlagerbelastung. Dtsch Zahnärztl Z 34, 591 (1979).
[65] Kühl, W., Roßbach, A.: Untersuchungen über die Okklusion bei totalem Zahnersatz. Dtsch Zahnärztl Z 32, 708 (1977).
[66] Kühl, W.: Voraussetzungen für die Funktion von totalem Zahnersatz. Zahnärztl Prax 28, 194 (1977).
[67] Lamoureux, J., Tache, R., de Grandmont, P.: Patient evaluation of treatment success as related to denture tooth type. Int J Prosthodont 12, 272 (1999).
[68] Lang, B. R.: Complete denture occlusion. Dent Clin North Am 40, 85 (1996).
[69] Lauritzen, A. G.: Arbeitsanleitung für Lauritzentechnik, Lauritzen, Seattle 1985.
[70] Lehmann, K., Schwarzmann, S.: Die Belastung des zahnlosen Oberkiefers in Abhängigkeit vom Kauflächenprofil des totalen Zahnersatzes. Dtsch Zahnärztl Z 28, 748 (1973).
[71] Lehmann, K. M.: Die Herstellung von totalen Prothesen im Mittelwertartikulator. Dent Labor 25, 185 (1977).
[72] Levin, B.: A review of artificial posterior tooth forms including a preliminary report on a new posterior tooth. J Prosthet Dent 38, 3 (1977).
[73] Levin, B., Sanders, J. L.: Results of a survey of complete denture procedures taught in American and Canadian dental schools: an update. J Prosthet Dent 54, 302 (1985).
[74] Lindquist, T. J., Ogle, R. E., Davis, E. L.: Twelve-month results of a clinical wear study of three artificial tooth materials. J Prosthet Dent 74, 156 (1995).
[75] Ludwig, P.: Unterkieferbewegung und Gelenkfunktion. Dtsch Zahnärztl Z 30, 27 (1975).
[76] Ludwig, P., Rarisch, B.: Zur Frage der Kalottenartikulation. Dtsch Zahnärztl Z 33, 634 (1978).
[77] Marxkors, R.: Lehrbuch der zahnärztlichen Prothetik, 3. Aufl. Deutscher Zahnärzteverlag DÄV-Hanser, Köln–München 2000.
[78] Massad, J. J., Connelly, M. E.: A simplified approach to optimizing denture stability with lingualized occlusion. Compend Contin Educ Dent 21, 555 (2000).
[79] McDonald, G. T., Purcell, J. P.: A rational approach to occlusion for complete dentures. Quintessenz 8, 27 (1977).
[80] Mehringer, E. J.: Function of steep cusps in mastication with complete dentures. J Prosthet Dent 30, 367 (1973).
[81] Mehringer, E. J.: Physiologically generated occlusion. J Prosthet Dent 30, 373 (1973).
[82] Meyer, F. S.: Balanced and functional occlusion in relation to denture work. J Amer Dent Ass 22, 1156 (1935).
[83] Meyer, F. S.: A new simple and accurate technique for obtaining balanced and functional occlusion. J Amer Dent Ass 21, 195 (1934).
[84] Moses, C. H.: Tooth forms and masticatory mechanisms of natural and artificial teeth. J Prosthet Dent 19, 22 (1968).
[85] Mulcahy, D. F.: Functional modification of acrylic resin monoplane occlusions. J Prosthet Dent 57, 465 (1987).

[86] Nasr, M. F., George, W. A., Travaglini, E. A., Scott, R. H.: The relative efficiency of different types of posterior teeth. J Prosthet Dent 18, 3 (1967).
[87] Nimmo, A., Kratochvil, F. J.: Balancing ramps in nonanatomic complete denture occlusion. J Prosthet Dent 53, 431 (1985).
[88] Ohguri, T., Kawano, F., Ichikawa, T., Matsumoto, N.: Influence of occlusal scheme on the pressure distribution under a complete denture. Int J Prosthodont 12, 353 (1999).
[89] Ortman, H. R., Ortman, L. F.: Arrangement of the posterior teeth. In: Winkler, S. (Hrsg.): Essentials of complete denture prosthodontics, PSG Publishing Company, Littleton 1987.
[90] Ortman, H. R.: Complete denture occlusion. In: Winkler, S. (Hrsg.): Essentials of complete denture prosthodontics, PSG Publishing Company, Littleton 1987.
[91] Pankey, L. D., Mann, A.V.: Oral rehabilitation. Part II. Reconstruction of the upper teeth using a functionally generated path technique. J Prosthet Dent 10, 151 (1960).
[92] Paterson, A. H.: Influence of mandibular movements on balanced occlusion. J Amer Dent Ass 15, 1118 (1928).
[93] Payne, S. H.: A comparative study of posterior occlusion. J Prosthet Dent 2, 661 (1952).
[94] Payne, S. H.: A posterior set-up to meet individual requirements. Dent Digest 47, 20 (1941).
[95] Payne, S. H.: Selective occlusion. J Prosthet Dent 5, 301 (1955).
[96] Pound, E., Murrell, G. A.: An introduction to denture simplification. Phase II. J Prosthet Dent 29, 598 (1973).
[97] Reichenbach, E.: Was ist geblieben? Versuch einer Bilanz der so genannten klassischen Artikulationslehre. Dtsch Zahnärztl Z 16, 1109 (1961).
[98] Roßbach, A.: Der Einfluss des okklusalen Reliefs künstlicher Seitenzähne auf die Belastung des Prothesenlagers beim Zahnlosen, Habil.-Schr., Würzburg 1973.
[99] Roßbach, A.: Geometrisch-mathematische Studie über die okklusalen Interferenzen bei der Kalottenartikulation. Dtsch Zahnärztl Z 32, 918 (1977).
[100] Roßbach, A.: Kauflächenprofil und Prothesenlagerbelastung beim Zahnlosen. Dtsch Zahnärztl Z 29, 845 (1974).
[101] Roßbach, A.: Kieferrelationsbestimmung und kalottenförmige Anordnung von höckerlosen Zähnen bei totalen Prothesen. Zahnärztl Prax 28, 187 (1977).
[102] Roßbach, A.: Untersuchungen über den Zusammenhang zwischen Kauflächenkomplex und funktionellen Bewegungen der Kiefergelenke beim Zahnlosen. Dtsch Zahnärztl Z 41, 1156 (1986).
[103] Roßbach, A.: Vergleichende Untersuchungen über den Einfluss der Kaufläche auf die Belastung des unteren Prothesenlagers beim Zahnlosen während der Lateralbewegungen. Dtsch Zahnärztl Z 28, 749 (1973).
[104] Sears, V. H.: Experiments in occlusion. J Prosthet Dent 2, 22 (1952).
[105] Sears, V. H.: Specifications for artificial posterior teeth. J Prosthet Dent 2, 353 (1952).
[106] Sheppard, S. M., Sheppard, I. M.: Incidence of lateral excursions during function with complete dentures. J Prosthet Dent 26, 258 (1971).
[107] Shiba, A., Hayashi, T., Yoshida, J., Tanaka, O.: Functionally generated amalgam paths for complete dentures. J Prosthet Dent 46, 494 (1981).
[108] Siebert, G.: Probleme mit der Totalprothese. Freie Zahnarzt 27, 71 (1983).
[109] Sosin, M. B.: Reevaluation of posterior tooth forms for complete dentures. J Prosthet Dent 11, 55 (1961).
[110] Stuart, C. E.: The contributions of gnathology to prosthodontics. J Prosthet Dent 30, 607 (1973).
[111] Swanson, K. H.: Complete dentures using the TMJ articulator. J Prosthet Dent 41, 497 (1979).
[112] Tanzer, G.: Die totale Prothese. 10: Das Aufstellen der Zähne zu totalen Prothesen (1). Zahntechnik (Berlin) 17, 353 (1976).
[113] Tanzer, G.: Die totale Prothese. 12: Das Aufstellen der Zähne zu totalen Prothesen (2). Zahntechnik (Berlin) 17, 393 (1976).
[114] Thielemann, K.: Biomechanik der Parodontose, Meusser, Berlin 1938.
[115] Utz, K. H.: Studies of changes in occlusion after the insertion of complete dentures (part II). J Oral Rehabil 24, 376 (1997).
[116] Walter, M.: Compensating curves for non-anatomical teeth in complete denture construction. Eur J Prosthodont Restor Dent 2, 11 (1993).
[117] Walter, M.: Unterkieferpositionen bei totalem Zahnersatz nach dem Kalottenprinzip. Dtsch Zahn Mund Kieferheilk 80, 159 (1992).
[118] Wehner, P. J., Hickey, J. C., Boucher, C. O.: Selection of artificial teeth. J Prosthet Dent 18, 222 (1967).
[119] Wilson, G. H.: The fundamental principles of artificial denture construction. Dent Cosmos 63, 723 (1921).
[120] Winter, C. M., Woelfel, J. B., Igarashi, T.: Five-year changes in the edentulous mandible as determined on oblique cephalometric radiographs. J Dent Res 53, 1455 (1974).
[121] Woelfel, J. B., Hickey, J. C., Allison, M. L.: Effect of posterior tooth form on jaw and denture movement. J Prosthet Dent 12, 922 (1962).
[122] Wyatt, C. C.: The effect of prosthodontic treatment on alveolar bone loss: a review of the literature. J Prosthet Dent 80, 362 (1998).
[123] Yoshida, K., Okane, H., Nagasawa, T., Tsuru, H.: A criterion for the selection of artificial posterior teeth. J Oral Rehabil 15, 373 (1988).

9 Enossale Implantate

von Bernd Koeck, Wilfried Wagner, Gerhard Wahl, J. Thomas Lambrecht,
Christian E. Besimo, Gernot Weibrich, Friedrich Wilhelm Neukam,
Stefan Schultze-Mosgau und Ernst-Jürgen Richter

Inhaltsübersicht

9.1 Einleitung 218
9.1.1 Historische Entwicklung 218
9.1.2 Einteilung der Implantate 218
9.1.3 Anforderungen an ein enossales Implantat 219
9.1.4 Der aktuelle Stellenwert der Implantologie in der ZMK-Heilkunde 219

9.2 Indikationen enossaler Implantate 220
9.2.1 Zahnloser Unterkiefer 220
9.2.2 Zahnloser Oberkiefer 223
9.2.3 Chirurgische Aspekte 223
9.2.4 Risikofaktoren und Hochrisikofaktoren 225
9.2.5 Zusammenfassung 227

9.3 Diagnostik, Planung, Aufklärung 227
9.3.1 Anamnese und klinische Diagnostik 227
9.3.2 Planung 232
9.3.3 Aufklärung 234

9.4 Operatives Vorgehen 236
9.4.1 Schnittführung 236
9.4.2 Implantation 240
9.4.3 Wundverschluss 251
9.4.4 Postoperatives Vorgehen 251
9.4.5 Perioperative Komplikationen 254

9.5 Einheilungszeit und Interimsversorgung 255
9.5.1 Einheilungszeit 255
9.5.2 Provisorische Versorgung (Interimsversorgung) 255

9.6 Implantate bei ausgedehnten Knochendefiziten 256
9.6.1 Einleitung 256
9.6.2 Definition von Knochendefiziten 256
9.6.3 Indikation und Kontraindikation für Implantationen in Abhängigkeit vom vorhandenen Restknochenangebot 258

9.7 Prothetische Versorgung 259
9.7.1 Besonderheiten prothetischer Restaurationen auf Implantaten 259
9.7.2 Behandlungsgang 259
9.7.3 Grundsätze bei der Gestaltung moderner Suprastrukturen 261
9.7.4 Versorgung des zahnlosen Kiefers 265

9.8 Literatur 275

9.1 Einleitung

9.1.1 Historische Entwicklung

Die historische Entwicklung der enossalen Implantologie ist sowohl von punktuellen Erfahrungsberichten gekennzeichnet als auch von einer empirischen Prüfung, die vom Pioniergeist einzelner Zahnärzte – die meist in freier Praxis tätig waren – getragen wurde (Strock, Dahl u. Goldberg, Formiggini u. Chercheve, Linkow, Scialom, Heinrich, Pruin, Sandhaus, Koch u.a.). Hinzu kommt eine stürmische Entwicklung zwischen 1970 und 1980, die zu einer wissenschaftlich begründeten Implantologie als Therapie geführt hat (Brånemark, Schroeder, Schulte, Tetsch, Spiekermann), die von der DGZMK 1982 anerkannt wurde. Die heutige Entwicklung ist von einer nahezu grenzenlosen Indikationsausweitung charakterisiert, die mit erheblichem Aufwand und zusätzlichen, immer anspruchsvolleren Erfolgskriterien bezüglich Funktion, Ästhetik und Langlebigkeit verbunden ist. Neue Verfahren versprechen eine vereinfachte, aber vor allem verkürzte Behandlungszeit, wobei die wissenschaftlichen Daten für diese Entwicklung zwangsläufig in nur sehr geringem Umfang vorliegen.

Gleichzeitig hat ein Teil der zahnärztlichen Kollegen scheinbar unüberwindliche Vorbehalte und Vorurteile gegenüber der sinnvollen Integration der enossalen Implantologie als zusätzliche Möglichkeit der modernen Zahnheilkunde. Dennoch hat wohl kaum eine Entwicklung innerhalb der Zahn-, Mund- und Kieferheilkunde die Therapiekonzepte so rasch und tief greifend in nahezu allen Teildisziplinen der Zahnheilkunde beeinflusst, wie die enossale Implantologie [116, 130]. Fortbildungsveranstaltungen und Lehrbücher zur Implantologie [44, 52, 115, 125, 144] werden vielfältig angeboten und angenommen, so dass die Implantologie in die Ausbildung der Studenten der Zahnmedizin an den meisten Universitäten in Vorlesungen und Kursen oder integriert in die klassischen Fächer gelehrt wird. Daneben haben sich in jüngster Zeit kurrikuläre Schwerpunktfortbildungen im Bereich der Implantologie mit entsprechenden Zertifikaten zur Qualitätssicherung entwickelt und nach einem Rechtsstreit vor dem Bundesverfassungsgericht auch zur Ausweisung von Tätigkeitsschwerpunkten geführt.

9.1.2 Einteilung der Implantate

Die Entwicklung der Implantologie hat zu einer großen Vielzahl unterschiedlicher Systeme [43], Methoden und Indikationen geführt, die in ihrem raschen Wandel und ständigen Modifikationen dem praktisch tätigen Kollegen unübersichtlich erscheinen müssen. Ein Überblick ist durch Orientierung an gewissen Gliederungsprinzipien möglich, in die alle Systeme einzuordnen sind (Tab. 1).

Die erste grobe Einteilung unterscheidet **geschlossene Implantate** (unter einer intakten Epitheldecke z.B. Hüftendoprothesen u. transdentale Fixierung) von den meist **offenen Implantaten**, die in der Mundhöhle die Schleimhaut perforieren und so mit der keimbesiedelten Mundhöhle in Beziehung treten.

Bezüglich der **Lage** des überwiegenden Anteils des Implantates im Gewebe hat sich die **enossale** Implantation mit einem auch funktionell belastbaren, direkten knöchernen Kontakt **(ankylotische Einheilung)** durchgesetzt, was von Brånemark auch als **Osseointegration** bezeichnet wurde. Aus pathohistologischer Sicht wird diese Form der Einheilung von Donath als besondere, dem Knochen eigene Form der Fremdkörperreaktion (Extraterritorialisierung, Abgrenzung) angesprochen, die lediglich zur Implantatstabilisierung und Krafteinleitung sinnvoll genutzt wird [40]. Diese ankylotische Knochenanlagerung (**funktionelle** Ankylose [115]) gilt als die zurzeit optimale Einheilungsform enossaler Implantate und wird durch eine schonende Lagerpräparation, Ver-

Tabelle 1 Mögliche Gesichtspunkte zur orientalen Implantateinteilung.

Bedeckung	– offene Implantate – geschlossene Implantate
Lage des Implantats	– intramukös – subperiostal – enossal
Implantatmaterial	– Metall (Titan/Tantal) – Keramik (A 1203, HA) – Kombinationen
Implantatform	– pfostenförmig (Zylinder, Schraube) – Extension (Blätter, Disk)
Implantatzeitpunkt	– Sofortimplantation (unmittelbar oder verzögert) – Spätimplantation
Einheilungsmodus	– einphasig (einteilig belastet, zweiteilig entlastet) – zweiphasig (subgingival)
Prothetikkonzepte	– rein implantatgetragene Versorgungen – Verbundkonstruktionen – Deckprothesen

meidung von Relativbewegungen und entlastete Einheilung angestrebt. Subperiostale oder gar intramuköse Implantate mit einer immer auftretenden bindegewebigen narbigen Einheilung werden nur noch in seltenen Ausnahmeindikationen angewendet.

Als **Material** werden heutzutage überwiegend Titan und seine Legierungen mit unterschiedlichen Oberflächenmodifikationen eingesetzt. Hydroxylapatitbeschichtungen werden wegen der mangelnden biologischen Stabilität, trotz experimentell belegbarer Vorzüge in der Knochenreaktion [140], in ihrem klinischen Wert kritisch beurteilt [142] und finden darum keine breite klinische Anwendung.

Bezüglich der **Form** besteht ein deutlicher Trend zu rotationssymmetrischen, pfostenförmigen Implantaten, die als zylindrische Grundform oder als Schrauben mit vielfältigen Gewindemodifikationen angeboten werden. Blattförmige, so genannte Extensionsimplantate haben trotz ihrer großen historischen Bedeutung und einer weltweit noch großen Verbreitung einen zunehmend geringeren Indikationsraum, der auf Situationen mit einem reduzierten Knochenangebot eingeschränkt und durch die modernen augmentativen Verfahren (Knochenanlagerung, GBR) zunehmend verdrängt wird. Das gilt auch für neuere Modifikationen in teils unterschiedlichen Formen (Disk-Implantate).

Vom **Implantationszeitpunkt** sind Sofortimplantate, die unmittelbar nach Zahnverlust oder verzögert nach Abheilung der Weichteile in die knöchern noch nicht ausgeheilte Alveole implantiert werden, von Spätimplantaten, die in ein bereits knöchern ausgeheiltes Lager eingesetzt werden, zu unterscheiden. Dabei besteht ein deutlicher Trend zur verzögerten Sofortimplantation, da von diesem Vorgehen eine Verkürzung der Behandlungszeit und eine deutlich gesteigerte präventive Wirkung erwartet wird.

Der **Einheilungsmodus** kann zweiphasig (submukosal, d.h. gedeckt) und einphasig (transmukosal) sein, wobei bei der transmukosalen Einheilung noch eine primäre Belastung von der entlasteten Einheilung unterschieden werden muss. Bisher wurde überwiegend die entlastete submukosale Einheilung bevorzugt, wobei die Vorteile der sub- oder transmukosalen Einheilung in Abhängigkeit von den lokalen Voraussetzungen individuell unterschiedlich sind.

Es besteht weltweit ein deutlicher Trend zur früh- und teilbelasteten Einheilung, von der eine zielgerichtete Knochenanlagerung, aber vor allem ein subjektiver Nutzen in der Einheilphase erwartet wird, ohne dass sich dadurch die Erfolgssicherheit verringert.

Die **prothetische Versorgung** der Implantate ist von einer zunehmenden Präfabrizierung prothetischer Aufbauteile mit hohen Anforderungen an die Passgenauigkeit (Präzision) gekennzeichnet.

9.1.3 Anforderungen an ein enossales Implantat

Das Implantat soll den verloren gegangenen Zahn funktionell ersetzen (**Funktionalität**) und ähnlich lang wie die umgebenden Gewebestrukturen (**Langlebigkeit**) erhalten werden, die wie der Gesamtorganismus nicht geschädigt werden dürfen (**Biokompatibilität/Schadlosigkeit**). Das Implantat steht prinzipiell wie der natürliche Zahn im Umgebungsfeld von Epithel, subepithelialem Bindegewebe und Knochen mit den darin enthaltenen Nerven und Gefäßen in Interaktion [95]. Im günstigsten Fall soll das Implantat als funktioneller Reiz zum Erhalt der Umgebungsstrukturen beitragen und die Inaktivitätsatrophie bzw. Involution aufhalten oder verzögern (**Prävention**). Eine weitere wichtige Forderung betrifft die schonende **Entfernbarkeit,** die durchführbar sein soll, ohne wesentliche Defekte zu hinterlassen, und die günstige Voraussetzungen für die nachfolgende Versorgung schafft.

9.1.4 Der aktuelle Stellenwert der Implantologie in der ZMK-Heilkunde

Der **Stellenwert der Implantologie** innerhalb der therapeutischen Überlegungen in der Zahn-, Mund- und Kieferheilkunde wird sehr divergent beurteilt, wobei die Gründe hierfür in den unterschiedlichen Erfahrungen bei der Ausbildung und bei der praktischen Tätigkeit der Behandler zu suchen sind. Während ein Teil der Kollegen die Indikation für enossale Implantate nur sehen, wenn konventionelle prothetische Lösungen nicht oder wesentlich schlechter möglich sind, erkennen andere Kollegen die Vermeidung eines herausnehmbaren Zahnersatzes mit allen Methoden der modernen Implantologie inklusive der Nerventransposition, Kieferhöhlenbodenanhebung und Osteoplastik als Grundlage ihrer Therapieüberlegungen an.

In der **Zielsetzung** der therapeutischen Überlegungen finden sich neben dem Ansatz einer größtmöglichen Schadensbegrenzung im Verlustfall (nihil nocere) mit einer möglichst geringen Implantatanzahl und geringer Implantatdimension auch prophylaktische Ansätze im Sinn einer resorptionsverhindernden, funktionellen Implantologie mit einer großen Implantatzahl, frühzeitiger Implantation und relativ großen Implantatkörpern.

Bei der Therapieentscheidung sind beide Extrempositionen im jeweiligen Fall zu berücksichtigen, wobei meist individuelle Faktoren beim Patienten und Behandler die Therapieentscheidung konkret beeinflussen. Bei der Bewertung einer Therapie mit enossalen Implantaten müssen **sozialmedizinische Aspekte**, wie die Finanzierbarkeit für Patienten und Behandler, die Wirtschaftlichkeit und das Ausmaß der sozialmedizinischen Absicherung, stets neu bedacht und diskutiert werden.

Bei der Entscheidungsfindung zur Implantatanwendung werden sich immer wieder die gleichen Kernfragen stellen, die vor jeder Implantation beantwortet werden müssen. Die erste Frage, ob ein Implantat aus prothetischer Sicht sinnvoll (indiziert) ist, muss zunächst bejaht werden. Danach muss die ebenso wichtige Frage geklärt werden, ob das Implantat überhaupt möglich ist (Voraussetzungen) oder durch adjuvante Therapie ermöglicht wird. Erst wenn diese beiden Kernfragen eindeutig mit ja beantwortet sind, kann bei entsprechender Zustimmung des Patienten für diese Therapieform die Detailplanung bezüglich Konzept und Realisierung erfolgen. Heute sollte keine Beratung und Planung erfolgen, ohne dass die Möglichkeiten der Implantologie als Alternative oder Ergänzung integriert werden.

Die enossale Implantologie hat die zahnärztlichen Therapiemöglichkeiten erheblich erweitert und teilweise zu einem neuen Denken bezüglich der Therapiealternativen (Indikationsstellung) und Versorgungsziele nach einem Zahnverlust geführt. Strukturerhaltung (Knochenangebot, Weichteile) und Funktionsverbesserungen können gemeinsam die Vorteile der Therapiekonzepte unter Einbeziehung der enossalen Implantate belegen. Dabei soll keineswegs der Eindruck entstehen, dass die konventionellen und bewährten prothetischen Versorgungskonzepte überholt bzw. nicht funktionstüchtig und damit überflüssig geworden sind. Ein Großteil der zahnlosen Patienten (ca. 50 %) ist mit den adäquaten prothetischen Versorgungen hoch zufrieden oder scheut die operativen bzw. finanziellen Belastungen und Risiken einer Implantation (ca. 70 %) [58a]. Dennoch wird bei einem zunehmend höheren Anteil älterer Menschen und einer gleichzeitig kritischen Einstellung der Patienten zum herausnehmbaren Zahnersatz der Bedarf an Implantaten kontinuierlich zunehmen, insbesondere wenn der prophylaktische Aspekt der Strukturerhaltung durch Funktionseinleitung weiter belegt werden kann. Dabei entstehen auch sekundäre Indikationsüberlegungen für Implantate als Folge der Funktionsverbesserung im Gegenkiefer. So sollte insbesondere bei der interforaminalen Implantation im zahnlosen Unterkiefer an den Strukturerhalt des anterioren Oberkieferalveolarkammes (Gefahr der Schlotterkammbildung) gedacht werden.

Die Entwicklung der Implantologie muss als relativ junger Teilaspekt der Zahn-, Mund- und Kieferheilkunde soziale, berufspolitische, wissenschaftliche und individuelle Aspekte des einzelnen Patienten integrieren, worin ihr Reiz, aber auch ihr Problem besteht. Die Spannweite der sozialen Aspekte einer individuellen, finanziell oft unerschwinglichen, allumfassenden Rehabilitation (High-Tech) und des am sozial vertretbaren Versorgungsbedürfnis der Bevölkerung orientierten finanzierbaren Leistungsspektrums gelten auch für den Bereich der Implantologie. Für die konkrete Anwendung und eigenständige Durchführung der chirurgischen und prothetisch-implantologischen Therapie bedarf es darüber hinaus einer fundierten Aus-, Fort- oder Weiterbildung in dieser Therapieform, besonders unter den modernen Aspekten der strukturellen Qualitätssicherung.

9.2 Indikationen enossaler Implantate

9.2.1 Zahnloser Unterkiefer

Von jeher ist die Versorgung des zahnlosen Unterkiefers mit totalem Zahnersatz wegen der geringen Auflagerungsfläche und der nur eingeschränkt wirksam werdenden adhäsiven Kräfte eine besondere Herausforderung für den Zahnarzt.

> So wie in den vorausgegangenen Jahrzehnten das Dolder-Steg-Gelenk, auf dekapitierten oder überkronten Eckzähnen befestigt, eine hervorragende Verbesserung der Lagestabilität für die Totalprothese oder für eine subtotale Prothese des Unterkiefers bedeutete, so ist seit längerem durch die Implantologie dieses Verfahren wiederbelebt worden.

Zwar lässt sich in der Regel auch der totale Zahnverlust durch prothetisch konventionelle Behandlung kompensieren, insbesondere wenn funktionelle und statische Gesichtspunkte bei der Gestaltung der Totalprothese gleichermaßen berücksichtigt werden. Andererseits ist es aber auch klinisch seit langem bekannt, dass jedwedes Verankerungselement zur Vermeidung von Horizontalschüben und zur Sicherung gegen Abzug äußerst hilfreich für die Versorgung des zahnlosen Unterkiefers und damit für die Zufriedenheit des Patienten mit der Funktion des eingefügten Zahnersatzes ist (Abb. 1).

Die Adaptation an den Zahnersatz und auch die Bereitschaft zur Inkorporation werden auch noch durch psychologische Aspekte (Sicherheit beim Sprechen oder Essen im beruflichen oder sozialen Umfeld) ganz wesentlich geprägt, und sicherlich ist auch

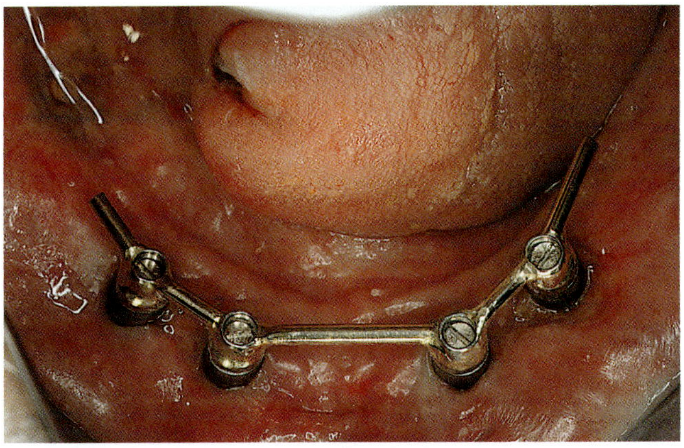

a

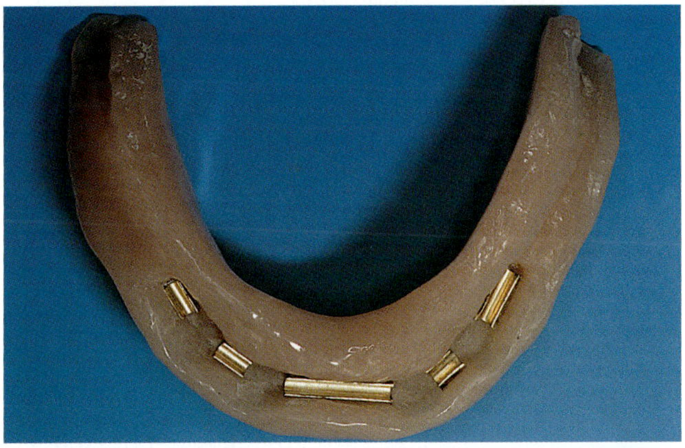

b

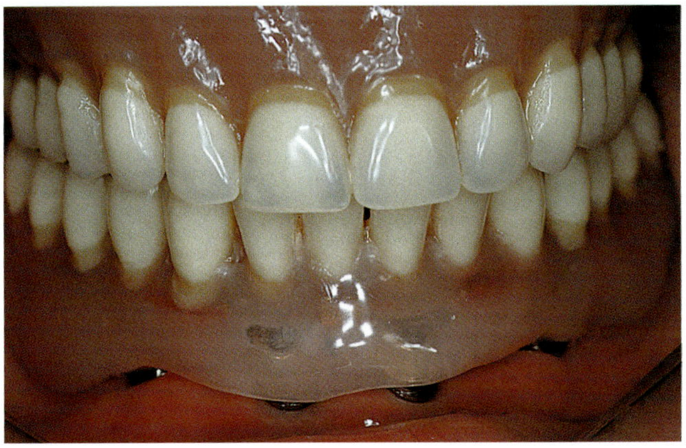

c

Abb. 1 a–c An vier Implantaten verankerte Dolder-Steg-Retentionshilfe für eine untere Totalprothese (Chirurgie: Prof. Dr. G. Wahl).

eine für den Patienten spürbare Steigerung der Kaueffizienz mit einem lagestabilisierten Unterkiefer-Zahnersatz für die Akzeptanz des Zahnersatzes von Bedeutung. Untersuchungen aus dem skandinavischen Raum belegen, dass Patienten mit implantatgestütztem Brückenersatz im Unterkiefer gegenüber Totalprothesenträgern einen um bis zu 85% gesteigerten Kaudruck ausüben können. Auch die Kaueffizienz ist gegenüber einem totalen Zahnersatz bei Patienten mit implantatgestützten Restaurationen deutlich besser [83, 84].

Wenn die konventionelle prothetische Versorgung von Patienten funktionell nicht akzeptiert wird, kann schon durch das Einsetzen von zwei Implantaten in regio 33 und 43 mit anschließender Steg-Gelenk-Verankerung in der Regel ein zufrieden stellendes Ergebnis erzielt werden. Das Einbringen von zwei Implantaten in die interforaminale Region stark atrophierter Kiefer kann mittlerweile als minimale Standardtherapie angesehen werden. Aber auch hier muss vorab geklärt werden, ob ausreichend lange Implantatpfosten gesetzt werden können, um der extraaxialen Belastung der extendierten Suprastruktur Stand zu halten. Anderenfalls sollte die mechanische Ankopplung der Unterkieferprothese durch implantatkopfnahe Kugelkopf-Verankerungssysteme oder Magnete gewählt werden (Abb. 2).

Es hat sich bei diesen Patienten bewährt, dass vor dem Einsetzen der Implantate der vorhandene Zahnersatz geprüft und gegebenenfalls durch Abänderung oder auch Neuanfertigung Fehler des prothetischen Ersatzes, die zur Lageinstabilität führen, beseitigt werden.

In diesen Situationen sollte auch nicht vergessen werden, dass auch eine Vestibulumplastik als präprothetische Maßnahme in bestimmten Fällen durchaus hilfreich und ausreichend sein kann [118] (Abb. 3a und b).

Die Fehler, die zur Lageinstabilität eines totalprothetischen Ersatzes führen, bestehen häufig in einer falschen Aufstellung der Zahnreihen, wie z.B. der Nichtberücksichtigung der korrekten Lage der Okklusionsebene leicht unterhalb des Zungenäquators oder der Nichtberücksichtigung des muskelinaktiven Bereichs des Kauschlauchs. Inbesondere wird häufig der Fehler begangen, zur Vermeidung einer sagittalen Stufe die unteren Frontzähne vestibulär von der Mitte des Kieferkamms aufzustellen, wodurch bei jeder Mundöffnung durch aktive Anlagerung des Musculus orbicularis oris und Musculus mentalis die Totalprothese nach dorso-kranial vom Prothesenlager abgehebelt wird. Bei einer erforderlichen Neuanfertigung sollte dies vor der Implantation erfolgen, um eine funktionsgerechte Aufstellung und Gestaltung der Totalprothese zu gewährleisten, da die muskulär induzierten destabilisierenden Kräfte auch für die Implantat-Steg-Konstruktion, die Implantat-Knopfanker-Versorgung oder für magnetgestützte Verankerungen von Nachteil sind. Ferner hat das prothetische Vorbereiten vor einem implantologisch-chirurgischen Eingriff den Vorteil, dass die Implantatposition aus statischen und ästhetischen Überlegungen optimiert und auch bei einer geplanten

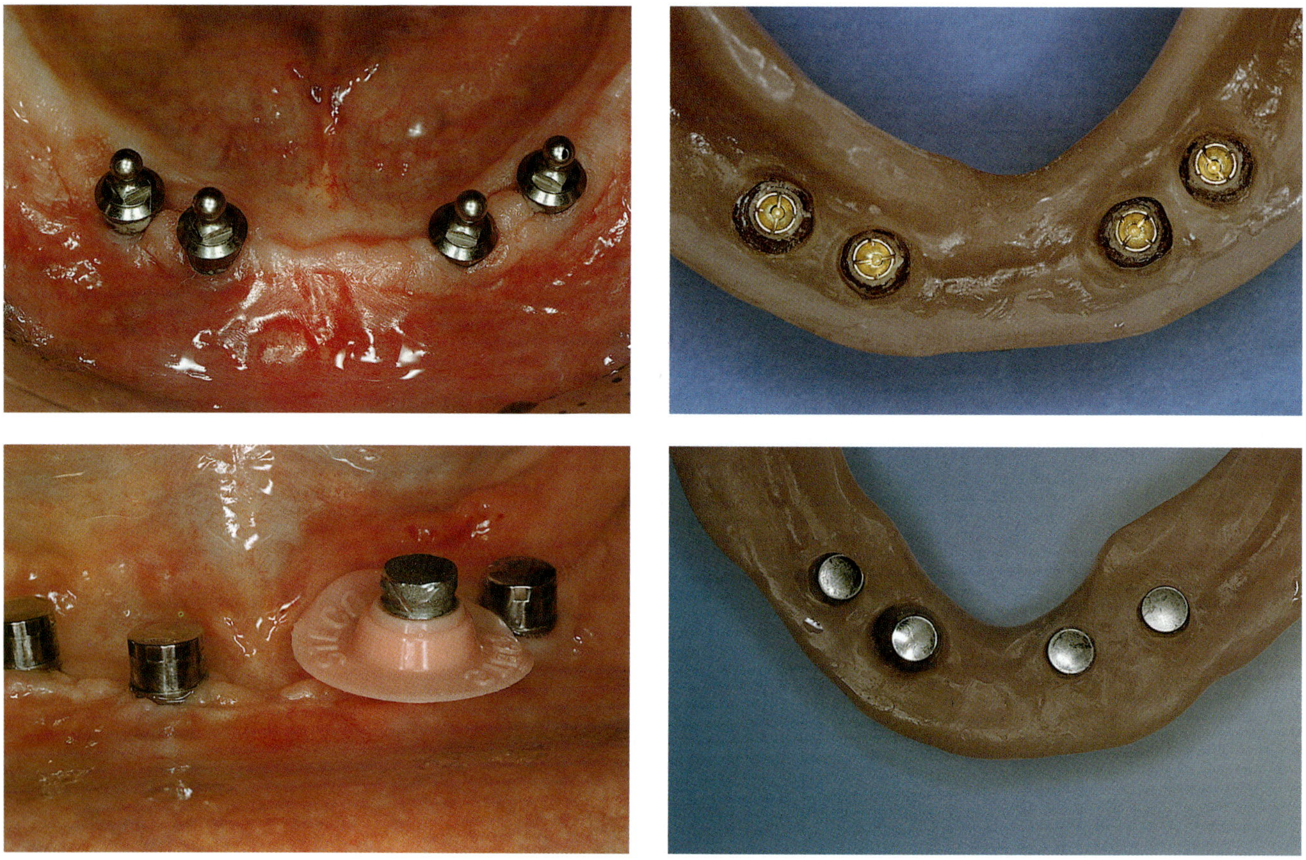

a b c d

Abb. 2 Mechanische Ankopplung unterer Totalprothesen (Chirurgie: Prof. Dr. G. WAHL).
a und b) Kugelkopfverankerungssystem.
c und d) STECO®-Titan-Magnete.

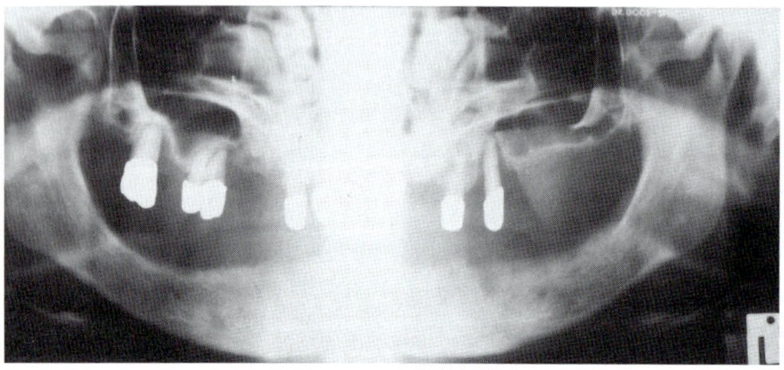

Abb. 3 a Panorex-Übersichtsaufnahme vor Sanierung bei primärer Planung einer implantatgestützten totalen Unterkieferprothese.

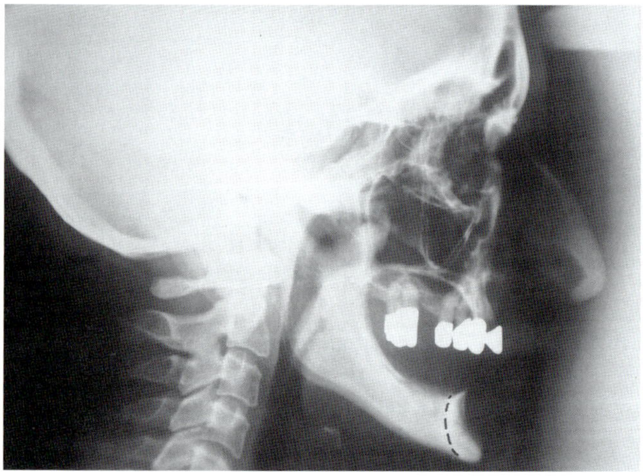

Abb. 3 b Fernröntgen-Seitenaufnahme mit ungünstiger Knochenkontur für eine direkte Implantatversorgung bei gleichzeitig günstiger Voraussetzung für eine Vestibulumplastik bei hohem Alveolarfortsatz.

Stegkonstruktion das vertikale Platzangebot im Prothesenkörper besser abgeschätzt werden kann. Zusätzlich bieten diese primär neu angefertigten Prothesen für die Zeit der Implantateinheilung auch eine optimierte Lagestabilität, selbst wenn die Implantatregionen freigeschliffen werden. Die grundsätzlich angestrebte möglichst axiale Kraftübertragung auf die Implantat-Steg-Konstruktion wird einerseits von der Implantatachsenneigung, andererseits von der Implantatposition sowie von der statisch günstigen Aufstellung der Zahnreihe beeinflusst. So wird auch gefordert, dass der implantatgetragene Steg zur zentrischen Scharnierachse des Unterkiefers rotationssymmetrisch ausgerichtet werden soll. Mit einem für entsprechende Artikulatoren eigens entwickelten Steglokalisator wird gewährleistet, dass der Steg in der Frontalebene zur Scharnierachse parallel angeordnet werden kann.

Selbstverständlich müssen bei rotationsfähigen Abstützungen alte prothetische Grundsätze beachtet werden. So muss die Rotationsachse möglichst lang sein (> 20 mm), linear gestaltet und möglichst rechtwinklig zum Alveolarkamm im Seitenzahnbereich verlaufen. Nur hierdurch wird gewährleistet, dass bei einer Satteleinsenkung keine Kippmomente entstehen. Der Stegreiter sollte mit einem Distanzhalter die Schleimhautresilienz berücksichtigen und somit primär nicht durch Kaudruck belastend wirken, sondern die Prothese gegen Abzug und Horizontalschübe sichern. Allerdings treten bei dorsalen Zugkräften destabilisierende Rotationsbewegungen auf, die häufig ein Einkürzen der vestibulären Prothesenschürze erforderlich machen. Diesen Rotationsbewegungen kann besser entgegengewirkt werden, wenn es gelingt, durch Pfeilervermehrung die dislozierenden Abzugskräfte durch eine entsprechende Stegextension in den Prämolarenbereich auf vier osseointegrierten Implantaten – eventuell noch mit zusätzlichen distalen Stegextensionen – weitgehend zu verhindern.

Mit zunehmender Stabilisierung der Unterkieferprothese und damit verbundener besserer Belastbarkeit beider Prothesen muss bereits während der Aufstellung der Totalprothesen darauf geachtet werden, dass durch die Okklusion keine Kippmomente für die obere Totalprothese entstehen. Insbesondere sind nach resilienzabhängiger Einlagerung der Prothesen Okklusionskontakte im Frontzahnbereich zu vermeiden, da anderenfalls das Prothesenlager des Oberkiefers im anterioren Bereich durch Ausbildung eines Schlotterkamms insuffizient werden könnte. Dies gilt besonders für implantatgestützte, bedingt abnehmbare oder auch festsitzende Versorgungen im Unterkiefer, denen eine Totalprothese im Oberkiefer gegenübersteht.

Die prothetische Planung vor der chirurgischen Implantatinsertion und die Aufstellung der Zahnreihen in der neu angefertigten Oberkieferversorgung nach ästhetischen – insbesondere aber funktionell-statischen – Gesichtspunkten dienen dazu, nicht durch eine falsche Implantatpositionierung und konsekutive Kompromisse bei der prothetischen Suprastruktur die Statik der Oberkiefertotalprothese zu gefährden.

Auch in diesen Fällen hat es sich bewährt, nach Dublierung der Totalprothese prächirurgisch eine Bohrschablone zur korrekten Implantatpositionierung herzustellen. Dieses Vorgehen ermöglicht auch eine Abschätzung, ob bei ästhetisch erforderlicher anteriorer Aufstellung der oberen Frontzähne eine zusätzliche Stabilisierung der Oberkieferprothese durch Implantate im Eckzahn-/Prämolarenbereich erforderlich wird. Hierdurch würde die Abbeißfunktion optimiert und langfristig auch die Gefahr einer Destruktion des Prothesenlagers bei einer zu starren anterioren Unterkieferversorgung vermieden werden.

9.2.2 Zahnloser Oberkiefer

Mögliche Indikationen zur implantatgestützten prothetischen Versorgung des zahnlosen Oberkiefers bestehen sicherlich bei:

- extremer Alveolarkammatrophie mit der Notwendigkeit der Augmentation, ohne die eine konventionelle prothetische Versorgung nicht mehr möglich wäre (Abb. 4)
- vollständiger oder nahezu vollständiger Zahnreihe im Unterkiefer
- berufsbedingt erforderlicher guter Lagestabilität der Prothese
- nicht psychogen bedingter Prothesenintoleranz (Würgereiz)
- Versorgungen von Patienten mit Lippen-Kiefer-Gaumen-Spalten u. Ä. (Abb. 5)

9.2.3 Chirurgische Aspekte

Ist aus prothetischer Sicht der Einsatz von Implantaten notwendig und sinnvoll, so ist nach chirurgischen Kriterien zu prüfen, ob dieses gewünschte Konzept mit künstlichen Implantatpfeilern im Kieferknochen auch patientenbezogen umsetzbar ist. Dabei kann bereits die Anamnese des allgemeinen gesundheitlichen Zustands und der Gesundheitszustand des Kausystems unter Einbeziehung der röntgenologischen Befunde einschränkende oder risikoerhöhende Vorbedingungen ergeben. Dies kann und sollte bereits frühzeitig in das beratende Gespräch einfließen, um die Erwartungshaltung des Patienten durch die Schilderung der möglicherweise auftretenden chirurgischen Komplikation zu relativieren, respektive um ein positives Bewusstsein zur geplanten chirurgisch-prothetischen Therapie zu erzeugen.

a b c d

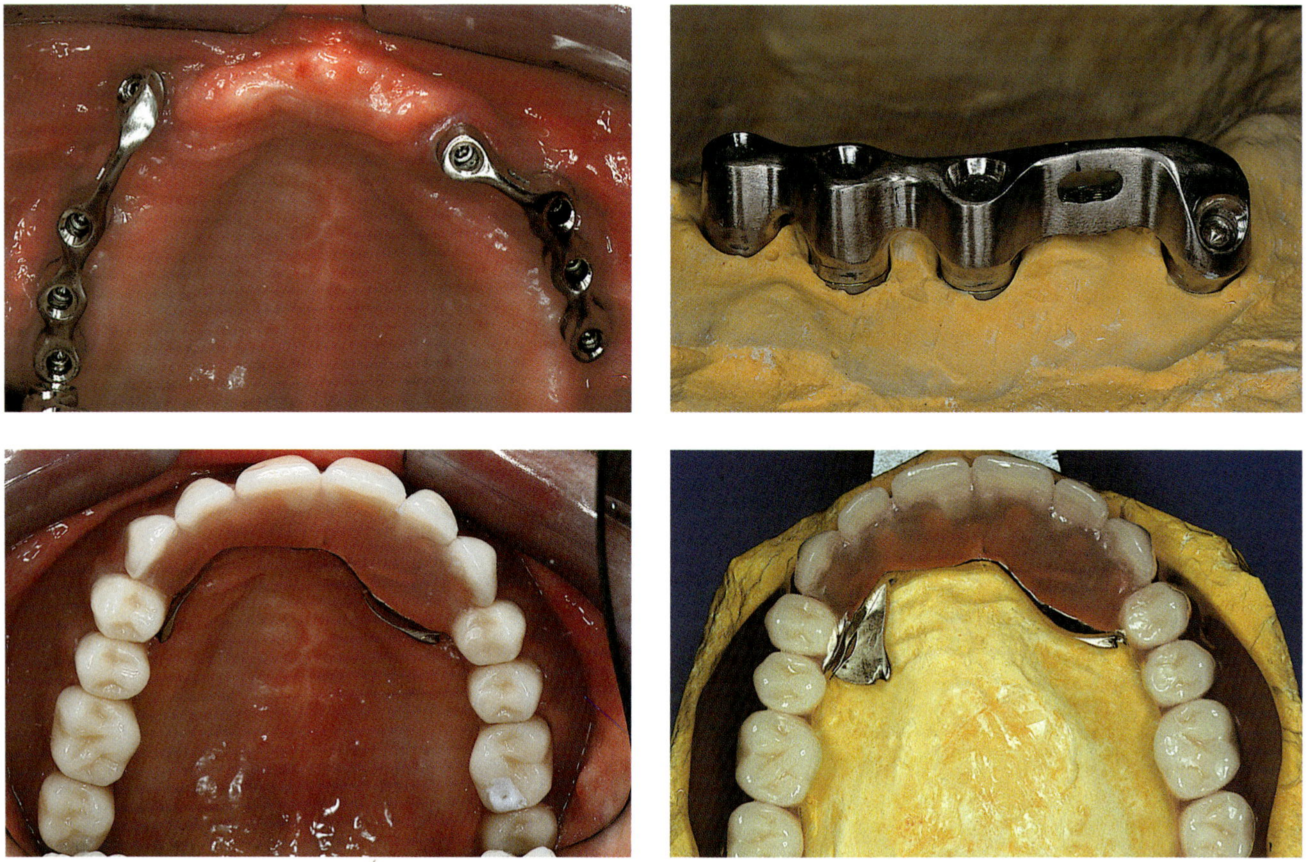

Abb. 4 Implantat-prothetische Versorgung nach Augmentation mittels Beckenkamm (Chirurgie: Prof. Dr. Dr. R. Reich).
a und b) Primärverblockung der Implantate durch gefräste Stege.
c und d) Suprastruktur mit Schwenkriegelsicherung.

Optimale Grundbedingungen liegen vor, wenn nachfolgende Faktoren erfüllt sind:
- gesunder Allgemeinzustand einschließlich der intraoralen Situation
- voraussichtlich normale, ungestörte Wundheilung
- gute Mundhygiene
- ausreichendes Knochenangebot in vertikaler, mesio-distaler und oro-vestibulärer Richtung
- patientenseitige Akzeptanz des unvermeidbaren Restrisikos jeglicher Implantatversorgung.

Ändert sich auch nur eine dieser optimalen Grundbedingungen, führt dies letztlich zur Risikoerhöhung und beeinträchtigt die Erfolgssicherheit. Daraus kann sich – auch in Abhängigkeit von der Persönlichkeit des Patienten – gegebenenfalls eine Indikationseinschränkung bis zur Kontraindikation entwickeln. Bei Patienten, die durch Erfahrungen aus dem persönlichen Umfeld oder möglicherweise durch Berichte in den Medien einer Implantation kritisch gegenüberstehen, ist Zurückhaltung geboten und jeder Überredungsversuch zu vermeiden. Schwierigkeiten können aber auch durch Medieninformationen entstehen, die dem Patienten unproblematische Implantatversorgungen suggerieren.

Möglicherweise kann auch das biologische Alter des Patienten eine Indikationseinschränkung bedeuten, insbesondere dann, wenn zu erwarten steht, dass der Patient mit der geplanten Restauration und den Ansprüchen an seine manuelle Geschicklichkeit zur Reinigung überfordert wird [129]. Eventuell aber kann dieses Defizit auch durch das soziale Umfeld – Familienangehörige, Betreuungspersonal bei Behinderten – kompensiert werden.

Generell wird zwar für ältere Patienten eine eher günstigere Prognose diskutiert, ohne dass hierfür jedoch eine ausreichende Erklärung zu finden ist. Möglicherweise spielen verlangsamte Stoffwechselvorgänge eine Rolle, möglicherweise aber auch die Tatsache, dass im Alter sich eher die gegenüber einer Implantation aufgeschlossenen Patienten einem derartigen Versorgungsaufwand unterziehen [94]. Berücksichtigt werden sollte aber die voraussichtliche Funktionsdauer in Abhängigkeit von der Lebenser-

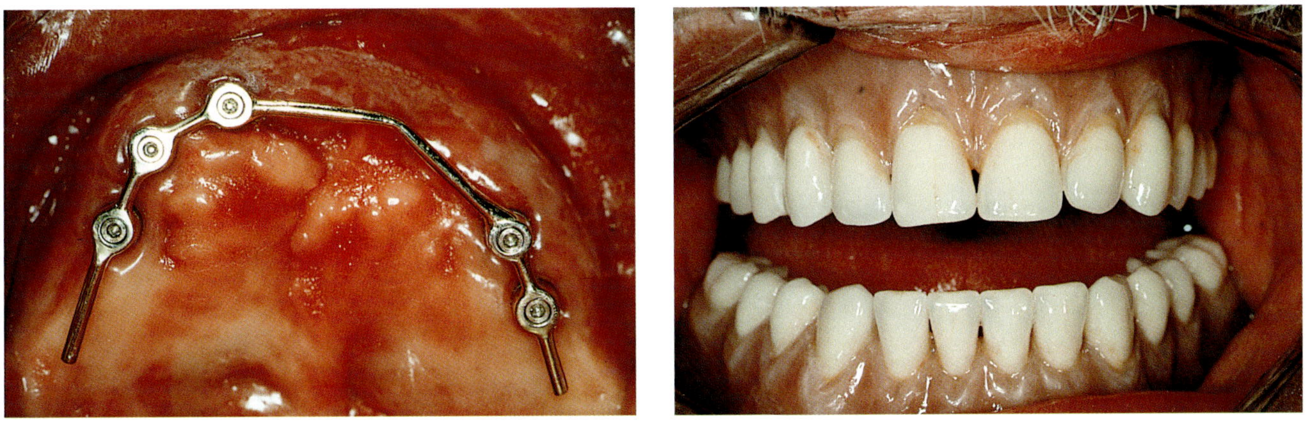

a b

Abb. 5a und b Implantatprothetische Versorgung eines zahnlosen LKG-Patienten.

wartung der Patienten, wobei man von einer etwa fünfjährigen Funktionsdauer ausgeht [125], ohne dabei jedem Einzelfall gerecht zu werdem.

9.2.4 Risikofaktoren und Hochrisikofaktoren

Die zunehmende Zahl von Alterspatienten, die sich in den statistischen Angaben für die Alterspyramide in der Bundesrepublik widerspiegelt und gleichzeitig einen immer größer werdenden Kreis von Patienten für eine Implantatversorgung signalisiert, beinhaltet auch eine durch Reduktion der körpereigenen Abwehr und andere involutive Prozesse bedingte erhöhte Morbidität und Mortalität. In älteren Literaturen finden sich umfangreiche Auflistungen von absoluten und relativen Kontraindikationen, die zum Teil in ihrer Fülle sehr detailliert dargestellt werden [81], sich über die Jahre aber deutlich reduzieren. Während FONESCA und DAVIS noch 16 absolute Kontraindikationen angaben [46], definieren ZARB und LEWIS 1992 nur noch vier allgemein-medizinische Kontraindikationen neben zwei lokal bedingten Kontraindikationen (Tab. 2) [159].

Tabelle 2 Allgemeinmedizinische und lokal bedingte Kontraindikationen nach ZARB und LEWIS [159].

Allgemein
• Gesundheitszustand • unrealistische Patientenerwartungen • Psychosen • Drogenabusus
Lokal
• schwierige Kieferrelation • magelhafte Knochenmorphologie

Hinter dieser knappen Zusammenfassung verbirgt sich eine hohe Verantwortung für den Zahnarzt und die konsultierten Ärzte, wenn es darum geht, von Fall zu Fall zu entscheiden, wie das Risiko-Nutzen-Profil zu definieren ist. Die interdisziplinäre Kooperation gewinnt hier nicht nur innerhalb der Zahnmedizin (Zahnärzte, Oralchirurgen, Kieferchirurgen), sondern auch in der Zusammenarbeit mit den behandelnden ärztlichen Kollegen anderer Fachdisziplinen eine besondere Bedeutung.

Nur für wenige Grunderkrankungen liegen valide Daten zur Langzeitprognose für Implantatversorgungen bei relevanten Patientengruppen vor. Als Beispiel seien Diabetes mellitus, Osteoporose und Tumorpatienten nach Radiatio und Chemotherapie angeführt. Bei den meisten anderen Erkrankungen kann sich jegliche Prognose allenfalls auf Fallberichte und „gute Erfahrungen" stützen, eine Risikoabstufung kaum näher definiert werden.

Da die Einstufung als Kontraindikation unter forensischen Aspekten aber einen bindenden Charakter hat, können individuelle Entscheidungen zu Problemen führen. Andererseits ist auch die Abstufung zwischen absoluter und relativer Kontraindikation zum Teil problematisch. Um zumindest eine individuell ausgerichtete fallbezogene Entscheidung eher zu legitimieren, wurde auch die Abstufung nach Risikofaktoren und Hochrisikofaktoren intensiv diskutiert. Hierzu definierte die ITI-Gruppe (International Team of Implantology) im Rahmen eines umfangreichen Konsensus-Papieres die in Tabelle 3 aufgeführte Einteilung [29].

Als einer der häufigsten einschränkenden Prognosefaktoren wird immer wieder für die parodontalen

Tabelle 3 Risiko- und Hochrisikofaktoren laut ITI-Konsenus-Konferenz [29].

Risikofaktoren
• vorbestrahlter Knochen • schwerer Diabetes mellitus • hämorrhagische Diathesen • starkes Rauchen
Hochrisikofaktoren
• schwerwiegende systemische Erkrankungen • immunkompromittierte Patienten • Drogenabusus • unkooperativer Patient

und periimplantären Gewebe das **Rauchen** diskutiert [152].

Für implantatversorgte Patienten mit einem gut eingestellten **Diabetes mellitus** wiesen Behneke und Mitarbeiter in einer großen Studie im Vergleich zu einer ebenfalls implantatversorgten Kontrollgruppe nach, dass Diabetiker prinzipiell keinem höheren Implantatverlustrisiko unterliegen als gesunde Patienten [17]. In der Studie waren die Ergebnisse sogar für die Diabetikergruppe etwas günstiger als für die Gesunden. Nur innerhalb der Diabetes-Gruppe zeichnete sich für die insulinpflichtigen Diabetiker ein etwas schlechteres Ergebnis als für die Diabetespatienten ab, die nur einer oralen antidiabetischen Therapie unterlagen. Voraussetzung ist jedoch, dass den prinzipiellen Grundsätzen der prophylaktischen perioperativen Maßnahmen bei Diabetikern Rechnung getragen wird. Dazu zählen:

- die antibiotische Abschirmung vor und nach dem operativen Eingriff
- die Vermeidung von jeglichem Druck auf das Wundgebiet
- die stabile, engmaschig kontrollierte Einstellung des Blutzuckers.

Es bleibt zu berücksichtigen, dass die genannten positiven Ergebnisse sich nur unter Beachtung dieser vorgenannten Kautelen und unter der Situation einer stabilen diabetischen Stoffwechsellage bei entsprechender Patientencompliance realisieren lassen.

Auch bei **Tumorpatienten** lässt sich zumindest über einen Zeitraum von fünf Jahren mit 97,9 % eine hohe Quote an Implantaterfolgen realisieren [139]. Es wird jedoch über einen kontinuierlichen Implantatverlust in der Folgezeit berichtet, während Implantate in einem gesunden Kollektiv sich in einer eher stabilen Plateauphase der Verweilwahrscheinlichkeit wiederfinden [87].

Auch die oft zitierte **Osteoporose** lässt sich bislang nicht als Risikofaktor gesichert belegen [13, 36]. In Einzelfällen scheinen jedoch bestimmte Medikamente zur Therapie der Osteoporose einen interkurrierenden Effekt für die Implantateinheilung haben zu können [126].

Ebenso lagen bislang keine Angaben über potenzielle **Gesundheitsrisiken** vor, die durch die Implantate und ihre Insertion selbst hervorgerufen werden, und z.B. im Sinn einer Endokarditisgefährdung zu diskutieren sind. Eine Literaturauswahl zu sonstigen allgemeinmedizinischen Kontraindikationen von 1983 bis 1994 findet sich in der ersten Auflage von Band 13 „Implantologie" der Praxis der Zahnheilkunde [141].

Die **lokalen Indikationseinschränkungen** treten durch die oben erwähnten heutigen operativen Möglichkeiten immer mehr in den Hintergrund, sofern der Patient den notwendigen chirurgischen Mehraufwand akzeptiert. Es verbleiben hier als hochrisikobehaftete Erkrankungen die Knochensystemerkrankungen mit unkontrolliertem Wachstum von Ober- und Unterkiefer (Morbus Paget) oder mit degenerativem Charakter (Osteomalazie, Osteodystrophia fibrosa generalisata). Auch ausgedehnte Mundschleimhautveränderungen mit therapieresistentem oder rezidivierendem Verlauf können eine Implantatversorgung verhindern. Andererseits aber ist zu prüfen, ob nicht bestimmte Mundschleimhautveränderungen durch eine Implantatversorgung aufgrund der Entlastung des Schleimhauttegmuents weniger Probleme machen. So kann bei bestehender Xerostomie durch rezidivierende Druckstellen und Entzündungen unter einer Totalprothese ein vollständiger Funktionsverlust einer totalprothetischen Versorgung eintreten. Eine Lagestabilisierung durch Implantate könnte hier für die Gesamtsituation eine Erleichterung bringen und den Patienten kaufunktionell rehabilitieren. Ähnliches könnte man auch bei Hämophiliepatienten diskutieren, bei denen Teilprothesen oder Prothesen durch Druckstellen oder Hämatomerzeugung den Patienten hochgradig gefährden können. Eine implantatgestützte Versorgung kann hier im Einzelfall einen präventiven Charakter haben, der den perioperativen Aufwand und die Risiken des Langzeitverhaltens aufhebt.

Letztlich tritt die Indikation für eine Implantatversorgung gegenüber allen Einschränkungen und Risikofaktoren umso mehr in den Vordergrund, je mehr der Patient dieser Implantatversorgung bedarf.

9.2.5 Zusammenfassung

Unverändert gilt die Feststellung der American Dental Association (ADA) von 1980, dass Implantate keine Routineversorgungen darstellen, in ausgewählten Fällen aber nach ausführlicher Information des Patienten über die relativen Vorteile und Risiken Implantate durchaus anwendbar sind.

Die Entscheidungsfindung für oder gegen eine implantatgestützte Versorgung ist zunächst eine rein zahnärztliche Aufgabe – zum Teil in interdisziplinärer Absprache –, die der speziellen Situation des Patienten gerecht zu werden sucht. In die letztliche Entscheidung ist der Patient mit einzubeziehen.

Die Darstellung aller Vor- und Nachteile auf der Basis des heutigen Wissens ist bei optimalen Grundvoraussetzungen einfach, wird jedoch durch einschränkende Faktoren schwieriger, die gleichzeitig auch zu Einschränkungen der Prognose führen. In der Stellungnahme der Deutschen Gesellschaft für Zahn-, Mund- und Kieferheilkunde wird daher auch von „Indikationseinschränkungen" gesprochen und auf die bisherige Bezeichnung von absoluter und relativer Kontraindikation verzichtet [125a]. Ergänzend scheint es sinnvoll, eher von Risikofaktoren und Hochrisikofaktoren zu sprechen, da letztlich das Wort Kontraindikation auch einen absoluten Charakter beinhaltet, der keine Ausnahme zulässt. In einem biologisch-dynamischen Organismus hat dabei jegliches „Abwägen" für den Einzelfall jedoch keinen mathematischen Charakter, sondern bleibt letztlich die Entscheidung des Patienten nach Aufklärung und Aussprache mit den Behandlern auf der Basis ihrer Empfehlungen.

9.3 Diagnostik, Planung, Aufklärung

Die prächirurgisch-prothetische **Diagnostik** und **Planung** und – darauf basierend – die Festlegung eines patientengerechten chirurgisch-prothetischen Therapieplanes sind neben einem biologisch korrekten operativen und rekonstruktiven Vorgehen wichtige Voraussetzungen für ein qualitativ hochwertiges Behandlungsresultat sowie den klinischen Langzeiterfolg mit implantatgetragenen Rekonstruktionen. Nur eine enge interdisziplinäre Zusammenarbeit im Team bei der Planung und **Therapie** kann ein in jeder Hinsicht ausgewogenes Behandlungsresultat gewährleisten.

Zahlreiche strukturierte Informationen aus Anamnese, klinischem und radiologischem Befund führen zu einem umfassenden Bild des Zahnverlustes mit seinen ursächlichen Zusammenhängen und Folgen auf den Gesundheitszustand des stomatognathen Systems als auch des gesamten Organismus. Dieser Gesamtstatus bedingt die Beurteilung der Indikationsstellung und der Planung einer implantatprothetischen Versorgung.

Dabei steht die optimal mögliche funktionelle Rehabilitation des Patienten und somit die prothetische Zielsetzung im Zentrum der Fragestellung. Die Evaluation der Notwendigkeit augmentativer und weichteilchirurgischer Maßnahmen zur Optimierung des Implantatlagers sowie die Festlegung der Anzahl, Position und Achsenneigung der Implantate bzw. der Form und Okklusion der prothetischen Suprastruktur erfolgen in Abhängigkeit von anatomischen, funktionellen, periimplantären und hygienischen Gesichtspunkten [8, 21, 119].

9.3.1 Anamnese und klinische Diagnostik

Die ausführliche medizinische und zahnärztliche Anamnese sowie die klinische und radiologische Befunderhebung geben, unter Berücksichtigung allgemeiner und lokaler Kontraindikationen, über die Indikationsstellung einer Implantatversorgung Aufschluss.

Pathologische Veränderungen des stomatognathen Systems und des Gesamtorganismus müssen erkannt werden, um durch deren Therapie eine Beeinträchtigung des Langzeiterfolges mit einer nachfolgenden Implantatversorgung ausschließen zu können [6, 125, 131, 144]. Die klinische Befunderhebung gliedert sich in die folgenden Abschnitte:

- **Extraorale Inspektion** (siehe PdZ Bd. 1)
- **Intraorale Inspektion** der Kieferkammmorphologie und der Weichteile. Dabei werden Alveolarkammdefekte und Schleimhautveränderungen erfasst und dokumentiert. Die Lage- und Größenverhältnisse zwischen Ober- und Unterkiefer sowie deren Auswirkungen auf die Gestaltung einer implantatgetragenen Rekonstruktion werden beurteilt. Die Grenzlinie zwischen angewachsener und beweglicher Schleimhaut wird im prospektiven Implantationsbereich bestimmt und auf das Studienmodell übertragen. Einstrahlende Lippenbänder oder Wangenfalten sind dabei besonders zu berücksichtigen.

- Überprüfung des **Zustandes und der Funktion der Kaumuskulatur sowie der Gelenke.** Durch korrekte Diagnose und Vorbehandlung dysfunktionsbedingter Erkrankungen werden funktionelle Fehler bei der implantatprothetischen Rehabilitation ausgeschlossen.
- Der **Fotostatus** ist ein wichtiges Mittel zur Dokumentation der intra- und extraoralen Situation bei Beginn, aber auch während und nach Abschluss der Behandlung. Ein solcher Status umfasst in der Regel Aufsichtaufnahmen des Ober- und Unterkiefers sowie eine Frontal- und zwei Lateralansichten. Eine Ergänzung mit frontalen und lateralen Schädelaufnahmen sowie extra- und intraoralen Detaildarstellungen, wie Lippenbildern und Schleimhaut, kann, nicht zuletzt aus forensischen Gründen, indiziert sein.

Der Erfolg einer Vorbehandlung, die präventive, chirurgische, konservierend-endodontische, parodontale, funktionelle sowie orthodontische Maßnahmen umfassen kann, wird durch einen Reevaluationsbefund überprüft und dokumentiert. Dieser dient als Grundlage für die Beurteilung der Notwendigkeit von weiteren Therapien zur vollständigen Gesundung des stomatognathen Systems als Voraussetzung für eine Implantation.

Klinische Bestimmung des Knochenangebots

Schleimhautdickenmessung. Die klinische Bestimmung des Knochenangebotes durch intraorale Messung der Schleimhautdicke und anschließende Übertragung der Daten auf ein Sägeschnittmodell kann bei grazilen Kieferkämmen zusätzliche Informationen zur Panoramaschichtaufnahme liefern.

Die Messung der vestibulären und oralen Schleimhautdicke an den prospektiven Implantationsstellen erfolgt unter Oberflächenanästhesie mit einer endodontischen Nadel und übergeschobenem Gummistop. Dabei sollte eine Tiefziehplatte mit feinen Perforationen verwendet werden, um die exakte Übertragung der Messstellen aus der Mundhöhle auf die einzelnen Segmente des Sägeschnittmodells zu gewährleisten [20].

Diese Methode erlaubt jedoch nur im Bereich angewachsener Schleimhautareale eine zuverlässige Beurteilung des Knochenangebotes und ist insbesondere im zahnlosen Unterkiefer mit fortgeschrittener Alveolarkammatrophie und hochstehendem Mundboden ungeeignet. Sie tritt zudem infolge der mit Multifunktionsgeräten möglichen Darstellung des transversalen Knochenangebots in tomographischen Schichtaufnahmen in den Hintergrund.

Sonographische Knochendarstellung. Das Ultraschallverfahren erlaubt eine nicht invasive klinische Bestimmung des kammnahen Knochenangebotes. Die Genauigkeit dieser Methode scheint mit der der konventionellen Schleimhautdickenmessung vergleichbar zu sein [135]. Mit Hilfe der Sonographie ist zudem auch die Darstellung des Canalis mandibulae mit dem Foramen mentale bzw. des Bodens des Sinus maxillaris möglich [69, 133]. Die sonographische Knochendarstellung kann aber nicht in gleicher Weise zur prothetischen Planung in Beziehung gebracht werden, wie dies durch Schleimhautdickenmessung oder transversale tomographische Schichtaufnahmen möglich ist.

Radiologische Diagnostik

Mehrere bildgebende Verfahren stehen heute für die Planung implantatgetragener Suprastrukturen zur Verfügung. Die Auswahl der für den einzelnen Patienten geeigneten Aufnahmetechniken wird durch die anatomischen und rekonstruktiven Problemstellungen sowie die Vor- und Nachteile der einzelnen Methoden bestimmt. Strahlenbelastung sowie diagnostischer und finanzieller Aufwand des anzuwendenden bildgebenden Verfahrens müssen in einem vertretbaren Verhältnis zu dem für die Rekonstruktionsplanung notwendigen Informationsbedarf stehen [21, 150].

Unterkieferaufbiss. Die Unterkieferaufbissaufnahme kann präoperativ über das **Knochenangebot in der horizontalen Ebene** (vestibulär-lingual) beim unbezahnten Patienten Hinweise geben. Postoperativ lassen sich unter Umständen periimplantäre Osteolysen diagnostizieren (Abb. 6), welche therapeutische Konsequenzen nach sich ziehen. Die Oberkieferaufbissaufnahme hat in der Implantologie keine Indikation.

Panoramaschichtaufnahme. Die Panoramaschichtaufnahme dient als **Übersichtsaufnahme,** sowohl in

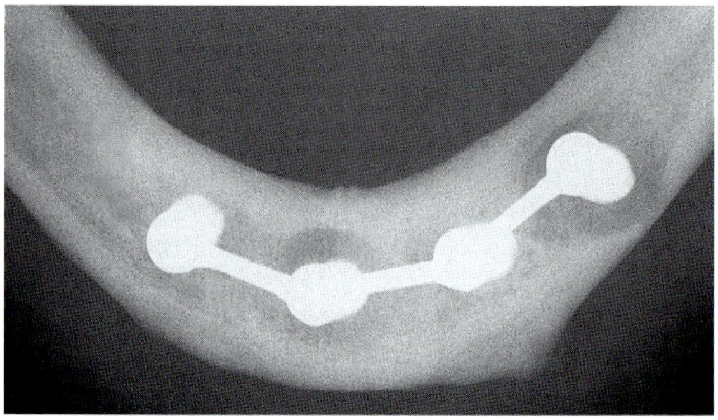

Abb. 6 Unterkieferaufbissaufnahme: periimplantäre Osteolyse.

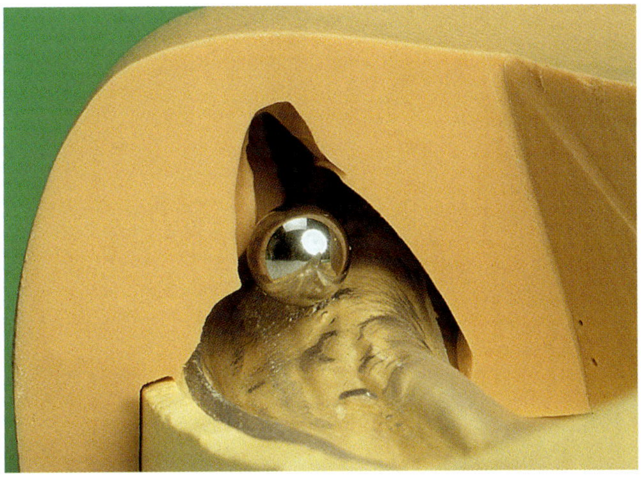

Abb. 7 Die prothetisch exakte Positionierung der Stahlkugel auf der radiologischen Schablone ermöglicht die Beurteilung des Verlaufs der Zonographie in Relation zur prospektiven Implantationsstelle.

der präoperativen Planung und Diagnostik als auch in der postoperativen implantologischen Kontrolle. Sie wird in der Praxis häufiger als der Zahnfilm zur präoperativen implantologischen Diagnostik herangezogen [75].

Die Strahlenexposition des Patienten ist im Vergleich zum konventionellen intraoralen Status niedrig [62, 107]. Der gängige Vergrößerungsfaktor der konventionellen Panoramaschichtaufnahmen liegt bei 1:1,25 bis 1:1,3. Auch Programme mit einem Vergrößerungsfaktor von 1,7 werden mittlerweile angeboten. Zur groben Vermessung finden kalibrierte Maßstäbe Verwendung [154]. Hinsichtlich der Messgenauigkeit zeigten sich keine signifikanten Unterschiede zwischen Panoramaschichtaufnahmen und intraoralen Zahnfilmen [48].

Die für die Implantologie relevanten anatomischen Strukturen (Limbus alveolaris, Canalis mandibulae, Foramen mentale, Sinus maxillaris und Nasenboden) werden **zweidimensional** in der vertikalen Ebene dargestellt und lassen sich nur so vermessen [11]. Die transversale Ebene kann auf der traditionellen Panoramaschichtaufnahme nicht beurteilt werden.

Digitale Panoramaschichtaufnahmeverfahren dienen als Grundlage für die Weiterverarbeitung mit implantologischen Planungsprogrammen (z. B. FRIACOM®, Fa. Friadent, Mannheim, Deutschland) [53, 55]. Diese Verfahren können auch nach Einscannen analoger Panoramaschichtaufnahmen in der Implantologie Anwendung finden [56].

Die **Schablonen** zur Berechnung des Vergrößerungsfaktors der Panoramaschichtaufnahme bzw. des vertikalen Knochenangebots an den prospektiven Implantationsstellen bestehen im zahnlosen Kiefer aus einer Kunststoffplatte (evtl. mit Wachswall) mit radioopaken Markern, die an den prospektiven Schleimhautdurchtrittsstellen der Implantatpfeiler montiert sind (Abb. 7) [150]. Der Patient beißt in der habituellen Interkuspidationsposition auf den Hartwachswall, um insbesondere im atrophischen Unterkiefer eine Verschiebung der Schablone während der Röntgenaufnahme zu verhindern (Abb. 8 und 9) [20]. Stahlkugeln zur Bezeichnung der Implantatpositionen auf dem Röntgenfilm haben gegenüber Metallstiften oder Netzchen den Vorteil, dass bereits eine geringe bukko-orale Abweichung der Schichtungsebene von der prospektiven Implantationsstelle als eine Entrundung der Kugel im Röntgenbild erkannt wird [78]. Eine solche Abweichung kann in Abhängigkeit von der Kieferform die Darstellung eines größeren oder kleineren vertikalen Knochenangebots, als an der eigentlichen Implantationsstelle vorhanden ist, zur Folge haben. Der Vergrößerungsfaktor der Panoramaschichtaufnahme sowie das vertikale Knochenangebot an der geplanten Implantationsstelle lassen sich anhand des bekannten Kugeldurchmessers (in der Regel 5 mm) mit einem einfachen Dreisatz berechnen. Die Form der geplanten Rekonstruktion und somit die Relation zwischen prothetisch optimaler Pfeilerstellung und Kieferknochen können dagegen in der Panoramaschichtaufnahme nicht auf interpretierbare Weise dargestellt werden.

Die Panoramaschichtaufnahme steht bei der implantologischen Fallplanung festsitzender und abnehmbarer implantatgetragener Suprastrukturen im Vordergrund, eventuell ergänzt durch eine seitliche Fernröntgenaufnahme oder

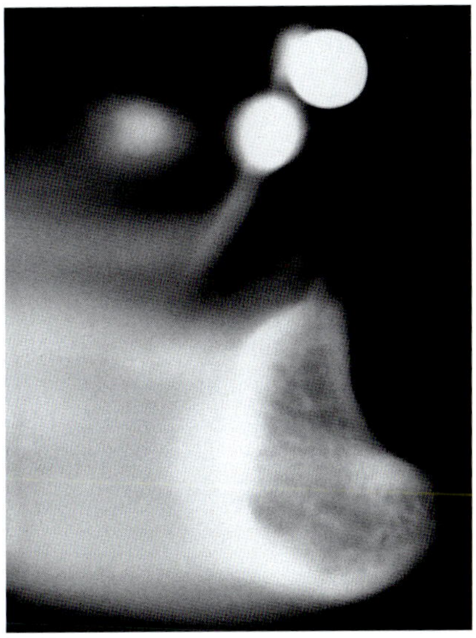

Abb. 8 Formgetreues Abbild der Stahlkugel innerhalb der scharfen Tomographie, gestauchte Abbildung medial.

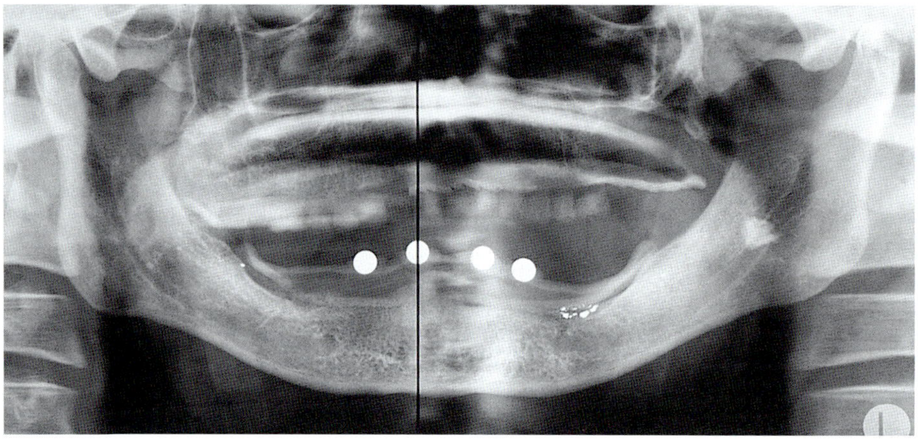

Abb. 9 Panoramaschichtaufnahme mit Stahlkugelschablone zur Größenrelationsbestimmung.

die Übertragung der Schleimhautdickenmessung auf ein Sägeschnittmodell. Bei komplexen anatomischen oder rekonstruktiven Fragestellungen, die sich aus der klinischen Diagnostik und prothetischen Planung ergeben, kann die zur Übersicht der Kiefer angefertigte Panoramaschichtaufnahme durch bildgebende Verfahren ergänzt werden, die die Anfertigung von tomographischen Schichtaufnahmen ermöglichen [21, 23, 24, 119].

Konventionelle Spiraltomographie. Multimodale moderne Panoramaschichtaufnahmegeräte bieten – neben der Zonographie – auch die Möglichkeit, spiraltomographische **transversale Schnitte** durch Mandibula und Maxilla aufzunehmen. Dies ist für die Implantologie von außerordentlicher Wichtigkeit: bei der Planung kann z.B. im Unterkiefer der Abstand zwischen dem Limbus alveolaris und dem Dach des Canalis mandibularis bestimmt werden. Zur gleichen Zeit kann das transversale Knochenangebot vermessen werden [27, 66]. Im Oberkiefer besteht die Möglichkeit, das Knochenangebot im lateralen Bereich zwischen Kieferhöhlenboden (Abb. 10) und Limbus alveolaris oder im frontalen Bereich zum Nasenboden zu bestimmen [77].

Postoperativ lassen sich sowohl die Achsenpositionierung der Implantate als auch die topografische Lagebestimmung der Implantate zu den kritischen Strukturen erkennen (Abb. 11). Neben den Kosten [108] liegt auch die Strahlenbelastung im Vergleich zum CT günstiger [41], da nur einzelne, interessierende Kieferabschnitte ausgewählt werden können und nicht der gesamte Unterkiefer oder Oberkiefer.

Fernröntgen seitlich. Die seitliche Fernröntgenaufnahme bietet in der Implantologie nur begrenzte Information und hat demnach eine eingeschränkte Indikation [47]. Sie ist aber Basis zur mandibulo-maxillären Relationsbestimmung im Bereich der rekonstruktiv präprothetisch-implantologischen Chirurgie (Abb. 12 und 13).

Nasennebenhöhlenaufnahme. Die Nasennebenhöhlenaufnahme ist bei der implantologischen Planung präoperativ vor Sinus-Graft-Operationen indiziert, um den entzündungsfreien Zustand der Kieferhöhlen zu dokumentieren [77]. Dies lässt sich an der gleichseitigen Pneumatisation der Sinus maxillares erkennen. Die Nasennebenhöhlenaufnahme ist weiter bei der Diagnostik und Behandlung der implantogenen Sinusitis maxillaris indiziert [153].

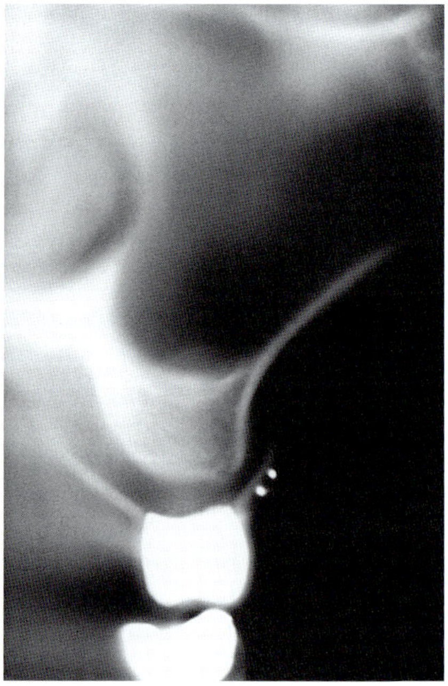

Abb. 10 Spiraltomographie präoperativ transversal, Oberkiefer links, zur Bestimmung des Knochenangebots im Bereich des dorsalen Alveolarfortsatzes (zwei Metallstifte als Positionsmarker).

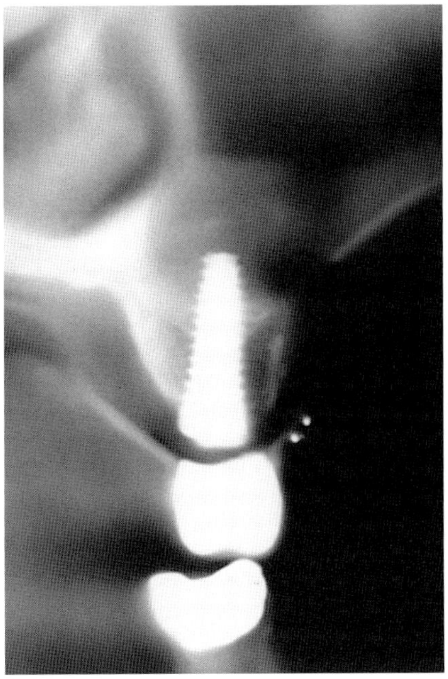

Abb. 11 Gleicher Fall wie Abb. 10: Postoperative Situation nach Implantation und Sinus-Graft-Operation. Identische radiologische Schnittführung (s. Metallstifte der auch präoperativ verwendeten Schablone).

Computertomographie. Rechnerprogramme ermöglichen heute eine rein digitale Auswertung von Computertomogrammen und somit eine Steigerung des Informationsgrades dieses bildgebenden Verfahrens für die prächirurgisch-prothetische Planung [61]. Die Entwicklung spezieller Softwareprogramme (z. B. 3D/Dental®, Columbia Scientific, Columbia, Maryland, USA; Dental-CT®, Siemens, Erlangen, Deutschland; DentaScan®, General Electric Medical Systems Europe, Paris, Frankreich) ermöglichte die Reformatierung lokalisierbarer transversaler und sagittaler Schnittbilder aus axialen computertomographischen Schichtaufnahmen des Ober- oder Unterkiefers (Abb. 14). Auch dreidimensionale Ansichten des Kieferknochens lassen sich errechnen und perspektivisch zur Darstellung bringen (Abb. 15). Durch die Entwicklung der **Computerspiraltomographie** konnte bei Verringerung der Untersuchungsdauer und Reduktion der Strahlenbelastung eine hohe Bildgenauigkeit sichergestellt werden [158]. Die durch metallische Rekonstruktionsmaterialien (Amalgam, Gold) verursachten Bildartefakte

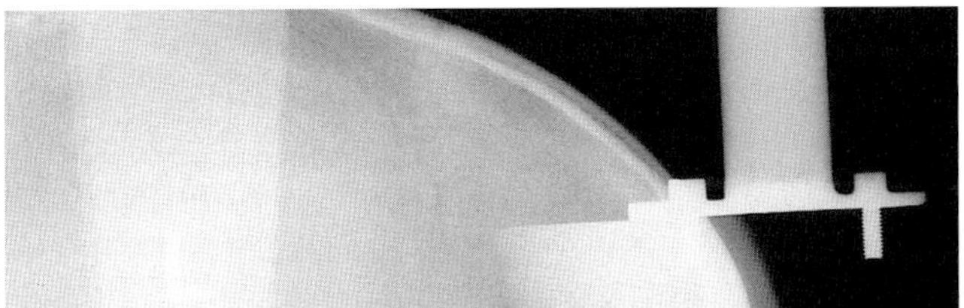

Abb. 12 Fernröntgen seitlich: präoperative Situation bei Oberkieferalveolarfortsatzatrophie und Oberkieferrücklage.

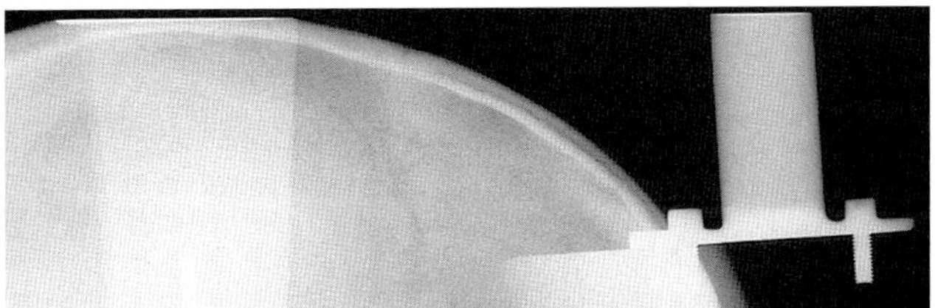

Abb. 13 Gleicher Fall wie Abb. 12: Postoperative Situation nach Hufeisenosteotomie mit Beckenspaninterponat und Vorverlagerung als präimplantologisch-rekonstruktiver Eingriff.

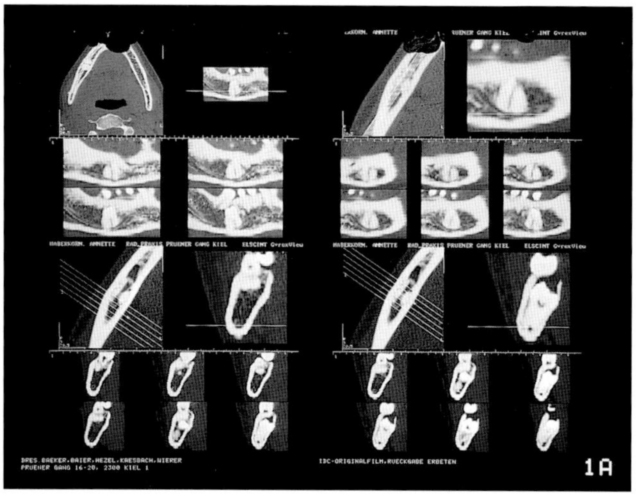

Abb. 14 Computertomographie mit unterschiedlichen Reformatierungen in transversaler und frontaler Schichtung.

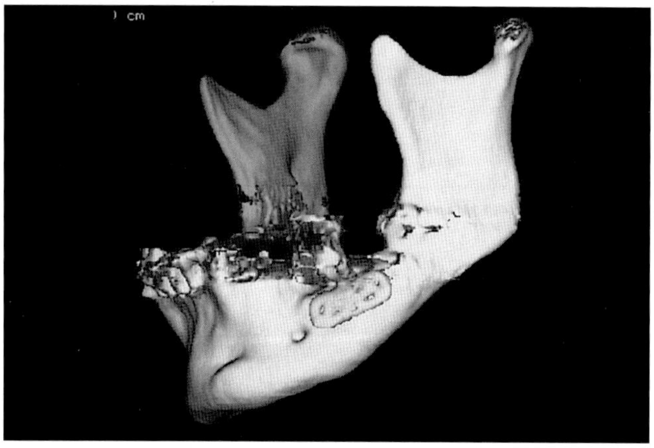

Abb. 15 Dreidimensionale perspektivische Darstellung des Unterkiefers mit Blattimplantat (3D-CT).

beeinträchtigen bei der heute gängigen axialen Schichtungstechnik die Darstellung des Kieferknochens nicht. Dagegen können koronare computertomographische Aufnahmen infolge dieser Bildstörungen häufig nicht mehr interpretiert werden und haben sich deshalb für die implantatprothetische Planung beim bezahnten Patienten nicht bewährt. Beim unbezahnten, meist älteren Patienten ist die koronare Schnittführung im Prinzip möglich, da hier keine Artefakte zu erwarten sind, jedoch ergeben sich lagerungsbedingte Schwierigkeiten.

Die axiale Schichtung des jeweiligen Kiefers wird von kaudal nach kranial durchgeführt. Im Unterkiefer beginnt sie an der unteren kortikalen Begrenzung und endet an der Okklusionsebene, im Oberkiefer führt sie von der Okklusionsebene durch das untere Drittel der Sinus maxillares. Die Axialschichten werden jeweils in der **kaudalen Ansicht** auf dem Bildschirm bzw. Röntgenfilm dargestellt. Der Tischvorschub für die Herstellung der einzelnen 1,5 mm dicken Schichtschnitte beträgt im Allgemeinen 1,0 mm. Für den Unterkiefer werden durchschnittlich 30 bis 35, für den Oberkiefer 20 bis 30 Schichten hergestellt.

Die mentale Zusammensetzung der axialen und reformatierten vertikalen Schichten erlaubt im Vergleich zu konventionellen Aufnahmetechniken die präzisere Lokalisierung wichtiger anatomischer Strukturen und die genauere Bestimmung des Knochenangebotes an den prospektiven Implantationsstellen. Die Verteilung von Kortikalis und Spongiosa lässt sich beurteilen [82, 86]. Zudem kann die geplante Rekonstruktion in den Schichtbildern sichtbar gemacht und für die Festlegung der Implantatpositionen zum quantitativen und qualitativen Knochenangebot in Beziehung gebracht werden (SIMPLANT®, Columbia Scientific, USA). Die Bestimmung von Länge und Durchmesser der Implantante wird so ermöglicht [61]. Die Notwendigkeit und das Ausmaß einer Knochenaugmentation können mit diesen bildgebenden Verfahren evaluiert werden [70]. Diese Vorteile rechtfertigen trotz der gegenüber herkömmlichen Tomogrammen wesentlich höheren Strahlenbelastung [42, 54] den bevorzugten Einsatz der Computertomographie in anatomisch und rekonstruktiv schwierigen Fällen [60]. So erfordert der Seitenzahnbereich des Oberkiefers, bei fortgeschrittener Atrophie aber auch der des Unterkiefers, häufig diese aufwändige radiologische Diagnostik zur Vermeidung intra- und postoperativer Komplikationen und zur Optimierung des prothetischen Behandlungsresultates [21, 31, 73, 122].

Eine aus prothetischer Sicht **optimale Festlegung der Pfeilerpositionen** ist mit radiologischen Schablonen möglich, die die korrekte Lagerung des Patienten im Computertomographen überprüfbar und die Form der geplanten Rekonstruktion in den Schichtaufnahmen sichtbar machen. Zudem muss die achsengerechte Übertragung der radiologisch festgelegten Implantatpositionen in die Mundhöhle des Patienten mit genügender Präzison sichergestellt sein [20, 88, 93, 119].

9.3.2 Planung

Prothetische Definition des Ausgangszustandes und des Behandlungsziels

Artikulatormontierte Studienmodelle. Basierend auf Anamnese, Befund und Diagnose erfolgt die prothetische Definition des Behandlungsziels, die bestimmend ist für die Festlegung der Zahl und Lage der Implantate sowie möglicherweise notwendig werdender augmentativer bzw. weichteilchirurgischer Maßnahmen.

Studienmodelle, die in einem teilweise einstellbaren Artikulator montiert sind, bilden, unter Berücksichtigung der biologischen Grundlagen, die Basis für die prothetische Planung.

Im zahnlosen Kiefer werden Abformung und Bestimmung der intermaxillären Relationen am sinnvollsten mit der bestehenden Totalprothese durchgeführt, wenn diese, funktionell und ästhetisch optimiert, als implantatverankerter Zahnersatz weitere Verwendung finden soll. Konfektionierte Abformlöffel und Bissschablonen mit Wachswällen gelangen in jenen Fällen zum Einsatz, in welchen eine Neuanfertigung des Zahnersatzes auf Implantaten geplant ist. Eine Schnellübertragungsmethode mit arbiträrer Scharnierachsenlokalisation genügt für die Montage der Modelle im Artikulator.

Diagnostische Zahnaufstellung. Die einartikulierten Studienmodelle ermöglichen eine genaue Analyse der dreidimensionalen Lagebeziehung zwischen Ober- und Unterkiefer. Die prothetische Planung im zahnlosen Kiefer wird mit der zur Weiterverwendung vorgesehenen Prothese oder mit einer Zahnaufstellung in Wachs der neu zu planenden Rekonstruktion durchgeführt (Abb. 16). Vom Modell abnehmbare, auf einer Basisplatte aus Kunststoff montierte Modellationen oder Zahnaufstellungen ermöglichen die funktionelle, phonetische und ästhetische Überprüfung der prothetischen Planung am Patienten. Ein Silikonschlüssel des diagnostischen Zahnersatzes gibt über die räumliche Beziehung zwischen Okklusion und Kieferkamm sowie das Platzangebot für präfabrizierte oder individuell zu fertigende prothetische Konstruktionsteile Aufschluss (Abb. 17) [20, 101].

Entscheidend bei der prothetischen Fallanalyse ist, dass die diagnostische Gestaltung des prospektiven Zahnersatzes primär ohne Rücksichtnahme auf Funktion und Ästhetik einschränkende Parameter erfolgt. Dieses unvoreingenommene Vorgehen soll gewährleisten, dass aus der Planung wichtige Hinweise auf zusätzlich notwendige Therapiemaßnahmen oder Vorteile alternativer Lösungswege gewonnen werden können.

Die Zahnaufstellung soll beispielsweise die für das Austrittsprofil der implantatgetragenen Zahnkronen **idealen Pfeilerdurchmesser, -positionen** und **-achsenneigungen** definieren. Hieraus ergeben sich Rückschlüsse auf mögliche Defizite im Bereich des periimplantären Weich- und Hartgewebes. Ein im Rahmen der Diagnostik festgestelltes, zu kleines Platzangebot für prothetische Bauteile erlaubt das rechtzeitige Ergreifen korrektiver Maßnahmen oder eine Umplanung ohne Beeinträchtigung der Qualität des Behandlungsergebnisses. Vor- und Nachteile weiterer konstruktiver Aspekte, wie die Wahl unterschiedlicher Formen und Werkstoffe können auf diese Weise vor der Implantation fundiert im Team diskutiert werden.

Wichtig ist die Erkenntnis, dass Kommunikation, umfassendes Verständnis der Problemstellung und präzises Erreichen der diagnostisch definierten Zielsetzungen im Behandlungsteam und mit dem Patienten am besten sichergestellt werden, indem eine dreidimensionale

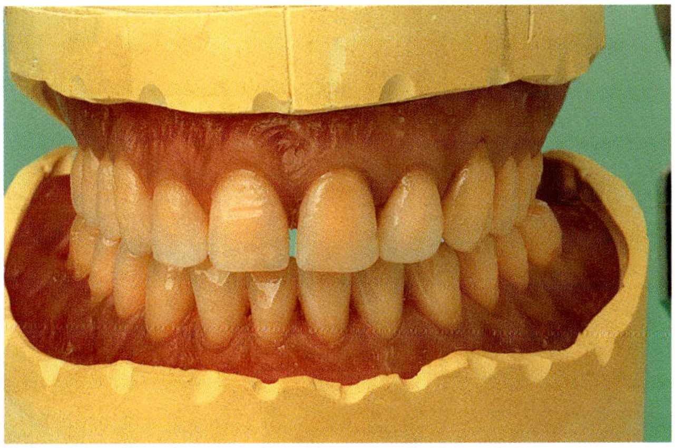

Abb. 16 Diagnostische Zahnaufstellung in Wachs im zahnlosen Unterkiefer.

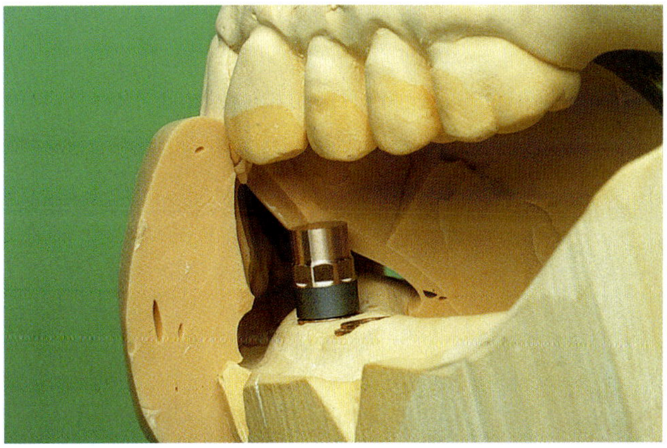

Abb. 17 Analyse des Platzangebotes für die prothetische Suprastruktur und präfabrizierte Konstruktionsteile anhand eines quer geschnittenen Silikonschlüssels der Zahnaufstellung.

Falldarstellung erlaubende Arbeitsunterlagen zur Verfügung stehen. Im Artikulator montierte Studienmodelle und diagnostische Zahnaufstellung bilden hierzu die entscheidende Grundlage. Eine fundierte Planung sichert die Qualitätskontrolle.

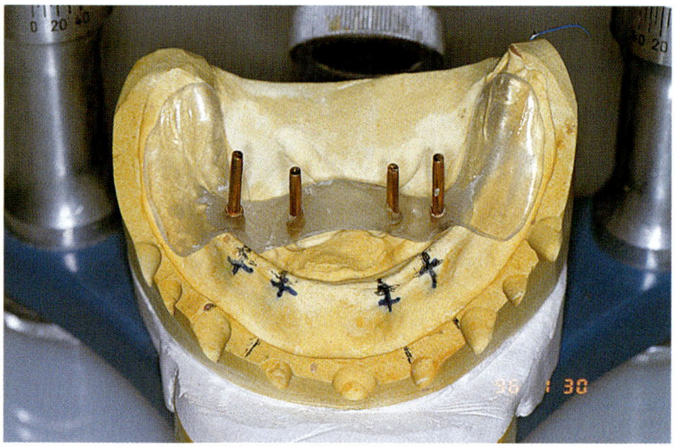

Abb. 18 Einfache Operationsschablone auf dem Modell.

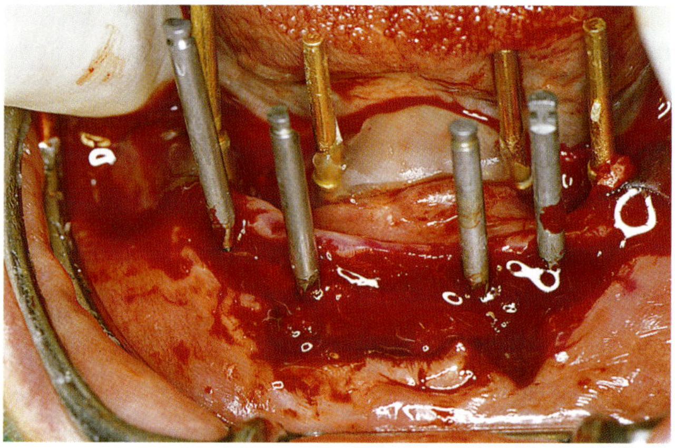

Abb. 19 Operationsschablone in situ. Pilotbohrungen entsprechend der Schablone ausgerichtet und parallelisiert.

Intraoperative Übertragung

Die Übertragung bzw. das Umsetzen der soweit präoperativ gewonnenen, festgelegten und analysierten Daten auf die intraoperative Situation steht augenblicklich im Zentrum der Diskussion. Die Vorschläge reichen von einfachen, traditionellen Maßnahmen – wie labortechnische **Operationsschablonen** – bis zu aufwändigen **High-Tech-Verfahren,** welche sich im Entwicklungsstadium befinden.

Operationsschablonen. Die Übertragung der anhand der klinischen und radiologischen Daten auf dem Modell (Abb. 18) realisierten Implantatplanung in die Mundhöhle des Patienten erfolgt mit Operationsschablonen. Diese sollen intraoral die aus prothetischer Sicht **optimale Position** und **Achsenneigung** der Implantatpfeiler eindeutig bezeichnen. Die Schablonen sollen jedoch den chirurgischen Eingriff (Abb. 19) nicht behindern und intraoperativ die Durchführung kleinerer Positionskorrekturen ermöglichen, die sich aufgrund des Operationssitus aufdrängen. Dieses Vorgehen beeinträchtigt erfahrungsgemäß die prothetische Rekonstruktion nicht, sofern im Rahmen der Planung im Team das Behandlungsziel klar definiert wurde. Vielmehr darf durch die Berücksichtigung lokaler biologischer Faktoren, die erst intraoperativ zur Kenntnis gelangen, eine Verbesserung des Langzeiterfolges mit implantatgetragenen Suprastrukturen erwartet werden [20].

Dreidimensionale Technologie. Die grundlegenden CT-Daten können neben den Reformatierungen auch zur perspektivischen Darstellung der 3. Dimension herangezogen werden [158]. Diese dreidimensionalen Bilder wurden in der Literatur auch als „3D-Rekonstruktion" bezeichnet [136]. Tatsächliche dreidimensionale Rekonstruktionen in Form individueller Modelle wurden aus Polyurethanblöcken gefräst [74] bzw. aus Laser-gehärtetem Acryl hergestellt [76].

Intraoperative Navigation. Die intraoperative Übertragung der präoperativen radiologischen Planungsergebnisse wird mit der intraoperativen Navigation angestrebt. Hierbei handelt es sich um ein bildgebendes Verfahren, welches über Sensoren, unabhängig von der Positionierung des Patienten, dem Operateur die Insertion der Implantate an den vorgeplanten topographischen Lokalisationen ermöglicht. Optische Systeme scheinen derzeit elektromagnetischen Leitsystemen überlegen [145].

9.3.3 Aufklärung

Der Patient sollte in die Lage versetzt werden, die Diagnose, die Therapie, deren Prognose und alternative Behandlungsmethoden zu verstehen (sog. **„Selbstbestimmungsauftrag"**) [50]. Da hierzu ein zeitraubendes Aufklärungsgespräch zwingend ist, kann nur rationalisiert werden, wenn initial durch Aufklärungsblätter vorinformiert wird. Hier wurde sowohl von Fachgesellschaften (Deutsche Gesellschaft für Implantologie im Zahn-, Mund- und Kieferbereich, 1999; Schweizerische Gesellschaft für orale Implantologie, 1999) als auch von der Industrie Informationsmaterial bereitgestellt. Die Stufenaufklärung

(Merkblätter – Gespräch – Einwilligungserklärung) hat sich allgemein durchgesetzt, Unterlagen sind im Fachhandel erhältlich.

Diagnoseaufklärung

Der Zahnarzt informiert den Patienten über seine Diagnose und die Notwendigkeit der sich daraus ergebenden Therapie.

Zahnlosigkeit ist eine der Diagnosen, die seit über 20 Jahren der Therapie mit enossalen Implantaten zu Grunde liegt. Eine zwingende Notwendigkeit zur Versorgung mit Implantaten besteht nicht. Es handelt sich um eine Therapieform, welche die Lebensqualität verbessert.

Alternativaufklärung

Der Zahnarzt unterrichtet den Patienten über mögliche Alternativen der Behandlung und die jeweiligen Vor- und Nachteile gegenüber der primär vorgeschlagenen Therapie.

Die Totalprothese ist die traditionelle prothetische therapeutische Alternative der oben angeführten Diagnose. Sie stellt vor allem durch den Alveolarfortsatzatrophie-bedingten mangelnden Prothesenhalt eine Indikation für Implantate dar. Darüber hinaus sollte auf die Resorptionsprotektion durch enossale Implantate hingewiesen werden [99, 112].

Risikoaufklärung

Der Patient wird über eventuell bestehende Kontraindikationen sowie die intra- und postoperativen Risiken aufgeklärt. Es besteht eine besondere Sorgfaltspflicht zur Vorbeugung von Behandlungsfehlern und eine Pflicht zur Dokumentation.

Über die präoperativen Risiken – im Sinn von Kontraindikationen – kann anhand der Anamnese aufgeklärt werden.

Bei den intraoperativen Risiken ist auf Blutungen, Nervläsionen sowie Kieferhöhlen- und Nasenbodenperforationen hinzuweisen. Besondere anatomische Verhältnisse können zur Erweiterung der Diagnostik (s. o.) führen und so eine noch präzisere Aufklärung ermöglichen. Diese Form der **„Stufenaufklärung"** hat sich bewährt, grobe Häufigkeitsangaben (Prozentbereich, Promillebereich, Einzelfälle in der Weltliteratur) sind zur Unterstützung manchmal hilfreich.

Bei den postoperativen Komplikationen stehen – neben den möglichen Infektionen – die Implantatverlustraten im Zentrum des Aufklärungsgespräches. Allgemein gehaltene Informationen (z. B. 90 % Überlebensrate in den ersten fünf Jahren, 85 % in den ersten zehn Jahren) sollten durch Angaben aus dem eigenen Erfahrungsbereich ergänzt werden. Hier kommen vor allem systemspezifische Aspekte und individuelle Operationszahlen zum Tragen. Eine sorgfältige Eigendokumentation (z. B. anhand von Statistiken, Fotos, Modellen, Röntgenbildern oder OP-Berichten) ist Grundlage. Manche Implantathersteller übernehmen „Garantien" für ihre Produkte. Dies kann im Aufklärungsgespräch Erwähnung finden.

Besondere Beachtung sollte den zur Augmentation verwendeten Materialien geschenkt werden. Infektionen sind auch mit autologen Knochentransplantaten möglich. Der Patient sollte über die Herkunft (z. B. phycogen, bovin, synthetisch) allogener Materialien informiert sein. Bei Verwendung nicht resorbierbarer Barrieren muss auf den notwendigen Zweiteingriff hingewiesen werden.

Verlaufsaufklärung

Der Zahnarzt klärt den Patienten über die Prinzipien der Therapie und deren zeitlichen Verlauf auf.

Gerade bei den länger dauernden Versorgungen muss der Patient auf die zeitlichen Abfolgen genau vorbereitet werden. Missverständnisse in diesem Bereich können durch einen schriftlichen Zeitplan – selbstverständlich unter Vorbehalt verlaufsabhängiger Änderungen – vermieden werden. Zu unterscheiden ist nach der Vorbereitungsphase die chirurgische Phase (prothetisches Provisorium) von der prothetischen Versorgung mit der Suprastruktur (provisorisch – definitiv). Im Bereich des zeitlichen Ablaufs weichen die mitgebrachten Vorstellungen des Patienten von den Realitäten erfahrungsgemäß stark ab, so dass hier erheblicher Aufklärungsbedarf herrscht.

Verhaltensaufklärung

Es wird besonders auf die Wichtigkeit der vom Patienten erwarteten Mitarbeit eingegangen. Auch die motivationsabhängige Mitarbeit des Patienten muss bei der Aufklärung besonders erwähnt werden. Dies betrifft das prä-, intra- und postoperative Verhalten des Patienten und die Informationen über das Einhalten regelmäßiger Langzeitkontrollen. Die Implantatpflege wird dem Patienten unter entsprechenden Hygieneinstruktionen rechtzeitig bekannt gemacht.

Wirtschaftliche Aufklärung

Der Patient wird über die Kosten und eventuelle Kostenübernahmemöglichkeiten durch Dritte unter Berücksichtigung der Kosten alternativer Behandlungsmöglichkeiten aufgeklärt. Bei Arbeitsteilung im implantologischen Bereich zwischen Chirurg, Prothetiker und Zahntechniker sind die spartenbedingten Kosten dem Patienten rechtzeitig nachvollziehbar und transparent zu machen. Besonders anstehende oder abzurechnende Positionen (spezifische

Materialien, OP-Aufwand, Anästhesie etc.) müssen ebenso wie eventuell entstehende Folgekosten bei Misserfolg angesprochen werden. Auch hier empfiehlt sich eine „Stufenaufklärung".

Einverständnis

Der Patient muss vor der Vereinbarung des Operationstermins aufgeklärt werden. Es empfiehlt sich, dem Patienten eine angemessene Zeit zum Überlegen der Entscheidung seiner Einwilligung zuzugestehen. Alle oben angesprochenen Punkte der Aufklärung müssen vom Patienten in seine Entscheidung miteinbezogen werden. Je nach Sachlage ist ein weiteres Gespräch notwendig. Per Unterschrift bestätigt der Patient, dass er seinen Wünschen entsprechend aufgeklärt worden ist, dass er die Aufklärung verstanden hat und dass er in die Behandlung einwilligt. In der Implantologie wird bei Einholung des „Informed Consent" von Fachkreisen und -gesellschaften die Ankündigung einer möglichen Kulanzregelung im Fall eines Frühmisserfolges empfohlen.

9.4 Operatives Vorgehen

9.4.1 Schnittführung

Indikationskriterien (transmukös – Stanze/Freilegung)

Man unterscheidet grundsätzlich eine **transgingivale** und eine **subgingivale Einheilung** enossaler Implantate. Dabei werden insbesondere die transgingival einheilenden Implantatsysteme häufiger transgingival ohne Eröffnung der Schleimhaut eingebracht. Vor allem bei einer breiten Zone fixierter Gingiva und ausreichendem Knochenangebot wird bei einigen, insbesondere nadelförmigen oder grazilen, auch schraubenförmigen, dann immer einphasigen (d.h. transgingival einheilenden) Implantatsystemen die **transgingivale Implantation** ohne Eröffnung und Freilegung des verfügbaren Knochens bevorzugt. Diese Technik erlebt unter der Diskussion navigierter Implantation eine neue Aktualität mit dem Argument der Reduktion des Operationstraumas. Transgingival wird mit einer dem Implantatdurchmesser entsprechenden Stanze eine Schleimhautexzision durchgeführt und das Implantat transgingival in den Knochen unter bidigitaler Palpation eingebracht. In den meisten Fällen empfiehlt sich jedoch bei transgingival einheilenden Systemen [45] eine **operative Eröffnung,** die die Darstellung des Knochens mit Optimierung

Tabelle 4 Übersicht über Vor- und Nachteile der transgingivalen Implantation gegenüber der operativen Freilegung.

Eröffnung	Vorteile	Nachteile	Wertung
transgingivale Präparation (nach Stichinzision oder Stanze der Durchtrittsstelle)	geringes Operationstrauma (Blutungs-/Infektionsgefahr, geringe Patientenbelastung, keine Periostablösung) geringer Aufwand kurze Dauer Nahtmaterial	keine Übersicht (optimales Knochenangebot, pathologische Prozesse) keine Zusatztherapie (Vestibulumplastik, gesteuerte Geweberegeneration [GTR] Gewebeverlagerung (Epithel, Bindegewebe)	bei breiter fixierter Mukosa und ausreichendem Knochenangebot möglich; möglicherweise Indikationsausweitung durch CT-gestützte Implantationsnavigation
Aufklappung und Knochendarstellung	Übersicht (optimales Knochenangebot, pathologische Knochenprozesse, Perforation [vestibulär]) Schleimhautanpassung (Ausdünnung, Vestibulumplastik, Transposistionsplastiken) augmentative Maßnahmen (GBR o. Ä.) Kombination	großes Operationstrauma (Patientenbelastung, Persiostablösung mit Knochenresorption, Infektions-/Blutungsgefahr) lange Operationsdauer hohe Kosten	immer notwendig bei Grenzindikationen und mögliche Zusatztherapie zur Kammaugmentation

Tabelle 5 Indikationskriterien für die unterschiedlichen Schnittführungen.

- **System**
- **Einheilung**
  - transgingival (einteilige Systeme)
  - halb offene Einheilung (Sofortimplantation)
  - subgingival (zweiteilige Systeme)
- **mukogingivale Aspekte**
  - Schonung der Interdentalpapille
  - Nutzung der fixierten Mukosa
- **Zusatzzielsetzung**
  - Vestibulumplastik
  - Augmentation
  - Knochenspreizung
- **Anatomie** (Nervenschonung)
  - N. lingualis
  - N. mentalis

der Implantatposition oder ergänzenden Maßnahmen und eine modifizierende Schleimhautanlagerung ermöglicht (Tab. 4 und 5). Vestibuläre Perforationen in unter sich gehenden vestibulären (Oberkiefer) oder auch lingualen (Unterkiefer) Knochenabschnitten können so eher vermieden werden.

Durchführung

Die **Form und Lage der Schnittführungen** zur Implantation sind sehr vielfältig und werden kontrovers diskutiert, obwohl wissenschaftlich exakte, evtl. sogar vergleichende Untersuchungen fehlen und eigene Erfahrungen bezüglich der Implantateinheilung bisher eher keinen Einfluss belegen [25, 109].

Während Schnittführungen im Bereich der fixierten Gingiva eine relativ geringe Blutung und ein geringes postoperatives Ödem und damit eine reduzierte subjektive Belastung für die Patienten verursachen, bieten Schnittführungen im Bereich der Umschlagfalte eine sichere Abdeckung der Implantate [109].

> Die unterschiedlichen Schnittführungen können geradlinig, winkel- und bogenförmig verlaufen. Geometrisch geradlinige Schnittführungen erlauben im Allgemeinen eine exaktere Reposition, während die bogenförmigen Schnittführungen eher Flexibilität und Anpassung beim Wundverschluss ermöglichen.

Die **Eröffnung der Schleimhaut** erfolgt meist scharf mit einem Skalpell (z.B. Fig. Nr. 15 oder Nr. 11). Elektrokaustik und Laserchirurgie haben sich bisher wegen der thermischen Wundrandschäden und des apparativen Aufwands nicht durchsetzen können. Im Bereich der fixierten Schleimhaut erfolgt der Schnitt primär gleichzeitig durch die Schleimhaut und das Periost. Zur weiteren **subperiostalen Abpräparation** sollten möglichst scharfe, nicht zu breite Raspatorien eingesetzt werden, die auch bei narbigen Adhärenzen eine weitgehend schonende Ablösung der Weichteile mit möglichst intaktem Periost erlauben. Die **Wundränder** können relativ schonend mit Haltefäden in einer Klemme oder durch Annaht an der gegenüberliegenden Zahnreihe oder Wundkante abgehalten werden (Abb. 20).

Unabhängig davon ist beim nachfolgenden Bohrvorgehen zusätzlich ein Schutz mit dem Raspatorium vor allem lingual zum Mundboden sinnvoll.

Von diesem Vorgehen im Bereich der fixierten Schleimhaut abweichend, wird gelegentlich bogenförmig vestibulär nur die Schleimhaut durchtrennt und zunächst submukös bis zur Grenze der fixierten zur beweglichen Schleimhaut präpariert und erst dort das Periost scharf durchtrennt. Dieses Vorgehen wird angewandt, wenn gleichzeitig eine Vestibulumplastik nach EDLAN-MEJCHAR durchgeführt wird, die periostale Durchblutung einer vestibulären Knochenlamelle bei der Knochenspreizung erhalten werden soll oder eine doppelschichtige Wechselschnittführung bzw. Naht eine sichere Abheilung bei Folienimplantationen/GTR-Maßnahmen oder Osteoplastiken gewährleisten soll. Im Bereich der mobilen Mukosa können aber Spaltlappenpräparationen eine doppelschichtige sich überlappende Deckung ermöglichen, die zusätzlich Lager für ein Weichgewebstransplantat sein kann.

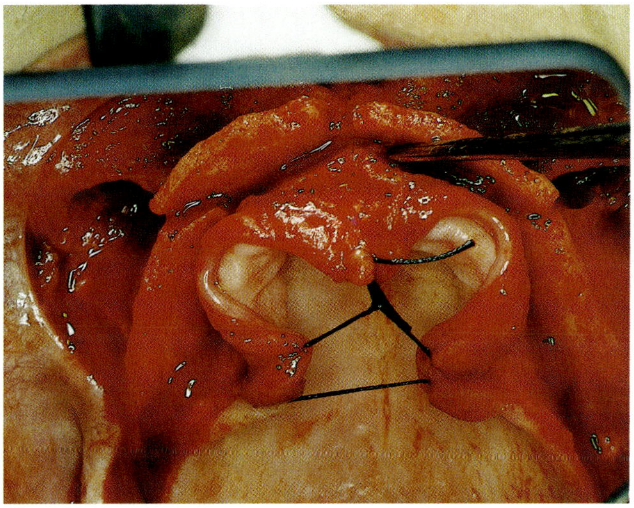

Abb. 20 Annaht der Wundränder palatinal zur Wundrandschonung bei S-förmigem Wechselschnitt. Frontal: vestibulär mit submuköser Präparation: sagittale Alveolarkammspreizung; seitlich: palatinal mit subperiostaler Präparation bei Sinusbodenanhebung.

Schnittführungsarten

Geradlinige Schnittführungen auf dem Kieferkamm (mit mesialer/distaler Entlastung).

Die geradlinigen Schnittführungen auf dem Kieferkamm sind vor allem bei transgingival einheilenden Implantatsystemen indiziert (Abb. 21a–c).

Durchführung: Der breitere Anteil der fixierten Schleimhaut wird im Allgemeinen auf der Seite der mobileren bewegten Schleimhaut, d. h. im Unterkiefer meist zur lingualen Seite, belassen, zumal lingual im Bereich des Mundbodens Sekundärkorrekturen (Mundbodenplastiken) wesentlich schwieriger als vestibulär (Vestibulumplastiken) durchführbar sind. Im Oberkiefer sollte stets auch durch Spaltlappenpräparation versucht werden, einen möglichst breiten Streifen (ca. 3 mm) palatinal immer reichlich vorhandener, fixierter Mukosa von palatinal nach vestibulär zu verlagern.

Nach der Implantation kann bei der Rücklagerung die Zone fixierter Mukosa als periimplantärer Kragen um den Implantatdurchtritt positioniert werden. Vor allem, wenn der Schnitt etwas nach dorsal (mindestens einen, besser zwei Implantatdurchmesser weit) verlängert wird, kann mit einer distalen kleinen Entlastung, die nur im Bereich der fixierten Mukosa durchgeführt wird, eine distomesiale Transposition erreicht werden. Diese ermöglicht dann eine günstige Ausformung der periimplantären Weichteile.

Auch bei **zweiphasigen Implantaten** kann – insbesondere bei Implantaten, die bis aufs Knochenniveau versenkt werden sollen, und bei dicker Schleimhaut über dem Implantat – dieser Schnitt routinemäßig angewandt werden. Bei dünner Schleimhaut und 1–2 mm über das Knochenniveau implantierten Systemen treten häufig unkontrollierte Spontanperforationen in der Abheilungsphase der Schleimhaut oder unter der Prothese während der Einheilungsphase des Implantats auf [18], sodass in diesen Fällen eine **implantatferne** im Vestibulum befindliche Schnitt- bzw. Wundrandlage sinnvoll ist (Abb. 22).

Entlastung: Die geraden Schnittführungen erfordern meist eine distale und/oder mesiale Entlastung im Bereich der fixierten Mukosa, vor allem bei stark

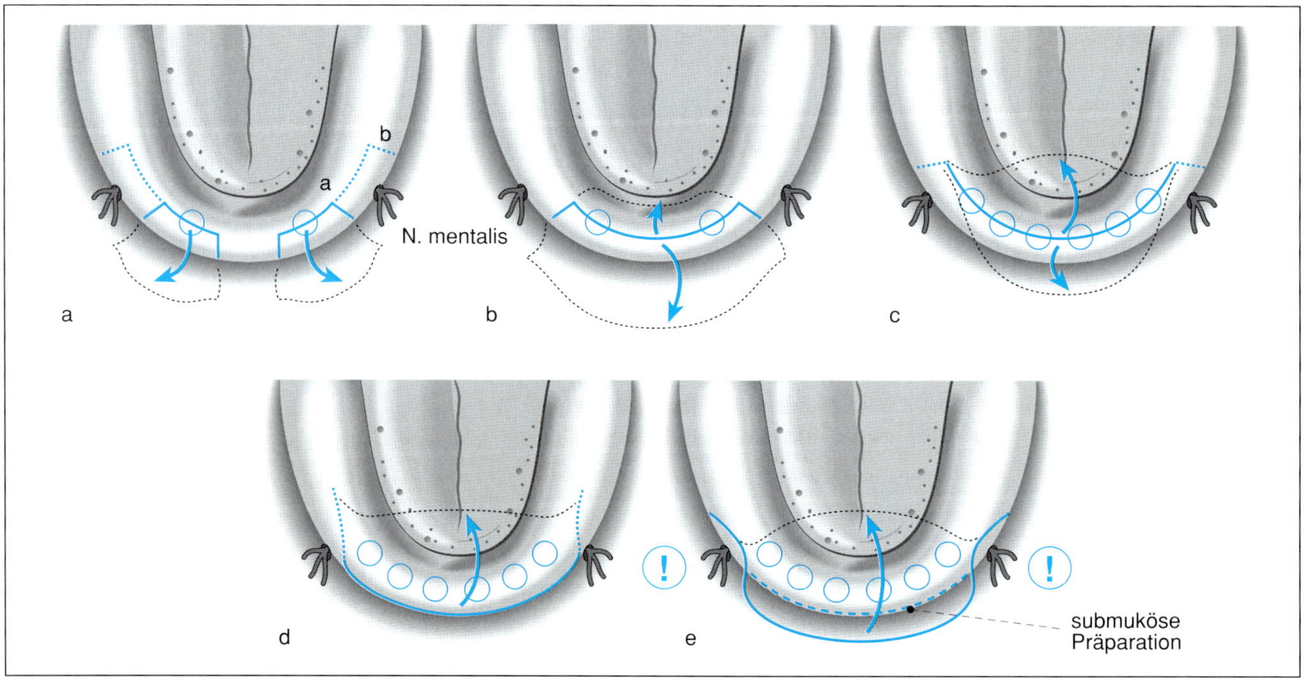

Abb. 21 Schnittführung für die Implantation im zahnlosen Unterkiefer.
a) Isolierte trapezförmige Eröffnung, umschrieben nur im Implantatbereich. Sie erlaubt insbesondere bei geringer Restknochenhöhe durch den Erhalt einer Gewebebrücke im Unterkiefermittenbereich eine Mobilitätsunterbrechung zwischen Mundboden und Unterlippe. Ausgezogene Linie: minimale Eröffnung, z. B. nach Radiatio oder relativen Operationskontraindikationen. Punktierte Linie: Erweiterungsmöglichkeiten.
b) Kieferkammschnittführung interforaminal für Routineimplantationen, vor allem wenn zweiphasig transgingival einheilende Implantate geplant sind.
c) Kieferkammschnittführung interforaminal mit Extension distal der Nervenaustrittsstelle, vor allem wenn vier bis sechs interforaminale Implantate geplant sind.
d) Vestibulärer Wechselschnitt am Übergang zur beweglichen Mukosa vestibulär (Vermeidung einer Naht über dem Implantat!)
e) Vestibulärer Bogenschnitt (Vestibulumplastik) als Kombination zur Verbesserung der fixierten Mukosa.

gekrümmten Kieferkämmen, um den Mukoperiostlappen ohne starke Traumatisierung abdrängen zu können. Diese dann trapezförmigen Schnittführungen können als Standardschnittführungen für die transgingivalen Systeme angesprochen werden und haben auch bei den zweiphasigen Implantaten durchaus ihre Berechtigung und breite Anwendung gefunden.

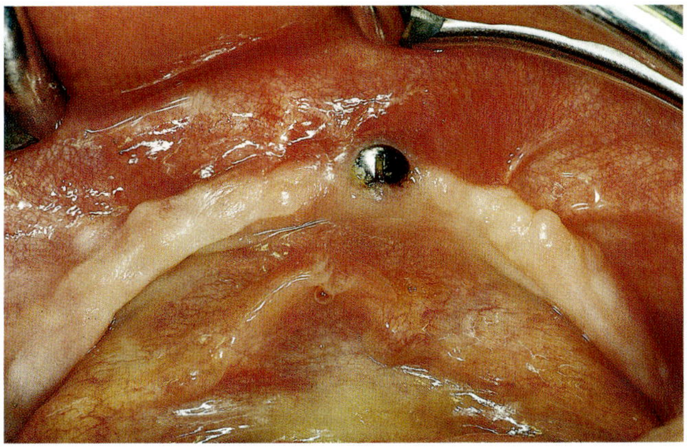

Abb. 22 Spontan perforiertes Brånemark®-Implantat bei gerader Schnittführung über den Implantaten mit Verlust der Restzone der keratinisierten Mukosa.

Starke Unterkieferatrophie: Bei starken Atrophieformen des Unterkiefers kann eine zweigeteilte Schnittführung mit Belassen eines am Kieferkamm fixierten zentralen Gewebeanteils sinnvoll sein, um eine Aufhebung der Barriere durch diese fixierte Mukosa zwischen Mundboden und Unterlippe zu vermeiden (Abb. 23b). Eine primär winkelförmige Schnittführung, mesial beginnend, hat sich hier bewährt. So kann zunächst mit einer subperiostal eher lingual beginnenden Präparation das Foramen mentale auch bei hoch auf dem Kieferkamm austretendem Nerv dargestellt und dann unter Sicht mit sicherer Schonung des N. mentalis der distale Entlastungsschnitt durchgeführt werden. Die beiden gewonnenen Trapezlappen können dann entweder reponiert oder um die Implantatdurchtrittsstellen adaptiert werden.

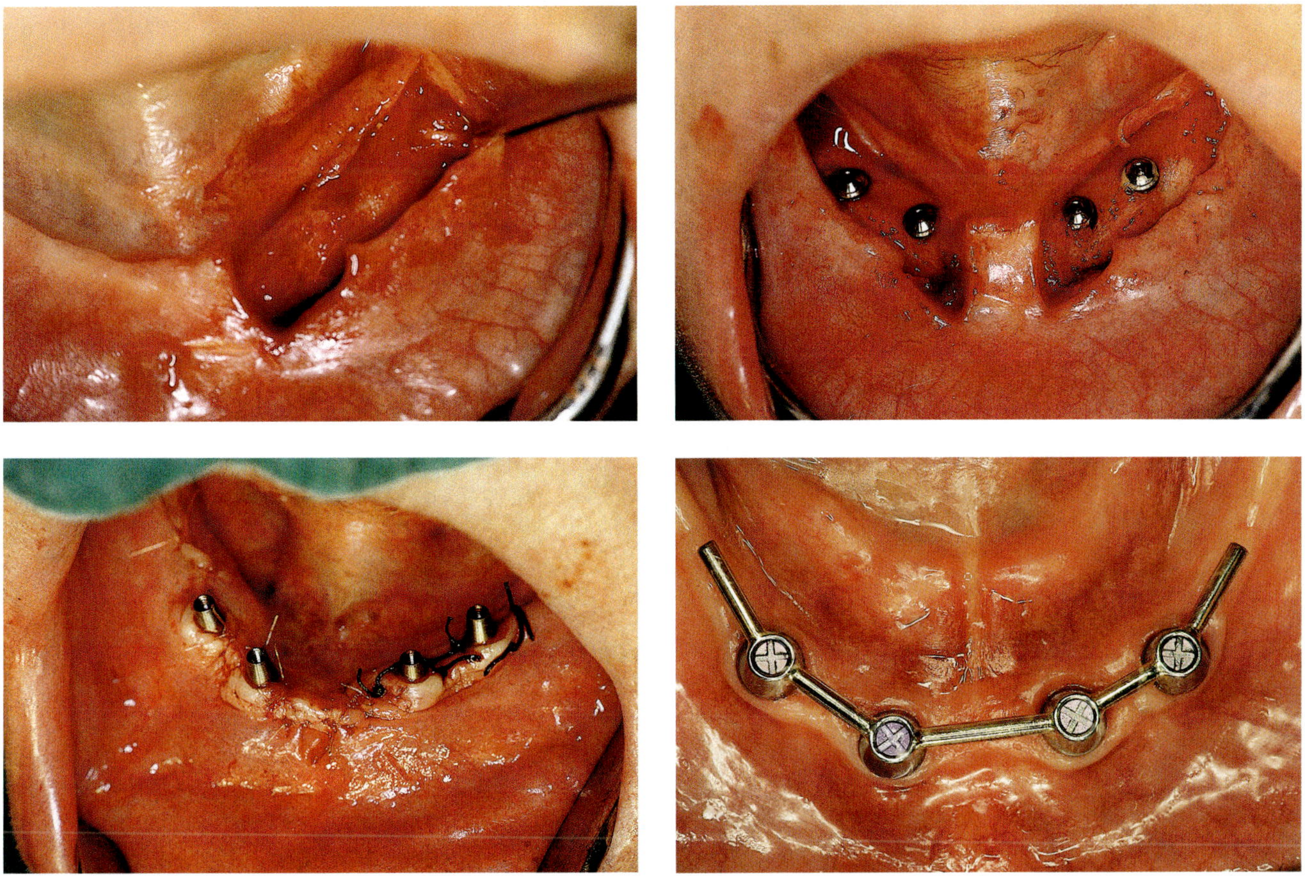

a b c d

Abb. 23 Schnittführung am Foramen mentale.
a) Primär winkelförmige Schnittführung auf dem Kieferkamm mit Darstellung des Foramen mentale.
b) Implantation von vier Astra®-Schraubenimplantaten mit Belassen einer medianen Gewebebrücke beidseits.
c) Anlagerung der Restzonen der keratinisierten, fixierten Mukosa periimplantär als Kragen um die Hälse einphasiger, transgingival einheilender ITI®-Vollschraubenimplantate.
d) Schmale Zone keratinisierter, fixierter Mukosa um die Implantate mit Extensionssteg.

Als Minimalmodifikation dieser Schnittführung können vor allem bei zwei Implantaten interforaminal zwei kleine isolierte Trapezläppchen angesprochen werden [111], die isoliert mit jeweils mindestens einer Breite von zwei Implantatdurchmessern gebildet werden, wobei bei Wundverschluss der freie Rand mit fixierter Mukosa kragenförmig um das Implantat gelagert wird (s. Abb. 21a).

Vestibulär bogenförmige Schnittführung (kammgestielter Bogenschnitt).

Die vestibulär bogenförmige Schnittführung mit dem Ziel eines doppelschichtigen Wundverschlusses oder in Kombination mit der gleichzeitigen Vestibulumplastik wird bei praktisch allen Implantatindikationen mit submukös einheilenden Implantaten angewendet (s. Abb. 21d, e).

Der vestibuläre Bogenschnitt bewirkt vor allem als Wechselschnitt mit weiter vestibulär, nur selten weiter oral gelegener Durchtrennung der tiefen Schichten eine dicke epiimplantäre Gewebeschicht, die eine sichere, z. T. zweischichtige Naht außerhalb der Implantate ermöglicht. So kann ein Freiliegen der Implantate auch bei umschriebenen Wundheilungsstörungen praktisch ausgeschlossen werden.

Der **Nachteil** dieser Schnittführung besteht neben einer zusätzlichen Operationsnarbe im Vestibulum bei starken Atrophieformen in der relativ hohen Gefährdung des N. mentalis, die jedoch durch ein schrittweises Vorgehen vermieden werden kann. Von mesial beginnend und mit stumpfer, am sichersten subperiostaler Präparation ab der ehemaligen Eckzahnregion kann die Darstellung des N. mentalis ohne Gefährdung erreicht werden.

Die **Indikation** für diese Schnittführung besteht vor allem bei zusätzlich geplanten Maßnahmen wie Knochenspreizung, Knochentransplantaten oder Folienanwendungen, da bei diesen Operationen eine Freilegung durch Nahtdehiszenz das Operationsergebnis durch frühzeitige Infektion in Frage stellen würde.

Korrekturmaßnahmen. Der vestibuläre Bogenschnitt eignet sich jedoch auch als primäre Maßnahme zur **Verbreiterung der Zone fixierter Gingiva** bzw. zur **Beseitigung des Zugs** störender Schleimhautbänder oder der hoch ansetzenden Wangenweichteile. Dabei kommen überwiegend zweiphasige Implantatsysteme zur Anwendung. In der zweiten Operation kann bei der Freilegung die gewonnene Zone fixierter Mukosa an den Implantatdurchtritt je nach Bedarf, z. B. lingualwärts, verlagert werden. Bei der als Vestibulumplastik angelegten Bogenschnittführung wird dann bewusst ein relativ dünner Mukosalappen präpariert, der auf das von Muskulatur und Bindegewebe befreite Periost, das möglichst aus resorptionsprophylaktischen Gründen belassen wird, mit Einzelknopf- oder Matratzennaht aufgesteppt wird (s. Abb. 21e). Im Unterkieferseitenzahngebiet wurde eine zusätzliche subperiostale alloplastische Augmentation mit Hydroxylapatitgranulaten angegeben, die heute z. T. durch autologe Knochenspäne in Kombination mit Folientechniken ersetzt ist [14, 20, 140].

S-förmige Schnittführung.

Die S-förmige Schnittführung ist eine eher selten, vor allem zur Bedeckung der Implantatrille über blattförmigen Implantaten eingesetzte Schnittführung (Abb. 24d) [44].

Eine Indikation für diese Schnittführung ergibt sich bei transgingivalen Systemen, bei denen im distalen Vestibulum eine Verbreiterung der fixierten Schleimhaut vorgesehen ist, während mesial eine günstige Schleimhautsituation besteht. Der linguale Bogen sollte aus nahttechnischen Gründen lingual nicht über die Grenze der fixierten Mukosa hinausgeführt werden, da die dünne Mundbodenmukosa sehr leicht bei der Naht einreißt.

Im Oberkiefer hat sich in Kombination von vestibulärer Augmentation oder Knochenspreizung im Bereich der Front und gleichzeitigem Sinuslift seitlich ebenfalls eine S-förmige Schnittführung bewährt, wobei der Bogen distal palatinal und im Frontgebiet vestibulär liegt (Abb. 24a bis d). So wird eine sichere Deckung des Augmentatbereichs bzw. des Kieferhöhlenfensters erreicht. Wenn gleichzeitig eine Knochenspreizung vorgesehen ist, kann in diesem Gebiet submukös-epiperiostal präpariert werden, was die Ernährung der vestibulären Lamelle zusätzlich sichert.

9.4.2 Implantation

Allgemeine Prinzipien

Die **Knochenbearbeitung** zur Aufnahme der alloplastischen Formkörper (Implantation) wurde in den letzten 15 Jahren zunehmend standardisiert, sodass eine genormte, passgenaue Präparation durch Ostektomie mit stufenweise aufsteigendem, schonendem Vorgehen unter starker Drehzahlreduktion und Kühlung mit physiologischer Kochsalzlösung bei fast allen Systemen zur Routine geworden ist. In den letzten Jahren aber haben eine stärkere Individualisierung des Vorgehens, vor allem in Abhängigkeit von der vorhandenen Knochenqualität, modifizierte Einhei-

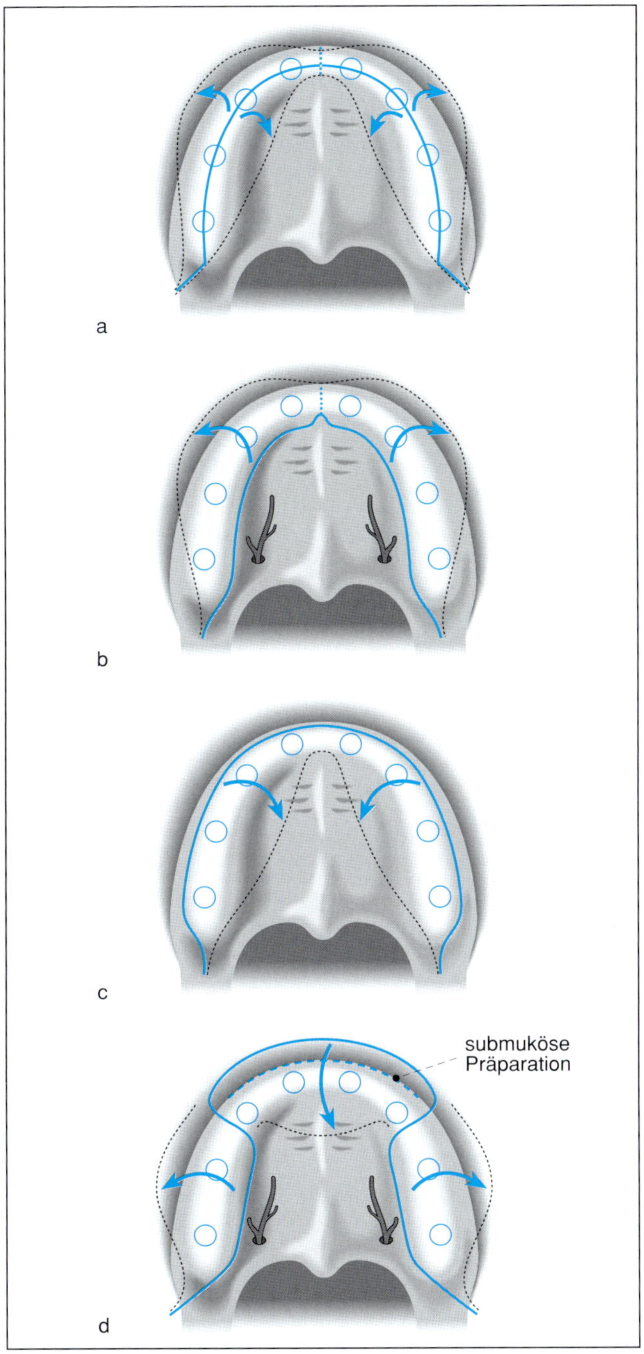

Abb. 24 Schnittführungen für die Implantation im zahnlosen Oberkiefer.

a) Kieferkammschnittführung, evtl. mit medianer und distal vestibulärer Entlastung für Routineimplantationen, vor allem wenn einphasig transgingival einheilende Implantate geplant sind.
b) Knapp palatinale Schnittführung (mit Schonung des N. palatinus und incisivus) für Routineimplantationen, vor allem wenn vier bis sechs subgingival einheilende Implantate geplant sind.
c) Vestibulärer Wechselschnitt am Übergang zur beweglichen Mukosa vestibulär (Vermeidung einer Naht über dem Implantat).
d) Vestibulärer Bogenschnitt mesial (mit submuköser Präparation) mit palatinaler Schnittführung distal (Bedeckung des Kieferhöhlenfensters) als Kombination. Beispiel für individuell modifizierende Schnittführungen zur Verbesserung der Abdeckung bei frontal sagittaler Spaltung oder Augmentation und distalem Sinuslift.

lungszeiten und Belastungsprotokolle sowie der Versuch der Modifikation des Knochenlagers durch promotive und induktive Proteine stattgefunden, ohne dass vergleichende Studien oder belegende Untersuchungen in ausreichendem Umfang vorgelegt wurden. Daher soll das standardisierte Vorgehen Basis der Darstellung bleiben. Im Ablauf können dabei meist einige Detailschritte unterschieden werden, die relativ starr nacheinander stattfinden (Tab. 6).

Implantationsschritte

Kieferkammglättung.

Ziele	Beseitigung fibrösen Gewebes Nivellierung des Knochenniveaus Verbreiterung der krestalen Kante
Instrumente	kugel-/birnenförmige Fräsen Luer-Knochenzange kleine oszillierende Säge
Probleme	Höhenverlust Verlagerung der fixierten Mukosa

Bei stärkeren Atrophieformen entstehen oft sehr schmale und hohe Knochengrate insbesondere der alveolären Unterkieferanteile. Sie bestehen im oberen Anteil aus **narbig-fibrösem Gewebe,** das vor der Implantation entfernt werden sollte.

Bei sehr schmal auslaufenden Kieferkämmen kann eine Kieferkammglättung zusätzlich zur **Verbreiterung und Nivellierung des Alveolarkamms** sinnvoll und erforderlich sein. Die Einebnung des Knochenniveaus erfolgt bis auf die Breite des minimalen Implantatdurchmessers, was teilweise einen erheblichen Höhenverlust bedeuten kann, wenn nicht mit Knochenspreizung bzw. Knochenanlagerung oder gesteuerter Geweberegeneration ein entsprechender periimplantärer, meist vestibulärer Defekt ausgeglichen werden soll. Der bei der Nivellierung abgetragene Knochen kann zusätzlich für die vestibuläre Verbreiterung oder zum Ausgleich periimplantärer Knochendefekte genutzt werden. Vor allem die Dicke der vestibulären Knochenlamelle scheint eine wesentliche prognostische Bedeutung zu besitzen [129]. Im Einzelfall muss bei der Abtragung immer zwischen dem Nachteil des Höhenverlusts mit dann relativ sicherer vestibulärer Knochenbedeckung und dem prognostisch bei unsicherer Weichteilbedeckung nicht sicher beurteilbaren augmentativen Verfahren abgewogen werden.

Die Kieferkammglättung gelingt am einfachsten relativ flächig mit der Luer-Knochenzange oder mit relativ großen, birnen- und kugelförmigen Fräsen bei mittelhoher Umdrehungszahl. Bei einigen Systemen wurden bzw. werden spezielle Bohrer angeboten. Bei

Tabelle 6 Übersicht über die üblichen Implantationsschritte.

Implantationsschritte	Instrumente	Zielsetzungen
Alveolarkammglättung	Luer-Knochenzange Fräse (Kugel, Birne)	Säuberung von Bindegewebe Verbreiterung, Nivellierung
Markierungsbohrung	Markierungsbohrer Rosenbohrer	Positionierung Ankörnung
Pilotbohrung	dünner Drillbohrer dünne Lindemann-Fräse	Tiefenorientierung Richtungsorientierung
Erweiterungsbohrung	Zwischenbohrer	Lagerschonung
Normaufbereitung	Normbohrer	endgültige Längen- und Richtungsbestimmung
Formaufbereitung	Gewindeschneider Stufenbohrer	Passgenauigkeit
Implantation	Implantat	Primärstabilität (Klemmung, Retentionsform) endgültige Formaufbereitung (selbstschneidendes Implantat/Keilform)
Verschluss	Deckschraube Guttaperchastift	Schonung der Implantatinnenstruktur (Verhinderung des Einwachsens)

sehr hohen, schmalen Kammformen können die zu entfernenden Knochenanteile auch mit einer dünnen Säge schonend gewonnen oder in Knochensieben aufgefangen und als vestibuläre Knochenanlagerung genutzt werden.

Ein weiterer günstiger Effekt ist die Nivellierung der Knochenoberfläche bei geringen **Knochenstufen,** die insbesondere bei zahnlosen Kieferabschnitten die prothetische Versorgung erleichtert. Bei geringem Abstand zur Gegenbezahnung kann bei ausreichendem Restknochenangebot auch eine Indikation zur Reduktion des Alveolarkamms bestehen, die in Kombination mit einer möglichst tiefen Implantation die spätere prothetische Versorgung erleichtern kann.

Markierungsbohrung.

Ziele	Festlegung der Implantatposition Ankörnung der Kortikalis
Instrumente	kleiner Rosenbohrer (ca. 2 mm) dünner Spiralbohrer (transmukös)
Probleme	mesiodistale Positionierung (zu eng/weit) vestibulo-orale Positionierung (zu oral) (prothetische Planungs-/Bohrschablonen)

Auch in Position und Achsenrichtung falsch eingebrachte Implantate heilen meist knöchern ein. Sie können jedoch prothetisch nicht sinnvoll genutzt oder nur mit erheblichem konstruktivem Aufwand bzw. mit erheblichen ästhetischen Nachteilen versorgt werden. Daher ist die Einbringung der Implantate entsprechend der prothetisch-chirurgischen Planung ein wesentliches Therapieziel bei der Implantation, die jedoch schon vorher anhand von Klinik, Röntgenbildern und Modellen erfolgt sein sollte.

Ziel der Markierungsbohrung ist die Festlegung der Implantatposition in orovestibulärer und mesiodistaler Richtung. Sie erfolgt meist nach Darstellung und Glättung des Knochens, da so das real vorhandene Knochenangebot und prothetische Planungsaspekte gleichzeitig bedacht werden können.

Es wird empfohlen, vor der Eröffnung der Schleimhaut mit sehr dünnen Markierungsspiralbohrern transmukös die Implantatposition mit den rein schleimhautgetragenen, dann besser positionierbaren Bohrschablonen zu markieren oder zumindest als Orientierung die Unterkiefermitte zu fixieren [121]. Die Markierungsbohrung erleichtert neben der Festlegung der Implantatposition durch das Ankörnen der Knochenoberfläche auch die gezielte Anwendung der nachfolgenden Pilotbohrer.

Als Instrument zur Markierungsbohrung wird meist eine unterschiedlich dimensionierte **Kugelfräse** (Rosenbohrer, 2–4 mm Durchmesser) genutzt. Größere Bohrer dienen einer gleichzeitigen modellierenden Alveolarkammglättung mit Verbreiterung, während kleinere **Rosenbohrer** lediglich zum Ankörnen der Kortikalis genutzt werden, was neben dem bereits erwähnten Markierungseffekt der Implantatposition auch die ortsstabile Anwendung der meist spiralförmigen Pilotbohrer erleichtert. Bei einigen Systemen (z.B. Tiolox®) wird zusätzlich ein **Planfräser** eingesetzt, der den Alveolarkamm bis zum Durchmesser des Implantats glättet, was die Abschätzung des minimalen Implantatabstands erleichtert.

Die **Implantatposition** wird entweder von Bohrhilfen entsprechend der prothetischen Planung direkt übertragen oder in Abhängigkeit von dem implantologisch verfügbaren Knochenangebot und der geplanten prothetischen Versorgung intraoperativ chirurgisch festgelegt. Beide Aspekte – die prothetisch optimale und die vom Knochenangebot her chirurgisch optimale Implantatposition – müssen stets simultan betrachtet und berücksichtigt werden, da ein Kompromiss, zumindest bei den steggetragenen Versorgungen, vielfach möglich und oft auch sinnvoll ist. Andererseits bestehen Grenzen, die bei ästhetisch anspruchsvollen, vor allem festsitzenden Implantatversorgungen sehr eng sein können, sodass keine Kompromisse möglich sind. Hier werden alternative Methoden der Augmentation notwendig, damit ein Implantat sinnvoll bleibt.

Orovestibuläre Positionierung: Vestibuläre Knochendehiszenzen wurden in der Vergangenheit prognostisch ungünstig beurteilt, sodass eine tendenziell eher orale Implantatposition mit mindestens 1 mm vestibulären Knochen angestrebt wurde (Tab. 7). Inzwischen wird im Vertrauen auf die Möglichkeiten der gesteuerten Knochenregeneration durchaus eine vestibuläre Dehiszenz toleriert und mit Folien und unterschiedlichen Augmentaten versorgt. Frei liegende Folien mit frühzeitiger Infektion oder ausbleibende Knochenregeneration sind jedoch Zusatzrisiken dieser Technik, die nur bei prothetisch und in diesem Sinn meist auch ästhetisch zwingenden Fällen eine kompromisslose Implantatpositionierung rechtfertigen.

Zielsetzung, Aufwand und Risiko müssen auch bei allen Fortschritten der gesteuerten Gewebereaktion und Augmentation mit Transplantaten im individuellen Fall bedacht werden. Es sollte daher nicht ohne zwingenden prothetisch-ästhetischen Grund die Chance eines implantologisch optimal verfügbaren ortsständigen Knochens als Implantatposition aufgegeben werden.

Mesiodistale Positionierung: Die mesiodistale Positionierung ist einerseits von den anatomischen Strukturen, d.h. vom verfügbaren implantologischen Knochenlager (N. mentalis, Kieferhöhle, Nachbarzähne) und andererseits vom interimplantären Abstand sowie von der geplanten prothetischen Suprastruktur bestimmt.

Der Abstand zwischen zwei Implantatpositionen sollte dabei immer so bemessen sein, dass mindestens ein 2 mm breites interimplantäres Knochenseptum zur Ernährung erhalten bleibt, was unter dem Gesichtspunkt der biologischen Breite einen Implantatabstand von mindestens 3 mm bedeutet. Ebenso wesentlich ist jedoch eine ca. 2 mm breite Distanz am Weichteildurchtritt, damit sich eine gesunde Weichteilmanschette interimplantär bzw. als Papille zum letzten Zahn ausbilden kann.

Tabelle 7 Therapiemöglichkeiten bei vestibulärem Defizit.

Probleme	Lösungsansätze	Kompromisse
Umschriebene vestibuläre Einziehung	Durchmesserreduktion orale Positionierung	ästhetische Kompromisse Ridge-Lap-Design
Mäßiges, nur krestales Defizit	Alveolarkammspreizung GBR simultan mit Implantation	Stabilisierung des Implantats Weichteilverschluss
Schüsselförmiger Defekt	lokoregionäre Osteoplastik + GBR mit sekundärer Implantation	Zeitbedarf 2. Operation
Sagittales und vertikales Defizit	Knochentransplantation + Osteosynthese	oft ITN notwendig Weichteilsituation

Da viele Implantate im Bereich des Schleimhautdurchtritts etwas ausladender und damit breiter als im enossalen Anteil sind, ist ein entsprechend **größerer Abstand der Implantatpositionen** zu wählen. Distanzmarkierungen an den Messlehren oder auch entsprechend geformte temporäre Pfosten, die allerdings erst nach der Vorbohrung eingebracht werden können, erleichtern die Einhaltung des Mindestabstands. Bei sehr breiten Alveolarkämmen im Oberkieferseitenzahngebiet kann durch eine leichte **Triangulation** der Implantatanordnung dabei eine optimale, d.h. nicht nur lineare, sondern auch flächige Unterstützung des prothetischen Ersatzes erreicht werden.

Bohrhilfen – Orientierungsschablonen versus Bohrschablonen: Die Positionierung des Implantats geht im Allgemeinen von der prothetisch geplanten Wunschposition aus. Anschließend muss geprüft werden, ob diese Position von den lokalen Voraussetzungen her problemlos oder nur mit Zusatztherapie (Nervenverlagerung, Kieferhöhlenbodenanhebung, GTR o. Ä.) möglich ist.

Sowohl im Teamwork als auch in der Einzelversorgung ist die Integration von exakter präoperativer prothetischer Planung mit entsprechender klinischer und radiologischer Diagnostik einerseits und chirurgischer Planung vor der Implantation andererseits notwendig.

Die Bohrhilfen sind chirurgisch genutzte prothetische Planungs- bzw. röntgenologische Diagnostikhilfsmittel, deren Ergebnisse von der prothetischen und anatomischen Ausgangssituation abhängig sind. Daher sind sie auch in unterschiedlichem Maß hilfreich, um die geplante Implantatversorgung im Einzelfall zu realisieren. Die Achsenrichtung der Implantate muss in der Positionierung mesiodistal und orovestibulär ausgerichtet und zusätzlich in der Neigung der Bohr- bzw. Implantationsrichtung in allen drei Richtungen des Raums orientiert werden. Dies gelingt klinisch nach einiger Erfahrung auch ohne Hilfsmittel, nur mit Hilfe der meist vorhandenen Parallelisierungspfosten erstaunlich gut. Andererseits werden viele, sehr unterschiedlich angefertigte und aufwändige Bohrhilfen und sogar eine computerunterstützte Navigation angegeben, die helfen sollen, die geplante Implantatposition auf die klinische Situation zu übertragen.

Neben **Orientierungsschablonen,** die nach oralem Ausschleifen praktisch nur die Zahnposition und die Grenzpositionen als Orientierung für die Implantationsposition bieten, werden auch **starre Bohrschablonen** angewandt, die durch teilweise metallische Führungshülsen Implantatposition und Richtung starr vorgeben [89]. Bei allen Bohrhilfen besteht bei geringem Knochenangebot der Konflikt zwischen optimaler Implantatposition und optimalem Knochenangebot, die keineswegs immer identische Implantatpositionen ergeben. Es bleibt bisher offen, ob durch zusätzliche Maßnahmen der Augmentation (Knochenspreizung, GTA o. Ä.) immer die prothetisch-ästhetisch intendierte Idealposition oder das knöchern zuverlässigere Implantatlager zur Positionierung gewählt werden soll. Tierexperimentelle Hinweise auf eine starke Resorption des neu gebildeten Knochens bei früher Belastung [15] lassen zumindest Fragen für die Langzeitbeurteilung dieser Implantate offen. Dabei bestehen sicherlich Unterschiede zwischen rein implantatgetragenen Versorgungen im ästhetisch bedeutsamen Frontzahngebiet und stegprothetischen Versorgungen im zahnlosen Unterkiefer.

Mit zunehmenden ästhetischen Anforderungen steigen die Notwendigkeit und der Nutzen von Bohrschablonen an. Diese sollten neben der Idealposition für das Implantat auch den Grenzbereich der Implantatposition deutlich machen, bei dessen Überschreitung eine prothetisch sinnvolle Implantation nicht möglich ist.

Wir sollten uns jedoch hüten, in Veröffentlichungen methodische Maximaldiagnostik (dreidimensionale Computertomographie, Aufwachsbohrplanungen mit metallischen Bohrerführungen etc.) und Navigation nach CT-Planung gleichsam als Routine darzustellen und evtl. justiziable Standards zu suggerieren. Für eine Vielzahl von Indikationen wird die Orientierung am vorhandenen Knochenangebot unter klinischer Berücksichtigung der geplanten prothetischen Versorgung ausreichen, wobei diagnostische Schablonen (evtl. doublierte Prothese mit Messkugel = Röntgenschablone) als zusätzliche Positionierungshilfe sinnvoll – auch bezüglich der Kosten-Nutzen-Abwägung – eingesetzt werden können.

Die Probleme der exakten Positionierung nach operativer Eröffnung und der **Sterilität solcher Schablonen** dürfen keinesfalls unterschätzt werden (Tab. 8). Während bei teilbezahnten Indikationen durch die vorhandene Restbezahnung eine relativ exakte Positionierung auch nach chirurgischer Weichteileröffnung möglich ist, ist dies bei zahnlosen Kiefern, insbesondere bei stark atrophierter Unterkiefersituation, oft nicht möglich. Als Ausweg werden erste Orientierungsbohrungen vor der Schleimhauteröffnung angegeben, obwohl in diesen

Situationen immer auch der Sinn und praktische Wert solcher Schablonen hinterfragt werden muss. Bei nicht ausreichend weiten Bohrkanälen besteht die Gefahr der Kontamination der Bohrer und, wenn nicht nur die Markierungsbohrung mit diesen Schablonen erfolgt, auch die Gefahr der Kontamination des Knochenlagers.

Tabelle 8 Probleme der Bohrschablonen.

- Diskrepanz zum optimalen Knochenangebot
- exakte Positionierung intraoperativ (nach Eröffnung)
- Sterilität der Schablonen (thermostabiler Kunststoff)
- Kontamination von Bohrern und Knochenlager mit Bohrspänen
- Genauigkeit der präoperativen Planung

Die aus der prothetischen Planung (Doublieren der vorhandenen Prothese, provisorische Aufstellung, Aufwachsen der prothetischen Konstruktionen) entwickelten Schablonen für eine optimale Implantatposition können zunächst röntgenologisch bezüglich der Realisierbarkeit geprüft werden. Im zweiten Schritt ist die Anwendbarkeit (exakte Positionierung mit und ohne Aufklappung) vor allem bei zahnlosen Kiefern oft schwierig. Kritisch ist die Entscheidung, ob die prothetisch-ästhetisch gewünschte Implantation mit adjuvanten Maßnahmen angestrebt werden muss oder ob eine Kompromissposition zwischen optimalem Knochenangebot und prothetisch-ästhetischer Wunschposition bezüglich sagittal-vertikaler Position und/oder Achsenneigung im individuellen Fall günstiger ist (Abb. 25).

Spezielle Aspekte in den verschiedenen Implantatindikationen: Im **zahnlosen Unterkiefer** wird die Implantatposition zunächst vom prothetischen Konzept bestimmt, also davon, ob zwei Implantate mit Steg bzw. Kugelknopfanker oder vier Implantate mit Steg oder sechs und mehr Implantate mit festsitzendem Zahnersatz vorgesehen sind. Vor allem die Position des Foramen mentale und der durchaus unterschiedliche Nervenverlauf am Foramen mentale [121] legen die maximal distale Position von mehr als zwei interforaminalen Implantaten fest; genauso bestimmt der möglichst gerade Verlauf eines Stegs oder einer gedachten Rotationsachse, ohne den Mundboden einzuschränken, die maximal distale Position bei zwei geplanten Implantaten. Dabei sollte bereits auf der Panoramaschichtaufnahme dem Nervenverlauf Beachtung geschenkt werden, da bogenförmige Verläufe nach mesial (bis zu 5 mm) durchaus häufiger beobachtet werden können, sodass einige Autoren minimal 6 mm als Sicherheitsabstand empfehlen [121]. Die maximale Anzahl und die Position der mittleren Implantate (zwei bis vier) ergeben sich dann aus dem minimalen interimplantären Abstand (Implantatdurchmesser am Schleimhautdurchtritt + 2 mm) oder der optimalen prothetischen Verteilung auf dem verbleibenden Restkieferabschnitt. Auch hier gilt wieder die weitestgehende Berücksichtigung der prothetischen Planung bei der Festlegung der optimalen Implantatposition. Sie erfährt aufgrund der möglichen Nervengefährdung ihre oft erst intraoperativ erkennbare Grenze.

Bei zwei vorgesehenen Implantaten wird meist zunächst die Unterkiefermitte markiert und beidseits ein optimal weiter geradliniger Abstand (10–15 mm) abgetragen, sodass ein ausreichend langer, zur Kiefergelenkachse paralleler symmetrischer Stegverlauf möglich wird, ohne dass der Steg durch den Mundboden und die Zungenmobilität einschränkend verläuft.

Bei zahnorientierter Implantpositionierung für die Versorgung mit festsitzendem Zahnersatz und bei Konuskronenversorgungen wird zunächst die geplante Position des Eckzahns festgelegt und jeweils distal im Prämolarenabstand und in der Position der beiden mittleren Inzisivi ein Implantat vorgesehen.

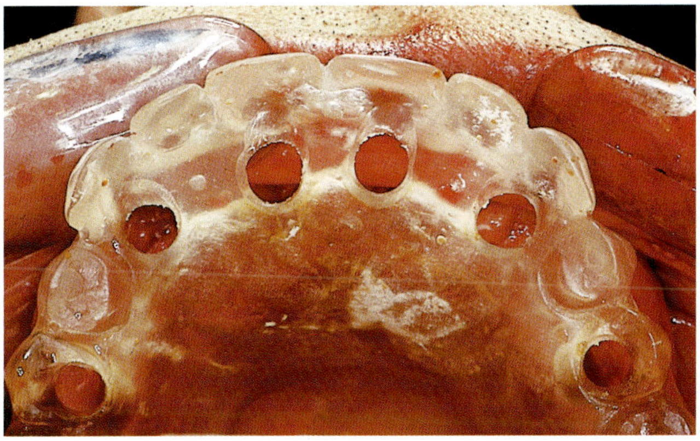

Abb. 25 Bohrschablonen. Doublierte Oberkieferprothese als orientierende Bohrschablone.

Die Implantatpositionierung im **zahnlosen Oberkiefer** ist wegen der meist erheblichen ästhetischen und phonetischen Problematik, vor allem bei rein implantatgetragenen festsitzenden Versorgungen, und wegen der Bedeutung der Implantatachsenrichtung im Zusammenhang mit extremer extraaxialer Belastung besonders stark limitiert. Hier sollte, wenn festsitzender Zahnersatz oder eine zahnbezogene Konuskronenversorgung angestrebt wird, nicht auf eine Bohrhilfe nach prothetischer Planung verzichtet werden.

Meist ist bei länger zurückliegendem Zahnverlust eine vestibuläre Augmentation erforderlich, wenn die prothetisch gewünschte bzw. notwendige Position erreicht werden soll. Gelegentlich kann sich vor allem wegen der vorwiegend orovestibulär gerichteten Resorption mit pseudoprogenen knöchernen Kieferrelationen entweder eine Indikation zur skelettalen Verlagerungsosteotomie ergeben oder nur eine **implantatgestützte, herausnehmbare prothetische Versorgung** ist wirklich sinnvoll.

Bei festsitzenden Versorgungen haben sich die Position der ehemaligen bzw. zu ersetzenden ersten Inzisivi, die Lage der Eckzähne und die geplanten Regionen der ersten bzw. falls möglich zweiten Prämolaren bei meist sechs Implantaten als sinnvolle Implantatpositionen ergeben. Seltener werden, meist bei Stegkonstruktionen, auch weit distal stehende Implantatpositionen im Tuberbereich gewählt, die trotz mechanischer Vorteile bei der Prothesenabstützung hygienische Probleme für den Patienten und eine höhere Verlustrate durch geringere knöcherne Einheilung bei ungünstigem, weitmaschigem Knochenlager nach sich ziehen.

Die klassischen Stegversorgungen im Oberkiefer sind meist auf vier bis sechs Implantaten abgestützt, die entsprechend dem Knochenangebot praktisch immer im frontalen Knochenabschnitt und insbesondere im paranasalen Knochen verankert sind. Da aber mit der Sinusbodenaugmentation auch im Seitenzahnbereich zuverlässige Implantate zu erzielen sind, haben sich als alternatives Konzept zwei Stege auf je drei Implantaten im Seitenzahngebiet durchgesetzt. So bleibt der doch oft grenzwertig schmale und praktisch immer zu weit palatinal gelegene frontale Bereich ausgespart.

Pilotbohrung.

Ziele	orientierende Festlegung der Implantatrichtung orientierende Festlegung der Implantatlänge
Instrumente	kleine Spiral-/Drillbohrer (ca. 1,5–2 mm) Parallelisierungsstifte mit/ohne Tiefenmarkierung
Probleme	Perforationen Zahnverletzungen Implantatneigung/Achsenrichtung Implantatparallelität Instrumentenfraktur

Die Pilotbohrung dient der Längenbestimmung und der Festlegung der räumlichen Orientierung der Implantatachse mit Hilfe von meist im Durchmesser sehr reduzierten Spiralbohrern (ca. 1,5–2 mm), die zur Tiefenorientierung Markierungshilfen in Form von Rillen oder Farbmarkierungen besitzen. Die Bohrung erfolgt in intermittierender Bohrtechnik unter sorgfältiger Kühlung.

Die sehr dünnen Pilotbohrer besitzen nur teilweise die Möglichkeit der **Innenkühlung,** sodass bei einigen Systemen ein Wechsel des Handstücks erforderlich wird. Bei gleichzeitig vorhandener Innenkühlung in den dann sehr grazilen Bohrern kann es gelegentlich zu einer **Instrumentenfraktur** kommen, die jedoch mit einem Trepanbohrer mit einem Außendurchmesser unterhalb des Implantdurchmessers relativ leicht korrigiert werden kann.

Bereits in dieser Phase der Implantatbettgestaltung ist eine möglichst **achsenparallele Führung** des Bohrers ohne Kippung notwendig. Sehr leicht geschieht der Fehler einer apikalwärts geänderten Implantatrichtung durch eine schräge Pilotbohrung.

Mit der Pilotbohrung wird auch bereits die **definitive Implantatlänge** festgelegt. Neben dem Konzept einer möglichst optimalen Ausnutzung des noch implantologisch verfügbaren Knochens mit dem Ziel einer möglichst bikortikalen Implantatabstützung werden z. T. bewusst reduzierte Implantatlängen mit 12–14 mm Maximallänge empfohlen. Hierbei wird die Gegenkortikalis, z. B. am zahnlosen Unterkiefer, bewusst zur Vermeidung von Überhitzung, Instabilität des Kiefers oder Weichteilinfektionen bei Perforationen vermieden. Für das ITI®-System [111] wird eine Implantatlänge empfohlen, die allgemein nur $^2/_3$ des verfügbaren Knochens ausnützt, was bei starken Atrophieformen sicherlich relativ gesehen werden muss. In eigenen Untersuchungen hat sich eine Standardimplantatlänge von 12 mm beim ITI®-System als völlig ausreichend erwiesen. Sicherlich sollten Längen über 16 mm nur bei besonderen Indikationen (z. B. Fixierung einer Osteoplastik) angewandt werden, da selbst bei 12 mm langen Implantaten ein periimplantärer infektiöser Knochenabbau schon längst eine Implantatentfernung erforderlich macht, bevor die Stabilität durch die ankylotische Einheilung verloren geht. Die Entfernung des integrierten Implantatanteils wird dann trotz Hilfsbohrer sehr mühsam (Abb. 26).

Zur optimalen Ausnutzung des implantologisch nutzbaren Knochens, z. B. über dem N. alveolaris inferior, ist es unbedingt erforderlich, bei der Planung der Implantatlänge die tiefere Aufbereitung der

Bohrer zu berücksichtigen [115]. Diese ist mit ca. 0,5–1,75 mm zwar nur gering, aber doch bei vielen Systemen vorhanden, vor allem bei Spiralbohrern (z. B. Brånemark®, Astra®, ITI®-System) im Gegensatz zu Kanonenbohrern (z. B. IMZ®-System) und Hohlfräsen (ITI®-Systeme). Soll gerade bei sehr grenzwertigem Knochenangebot auf eine risikobehaftete Nerventransposition [12, 100] verzichtet werden, kann eine Zwischenröntgenkontrolle nach der primären Pilotbohrung mit dem Bohrer oder speziellen Markierungsstiften als abschließende Längenkontrolle durchaus sinnvoll sein (Abb. 27).

Meist ist bereits nach dieser Bohrung ein Messinstrument oder ein **Parallelisierungsstift** einsetzbar, der die Einschubrichtung besser erkennbar macht und eine parallele Bohrung des nächsten Implantats erleichtert. Dieser Parallelisierungsstift dient auch als Orientierungshilfe für die nächste im Durchmesser ansteigende Bohrung. Daher ist er auch bei der definitiven Aufbereitung sinnvoll, da umschriebene Korrekturen der Achsenrichtung speziell bei mehreren Implantaten noch erfolgen können.

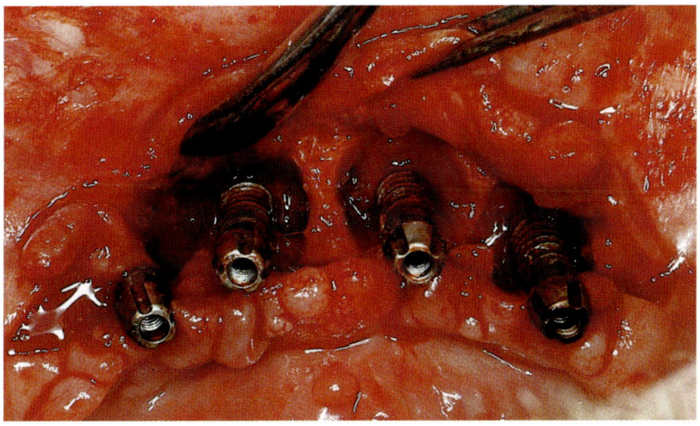

Abb. 26 Tiefe, therapierefraktäre periimplantäre Taschen an vier alten Ledermann-Schrauben trotz basal ankylotischer Einheilung vor der Entfernung.

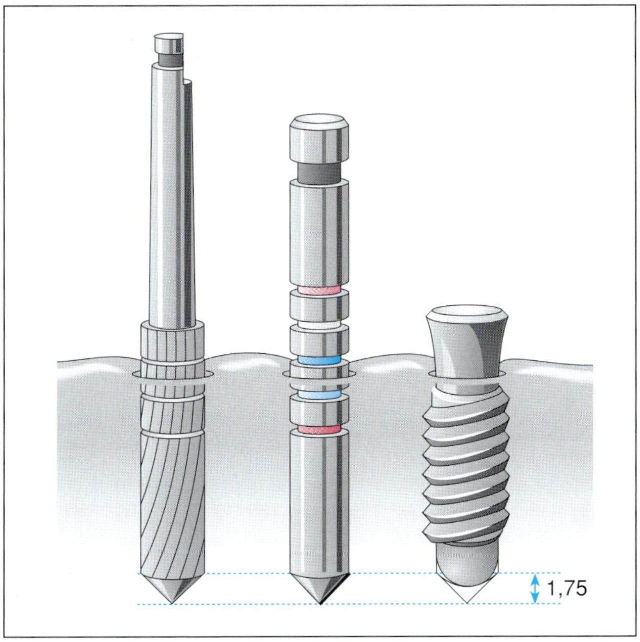

Abb. 27 Tiefere Aufbereitung der Spiralbohrer: Gefahr der Nervverletzung durch die tiefere Eindringstrecke der Spiralbohrer (Spitzeneffekt), verglichen mit der Länge des definitiv vorgesehenen Implantats.

Normaufbereitung.

Ziele	Aufweitung des Implantatlagers Festlegung des Implantatdurchmessers
Instrumente	Hohlfräsen Drillbohrer/Drillcountersink Normfräsen (z. B. Stufenbohrer, Kanonenbohrer) inkl. Parallelisierungspfosten und Tiefenmesslehren
Probleme	thermische oder mechanische Lagerschäden definitive Festlegung von Implantatlänge und -durchmesser Logistik (Implantat in Länge und Durchmesser vorhanden?)

Die Normaufbereitung erfolgt durch schrittweise Erweiterung (meist zwei bis drei Schritte) mit unterschiedlich geformten Normfräsen bis zum gewünschten Implantatdurchmesser. Diese Instrumente besitzen wie die Pilotbohrer zur Längenorientierung Markierungsrillen bzw. Farbkodierungen. Bei einem Teil der Systeme sind sogar Bohrstopps vorhanden, die eine versehentliche Überinstrumentierung in der Länge verhindern.

Die Aufbereitung des Implantatlagers bis auf den Normdurchmesser sollte besonders schonend durchgeführt werden und erfolgt daher bei einigen Systemen nicht maschinell, sondern mit Handinstrumenten und entsprechenden Ratschen [57]. Die **Handaufbereitung** gilt als wesentlich sensibler, exakter und risikoärmer als die **maschinelle Aufbereitung** [1]. Die meisten Systeme benutzen allerdings Maschineninstrumente mit entsprechender Innen- und/oder Außenkühlung, wobei z. T. eine instrumentell gesicherte Drehzahlreduktion und Drehkraftbegrenzung (maximales Drehmoment und maximale Drehzahl) zur Verfügung stehen.

Die Handaufbereitung ist unbedingt erforderlich für konische, schraubenförmige Implantatsysteme (z. B. Tiolox®), die einen definierten Aufbereitungs- und Implantationsendpunkt besitzen.

Die Vorteile der durch die Handaufbereitung zwingend reduzierten Umdrehungszahl werden möglicherweise durch inkongruente, z. T. wackelnde Handbewegungen mit Infrakturierung der randbildenden Spongiosabälkchen aufgehoben. Es fehlen bisher überzeugende vergleichende Untersuchungen, die im Praxisalltag die Überlegenheit der Handaufbereitung belegen.

Formaufbereitung.

Ziele	Kongruenz von Implantat und Knochenlager Anpassung an Makrostrukturierungen
Instrumente	Gewindeschneider Normfräsen Implantat
Probleme	Festlegung der definitiven Implantatform

Tabelle 9 Übersicht über die Strukturierungen der häufigsten Implantattypen.

Makrostrukturierungen	Implantattyp
Extensionen	Linkow-Blattimplantat Osteoplate® 2000
Gewinde	Branemark® ITI® IMZ® Twin Plus Ankylos® Bikortikalschraube Astra® Frialit®-2 Ledermann-Schraube Pitt-Easy®-Implantatsystem ZL-Duraplant® Steri-Oss®-Implantat (Hex-Lock-Schrauben) Tiolox®
Krestal konische Form	BIT® Astra® ST kon. Branemark® ITI® ST
Zylinder	IMZ® Calcitek® ZL-Duraplant® Steri-Oss®-Implantat (Hex-Lock-Zylinder) Hohlzylinder (ITI®)
Stufen	Frialit®-2

Nach der Normaufbereitung bis zum angestrebten Implantatdurchmesser und bis zur angestrebten Implantatlänge erfolgt vor der Implantatauswahl und der entsprechenden Formaufbereitung eine **definitive Tiefenmessung,** da bei einigen Formfräsen die Geometrie von der Implantatlänge abhängig ist (z. B. Stufenzylinder, konische Schraube).

Bei Makrostrukturierungen der Implantatoberfläche ist vor der Implantation eine **adaptierende Formaufbereitung** notwendig, für die meist Instrumente entsprechend der vorgesehenen Implantatlänge zur Verfügung stehen (Tab. 9).

Einbringen des Implantats.

Ziele	Versenken in geplanter Höhe Primärstabilität
Instrumente	Implantat als Gewindeschneider Setzinstrumente Einbringpfosten
Probleme	Kontamination (Keime, Fremdmaterial) Austausch bei Instabilität

Die Implantation hat das Ziel, ein dem präparierten Implantatlager entsprechendes Implantat möglichst ohne Kontamination mit Keimen oder an der Oberfläche adsorbierten Fremdpartikeln (Staub, Textilfasern o. Ä.) primär stabil einzubringen bzw. gleichzeitig mit der definitiven Positionierung auch die letzte Ausformung des Implantatlagers (selbstschneidende Gewinde, Klemmpassung durch eine geringe Aufweitung des Lagers) zu bewirken.

Das Ziel einer maximalen Primärstabilität wird im Wesentlichen durch die passgenaue Aufbereitung des Implantatbetts angestrebt und auch in den meisten Fällen realisiert. Als Kontrolle bieten sich an: die klinische Prüfung der Festigkeit, der (wenig aussagefähige) Periotest®-Wert und – noch in wissenschaftlicher Prüfung – die Resonanzfrequenzanalyse, die jedoch nicht zuletzt wegen der Kosten für die Messungen zurzeit keine breite klinische Anwendung finden kann. Sollte keine Primärstabilität erreicht werden, kann ein Implantat des nächsthöheren Durchmessers oder ein „Emergency Implant" (s. u.) Hilfe bieten. Als letztes Mittel kann das Implantat wieder entfernt und mit Hydroxylapatitgranula beschichtet erneut eingebracht werden, was jedoch extrem selten erforderlich sein wird, sodass in diesen Fällen auch eine sekundäre Implantation zu einem späteren Zeitpunkt erwogen werden sollte.

Die **kontaminationsfreie** Applikation wird durch **Einbringhilfen** unterschiedlicher Länge erreicht, die teilweise bereits vormontiert mit dem Implantat geliefert oder, individuell der lokalen Situation angepasst, unmittelbar vor der Implantation aufgebracht werden. Zu diesem Zweck wurden unterschiedliche Aufbewahrungs- und Transportsysteme entwickelt, die eine Montage von Einbringhilfen und die Einbringung ins Knochenlager ohne Berührung der Implantatoberfläche erlauben.

Die Implantate werden bereits sterilisiert in Doppelverpackung angeliefert, die eine sterile Aufbewahrung und intraoperative Anreichung erleichtern. Die historischen oder modernere sterile Kunststoffbehälter als Aufbewahrungshilfen (z.B. Frialit®, IMZ®, ITI®, CamLog®) sind in eine Sterilverpackung eingeschweißt, die vom unsterilen Springer aufgerissen wird, sodass das Implantat geschützt steril entnommen werden kann. Die Montage der Einbringhilfen ist heute meist bereits erfolgt, sie kann aber auch am Implantat erfolgen, das im Aufbewahrungsgefäß fixiert ist (ITI®) oder durch eine abnehmbare Titanschutzhülle vor Kontamination durch die Handschuhe (z.B. Staub oder Puder) geschützt ist. Die nachträgliche Montage erhöht die Adaptiermöglichkeit der Aufbringteile an die individuelle Situation und reduziert den Materialaufwand für die Einmaleinbringhilfen. Bei allen Systemen ist jedoch der Materialaufwand zur sterilen Anlieferung und kontaminationsfreien Einbringung beachtlich.

Man unterscheidet die so genannte **Primärstabilität** unmittelbar nach der Implantation, die im Wesentlichen mechanisch durch ein passgenaues Lager bzw. eine retentive Form des Implantats erreicht wird, von der **Sekundärstabilität** nach der knöchernen Einheilung, die durch die zusätzliche biologische Retention gekennzeichnet ist (Tab. 10). Dabei gelten heute die Vermeidung von Relativbewegungen durch die Primärstabilität und eine zumindest unterkritische Belastung ohne Relativbewegung und Lagerschäden in der Einheilungsphase als wichtige Voraussetzungen, um den gewünschten Knochenkontakt oder sogar -verbund zur optimalen Sekundärstabilität zu erreichen.

Wichtigstes Ziel der eigentlichen Implantation ist die primär stabile Implantatfixierung, da gerade bei transgingivalen Systemen sonst kaum ein Knochenkontakt während der Einheilung erreicht wird. Wesentliche Voraussetzung der Knochenanlagerung ist eine mechanische Ruhe zwischen Implantat und Lagergewebe, sodass ein Grenzwert an Mikrobewegung nicht überschritten wird. Dies kann durchaus zusätzliche Maßnahmen zur Stabilisierung erforderlich machen (baldige Verblockung mit dem früh angefertigten Steg oder provisorische Schienung an den natürlichen Zähnen). Wenn im sehr spongiösen, weitmaschigen Knochen (Klasse-4-Knochen) keine Primärstabilität erreicht werden kann, sollte auf ein Implantat verzichtet werden.

Bei einigen Systemen ist eine Stabilisierung durch Wechsel auf ein Implantat mit zusätzlich schraubenförmiger Oberflächenstrukturierung oder geringfügig größerem Implantatdurchmesser (**„Emergency Implant“**) analog den Osteosyntheseschrauben möglich. Als Kompromiss kann auch eine Stabilisierung des Implantats durch erneute Einbringung mit zusätzlichen Spongiosapartikeln oder Hydroxylapatitgranula [140] an der Oberfläche versucht werden. Diese Implantate sollten jedoch bei einer verlängerten Einheilungszeit (ca. sechs Monate) in Knochenniveau versenkt werden, um die Relativbewegung durch die Belastung bei submuköser Einheilung zu vermeiden.

Die **Tiefe der Implantatpositionierung** wird unterschiedlich diskutiert. Während einige Systeme eine Versenkung nach Brånemark-Vorgaben unter das Knochenniveau, z.T. mit zusätzlichen Versenkbohrern (**Countersink**), zur maximalen Primärstabilität fordern, werden andere Implantate bewusst mit dem

Tabelle 10 Formen der Implantatstabilisierung.

Primärstabilität (Def.: mechanische Retention bei der Implantation)	**Sekundärstabilität** (Def.: biologische Retention durch die Osseointegration)	**Tertiärstabilität** (Def.: funktionelle Integration unter Belastung)
Mechanische Retention: – Klemmwirkung – Reibung – Unterschnitte – Gewinde	**Mechanische** Verzahnung: – Oberflächenstrukturierungen – Perforationen **Biologischer** Verbund: – Hydroxylapatit – Bioglas	**Mechanische** Verzahnung: funktionelle Ausrichtung und Ausprägung der Knochenlagerung

meist polierten Halsteil oberhalb des Knochenniveaus belassen, damit eine konstant auftretende periimplantäre bindegewebige Narbe oberhalb des Knochens als biologische Schutzmanschette (biologische Breite) entsteht und die Trennstelle der Sekundärteile außerhalb des Knochens zu liegen kommt; oder die Implantate werden sogar transgingival primär offen mit einem Teil oberhalb des Knochens und der Schleimhaut eingebracht. Nach eigener Erfahrung sollte bei ausreichender Stabilität immer die Trennstelle oberhalb des Knochenniveaus gelegt werden, obwohl ästhetische Aspekte im Bereich der Oberkieferfront eine ausreichend tiefe Positionierung auch unter Knochenniveau erfordern, sodass gelegentlich sogar eine Reduktion der krestalen Knochenhöhe sinnvoll ist.

Verbleibende **periimplantäre Knochendefekte** müssen möglichst vermieden bzw. entsprechend therapiert werden. Vor allem nach einer Sofortimplantation, aber auch bei einem schmalen vestibulären Knochenangebot bzw. bei einer aus prothetisch-ästhetischen Gründen erforderlichen vestibulären Implantatpositionierung verbleibt gelegentlich ein Knochendefizit (Tab. 11) [25].

Insbesondere bei primärer (unmittelbar nach der Extraktion) und sekundärer (verzögert nach Abheilung der Weichteile) Sofortimplantation in die noch nicht knöchern ausgeheilte Extraktionsalveole [90] insbesondere nach entzündlich paradontalen Knochendefekten oder bei Situationen mit unzureichendem Knochenangebot verbleiben nach der Implantation periimplantäre Knochendefekte, die in unterschiedlichen Formen auftreten und heute in vielfältiger Weise therapiert werden können [14, 16, 79, 90, 110]. Wesentlich erscheint dabei nicht so sehr die Form der Therapie, sondern eher die Einbeziehung einer notwendigen Therapie in die primären Überlegungen zu Operationszeitpunkt und Schnittführung.

Speziell unter dem Aspekt, die Zeit bis zur prothetischen Versorgung zu reduzieren (Ausheilung der Alveolen plus Einheilungszeit enossaler Implantate) und möglicherweise einen primären Knochenverlust durch Verlust von alveolärem Knochen zu vermeiden (primäre Resorptionsprophylaxe), besteht zurzeit ein gewisser Trend zu möglichst frühzeitigen Implantationen. Es sind erste Hinweise in der Literatur zu finden [144], wonach hierbei keine höheren Implantatverluste zu erwarten sind. Allen Empfehlungen gemeinsam ist die gleichzeitige Anwendung von Membranen zur Defektabdeckung und Förderung der Knochenregeneration, wobei autologe Knochentransplantate zur Hohlraumbildung bevorzugt werden [14, 98], während sich zu den demineralisierten und gefriergetrockneten Fremdknochen zunehmend kritische Stimmen zur Wirksamkeit [16] und zum Risiko finden. Bei augmentativen Verfahren mit der Folientechnik besteht ein gewisser Trend zu einem zwei-

Tabelle 11 Übersicht über die möglichen Therapieansätze bei Knochenmangel.

krestoapikal (Knochenhöhe über Nerven/ Sinus/Nase)	Augmentation	Beckenspongiosa lokoregionärer Knochen Alloplastik demineralisierter Knochen
	GTR (GBR)	resorbierbar (Kollagen, Kunststoff)
	TIME-Technik	regionäre Osteoplastik + Mikro-Titan-Mesh
	Knochenosteotomie	Sandwich
	anatomische Modifikationen	Nervenverlagerung Sinuslift
orovestibulär (Knochenbreite)	Augmentation	Beckenspongiosa lokoregionärer Knochen Alloplastik demineraliserter Knochen
	GTR (GBR)	resorbierbar (Kollagen, Kunststoff)
	TIME-Technik	Mikro-Titan-Mesh + Knochen
	Knochenosteotomie	Knochenspreizung

zeitigen Vorgehen (erst die Augmentation und nach sechs bis neun Monaten die Implantation). Differentialkriterium für eine primäre gleichzeitige Implantation kann hier nur die ausreichende Primärstabilität des Implantats im ortsständigen Knochen sein.

9.4.3 Wundverschluss

Das Implantat wird vor dem Wundverschluss, nachdem die Einbringhilfen abgenommen wurden, mit Kochsalzlösung von Blutresten **gesäubert** und mit entsprechenden Verschlussschrauben oder Heilkappen **verschlossen.** Insbesondere bei konischen Verschlussteilen und subgingivalen Implantaten ist eine sparsame **Salbenapplikation** (z. B. Aureomycin®-Salbe, sterile Vaseline) hilfreich, da somit das Lösen der Schraube bei der Freilegung und Versorgung wesentlich erleichtert wird. Bei konischen Verschlussschrauben darf die Schraube nur mit leichtem Druck angezogen werden, da sonst durch Verkeilung beim Lösen auch der Knochenkontakt am Implantat verloren gehen kann.

Die Art der **Nahtversorgung** der Operationswunde nach dem Verschluss des Implantats und der abschließenden Wundsäuberung ist ebenso wie die Schnittführung wesentlich von der grundsätzlichen Intention der Einheilung (sub-/transgingival) bestimmt [114]. Allgemein wird ein möglichst dichter Verschluss mit exakter Anlage der Wundkanten aneinander oder im optimalen Kontakt zum Implantathals angestrebt, sodass die Heilung und damit der Abschluss zum keimbesiedelten Speichelmilieu der Mundhöhle möglichst rasch gelingt. Bei Lappenpräparationen epiperiostal (Splitflap) kann man jedoch auch das Periost oder eingebrachte Transplantate der freien Granulation bzw. Einheilung überlassen.

Als Nahttechnik kommt überwiegend die **Einzelknopfnaht** zur Anwendung, wobei zur besseren Wundrandadaptation gelegentlich vertikale und horizontale Rückstichnähte sinnvoll sind (s. Band 9). Fortlaufende Nahttechniken sind intraoral nicht sehr gebräuchlich, obwohl sie in manchen Operationsanleitungen empfohlen werden. Durch eine exakte Nahtadaption ohne Spannung kann die Wundheilung wesentlich unterstützt werden. Daher empfiehlt sich bei etwas über das Knochenniveau herausragenden Implantaten und nach zusätzlich augmentativen Maßnahmen eine zusätzliche Periostschlitzung, wie sie ja von der Rehrmann-Plastik zum Verschluss einer Fistel zur Kieferhöhle bekannt ist (s. Band 9).

Der Wundverschluss durch Readaptierung der Wundränder erfolgt meist durch Einzelknopfnähte mit **nicht resorbierbaren, polyfilen Nahtmaterialien** (z. B. Seide, Ethibond® o. Ä.) oder **monofilen Kunststofffäden** (z. B. Mopylene, Prolene o. Ä.) der Stärke 3*0 bis 6*0, die nach sieben bis zehn Tagen wieder entfernt werden. Mit der Verwendung von Lupenvergrößerungen oder Operationsmikroskopen auch bei der Implantation hat sich ein deutlicher Trend zu immer feineren Nahtmaterialien ergeben, ohne dass vergleichende Untersuchungen vorgelegt wurden. Als Argument werden raschere Abheilungen und weniger sichtbare Narben angegeben. Allerdings müssen auch bei Spannungen die Möglichkeit des Durchschneidens der dünnen Fäden und der höhere Zeitaufwand sowie die höheren Kosten der dünnen Fäden bedacht werden. **Resorbierbare Nahtmaterialien** haben sich bei Periostfixierungen (Vestibulumplastik), die bei der Entfernung sehr schmerzhaft sein können, oder bei Patienten mit starkem Würgereiz bei distal gelegenen Implantaten durchgesetzt. Resorbierbare Kunststofffäden haben dabei wegen ihres besseren Knotensitzes und der geringeren Gewebereaktion Vorteile gegenüber den Catgut-Fäden, die sich leicht spontan lösen. Auch bei Rückstichnähten ist die Entfernung oft schwierig, sodass leicht Fadenreste verbleiben, die zu Fistelbildungen führen können. In der Handhabung sehr angenehm sind Vicryl® rapid (3–4*0) als polyfiler Faden und Monocryl® (3–4*0) als resorbierbarer monofiler Faden, obwohl die Patienten subjektiv die Seide als angenehmer empfinden.

Bei transgingival einheilenden Implantaten – vor allem bei konischen Implantatformen im Gingivabereich – hat sich eine **zirkulär adaptierende Naht** bewährt, die den Kragen aus meist fixierter Mukosa an den Implantatdurchtritt anlagert und gleichzeitig kaudalwärts auf die knöcherne Unterlage adaptiert. Dieser Faden ist etwas schwieriger zu entfernen, sollte aber wie alle nicht resorbierbaren Nahtmaterialien sorgfältig entfernt werden, da Fistelbildungen und chronische periimplantäre Schleimhautinfektionen durch Reste des Nahtmaterials möglich sind. Alternativ kann in diesen Situationen ebenfalls resorbierbares Nahtmaterial verwandt werden. Besonders bei vestibulären Schnitten wird häufig eine zusätzliche Naht submukös im Bereich des M. mentalis oder als Periostnaht durchgeführt, selbstverständlich ebenfalls mit resorbierbarem Nahtmaterial.

9.4.4 Postoperatives Vorgehen

Postoperative Diagnostik

Eine postoperative Röntgendiagnostik erscheint schon aus forensischen Gründen insbesondere im Nerven gefährdenden Unterkieferseitenzahngebiet unumgänglich. Trotzdem gibt es Empfehlungen, wegen der Strahlenbelastung des Knochens mit

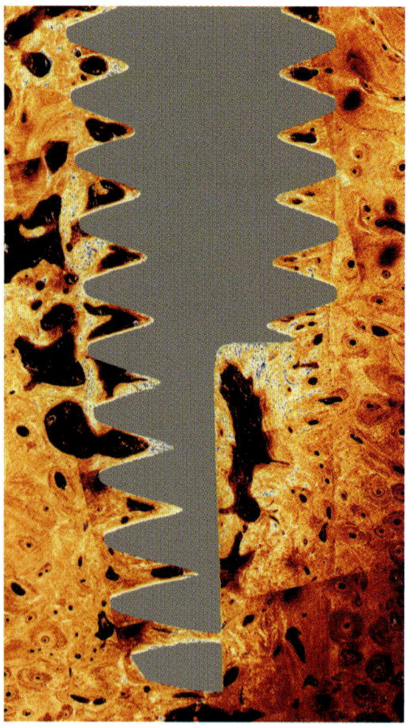

Abb. 28 Knochenkontakt im Ausschnitt eines bei der Rezidivoperation explantierten IMZ®-Implantats, das nach 60-Gy-Bestrahlung implantiert wurde (Knochenschliff; Polarisation, Vergrößerung 1 : 60).

möglicher Hemmung der Knochenheilung auf die postoperative Röntgenkontrolle zu verzichten. Dies erscheint jedoch eher theoretisch postuliert, da wir aus den günstigen Erfahrungen der Heilung von Implantaten bei Tumorpatienten, die nachfolgend mit 60 Gy bestrahlt wurden, wissen, dass ein Knochenkontakt selbst unter diesen Strahlenbelastungen verlässlich auftritt (Abb. 28) [138].

Bei der Analyse der unmittelbaren diagnostischen und/oder therapeutischen Relevanz einer postoperativen Kontrollaufnahme erscheint deren zwingende Indikation durchaus fragwürdig. Über eine mögliche forensische Bedeutung hinaus dient diese Aufnahme jedoch bei Beschwerden oder Komplikationen im postoperativen Verlauf als wichtiger Vergleichsbefund, sodass auf einen postoperativen Zahnfilm bei Einzelzahnimplantaten und eine Panoramaschichtaufnahme bei den übrigen Indikationen nicht verzichtet werden sollte. Die modernen Schichtgeräte erlauben die Wahl eines entsprechenden Ausschnitts, sodass die Strahlenbelastung der übrigen Kieferabschnitte vermieden werden kann. Ob künftig digitale Röntgentechniken mit reduzierter Strahlenbelastung und Vorteilen im Bereich der Nachbearbeitung, der metrischen Auswertung und der Archivierung zur Routine werden, kann zurzeit noch nicht beantwortet werden.

Die Projektion einer Implantatposition in unmittelbarer Nervennähe bei der postoperativen Kontrolle bedeutet jedoch keinesfalls, dass es zu einer Nervschädigung gekommen ist. In diesen Situationen ist bei klinisch unwahrscheinlicher Verletzung (z. B. nach operativer Darstellung des Foramen mentale) ein kurzfristiger Kontakt nach Abklingen der Anästhesie, z. B. durch Kontrolle am Abend des Operationstags oder telefonische Rückversicherung, ausreichend, sodass dann bei klinischen Sensibilitätsstörungen ein Austausch des Implantats mit deutlich reduzierter Länge (mindestens 2 mm) oder ein Zurückdrehen eines Schraubenimplantats um 1–2 mm möglich ist. Speziell bei einem bogenförmigen Verlauf am Foramen mentale kann sich der Nerv auf die Spitze des Implantats projizieren, obwohl durch klinische Messung am Foramen mentale eine Nervschädigung sicher ausgeschlossen war.

Postoperative Dokumentation

Eine zunehmende Bedeutung gewinnt die Dokumentation der Operation und des Implantats (Tab. 12). Das Festhalten der Chargennummer des Implantats ist seit dem 1.1.1995 vorgeschrieben, um spätere Recherchen bei entsprechenden Materialproblemen zu ermöglichen. Bei einigen Implantaten wurde dies durch einen beigefügten Aufkleber erleichtert, bei anderen Firmen sind entsprechende Aufkleber mit der Chargennummer auf den Verpackungen.

Vom Arbeitskreis Implantologie der DGZMK wurde bereits sehr früh eine einheitliche Implantatdokumentation angeregt, die leider aus vielerlei Gründen keine allgemeine Akzeptanz fand. Diese sollte nicht nur zu wissenschaftlichen Zwecken und wegen der Qualitätssicherung (Erfolgskontrolle), sondern auch aus forensischen Gründen sorgfältig durchgeführt werden. Besonderheiten des Implantationsverlaufs

Tabelle 12 Sinnvolle Inhalte einer minimalen Implantatdokumentation.

Patientenkenndaten	Implantatkenndaten	Operationsbesonderheiten
Personalien	Implantatort	Antibiose
Risiken	Implantattyp	Komplikationen
Indikation	Chargennummer	Zusatztherapie
Operationsdatum	Implantatdurchmesser Implantatlänge	

(Perforationen basal, Nasenboden, Kieferhöhlenboden) oder periimplantäre Knochendefizite sowie notwendige Begleitmaßnahmen sollten dokumentiert werden. Daneben würden selbstklebende Etiketten, die neben der Chargennummer die wesentlichen Implantatmerkmale (Typ, evtl. Subtyp, Länge, Durchmesser, ggf. Oberflächenmodifikation) enthalten, die eigentliche Dokumentation des Implantats erleichtern. Diese könnten in die Behandlungskarte bzw. das Operationsbuch sowie in den Implantatpass für die Patienten eingeklebt werden. Wäre der Aufkleber als maschinenlesbarer Barcode gestaltet, könnten die Daten auch direkt in PC-Systeme eingelesen werden. Somit würden ohne große Mühe auch später wichtige Informationen für einen möglichen Nachbehandler oder für Recherchen bei Misserfolgen zur Verfügung stehen.

Postoperative Verhaltensmaßnahmen

Allgemeines Verhalten. Das unmittelbare postoperative Verhalten wird durch die lokale Wundsituation und die bestehende Lokalanästhesie bestimmt.

Bis zum Abklingen der örtlichen Betäubung empfiehlt sich aufgrund der bekannten Verletzungs- und Verbrennungsgefahr **Nahrungskarenz.** Die Beschränkung auf eine mechanisch schonende, eher **weiche Kost** bis zur Nahtentfernung ist eine sinnvolle allgemeine Empfehlung.

Der **Verzicht** auf eine **rein schleimhautgetragene Prothese** in der unmittelbar postoperativen Phase ist sehr wichtig, da – bedingt durch Passungenauigkeiten als Folge der Operation und durch die ödematöse perioperative Weichteilschwellung – eine Fehlbelastung durch Protheseninstabilität gefördert wird. Dabei sind insbesondere transgingival einheilende Implantate und hierbei im stark atrophierten Unterkiefer vor allem die beiden distalen Implantate gefährdet. Bei Implantationen im Bereich der ästhetisch sichtbaren Oberkieferfront ist eine Empfehlung zur Prothesenkarenz kaum zumutbar oder wird vielfach nicht befolgt. Hier sollte die Prothese vorübergehend einbehalten oder möglichst rasch postoperativ durch Freilegung der Implantatregion angepasst werden. Neuerdings hat sich als Alternative teilweise eine provisorische Versorgung auf so genannten temporären oder Interimsimplantaten durchgesetzt, die eine komfortable, meist festsitzende provisorische Sofortversorgung ermöglichen. Dabei müssen allerdings Aufwand und Nutzen im Rahmen der Gesamtbehandlung kritisch abgewogen werden.

Unmittelbar postoperativ und für zwei bis drei Tage angewandt haben sich **lokale Kälteanwendung** und **Kompression** (lokal mit Aufbisstupfer/Kompresse für ca. 15–20 min) zur Routineprophylaxe bzw. zur Reduzierung des postoperativen Ödems bewährt und als ausreichend erwiesen. Die lokale Kälte kann sehr einfach mit Kühlaggregaten oder Eisstückchen appliziert werden, die zur Vermeidung lokaler Kälteschäden an der Haut mit einem Tuch (z.B. Waschlappen) umgeben werden sollten. Intermittierend angewandt ist die lokale Kälteanwendung bis etwa zum dritten postoperativen Tag wirksam. Danach ist eher lokale Wärme zur Unterstützung der resorptiven Vorgänge hilfreich.

Inzwischen werden auch Softlaseranwendungen perioperativ angegeben und empfohlen, für die bisher aber keine ausreichend überzeugenden wissenschaftlichen Wirknachweise im Sinn einer prospektiv vergleichenden Studie vorgelegt wurden.

Die postoperative **Mundspülung** dient der Säuberung von Wunde und Naht von Speiseresten. Es empfiehlt sich eine 0,2 %ige Chlorhexidinlösung, die ab dem zweiten postoperativen Tag bis zur Nahtentfernung, speziell nach den Mahlzeiten, möglichst unverdünnt angewandt werden sollte. Wegen der dabei gelegentlich beobachteten Geschmacksstörung können alternativ auch Kamillelösungen oder andere pflanzliche Spüllösungen empfohlen werden.

Nach Abheilung der Wunde können und sollten auch die transgingivalen Implantatteile mit einer weichen Zahnbürste mechanisch gereinigt werden.

Von einigen Autoren werden bei lokalen Wunddehiszenzen oder partiellen Schleimhautnekrosen **Wundheilpasten** zur lokalen Desinfektion (Plak Out Gel®) oder zur Abdeckung mit einer erwarteten Förderung der Gewebsneubildung (Solcoseryl®-Adhäsivpaste = eiweiß- und antigenfreies Hämodialysat aus Kälberblut) empfohlen [4]. Objektive wissenschaftliche Daten zur Wirksamkeit beider Maßnahmen liegen bisher nicht vor.

Wichtig sind im Rahmen postoperativer Verhaltensempfehlungen auch Hinweise auf sonstige Faktoren, die die Einheilung beeinträchtigen können. So gibt es konkrete Untersuchungsergebnisse, wonach durch das perioperative **Rauchen** die Misserfolgsquote verdoppelt wird [9]. Eine Nikotinkarenz ist also wünschenswert, obwohl hohe Erwartungen an die Befolgung dieser Empfehlung (Compliance) unrealistisch sind. Es ist auch zu empfehlen, große **körperliche Anstrengungen** postoperativ für einige Tage zu vermeiden.

Aufgrund der perioperativen Stresssituation ist die Erinnerung an mündliche Anweisungen deutlich eingeschränkt, sodass **Handzettel** empfohlen werden, die für das postoperative Verhalten nachlesbare Empfehlungen und die Notfalltelefonnummer (eher von psychologischem Wert) enthalten. Von der DGZMK sind hierzu entsprechende Vorgaben erarbeitet worden, die individuell angepasst werden können (www.dgzmk.de).

Begleitmedikation. Die postoperative medikamentöse Therapie umfasst die **Infektionsprophylaxe** durch eine perioperative Antibiotikaprophylaxe und lokal desinfizierende Spülungen sowie die **Ödemprophylaxe** durch lokale physikalische Anwendungen und medikamentöse Antiphlogistika. Eine analgetische Therapie erleichtert für den Patienten die postoperative Phase (Tab. 13). Die antibiotische Begleitmedikation sollte am günstigsten präoperativ beginnen. Sie wird ausführlich im PdZ-Band 13 „Implantologie" dargestellt.

Die analgetische Medikation bedeutet bei den in der Regel angewandten peripheren Analgetika meist auch eine antiphlogistische Therapie. Daher sollten beide Zielsetzungen bei der Auswahl eines Medikaments zur postoperativen Schmerzreduktion kombiniert werden.

Ein peripheres Analgetikum, das gleichzeitig antiphlogistisch wirksam ist, hat sich auch aus psychologischen Gründen bewährt, da die Patienten eine postoperative Schmerzphase erwarten, die jedoch bei einem unauffälligen Verlauf erfreulich gering ist. Salicylate sollten wegen der Wirkung auf die Thrombozyten und der auch bei Einmalgabe nachweisbaren Verlängerung der Blutungszeit [97] eher zurückhaltend eingesetzt werden. **Ibuprofen** (400 mg) oder die Kombination von **Paracetamol** mit **Koffein** haben sich als Routineanalgetika bewährt.

Die präoperative Gabe von Antiphlogistika wie Diclofenac (Voltaren®) oder Cortison ist nur bei ausgedehnten Operationen, insbesondere im Mundbodenbereich (Mundbodenplastik), sinnvoll.

9.4.5 Perioperative Komplikationen

Trotz der hohen (mit deutlich über 90 % angegebenen) Erfolgssicherheit der modernen Implantologie [38, 39, 104, 146, 147, 148] lassen sich Komplikationen nicht völlig vermeiden und müssen im Rahmen der Aufklärung, Therapieentscheidung und Nachsorge bedacht werden. Das Wissen um die möglichen Komplikationen hilft darüber hinaus, sie zu vermeiden bzw. rechtzeitig zu erkennen. Diese z. T. operations- oder besser therapietypischen Komplikationen sind oft aufklärungsbedürftig, zumal in der entsprechenden Literatur Zahlen von unter 5 % bis über 10 % für ihre Häufigkeit angegeben werden.

Die perioperativen, also akut intraoperativ oder unmittelbar postoperativ auftretenden Komplikationen müssen von den Spätkomplikationen in der weiteren Gebrauchsphase der Implantate (s. PdZ, Bd. 13) unterschieden werden. Die allgemeinen Komplikationen können in akute Exazerbationen bereits bestehender Allgemeinerkrankungen und in allgemein mögliche lokale Komplikationen gegliedert werden.

Die **Allgemeinerkrankungen** bieten keine implantologischen Besonderheiten, wenn man von möglichen postoperativen Störungen des Blutzuckerspiegels absieht, die als Folge der geänderten Ernährung durch weiche bis flüssige Kost auftreten können, was eine diätetische Einstellung erschwert. Die Notwendigkeit einer perioperativen Antibiotikaprophylaxe bei bestehendem Endokarditisrisiko wurde bereits angesprochen.

Die **allgemeinen lokalen Komplikationen** wie Nachblutungen oder lokale Infektionen können als Folge jeder zahnärztlichen Operation in ähnlicher Form auftreten (s. Band 9).

Tabelle 13 Übersicht über die perioperativen Begleitmaßnahmen.

Infektionsprophylaxe	Antibiotika lokale Spülung lokale Salben	Penicillin oral Clindamycin Chlorhexidin
Ödemprophylaxe	physikalische Maßnahmen Antiphlogistika	Kälte (Kompression) periphere Analgetika Glukokortikoide
Schmerzreduktion	Analgetika	Ibuprofen Paracetamol + Kodein

9.5 Einheilungszeit und Interimsversorgung

9.5.1 Einheilungszeit

Bei den enossalen Implantaten gilt heute der funktionell belastbare, unmittelbare Implantat-Knochen-Kontakt (ankylotische Einheilung, Osseointegration) als die günstigste realisierbare Einheilungsform. Damit diese verlässlich erreicht werden kann, hat sich eine Entlastung oder zumindest subkritische Belastung (ohne Relativbewegung zwischen Lager und Implantat oder Druckschädigung) wie bei der allgemeinen Frakturheilung bewährt.

Es existieren jedoch auch durchaus tierexperimentelle und klinische Untersuchungen, die gleich günstige Knochenreaktionen bzw. klinische Ergebnisse bei direkter funktioneller Belastung zeigen. Ob umschriebene funktionelle Belastung als „Direct Function Loading" sogar eine günstiger gerichtete und kompaktere Knochenanlagerung bewirkt, wurde bisher nicht ausreichend wissenschaftlich belegt.

Der **Zeitpunkt der funktionellen Belastung** bei transgingival einheilenden Implantaten bzw. der **Termin der Freilegungsoperation** bei subgingival einheilenden Systemen ist daher abhängig von der zu erwartenden Knochenregeneration, die zu einem belastungsfähigen Knochen-Implantat-Kontakt (Osseointegration) führen soll.

- Im **Unterkiefer** wird allgemein eine Einheilungszeit von ca. **drei Monaten** empfohlen, wobei für sehr spongiöse Knochenareale im Seitenzahngebiet auch bis zu sechs Monate abgewartet werden kann.
- Im eher spongiösen **Oberkiefer** wird mindestens **vier, meist sogar sechs Monate** bis zur Freilegung der Implantate abgewartet.

Klinisch vergleichende Studien stützen diese Unterschiede aber insbesondere bei rauen Implantatoberflächen nicht. Wesentlich kürzere Einheilzeiten von ca. 4–6 Wochen und Sofortbelastungskonzepte befinden sich in klinischer Prüfung.

Neben der groben Orientierung am Implantationsort werden vor allem die **Knochenstruktur** (spongiös – kompakt) bzw. die **Regenerationspotenz** des Knochens als – allerdings nur schwach definierte – Kriterien für eine modifizierte Einheilungszeit bzw. langsam zunehmende Belastung empfohlen. Besonders nach zusätzlichen Maßnahmen wie der gesteuerten Geweberegeneration (GTR, GBR, GTA) oder Osteoplastiken wird die Einheilungszeit auf sieben bis neun Monate oder bei erwarteter verzögerter Knochenregeneration (z. B. nach Bestrahlung) auf bis zu einem Jahr verlängert.

Durch die **Knochenszintigraphie** ist grundsätzlich eine verlässlichere Information über die periimplantären Knochenumbauvorgänge zu erhalten. Sie muss sich aber wegen der zusätzlichen Strahlenbelastung auf wissenschaftliche Untersuchungen bzw. spezielle Fragestellungen im Zusammenhang mit Knochentransplantaten beschränken.

Möglicherweise werden zukünftig die direkte radiologische Bestimmung der periimplantären Knochendichte oder indirekt die Registrierung der notwendigen Drehmomente zur Implantatlageraufbereitung ein quantitativ verlässlicheres Maß für eine sinnvolle Einheilungszeit darstellen [65], als dies bisher mit der grob orientierenden anatomischen Unterscheidung Oberkiefer/Unterkiefer geschieht.

Frühzeitige **Wunddehiszenzen** oder **Perforationen** über dem Implantat, die gelegentlich zu Weichteilinfektionen führen können, die der Dentitio difficilis ähneln, zwingen gelegentlich zu vorzeitigen Freilegungen, da diese Infektionen nach der Freilegung mit Beseitigung des Schlupfwinkels zwischen Implantat und bedeckender Mukosa spontan abheilen.

9.5.2 Provisorische Versorgung (Interimsversorgung)

In der Phase der Wundheilung und der knöchernen Einheilung sollte die mechanische Fehlbelastung der einheilenden Implantate vermieden werden. Damit kommt der provisorischen Interimsversorgung eine wichtige Bedeutung für den Erfolg der Implantation zu.

Herausnehmbare, rein schleimhautgetragene Prothesen sollten während der Wundheilung ca. acht bis 14 Tage möglichst nicht getragen werden. Danach sollte das **Freischleifen der Implantatregion** an der Prothese zu einer Vermeidung von Fehlbelastungen der Implantate führen, was vor allem bei atrophen zahnlosen Unterkiefersituationen praktisch nur sehr bedingt realisierbar ist. Sehr fraglich in der Aufwand-Nutzen-Relation, aber subjektiv sehr befriedigend erscheint die zusätzliche Einbringung von grazilen, primär mit einer provisorischen Brücke versorgten **Hilfsimplantaten** für die Einheilungsphase, die nach der Freilegung und Versorgung der definitiven Implantate wieder entfernt werden.

Als temporäre Versorgung bzw. Stabilisierung einteiliger, primär zumindest teilbelasteter Implantate haben sich unterschiedliche Versorgungen durchgesetzt: Bei zahnlosen Kiefern wird möglichst bald (nach wenigen Tagen) ein **Steg zur sekundären Verblockung der Implantate** untereinander eingefügt.

9.6 Implantate bei ausgedehnten Knochendefiziten

9.6.1 Einleitung

Der langfristige Erhalt von Implantaten ist an die Entzündungsfreiheit der periimplantären Hart- und Weichgewebestrukturen geknüpft. Die Folgen funktioneller Überbelastung oder unzulänglicher knöcherner Verankerung bei einem unzureichenden ortsständigen Knochenangebot sind:

- periimplantärer Knochenverlust
- Verlust der Osseointegration
- Implantatverlust, selbst dann, wenn das Implantat zunächst osseointegriert eingeheilt war.

Hieraus wird deutlich, dass die mögliche Größe der über das Interface eines Implantats in den Knochen übertragbaren Kaukräfte und die Lebensdauer eines Implantats entscheidend vom Ausmaß des knöchernen Kontakts abhängen und damit von der Qualität und Quantität des Lagerknochenangebots geprägt sind.

9.6.2 Definition von Knochendefiziten

Ein ausreichend dimensioniertes und regelrecht strukturiertes Hartgewebelager ist neben einer adäquaten kaufunktionellen Belastung und einer entzündungsfreien periimplantären Weichgewebesituation ein entscheidender Prognosefaktor.

Defizite des Hartgewebelagers betreffen das Knochenvolumen in vertikaler und transversaler Dimension, die Knochenstruktur, die Knochenvitalität und die Vaskularisation des Hartgewebes und der bedeckenden Weichgewebe.

In Abhängigkeit vom Implantationssystem können enossale Implantate im extrem atrophischen unbezahnten Unterkiefer bis zu einem vertikalen Restknochenangebot von 6–10 mm und einer Knochenbreite von mindestens 4–6 mm eingepflanzt werden. Im Oberkiefer gelten Implantationen erst ab einem ortsständigen vertikalen Knochenangebot von mehr als 10 mm und einer Knochenbreite von mehr als 4–6 mm als prognostisch günstig, da sich bei einem

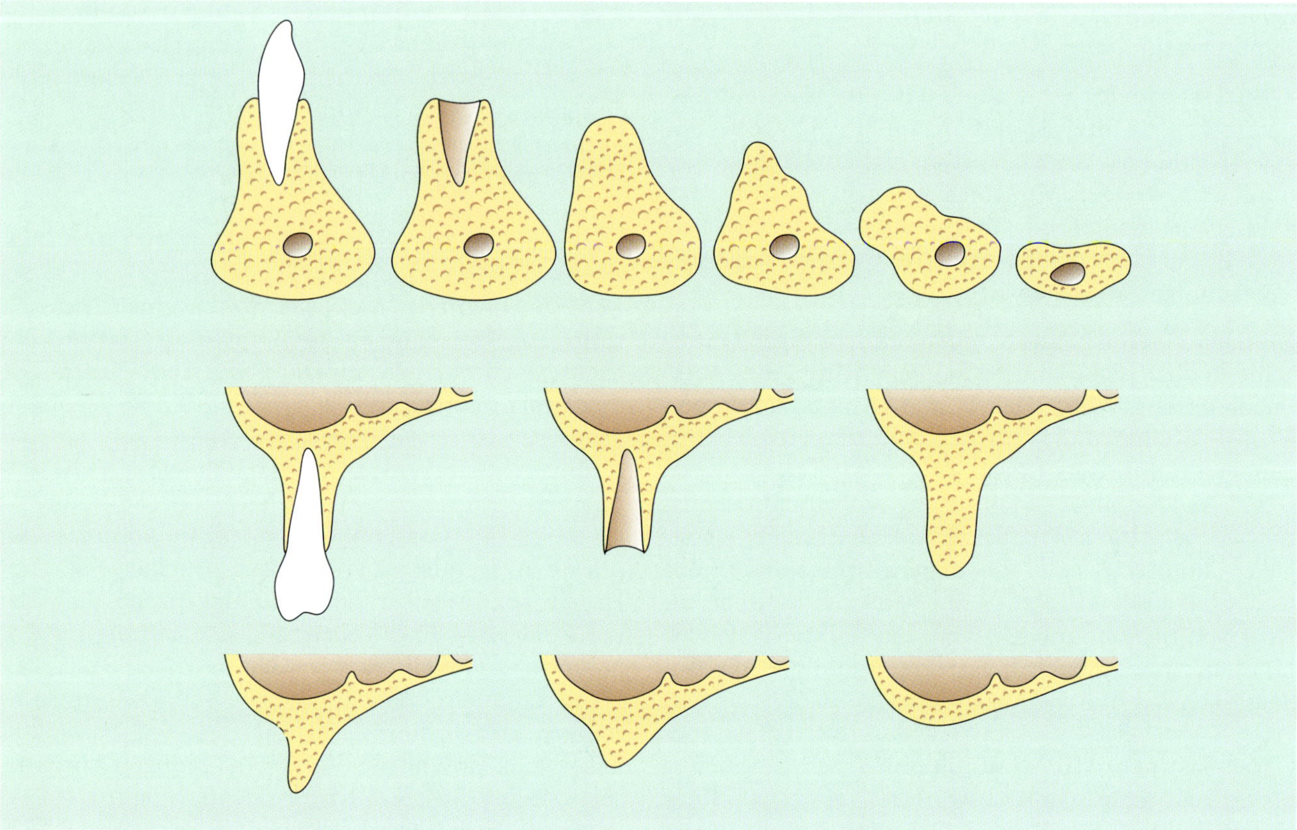

Abb. 29 Klassifizierung der knöchernen Defizite in Abhängigkeit vom Atrophiegrad nach Cawood.

geringeren Lagerknochenangebot die Erfolgssicherheit der Implantate deutlich verschlechtert [113]. Die **Klassifizierung** der knöchernen Defizite erfolgt in Abhängigkeit vom Atrophiegrad (Abb. 29) [33].

Die **Vaskularisation** des Knochens und systemische Parameter wie die Hormone Östrogen nach der Menopause, Calcitonin und Vitamin D bei Erkrankungen der Nebenschilddrüse bzw. der Niere etc. haben einen Einfluss auf die Umbauvorgänge der kortikalen und spongiösen Knochenstrukturen. Ein Überwiegen von für den Knochenstoffwechsel katabolen Produkten führt neben einem Knochenabbau durch einen Abbau der Knochentrabekel zu einer Auflockerung der Spongiosastruktur [134].

Nach Zahnverlust kommt es durch Wegfall der kaufunktionellen Krafteinleitung über den Halteapparat der Zähne in den Alveolarfortsatz zu einer physiologischen **Inaktivitätsatrophie.** Im Oberkiefer

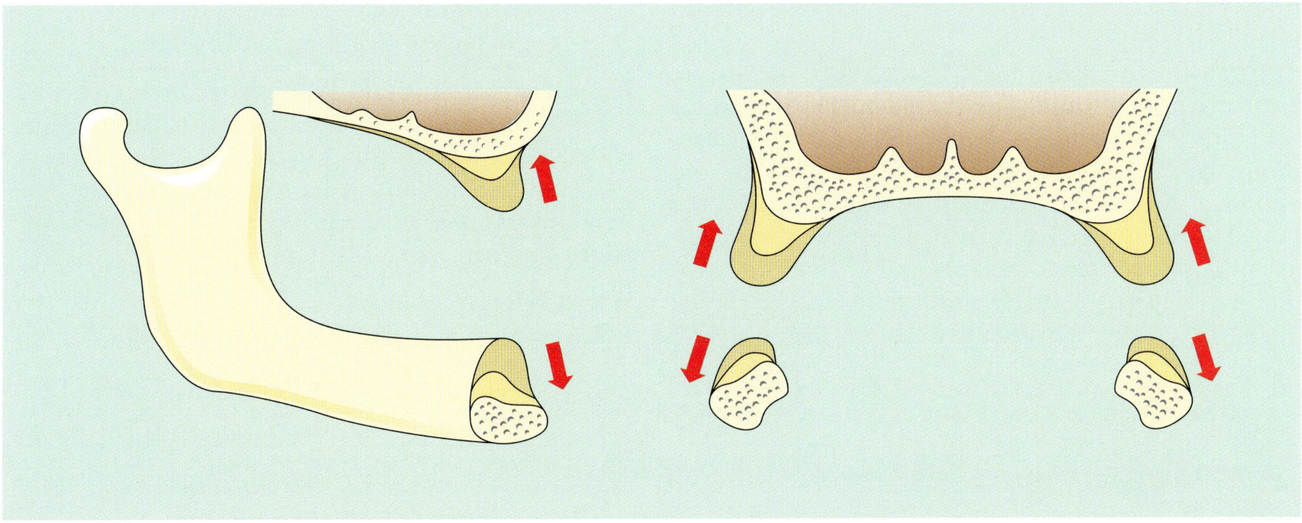

Abb. 30 Resorptionsvorgänge im Oberkiefer: zentripedale Resorption des Oberkiefers und zentrifugale Resorption des Unterkiefers.

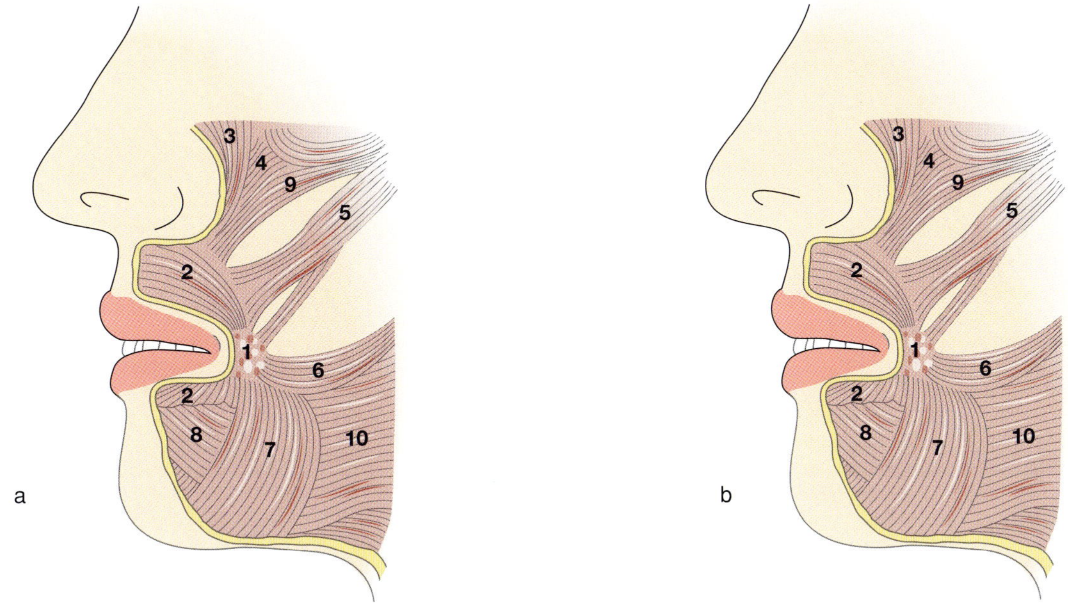

Abb. 31 Anatomie.
a) Bedeckende Weichgewebe des Ober- und Unterkiefers: 1: Modiolus, 2: M. orbicularis oris, 3: M. levator labii sup., 4: M. levator labii sup. alaeque nasi, 5: M. zygomaticus minor, 6: M. levator anguli oris, 7: M. depressor anguli oris, 8: M. mentalis, 9: M. levator anguli oris, 10: M. buccinator.
b) Durch den atrophiebedingten Verlust der knöchernen Stützfunktion kommt es zu einer Rücklagerung der vorgelagerten Weichgewebe mit posterior-kaudaler Position des Modiolus, Rücklage der Oberlippe und Verlust der vertikalen Dimension. 1: Modiolus, 2: M. orbicularis oris, 3: M. levator labii sup., 4: M. levator labii sup. alaeque nasi, 5: M. zygomaticus minor, 6: M. levator anguli oris, 7: M. depressor anguli oris, 8: M. mentalis, 9: M. levator anguli oris, 10: M. buccinator.

resultiert eine **zentripetale Resorption** (Abb. 30). Durch die Form des Unterkiefers, der im Querschnitt eine nach kaudal ausladende Form aufweist, ergibt sich eine **zentrifugale Resorption** (s. Abb. 30) [96]. Als Konsequenz resultiert eine ungünstige Kieferrelation in sagittaler und vertikaler Dimension. Bereits 15 Wochen nach Zahnextraktion beginnen diese Resorptionsprozesse [35]. Sie betragen innerhalb der ersten zwei Jahre nach Zahnverlust mehr als 60 % der Gesamthöhe des Alveolarfortsatzes. Die Resorption erfolgt im Unterkiefer viermal schneller als im Oberkiefer [33].

Durch die Atrophie nach Zahnverlust verändert sich neben der durch mangelnden Prothesenhalt bedingten zusätzlichen Resorption das **Gesichtsprofil.** Ursache ist die Alveolarfortsatzatrophie, die zu einem Verlust der knöchernen Stützfunktion der vorgelagerten, perioralen Weichgewebe führt. Die periorale Muskulatur wird atrophisch und der Modiolus verlagert sich nach posterior (Abb. 31a, b) [32, 33, 34,117, 127]. Die Weichgewebslage ändert sich:

- Ausbildung einer prominenten Lippentreppe
- Ausbildung einer Querfältelung der Oberlippenweichgewebe
- Verkürzung der Oberlippe in vertikaler Dimension
- Betonung der Nasolabialfalten.

Sie äußern sich klinisch als **Vergreisung** des Gesichts (s. Abb. 32a).

9.6.3 Indikation und Kontraindikation für Implantationen in Abhängigkeit vom vorhandenen Restknochenangebot

Bei einem für enossale Implantate unzureichenden Knochenangebot können räumlich begrenzte Knochendefekte durch die Methoden der gesteuerten Geweberegeneration wieder regeneriert werden. Größere knöcherne Substanzverluste lassen sich aufbauen durch:

- Knochentransplantate
- Knochenersatzmaterialien zur Augmentation

Tabelle 14 Therapie in Abhängigkeit vom ortsständigen Knochenangebot im Oberkiefer.

Ortsständiges Knochenangebot im Oberkiefer	Therapie
Knochenhöhe > 10 mm Knochenbreite > 4–6 mm	Implantation im ortsständigen Knochen
Knochenhöhe > 7–10 mm Knochenbreite < 4–6 mm	• Implantation im ortsständigen Knochen • membrangeschützte Knochenregeneration, ggf. in Kombination mit autogenem Knochen, KEM
Knochenhöhe 5–7 mm Knochenbreite < 4–6 mm	**bei großem ineralveolärem Abstand:** Implantation im ortsständigen Knochen und/oder simultane Implantation mit autogenem Knochen, KEM, GTR **alternativ:** • Augmentation mit autogenem Knochen, 4–6 Monate später nach Einleiten des Knochenimplantats sekundäre Implantation • Distraktionsosteogenese, sekundäre Implantation
Knochenhöhe < 5 mm Knochenbreite < 4–6 mm	**bei ausreichendem interalveolärem Abstand:** Augmentation des Kieferhöhlen-/Nasenbodens mit autogenem Knochen, simultan oder 4–6 Monate später nach Einheilen des Knochentransplantats sekundäre Implantation
Oberkiefer dorsal Knochenhöhe 5–7 mm Knochenbreite < 4–6 mm	**bei ausreichendem interalveolärem Abstand:** Implantation im ortsständigen Knochen und simultane Augmentation des Kieferhöhlenbodens mit autogenem Knochen bzw. Knochenersatzmaterial • Distraktionsosteogenese, sekundäre Implantation
Oberkiefer dorsal Knochenhöhe < 5 mm Knochenbreite < 4–6 mm	**bei ausreichendem interalveolärem Abstand:** Implantation im ortsständigen Knochen und simultane Augmentation des Kieferhöhlenbodens mit autogenem Knochen bzw. Knochenersatzmaterial und sekundäre Implantation

Tabelle 15 Therapie in Abhängigkeit vom ortsständigen Knochenangebot im Unterkiefer.

Ortsständiges Knochenangebot im Unterkiefer	Therapie
interforaminal Knochenhöhe > 7 mm Knochenbreite 4–6 mm	• Implantation im ortsständigen Knochen • Distraktionsosteogenese, GTR, KEM • sekundäre Implantation
interforaminal Knochenhöhe 5–7 mm Knochenbreite 4–6 mm	• Implantation im ortsständigen Knochen • membrangeschützte Knochenregeneration, ggf. in Kombination mit autogenem Knochen, KEM • Distraktionsosteogenese, sekundäre Implantation
interforaminal Knochenhöhe 3–5 mm Knochenbreite < 4–6 m	**bei ausreichendem interalveolärem Abstand:** Implantation im ortsständigen Knochen und simultane Transplantation mit autogenem Knochen **alternativ:** Augmentation mit autogenem Knochen, KEM, GTR, simultan oder 4–6 Monate später sekundäre Implantation
dorsal des Foramen mentale über dem Nervenkanal Knochenhöhe < 7–10 mm Knochenbreite < 4–6 mm	**bei kleinem interalveolärem Abstand:** Herauslösen des Gefäß-Nervenbündels und simultane Implantation im ortsständigen Knochen **bei großem interalveolärem Abstand:** Augmenation mit autogenem Knochen, KEM, GTR, simultan oder 4–6 Monate später sekundäre Implantation, Distraktionsosteogenese, sekundäre Implantation

- Distraktionsverfahren zum Aufbau atrophierter Kieferabschnitte des Ober- und des Unterkiefers (Tab. 14 und 15).

Ziel eines funktionell (Rehabilitation der Kaufunktion) und ästhetisch anspruchsvollen implantatgetragenen Zahnersatzes ist es, durch die Auswahl des geeigneten Rekonstruktionsverfahrens die Hartgewebe so zu rekonstruieren, dass gleichzeitig die bedeckenden intra- und extraoralen Weichgewebe mit aufgebaut werden. So wird gleichzeitig eine Harmonisierung der Gesichtsweichgewebe ermöglicht (Abb. 32a bis g).

9.7 Prothetische Versorgung

9.7.1 Besonderheiten prothetischer Restaurationen auf Implantaten

Die Implantologie bringt eine gewisse **Vereinheitlichung der prothetischen Komponenten** mit sich, auch wenn sich diese von System zu System unterscheiden. Ein wesentliches Merkmal eines jeden Implantatsystems sind aufeinander abgestimmte Verbindungsstellen zu den prothetischen Pfosten. Die zahnärztlichen und labortechnischen Arbeitsschritte zur Herstellung der Suprastrukturen werden dadurch im Vergleich zu denen bei herkömmlichen Restaurationen durch zahlreiche Faktoren teils erleichtert, teilweise aber auch deutlich erschwert. Weiterhin müssen spezielle Gegebenheiten berücksichtigt werden.

9.7.2 Behandlungsgang

Präparation und Abformung

Die eigentlichen prothetischen Arbeiten beginnen mit der Vorabbformung, wenn zwei Implantate durch eine starre Suprakonstruktion verbunden werden sollen bzw. wenn mehrere Implantate, die eine enge Beziehung zueinander haben, zu erfassen sind (Abb. 33a und b). Das damit gewonnene Situationsmodell erlaubt die Gestaltung spezieller Übertragungspfosten (Abb. 33c), um mit Hilfe eines individuellen Löffels eine Präzisionsabformung vorzunehmen, wobei die modifizierten Implantatübertragungspfosten zuvor im Mund miteinander verbunden werden [5] (Abb. 33d). Dieser Abdruck führt zum Arbeitsmodell. Zahnarzt und Zahntechniker wählen dann die geeigneten Prothetikpfosten aus, wenn dies – wie bei man-

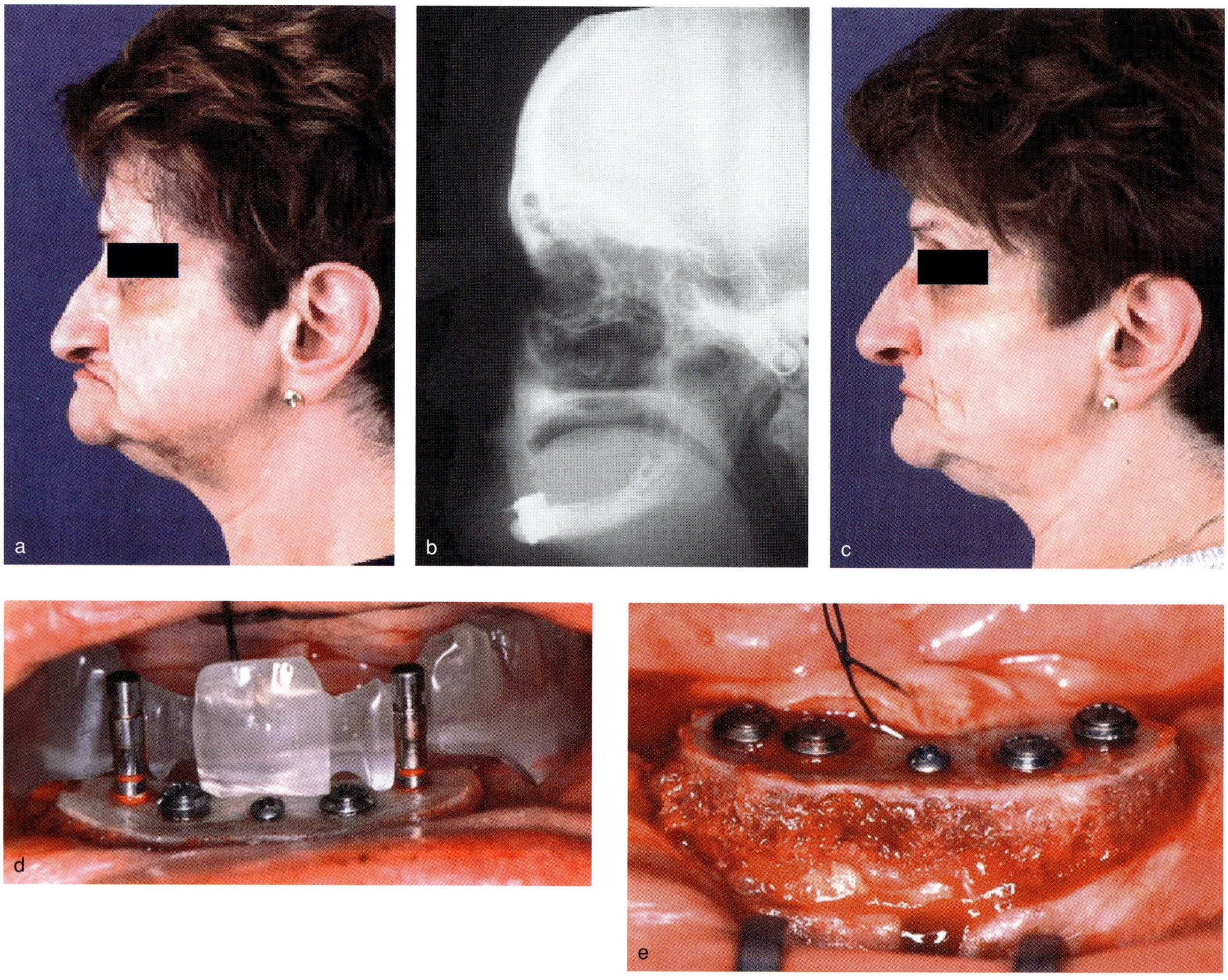

Abb. 32a–g 60-jährige Patientin im Profil und im Fernröntgenseitenbild bei Unterkieferrückverlagerung und Auflagerungsplastik mit simultaner Implantation.

chen Systemen erforderlich – nicht schon vorher im Mund des Patienten geschehen ist.

Kieferrelationsbestimmung

Bei der Kieferrelationsbestimmung sollte man in der Regel die Implantate zur Verankerung von Bissschablonen benutzen. Im zahnlosen, atrophierten Kiefer werden die zahnärztlichen Arbeitsgänge dadurch erheblich erleichtert (Abb. 35a und b).

Einprobe

Sofern für die Herstellung des Zahnersatzes Anpassungen an den Prothetikpfosten erforderlich sind, werden diese durch den Zahntechniker vorgenom-

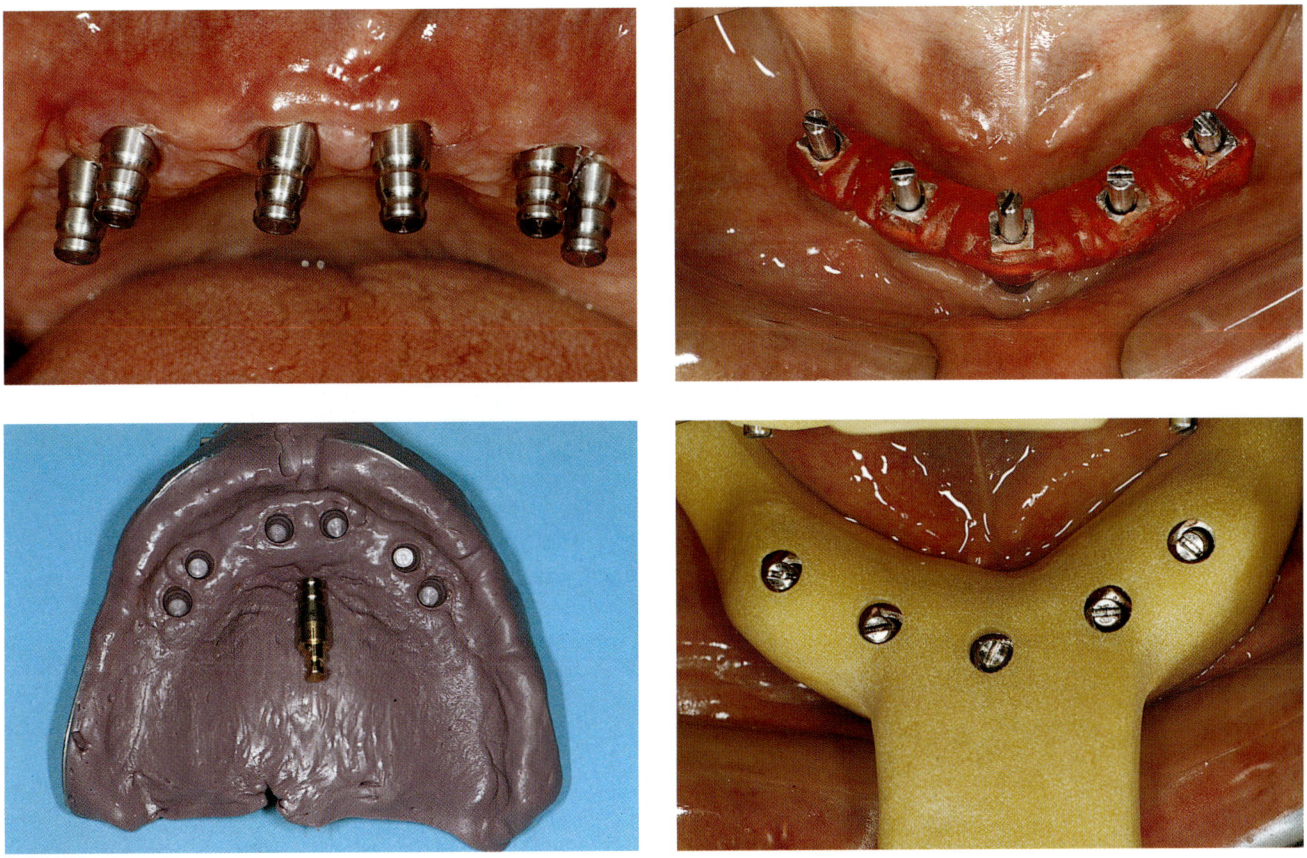

Abb. 33 Abformung für die implantologische Versorgung.
a) Nach Eröffnung der Implantate und weitgehender Abheilung der Weichgewebe wird zunächst eine Situationsabformung mit einfachen konischen Übertragungspfosten vorgenommen (Nobel-Biocare®-Implantatsystem).
b) Die Übertragungspfosten werden mit Laborimplantaten versehen und zur Modellherstellung in die Abformung reponiert.
c) Das Situationsmodell dient zur Herstellung speziell gestalteter Übertragungselemente, die im Mund mit langen Schrauben auf den Implantaten fixiert und in der Ruhelage des Unterkiefers durch Kunststoff miteinander verbunden werden.
d) Für die Zweitabformung zur Herstellung des Arbeitsmodells ist ein individueller Löffel anzufertigen, wobei die Schraubenköpfe den Löffelboden sicher überragen müssen, damit die Abformung durch Lösen der Schrauben entnommen werden kann.

men, was jedoch dazu führt, dass die einmal festgelegte Position dieser Pfosten beibehalten werden muss. Wenn zweiteilige Restaurationen hergestellt werden sollen, empfiehlt sich in jedem Fall die Einprobe der Mesostruktur sowie eine zweite Relationsbestimmung zur Kontrolle. Bei der Einprobe der Meso- bzw. Suprastruktur ist neben den üblichen Kontrollen besonderes Augenmerk auf jede der Verbindungsstellen zwischen Implantat und Prothetikpfosten zu legen (spannungsfreier Sitz, Passgenauigkeit, Grenzraumgestaltung).

Remontage

Bei großen Restaurationen kann eine Remontage nach längerer Tragezeit zur Verbesserung der okklusalen Verhältnisse notwendig sein.

Recall

Nach dem definitiven Einfügen des Zahnersatzes ist der Patient auf die Bedeutung regelmäßiger Vorstellungstermine zur Überprüfung der Gebissverhältnisse und der Schraubenverbindungen hinzuweisen. Sofern Verschleißteile an Implantaten ausgewechselt werden müssen, ist die Einhaltung dieser Termine besonders wichtig.

9.7.3 Grundsätze bei der Gestaltung moderner Suprastrukturen

Stegkonstruktionen

Stegkonstruktionen zeichnen sich aus durch lange, in der Regel gerade oder über Eck verlaufende Auflageachsen sowie etwa gleich lange Friktionsflächen zwischen Steg und Reiter (Abb. 36a und b). Ein gerader Steg lässt eine definierte Prothesenkinematik zu, durch eine ausreichende Länge (Minimum ca. 20 mm) bzw. mehrere Stegsegmente wird eine hinreichende Friktion gewährleistet. Dabei spielt das Profil des Stegs nach Ansicht des Autors keine Rolle. Langjährige klinische Erfahrung hat gezeigt, dass ein-

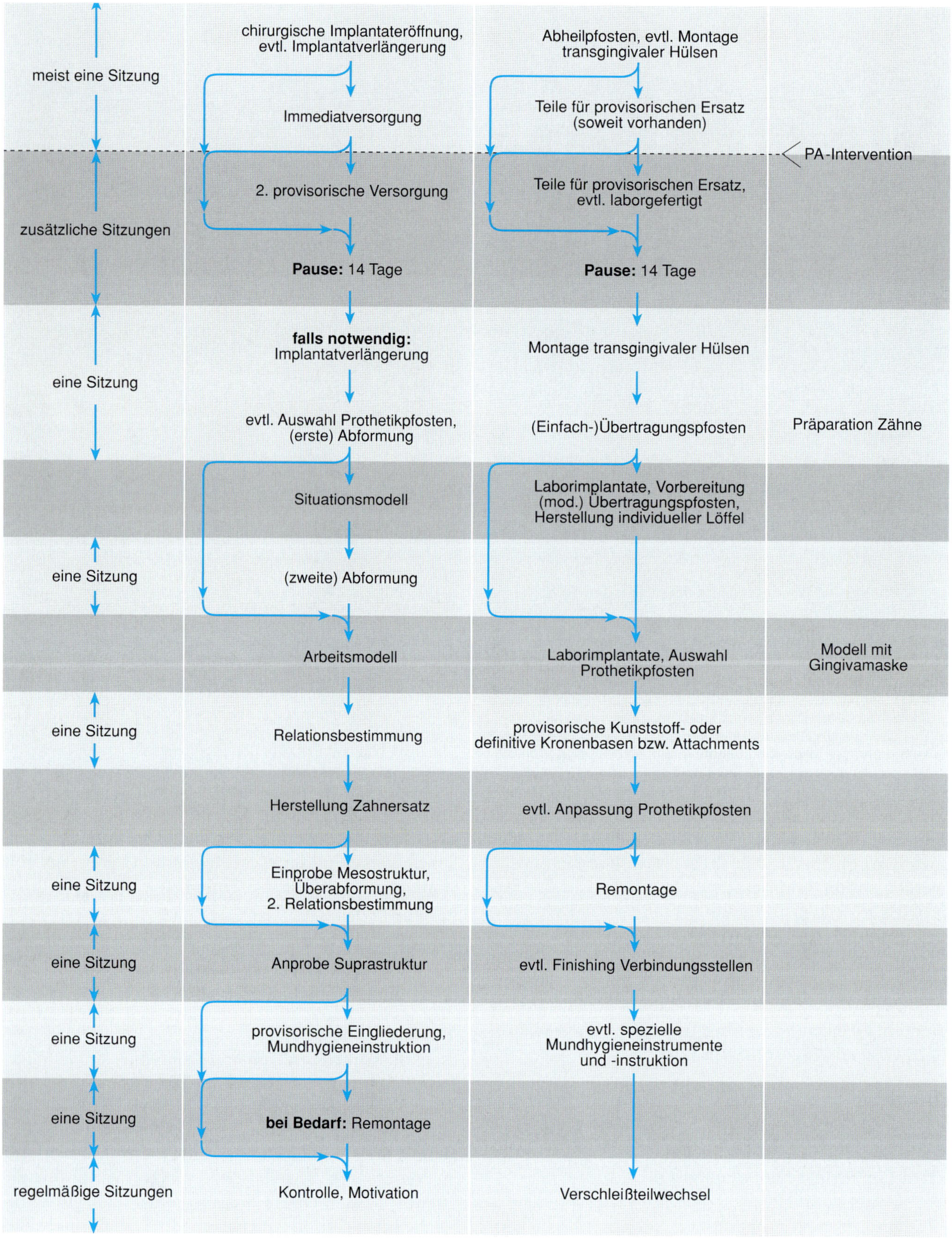

Abb. 34 Arbeitsschritte und die üblichen Implantatzubehörteile bei der Anfertigung von implantatprothetischen Restaurationen.

fache rund- oder eiförmige Stege sowie U-förmige metallische Stegreiter als **universelle Prothesenverankerungselemente** anzusehen sind [152]. Ein Platzhalter bzw. Resilienzspielraum zwischen Steg und Reiter ist nur bei Extensionsstegen und gleichzeitig implantat- und tegmentalabgestützter Prothese erforderlich (s. S. 270, 272). Von Vorteil ist weiterhin, dass derartige Mesostrukturen es auf einfache Weise erlauben, nicht parallele Implantatpfeileranordnungen (Abb. 36c) so auszugleichen, dass sich eine definierte Einschubrichtung der Prothese – wichtig bei Mehrstegkonstruktionen – erzielen lässt, wobei kostengünstige präfabrizierte Halbzeugprofile verwendet werden können. Individuell gefertigte, gefräste und mit zusätzlichen Halteelementen versehene Stegkonstruktionen dagegen sind (fertigungstechnisch) aufwändig und dennoch aus funktioneller Sicht nicht besser.

Eine Stegmesostruktur stellt das sicherste Retentionselement für implantatgestützten herausnehmbaren Zahnersatz dar.

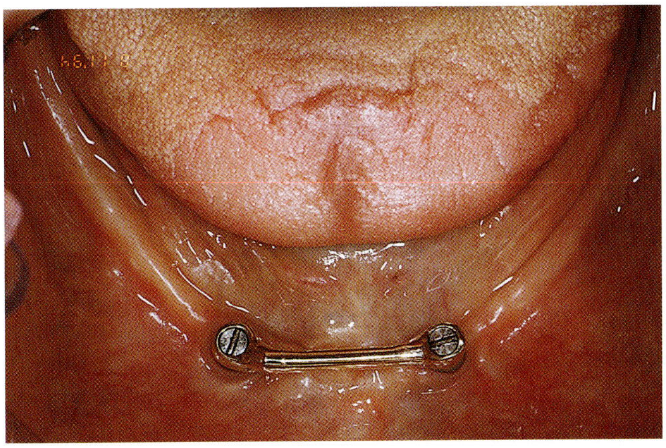
a

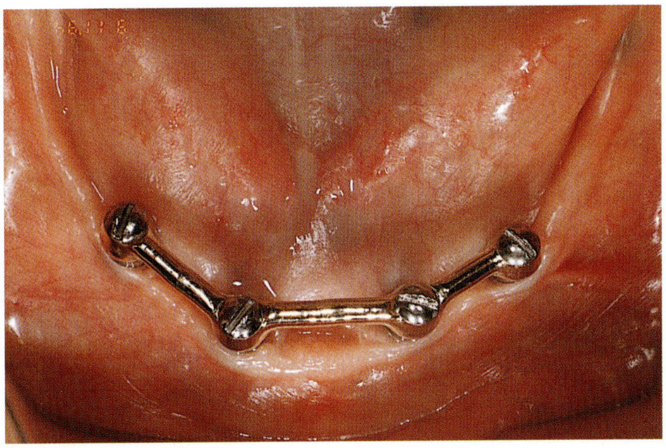
b

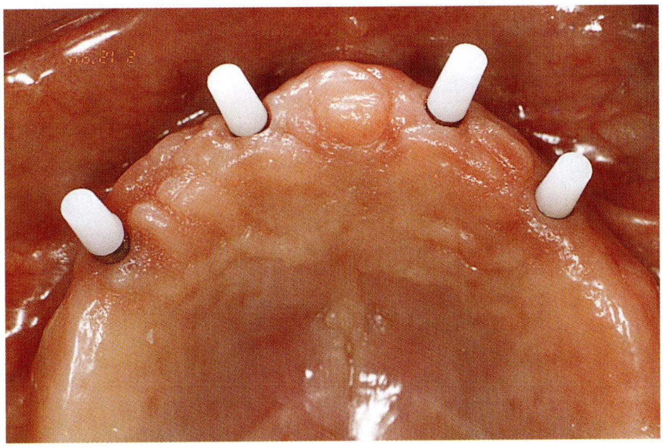
c

Abb. 36 Stegkonstruktion.
a) Günstig lokalisierte Implantate (Eckzahnbereich) ermöglichen einen langen Steg und eine gute Prothesenführung.
b) Die vom Abstand her günstige Positionierung von vier Implantaten erlaubt es, ausreichend lange Stegsegmente zu gestalten.
c) Typische fingerförmig gespreizte Anordnung von Oberkieferimplantaten. Die verbindenden Stege müssen so ausgerichtet werden, dass sich eine gemeinsame Protheseneinschubrichtung ergibt.

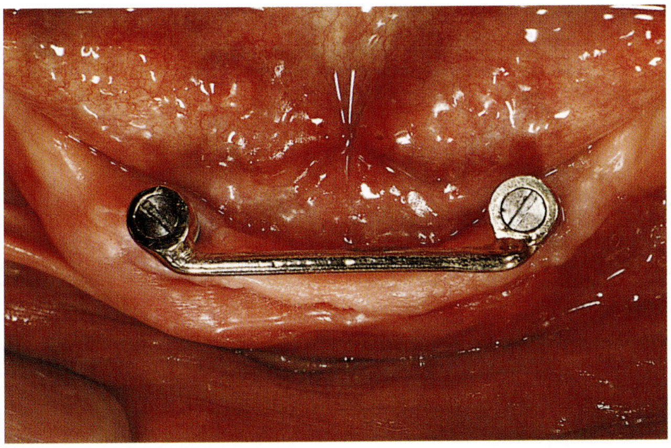
a

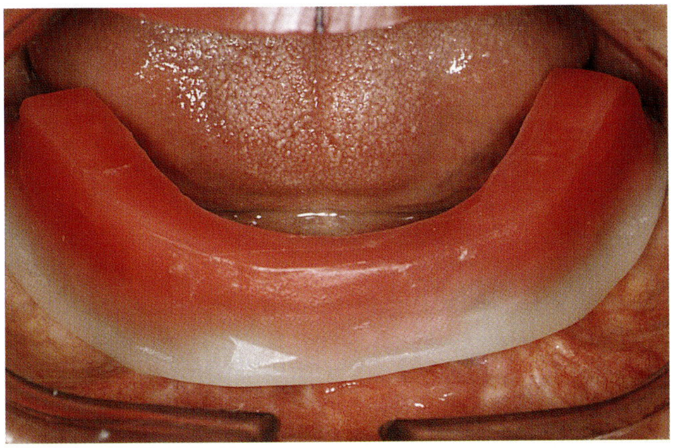
b

Abb. 35 Kieferrelationsbestimmung.
a) Für die Relationsbestimmung wurde der auf dem Arbeitsmodell hergestellte Steg auf den Implantaten verschraubt. Man beachte die Ausrichtung des Stegs direkt über dem Kieferkamm und dessen Länge (IMZ®-Implantatsystem).
b) Die Registrierschablone lässt sich eindeutig mit Hilfe des temporär befestigten Stegreiters positionieren, was die Relationsbestimmung bei atrophierten Kieferverhältnissen erheblich erleichtert.

Kugelkopf-Attachments

Eine Alternative zur Stegverbindung sind Kugelkopf-Attachments (Abb. 37a). Diese sehr einfachen Retentionselemente bzw. ihre Gegenstücke verlangen noch weniger Platz im Prothesenkörper als Stegreiter und bieten daher Vorteile. Da die Matrize jedoch im Gegensatz zum Stegreiter sehr zierlich ausfällt, ist eine nahezu **parallele Anordnung der Implantate** (und somit der Kugelköpfe) zwingend notwendig (Abb. 37b). Weiterhin müssen die Kugelkopfmatrizen auf den Laborimplantaten streng parallel ausgerichtet werden, um eine gemeinsame Einschubrichtung des Zahnersatzes sicherzustellen. Anderenfalls wird jeweils eine der grazilen Branchen dieses Verankerungselements beim Ein- und Ausgliedern der Prothese u.U. überbeansprucht, was zu Retentionsverlust und zum Bruch der Branchen führen kann.

Hinsichtlich der **Hygienefähigkeit** bieten Kugelkopf-Attachments Vorteile im Vergleich zum Steg. Auf Dauer bewährt sich eine Verankerung der Prothese oder vier Attachments bzw. Implantate besser als eine Zweifachausführung.

Beide Verankerungselemente verfügen über eine **metallische Matrize,** die auf einfache Weise aktivierbar ist. Dieser Vorteil ist jedoch zugleich ein gewisser Nachteil, denn nach längerer Gebrauchszeit stellt sich regelmäßig ein Nachlassen der Retention ein. Allerdings ist eine neuerliche Aktivierung in der Regel leicht möglich – ein geschickter Patient kann mit Hilfe eines Taschenmessers diese bei Stegreitern selbst durchführen.

a
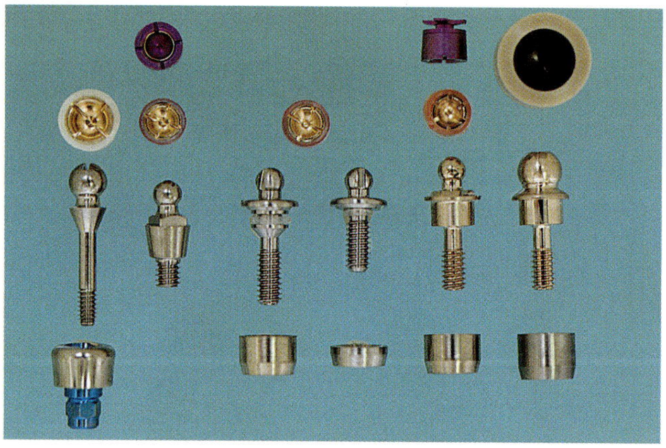

b
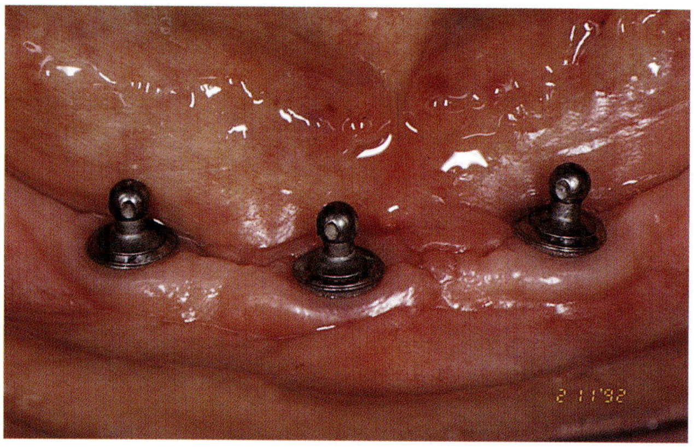

Abb. 37 Kugelkopf-Attachments zur Verankerung von Deckprothesen.

a) Von links nach rechts: Friadent®-Anker mit Implantatanschlussstück – beachte den vergleichsweise großen Durchmesser (hohe Stabilität), ITI®-Anker mit Gold- und Titanmatrize (violett), 3i®-Anker mit hoher Distanzhülse, 3i®-Anker mit kurzer Distanzhülse, Nobel-Biocare®-Anker (2. Generation) mit Gold- und Titanmatrize (violett), Nobel-Biocare®-Anker (1. Generation) mit groß bauender Kunststoffmatrize mit Gummiring zur Retention.

b) Drei parallel ausgerichtete ITI®-Implantate, die die Verwendung von einfachen Kugelkopf-Attachments als dauerhafte Prothesenverankerungselemente erlauben.

Magnet-Attachments

Auch Magnet-Attachments haben eine gewisse Bedeutung erlangt [132]. Neue, in Titangehäusen versiegelte Konstruktionen [26, 155, 156, 157] zeigen keinerlei Korrosion und können auch bei nicht paralleler Implantatanordnung verwendet werden, was ihnen fast universellen Charakter verleiht. Allerdings ist im Planungsstadium der Prothese nicht sicher zu beurteilen, ob der reine Kraftschluss über Magnete (Retentionskraft nicht veränderbar) auch bei funktioneller Belastung der Prothese ausreichend ist. Kritisch ist vor allem die funktionsbedingte Schubbeanspruchung der Prothese zu beurteilen. Die neuen zylindrisch-konischen Magnete der Firma Steco fangen diese Belastung deutlich besser ab als das Vorgängermodell, sind aber auch deutlich größer (Abb. 38).

Doppelkronen (Teleskop- und Konuskronen)

Neuerdings wird von **teleskopverankerten, herausnehmbaren Suprakonstruktionen** auf Implantaten berichtet [20, 22, 149], obwohl verschiedene Autoren von diesem Verankerungselement bei implantatgestütztem herausnehmbaren Zahnersatz abraten [58, 68]. Dies ist darin begründet, dass – insbesondere wegen der ansteigenden Kaukraft – der tegmentalgelagerte Prothesenteil nachgibt und dadurch extreme Biegebelastungen auf die Implantate und deren Prothetikpfosten(-schrauben) ausgeübt werden. Die Ursache dafür ist darin zu sehen, dass Doppelkronen als nahezu starre Verankerungselemente anzusehen sind und das Einsinken der Prothesensättel auf die künstlichen Pfeiler übertragen. Des Weiteren wird der Grundsatz „so einfach wie möglich" verlassen, denn es sind aufwändige Fräsarbeiten und die Anfertigung individueller Außenkronen notwendig. Eigene klinische Untersuchungen zur genannten Problematik lassen zur Zeit noch keine eindeutigen Aussagen zu (Abb. 39).

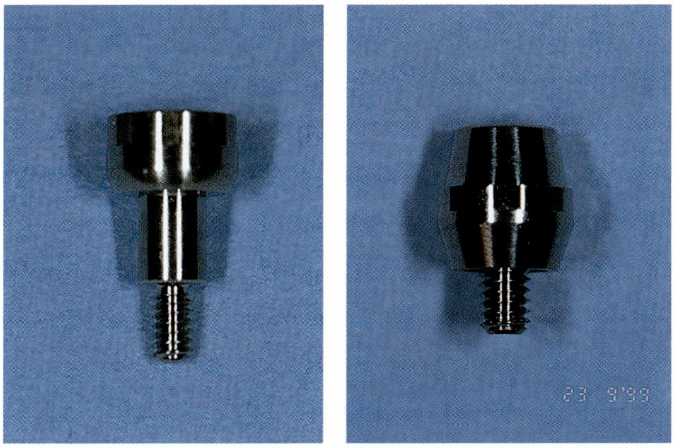

a

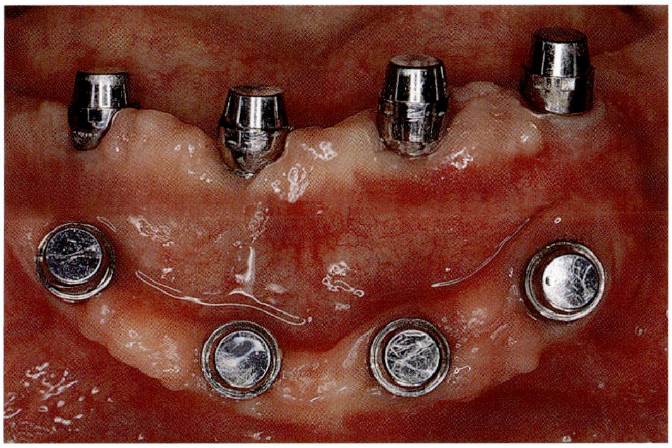

b

Abb. 38 Magnete zur Verankerung von Deckprothesen.
a) In Titangehäusen eingekapselte Magnete der Firma Steco. Ausführung für das Friadent®-Implantatsystem links. Diese ältere Version bot keinen Widerstand gegen transversale Kräfte. Die neue Version (Ausführung für das Nobel-Biocare®-Implantatsystem) besitzt einen zusätzlichen Konus und kann Prothesenschubbewegungen abfangen.
b) Patient mit vier Friadent®-Implantaten und Konusmagneten. Die Prothese ist in jeder Hinsicht funktionsstabil verankert.

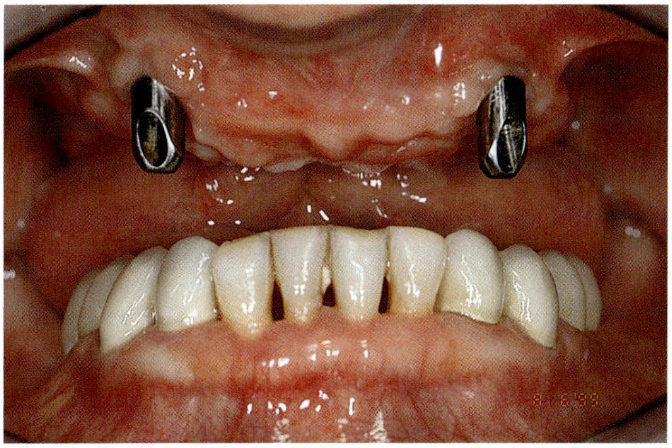

a

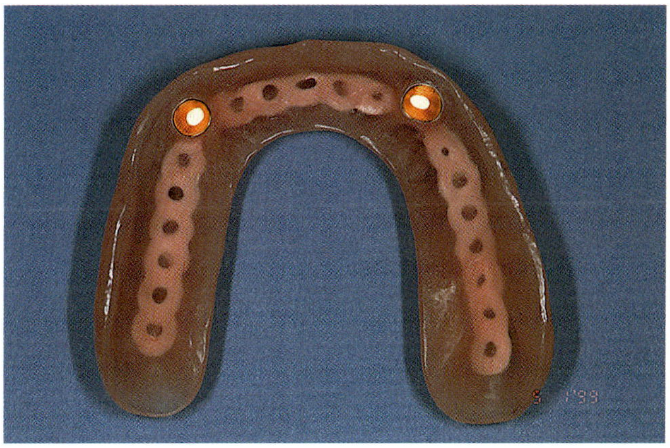

b

Abb. 39 Doppelkronen.
a) Aus halbfertigen Titanprothetikpfosten gefertigte Teleskopinnenkronen auf Implantaten in der OK-Eckzahnposition. Die Patientin wies im Unterkiefer beidseits verkürzte Zahnreihen auf; die Prämolaren wurden wegen der Vorschädigung mit Extensionsbrücken überkront (3i®-Implantatsystem).
b) Design und Gestaltung der OK-Prothese. Wegen der dünnwandigen Basis wurde eine Verstärkung eingearbeitet. Als Außenteleskope fungieren einpolymerisierte Goldkappen (galvanisch abgeschiedenes Gold, AGC-Technik der Fa. Wieland).

In jedem Fall sollten sich die genannten Verankerungselemente aufgrund später möglicherweise notwendig werdender Umgestaltungen, Reparaturen oder Erweiterungen vom Implantat abnehmen lassen. Dies kann bei konusförmigen Fügeflächen (ITI®-Implantat [s. Abb. 37a]) mit Schwierigkeiten verbunden sein, auch wenn die neue Ausführung der Kugelkopfpatrize mit einem Montagesechskant versehen ist.

9.7.4 Versorgung des zahnlosen Kiefers

Allgemeines

Grundsätzlich gilt der zahnlose, atrophierte Kiefer, insbesondere der Unterkiefer, als **klassisches Indikationsgebiet** für implantatretinierten Zahnersatz, wobei die Verankerung von Implantaten bei insuffizientem Prothesenlager der Mandibula als absolute Indikation einzustufen ist [130]. Die Insertion von zwei Implantaten im interforaminalen Bereich und die Versorgung mit einer Deckprothese stellt eine **Minimalversorgung** dar, was inzwischen allgemein anerkannt ist.

Dennoch sind prinzipiell **zwei verschiedene Zahnersatzkonstruktionen** möglich:

- die implantatgestützte bzw. implantatgeführte Deckprothese, die durch Implantate stabilisiert, jedoch im Wesentlichen tegmental gelagert ist
- der implantatverankerte, bedingt abnehmbare feste Zahnersatz in Form einer Brückenkonstruktion.

In den deutschsprachigen Ländern wurden bisher überwiegend implantatstabilisierte Deckprothesen eingegliedert. Diese Form der Therapie hat einen gewissen Standardcharakter erlangt [124]. Sie konkurriert jedoch zunehmend mit **festsitzenden, implantatverankerten Brückenkonstruktionen,** die immer häufiger eingesetzt werden [102]. Dieser Trend ist sowohl auf die zunehmende Anzahl von Langzeiterfolgsmeldungen [2, 3] mit letztgenanntem Therapieverfahren von Seiten verschiedener Gruppen in Schweden und in Amerika als auch auf die generellen Vorteile, die mit fest verankertem Zahnersatz einhergehen, zurückzuführen. Bei herausnehmbarem Zahnersatz soll der Nachsorgeaufwand zur Anpassung und zur Reparatur der Prothese erheblich höher sein als bei festsitzenden Suprakonstruktionen [143].

Aus prothetisch-konzeptioneller Sicht ist die **Anzahl der Implantate** für die Wahl der Suprakonstruktion von entscheidender Bedeutung [49, 105, 125]: Fester Ersatz erfordert grundsätzlich mehr Pfeiler als herausnehmbarer. Die anatomischen Bedingungen erlauben aber nicht immer die Realisierung einer festsitzenden Konstruktion. Der Patient erhebt jedoch immer den Anspruch auf eine **stabil verankerte Prothese.**

Ist es zweifelhaft, ob sich die für einen festsitzenden Ersatz notwendige Anzahl von Implantaten sicher verankern lässt, ist eine **präoperative Aufklärung** über die speziellen Möglichkeiten hinsichtlich der Art der Versorgung von großer Wichtigkeit.

Die Versorgung eines Patienten mit einer implantatgestützten Deckprothese ist dagegen in jeder Hinsicht einfacher und konzeptionell universeller. In jedem Fall muss auch bei herausnehmbarem Ersatz ein funktionsstabiler Sitz gewährleistet sein. Jedoch unterliegt diese Therapie in speziellen Fällen gewissen Risiken und kann mit Nachteilen hinsichtlich der Prothesenfunktion verbunden sein.

Die unterschiedlichen prothetischen Rehabilitationsformen haben die folgenden **besonderen Merkmale.**

Vorteile der Deckprothese:

- Ungünstige Kieferrelationen, insbesondere in der Vertikalen und Sagittalen, können kompensiert werden.
- Die individuelle Basisgestaltung der Prothese ermöglicht in der Regel eine deutliche **Verbesserung der Ästhetik, der Phonetik und der Lippenstütze.**
- **Hygienemaßnahmen** können einfacher und effektiver durchgeführt werden als bei fixen Restaurationen.
- Auch im Fall von **extremer Kieferresorption,** die die Insertion von nicht mehr als zwei Implantaten zulässt, kann therapiert werden.
- Bestehen Zweifel hinsichtlich der Notwendigkeit von Implantaten (z.B. bei nur milder Knochenresorption), können zunächst Totalprothesen angefertigt werden. Bei ausbleibender Inkorporation werden später Implantate eingesetzt und die bestehenden Prothesen umgearbeitet.
- Der Behandlungsablauf gestaltet sich weniger schwierig als beim implantatverankerten Ersatz, ist daher sehr ökonomisch und besonders geeignet für ältere und weniger belastbare Patienten.
- Das Konzept der Deckprothese bietet, wenn Patienten weiterhin über Probleme klagen, **Erweiterungsmöglichkeiten,** indem zusätzliche Implantate verankert werden und durch Ausbau der Stegkonstruktion eine bessere Retention der Prothese erzielt wird. Beim Übergang zu implantatverankertem Zahnersatz kann die Deckprothese als **Provisorium** und **Operationsschablone** dienen.

Nachteile der Deckprothese:

- Unterfütterungen der tegmentalgetragenen Protheseanteile und der Randbereiche sind wegen fortschreitender Knochenresorption von Zeit zu Zeit notwendig, um Schaukelbewegungen der Prothese und die Retention von Speiseresten zu vermeiden.
- In seltenen Fällen kann sich der herausnehmbare Ersatz psychologisch nachteilig für den Patienten auswirken.

Vorteile der festsitzenden Prothese:

- Die Stabilität des Ersatzes ist verbunden mit einem hohen Kauvermögen und problemloser Inkorporation.
- Der feste Prothesensitz und die Möglichkeit zur Gestaltung graziler Konstruktionen sind mit psychologischen Vorteilen für den Patienten verbunden.
- Die periimplantären Weichgewebsverhältnisse sind bei offener Grenzraumgestaltung und Hygienefähigkeit des Patienten häufig sehr günstig.
- Bei günstigen skelettalen Verhältnissen und harmonischen Weichteilbeziehungen lassen sich funktionell und ästhetisch sehr anspruchsvolle Restaurationen erzielen.

Nachteile der festsitzenden Prothese:

- Die erforderliche offene Grenzraumgestaltung kann besonders im Oberkiefer die Ästhetik negativ beeinflussen, weiterhin kann die Phonetik durch Entweichen von Luft und Speichel im anterioren Bereich des Kiefers beeinträchtigt sein. In bestimmten Fällen lässt sich keine ausreichende Lippen- und Weichteilstütze gestalten.

- Der gesamte Behandlungsablauf ist äußerst zeit- und kostenintensiv. Zahnarzt und Zahntechniker müssen über besondere Fähigkeiten verfügen.
- Die tägliche Reinigung ist vergleichsweise schwierig, was besonders bei älteren Patienten von Bedeutung sein kann.

Vor dem Hintergrund der Vielfalt möglicher Konstruktionen ist eine Standardisierung der implantologischen Behandlungsmaßnahmen für den zahnlosen Kiefer zum Vorteil für Patient und Behandler anzustreben. Die Synthese aus klinischen Erfahrungen, technisch Bewährtem und vom Aufwand her Vertretbarem soll klare Therapiekonzepte zum Ziel haben.

Unterkiefer

Für den zahnlosen Unterkiefer sind **vier Konzepte** zu unterscheiden [124].

Konzept 1. Bei Konzept 1 werden zwei Implantate in der interforaminalen Region an der Stelle mit dem größten Knochenangebot (zumeist die Eckzahnregion) verankert. In der Regel ist dann eine geradlinige Stegverbindung der Implantate von ca. 20 mm Länge möglich, ohne den Zungenraum einzuschränken (Abb. 40). An dem rund- oder eiförmigen Steg wird über einen möglichst ebenso langen, metallischen [102] und damit aktivierbaren Stegreiter eine Deckprothese befestigt und dadurch in ihrer Lage stabilisiert [26].

Mit Konzept 1 lassen sich die Minimalanforderungen an funktionstüchtigen totalen Unterkieferzahnersatz in der Regel erfüllen.

Bei dieser Konstruktion ist eine gewisse **Rotation des Ersatzes um die Stegachse** bei posteriorer Prothesenbelastung möglich. Der Kaudruck wird im Wesentlichen direkt auf die zahnlosen Kieferkammabschnitte übertragen, zur Längs- und Querstabilisierung dient die Implantatverankerung.

Die **Vorteile** des Stegs als bewährtes Verankerungselement der herkömmlichen Prothetik liegen in der Einfachheit dieses präfabrizierten Attachments und seiner Adaptabilität an die jeweilige Situation, in der leicht justierbaren Retention und in der Langlebigkeit.

Als **Nachteil** ist die relativ komplizierte Hygienefähigkeit der Konstruktion zu erwähnen.

In besonderen Fällen lassen sich nur kurze Steglängen realisieren und der Halt der Prothese wäre zwangsläufig eingeschränkt. In diesen wie auch anderen Fällen können an die Implantatpfosten ca. 8 mm lange, nach posterior entlang des Kieferkamms auskragende Stegextensionen befestigt werden (Abb. 41). Diese erlauben die Verwendung zweier zusätzlicher Halteelemente, wodurch auch die Rotationstendenz des Zahnersatzes aufgehoben wird. Hervorzuheben ist jedoch, dass bei der zahntechnischen Montage der Matrizen in die Prothesenbasis unbedingt Abstandshalter zwischen den extendierenden Stegsegmenten und den Halteelementen zu verwenden sind. Dies verhindert auf einfache Weise, dass die Stegextensionen bei leichtem Einsinken der Prothesensättel nach mehrjähriger Gebrauchszeit wegen zu hoher Belastungen frakturieren. Die Implantate werden durch Extensionen nicht höher belastet [92].

Eine weitere Möglichkeit zur Befestigung der Prothese an den Implantaten ergibt sich über **Kugelkopf-Attachments** und entsprechende Matrizen in der Prothese (Abb. 42, s.a. Abb. 37b) [63, 91]. Diese Systeme benötigen nur geringen Platz und sind seitens des Patienten leicht zu reinigen. Voraussetzung für derartige Verankerungselemente sind jedoch exakt parallel ausgerichtete Kugelkopfmatrizen (s. S. 264).

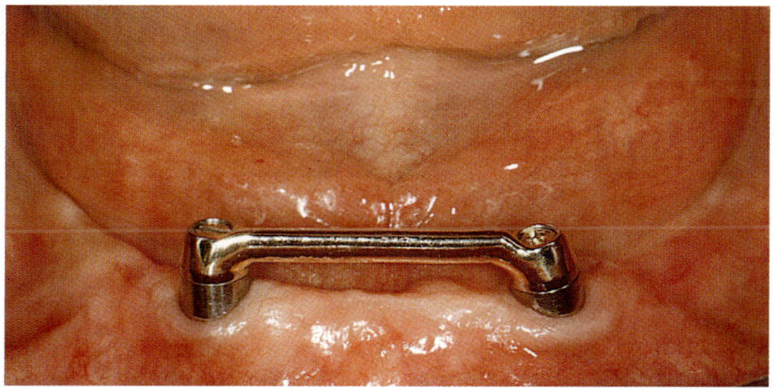

Abb. 40 In den Eckzahnbereichen dieses Patienten wurden zwei Nobel-Biocare®-Implantate verankert. Damit ergibt sich eine ausreichend lange, geradlinige Stegverbindung.

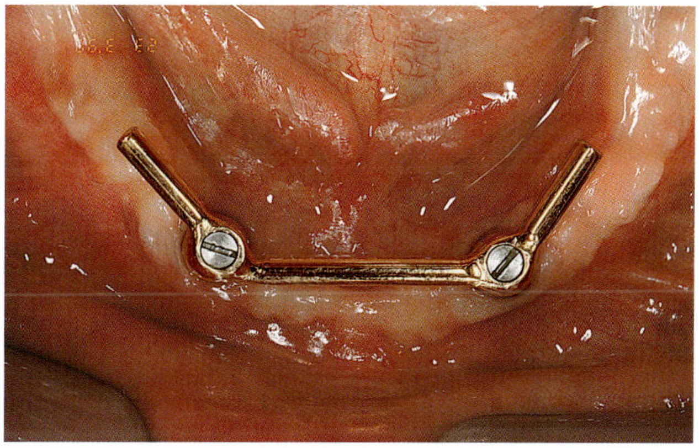

Abb. 41 Bei nur zwei Unterkieferimplantaten in der Eckzahnregion kann der Steg zur Verbesserung des Prothesenhaltes mit Extensionen versehen werden (Friadent®-Implantatsystem).

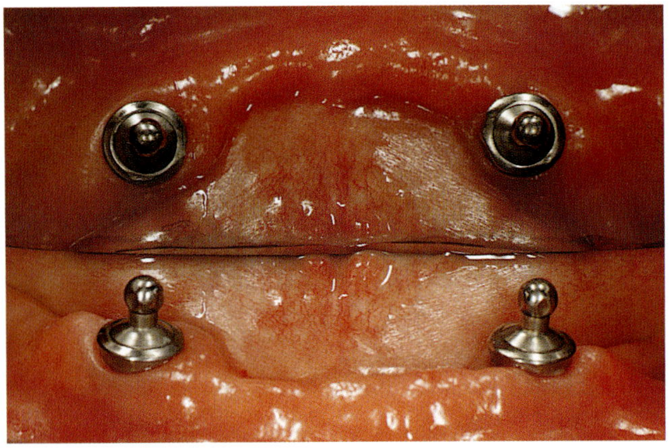

Abb. 42 Zwei Implantate mit Kugelkopfretentionselementen sind für betagte Patienten als äußerst geeignete Therapieform anzusehen. Sie lassen sich auf einfache Weise reinigen. Beachte die exakt parallele Ausrichtung der Implantate (ITI®-Implantatsystem).

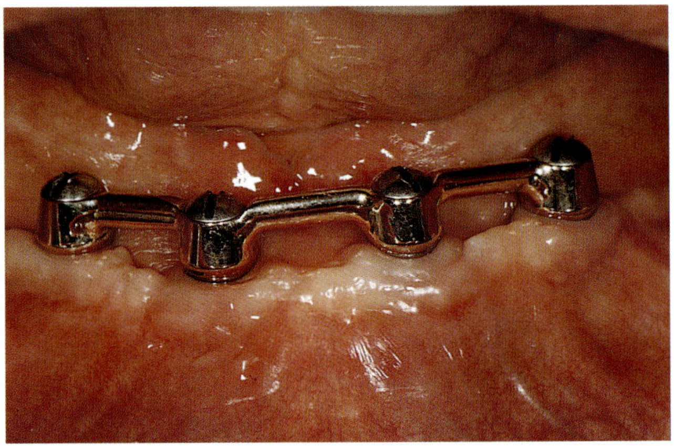

Abb. 43 Vier in nahezu idealer Anordnung (gleiche Abstände) platzierte Ledermann-Schraubenimplantate. Durch die Stegkonstruktion über Eck wird eine effektive Stabilisierung in transversaler und sagittaler Richtung erreicht. Das unterschiedliche Höhenniveau der Stege hat keinen negativen Einfluss auf die Prothesenfunktion.

Diese sehr einfachen Konstruktionen können dann mit **funktionellen Problemen** behaftet sein, wenn die Eckzähne und Prämolaren aus anatomischen Gründen außerhalb des Kieferkamms zu stehen kommen, was sich aufgrund der Resorption im Unterkiefer und der Gegebenheiten im Oberkiefer ergeben kann. Da die Zahnaufstellung im Oberkieferfrontbereich vorwiegend nach ästhetischen Gesichtspunkten erfolgt, ergibt es sich mitunter, dass die Aufstellung der Unterkiefereckzähne und Prämolaren nicht auf dem Kieferkamm folgen kann. Dies führt zum **Kippen der Unterkieferprothese** bei Lateralbewegungen, die in der fehlenden Abstützung in dieser Region begründet sind. Wirksame dauerhafte Abhilfe schafft nur entweder das Verankern weiterer Implantate oder die Anbringung von Extensionen bei Stegkonstruktionen. Aus präprothetisch-diagnostischer Sicht sollte diesem Aspekt rechtzeitig Beachtung geschenkt werden.

Indikation: Eine Behandlung nach diesem Konzept ist vor allem angezeigt bei mäßiggradiger Kieferkammatrophie oder bei Patienten, deren Hauptprobleme in der Retention oder Funktion eines herkömmlichen Totalersatzes begründet sind. In aller Regel sind Tragekomfort und Funktion des Zahnersatzes deutlich verbessert. Allerdings ist an einen möglichen Verlust eines Implantats die Funktionseinbuße der Gesamtkonstruktion geknüpft.

Konzept 2. Bei Konzept 2 werden vier Implantate in der frontalen Region der Mandibel so verankert, dass sich zwischen ihnen gleich große Abstände von ca. 12 mm Länge ergeben. Ist abzuschätzen, dass sich kürzere Distanzen einstellen, sollten nur drei Implantate verwendet werden, um dadurch sicherzustellen, dass ausreichend lange interimplantäre Steglängen erzielt werden. In jedem Fall verläuft die Stegkonstruktion in einem Winkel, sodass die Implantate nicht nur in transversaler, sondern auch in sagittaler Richtung stabilisiert werden (Abb. 43).

Konzept 2 verkörpert das Standardverfahren für implantatretinierten, totalen Zahnersatz im Unterkiefer.

Vorteile: Die Verankerung der Deckprothese über zwei bzw. drei Stegreiter ist damit stabiler als beim Konzept 1 (ohne Extensionen), denn die Rotationstendenz der Prothese ist nahezu ausgeschlossen. In der Regel ist der **Eckzahn-Prämolaren-Bereich** wirksam unterstützt.

Hervorzuheben ist bei diesem Konzept, dass die Funktionstüchtigkeit der Zahnersatzkonstruktion bei Verlust eines Implantats im Allgemeinen erhalten bleibt.

Eine weitere Besonderheit ergibt sich dadurch, dass in bestimmten Fällen (hohe Knochendichte, lange Implantate) eine sofortige Belastung der Implantate bei einzeitigem operativen Vorgehen möglich ist, was mit erheblichen zeitlichen Vorteilen verbunden ist [7, 80]. Dazu werden die Implantate direkt nach dem chirurgischen Eingriff mit einem Steg stabilisiert und Stegreiter in eine bestehende Totalprothese einpolymerisiert. Dieses Verfahren ermöglicht es, den Patienten **innerhalb eines Tages** auf implantatgestützten Zahnersatz umzustellen.

Alternativ dazu kann diese Therapieform auch bei Implantaten angewendet werden, die gedeckt einheilen (zweiphasiges Vorgehen), oder es können Implantate verankert werden, die offen einheilen, aber das Schleimhautniveau nicht überragen und erst nach dreimonatiger Einheilzeit prothetisch versorgt werden. Sofern die Implantate parallel zueinander verankert bzw. die Kugelkopfmatrizen hinsichtlich der Einschubrichtung parallel zueinander ausgerichtet wurden, eignen sich auch **Kugelkopf-Attachments** als Verankerungselemente (Abb. 44, s. a. Abb. 37b).

Implantatgestützte, teleskopverankerte Hybridprothesen: Ein besonderes Kennzeichen derartiger Konstruktionen, von denen seit einiger Zeit berichtet wird [20, 22], ist, dass auf die Gestaltung eines Sattels im Bereich der Implantate verzichtet wird, sodass offene periimplantäre Spülräume entstehen. Der im frontalen Unterkieferbereich gelegene Prothesenteil ist **brückenähnlich** gestaltet und damit sehr zierlich. Allerdings ist ein derartiges Design nur bei günstiger Kieferrelation und geringer Atrophie zu realisieren. Der zahntechnische Aufwand ist im Vergleich zu den oben genannten Prothesenverankerungselementen aufgrund der individuellen Fräsungen hoch, weiterhin müssen die Implantate in Relation zu den Zahnkronen des Ersatzes günstig lokalisiert sein. Aus der Sicht des Verfassers kann die **nahezu starre, teleskopierende Verbindung** zwischen Implantaten und (im Kauzentrum) tegmental gelagerter Prothese allerdings Probleme aufwerfen. So wird von wiederholten Schraubenlockerungen und sogar von Brüchen der Prothetikpfostenschraube bzw. des Implantats berichtet [58, 68]. Näheres dazu siehe PdZ, Bd. 13.

Indikation: Behandlungskonzept 2 ist bei geringer bis hochgradiger Atrophie des Unterkiefers indiziert und besonders bei Patienten mit eher spitz zulaufen-

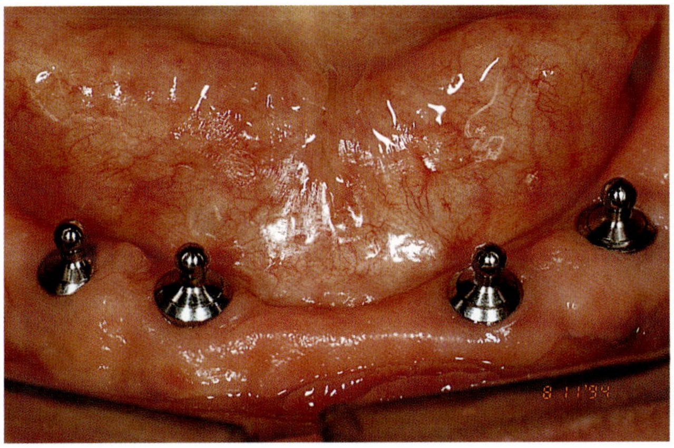
a

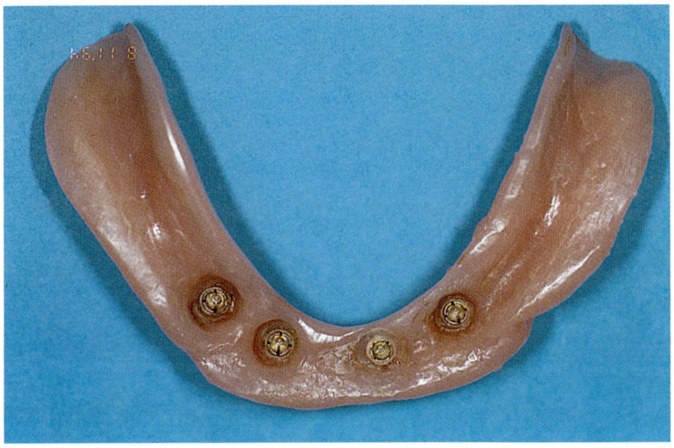
b

Abb. 44 Kugelkopf-Attachments.
a) Vier parallel ausgerichtete ITI®-Implantate mit Kugelkopfankern stellen eine einfachere Alternative zu der Versorgungsform in Abbildung 43 dar, wobei die Pflege wesentlich erleichtert wird.
b) Prothese nach ca. zweijährigem Gebrauch. Durch die klein bauenden Kugelkopfmatrizen verbleibt im Frontbereich genügend Kunststoff, sodass die Prothese kaum geschwächt ist und auf eine Metallbasis in der Regel verzichtet werden kann.

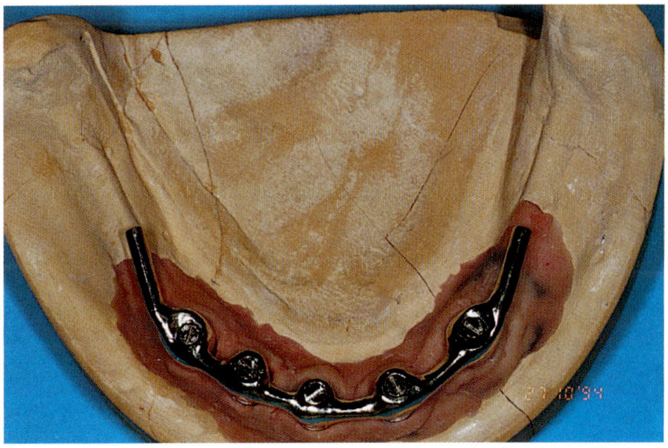
a

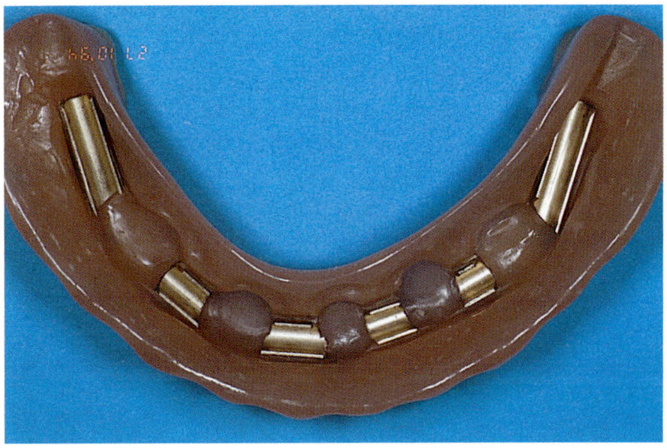
b

Abb. 45 Rein implantatgetragene, herausnehmbare Prothese auf Stegkonstruktion.
a) Auf fünf Nobel-Biocare®-Implantaten verankerte Stegkonstruktion zur Verankerung einer herausnehmbaren Prothese.
b) Die herausnehmbare Prothese mit sechs Stegreitern bietet eine ausreichende Lippenstütze, ist aber basal weitgehend reduziert ausgeführt.

der, gotischer Kieferform geeignet. Das einzeitige Vorgehen ist günstig für Patienten mit limitiertem Zeitrahmen.

Konzept 3. Bei Konzept 3 werden nach dem zweizeitigen operativen Vorgehen vier bis fünf Implantate verankert und mit einem nach distal extendierten Steg versorgt. Dessen Kragarme sollten eine Länge von ca. 8 mm nicht überschreiten (Abb. 45a). Die Deckprothese wird mit bis zu sechs Matrizen ausgestattet und kann basal weitgehend reduziert werden (Abb. 45b). Auf die Aufstellung des zweiten Molaren wird verzichtet. Damit ist diese Konstruktion überwiegend implantatgetragen.
Vorteile: Die abnehmbare Prothese erlaubt eine hohe Adaptabilität an skelettal ungünstige Verhältnisse (Lippenstütze). Der Zahnersatz ist ohne Rotationstendenz äußerst stabil verankert. Kaukraft und Kauvermögen sind erheblich verbessert.

Nachteilig ist, dass der Charakter des herausnehmbaren Ersatzes weiterhin besteht.

Behandlungskonzept 3 ist **bei extremer Atrophie des horizontalen Unterkieferastes** besonders indiziert. Prothesenbedingte Hyp- oder Parästhesien durch einen hoch liegenden Austrittspunkt des N. mentalis können dadurch vermieden werden.

Konzept 3 ist als Erweiterung der Konzepte 1 und 2 zu verstehen und als „Notanker" für kritische Fälle des Behandlungskonzeptes 4 anzusehen.

Konzept 4. Bei Konzept 4 werden fünf bis sechs Implantate im interforaminalen Bereich verankert (Abb. 46a) und nach dreimonatiger Einheilzeit mit einer festsitzenden, rein implantatverankerten, brückenähnlichen Zahnersatzkonstruktion versorgt (Abb. 46b und c).

Als Standardersatz sind Metallgerüste anzusehen, die auf metallischen Implantatextensionen verschraubt werden und mit Kunststoffzähnen versehen sind (Abb. 47) [28]. Distale Extensionen sollen ca. 12 mm nicht überschreiten, aber den Ersatz des ersten Molaren noch erlauben.

Der festsitzende Ersatz verkörpert in idealer Weise natürliche Verhältnisse und ist mit der bestmöglichen Wiederherstellung des Kauvermögens verbunden.

Große Vertikaldistanzen der Kiefer und skelettal bedingte ungünstige Kieferrelationen schränken die Realisierbarkeit derartiger Konstruktionen jedoch ein. In diesen Fällen eignen sich stegverankerte Deckprothesen nach Konzept 3. Die Hygienefähigkeit der Konstruktion ist problematisch, sodass diese Art der Versorgung bei älteren Patienten nicht als Ideallösung anzusehen ist.

Der Indikationsbereich umfasst den der zuvor genannten Konzepte.

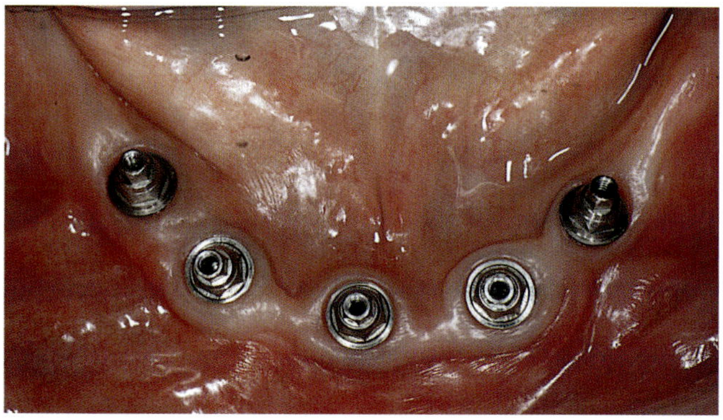
a

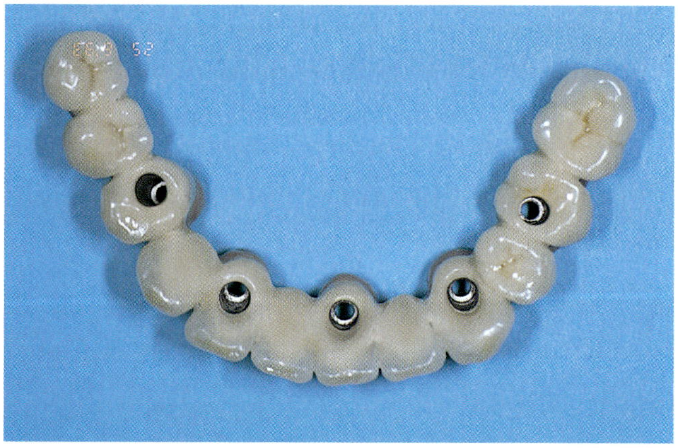
b

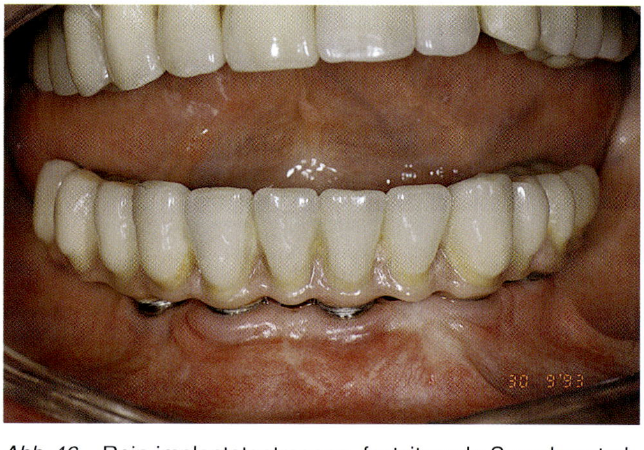
c

Abb. 46 Rein implantatgetragene, festsitzende Suprakonstruktion.
a) Fünf Nobel-Biocare®-Implantate mit EsthetiCone®-Abutments im zahnlosen Unterkiefer.
b) Die keramisch verblendete Zahnersatzkonstruktion. Durch die Verwendung einer Operationsschablone war es möglich, die Zugangsstollen für die Befestigungsschrauben nahezu ideal innerhalb der Zirkumferenz der Kronen zu platzieren.
c) Um zu lange Zahnkronen zu vermeiden, ist ein Zahnfleischsaum mit Keramik imitiert worden.

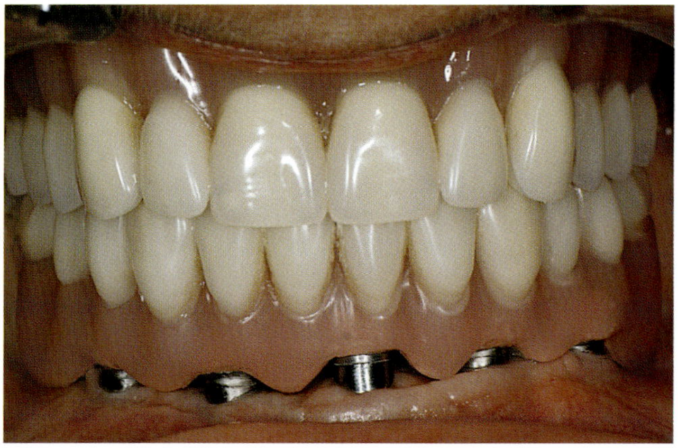

Abb. 47 Typisches Aussehen einer festsitzenden Prothese auf fünf Nobel-Biocare®-Implantaten mit Standardabutments. Um den Verlust von Hart- und Weichgeweben auszugleichen, werden üblicherweise ein massives Metallgerüst mit rosa Kunststoff verblendet und darin Acrylzähne verankert. Der Spalt zwischen Prothese und Gingiva stört funktionell nicht.

Oberkiefer

Implantationen im zahnlosen Oberkiefer sind in jeder Hinsicht mit erheblich größeren Schwierigkeiten verbunden als im Unterkiefer.

Insbesondere ist die Misserfolgsrate von Oberkieferimplantaten wegen des großen Anteils spongiöser Knochenstruktur und des geringen Anteils tragfähiger Kortikalis im Vergleich zur Situation im Unterkiefer höher. Daher sind kurze Implantate (Länge < 12 mm) zu vermeiden und eher mehr Implantate als im Unterkiefer notwendig. Einzeln stehende Implantate ohne primäre Verblockung sind kontraindiziert.

Des Weiteren imponieren hier hinsichtlich des Knochenangebots und der Morphologie **deutlich ungünstigere Verhältnisse**, denn beim atrophierten zahnlosen Oberkiefer sind die Implantate in aller Regel nach außen gespreizt ausgerichtet. Dies erschwert die Versorgung der künstlichen Pfeiler mit ansprechenden und grazilen Zahnersatzkonstruktionen, wobei zumeist vergleichsweise hohe ästhetische Erwartungen seitens des Patienten zu erfüllen sind. Mehr noch als im Unterkiefer hat die Abstimmung des geeigneten Implantationskonzepts für die individuellen Belange und Verhältnisse des Patienten daher eine besondere Bedeutung [37, 64, 128].

Dies alles erfordert eine **strenge Patientenselektion.** Aus implantologischer Sicht eignen sich Patienten mit minimaler Kieferkammatrophie am besten. Gerade bei dieser Klientel sind aus funktioneller Sicht regelrecht gestaltete Totalprothesen aber in der Regel ausreichend. Dagegen sind Patienten mit atrophierten Kieferverhältnissen und daher schlecht sitzenden Versorgungen vielfach auch weniger geeignet für implantatverankerte Versorgungen. Oft sind Kieferrelation, Weichteilverhältnisse und ästhetische Ansprüche gerade in dieser Patientengruppe kaum in Einklang zu bringen, obwohl sie den größten Nutzen aus einer implantatverankerten Versorgung ziehen würden.

Unabhängig davon wünschen zahlreiche Patienten einen **gaumenfreien Ersatz,** der sich letztlich nur unter Zuhilfenahme von Implantaten verwirklichen lässt. Aufgrund der wesentlich größeren Variabilität der Situationen im Oberkiefer birgt eine implantologische Therapie hier also **zahlreiche Risiken,** die präprothetisch-diagnostisch nicht immer leicht abzuschätzen sind [123].

Im Gegensatz zum Konzept 1 des Unterkiefers sind nur zwei in der Eckzahnregion platzierte Implantate zur Stabilisierung einer herausnehmbaren Prothese auf ausgesuchte Sonderfälle zu beschränken! Es müssen sich mindestens 15 mm lange Implantate im Bereich der Fossa canina sicher verankern lassen, und es muss die Bedeckung des Gaumens durch die Prothesenbasis akzeptiert werden. Weiterhin sollten gewichtige Gründe für den Verzicht auf umfangreichere chirurgisch-implantologische Maßnahmen vorliegen. Der Patient ist eingehend darüber zu informieren, dass ein deutlich erhöhtes Implantatverlustrisiko besteht.

Konzept 1. Konzept 1 hat einen gewissen **Standardcharakter** und sieht die Insertion von vier Implantaten im frontalen Kieferabschnitt vor (vgl. Konzept 2 für den Unterkiefer, s. S. 268). Regelversorgung ist der **abgewinkelte Steg** (Abb. 48a).

Mit Hilfe des Stegs wird eine Stabilisierung der Implantate bewirkt, und es lässt sich leicht ein Ausgleich für Disparallelitäten der Implantatachsrichtungen erzielen. Dies erleichtert die prothetische Versorgung erheblich und umgeht das Risiko einzeln stehender Pfeiler. Im Gegensatz zum Unterkiefer sollten die Implantate immer **gedeckt** für ca. vier bis sechs Monate **einheilen.** Die Deckprothese kann im Gaumenbereich bei Bedarf von posterior reduziert werden (Abb. 48b), die Umfassung der Tubera sollte möglichst belassen werden.

Behandlungskonzept 1 ist für Patienten mit milder bis starker Knochenatrophie geeignet, wenn der anteriore Kieferbereich noch ausreichend breit und hoch ist.

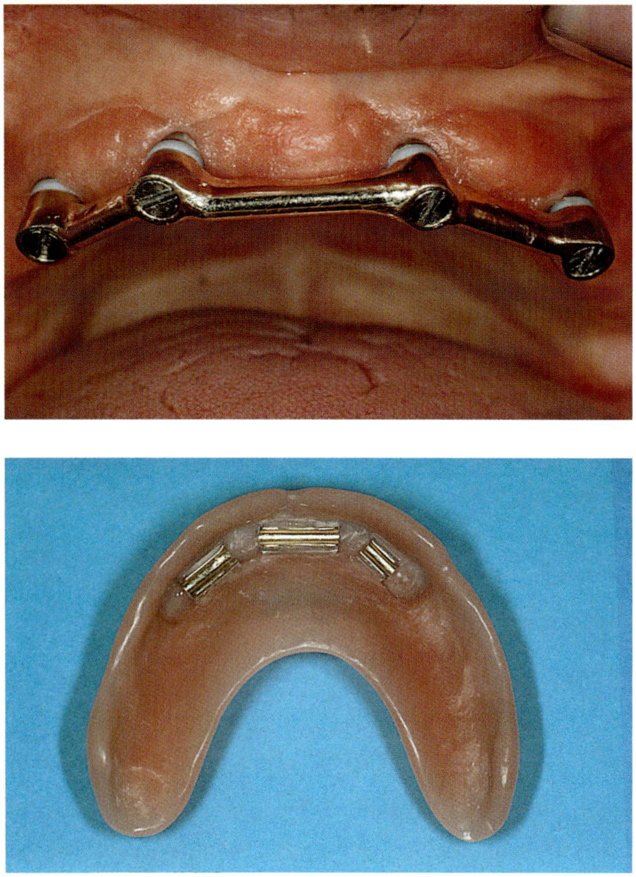

a

b

Abb. 48 Regelversorgung im zahnlosen Oberkiefer.
a) Beachte die fingerförmig gespreizte Anordnung der Implantate (IMZ®-Implantatsystem).
b) Die Prothese kann im Gaumenbereich reduziert ausgeführt werden.

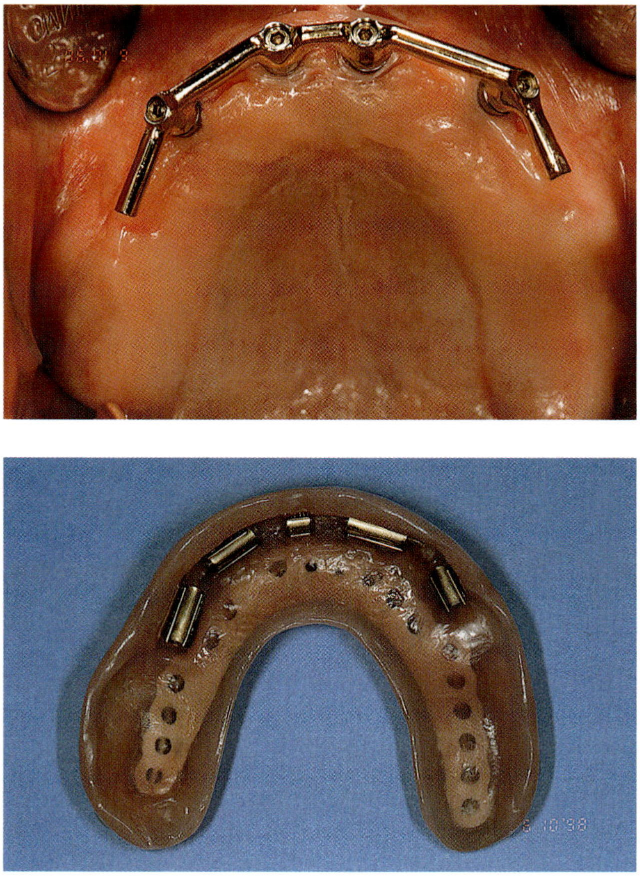

a

b

Abb. 49 Nach distal extendierte Stegkonstruktion.
a) Nur mit Hilfe von Extensionen lässt sich hier eine ausreichende Anzahl von Stegmatrizen zum funktionstüchtigen Halt der Suprakonstruktion unterbringen (3i®-Implantatsystem).
b) Die Gaumenabdeckung ist weitestgehend ausgespart, die Tubera sind jedoch umfasst.

Konzept 2. Beim Konzept 2 werden vier bis sechs Implantate im frontalen Kieferabschnitt verankert und mit einem (ggf. nach distal extendierten) Steg primär verblockt (Abb. 49a).

Die ca. 8 mm langen Extensionen unterstützen den Molarenbereich. Auf die Aufstellung des zweiten Molaren und eine Gaumenabdeckung kann verzichtet werden (Abb. 49b). Die Deckprothese stützt sich tegmental und auf Implantaten ab.

Bei diesem Therapiekonzept hängt die Anzahl der Implantate von der Länge des knöchernen Bogenstücks zwischen den Sinus maxillares ab. Wenn sich die Kieferhöhle relativ weit nach anterior erstreckt, lassen sich auf einfache Weise nur vier Implantate verankern. Dann kann eine extendierte Stegkonstruktion sinnvoll sein, insbesondere wenn die Stegsegmente zwischen den Implantaten kurz sind. Allerdings müssen die endständigen Implantate mindestens 13 mm lang sein. Erstreckt sich die Kieferhöhle nicht so weit nach vorne, können eventuell sechs Implantate verankert werden. Auch dann sollte eine extendierte Konstruktion nur bei langen posterioren Implantaten erwogen werden. Bei skelettal prognather Kieferrelation und ausgeprägter Kaumuskulatur sind Extensionen kontraindiziert.

Indikation wie Behandlungskonzept 1.

Konzept 3. Nach Konzept 3 lässt sich eine rein implantatgestützte, jedoch herausnehmbare gaumenfreie Zahnersatzkonstruktion realisieren (vgl. Konzept 3 des Unterkiefers, s. S. 270).

Dazu sind sechs bis acht Implantate erforderlich, wobei in der Regel zur Verankerung der posterioren Implantate die **chirurgische Anhebung des Sinusbodens** beidseits erforderlich ist. Bei dieser Konzeption gestattet der abnehmbare Zahnersatz auf einfache Weise eine ästhetisch günstige Ausformung der Oberlippenpartie und die Kompensation ungünstiger anatomischer Verhältnisse (Ausgleich des atrophierten Alveolarfortsatzes, ästhetische Frontzahnaufstellung, glatte Gestaltung des palatinalen Sprachfeldes).

Während sich herausnehmbare, rein implantatverankerte Konstruktionen im zahnlosen Unterkiefer (vgl. Konzept 3) auf extendierten Steggerüsten abstützen können, sind derartige Versorgungen im Oberkiefer wegen der hohen Belastung der endständigen, im Sinusaugmentat verankerten Implantate zu vermeiden (Abb. 50).

Konzept-3-Konstruktionen sind angezeigt bei Patienten, die skelettal ungünstige Verhältnisse – insbesondere eine große Vertikaldistanz der Kiefer – aufweisen, die aber eine größtmögliche Stabilität des Ersatzes ohne Gaumenbedeckung und eine eher grazile Konstruktion erwarten. Es muss zwar eine herausnehmbare Prothese akzeptiert werden, diese allerdings gestattet in idealer Weise die Optimierung funktioneller und ästhetischer Belange [120].

Konzept 4. Das Konzept 4 (**festsitzende Oberkieferversorgung**) stellt in jeder Hinsicht die höchsten Ansprüche an den Therapeuten [37, 128]. Der Zahnersatz wird auf sechs bis acht Implantaten verankert (Abb. 51a).

Vielfach empfiehlt es sich, zur Verankerung ausreichend langer Implantate in der Prämolaren-Molaren-Region eine **chirurgische Sinusbodenanhebung** durchzuführen. Diese bewirkt, dass auf das Verankern von Implantaten im Frontbereich verzichtet werden kann, was die Gestaltung gefälliger „OK-Frontzähne" in Form von Brückengliedern erheblich erleichtert.

Relativ lange transgingivale Prothetikpfosten auf den Implantaten, wie sie vielfach bei derartigen Konstruktionen im Unterkiefer angewendet werden, sollten hier aus ästhetischen Gründen vermieden werden. Vielmehr ist ein geringer Abstand zwischen Tegumentum und Prothesenbasis anzustreben. Dennoch kann der Luftdurchtritt in der Regel nicht völlig vermieden werden, was bei einigen Patienten unter Umständen zu **Ausspracheschwierigkeiten** führen kann. Eventuell sind die „Interdentalräume" zu minimieren. Häufiger benötigt der Patient einige Zeit, um sich an die neuen Verhältnisse zu gewöhnen. In jedem Fall ist die vertikale Distanz zwischen den Kiefern präoperativ sehr genau zu evaluieren, da bei zu großem Abstand ästhetisch störende „lange Zähne" entstehen bzw. hygienisch ungünstige keramische „Zahnfleischsäume" nötig sind (Abb. 51b).

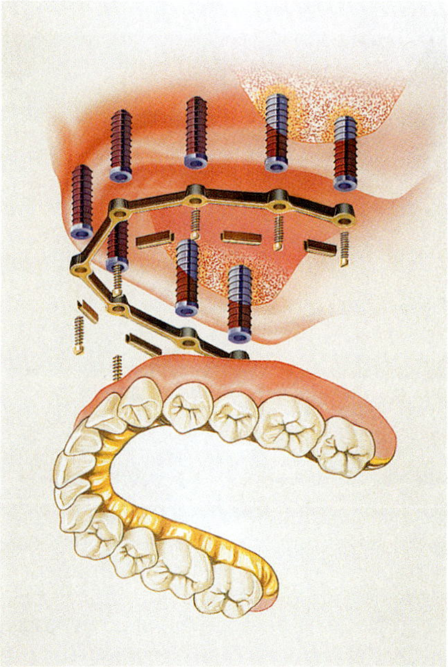

Abb. 50 Schemabild einer herausnehmbaren, grazilen Suprakonstruktion auf acht Implantaten.

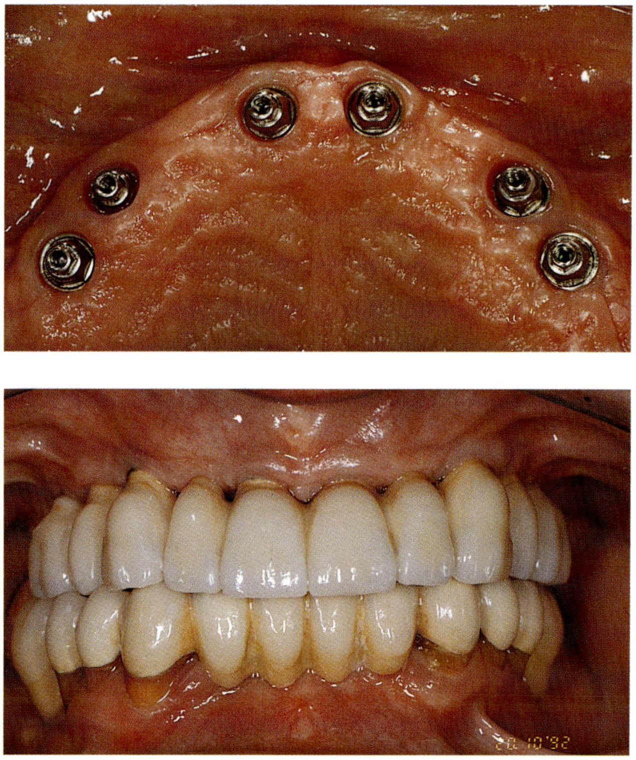

a

b

Abb. 51 Festsitzender Zahnersatz (derselbe Patient wie in Abb. 33).

a) Hinsichtlich Achsausrichtung und Lokalisation nahezu ideal platzierte Nobel-Biocare®-Implantate in einem zahnlosen Oberkiefer. Beachte die reizfreien Gingivaverhältnisse.

b) Die günstigen anatomischen Verhältnisse erlauben es hier, eine brückenähnliche Konstruktion einzugliedern. Die mit EsthetiCone®-Abutments versehenen Implantate sind kaum zu erkennen. Es scheint fast, dass die Ersatzkronen wie eigene Zähne die Schleimhaut durchbrechen.

Weiterhin ist der Ästhetik und der Lippenstütze bei der Planung einer festsitzenden Prothese besondere Bedeutung beizumessen. Vielfach führt eine Prothesengestaltung nach Konzept 3 zu günstigeren Ergebnissen.

Die **Konstruktion** des Ersatzes kann, je nach den anatomischen Gegebenheiten, unterschiedlich ausfallen:

- Im Idealfall sind **keramisch verblendete Brückengerüste** möglich, die bei günstiger Implantatpositionierung und geeigneten Prothetikpfosten den Eindruck vermitteln, dass die künstlichen Zähne wie im natürlichen Gebiss die Schleimhaut durchbrochen haben (s. Abb. 51b). Dies kann am ehesten bei kleiner Vertikaldistanz zwischen den Kiefern erreicht werden.
- Sofern bei einem großen Kieferabstand bzw. ausgeprägter Atrophie auch das fehlende Weichgewebe ersetzt werden muss, werden in der Regel **kunststoffverblendete, gingivafarbene Gerüste** notwendig, die dann zumeist auch mit Kunststoffzähnen versehen sind (Abb. 52). Die Möglichkeiten zur Schaffung einer ausreichenden Weichteilstützung sind damit günstiger.
- Als dritte Alternative kommt eine **zweiteilige Gerüstkonstruktion** in Betracht [10, 85, 137]. Diese ist oft erforderlich, wenn die Achsenrichtungen der Implantate stark differieren (s. Abb. 48, 49, 52). Die Mesostruktur wird dabei als ein umlaufender Steg ausgelegt, auf dem die eigentliche zahntragende Suprastruktur geschiebeartig aufgesetzt und verschraubt wird.

Die Komplexität der zu berücksichtigenden Faktoren und die Sensitivität der Oberkieferregion (Abb. 53) erfordern in jedem Fall ein **prothetisches Wax-up** und die **Einprobe der Zahnaufstellung.** Ästhetik, Phonetik und Ausrichtung der Kauebene sollen zu diesem Zeitpunkt überprüft werden. Die Wachsaufstellung dient zugleich zur Herstellung einer **Operationsschablone,** die als Leitlinie beim Setzen der Implantate fungiert [124].

Indikation. Festsitzender implantatverankerter Zahnersatz dieser Art ist besonders bei kleiner Vertikaldistanz zwischen den Kiefern und normaler Kieferrelation indiziert. Der Atrophiegrad sollte ein Mittelmaß nicht überschritten haben. Dennoch:

> Auch wenn alle Faktoren präoperativ als günstig eingeschätzt werden, sollte dem Patienten niemals ein festsitzender Zahnersatz versprochen werden. Durch den Verlust eines Implantats, eine weniger geeignete Achsausrichtung eines oder mehrerer Implantate sowie schwierige Weichteilverhältnisse (dünne Lippen, schmales Lippenrot) kann die Eingliederung eines implantatgestützten, herausnehmbaren Zahnersatzes in vielerlei Hinsicht erfolgreicher sein. Ein entsprechender, unterzeichneter Vermerk in der Behandlungskarte über eine umfassende Aufklärung ist sinnvoll.

Die Gestaltung der statischen und dynamischen Okklusion von implantatgestütztem Zahnersatz hängt von der **Bezahnung des Gegenkiefers** ab. Sofern hier

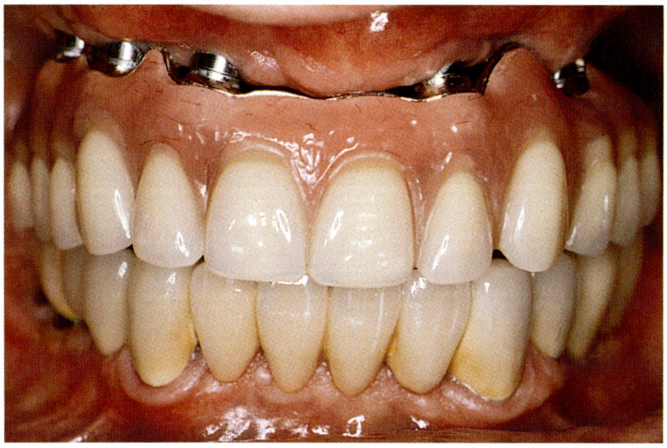

Abb. 52 In diesem Fall war es notwendig, Hart- und Weichgewebe zu ersetzen, was ein mit rosa Kunststoff verblendetes Gerüst notwendig machte. Der große Abstand zwischen Kieferkamm und Basis der Ersatzkonstruktion wird durch die anliegende Lippe verschlossen, was der Patient ohne Probleme tolerierte. Wegen der Achsendivergenzen der Implantate war es zunächst erforderlich, hier einen umlaufenden Steg als Mesostruktur zu verwenden, auf dem der eigentliche Zahnersatz verschraubt wurde.

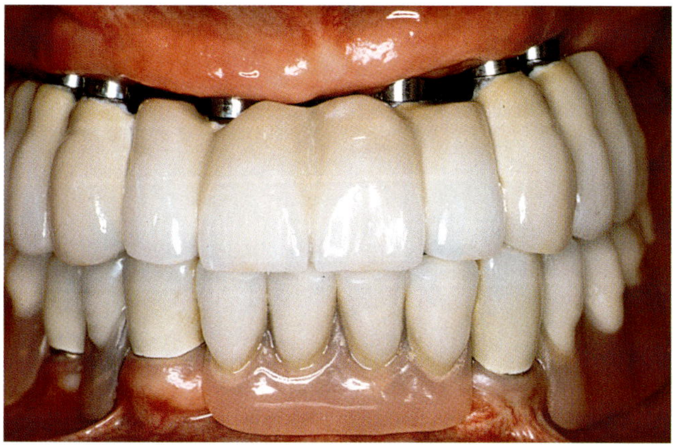

Abb. 53 Ungünstige anatomische Verhältnisse (mäßige, zentripetale Atrophie) ließen in der Front keine zahnadäquate Platzierung von Implantaten zu. Weiterhin ergaben sich bei der Brückenkonstruktion lange Zahnkronen, sodass hier eine Zahnfleischepithese bzw. eine Randgestaltung mit rosa Keramik angebracht ist.

eigene Zähne bzw. festsitzender Zahnersatz und zur Verankerung des herausnehmbaren Ersatzes wenigstens vier Implantate sowie eine ausreichende Anzahl von Verankerungselementen vorhanden sind, ist es möglich, eine Front-Eckzahn- bzw. Gruppenführung zu etablieren. Andernfalls, insbesondere bei **zahnlosem Gegenkiefer,** ist die **bilaterale Balancierung** besser geeignet, weil beide Prothesen dadurch stabilisiert werden.

Von den üblicherweise einzuhaltenden Regeln sind die Folgenden besonders wichtig:

- Front außer Okklusion aufstellen: sagittale Stufe ca. 1 mm oder mehr, vertikaler Überbiss nur ca. 1 mm
- eher flache und gleichmäßige Gruppenführung (Abb. 54).

Eine Zahnaufstellung mit gut profilierten Zähnen ist nach Ansicht des Verfassers zu bevorzugen, wobei der Kondylenbahnneigungswinkel ca. 40–50° zur CAMPER-Ebene betragen sollte. Es sollen gut profilierte Ersatzzähne verwendet werden, was wegen der in der Regel steilen Kondylenbahnneigungswinkel möglich ist. Da jedoch der Abhang des Tuberculum articulare bei zahnlosen Patienten eher flacher als 40–50° ist, ergeben sich in diesen Fällen bei der Laterotrusion zumeist die gewünschten Balancekontakte, welche intraoral einfach zu reduzieren sind, falls sie zu prominent ausfallen.

Durch die Stabilisierung einer zuvor nur unzureichend gelagerten Prothese steigen nach relativ kurzer Inkorporationsdauer die **Kaukräfte** deutlich an [51, 83]. Dies führt häufig zu einer gewissen **distalen Einsenkung** einer frontal implantatgestützten Deckprothese, sodass die Okklusionskontakte im Molarenbereich verloren gehen. Damit ist eine kranial gerichtete Verlagerung des Frontzahnsegments der Prothese verbunden, was zum KELLY-Syndrom (Vorkontakt in der Front mit Schlotterkammbildung in der OK-Frontregion) führen kann. Um dies zu vermeiden, sind die Frontzähne prophylaktisch wie oben erläutert außer Okklusion aufzustellen. Die genannten adaptiven Veränderungen treten über einen Zeitraum von bis zu drei Jahren auf und sind nur gering. Sie werden vom Patienten nicht bemerkt und beeinträchtigen dessen Kauvermögen nicht, wie die klinische Erfahrung zeigt. Daher kann dieser Zustand in der Regel belassen werden, wenn beide Prothesen funktionsstabil sind.

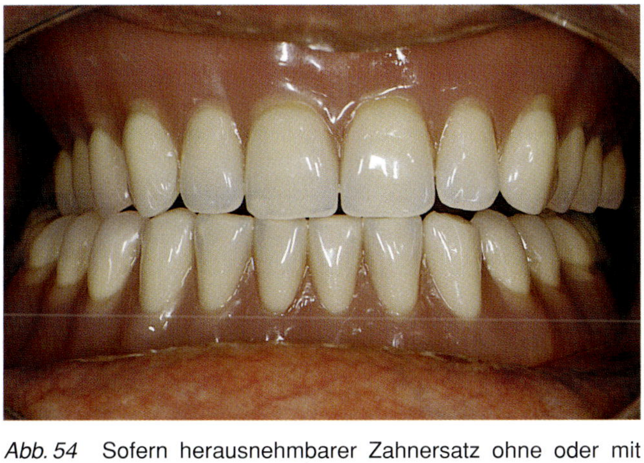

Abb. 54 Sofern herausnehmbarer Zahnersatz ohne oder mit nur wenigen Implantaten (Konzept 1 für den zahnlosen Kiefer) vorliegen, sollte eine bilateral balancierte Okklusion mit eher flacher Gruppenführung gestaltet werden.

Danksagung

Die im Abschnitt 9.7 vorgestellten Zahnersatzkonstruktionen wurden von den zahntechnischen Laboratorien Humperdinck, Aachen, Impladent, Aachen, Kiel, Düsseldorf, Lehwald & Fahrenholz, Düsseldorf und Jung, Wertheim sowie unserem Kliniklabor hergestellt. Wir verdanken die Zufriedenheit unserer Patienten nicht zuletzt dem Können ihrer Mitarbeiter.

9.8 Literatur

[1] Addiere, R., Watzek, G., Plenk, H.: Effects of drill cooling hand bone structure Hohn IMZ implant fixation. Int J Oral Maxillofac Implants 8, 83 (1993).
[2] Adell, R., Eriksson, B., Lekholm, U. et al.: A long-term follow-up study of osseointegrated implants in the treatment of totally edentulous jaws. Int J Oral Maxillofac Implants 5, 347 (1990).
[3] Albrektsson, T., Dahl, E., Enbom, L. et al.: Osseointegrated oral implants. A swedish multicenter study of 8139 consecutively inserted nobelpharma implants. J Periodontol 59, 287 (1988).
[4] Arx, Th. v., Hardt, N., Wallkamm, B.: Die TIME-Technik. Dtsch Zahnärztl Z 50, 342 (1995).
[5] Assif, D., Fenton, A., Zarb, G., Schmitt, A.: Ein Vergleich verschiedener Abformverfahren bei Implantaten. Int J Par Rest Zahnheilkd 12, 107 (1992).
[6] Babbush, C. A.: Evaluation and selection of the endosteal implant patient. In: McKinney, R. V. (ed.): Endosteal Dental Implants. p. 63, Mosby, St. Louis 1991.
[7] Babbush, C. A., Kent, J. N., Misiek, D. J.: Titanium plasma-sprayed (tps) screw implants for the reconstruction of the edentulous mandible. J Oral Maxillofac Surg 44, 274 (1986).
[8] Bahat, O., Fontanesi, R. V., Preston, J.: Reconstruction of the hard and soft tissues for optimal placement of osseointegrated implants. Int J Periodont Rest Dent 13, 255 (1993).
[9] Bain, C. A., Moy, P. K.: The association between the failure of dental implants and cigarette smoking. Int J Oral Maxillofac Implants 8, 609 (1993).
[10] Balshi, T. J.: Resolving aesthetic complications with osseointegration: using a double-casting prosthesis. Quintessence Int 17, 281 (1986).
[11] Batenburg, R. H. K., Stellingsma, K., Raghoebar, G. M., Vissink, A.: Bone height measurements on panoramic radiographs. The effect of shape and position of edentulous mandibles. Oral Surg 84, 430 (1997).

[12] Bavitz, J. B., Harn, S. D., Hansen, C. A., Lang, M.: An anatomical study of mental neurovascular bundle-implant relationships. Int J Oral Maxillofac Implants 8, 563 (1993).
[13] Baxter, J. C., Fattore, L.: Osteoporosis and osseointegration of implants. J Prosthodont 2, 120 (1993).
[14] Becker, J.: Gesteuerte Knochenregeneration in der oralen Implantologie. In: Hartmann, H.-J. (Hrsg.): Aktueller Stand der zahnärztlichen Implantologie. Band 1. Spitta, Balingen 1995.
[15] Becker, W., Lekholm, U., Dahlin, C. et al.: The effect of clinical loading on bone regenerated by GTAM barriers: a study in dogs. Int J Oral Maxillofac Implants 9, 305 (1994).
[16] Becker, W., Schenk, R., Higuchi, K. et al.: Variations in bone regeneration adjacent to implants augmented with barrier membranes alone or with demineralized freeze-dried bone or autologous grafts: a study in dogs. Int J Oral Maxillofac Implants 10, 143 (1995).
[17] Behneke, A., Behneke, N., d'Hoedt, B, Wagner, W.: Diabetes mellitus – ein Risikofaktor für enossale Implantate im zahnlosen Unterkiefer? Dtsch Zahnärztl Z 53, 322 (1998).
[18] Behneke, A., Behneke, N., Wagner, W.: Zur Freilegung subgingivaler Implantatsysteme. Z Zahnärztl Implantol 9, 50 (1993).
[19] Benzing, U., Gall, H., Weber, H.: Biomechanical aspects of two different implant-prosthetic concepts for edentulous maxillae. Int J Oral Maxillofac Implants 10, 188 (1995).
[20] Besimo, C.: Abnehmbarer Zahnersatz auf osseointegrierten Implantaten. Quintessenz, Berlin 1994.
[21] Besimo, C., Graber, G., Lambrecht, J. T.: Bildgebende Verfahren zur prächirurgisch-prothetischen Planung implantatgetragener Suprastrukturen. Implantologie 3, 193 (1995).
[22] Besimo, C., Jaquiery, C., Rohner, H.-P.: Implantatgetragene perioprothetische Suprastrukturen. Geroprothetisch-implantologisches Behandlungskonzept mit Konuskronen und mit Hülsen-Stift-Verankerungen auf Ha-Ti-Implantaten. Schweiz Monatsschr Zahnmed 103, 581 (1993).
[23] Besimo, C., Jordi, P., Berezowsky, J., Guindy, J. S.: Präimplantologische Diagnostik mit dem Mehrzweckröntgengerät Scanora®, Optimierung der Patientenpositionierung und Programmauswahl für spiraltomographische Schichtaufnahmen. Z Zahnärztl Implantol 15, 26 (1999).
[24] Besimo, C., Jordi, P., Berezowsky, J., Guindy, J. S.: Computer- und schablonengeführte Mehrzweckradiographie am Beispiel Scanora® als Alternative zur CT-gestützten Implantatplanung. Implantologie 7, 131 (1999).
[25] Betz, T., Reuther, J. F., Bill, J.: Klinische Nachuntersuchung enossaler Bone-Lock-Implantate unter besonderer Berücksichtigung der periimplantären Gewebe. Dtsch Z Mund Kiefer GesichtsChir 19, 35 (1995).
[26] Block, M. S., Kent, J. N., Finger, I. M.: Use of the integral implant for overdenture stabilization. Int J Oral Maxillofac Implants 5, 140 (1990).
[27] Bolin, A., Eliasson, S., van Beetzen, M., Jansson, L.: Radiographic evaluation of mandibular posterior implant sites: correlation between panoramic and tomographic determinations. Clin Oral Impl Res 7, 354 (1996).
[28] Brånemark, P.-I., Zarb, G. A., Albrektsson, T.: Tissue-Integrated Prostheses. Osseointegration in Clinical Dentistry. Quintessenz, Berlin 1989.
[29] Buser, D., Arx, T. v., ten Bruggenkate, C., Weingart, D.: Basis surgical principles with ITI Implants. Clin Oral Impl Res 11 Suppl, 59 (2000).
[30] Buser, D., Dahlin, C., Schenk, R.: Guided bone regeneration in implant dentistry. Quintessenz, Berlin 1995.
[31] Cavalcanti, M. G. P., Yang, J., Ruprecht, A., Vannier, M. V.: Validation of spiral computed tomography for dental implants. Dentomaxillofac Radiol 27, 329 (1998).
[32] Cawood, J. I.: Arnhem consensus on preprosthetic surgery, May 1989. Int J Oral Maxillofac Surg 19, 10 (1990).
[33] Cawood, J. I., Howell, R. A.: A classification of the edentulous jaws. Int J Oral Maxillofac Surg 17, 232 (1988).
[34] Cawood, J. I., Howell, R. A.: Reconstructive preprosthetic surgery. I. Anatomical considerations. Int J Oral Maxillofac Surg 20, 75 (1991).
[35] Cawood, J. I., Stoelinga, P. J.: International research group on reconstructive preprosthetic surgery. Consensus report. Int J Oral Maxillofac Surg 29, 159 (2000).
[36] Dao, T. T., Anderson, J. D., Zarb, G. A.: Is osteoporosis a risk factor for osseointegration of dental implants? Int J Oral Maxillofac Implants 8, 137 (1993).
[37] Desjardins, R. P.: Prosthesis design for osseointegrated implants in the edentulous maxilla. Int J Oral Maxillofac Implants 7, 311 (1992).
[38] Dietrich, U., Lippold, R., Dirmeier, T. et al.: Statistische Ergebnisse zur Implantatprognose am Beispiel von 2017 IMZ-Implantaten unterschiedlicher Indikation der letzten 13 Jahre. Z Zahnärztl Implantol 9, 9 (1993).
[39] Dietrich, U., Skop, P., Lippold, R. et al.: Vergleich verschiedener Implantatsysteme und deren Prognose im zahnlosen Unterkiefer. Dtsch Zahnärztl Z 48, 793 (1993).
[40] Donath, K., Laaß, M., Günzl, H.-J.: The histopathology of different foreign-body reactions in oral soft tissue and bone tissue. Virch Arch A 420, 131 (1992).
[41] Dula, K., Mini, R., Lambrecht, J. T. et al.: Hypothetical mortality risk associated with spiral tomography of the maxilla and mandible prior to endosseous implant treatment. Eur J Oral Sci 105, 123 (1997).
[42] Dula, K., Mini, R., van der Stelt, P. F. et al.: Hypothetical mortality risk associated with spiral computed tomography of the maxilla and mandible. Eur J Oral Sci 104, 503 (1996).
[43] Ehrl, P. A., Müller, M.: Implantatregister. In: Hartmann, H.-J. (Hrsg.): Aktueller Stand der zahnärztlichen Implantologie, Grundwerk. Spitta, Balingen, 1993.
[44] Fallschüssel, G. K. H.: Zahnärztliche Implantologie. Quintessenz, Berlin 1986.
[45] Foitzik, C.: ITI – Das Dental Implantat System. Schlütersche Verlagsanstalt, Hannover 1994.
[46] Fonesca, R., Davis, H.: Reconstructive preprosthetic oral and maxillofacial surgery. Saunders, Philadelphia 1986.
[47] Frederiksen, N. L.: Diagnostic imaging in dental implantology. Oral Surg 80, 540 (1995).
[48] Gómez-Román, G., d'Hoedt, B., Axmann, D., Schulte, W.: Visual-metric measurement of periimplant bone defects on radiographs. Z Zahnärztl Implantol 12, 104 (1996).
[49] Grunder, U., Strub, J. R.: Gestaltung implantatgetragener Suprakonstruktionen. Int J Par Rest Zahnheilkd 10, 19 (1990).
[50] Günther, H.: Rechtliche Fragen in der zahnärztlichen Praxis. In: Ketterl, W. (Hrsg.): Praxis der Zahnheilkunde. Zahnerhaltung II. Urban & Schwarzenberg, München 1987.
[51] Haraldson, T., Zarb, G.: A 10-year follow-up study of the masticatory system after treatment with osseointegrated implant bridges. Scand J Dent Res 96, 243 (1988).
[52] Hartmann, H.-H.: Aktueller Stand der zahnärztlichen Implantologie. Grundwerk. Spitta, Balingen 1993.
[53] Haßfeld, S., Klug D., Mühling, J.: Primär digitale Panorama-Schichtaufnahme mit dem Siemens Orthophos DS. ZWR 104, 196 (1995).
[54] Haßfeld, S., Ziegler, C., Koke, U.: Computerunterstützte Analyse von Panoramaschichtaufnahmen. Zahnärztl Welt 106, 60 (1997).
[55] Haßfeld, S., Ziegler, C., Mühling, J.: Kann die digitale Panoramaschichtröntgentechnik das filmbasierte Verfahren ersetzen? Zahnärztl Welt 106, 510 (1997).
[56] Haßfeld, S., Streib, S., Sahl, H., Stratmann, U., Fehrentz, D., Zöller, J.: Low-dose Computertomographie des Kieferknochens in der präimplantologischen Diagnostik. Mund Kiefer Gesichts Chir 2, 188 (1998).

[57] Hellner, D., Thie, A., Lachenmayer, L., Janzen, R. W. C., Schmelzle, R.: Blunt trauma lesions of extracranial internal carotid atery in patients with head injury. J of CranioMaxilloFac Surg 21, 234 (1993).
[58] Hofmann, M.: Koppelungsabhängige Implantatbelastung bei Hybridprothesen. Z Zahnärztl Implantol 13, 210 (1997).
[58a] Hofmann, M.: Zum Standard der Versorgung des zahnlosen Unterkiefers. Dtsch Zahnärztl Z 49, 660 (1994).
[59] Holmes, D. C., Grigsby, W. R., Goel, V. K., Keller, J. C.: Comparison of stress transmission in the imz-implant system with polyoxymethylene or titanium intramobile element: a finite element stess analysis. Int J Oral Maxillofac Implants 7, 450 (1992).
[60] Jackowski, J., Jöhren, P., Hartmann, N., Grimm, W.-D., Wentz, K.: Wertigkeit der Computertomographie in der präimplantologischen Diagnostik schwieriger anatomischer Situationen. Z Zahnärztl Implantol 13, 83 (1997).
[61] Jacobs, K., Loutrouki, F.: Implantationsplanung mit 3D-CT-Daten. Eine neue Methode zur interaktiven Diagnostik in der Implantologie. Zahnärztl Welt 104, 242 (1995).
[62] Jacobs, R., van Steenberghe, D.: Radiographic Planning and Assessment of Endosseous Oral Implants. Springer, Berlin 1998.
[63] Jennings, K. J.: ITI hollow-cylinder and hollow-screw implants: prostodontic management of edentulous patients using overdentures. Int J Oral Maxillofac Implants 6, 202 (1991).
[64] Jemt, T., Book, K., Linden, B., Urde, G.: Failures and complications in 92 consecutively inserted overdentures supported by Brånemark implants in severely resorbed edentulous maxillae: a study from prosthetic treatment to first annual check-up. Int J Oral Maxillofac Implants 7, 162 (1992).
[65] Johansson, P., Strid, K.-G.: Assessment of bone quality from cutting resistance during implant surgery. Int J Oral Maxillofac Implants 9, 279 (1994).
[66] Kaeppler, G., Axmann-Krcmar, D., Schwenzer, N.: Anwendungsbereiche transversaler Schichtaufnahmen (Scanora) in der zahnärztlichen Implantologie. Z Zahnärztl Implantol 13, 18 (1997).
[67] Kalk, W. W., Raghoebar, G. M., Jansma, J., Boering, G.: Morbidity from iliac crest bone harvesting. J Oral Maxillofac Surg 54, 1424 (1996).
[68] Klemke, J., Walther, W., Heners, M.: Prothetischer Erhaltungsaufwand bei implantatgetragenen Konuskronenkonstruktion. Z Zahnärztl Implantol 12, 22 (1996).
[69] Knapp, G., Nentwig, G.-H.: Ultraschall-Laufzeitmessung zur klinischen Bewertung der Schleimhautperiostdicke. Z Zahnärztl Implantol 7, 97 (1991).
[70] König, S., Widlitzek, H., Golin, U.: Der Stellenwert des Dental-CTs bei Sinus-Lift-Operationen. Z Mund Kiefer GesichtsChir 20, 167 (1996).
[71] Körber, K. H.: Electronic registration of tooth movements. Int Dent J 21, 466 (1969).
[72] Krämer, A., Weber, H., Benzing, U.: Implant and prosthetic treatment of the edentulous maxilla using a bar-supported prosthesis. Int J Oral Maxillofac Implants 7, 251 (1992).
[73] Kreusch, T., Hezel, J., Fleiner, B.: Die klinische Anwendung des Denta-CT in der radiologischen Diagnostik. Z Mund Kiefer GesichtsChir 17, 243 (1993).
[74] Lambrecht, J. T., Wangerin, K.: Entstehung und Abbildung von Ghost-images bei Panoramaschichtaufnahmen. Dtsch Zahnärztl Z 40, 853 (1985).
[75] Lambrecht, J. T.: 3-D Modeling Technology in Oral and Maxillofacial Surgery. Quintessence, Chicago 1995.
[76] Lambrecht, J. T., Hammer, B., Jacob, A. L. et al.: Individual model fabrication in maxillofacial radiology. Dentomaxillofac Radiol 24, 147 (1995).
[77] Lambrecht, J. T., Besimo, C. E., Guindy, J. S.: Standortbestimmung der zahnärztlichen Implantologie in der Schweiz. Schweiz Monatsschr Zahnmed 109, 19 (1999).
[78] Lambrecht, J. T., Schiel, H. J.: Die Kieferhöhlenbodenosteoplastik (Sinus graft). Acta Med Dent Helv 4, 49 (1999).
[79] Landsberg, C. J., Grosskopf, A., Weinreb, M.: Clinical and biologic observations of demineralized freeze-dried bone allografts in augmentation procedures around dental implants. Int J Oral Maxillofac Implants 9, 586 (1994).
[80] Ledermann, P. D.: Kompendium des TPS-Schraubenimplantates im zahnlosen Unterkiefer. Quintessenz, Berlin 1986.
[81] Lhotsky, B.: Über Misserfolge in der Implantologie, Teil II: Der Implantat-Patient. ZWR 8, 326 (1972).
[82] Lindh, C., Nilsson, M., Klinge, B., Petersson, A.: Quantitative computed tomography of trabecular bone in the mandible. Dentomaxillofac Radiol 25, 146 (1996).
[83] Lindquist, L. W., Carlsson, G. E.: Long-term effects on chewing with mandibular fixed protheses on osseointegrated implants. Acta Odontol Scand 43, 39 (1985).
[84] Lindquist, L. W., Carlsson, G. E., Hedegard, B.: Changes in bite force and chewing efficiency after dentive treatment in edentulous patients with denture adaptation difficulties. J Oral Rehabil 13, 21 (1986).
[85] Lothigius, E., Smedberg, J.-I., De Buck, V., Nilner, K.: A new design for a hybrid prosthesis supported by osseointegrated implants: Part 1. Technical aspects. Int J Oral Maxillofac Implants 6, 80 (1991).
[86] Maki, K., Okano, T., Morohashi, T., Yamada, S., Shibaski, Y.: The application of three-dimensional quantitative computed tomography to the maxillofacial skeleton. Dentomaxillofac Radiol 26, 39 (1997).
[87] Marmulla, R., Niederdellmann, R., Dammer, R., Hoffmann, A.: Die Verweildauer intraoraler Implantate bei Tumorpatienten im Vergleich zu einem Kontrollkollektiv. Z Zahnärztl Implantol 15, 158 (1999).
[88] Mecall, R. A., Rosenfeld, A. L.: The influence of residual ridge resorption patterns on implant fixture placement and tooth position. Part II. Presurgical determination of prosthesis type and design. Int J Periodont Rest Dent 12, 33 (1992).
[89] Melsen, B., Klemt, B., Guerra, L., Milano, F.: Teamarbeit – die Zukunft in der Zahnheilkunde. Phillip Journal 10, 515 (1993).
[90] Mensdorff-Pouilly, N., Haas, R., Mailath, G., Watzek, G.: The Immediate Implant: A Retrospective Study Comparing the Different Types of Immediate Implantation. Int J Oral Maxillofac Implants 9, 571 (1994).
[91] Mericske-Stern, R.: Clinical evaluation of overdenture restorations supported by osseointegrated titanium implants: a retrospective study. Int J Oral Maxillofac Implants 5, 375 (1990).
[92] Mericske-Stern, R.: Force distribution on implants supporting overdentures: the effect of distal bar extensions. Clin Oral Impl Res 8, 142 (1997).
[93] Modica, F., Fava, C., Benech, A., Preti, G.: Radiologic-prosthetic planning of the surgical phase of the treatment of edentulism by osseointegrated implants: An in vitro study. J Prosthet Dent 65, 541 (1991).
[94] Müller, F., Wahl, G., Fuhr, K.: Age-related satisfaction with complete dentures, desire for improvement and attitudes to implant treatment. Gerodontology 11, 7 (1994).
[95] Nentwig, G.-H.: Zahnärztliche Implantologie heute – am Beispiel des Ankylos®-Systems. Zahnarzt Magazin, 28 (1994).
[96] Neukam, F. W., Hausamen, J. E., Scheller, H.: Möglichkeiten und Grenzen der Implantologie beim älteren Patienten. Dtsch Zahnärztl Z 44, 490 (1989).
[97] Nolte, J.: Das Verhalten der Blutungszeit nach einmaliger, oraler Applikation von Aspirin und die analgetische Wirkung bei elektrischer Stimulation der Zähne. Mainz, Med. Diss. 1994.

[98] Parr, G. P., Steflik, D. E., Sisk, A. L.: Histomorphometric and histologic observations of bone healing around immediate implants in dogs. Int J Oral Maxillofac Implants 8, 534 (1993).
[99] Powers, M. P., Bosker, H., van Pelt, H., Dunbar, N.: The transmandibular implant: from progressive bone loss to controlled bone growth. J Oral Maxillofac Surg 52, 904 (1994).
[100] Reich, R. H., Gade, R.: Zur Verletzungsgefahr des Nervus alveolaris inferior bei der Implantatchirurgie des Unterkiefers anhand anatomischer Untersuchungen. Dtsch Zahnärztl Z 38, 126 (1983).
[101] Reikie, D., F.: Esthetic and functional considerations for implant restoration of the partially edentulous patient. J Prosthet Dent 70, 433 (1993).
[102] Reinhardt, S., Drüke, B.: Vier verschiedene Versorgungskonzepte des zahnlosen Unterkiefers mit Implantaten. Dtsch Zahnärztl Z 48, 805 (1993).
[103] Richter, E.-J.: Die Verbundbrücke zwischen Zahn und Implantat: Ergebnisse experimenteller und klinischer Untersuchungen. Med. Habil., Aachen 1992.
[104] Richter, E.-J., Jansen, V. K., Spiekermann, H., Jovanovic, S. A.: Langzeitergebnisse von IMZ- und TPS-Implantaten im interforaminalen Bereich des zahnlosen Unterkiefers. Dtsch Zahnärztl Z 47, 449 (1992).
[105] Richter, E.-J., Spiekermann, H.: Die implantologisch-prothetische Behandlung des zahnlosen Patienten – Die Aachener Therapiekonzepte. Implantologie 1, 117 (1993).
[106] Richter, E.-J., Wyndorps, P., Lambert, S., Klöppel, H.: Quantitative Messung der Verankerungsfestigkeit von Zähnen und Implantaten. Dtsch Zahnärztl Z 50, 204 (1995).
[107] Rushton, V. E., Horner, K.: The use of panoramic radiology in dental practice. J Dent 24, 185 (1996).
[108] Scaf, G., Lurie, A. G., Mosier, K. M. et al.: Dosimetry and cost of imaging osseointegrated implants with film-based and computed tomography. Oral Surg 83, 41 (1997).
[109] Scharf, D. R., Tarnow, D. T.: The effect of crestal versus mucobuccal incision on the success rate of implant osseointegration. Int J Oral Maxillofac Implants 8, 187 (1993).
[110] Schenk, R. K., Buser, D., Hardwick, W. R., Dahlin, C.: Healing pattern of bone regeneration in membrane-protected defects: a histologic study in the canine mandible. Int J Oral Maxillofac Implants 9, 13 (1994).
[111] Schlegel, K. A., Janson, O., Heumann, Ch., Toutenburg, H.: Attached Gingiva und Periimplantitis. Z Zahnärztl Implantol 10, 212 (1994).
[112] Schliephake, H.: Resorptionsprotektion durch Implantate – Wunsch oder Wirklichkeit? Z Zahnärztl Implantol 15, 143 (1999).
[113] Schliephake, H., Neukam, F. W., Wichmann, M.: Survival analysis of endosseous implants in bone grafts used for the treatment of severe alveolar ridge atrophy. J Oral Maxillofac Surg 55, 1227 (1997).
[114] Schmid, J.: Implantate beim parodontal erkrankten Patienten. Phillip Journal 10, 493 (1993).
[115] Schroeder, A., Sutter, F., Buser, D., Krekeler, G.: Orale Implantologie: Allgemeine Grundlagen und ITI-System, 2. Aufl. Thieme, Stuttgart – New York 1994.
[116] Schulte, W.: Implantologie heute und morgen. In: Jahrbuch für Orale Implantologie 13. Quintessenz, Berlin 1994.
[117] Schultze-Mosgau, S., Schliephake, H., Schultze-Mosgau, S., Neukam, F. W.: Soft tissue profile changes after autogenous iliac crest onlay grafting for the extremely atrophic maxilla. J Oral Maxillofac Surg 58, 971 (2000).
[118] Schwarting, P., Loock, H.: Der Stellenwert der Vestibulumplastik als präprothetische Maßnahme im zahnlosen Unterkiefer. Dtsch Zahnärztl Z 50, 118 (1995).
[119] Schwarz, M. S., Rothmann, S. L. G., Chafetz, N., Rhodes, M. L.: Computed tomography in dental implantation surgery. Dent Clin North Am 33, 555 (1989).
[120] Smedberg, J.-I., Lothigius, E., Nilner, K., De Buck, V.: A new design for a hybrid prosthesis supported by osseointegrated implants: Part 2. Preliminary clinical aspects. Int J Oral Maxillofac Implants 6, 154 (1991).
[121] Solar, P., Ulm, C., Frey, G., Matejka, M.: A classification of the intraosseous paths of the mental nerve. Int J Oral Maxillofac Implants 9, 339 (1994).
[122] Sonick, M., Abrahams, J., Faiella R. A.: A comparison of the accuracy of periapical panoramic and computerized tomographic radiographs in locating the mandibular canal. Int J Oral Maxillofac Impl 9, 455 (1994).
[123] Spiekermann, H.: Implantatprothetik. In: Voss, R., Meiners, H. (Hrsg.): Fortschritte der Zahnärztlichen Prothetik und Werkstoffkunde, S. 280, Band 3, Hanser, München – Wien 1987.
[124] Spiekermann, H.: Implantatprothetik. In: Voss, R., Meiners, H. (Hrsg.): Fortschritte der Zahnärztlichen Prothetik und Werkstoffkunde, S. 241, Band 4, Hanser, München – Wien 1989.
[125] Spiekermann, H.: Implantologie. In: Rateitschak, K. H., Wolf, H. F. (Hrsg.): Farbatlanten der Zahnmedizin, Band 10. Thieme, Stuttgart 1994, S. 91.
[125a] Spiekermann, H.: Implantologie in der Zahnheilkunde – Stellungnahme der DGZMK 3/98. Dtsch Zahnärztl Z, 563 (1998).
[126] Starck, W. J., Epker, B. N.: Failure of osseointegrated dental implants after diphosphonate therapy for osteoporosis: A case report. Internat J Oral Maxillofac Impl 10, 74 (1995).
[127] Stoelinga, P. J., Cawood, J. I.: Report of the International Research Group on Reconstructive Preprosthetic Surgery: the history of the Consensus Conference on Reconstructive Preprosthetic Surgery. Int J Oral Maxillofac Surg 25, 81 (1996).
[128] Taylor, T. D.: Fixed implant rehabilitation for the edentulous maxilla. Int J Oral Maxillofac Implants 6, 329 (1991).
[129] Tetsch, P.: Enossale Implantationen in der Zahnheilkunde, 2. Aufl. Hanser, München – Wien 1991.
[130] Tetsch, P., Ackermann, K.L., Behneke, N. et al.: Konsensus-Konferenz zur Implantologie, 18.10.1989 in Mainz. Z Zahnärztl Implantol VI, 5 (1990).
[131] Tetsch, P., Tetsch, J.: Fortschritte der zahnärztlichen Implantologie. Hanser, München 1996.
[132] Tinschert, J., Yildirim, M., Marx, R. et al.: Stabilisierung von Deckprothesen mit Hilfe implantatgetragener Magnetanker. Implantologie 2, 101 (1997).
[133] Traxler, M., Schurawitzki, H., Ulm, C. et al.: Sonography on nonneoplastic disorders of the salivary glands. Int J Oral Maxillofac Surg 21, 360 (1992).
[134] Ulm, C. W., Solar, P., Gsellmann, B., Matejka, M., Watzek, G.: The edentulous maxillary alveolar process in the region of the maxillary sinus-a study of physical dimension. Int J Oral Maxillofac Surg 24, 279 (1995).
[135] Ulm, C., Solar, P., Lill, W., Ulm, M. R., Traxler, M., Matejka, M.: Präimplantologische Abklärung der Kieferkammkonfiguration mittels Ultraschall. Stomatologie 90, 465 (1993).
[136] Vannier, M. W., Marsh, J. L., Warren, J. O.: Three dimensional CT reconstruction images for craniofacial surgery planning and evaluation. Radiology 150, 179 (1984).
[137] Van Roekel, N. B.: Prosthesis fabrication using electrical discharge machining. Int J Oral Maxillofac Implants 7, 56 (1992).
[138] Wächter, R., Stoll, P.: Möglichkeiten und Grenzen enossaler Implantate bei der oralen Rehabilitation von Tumorpatienten nach Bestrahlung. Z Zahnärztl Implantol 10, 171 (1994).
[139] Wagner, W., Esser, E., Ostkamp, K.: Osseointegration of dental implants in patients with and without radiotherapy. Acta Oncol 37, 693 (1998).

[140] Wagner, W., Wahlmann, U. W., Jänicke, S.: Morphometrischer Vergleich der Knochenreaktion auf Trikalziumphosphat, Hydroxylapatit und Ceravital. Dtsch Zahnärztl Z 43, 108 (1988).

[141] Wahl, G.: Indikation, Kontraindikation und Differentialindikation aus chirurgischer Sicht. In: Koeck, B., Wagner, W. (Hrsg.): Implantologie. Praxis der Zahnheilkunde, Bd. 13. Urban & Schwarzenberg, München–Wien–Baltimore 1996.

[142] Wahlmann, U. W., Wagner, W., Stender, E.: Experimentelle Untersuchung zur Stabilität der HA-Beschichtung von Titanimplantaten im Weichteillager. Z Zahnärztl Implant IX 91(1993).

[143] Walton, J. N., MacEntee, M. I.: A prospective study on the maintenance of implant prostheses in private practice. Int J Prosthodont 10, 453 (1997).

[144] Watzek, G.: Enossale Implantate in der oralen Chirurgie. Quintessenz, Berlin–Chicago–London–Moskau 1993.

[145] Watzinger, F., Birkfellner, W., Wanschitz, F. et al.: Positioning of dental implants using computer-aided navigation and an optical tracking system: case report and presentation of a new method. J Cranio-Maxillofacial Surgery 27, 77 (1999).

[146] Weibrich, G., Buch, R. S. R., Wegener, J., Wagner, W.: Five-year prospective follow-up report of the Astra Tech standard dental implant in clinical treatment. J Oral Maxillofac Impl 16 (4), 557–562 (2001).

[147] Weibrich, G., Gnoth, S. H., Buch, R. S. R., Ellers, M. et al.: Versorgung des zahnlosen Unterkiefers mit dem ASTRA-Implantat-System – 5 Jahre klinische Erfahrung. Z Zahnärztl Implantol, 16 (2), 81–86 (2000).

[148] Weibrich, G., Gnoth, S. H., Buch, R. S. R., Müller, F. et al.: Das IMZ-TwinPlus-Schraubenimplantat-System – 4 Jahre klinische Erfahrung. Mund Kiefer Gesichtschir 5, 120–125 (2001).

[149] Weigl, P., Kleutges, D.: Ein innovatives und einfaches Therapiekonzept für herausnehmbare Suprakonstruktionen mit neuem Halteelement – Konische Keramikpatrize vs. Feingoldmatrize. In: Weber, H.-P., Mönkmeyer, U.R. (Hrsg.): Implantatprothetische Therapiekonzepte. S. 117, Quintessenz, Berlin 1999.

[150] Weng, D.: Bildgebende Verfahren in der Implantologie. Implantologie 2, 73 (1994).

[151] Weyant, R. J.: Characteristics associated with loss and peri-implant tissue health of endosseous dental implants. Int J Oral Maxillofac Implants 9, 95 (1994).

[152] White, G. E.: Implantatretinierte Deckprothesen und ihre Verankerungssysteme. Implantologie 4, 347 (1993).

[153] Wiltfang, J., Merten, H.-A., Becker, H.-J.: Klinische, röntgenologische und sinuskopische Nachkontrolle nach Sinusbodenelevation. Z Zahnärztl Implantol 12, 80 (1996).

[154] Winter, M., Kochhan, G., Platte, J., Schmitz, H.-J.: Zur Häufigkeit von Verletzungen des Nervus alveolaris inferior infolge enossaler Implantation im Unterkieferseitenzahnbereich. Z Zahnärztl Implantol 11, 79 (1995).

[155] Wirz, J., Lopez, S., Schmidli, F.: Magnetverankerungen auf Implantaten; Teil I: Bestandsaufnahme. Quintess Zahnärztl Lit 44, 579 (1993).

[156] Wirz, J., Lopez, S., Schmidli, F.: Magnetverankerungen auf Implantaten; Teil II: Korrosionsverhalten. Quintess Zahnärztl Lit 44, 737 (1993).

[157] Wirz, J., Jäger, K., Schmidli, F.: Magnetverankerungen auf Implantaten; Teil III: Schlussfolgerungen und klinische Empfehlungen. Quintess Zahnärztl Lit 44, 891 (1993).

[158] Yang, Jie, Cavalcanti, M. G. P., Ruprecht, A., Vannier, M. W.: 2-D and 3-D reconstructions of spiral computed tomography in localization of the inferior alveolar canal for dental implants. Oral Surg 87, 369 (1999).

[159] Zarb, G. A., Lewis, D. W.: Dental implants and decision making. J Dent Educ 56, 863 (1992).

10 Dublieren und Rebasing

von FRAUKE MÜLLER

Inhaltsübersicht

10.1 Einleitung 282

10.2 Dublieren 283

10.2.1 Definition und Indikation 283
10.2.2 Praktisches Vorgehen 284
10.2.3 Vor- und Nachteile beider Dublierverfahren 289

10.3 Rebasing 291

10.3.1 Definition und Indikation 291
10.3.2 Vor- und Nachteile des Rebasing 292

10.4 Literatur 292

10.1 Einleitung

Fortschritte in der Zahnerhaltung und Prophylaxe sowie Neuerungen auf dem Gebiet der Zahnersatzkunde und der Zahntechnik haben dazu geführt, dass Zähne immer länger erhalten werden. Gleichzeitig ist die Lebenserwartung gestiegen. Während einem bereits 60 Jahre alt gewordenen Menschen zu Beginn des letzten Jahrhunderts durchschnittlich 13 bzw. 14 Lebensjahre verblieben, beträgt diese Zeitspanne heute 18,5 bzw. 23,0 Jahre [18]. Die Lebenserwartung Neugeborener von derzeit durchschnittlich 74 Jahren für Männer und 80 Jahren für Frauen wird sich nach Schätzungen des Statistischen Bundesamtes bis ins Jahr 2030 auf 77 bzw. 83 Jahre erhöhen [18].

Entsprechend wird sich das **therapeutische Behandlungsspektrum** des praktisch tätigen Zahnarztes ändern. Der Zahnverlust wird häufiger in einem Lebensabschnitt eintreten, in dem das orofaziale System bereits durch Alterserscheinungen gekennzeichnet ist. Vermehrt werden sehr alte und hoch betagte Patienten die Erneuerung vorhandenen Zahnersatzes benötigen [19, 45]. **Multimorbidität** und **eingeschränkte Mobilität** führen dazu, dass beispielsweise in Berlin nur 40% der über 90-jährigen Patienten selbstständig den Zahnarzt aufsuchen können, 42% benötigen eine Begleitung. Die restlichen 18% dieser Altersgruppe sind auf einen Hausbesuch des Zahnarztes angewiesen [53]. Die Annahme, dass die Totalprothese durch andere Therapieformen verdrängt wird, kann durch folgende Zahlen widerlegt werden: Jeder vierte Bundesbürger zwischen 65 und 74 Jahren ist zahnlos, und über 80% der Berliner Einwohner zwischen 90 und 94 Jahren haben keine natürlichen Zähne mehr [40, 53]. Die Zahl der durch Implantate ersetzten Zähne wird auf unter 0,03% geschätzt [40]. Alte zahnlose Patienten bitten zunehmend, funktionsuntüchtige, jahrelang getragene Prothesen zu reparieren. Meist kommen die Patienten mit ihrem oft vor vielen Jahren eingegliederten Zahnersatz gut zurecht, obwohl häufig unzureichende Okklusionsverhältnisse herrschen, die Aufstellung der künstlichen Zähne verbesserungswürdig ist, und die Prothese unzureichend der Unterlage aufliegt [46]. In Anbetracht der vollkommenen Inkorporation und Adaptation ihres Zahnersatzes sind die Patienten oft schwer davon zu überzeugen, dass die Anfertigung neuer Prothesen dringend erforderlich wäre, um strukturelle Folgeschäden zu vermeiden.

Eine andere Gruppe älterer Patienten bittet darum, neue Prothesen anzufertigen, weil sich der Zahnersatz im Laufe der Jahre gelockert hat und das Kauen schwer fällt. Unansehnliche Verfärbungen, der schlechte Geruch des Kunststoffes oder dass „die Zähne selbst beim Lachen oder Sprechen nicht mehr zu sehen sind“, sind weitere Gründe, den Zahnarzt aufzusuchen.

Wird bei alten Patienten ein neuer und den Anforderungen der Totalprothetik entsprechender Zahnersatz eingefügt, so ist das Ergebnis oft unbefriedigend. Obwohl Aussehen, Passform, Okklusion und Bisslage der neuen Prothesen korrekt sind, wird der neu eingefügte Zahnersatz nicht adaptiert. Der Patient greift auf seine alten Prothesen zurück. Der Patient ist oft enttäuscht, und der Behandler, der keinen Fehler findet, resigniert.

Mit zunehmendem Alter gelingt es dem Patienten kaum noch, Verhaltensmuster zu ändern, neue Bewegungsmuster aufzubauen und einen gegenüber der ursprünglichen Prothese in seinen Dimensionen und in der Form veränderten neuen Zahnersatz zu adaptieren [26, 41, 44, 55, 62, 47].

Bereits Fish schrieb [25]: „Die Akzeptanz von Prothesen hängt von der Adaptation durch den Patienten ab. Die Gestaltung von Vollprothesen und die Hinführung des Patienten zu ihnen sollten die Erfordernisse des Lernens, der muskulären Geschicklichkeit sowie der Gewöhnung berücksichtigen.“

Insbesondere die Fähigkeiten des Lernens, der muskulären Koordination sowie die Befähigung zur Adaptation sind beim alten Patienten verlangsamt. Die Muskeln der Zunge und Wange, die Reizleitung der Rezeptoren und die damit verbundenen eingefahrenen Reflexe stellen sich nur schwer auf die veränderte Form und die Belastungsmöglichkeit der neuen Prothese ein [28, 36, 41].

Schon der Verdacht von Seiten des Zahnarztes auf die eingeschränkte Fähigkeit des Patienten, sich an einen neuen Zahnersatz zu gewöhnen, bestimmt die Entscheidung, die nicht mehr funktionstüchtige Prothese entweder aufzuarbeiten oder sie zu dublieren.

Es ist daher wichtig, die **Altersveränderungen** am Kauorgan insgesamt zu bewerten [48], wobei die **Adaptationsfähigkeit des Patienten** eine wesentliche Rolle spielt. Oft zeigt sich, dass das biologische Lebensalter des Patienten nicht mit seinem kalendarischen Alter übereinstimmen muss. Eingehende anamnestische Erhebungen und klinische Erfahrung sind für die Beurteilung der Adaptationsfähigkeit und die Indikationsstellung zur Dublierung zuverlässiger als psychologische Tests [6, 9, 11, 24, 35, 36, 50, 64].

Behandlungserfolge, die mit einer Änderung der Aufstellung der künstlichen Zähne oder der Kieferrelation verbunden sind, setzen bei Patienten im Senium eine starke **Motivation** voraus. Diese lässt jedoch mit dem Rückzug aus dem öffentlichen Leben oder der zunehmenden Multimorbidität und eingeschränkten Mobilität stark nach [46]. In jedem Fall sollte bei älteren Patienten sehr sorgfältig abgewogen werden, ob bei der Neuanfertigung des Zahnersatzes alle vorhandenen Mängel Erfolg versprechend korrigiert werden können oder ob ein inkorporierter Zahnersatz trotz gewisser funktioneller Defizite in seinen wesentlichen Merkmalen dubliert werden sollte [8, 25, 59, 70].

10.2 Dublieren

10.2.1 Definition und Indikation

Definition: Dublieren ist ein Verfahren zur Neuanfertigung eines Zahnersatzes, der im Aussehen, in seinen Dimensionen, in der Form und Oberflächengestaltung völlig der alten Prothese des Patienten gleicht.

Indikation: Die Indikation zur Dublierung ist gegeben bei:

- Patienten, deren Adaptationsfähigkeit und Inkorporationsbereitschaft herabgesetzt ist und
- Patienten, deren funktionstüchtiger Zahnersatz wegen Materialermüdung, Verfärbungen, werkstoffkundlichen Mängeln oder aus hygienischer Sicht erneuert werden muss.

Zudem ist eine Verdopplung von Zahnersatz sinnvoll bei:

- der Herstellung definitiver Prothesen nach Interimsersatz, wenn physiognomische Aspekte exakt übertragen werden sollen sowie
- der Herstellung von Reserveprothesen.

Dublierverfahren sind immer dann zu empfehlen, wenn ein vom Patienten tolerierter und inkorporierter Zahnersatz erneuert werden muss und keine ästhetischen oder funktionellen Gründe dagegen sprechen.

Im Einzelfall wird abzuwägen sein, welche Charakteristika der Prothese übernommen werden sollen. Dazu werden das Ausmaß der ästhetischen, statischen oder funktionellen Mängel an der alten Prothese und die Adaptationsfähigkeit des Patienten eingeschätzt.

Beim Patienten im Senium beschränkt man sich in der Regel auf eine Korrektur der Prothesenbasis und der Okklusalflächen, um Abbauerscheinungen im Bereich des Prothesenlagers und Abnutzungserscheinungen am Kauansatz auszugleichen.

Änderungen der Vertikalrelation sind mit Bedacht vorzunehmen und bedürfen in der Regel einer funktionellen Vorbehandlung mit Aufbissschienen oder einer Replica-Prothese [49].

Je nach Bedarf können folgende **Charakteristika** einer Prothese dubliert werden:

- Frontzahnstellung, Form und Farbe der Frontzähne
- Seitenzahnform und Stellung der Seitenzähne
- Morphologie der Okklusalflächen
- Okklusionsebene
- Vertikalrelation

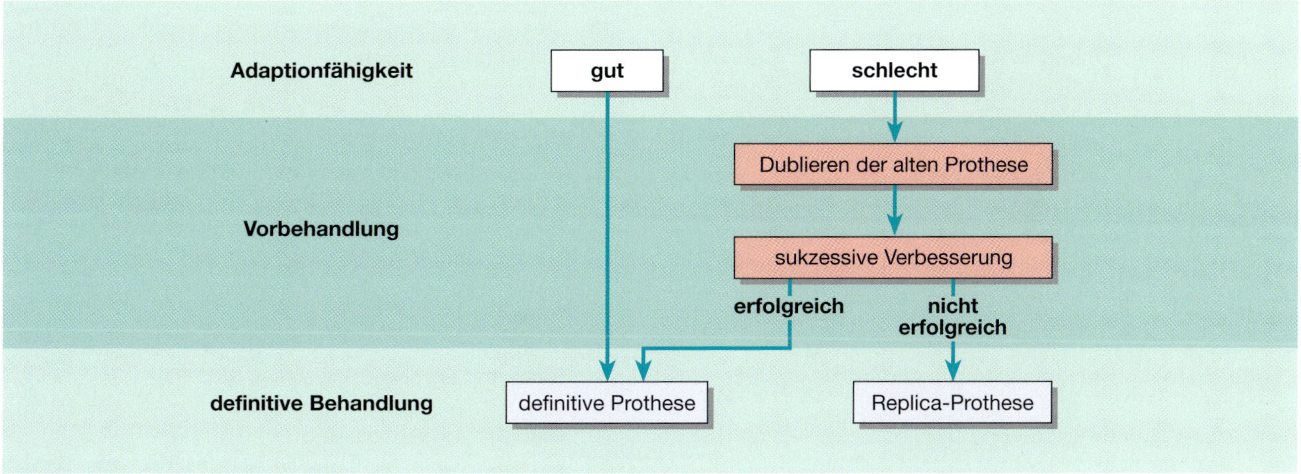

Abb. 1 Durch die Eingliederung einer Replica-Prothese ist die schrittweise Austestung der Adaptationsfähigkeit des Patienten möglich.

- Horizontalrelation
- Form des Prothesenkörpers, insbesondere sprachfunktionell wichtige Gaumenbereiche [67]
- Ausdehnung und Passform der Prothesenbasis.

Bei Unsicherheit des Zahnarztes, welche Veränderungen in welchem Umfang der Patient adaptieren kann, ist es sinnvoll, zunächst eine Replica-Prothese mit zahnfarbenem Zahnkranz herzustellen. Anhand dieser können die angestrebten funktionellen Verbesserungen sukzessive ausgetestet werden (Abb. 1). So kann beispielsweise die Vertikalrelation schrittweise erhöht werden, bis eine funktionelle Anpassung der Muskulatur und des Prothesenlagers sichergestellt ist. Das Ausmaß der funktionellen Verbesserungen wird dann auf den definitiven Zahnersatz übertragen.

Bei sehr hohem Alter des Patienten und mit zunehmender Senilität werden für die Herstellung von Reserveprothesen bzw. für die Erneuerung aus werkstoffkundlichen Gründen alle Charakteristika der Originalprothese übernommen. Diese Methode wird als **totale Dublierung** bezeichnet. In der Regel ist jedoch eine Korrektur der Prothesenbasis sowie der Okklusion notwendig und sinnvoll (Abb. 2).

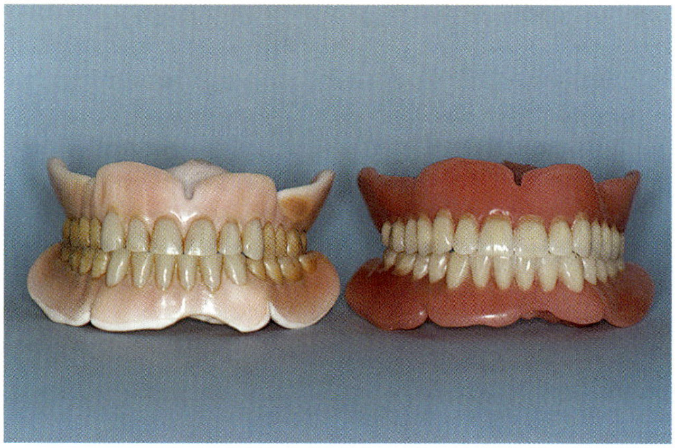

Abb. 2 Die alte, vom Patienten in kochendem Wasser „gepflegte“ Prothese wurde aus werkstoffkundlichen Gründen dubliert.

10.2.2 Praktisches Vorgehen

Es gibt zahlreiche Möglichkeiten, einschließlich CAD/CAM-Methoden [37], Prothesen zu dublieren [4, 7, 29, 32, 33, 38, 52, 56]. Zwei konventionelle für unterschiedliche Indikationen bewährte Verfahrensweisen seien hier vorgestellt (Tab. 1).

Tabelle 1 Arbeitsschritte in Klinik und Labor für Dubliermethoden 1 und 2.

	Methode 1	Methode 2
Labor		Dublieren der alten Prothese mittels Dublierküvette und Herstellung einer replica-Prothese aus Kaltplast
1. Sitzung	Unterfütterung der alten Prothese (möglichst ohne Veränderungen der alten Prothese, welche eine spätere Unterfütterung erfordern könnten)	Unterfütterung der Replica-Prothese, Gesichtsbogenübertragung, Kieferrelationsbestimmung sowie Farb- und Formauswahl
Labor	Einbetten zur Herstellung einer Replica-Prothese aus Heißpolymerisat	Aufstellung in Wachs
2. Sitzung	Gesichtsbogenübertragung, Kieferrelationsbestimmung sowie Farb- und Formauswahl	Wachseinprobe (Replica-Prothese mit Unterfütterungsmaterial in situ)
Labor	Aufstellung in Wachs	Fertigstellung (Heißpolymerisat)
3. Stzung	Wachseinprobe	Eingliederung
Labor	Fertigstellung (Vorwall und Kaltplast)	Fertigstellung (Heißpolymerisat)
4. Sitzung	Eingliederung	Sekundäre Remontage
5. Sitzung	Sekundäre Remontage	

Erstes Dublierverfahren

In einer ersten Sitzung wird am Patienten der **Funktionsrand korrigiert** und die alte Prothese **unterfüttert** (Abb. 3). Als Unterfütterungsmaterial haben sich Zinkoxid-Eugenol-Pasten oder im Einzelfall auch weichbleibende Kunststoffe bewährt. Im Labor werden unterschnittige Basisbereiche mit Silikonmassen ausgeblockt und die unterfütterte Prothese mit Gips in das Unterteil einer herkömmlichen Küvette **eingebettet**. Zum Herstellen des **Konters** werden Silikonmassen verwendet (Abb. 4), so kann die Prothese problemlos entfernt werden. Dem Patienten kann bereits zu diesem Zeitpunkt seine alte Prothese zurückgegeben werden. Später dient sie ihm als Reserveprothese. Sie wird nochmals unterfüttert, wenn für die Funktionsabformung der neuen Prothese untersichgehende Stellenbereiche entfernt oder Tegumentbereiche zur Entlastung perforiert wurden. Die Hohlform in der Küvette, die nach dem Entfernen der Prothese entsteht, wird **in rosafarbenen Kunststoff** überführt. Dieser wird ausgearbeitet und poliert (Abb. 5). Das Produkt wird im Folgenden **Replica-Prothese** genannt.

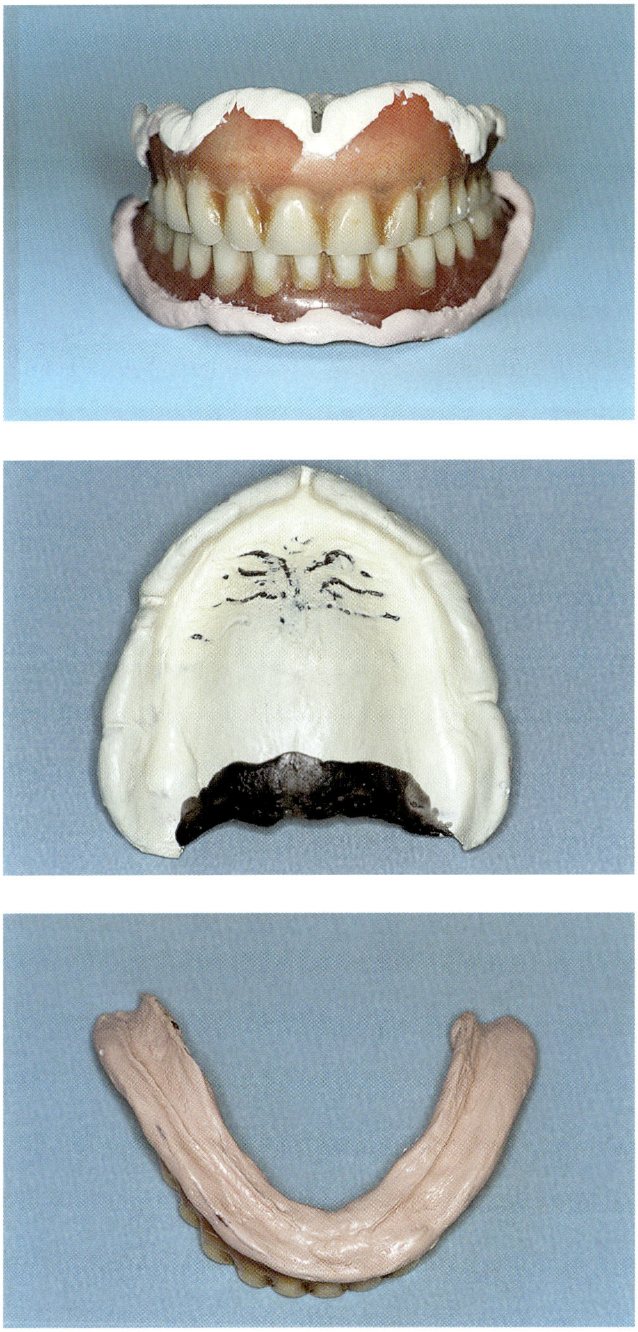
a b c

Abb. 3a bis c Nach Korrektur der Funktionsränder wird eine Funktionsabformung durchgeführt (a). Sie kann mit Hilfe von Zinkoxid-Eugenol-Pasten oder Silikonabformmassen erfolgen (b und c).

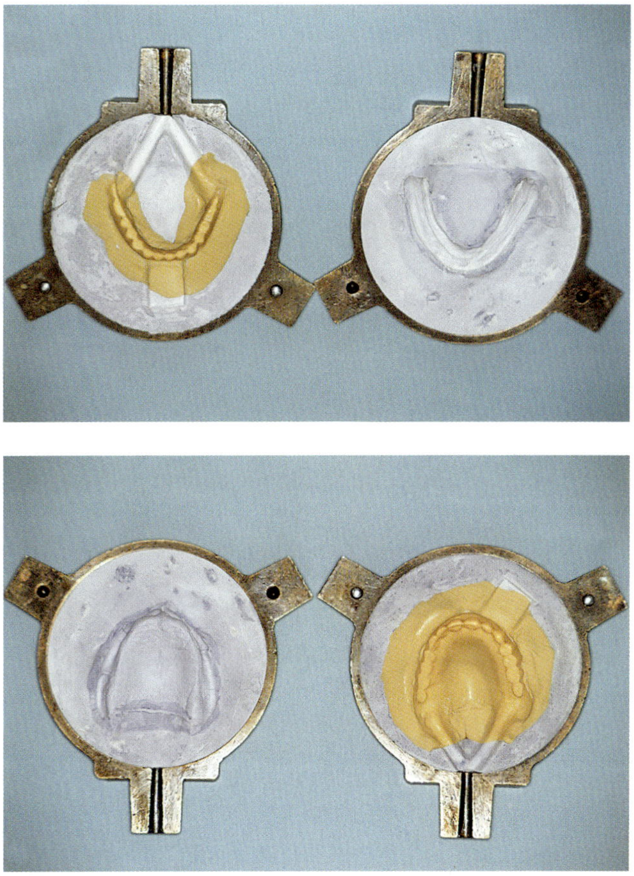
a b

Abb. 4a und b Die unterfütterte Prothese wird in Gips eingebettet. Für den Konter werden Silikonmassen verwendet, so dass die Prothese problemlos entfernt werden kann.

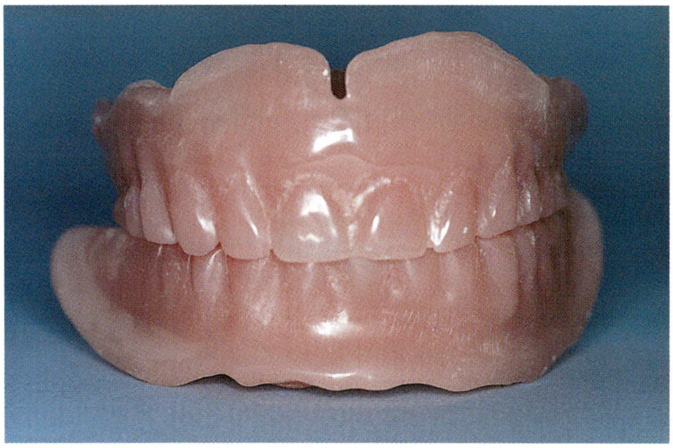

Abb. 5 Replica-Prothese aus rosafarbenem Kunststoff.

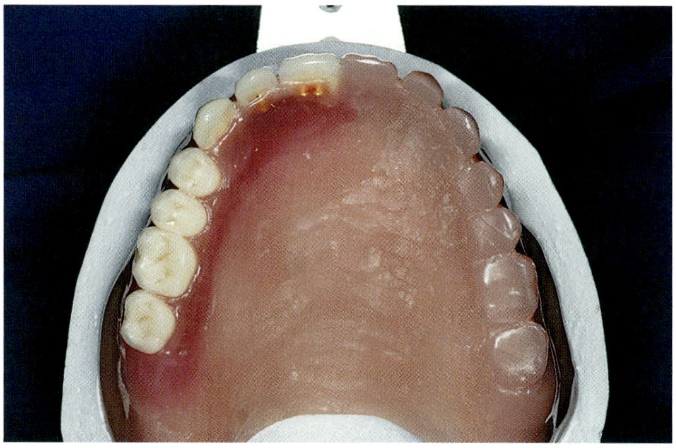

Abb. 7 Im Labor wird der rosafarbene Zahnkranz durch Prothesenzähne ersetzt. Dabei werden Form und Stellung der Zähne weitestgehend beibehalten.

Am Patienten wird in einer zweiten Sitzung die **Passform** der Replica-Prothese **überprüft**, ein Gesichtsbogen angelegt sowie mit Hilfe der Stützstiftmethode die **Kieferrelation festgelegt** (Abb. 6) und die Replica-Prothese montiert. Im Labor erfolgt die **Wachsaufstellung**, wobei die rosafarbenen Zahnanteile durch neue Zähne ersetzt werden, die denen der alten Prothese in Farbe, Form und Stellung gleichen (Abb. 7). Am Patienten erfolgt in der dritten Sitzung die **Wachseinprobe** nach den bekannten Richtlinien. Im Labor werden dann die **künstlichen Zähne** mit Kunststoff **befestigt**. Am Patienten wird in einer vierten Sitzung die dublierte Prothese **eingegliedert** (Abb. 8 u. 9) [1, 7, 39].

a

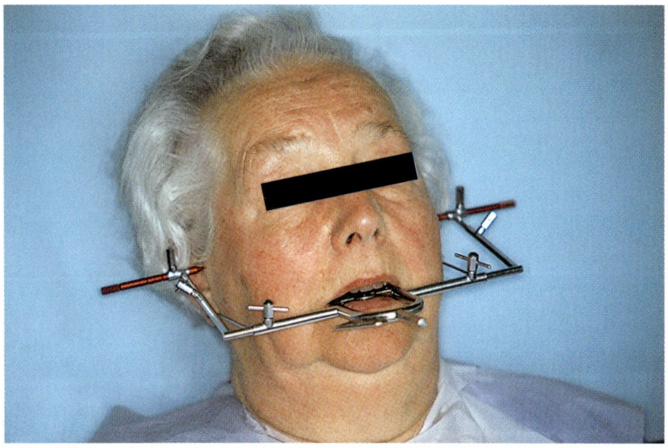

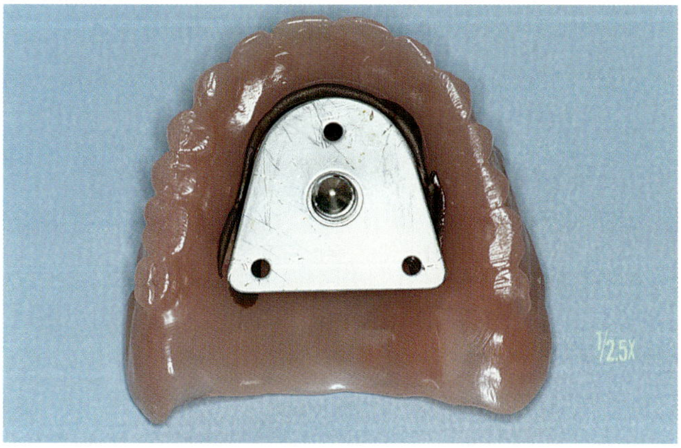

b

c

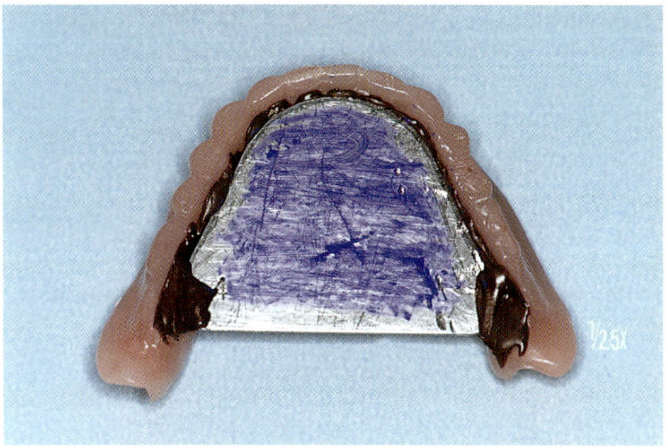

Abb. 6a bis c Die Replica-Prothese wird am Patienten überprüft, es werden ein Gesichtsbogen angelegt (a), Registrierplatten angebracht (b und c) und mittels Pfeilwinkelaufzeichnung eine Kieferrelationsbestimmung durchgeführt.

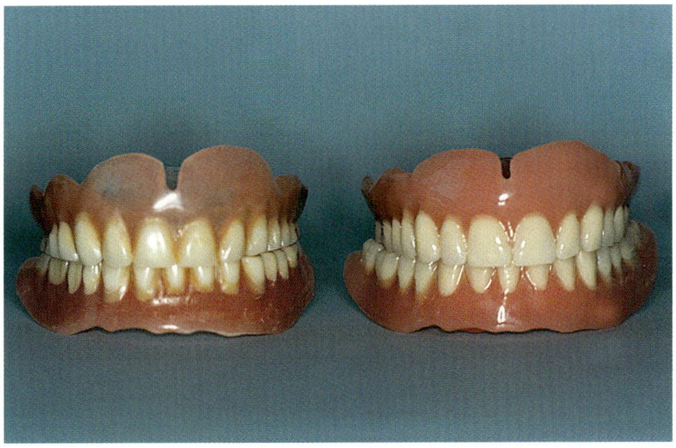

Abb. 8 Durch das Dublierverfahren können viele Eigenschaften der alten, adaptierten Prothese in Neuversorgung übernommen werden.

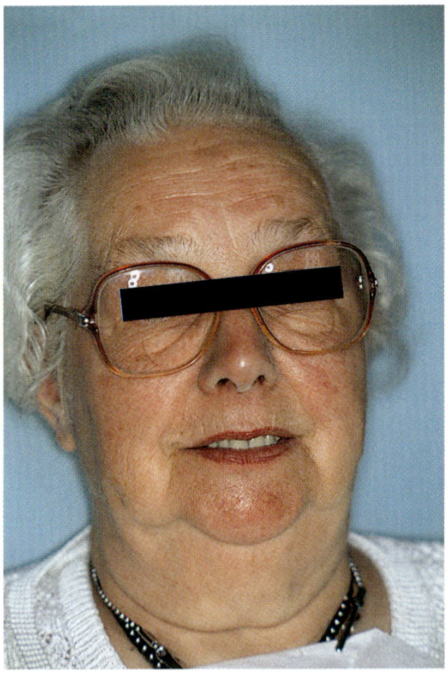

Abb. 9 Patientin mit eingefügten dublierten Prothesen.

Zweites Dublierverfahren

Im Labor werden die **alten Prothesen dubliert**, ohne dass der Zahnarzt sie vorher korrigiert. Zum Einbetten gibt es spezielle Küvetten (Abb. 10) [5, 10, 13, 49]. Modifizierte stabile Seifendosen [17], eine Porzellantasse [60, 65] oder zwei Abformlöffel [16, 21, 22, 42, 68] können außerdem verwendet werden. Zum **Einbetten** werden ausschließlich plastische Materialien, wie z.B. Alginate, Hydrokolloide oder Silikone, verwendet. In dieses Einbettmaterial schneidet man **zwei Kanäle**. Durch den einen Kanal kann Luft entweichen, durch den anderen fließt Kaltpolymerisat in die Hohlform (Abb. 11). Um das spätere Ausfräsen der

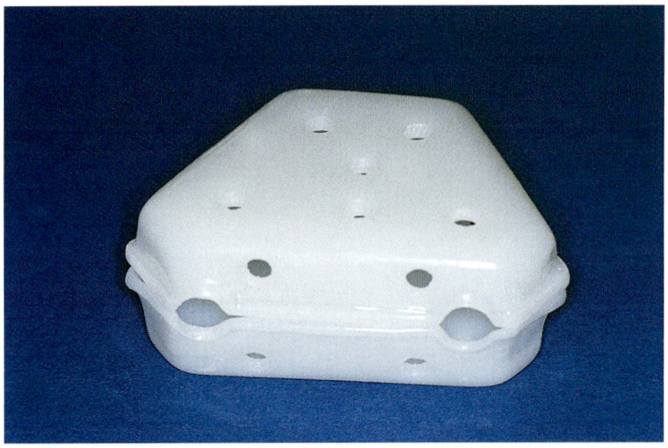

a

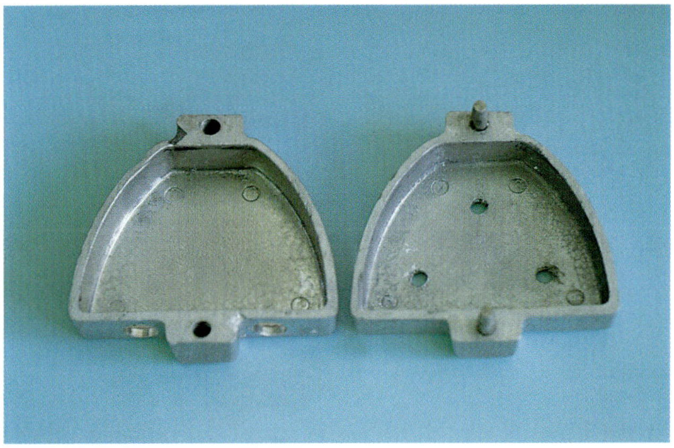

b

Abb. 10a und b Zum Dublieren von Prothesen geeignete Küvetten (Hersteller: Baxter Dental und Monarch Dental Services).

rosa Kunststoffzähne zu erleichtern, kann die Zahnreihe der Hohlform mit flüssigem Wachs ausgegossen werden. Das beschriebene Verfahren ist sehr rationell, weil das Einbetten ohne größeren Aufwand auch bei einem Hausbesuch möglich ist. Der Patient erhält seine alte Prothese bereits nach etwa einer halben Stunde unverändert zurück [23].

Je stärker die Adaptationsfähigkeit des Patienten eingeschränkt ist, desto wichtiger ist es, den alten originalen Zahnersatz nicht zu verändern. Er ist im Falle der Nichtadaptation des Patienten an den neuen Zahnersatz ein unersetzlicher Bestandteil der geriatrisch-prothetischen Behandlung.

Die kaltpolymerisierte Replica-Prothese wird im nächsten Schritt **ausgearbeitet** und **poliert** (Abb. 12) [9, 50]. Am Patienten **unterfüttert** der Zahnarzt die Replica-Prothese erst nach diesem Schritt. Da in der gleichen Sitzung die Kieferrelationsbestimmung er-

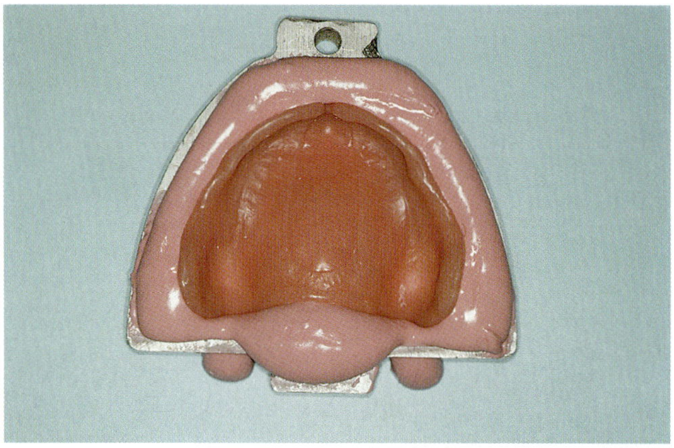
a

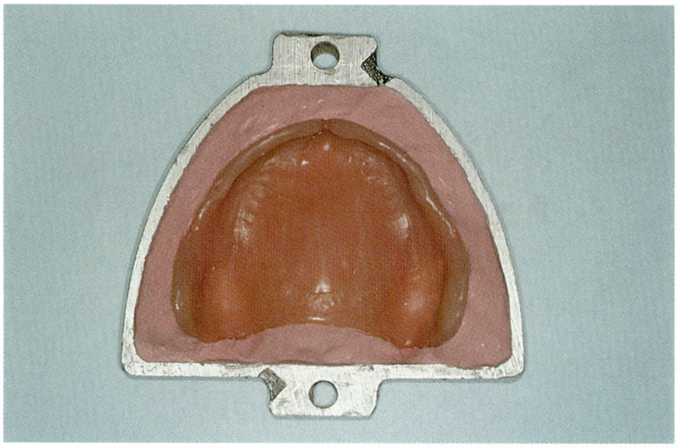
b

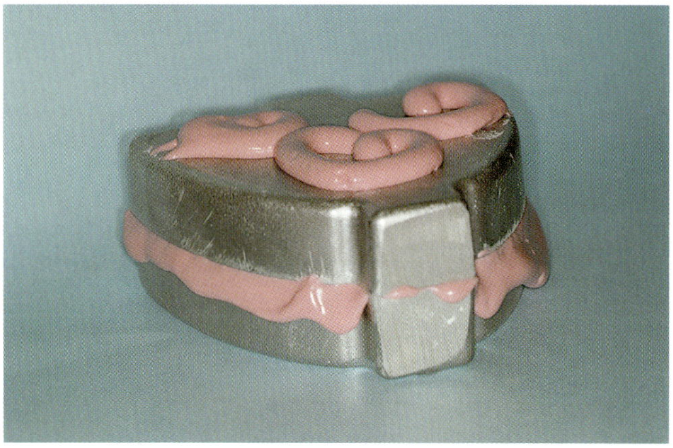
c

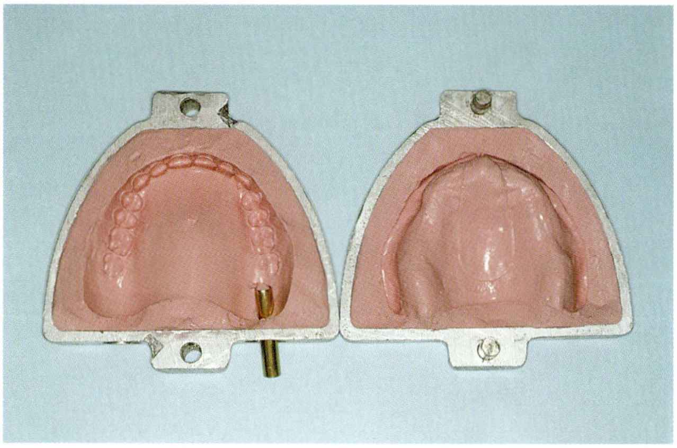
d

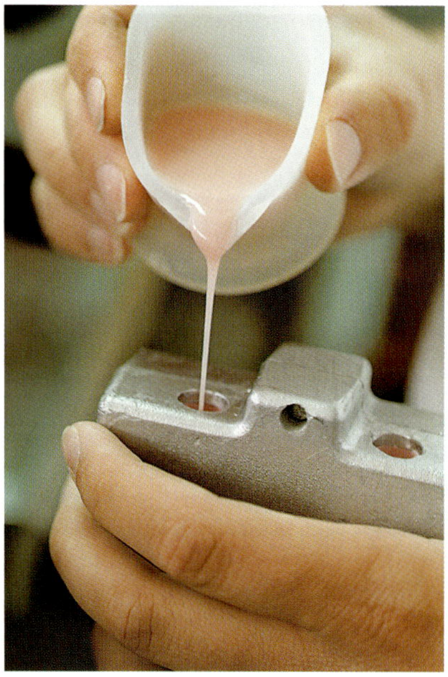
e

Abb. 11a bis e Zum Dublieren wird die alte Prothese in plastisches Abformmaterial (z.B. Alginat) eingebettet (a bis c). Anschließend wird ein Gusskanal angebracht (d) und die Hohlform mit Kaltplast ausgegossen (e).

folgt, wird als Unterfütterungsmaterial Silikon verwendet (Abb. 13 u. 14). Bei gleichzeitiger Kieferrelationsbestimmung der Replica-Prothese ist dieses Abformmaterial vorzuziehen, weil bei anderen Werkstoffen die Gefahr besteht, dass sie während dieses Arbeitsganges ihre Form verändern oder beschädigt werden [61]. Im zahntechnischen Labor müssen Gesichtsbogen und Gipsschlüssel der Kieferrelationsbestimmung sorgfältig aufbewahrt werden, weil die unterfütterte Replica-Prothese erst nach dem Aushärten der Funktionsmodelle im Artikulator montiert werden kann. Zahn für Zahn wird im Labor der rosa Kunststoff durch die **Prothesenzähne** ersetzt (Abb. 15a).

Am Patienten erfolgt in einer zweiten Sitzung die **Einprobe** der unterfütterten Replica-Prothese, auf der die künstlichen Zähne mit Wachs befestigt sind. Im zahntechnischen Labor wird die Replica-Prothese auf dem Funktionsmodell in einer herkömmlichen Küvette eingebettet und nach dem Erhärten des Gipses

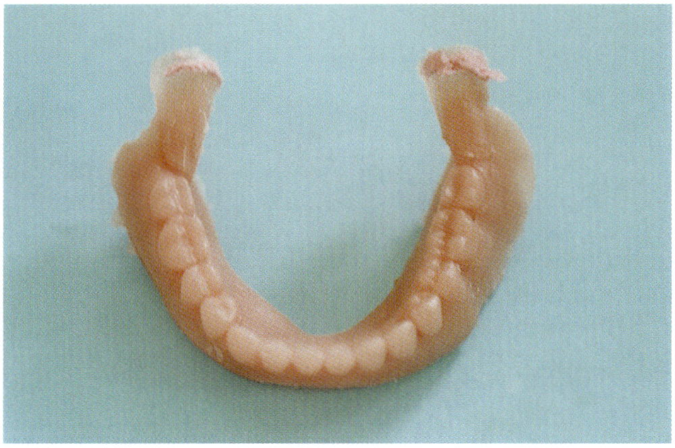
a

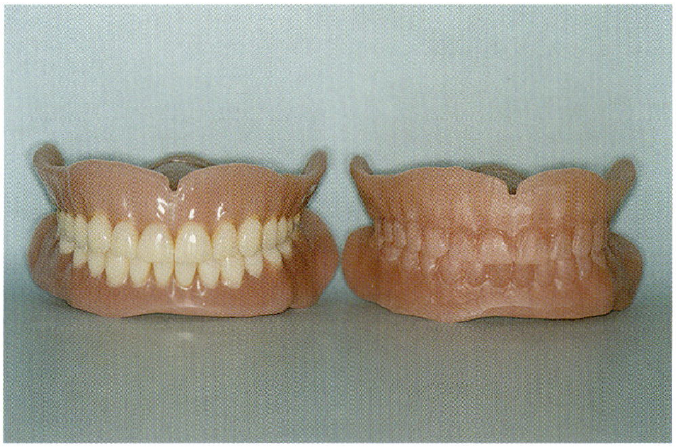
b

Abb. 12a und b Nach dem Abtrennen der Gusskanäle (a) und dem groben Ausarbeiten ist die Replica-Prothese identisch mit dem Original, das der Patientin unverändert erhalten bleibt (b).

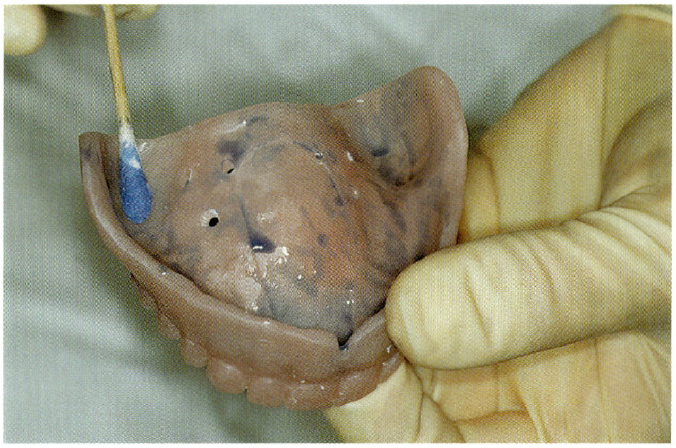

Abb. 13a Da die originale Prothese dem Patienten erhalten bleibt, kann die Replica-Prothese zur Unterfütterung beliebig optimiert werden.

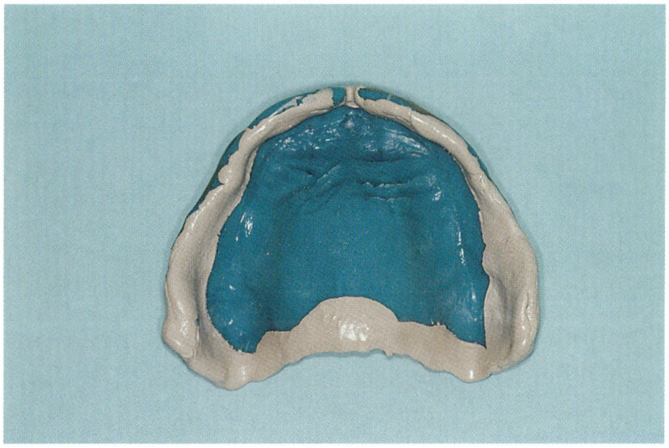

Abb. 13b Für die Unterfütterung sind jedoch nur „dauerhafte" Materialen, wie z. B. Silikone geeignet.

entfernt. Anschließend kann die Hohlform mit neuem Kunststoff gestopft und die definitive **Prothese polymerisiert** und **fertig gestellt** werden (Abb. 15b). Die Prothese kann vom Zahnarzt in der dritten Sitzung **eingefügt** werden.

10.2.3 Vor- und Nachteile beider Dublierverfahren

Vor- und Nachteile der beiden beschriebenen Verfahren sind in Tabelle 2 gegenübergestellt.

Fazit: Beim **totalen Dublieren** von Prothesen ziehen wir grundsätzlich das erste Verfahren vor. In diesem Fall ist weder eine Veränderung an der Prothese noch eine Korrektur der Kieferrelation vorgesehen. Eigentlich wäre auch die Wachseinprobe überflüssig. Aus psychologischen Erwägungen nehmen wir diesen Arbeitsgang bei bestimmten Patienten trotzdem vor.

Da beim zweiten Verfahren das Duplikat ohne Wachseinprobe nur zwei Sitzungen benötigt, ist die beschriebene Methode speziell für die Versorgung **bettlägeriger Patienten** geeignet, die den Zahnarzt nicht in der Praxis aufsuchen können. Eine Unterfütterung ist auch in diesen Fällen zu empfehlen [15, 43, 63].

Als **Notversorgung** kann folgendes Verfahren durchgeführt werden: Die alte und defekte Prothese wird mit Alginat abgeformt. Danach gießt man in dem Alginatabdruck das Negativ der Zähne mit zahnfarbenem Kunststoff aus. Der auf diese Weise hergestellte Zahnkranz wird ausgearbeitet und poliert [2, 13, 14, 20, 43, 51, 58].

Wie im zweiten Verfahren beschrieben, wird die unbrauchbare Prothese eingebettet und nach dem Erhärten des Einbettmaterials entfernt. Danach kann der mit Monomer benetzte Zahnkranz in die Hohlform gesetzt und der verbleibende Teil mit rosafarbe-

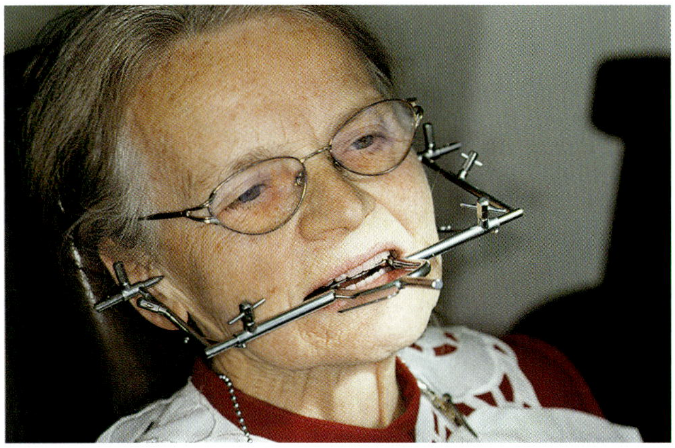

a

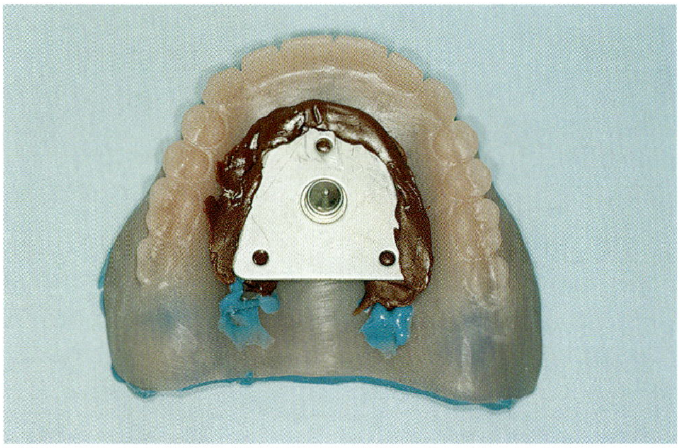

b

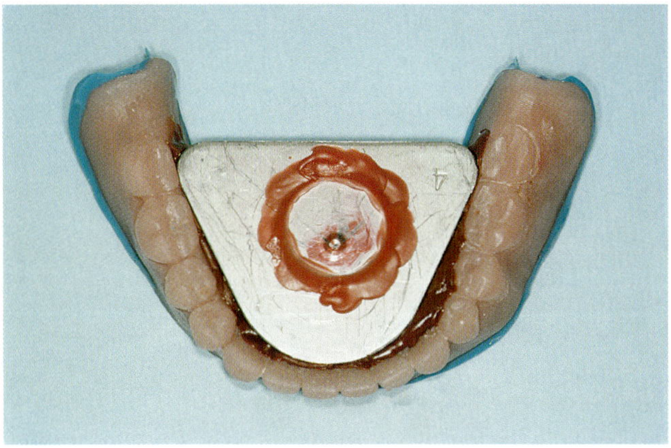

c

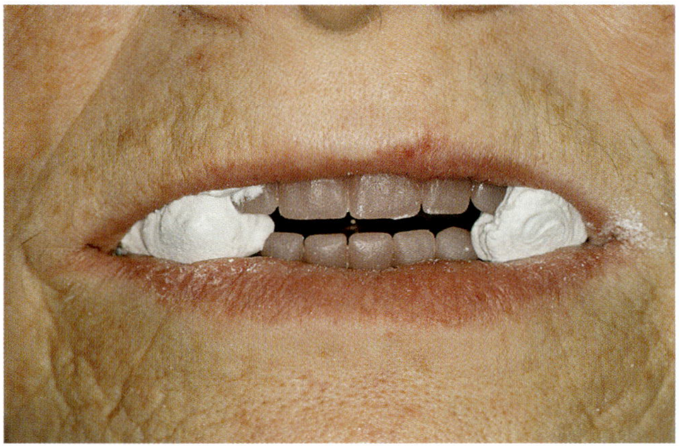

d

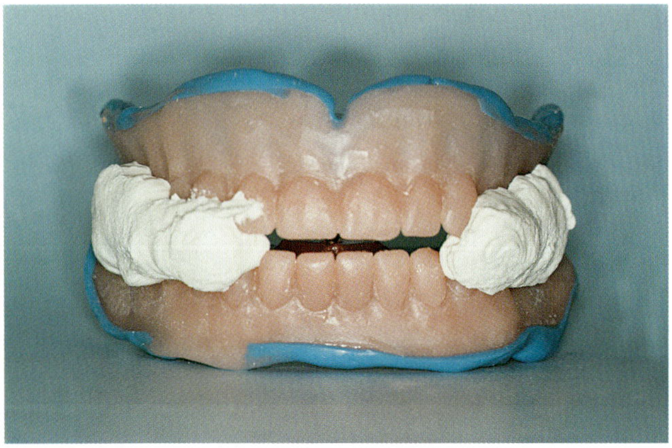

e

Abb. 14a bis e Nach Gesichtsbogenübertragung (a) wird der Pfeilwinkel aufgezeichnet (b, c) und die Kieferrelation mit Gips verschlüsselt (d, e).

nem Kaltplast ausgefüllt werden. Nach dem Erhärten des Kunststoffes wird die Prothese ausgearbeitet, poliert und am Patienten angepasst.

Dublierverfahren zur Herstellung von Totalprothesen werden mit steigender Lebenserwartung der Patienten einen zunehmenden Stellenwert einnehmen. Die abnehmende Adaptationsfähigkeit der alten Patienten wird mit diesen Verfahren berücksichtigt, und der Zahnarzt kann diese Altersgruppe rationeller und mit einem befriedigenden Behandlungsergebnis versorgen.

Abgesehen vom totalen oder teilweisen Dublieren von Zahnersatz sind in der Praxis je nach Umfang der vorgenommenen Veränderungen fließende Übergänge bis zu den üblichen Unterfütterungsverfahren möglich [3, 12, 30, 31, 54].

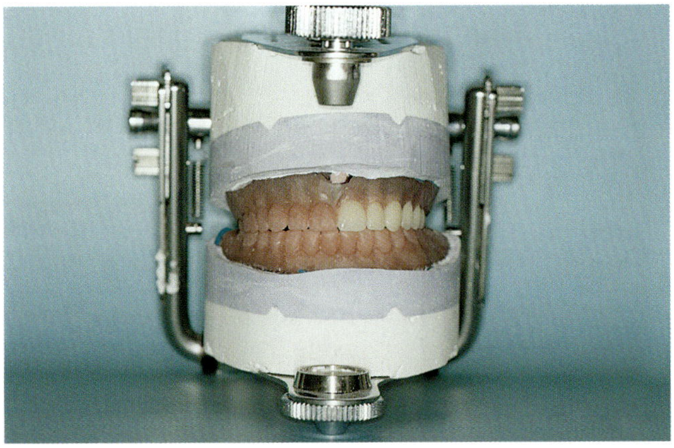

Abb. 15a Zahn für Zahn wird der rosafarbene Zahnkranz durch Prothesenzähne ersetzt.

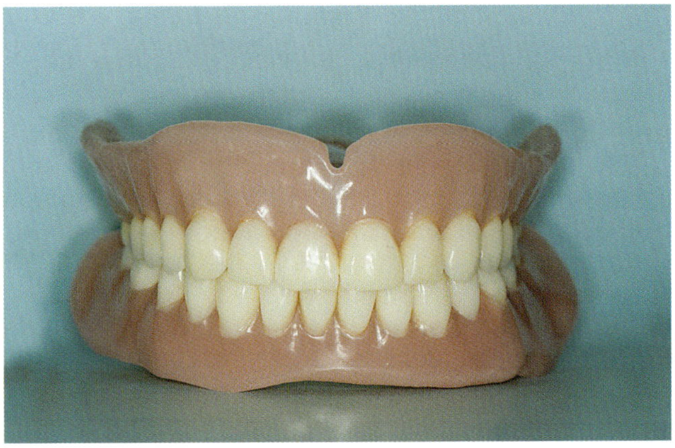

Abb. 15b Nach der Wachsaufstellung wird die Replica-Prothese eingebettet und anschließend verworfen. Die fertige Prothese ist somit vollständig aus Heißpolymerisat hergestellt.

Tabelle 2 Vor- und Nachteile beider Dubliermethoden.

Methode 1	Methode 2
Zur Eingliederung 4 Sitzungen erforderlich.	Eingliederung in drei Sitzungen möglich.
Bei Heimbehandlung muss der Patient lange auf seine Prothese verzichten.	Bei Heimbehandlung kann Patient seine alte Prothese schnell und unverändert zurückerhalten.
Die alte Prothese darf für die Unterfütterung nicht verändert werden.	Die Replica-Prothese kann zur Unterfütterung ideal gestaltet werden. Unterschnitte können ausgeschliffen und Ränder ggf. gekürzt werden. Kompressible Kieferkammanteile können durch Perforation entlastet oder hohlgelegt werden.
Freie Wahl des Unterfütterungsmaterials.	Nur dauerhafte Unterfütterungsmaterialien, z. B. Silikone, sind zu verwenden.
Konventionelle Küvette ausreichend.	Spezielle Küvette erforderlich.
Kieferrelationsbestimmung und Wachseinprobe erfolgen mit der definitiven Prothesenbasis, d. h. mit guter Retention	Kieferrelationsbestimmung und Wachseinprobe erfolgen mit dem Unterfütterungsmaterial in situ.
Die definitive Prothesenbasis kann vor der Fertigstellung kontrolliert und ggf. mit wenig Aufwand korrigiert werden.	Die Retention der definitiven Prothesenbasis kann erst am Tag der Eingliederung überprüft werden.
Die neue Prothese besteht teilweise aus Kaltpolymerisat.	Die neue Prothese wird vollständig aus Heißpolymerisat hergestellt.

10.3 Rebasing

10.3.1 Definition und Indikation

Definition: Die sog. Umpressung, im angloamerikanischen Schrifttum auch „Rebasing" genannt, ist ein Verfahren, bei welchem der gesamte Kunststoff der Prothese mit Ausnahme des Zahnkranzes ausgetauscht wird [2, 14, 27, 34, 57, 66, 69].

Indikation: Die Indikation zum Rebasing wird heute sehr eng gestellt, da der Kostenunterschied im Vergleich zu einer kompletten Neuanfertigung des Zahnersatzes relativ gering ist. Trotzdem soll diese Technik erwähnt werden.

Sie ist indiziert:

- wenn die alte Prothese aufwändig mit individuell umgebrannten Keramikzähnen hergestellt oder
- der Prothesenkunststoff einer erst kürzlich angefertigten Prothese durch übereifrige Pflege, wie z. B. Kochen, oder durch nachlässige Behandlung von Seiten des Patienten unansehnlich wurde.

Rebasing ist nicht sinnvoll, wenn:

- Mängel in der funktionellen Gestaltung der Prothese bestehen, die nicht durch die Unterfütterung behoben werden können
- Sprünge, Defekte oder Abrasionen an den künstlichen Zähnen festzustellen sind
- eine schlechte Adaptationsfähigkeit des Patienten wahrscheinlich ist. Durch eine Umpressung wird die alte Prothese zerstört, und im Falle einer Nichtadaptation des Patienten an den neuen Zahnersatz kann nicht mehr auf die alten Prothesen zurückgegriffen werden.

10.3.2 Vor- und Nachteile des Rebasing

Vorteile des Rebasing sind:

- Wiederverwendung individualisierter Keramikzähne
- Zeitersparnis gegenüber der Neuanfertigung, da Relationsbestimmung und Wachseinprobe entfallen
- Kostenersparnis.

Nachteile des Rebasing sind:

- fehlende Korrekturmöglichkeiten bei funktionellen Mängeln der Prothese
- Zerstörung der alten Prothese.

Das praktische Vorgehen ist im Kapitel 13 „Unterfütterung von Totalprothesen" beschrieben.

10.4 Literatur

[1] Adam, C. E.: Technique for duplicating an acrylic resin denture. J Prosth Dent 8, 406 (1958).
[2] Anderson, J. N., Storer, R.: Denture copying. In: Immediate and replacement dentures, 3rd ed. Blackwell, Oxford 1981.
[3] Anderson, J. N., Storer, R.: Rebasing or replacement of dentures. In Anderson, J. N. (Hrsg.): Immediate and replacement dentures, 3rd ed. Blackwell, Oxford 1981.
[4] Ansari, I. H.: Duplicating an existing complete denture to make a replica. J Prosthet Dent 72, 445 (1994).
[5] Azarmelir, R., Azarmehr, H. Y.: Duplicate dentures. J Prosth Den. 24, 339 (1970).
[6] Basker, R. M.: Adaptation to dentures. Brit. Dent. J. 120, 573 (1966).
[7] Basker, R. M., Chamberlain, J. B.: A method for duplicating dentures. Brit Dent J 131, 549 (1971).
[8] Bates, J. F., Adams, D., Stafford, G. D.: Zahnärztliche Behandlung älterer Patienten. Quintessenz, Berlin 1986.
[9] Berg, E., Johnsen, T. B., Ingebretsen, R.: Psychological variables and patient acceptance of complete dentures. Acta Odont Scand 44, 17 (1986).
[10] Boos, R. H., Garpenter Jr., H. O.: Technique for duplicating a denture. J Prosth Dent 31, 329 (1974).
[11] Boucher, C. O., Hickey, J. C., Zarb, G. A.: Prosthodontic treatment for edentulous patients, 7th ed. Mosby, St. Louis 1975.
[12] Bowman, J. F., Javid, N. S.: Relining and rebasing techniques. Den. Clin North Am 21, 369 (1977).
[13] Chalifaux, P. R.: Transitional denture technique. J Prosth Dent 40, 682 (1978).
[14] Chamberlain, J. B., Basker, R. M.: A method of duplicating dentures. Brit Dent J 122, 347 (1967).
[15] Chick, A. O.: The copying of full dentures. Dental Pract 8, 96 (1962).
[16] Cooper, J. S., Watkinson, A. C.: Duplication of full dentures. Brit Dent J 141, 344 (1976).
[17] Davenport, J. C., Heath, J. R.: The copy denture technique. Brit Dent J 155, 162 (1983).
[18] Die Deutsche Bibliothek: Im Blickpunkt: Die Bevölkerung der Europäischen Union heute und morgen. Metzler-Poeschel, Stuttgart 1998.
[19] Drummond, J. R., Newton, J. P., Yemm, R.: Dentistry for the elderly: a review and an assessment for the future. J Den. 16, 47 (1988).
[20] Dukes, B. S., Bamett, M. O., Kniejski, M. E.: A method for the duplication of complete dentures. J. Amer. Dent. Ass 101, 490 (1980).
[21] Duthie, N., Lyon, F. F., Sturrock, K. C., Yemm, R.: A copying technique for replacement of complete dentures. Brit Dent J 144, 248 (1978).
[22] Duthje, N., Munro, A., Sturrock, K. C., Yemm, R.: Replica record blocks: an improvement on conventional wax rims. Dent Techn Supplement 36, 8 (1983).
[23] Duthie, N., Yemm, R.: An alternative method for recording the occlusion of the edentulous patient during the construction of replacement dentures. J Oral Rehab 12, 161 (1985).
[24] Fish, E. W.: Principles of full denture prosthesis, 4th ed. Staples, London 1948.
[25] Fish, S. F.: Adaptation and habituation to full dentures. Brit Dent J. 127, 19 (1969).
[26] Fish, S.F.: . . . in a good old age. Brit. Dent. J. 138, 473 (1975).
[27] Friedman, S.: Rebasing the complete maxillary denture. N.Y. State Dent J 40, 19 (1974).
[28] Geering, A. H.: Der betagte Mensch als Patient. Schweiz Mschr Zahnmed 96, 1407 (1986).
[29] Geiger, E. C. K.: Duplication of the esthetics of an existing immediate denture. J.Prosth Dent 5, 179 (1955).

[30] Hansen, N. J.: Rebasing and relining complete dentures: a technique. Dent Clin North Am 8, 693 (1964).
[31] Hardy, I. R.: Rebasing the maxillary denture. Dental Digest (Pittsburgh) 55, 23 (1949).
[32] Heath, J. R., Basker, R. M.: The dimensional variability of duplicate dentures produced in an alginate investment. Brit Dent J. 144, 111 (1978).
[33] Heath, J. R., Davenport, J. C.: A modification to the copy denture technique. Brit Dent J 153, 300 (1982).
[34] Hooper, B. L.: Rebasing or duplicating dentures: a method of restoring facial contour and correcting faculty retention. Dental Digest (Pittsburgh) 38, 206 (1932).
[35] Hromatka, A.: Probleme der Altersprothetik. SMIZ/RMSO 77, 1126 (1967).
[36] Hupfauf, L.: Die prothetische Behandlung des alten Menschen. In: Schön, F., Singer, F.: Prothetische Auslese. Hüthig, Heidelberg, 1968.
[37] Kawahata, N., Ono, H., Nishi Y., Hamano T., Nagaoka, E.: Trial of duplication for complete dentures by CAD/DAM. J Oral Rehabil 24, 540 (1997).
[38] Krug, R. S.: Ceramic flask technique for duplicating a complete denture. J Prosthet Dent 52, 896 (1984).
[39] Landt, H.: Duplikation von Totalprothesen. In: Hupfauf, L., (Hrsg): Totalprothesen, Praxis der Zahnheilkunde. Band 7, 2. Aufl., Urban & Schwarzenberg, München 1987.
[40] Lenz, E.: Zahnprothetischer Status bei den Senioren. In: Institut der Deutschen Zahnärzte (Hrsg.): Dritte Deutsche Mundgesundheitsstudie (DMS III). Deutscher Ärzte-Verlag, Köln 1999.
[41] Liddelow, K. P.: The prosthetic treatment of the elderly. Brit Dent J 117, 307 (1964).
[42] Lindquist T. J., Närhi, T. O., Ettinger, R. L.: Denture duplication technique with alternative materials. J Prosthet Dent 77, 97 (1997).
[43] Manoli, S. G., Griffin, T. P.: Duplicate denture technique. J Prosth Dent 21, 104 (1969).
[44] Marxkors, R.: Aspekte zur Geriatrie in der zahnärztlichen Prothetik. Zahnärztl Prax 10, 366 (1986).
[45] Mericske-Stern, R., Dubied, P., Geering, A. H.: Die Replika-Prothese. Schweiz Monatsschr Zahnmed 100, 587 (1990).
[46] Müller, F., Wahl, G., Fuhr, K.: Age-related satisfaction with complete dentures, desire for improvement demand and attitudes to implant treatment. Gerodontology 11, 7 (1994).
[47] Müller, F., Heath, M. R., Davis, G., Akeel, R.: Adaptation of masticatory muscle activity after the insertion of replacement dentures. J Oral Rehabil 23, 557 (1996).
[48] Müller, F., Hupfauf, L.: Geriatrische Gesichtspunkte. In: Koeck, B. (Hrsg): Teilprothesen. Praxis der Zahnheilkunde, Band 6, 3.Aufl.. Urban & Schwarzenberg, München 1996.
[49] Murray, I. D., Wolland, A. W.: New dentures from old. Dent Pract 24, 1 (1986).
[50] Murray, I. D.: Complete dentures for the elderly. Dental Update 14, 391 (1989).
[51] Nassif, J., Jumbelle, R.: Duplicating maxillary complete dentures. J Prosth Dent 52, 755 (1984).
[52] Nitschke I., Nitschke G., Meyer, E.: Die Duplikat-Prothese zur Vermeidung von Adaptationsproblemen bei neuen Totalprothesen. Zahnärztl Praxis 8, 305 (1985).
[53] Nitschke, I., Hopfenmüller, W.: Die zahnmedizinische Versorgung älterer Menschen. In: Mayer, K.-U., Baltes, P. B.: Die Berliner Altersstudie. Akademie Verlag, Berlin 1996.
[54] Osborne, J.: Everyday procedures in dentistry. Relining and re-basing. Brit Dent J 92, 149 (1952).
[55] Osborne, J.: The full lower denture. Brit Dent J 109, 481 (1960).
[56] Polyzois, G. L., Stavrakis, G. A., Demetriou, P. P.: Dimensional accuracy of duplicate dentures prepared with different methods. J Prosthet Dent 55, 513 (1986).
[57] Rugh, L.: Rebasing and relining techniques. In: Sharry, J. J. (ed.): Complete denture prosthodontics. McGraw Hill Book Comp., New York 1962.
[58] Seher, E.: A replacement denture technique. Dental Pract 14, 464 (1964).
[59] Shaw, D. R.: Duplicate immediate dentures. J Prosth Dent 12, 47 (1962).
[60] Singer, I. L.: The „zipper" technique for duplicating dentures: Final impressions, replica dentures, and a complete denture splint. J Prosth Dent 33, 582 (1975).
[61] Stafford, G. D., Huggett, R.: The use of duplicate dentures in complete denture construction. Dent Pract 22, 119 (1971).
[62] Storer, R.: The effect of the climacteric and of ageing on prosthodontic diagnosis and treatment planning. Brit Dent J 119, 349 (1965).
[63] Thomson, H.: Duplication of complete dentures. Dent Pract 17, 173 (1967).
[64] Vig, R. G.: Taking advantage of existing dentures. J Prosth Dent 26, 247 (1971).
[65] Wagner, A. G.: Making duplicate dentures for use as final impression trays. J Prosth Dent 24, 111 (1970).
[66] Watt, D. M., McGregor, A. R.: Designing complete dentures, Saunders, London 1976.
[67] White, K. C., Connelly, M. E.: Duplicating natural palatal contours in acrylic resin complete dentures. J Prosthet Dent 61, 508 (1989).
[68] Wilson, L. G., Anderson, G. A.: A denture tray technique for remake dentures. J Prosthet Dent 34, 81 (1975).
[69] Wolfe, H. E., Smith, R. A., Koblitz, F. F.: Denture relining or rebasing with fluid resin. J Prosth Dent 31, 460 (1974).
[70] Zoeller, G. N., Beetar, R. F.: Duplicating dentures. J Prosth Dent 23, 346 (1970).

11 Eingliederung und Nachsorge

von Helmut Stark

Inhaltsübersicht

11.1 Eingliederung 296
11.1.1 Einleitung 296
11.1.2 Beurteilung der zahntechnischen Qualität der Prothese 296
11.1.3 Beurteilung der oralen Situation vor der Eingliederung 297
11.1.4 Reinigung und Desinfektion der Prothesen 298
11.1.5 Eingliederung der Prothesen 298
11.1.6 Aufklärung und Information des Patienten 302

11.2 Nachsorge 305
11.2.1 Einleitung 305
11.2.2 Beurteilung prothesenbezogener Aspekte 305
11.2.3 Nachsorgebefunde und deren Therapie 308

11.3 Literatur 317

11.1 Eingliederung

11.1.1 Einleitung

Der Eingliederung von herausnehmbarem Zahnersatz und insbesondere der von **Totalprothesen** sollte besondere Beachtung geschenkt werden. Diese Prothesen sind prinzipiell nicht mehr an natürlichen Zähnen oder Implantaten verankert, sondern müssen rein **schleimhautgelagert** in ihrer Funktion bestehen. Abhängig von vorherigen subjektiven Erfahrungen der Patienten mit partiellen und totalen Prothesen stehen sie dem neuen Zahnersatz eher kritisch oder positiv offen gegenüber. Dies ist auch wesentlich von der oralen Gesamtsituation, von der Anzahl und der Lokalisation der zuletzt verlorengegangenen Zähne und schließlich auch vom Alter und allgemeinen Gesundheitszustand der Patienten abhängig. Haben Patienten bereits partielle oder totale Prothesen über einen längeren Zeitraum mit Erfolg getragen, werden sie sich leichter an die neuen Totalprothesen gewöhnen. Allein der Übergang vom festsitzenden zum herausnehmbaren Zahnersatz in Form von partiellen Prothesen stellt die Patienten bereits vor Anpassungsprobleme, da prinzipiell mehr Zahnersatzmaterial in die Mundhöhle eingebracht werden muss als dies noch bei Kronen und Brücken zum Ersatz der einzelnen fehlenden Zähne notwendig war. Auch muss das **Vertrauen** der Patienten gegenüber der Funktionsweise einer rein mukosal gelagerten Totalprothese sich erst noch entwickeln. Besonders schwierig ist dies für ältere Menschen, die bisher noch keine Erfahrungen mit diesem Zahnersatztyp sammeln konnten. Je älter die Patienten sind, desto zunehmend schwieriger wird es für sie, sich an die neuen Prothesen zu gewöhnen. Ebenso können auch die aus zahnärztlicher Sicht optimalen neuen Prothesen die alten „bequemen" Prothesen nicht sofort gleichwertig ersetzen. **Senioren** stehen in der Regel der Eingliederung kritisch gegenüber, insbesondere wenn erstmalig eine Totalprothese eingesetzt wird und gegebenenfalls unmittelbar vorher zahlreiche Zähne verlorengegangen sind [3, 4, 13, 15, 25, 26, 27, 32].

Jeder Patient muss daher ausführlich über die Handhabung, die Funktion, den Gebrauch und sein Verhalten bezüglich der neuen Prothese aufgeklärt werden, so dass genügend Zeit in diese Eingliederungssitzung investiert werden sollte. Insbesondere für ältere Patienten sind diese Hinweise schriftlich zu formulieren. Auch muss darauf hingewiesen werden, dass sich konstruktionsbedingt und abhängig von den oralen Gegebenheiten die Erwartungen der Patienten hinsichtlich Sitz, Halt, Kauvermögen und Ästhetik nicht immer vollständig erfüllen lassen und die Totalprothese „Zahnersatz" im eigentlichen Sinne darstellt.

Folgende Aspekte sollten nun besonders beachtet werden, damit totale Prothesen sowohl vom Patienten akzeptiert und angenommen werden als auch ihre Funktion als Zahnersatz im Sinne des zahnmedizinischen Therapieerfolgs erfüllen.

11.1.2 Beurteilung der zahntechnischen Qualität der Prothese

Prothesenkunststoff

Im Vordergrund steht zunächst die **Beurteilung der Qualität** des Prothesenkunststoffs bezüglich seiner Verarbeitung – cave Kunststoffblasen – der Ausarbeitung und der Politur. Besonders sorgfältig sollte unter Vergrößerung die Basisunterseite bezüglich Rauhigkeiten und Kunststoffperlen genau inspiziert werden. Auch sollten zur Vermeidung von Druckstellen sich infolge der Funktionsabformung zu scharf abzeichnende Kunststoffkanten gebrochen und poliert werden. Die Basisunterseite sollte poliert sein, da diese Fläche der Mundschleimhaut direkt anliegt. Prinzipiell muss jedoch die eigentliche Oberflächenmorphologie erhalten bleiben und die Passung zum Prothesenlager – zunächst Kongruenz zum Gipsmodell – darf nicht verlorengehen (Abb. 1).

Zur weiteren Minimierung plaqueretentiver Oberflächen auf den Prothesen sollten fließende Übergänge vom Kunststoff zum Prothesenzahn und glatte Flächen angestrebt werden. Auf die Ausmodellierung interdentaler Nischen und Juga alveolaria sollte im Seitenzahnbereich aus demselben Grund verzichtet werden (Abb. 2). Im Frontzahnbereich kann diesen ästhetischen Belangen nachgegeben werden.

Prothesenzähne

Die **Stellung** der Prothesenzähne sollte im Vergleich zur Wachseinprobe unverändert sein. Die Zähne werden bezüglich ihrer Bearbeitung geprüft. Scharfe durch Einschleifmaßnahmen entstandene Kanten sollten abgerundet sein und das okklusale Relief erhalten bleiben. Der Verbund zum Prothesenkunststoff muss gewährleistet sein. Risse, Spalten und Verfärbungen zwischen Zahn und Kunststoff deuten auf diesbezügliche Schäden hin.

Die **statische und die dynamische Okklusion** werden im Artikulator überprüft, letztere soweit es aufgrund des Herstellungsprozesses und Artikulatorsys-

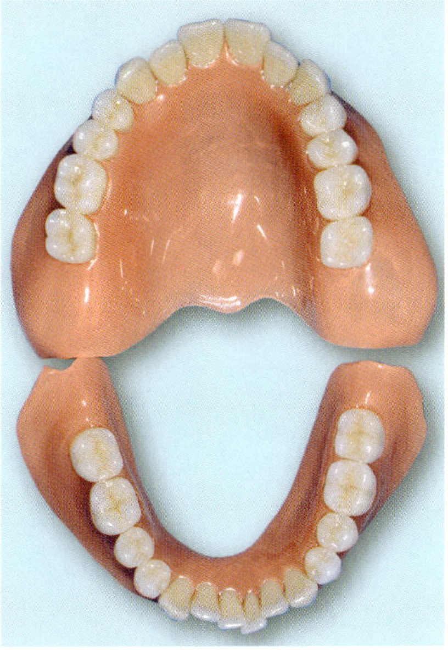
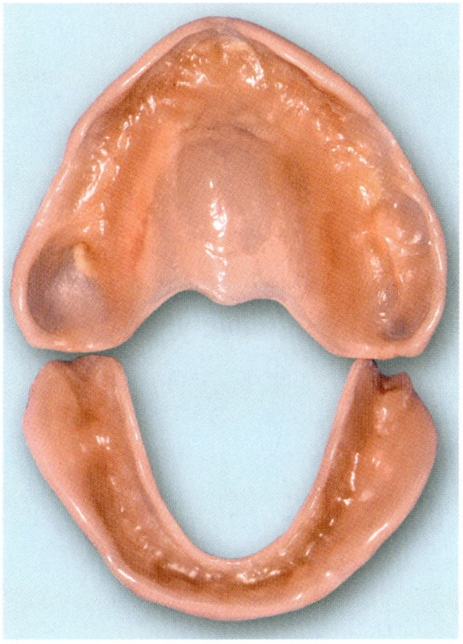

Abb. 1 a und b Ideal ausgearbeitete Totalprothesen von (a) okklusal und (b) a b

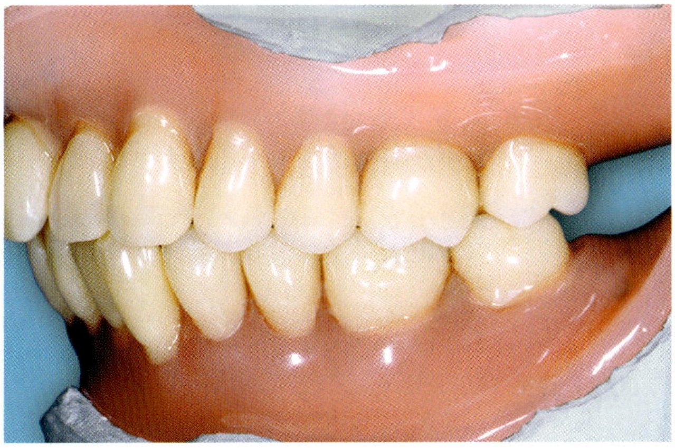

Abb. 2 Übergang zwischen Prothesenzähnen und Kunststoff sollte exakt und fließend ausgearbeitet sein.

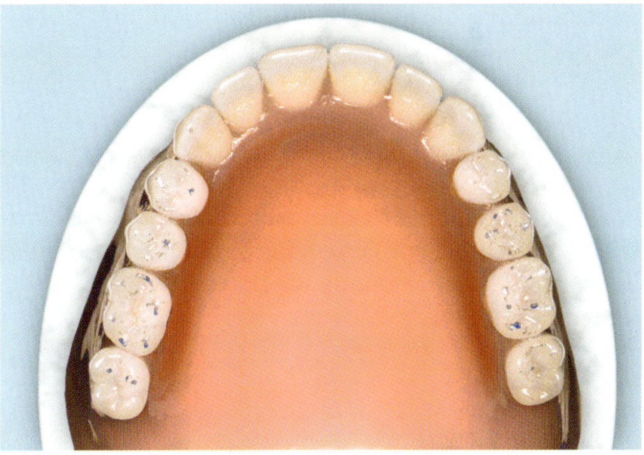

Abb. 3 Okklusionskontakte sollten möglichst gleichmäßig verteilt sein.

tems möglich ist. Seit der Wachseinprobe können infolge der zahntechnischen Herstellung Okklusionsstörungen entstanden sein durch Dimensionsveränderungen während und nach der Polymerisation und/oder durch die Politur (Abb. 3).

11.1.3 Beurteilung der oralen Situation vor der Eingliederung

Mundschleimhaut

Besonders sorgfältig sollten **Läsionen** beachtet werden, die infolge der „alten" Prothesen entstanden sind und unterhalten wurden. Im Idealfall sollten zum Zeitpunkt der Eingliederung der neuen Prothesen **keine Druckstellen** mehr vorliegen, d.h. die bisherige Prothese sollte bereits entsprechend bearbeitet und bezüglich ihrer Basis vorher optimiert worden sein. Prothesenstomatitiden sollten ausgeheilt sein. Die Therapie dieser Erkrankungen ist jedoch häufig nur bedingt möglich, insbesondere wenn diese durch die alten Prothesen verursacht werden. Durch Sauger verursachte Impressionen sollten in die Gestaltung der Prothesenbasis nicht übernommen werden, damit diese nicht noch zusätzliche Läsionen im Gaumenbereich verursachen (Abb. 4).

Nur ein gesundes Prothesenlager bietet die Voraussetzung für eine störungsfreie Eingliederung des Zahnersatzes.

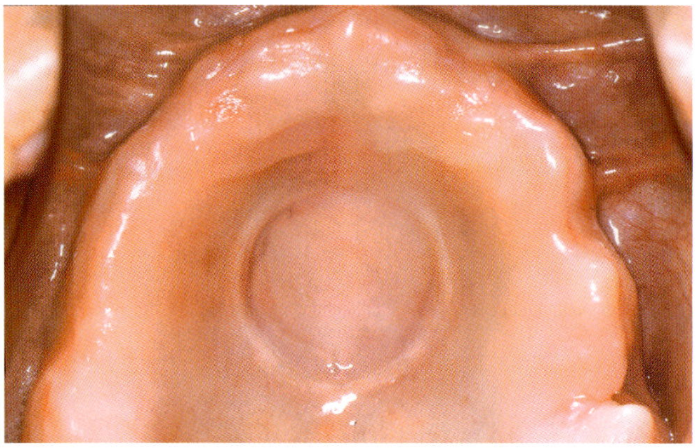

Abb. 4 Zahnloser Oberkiefer mit Saugerimpression.

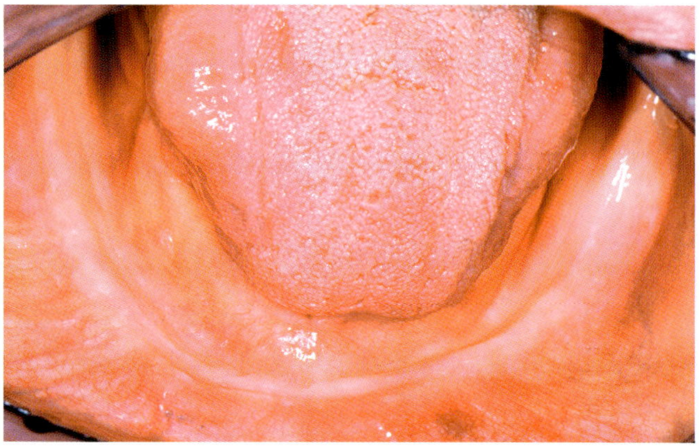

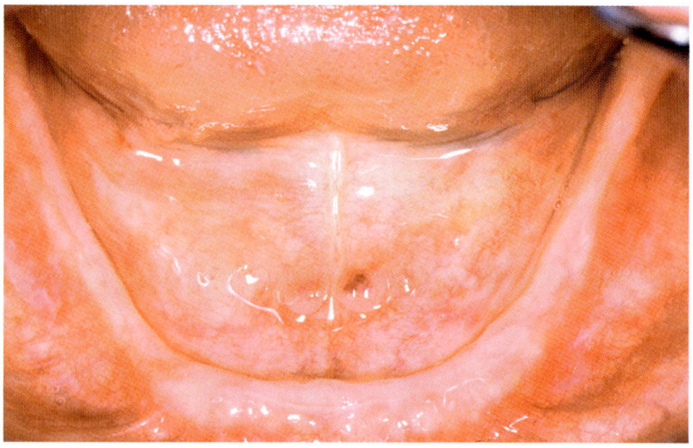

Abb. 5 a und b Zahnlose Unterkiefer mit (a) starker und (b) mäßiger Kieferkammatrophie.

Die Konditionierung des Prothesenlagers könnte zum Beispiel durch eine Unterfütterung der bisherigen Prothese mit einem weichbleibenden Silikon erfolgen (s. Kap. 13, Unterfütterungsverfahren).

Mundschleimhautveränderungen wie leukoplakische Veränderungen, Hyperkeratosen und Verfärbungen an den Kieferkämmen, Wangen, Gaumen und Zunge sind ebenso wie Hinweise auf orale Parafunktionen – Impressionen an Zunge und Wangen – zu beachten und zu dokumentieren. Dabei soll ausgeschlossen werden, dass diese durch den neuen Zahnersatz gegebenenfalls verursacht wurden.

Kieferkämme

Je stärker die Kieferkämme atrophiert sind, umso schwieriger werden neue Totalprothesen sich statisch und funktionell stabilisieren lassen. Ist zusätzlich infolge von Verschleißerscheinungen an der Prothese oder **Atrophie** der Kieferkämme auch die Vertikalrelation stärker abgesunken, muss der Patient darauf hingewiesen werden, dass während der Eingewöhnungs- und Adaptationsphase an die neue Prothese aufgrund der Anhebung der Vertikalrelation Kaustörungen und Sprechschwierigkeiten verstärkt auftreten können (Abb. 5)

11.1.4 Reinigung und Desinfektion der Prothesen

Vor der Eingliederung werden die Prothesen noch einmal auf Verunreinigungen geprüft, gegebenenfalls in ein Ultraschallbad gelegt und für etwa 10 Minuten in ein **Desinfektionsbad** gegeben (z. B. Mucalgin®, Merz-Dental; Melsept SF®, Braun Melsungen; Impresept®, Espe). Das Einlegen der Prothesen lediglich in ein Chlorhexidindigluconat-Präparat reicht zur vollständigen Erstdesinfektion nicht aus [16].

11.1.5 Eingliederung der Prothesen

Zunächst wird der neue Zahnersatz dem Patienten demonstriert und die verschiedenen Strukturen einer Totalprothese prinzipiell erläutert. Nach Anfeuchten der Prothesen mit kühlem Wasser werden diese vorsichtig eingesetzt und zwar zunächst die Oberkiefer- und dann die Unterkieferprothese. Dem Patienten werden zunächst einige Minuten der Eingewöhnung zugestanden, während er mit Zunge und Wangen die neuen Totalprothesen erfühlt. Die Prothesen lagern sich in die Mundschleimhaut ein, bilden eine initiale Saughaftung aus und nehmen langsam die Körpertemperatur an. Der Patient sollte in dieser Phase noch nicht zubeißen, sondern erst die Zahnreihen vorsichtig zueinander abtasten.

Passgenauigkeit

Primär sollte abgeklärt werden, ob infolge der Eingliederung **Schmerzen** aufgetreten sind.

Die **Ursachen,** die in der Regel in der mangelnden Kongruenz zum Prothesenlager liegen, müssen beseitigt werden. Insbesondere **untersichgehende Stellen,** zum Beispiel paratubär im Oberkiefer oder lingual im Unterkiefer, können beim Einsetzen der Prothese als sehr unangenehm empfunden werden. Sie sollten jedoch nur soweit reduziert werden, bis gerade die Prothese schmerzfrei eingesetzt werden kann.

Nachdem die Prothesen beschwerdefrei sitzen, erfolgt die Überprüfung der Ausdehnung der Funktionsränder, der Passgenauigkeit, des Halts und der Lagestabilität. Zunächst werden die Länge der Funktionsränder und die Aussparungen für die einstrahlenden Bänder von Lippen, Wangen und Zunge mit **Druckstellenpaste** und die dorsalen Begrenzungen der Prothesen überprüft (Abb. 6).

Zu lange Ränder werden klinisch durch anämische Mundschleimhautareale sichtbar. Ebenso kann das vorzeitige Lösen der Prothese während der Funktionsbewegungen ein Hinweis auf überextendierte Ränder und zu geringe Freiräume im Bereich der Bandansätze sein.

a

b

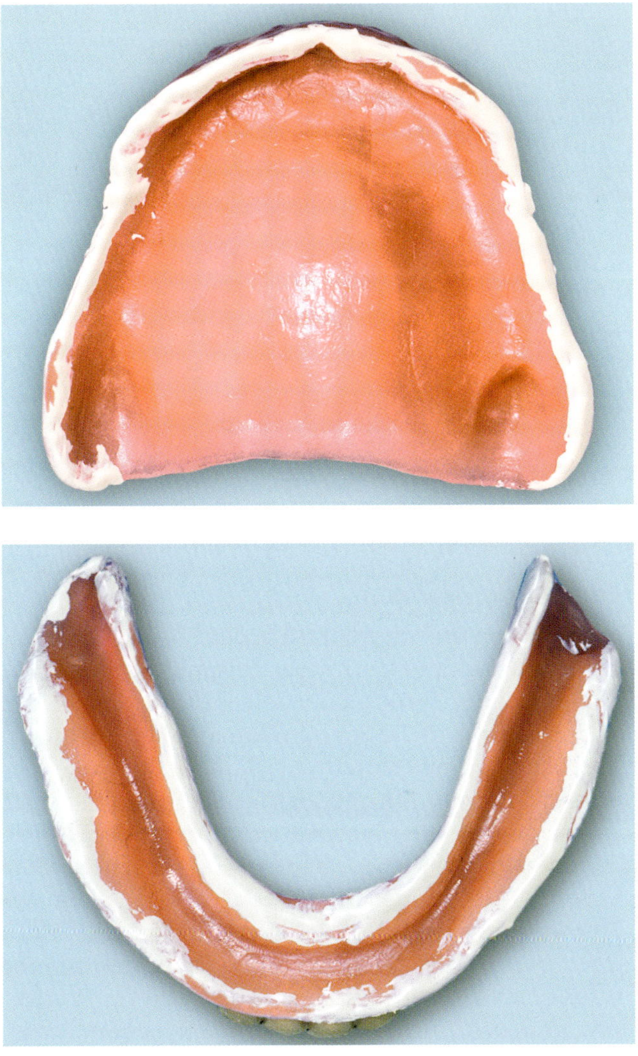

Abb. 6 a und b Druckstellenermittlungspaste zur Überprüfung der Länge der Funktionsränder einer (a) Oberkiefer- und (b) Unterkieferprothese.

Würgereiz kann auf dorsal zu lange Prothesen hinweisen. Der dorsalen Begrenzung der Oberkieferprothese sollte besondere Beachtung geschenkt werden. Bei **Aussprache des Vokals „A"** darf der Prothesenrand – während das Gaumensegel sich anhebt – nicht abstehen. Beim **Nasen-Blas-Versuch** wird dem Patienten die Nase zugehalten, während er Luft in die Nase bläst. Das Gaumensegel senkt sich ab und sollte dem hinteren Prothesenrand vollständig anliegen ohne zu stark traumatisiert zu werden. Die Länge der dorsalen Ausdehnung wird mit einem giftfreien Farbstift verifiziert. Hierzu wird der dorsale Prothesenrand mit dem Stift eingefärbt, der Gaumen im Bereich des Übergangs zum Gaumensegel mit einer Watterolle getrocknet und die Prothese eingesetzt. Nachdem die Prothese wieder entnommen ist, wird mit einem großen Kugelstopfer entlang der Farbmarkierung auf der Mundschleimhaut die klinische Ausdehnung überprüft. Im Idealfall reicht der Prothesenrand mit der dorsalen Abdämmung etwa 1–2 mm in die bewegliche Gaumenschleimhaut hinein (Abb. 7). Eine zu starke Ausdehnung birgt die Gefahr der Entstehung starker und nur schwer zur therapierender Druckstellen in sich.

Die **Tubera** sind beidseits komplett zu umfassen und die Funktionsränder sollten die paratubären Räume im „funktionsfreien" Bereich füllen, damit das Außenventil zur Unterstützung des Innenventils wirken kann und die Saughaftung der Oberkieferprothese optimiert wird. Im Frontzahnbereich dürfen sich die Prothesenränder nicht durch eine Vorwölbung unter der Lippe abzeichnen.

Im **Unterkiefer** sind vor allem die Freiräume für die Funktionsbewegungen der Zunge zu beachten. Die Lagestabilität wird durch gezielte Bewegungen der Zunge geprüft. Der Patient wird gebeten, mit der Zungenspitze die Oberlippe zu befeuchten. Hierbei sollte die Prothese ruhig im Mund liegen bleiben (Abb. 8). Paralingual sollten die Cristae mylohyoideae maximal nur bis zu 2 mm überdeckt sein. Sublingual ist der Funktionsrand als sublinguale Rolle ausgebildet, ohne dass jedoch die Zunge in ihrer Beweglichkeit eingeschränkt ist. Nach dorsal endet die Prothese mit der Überdeckung der **Trigona retromolaria,** sofern diese während der Mundöffnung unbeweglich erscheinen. Wird hingegen das Trigonum retromolare bei Mundöffnung durch das **Ligamentum pterygomandibulare** angehoben, endet der dorsale Abschluss ein bis zwei Millimeter im beweglichen Anteil. Es ist darauf zu achten, dass bezüglich der Tuberumfassungen der Oberkieferprothese und Retromolarpolsterabdeckung genügend Freiraum gelassen

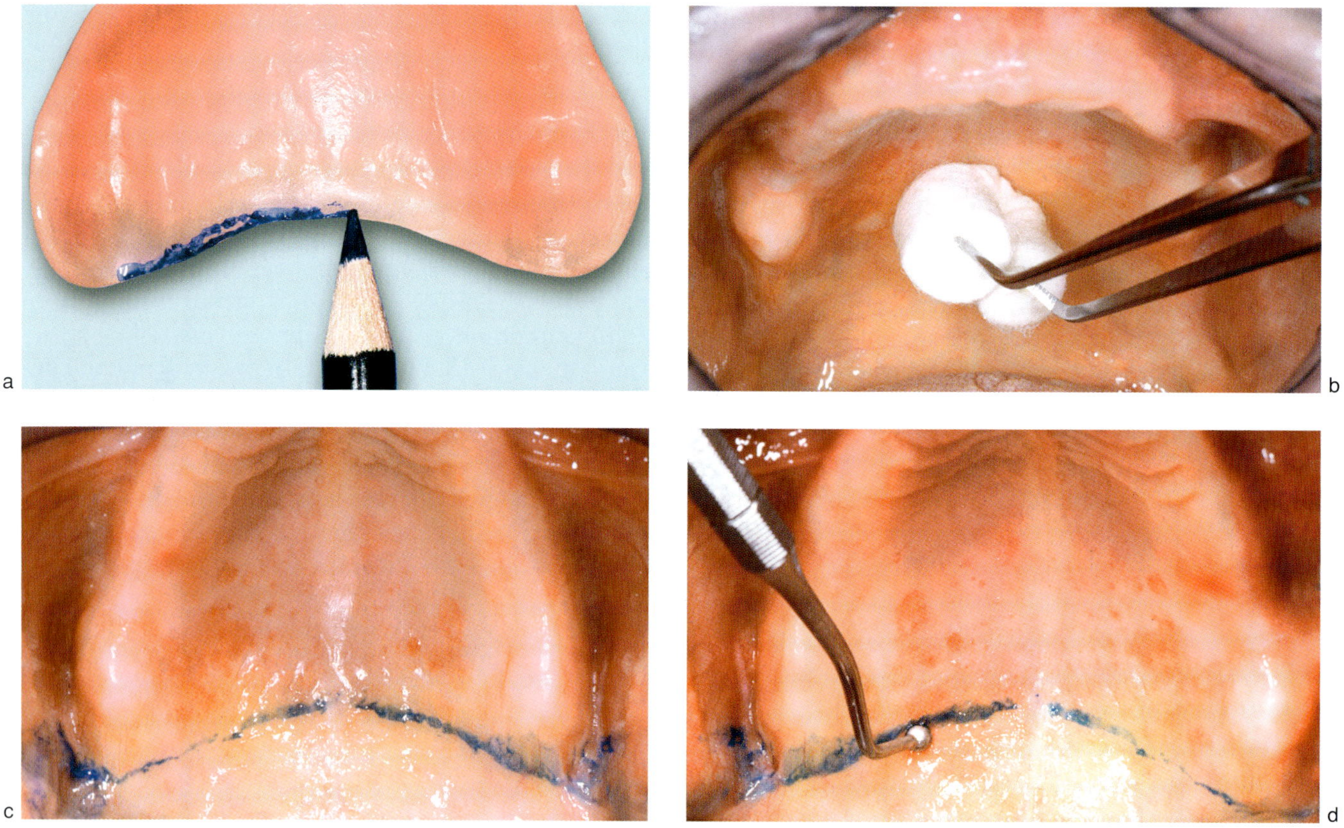

Abb. 7 Ermittlung der dorsalen Ausdehnung einer Oberkiefer-Totalprothese.
a) Markierung mit einem giftfreien Farbstift.
b) Trocknen der Mundschleimhaut mit einer Watterolle.
c) Darstellung der Randlänge.
d) Überprüfen des Übergangs vom harten zum weichen Gaumen mit einem Kugelstopfer.

wird, damit sich die Wangen nicht einklemmen und traumatisiert werden (Abb. 9).

Nach Optimierung der Funktionsränder wird die Passgenauigkeit der Prothesen überprüft. Im Sinne der Druckstellenprophylaxe kann die **Objektivierung der Kongruenz** von Basis zum Prothesenlager mit Hilfe einer Druckstellenermittlungspaste (z. B. Pressure Indicator Paste®, MIZZY) erfolgen. Die Paste wird gleichmäßig auf die gesamte Prothesenbasis aufgetragen, mit einem Silikonspray (z. B. PIP-Spray®, MIZZY) isoliert und die Prothese mit mäßigem Druck eingesetzt. Im Idealfall sollte die Paste gleichmäßig verdrängt sein (Abb. 10). Verstärkt durchgedrückte Basisanteile werden vorsichtig reduziert und wieder poliert. Auf Prädilektionsstellen für Druckstellen wie die A-Linie, paratubäre Räume und Linea mylohyoidea sollte besonders geachtet werden.

Eine weitere Möglichkeit zur Überprüfung der Passgenauigkeit oder auch zur Ermittlung von möglichen künftigen Druckstellen ist eine provisorische Unterfütterung mit einem dünnfließenden Silikon, mit dem sowohl Inkongruenzen sichtbar werden als auch der Erfolg einer möglichen notwendigen definitiven Unterfütterung zu eruieren ist.

Halt und Lagestabilität

Der Halt und die Lagestabilität der Prothese im Sinne der **Saughaftung** kann zum Zeitpunkt der Eingliederung nicht endgültig beurteilt werden, da sich die Prothesen noch in die Schleimhaut einlagern werden. Dennoch wird prinzipiell der Halt der Prothese statisch und unter Funktion geprüft. Die Prothese wird eingesetzt und die Saugwirkung durch **vorsichtiges Ziehen oder Abkippen** an den Prothesen geprüft (Abb. 11). Aufgrund der größeren Auflagefläche im Gaumenbereich wird die Oberkieferprothese in der Regel besser ansaugen als die Totalprothese im Unterkiefer. Diesbezüglich sollten in dieser Eingliederungssitzung noch keine weiteren Behandlungsmaßnahmen durchgeführt werden. Die Saughaftung kann erst endgültig während der ersten Kontrolluntersuchung geprüft werden. Optimiert wird der Halt

a

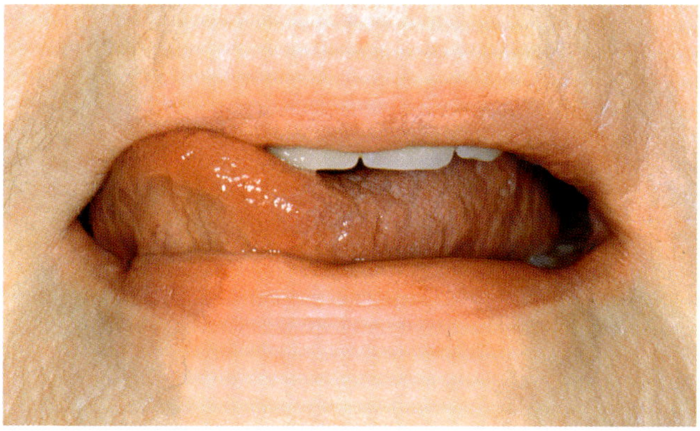

b

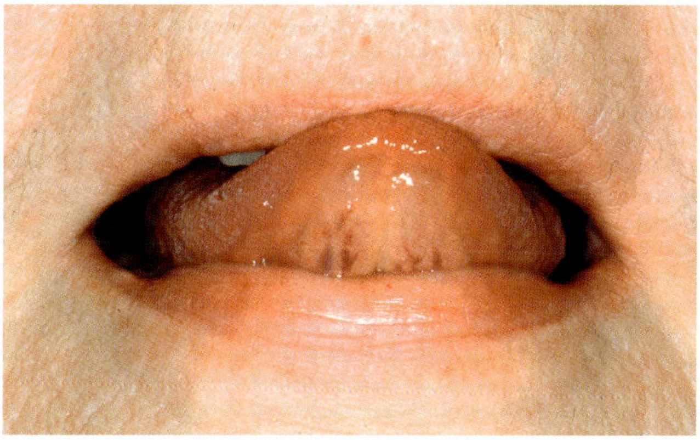

c

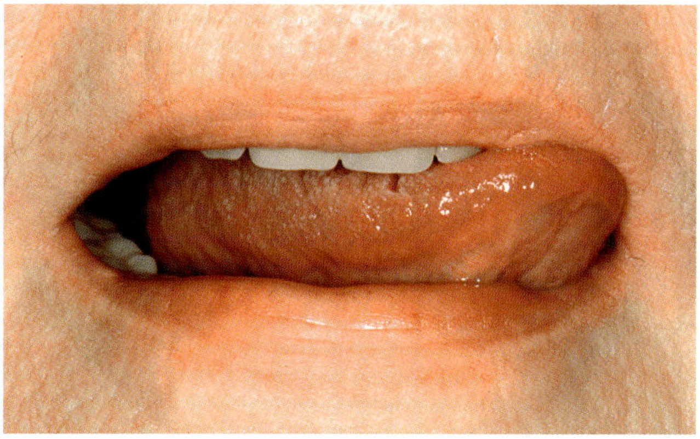

Abb. 8a–c Zungenbewegungen zur Überprüfung der Lagestabilität der Unterkieferprothese.

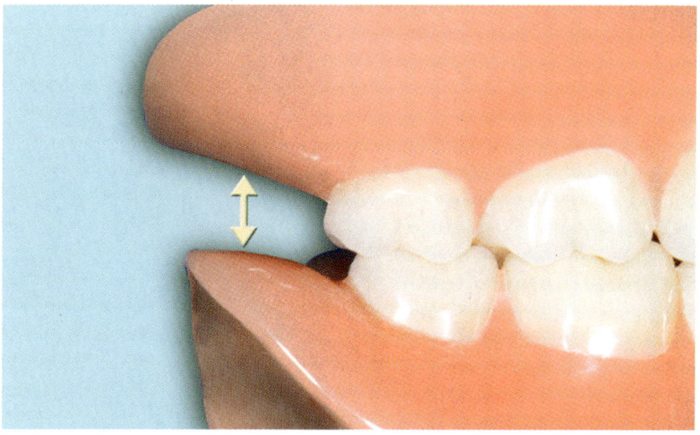

Abb. 9 Retromolar offene Gestaltung der Prothese, um genügend Freiraum für die Wangen zu schaffen.

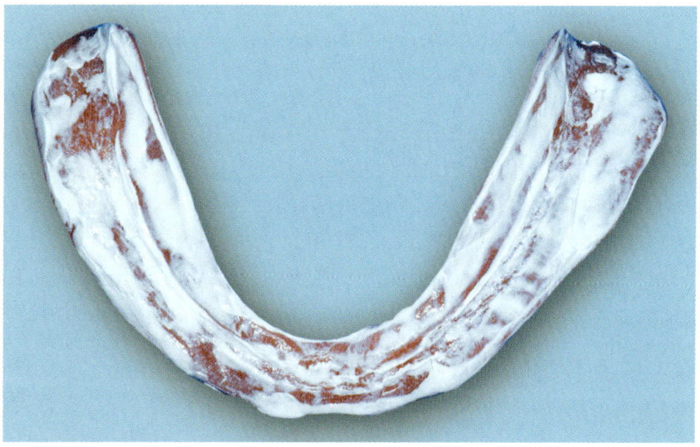

Abb. 10 Überprüfung der Passgenauigkeit der Prothese mit Druckstellenermittlungspaste.

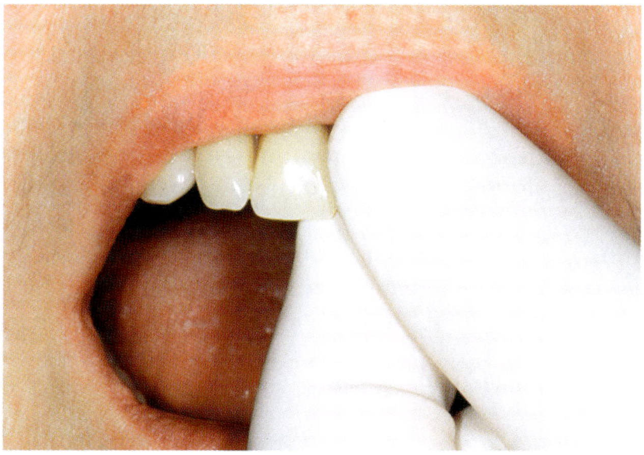

Abb. 11 Manuelle Überprüfung des Prothesenhaltes.

der Prothesen durch eine muskelfunktionsgerechte Gestaltung der Prothesenaußenflächen. Diese sollten daher so gestaltet sein, dass der Zahnersatz über die Muskelfunktionen auf seinem Lager zusätzlich zur Saughaftung stabilisiert wird [7]. Die Lagestabilität der Unterkieferprothese kann mit einem **Kugelstopfer** überprüft werden, indem zentral die Prothese im Molarenbereich belastet wird (Abb. 12).

Nachdem die Passgenauigkeit und die Lagestabilität der Prothesen untersucht wurden, wird die Anordnung der Zahnreihen beurteilt und die Okklusion überprüft. Wie im Abschnitt der Zahnaufstellung be-

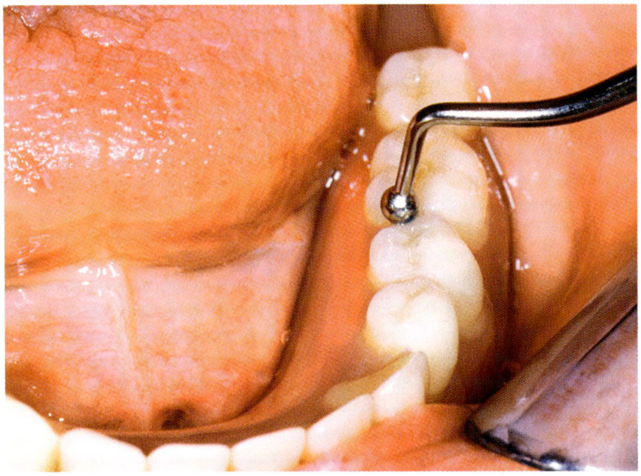

Abb. 12 Überprüfung der Lagestabilität der Unterkieferprothese.

reits dargestellt, sollte der Bezug der Zahnreihen sowohl zur Kauebene als auch zur Zunge und den Wangen verifiziert sein. Die künstlichen Zähne sollten im funktionellen Gleichgewicht der Muskelkräfte im „Kauschlauch" platziert sein und so „funktionieren" können. Ästhetische Belange wie Individualisierungen im Frontzahnbereich sollten realisiert sein.

Okklusion

Um die **statische Okklusion** zu kontrollieren, prüft der Zahnarzt primär unter manueller Führung des Unterkiefers bei gleichzeitiger Fixierung der Unterkieferprothese auf dem Prothesenlager mit einer **Okklusionsfolie**. Im Idealfall wäre diese Okklusionsposition auch die gewohnheitsmäßig eingenommene, also habituelle Okklusion. Die Kontakte sollten gleichzeitig entstehen und gleichmäßig verteilt auftreten und tragen dadurch erheblich zur Kaustabilität der Prothesen bei. Bei korrekt durchgeführter Kieferrelationsbestimmung und dimensionsgleicher Übertragung der Wachsaufstellung in die Prothese sind nur geringfügige Korrekturen durchzuführen. Die Kontrolle der **dynamischen Okklusion** erfolgt anschließend, wobei für Totalprothesen bei Laterotrusionsbewegungen das bilateral balancierte Okklusionskonzept mit gleichmäßigen und gleichzeitigen Zahnkontakten auf der Latero- und Mediotrusionsseite verwirklicht werden sollte. Hierbei sind häufig geringe Korrekturen notwendig, da mit den Artikulatoren in der Regel nur die Grenzbewegungen des Unterkiefers simuliert werden können und die individuellen Bewegungen davon abweichen. Sollten bezüglich der statischen oder/und dynamischen Okklusion umfangreichere Korrekturen notwendig sein, muss die Kieferrelation mit den neuen Prothesen nochmals ermittelt und im Artikulator adjustiert werden.

Prinzipiell verändern sich bei Totalprothesen die Kontaktverhältnisse zwischen den Zähnen des Ober- und des Unterkiefers bereits nach wenigen Tagen, da diese sich in die Mundschleimhaut individuell unterschiedlich einlagern. Eine sorgfältige Überprüfung der statischen und dynamischen Okklusion ist daher vorzunehmen und gegebenenfalls eine Nachregistrierung und Remontage der Prothesen durchzuführen [22, 35].

Sprechvermögen

Abschließend wird die Aussprache geprüft. Der Patient wird gebeten, langsam und laut zum Beispiel die Zahlen von eins bis zehn zu sprechen. Insbesondere bei **Aussprache des Konsonanten „s"** dürfen sich die Zahnreihen nicht berühren, beim **Vokal „o"** sollte der Abstand zwischen den Zahnreihen etwa fünf Millimeter sein. Auch darf die Zunge durch die Prothesenzähne beim Sprechen nicht behindert werden [26, 27].

11.1.6 Aufklärung und Information des Patienten

Unmittelbar nach der Eingliederung des Zahnersatzes muss der Patient umfassend über die Totalprothese im Besonderen, Adaptation, Trageweise, Pflege, Ernährung und Nachsorge informiert und aufgeklärt werden.

Adaptation

Der Patient wird zunächst auf die Besonderheiten von Totalprothesen, also von herausnehmbarem, rein mukosal getragenem Zahnersatz, hingewiesen. Das **Kaugefühl** und das **Kauvermögen** sind verändert, wenn keine natürlichen Zähne für die Übertragung der Kaukräfte mehr vorhanden sind.

Die physiologischen Reize der parodontalen Rezeptoren, die für die neuromuskuläre Funktion des Kausystems – Regelkreis „stomatognathes System" – von entscheidender Bedeutung sind, fehlen.

Der **Reflexmechanismus der Mundöffnung** erfolgt zum Beispiel, wenn der Patient auf einen nicht erwarteten Kirschkern beißt, nur noch verzögert. Daher sollte der Patient darauf hingewiesen werden, dass er eine gewisse Zeit benötigt, um sich an die Totalprothesen zu gewöhnen. Besondere Geduld erfordert es, wenn der Patient seine letzten eigenen Zähne verloren hat. Je älter die Patienten sind, desto langsamer und schwieriger gewöhnen sie sich aufgrund der mit ihrem zunehmenden Alter eingeschränkten Adaptationsfähigkeit an neue Prothesen [4].

Anfangs kann verstärkter Speichelfluss und gelegentlich Würgereiz auftreten - Erscheinungen, die jedoch mit zunehmender Tragedauer nachlassen. Bezüglich des Sprechens und Kauens wird in der Regel eine gewisse Umstellung nötig sein, da sich sowohl die Platzverhältnisse in der Mundhöhle als auch die Belastungsverhältnisse auf der prothesentragenden Mundschleimhaut durch die Eingliederung der neuen Prothesen verändert haben.

Das **Sprechen** kann durch lautes Lesen bewusst geübt werden und gelingt innerhalb weniger Tage, wenn die Prothesenkonstruktion der Zunge genügend Freiraum zulässt. Bei andauernden Schwierigkeiten und offensichtlich prothesenbedingten Störungen mit der Aussprache müssen Basisanteile insbesondere oral modifiziert werden [37, 38].

Der **Kauvorgang** muss mit den neuen Prothesen wieder neu gelernt werden. Es empfiehlt sich, zunächst nur kleinere Bissen im Seitenzahnbereich zu zermahlen und im Eckzahn- und Prämolarenbereich abzubeißen. Für einen Totalprothesenträger ist in der Regel das Abbeißen mit den Frontzähnen nicht möglich.

Bezüglich der **Temperaturempfindung** muss der Patient darauf hingewiesen werden, dass durch die isolierende Wirkung der Oberkieferprothese gegenüber dem Gaumen die Gefahr besteht, dass die Speisen kühler empfunden werden und dann zu heiß geschluckt werden.

Trageweise

Die Prothesen sollten möglichst **ohne Haftmittel** getragen werden. Prothesenhaftmittel stellen zwar ein nützliches Adjuvans zur primären Verbesserung des Prothesenhalts und der Erhöhung des Tragekomforts dar, bergen jedoch die Gefahr des Missbrauchs seitens des Zahnarztes und des Patienten in sich, da mögliche Fehler während der klinischen Herstellung verdeckt werden und Patienten die sonst notwendigen regelmäßigen Nachuntersuchungen nicht wahrnehmen. Als weitere mögliche Problembereiche können die Entwicklung von Prothesenstomatitiden infolge erschwerter Mund- und Prothesenhygiene und die Gefahr einer verstärkten Resorption der Kieferkämme infolge mangelnder Prothesenpassgenauigkeit angegeben werden.

Der therapeutische Einsatz von Prothesenhaftmitteln kann daher nur dann empfohlen werden, wenn zuvor alle anderen zahnmedizinischen und zahntechnischen Maßnahmen zur Anfertigung passgenauer und funktionsstabiler Prothesen nicht den gewünschten Erfolg gebracht haben oder ungünstige anatomische Voraussetzungen vorliegen und die Insertion von Implantaten nicht möglich ist oder nicht gewünscht wird [36, 39, 41].

Prothesenhaftmittel sollten jedoch als integraler Bestandteil von Aufklärungsmaßnahmen für Patienten mit Totalprothesen thematisiert werden.

Tragedauer

Bezüglich der Tragedauer werden **unterschiedliche Empfehlungen** gegeben, wobei noch erheblicher Klärungsbedarf besteht. Prinzipiell ist der zahnlose Kieferkamm und die ihn bedeckende Mundschleimhaut von Natur aus nicht dazu geschaffen, von einer Prothese bedeckt und belastet zu werden [20, 47].

Während zur Verkürzung der Eingewöhnungszeit ganztägiges Tragen empfohlen wird, erscheint später zur Entlastung der prothesenbedeckten Mundschleimhaut das nächtliche Herausnehmen der Prothesen sinnvoll. Insbesondere Patienten, die während des Schlafs unbewusst knirschen und pressen, sollten die Prothesen nachts herausnehmen.

Derartige Parafunktionen würden sonst die Resorptionsvorgänge in den Bereichen der Schleimhaut und des Kieferknochens beschleunigen. Auch aufgrund des unter der Prothese vorherrschenden anaeroben Milieus erscheint eine „Erholung" im Sinne einer Entlastung und Belüftung der Mundschleimhaut sinnvoll. Die Prothesen sollten dann nachts nach gründlicher Reinigung in einem Glas mit frischem Wasser aufbewahrt werden. Letztlich sollte der Patient zusammen mit seinem Zahnarzt über die Tragedauer entscheiden und seinen individuellen Tragerhythmus finden.

Mund- und Prothesenhygiene

Für die Gesunderhaltung der oralen Strukturen in der Mundhöhle, insbesondere des prothesenbedeckten Anteils der Mundschleimhaut, ist die **sorgfältige und regelmäßige Durchführung von Hygienemaßnahmen** erforderlich.

Die Prothesen sollten möglichst nach jeder Mahlzeit unter fließendem Wasser abgespült und einmal täglich mit einer eigens dafür vorgesehenen Handwaschbürste oder noch besser mit einer speziellen Prothesenreinigungsbürste sorgfältig gereinigt werden (Abb. 13). Als effiziente Reinigungsmittel bieten sich Neutralseifen oder auch Spülmittel an. Die Reinigung sollte möglichst über einem gut beleuchteten Waschbecken erfolgen, das mit Wasser gefüllt oder mit einem Tuch ausgelegt ist.

Fehlsichtige Patienten müssen ihre Brille aufsetzen. Besonders sorgfältig sind die Beläge von der Unterseite der Prothesen zu entfernen, um plaquebedingte Entzündungen des Prothesenlagers zu vermeiden. Einmal täglich sollte auch die **prothesenbedeckte Mundschleimhaut** mit einer weichen Zahnbürste gereinigt und massiert werden (Abb. 14). Auch sollte mindestens einmal wöchentlich der **Zungenrücken** mit einer speziellen Zungenbürste gereinigt werden (Abb. 15). Zur Grundreinigung sollten die Prothesen zweimal in der Woche für etwa 15 Minuten in ein Tablettenreinigungsbad, eine gebrauchsfertige Chlorhexidin-Lösung oder ein Ultraschallbad mit 3 %iger Wasserstoffperoxidlösung eingelegt werden.

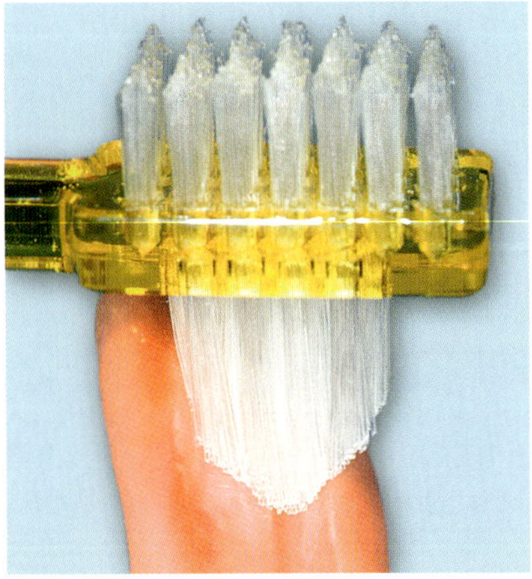

Abb. 13 Reinigung der Prothesenbasis mit einer Prothesenbürste.

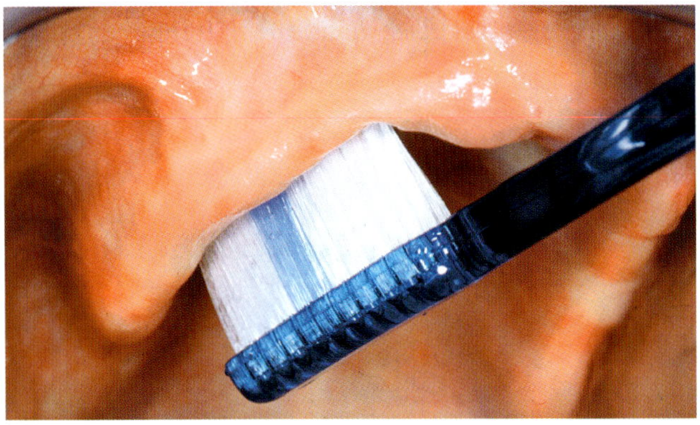

Abb. 14 Reinigung und Massage des Prothesenlagers mit einer weichen Zahnbürste.

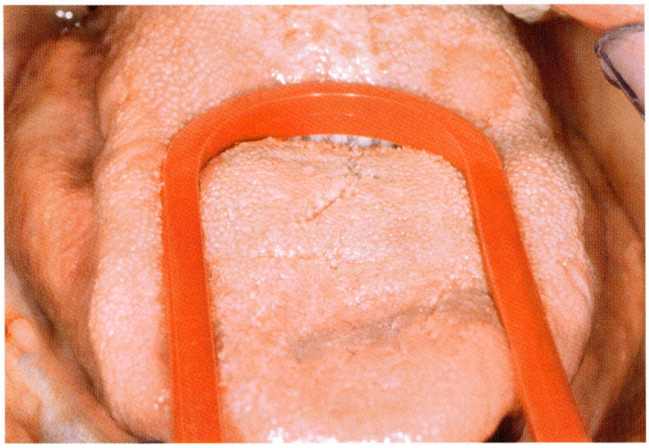

Abb. 15 Anwendung einer Zungenbürste.

Ernährung

Zahlreiche Studien belegen, dass mit zunehmendem Zahnverlust die funktionelle **Kaukapazität** abnimmt. Erschwerend kommt dazu, dass sich das Ernährungsverhalten der älteren Menschen infolge des Zahnverlustes verändert. Zahnlose Menschen nehmen eine fettreichere Kost zu sich, während bezahnte Patienten mehr Proteine, Vitamine und Mineralien aufnehmen. Auch werden faser- und ballaststoffreiche Nahrungsmittel, wie Früchte und rohe Gemüse, die insbesondere für die Magen- und Darmmotilität älterer Menschen wichtig sind, häufig gemieden. So beeinträchtigt Zahnverlust die Verdauungsfunktion älterer Patienten erheblich, da faserreiche Nahrung gemieden wird [5, 11, 40, 43].

Die Totalprothesenträger sind darüber zu informieren, dass ihre Kaufähigkeit gegenüber einem Vollbezahnten zwar nur etwa ein Drittel beträgt, jedoch prinzipiell alle Nahrungsmittel aufgenommen werden können und auch sollten. Neben der Forderung, dass gerade der ältere Mensch aus ernährungsphysiologischen Gründen auf eine **ausgewogene Ernährung** zu achten hat, sollten bezüglich des eigentlichen Kauvorgangs oder der Zubereitung der Nahrung einige Aspekte besonders beachtet werden.

Da sich beim **Abbeißen** mit den Frontzähnen die Prothesen lösen können, sollte dies im Eckzahn- und Prämolarenbereich erfolgen. Das **Zerkleinern** der Speisen erfolgt im Seitenzahnbereich und erfordert mehr Kauarbeit, da die Nahrung weniger zerbissen sondern mit den Prothesenzähnen vielmehr zerquetscht wird. Die Speisen sollten daher zunächst in kleine Happen zerschnitten werden, um ein „normales" Kauen bei akzeptablem Aufwand zu ermöglichen. Das Pürieren der Nahrung ist nicht zu empfehlen, da sonst der eigentliche Kauvorgang, der für die Vorverdauung und für die Speichelproduktion essentiell ist, nur noch unzureichend stattfindet. Für die Erhaltung und Entlastung des älteren Organismus sind kleinere über den Tag gleichmäßig verteilte **Nahrungsportionen** wichtig. Diese kann das nicht mehr optimal funktionsfähige Verdauungssystem älterer Menschen besser verarbeiten [2, 24, 33].

Xerostomie

Ältere Menschen leiden aufgrund der altersbedingten Rückbildung der Speicheldrüsen, Allgemeinerkrankungen, Medikamentennebenwirkungen und der Tatsache, dass sie zu wenig trinken, häufig an **Mundtrockenheit** [1, 46].

Xerostomie stellt für Totalprothesenträger ein besonderes Problem dar, da sowohl genügend Speichel für die Saughaftung und damit für den Halt einer Totalprothese als auch zum Schutz der prothesenbedeckten Mundschleimhaut vor Verletzungen durch den Zahnersatz und Nahrungsbestandteile vorhanden sein muss.

Ältere Menschen sollten täglich zwei bis drei Liter Flüssigkeit zu sich nehmen, damit die Speichelproduktion gesichert ist. Empfohlen wird Mineralwasser, verdünnte Säfte und ungesüßter Kräutertee. Zwischen den Mahlzeiten sind zuckerfreie Lutschbonbons zur Anregung der Speichelproduktion sinnvoll. Im Falle extremer Mundtrockenheit können künstliche Speichelersatzlösungen (z. B. Glandosane®-Spraylösung, Cell Pharm) angewandt werden.

Nachsorgenotwendigkeit

Am Tag der Eingliederung der Prothesen ist der Patient darauf hinzuweisen, dass eine regelmäßige Nachsorge für die Gesunderhaltung des gesamten Kausystems und der Funktionstüchtigkeit der Prothesen dringend erforderlich ist. Insbesondere bei auftretenden Druckstellen sollte der Zahnarzt unverzüglich informiert und aufgesucht werden, damit die Ursachen gezielt an der Prothese entfernt werden können. Diese umfassenden Informationen zur Aufklärung des Patienten sollten schriftlich formuliert und dem Patienten mitgegeben werden, damit sie sowohl der Patient als auch die Angehörigen jederzeit nachlesen können (Tab. 1).

11.2 Nachsorge

11.2.1 Einleitung

Die Voraussetzung für einen langfristigen und andauernden Therapieerfolg mit einer Totalprothese ist die **regelmäßige Nachsorge.** Der Patient sollte motiviert und instruiert sein, an den regelmäßigen Nachuntersuchungen teilzunehmen; der behandelnde Zahnarzt sollte andererseits auch ein **funktionierendes Recall-System** anbieten. Totalprothesenträger sollten **mindestens zweimal jährlich** zur Nachsorge gehen, da das Prothesenlager selbst bei optimaler prothetischer Versorgung prothesenbedingten Veränderungen und altersbedingten Involutionserscheinungen unterliegt [28].

Individuelle Gegebenheiten wie hohes Alter der Patienten, eingeschränkte Fähigkeiten zur Durchführung einer ausreichenden Mundhygiene aufgrund manueller Behinderungen oder mangelndem Sehvermögen und schwierige funktionelle und anatomische Verhältnisse können jedoch kürzere Untersuchungsintervalle erforderlich machen.

Nach einer Befragung der Patienten bezüglich prothesenbedingter Beschwerden und nach der Funktionstüchtigkeit ihrer Prothesen sollten folgende Untersuchungen routinemäßig durchgeführt werden.

11.2.2 Beurteilung prothesenbezogener Aspekte

Inspektion des Zahnersatzes

Das Aussehen der Prothese wird mit dem Patienten zusammen beurteilt. Vor allem Verfärbungen im Frontzahnbereich fallen den Patienten auf und lassen sich durch eine Reinigung der Prothese im Ultraschallbad und Politur wieder beseitigen. Von zahnmedizinischer Seite sollten die Prothesen bezüglich **Belägen, Zahnstein, Verfärbungen, Rauhigkeiten, Materialveränderungen, Abrasionen und Risse** genau inspiziert werden. Besonderes Augenmerk verdient hierbei die **Basisunterseite,** da diese direkt der Mundschleimhaut anliegt. Beläge lassen sich sehr gut durch Austrocknen der Prothese mit dem Luftbläser sichtbar machen und dem Patienten demonstrieren (Abb. 16). Revelatoren sollten vor allem bei älteren Prothesen nicht angewandt werden, da diese nicht nur die Plaque anfärben sondern sich auch in Porositäten des Prothesenkunststoffs einlagern und sich durch reine Hygienemaßnahmen auch mit dem Ultraschallbad nicht mehr vollständig entfernen las-

Tabelle 1 Patienteninformation

1.	Mit den Prothesen haben Sie herausnehmbaren Zahnersatz erhalten, der eine gewisse Gewöhnungszeit erfordert. Das Kauvermögen und das Kaugefühl sind verändert, da Sie keine eigenen Zähne mehr haben und die Prothese direkt der Mundschleimhaut aufliegt.
2.	Das Kauen muss wieder neu gelernt und bewusst geübt werden. Es wird empfohlen kleinere Bissen zu sich zu nehmen und im Seitenzahnbereich zu zermahlen. Das Abbeißen erfolgt im Eckzahnbereich. Totalprothesenträger benötigen mehr Zeit um die Nahrung zu zerkleinern.
3.	Wenn Sie erstmals eine Oberkiefer-Totalprothese erhalten, beachten Sie bitte, dass aufgrund der isolierenden Wirkung der Prothesenbasis die Gefahr besteht, dass heiße Getränke kühler empfunden und dann zu heiß geschluckt werden.
4.	Auch das Sprechen muss wieder neu gelernt und kann durch lautes Lesen bewusst geübt werden.
5.	Da der Halt Ihrer Prothesen überwiegend durch eine Saughaftung zustande kommt, sollte genügend Speichel in Ihrem Mund vorhanden sein. Dieser dient auch zum Schutz der Mundschleimhäute gegenüber den Prothesen. Achten Sie auf eine ausreichende Flüssigkeitszufuhr von täglich 2-3 Litern, damit der Speichelfluss angeregt wird.
6.	Die Prothesen sollten tagsüber getragen werden. Zur Entlastung der Mundschleimhaut werden die Prothesen nachts herausgenommen und nach der Reinigung in einem Glas mit frischem Wasser aufbewahrt.
7.	Haftmittel sollten möglichst nicht angewandt werden.
8.	Die Prothesen sollten nach jeder Mahlzeit unter fließendem Wasser abgespült werden. Einmal am Tag sollte der Zahnersatz mit einer speziellen Prothesenbürste über einem gut beleuchteten Waschbecken, das mit Wasser gefüllt oder einem Tuch ausgelegt ist, gründlich gereinigt werden. Zur Grundreinigung sollten die Prothesen zweimal in der Woche für etwa 15 Minuten in ein Tablettenreinigungsbad, eine gebrauchsfertige Chlorhexidin-Lösung oder ein Ultraschallbad mit 3%iger-Wasserstoffperoxidlösung eingelegt werden.
9.	Wenn Druckstellen auftreten, informieren Sie bitte unverzüglich Ihren Zahnarzt, damit die Ursachen an der Prothese gezielt entfernt werden können. Nehmen Sie bitte selbst keine Veränderungen an der Prothese vor.
10.	Als Totalprothesenträger ist Ihre Kaufähigkeit gegenüber vollbezahnten Menschen deutlich reduziert. Sie benötigen zum Kauen mehr Zeit. Prinzipiell können und sollten Sie jedoch alle Nahrungsmittel essen, damit Sie sich ausgewogen ernähren. Versuchen Sie im vorderen Seitenzahnbereich abzubeißen. Das eigentliche Kauen findet im Seitenzahnbereich statt. Die Speisen sollten in kleine Happen geschnitten werden. Das Pürieren der Nahrung wird nicht empfohlen, da sonst der eigentliche Kauvorgang wegfällt, der für die Vorverdauung notwendig ist.
11.	Für die Erhaltung und Entlastung des älteren Organismus sind kleinere über den Tag gleichmäßig verteilte Nahrungsportionen wichtig.
12.	Zur Aufrechterhaltung der Funktionstüchtigkeit Ihrer Prothesen und für die Gesunderhaltung Ihres Kausystems sind regelmäßige zahnmedizinische Nachuntersuchungen äußerst wichtig. In der Regel sollten Sie Ihren Zahnarzt zweimal im Jahr aufsuchen.

sen. Der Übergang vom Prothesenzahn zum Prothesenkunststoff sollte unter Vergrößerung bezüglich Spalten, Verfärbungen und Rissen genau betrachtet werden, um der Gefahr vorzubeugen, dass Prothesenzähne ausbrechen. Ebenso sollten Risse in der Prothese beachtet und sofort repariert werden. Insbesondere bei älteren Patienten besteht sonst bei einer Fraktur der Prothese die Gefahr des Verschluckens oder der Aspiration von Prothesenteilen.

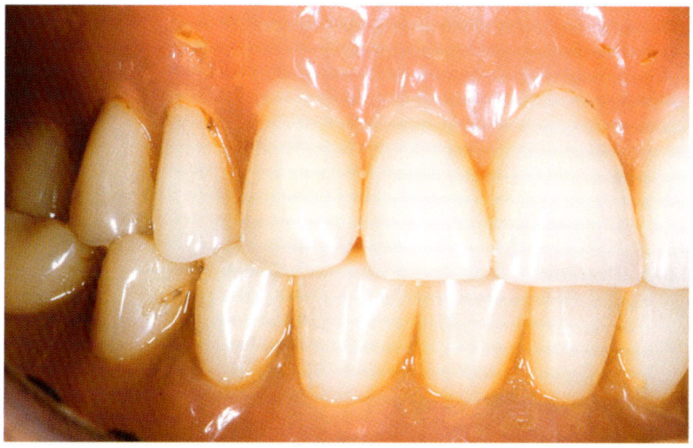

a

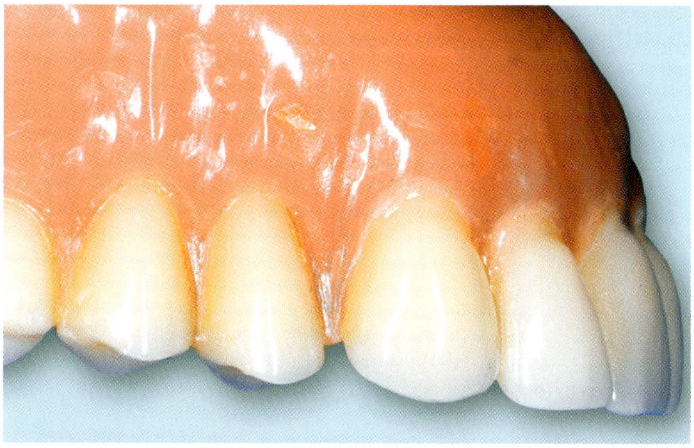

b

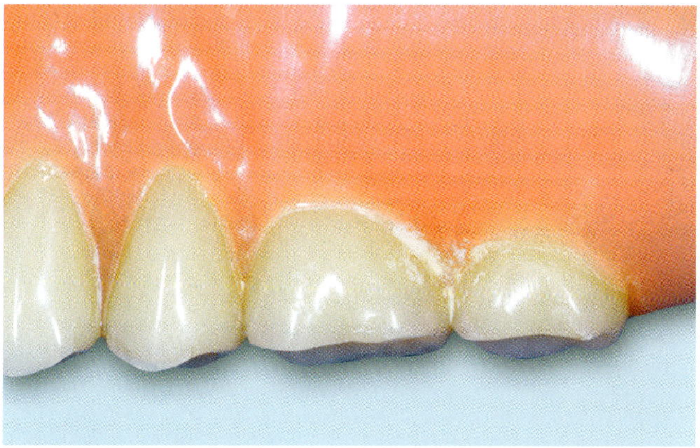

c

Abb. 16a–c Totalprothesen nach zweijähriger Tragezeit mit Verschleißerscheinungen, Verfärbungen und Zahnstein.

Überprüfung der Kieferrelation und der Okklusion

Die Kieferrelation wird in vertikaler und sagittaler Richtung überprüft. Bereits extraoral lassen sich ausgeprägte Verluste in der Vertikalrelation an vertieften Nasolabial- und Labiomentalfalten erkennen. Mit Ermittlung der **Ruheschwebelage** lässt sich dieser Befund verifizieren. Mittels bereits beschriebener **Sprechprobe** wird überprüft, inwieweit eingetretene Veränderungen der Kieferrelation die Aussprache der Patienten negativ beeinflussen und eine Modifikation der Prothese erfordern (Abb. 17). In der Regel sind diese Veränderungen Folgen einer **Atrophie der Kieferkämme** und **Abrasion der Prothesenzähne.** Der zunehmende Knochenabbau hat eine relative Vorverlagerung des Unterkiefers in sagittaler Richtung zur Folge. Diese Veränderungen müssen rechtzeitig therapiert werden, um eine weitere Destruktion des Prothesenlagers zu vermeiden. Die Behandlung erfolgte mittels einer Unterfütterung der Prothesen, um die ursprüngliche und angestrebte physiologische Kieferrelation in vertikaler und sagittaler Richtung wiederherzustellen. Eine Neueinstellung der okklusalen Verhältnisse muss in der Regel mittels Nachregistrierung anschließend durchgeführt werden (Abb. 18).

Ebenso ist die **Okklusion** zu überprüfen, die sich gegebenenfalls jedoch weniger aufgrund der sich verändernden Kieferrelationsverhältnisse, sondern vielmehr infolge von Abrasionserscheinungen der Prothesenzähne verändert hat (Abb. 19). In der Regel okkludieren die Prothesenzähne gleichmäßig und gleichzeitig, unter Umständen besteht aber der Bedarf, das okklusale Relief durch Einschleifmaßnahmen wieder zu rekonturieren oder auch die Prothesenzähne zu erneuern.

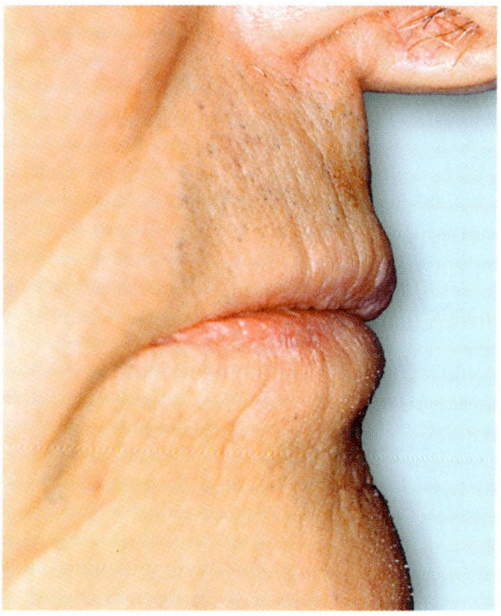

Abb. 17 Vertiefte Nasiolabial- und Labiomentalfalten aufgrund einer Bisssenkung.

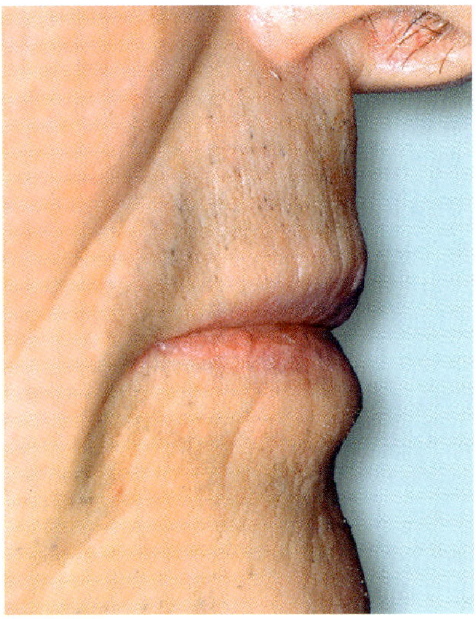

Abb. 18 Ausgleich des Gesichtsprofils nach Unterfütterung und Bissanhebung.

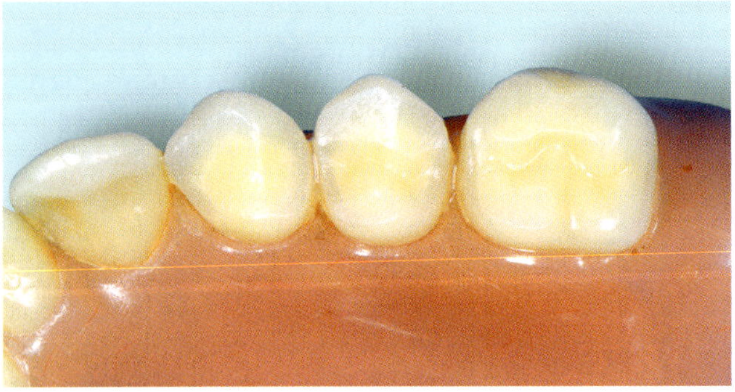

Abb. 19 Starke Abrasionen auf den Prothesenzähnen nach 10-jähriger Tragezeit.

Beurteilung des Prothesenhaltes

Ein wesentliches Element der Nachsorgeuntersuchung ist die Überprüfung des Prothesenhaltes, der sowohl vom Patienten subjektiv eingeschätzt wird als auch vom Zahnarzt objektiv beurteilt werden sollte. Die Prüfung der **Saug- und Kipphaftung** erfolgt wie bereits im Abschnitt zur Eingliederung der Prothesen beschrieben. Entscheidend für eine suffiziente Saughaftung einer Totalprothese ist eine **genügende Speichelmenge** [31]. Die Einschätzung seitens des Patienten steht hierbei im Vordergrund, da auch bei relativ schwierigen anatomischen Verhältnissen der „Prothesenerfahrene" gelernt hat, eine zufriedenstellende funktionelle Stabilisierung des Zahnersatzes zu erzielen [45]. Eine Unterfütterung, die lediglich aufgrund eines objektiven Bedarfs durchgeführt werden würde, garantiert keine Verbesserung des Prothesenhaltes.

Inspektion der Mundhöhle

Eine Abrundung erfährt die Nachsorge der Prothesenträger in der eigentlichen medizinischen Untersuchung der Mundhöhle. Das **Prothesenlager** wird bei optimaler Ausleuchtung bezüglich Impressionen, Rötungen, Druckstellen, Entzündungen, Fibromen und Schlotterkämmen inspiziert. Die **nicht mit den Prothesen bedeckten Bereiche,** die Wangen, der Mundboden, die Zunge und der Rachenbereich sind im Sinne einer Tumorvorsorge sehr sorgfältig zu untersuchen (Abb. 20). Verdächtige Veränderungen müssen dem Patienten mitgeteilt werden und eine weitere Diagnostik gegebenenfalls durch Vertreter der zahnmedizinisch-chirurgischen Fachdisziplinen veranlasst werden.

11.2.3 Nachsorgebefunde und deren Therapie

Welche pathologischen Befunde fallen auf oder welche Beschwerden werden von Seiten der Patienten angegeben und wie können deren Ursache beseitigt werden?

Prothesenkongruente Rötungen

Rötungen der prothesenbedeckten Mundschleimhaut werden relativ häufig beobachtet und weisen in der Regel auf eine **Prothesenstomatitis** hin.

Die Entzündung der Mundschleimhaut ist meist scharf begrenzt und kann durch Stoffwechselprodukte von auf der Prothese anhaftender bakterieller Plaque, ständiger Schleimhautschädigung aufgrund schlecht sitzender, wackelnder Prothesen, Candida-Infektion der Schleimhaut oder allergischer Reaktion auf die Prothesenmaterialien hervorgerufen werden. Häufig sind diese Veränderungen schmerz-

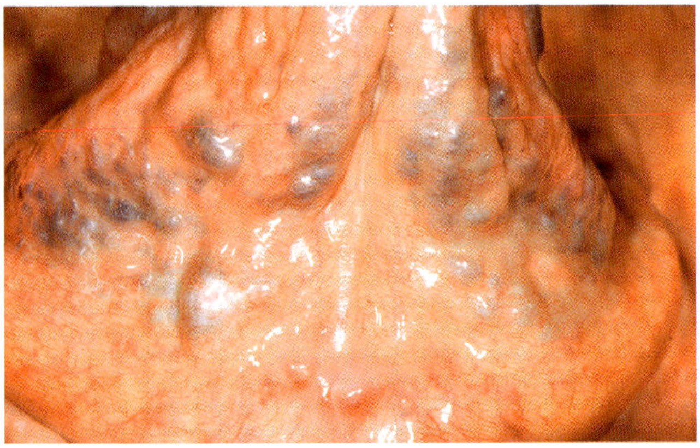

Abb. 20 Inspektion des Zungengrunds bezüglich Schleimhautveränderungen.

los und werden vom Patienten im Anfangsstadium nicht bemerkt. Die frühzeitige Diagnose ist daher von besonderer Bedeutung (Abb. 21).

Therapie. Zunächst wird der Patient auf diese Veränderungen hingewiesen und über deren mögliche Ursachen aufgeklärt. Die Passgenauigkeit der Prothesen wird mittels Druckstellenpaste oder „Silikonprobe" überprüft. Hinweise von Patientenseite bezüglich mangelnden Haltes sind ebenso zu beachten. Bei Verdacht auf eine plaquebedingte Prothesenstomatitis wird die Prothese getrocknet und die Beläge für den Patienten sichtbar gemacht. Die Prothesen werden professionell gereinigt und poliert (Ultraschallbad, Microclean®, Schütz Weil Dental). Der Patient wird gebeten, die **Reinigung** der Prothesen zu **intensivieren** und die prothesenbedeckte Mundschleimhaut mit einer weichen Zahnbürste täglich zu reinigen und zu massieren ohne diese zu verletzen. Zusätzlich kann die Reinigung der betroffenen Areale mit einem in einer Kochsalzlösung getränkten Stofftaschentuch erfolgen. Bei verstärkten Rötungen und hyperplastischen Veränderungen der Mundschleimhaut kann zusätzlich die Verordnung von Mundspüllösungen (z.B. Chlorhexidindigluconat-Präparate) empfohlen werden. Bei Verdacht auf eine Candida-Infektion ist ein Schleimhautabstrich zur weiteren Abklärung und Therapie indiziert. Wenn sich nach einer intensiven Hygienephase von etwa zwei bis drei Wochen die Rötungen des Prothesenlagers nicht deutlich verbessert haben, sollte eine dermatologische Allergieuntersuchung bezüglich der verarbeiteten Prothesenmaterialien durchgeführt werden. Eine zahnärztlich-chirurgische Abklärung sollte begleitend und zeitgleich erfolgen.

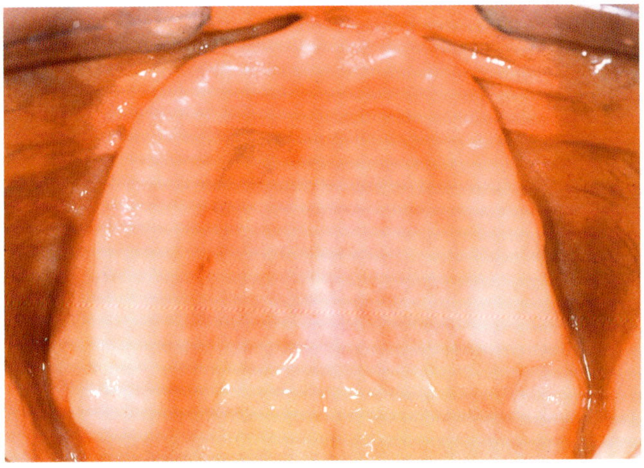

Abb. 21 Entzündliche Veränderungen der Gaumenschleimhaut im ventralen Anteil des Prothesenlagers.

Druckstellen

Eine Druckstelle ist eine **Läsion des Prothesenlagers** von unterschiedlich starkem Ausprägungsgrad.

Drukstellen können infolge einer unphysiologischen Druckbelastung aufgrund einer Passungenauigkeit der Prothesen, einer okklusalen Fehlbelastung, aber auch akut eingeklemmten Speiseresten als Druckgeschwür der Mundschleimhaut auftreten (Abb. 22).

Druckstellen heilen nach Korrektur der Prothesen im Regelfall ohne Narbe ab. Häufig werden Druckstellen von den Patienten, abhängig von deren Schmerzempfinden, individuell unterschiedlich stark wahrgenommen. Insbesondere bei relativ indolenten Patienten muss eine sehr genaue Druckstellendiagnostik betrieben werden. Diese Patienten bemerken initiale Druckstellen zunächst nicht, so dass ausgeprägte Läsionen bis hin zur Perforation der Mundschleimhaut entstehen können, deren Therapie dann sehr zeitaufwändig ist (Abb. 23). Insbesondere bei älteren Men-

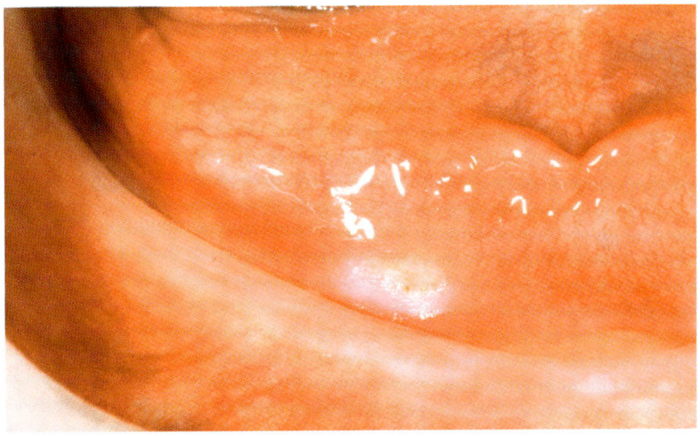

Abb. 22 Druckstelle aufgrund eines zu langen lingualen Funktionsrandes.

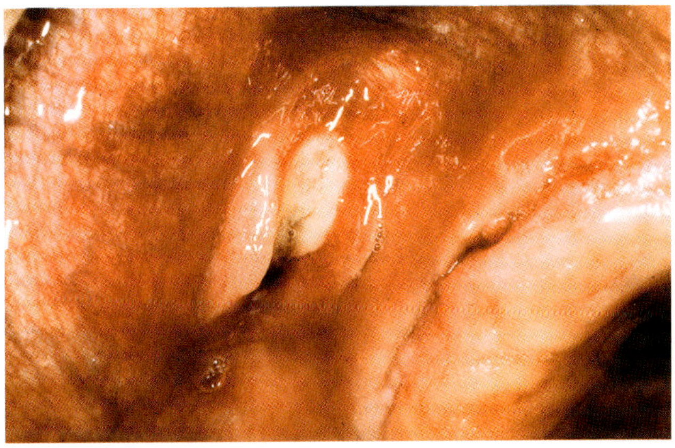

Abb. 23 Ausgeprägte Läsion der Mundschleimhaut bei einem indolenten Patienten.

schen lassen sich häufig Druckstellen beobachten [14].

Prädilektionsstellen für Druckstellen sind die **Mundschleimhautareale,** in die die Funktionsränder der Totalprothesen hineinreichen und dort entweder durch ursprünglich zu lange Funktionsränder oder durch die Einlagerung der Prothesen infolge einer Kieferkammatrophie verursacht werden. Entsprechend sind die Aussparungen für die Bandansätze zu überprüfen. Ein weiterer sensibler Bereich für die Entstehung von Druckstellen ist auch der Übergang vom harten zum weichen Gaumen **(A-Linie).** Dort lokalisierte Läsionen sind in der Regel für den Patienten äußerst schmerzhaft und lassen sich nur schwer behandeln, da aufgrund der dann notwendigen Korrekturmaßnahmen an der Prothese die Saughaftung stark nachlassen kann (Abb. 24). Besonders beachten sollte man auch den Bereich der **paratubären Räume,** da diese Regionen besonders bei parafunktionell aktiven Patienten gefährdet und nur über den Mundspiegel einsehbar sind. Knochenkanten müssen hierbei besonders beachtet werden. Im Unterkiefer stellt die retromolare und paralinguale Region und hier besonders die **Linea mylohyoidea** den sensiblen Bereich dar, der besonders sorgfältig bezüglich Druckstellen zu inspizieren ist. Die volle Beweglichkeit der Zunge muss hierbei gewährleistet sein. Ausgeprägte Druckstellen im dorsalen Bereich können bis hin zu Schluckbeschwerden führen. Treten mehrere und flächige Druckstellen auf, so ist dies ein Hinweis auf eine ungleichmäßige Okklusion oder aber eine mangelhafte Kieferrelation. Diese kann entweder von Beginn an falsch ermittelt worden sein oder infolge von Abrasionsvorgängen an den Prothesenzähnen oder Kieferkammatrophie entstanden sein.

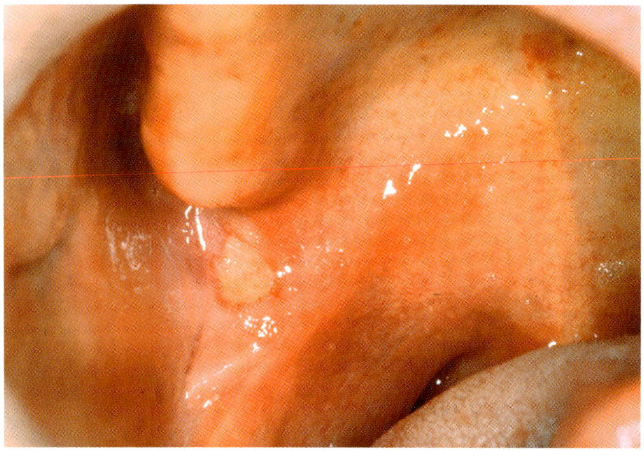

Abb. 24 Schwer zu therapierende Druckstelle aufgrund einer Überextension des dorsalen Prothesenrands.

Untersuchung und Therapie. Die Behandlung der Druckstellen beruht im Wesentlichen auf der **Beseitigung ihrer Ursachen.** Nach Überprüfung der Prothese auf scharfe Kanten oder Ränder im Bereich der Läsionen wird zu deren weiterer Objektivierung **Druckstellenpaste** (z. B. Pressure® Indicator Paste, MIZZY) angewandt [10]. Die Prothese wird gleichmäßig mit der Paste bestrichen, mit einem Silikonspray als Trennmittel (z. B. PIP®, MIZZY) besprüht und ohne die Lippen zu berühren in die Mundhöhle eingesetzt. Nach der Durchführung von Funktionsbewegungen und Kaubewegungen wird die Prothese wieder ebenso vorsichtig herausgenommen. Die Prothesenbasisanteile, an denen sich die Druckstellenpaste verdrängt hat und kongruent mit der Läsion an der Mundschleimhaut sind, werden vorsichtig reduziert und geglättet.

Sind Druckstellen offensichtlich infolge eingeklemmter Speisereste entstanden, sollte an der Prothesenbasis zunächst nichts abgeschliffen werden. Sollten allerdings **ausgiebige Schleifmaßnahmen** erforderlich gewesen und die Kongruenz zwischen Prothesenbasis und Prothesenlager nicht mehr gewährleistet sein, muss die Prothese **unterfüttert** und die Okklusion neu justiert werden. Prinzipiell ist auch immer die Okklusion zu überprüfen, da störende oder vorzeitige Kontakte Druckstellen auslösen und vor allem unterhalten können. Somit kann es erforderlich werden, die Kieferrelation erneut zu bestimmen und eine sekundäre Remontage durchzuführen.

Druckstellen bedürfen in der Regel keiner medikamentösen Therapie und verheilen bei guter Mund- und Prothesenhygiene nach wenigen Tagen. Eine Prothesenkarenz von einigen Stunden bis wenigen Tagen beschleunigt die Ausheilung der Läsion. Bei ausgeprägten Ulzera und sensiblen Patienten kann die Anwendung einer Heilsalbe (z. B. Dynexan® oder Kamillosan®) empfohlen werden.

Mangelnder Halt der Prothese

Die Ursachen für den unzureichenden Halt einer Totalprothese liegen entweder in der **mangelnden Kongruenz von Prothesenbasis zu Prothesenlager** oder **an zu langen oder nicht ausreichend dimensionierten Funktionsrändern.** Insbesondere wenn die Prothese unmittelbar nach der Extraktion von Zähnen eingegliedert wurde, lässt der Prothesenhalt aufgrund von Wundheilungs- und Umbauvorgängen im Kieferkammbereich kontinuierlich nach. Infolge voranschreitender Kieferkammatrophie lagern sich die Prothesen verstärkt in die Mundschleimhaut ein. Die

Funktionsränder werden relativ länger, wodurch der Zahnersatz funktionell destabilisiert wird. Auch ist infolgedessen die Beweglichkeit der Bänder eingeschränkt und die Gefahr der Druckstellenentstehung erhöht. Die Funktionsränder sind gegebenenfalls zu kurz, wenn im Rahmen von Druckstellenentfernungen im Falle ausgeprägter Läsionen zuviel Kunststoff abgetragen werden musste.

Weiterhin ist für die Saughaftung der Prothesen eine ausreichende Menge **Speichel** notwendig. Diese nimmt jedoch nicht nur mit dem zunehmenden Alter der Patienten, sondern auch aufgrund von Medikamentennebenwirkungen kontinuierlich ab. Entscheidend für den Halt einer Totalprothese ist auch die **Beschaffenheit der prothesenbedeckten Mundschleimhaut.** So wird eine Oberkieferprothese auf einer dünnen atrophischen Gaumenschleimhaut (Abb. 25) weniger gut ansaugen als auf einer mit Bindegewebe unterlegten Mukosa.

Weitere Ursachen für den mangelnden Halt von Totalprothesen können **Okklusionsstörungen** sein, die den physikalisch bedingten Halt abschwächen oder je nach Ausprägungsgrad während des Funktionsgeschehens sogar aufheben. Sind die Prothesenzähne zusätzlich nicht im Bereich der interalveolären Verbindungslinie aufgestellt und damit nicht im Gleichgewicht der Muskelkräfte von Zunge und Wange lokalisiert, entstehen extraaxiale Kräfte, die die Prothesen bezüglich ihres Haltes destabilisieren.

Untersuchung und Therapie. Die Länge der Funktionsränder wird mit **Abformmasse oder Druckstellenpaste** geprüft. Besteht der Verdacht, dass die Prothese aufgrund überextendierter Funktionsränder destabilisiert wird, wird segmentweise Druckstellenpaste auf diese Randbereiche aufgetragen, die Prothese – ohne mit der Paste die Lippen zu berühren – eingesetzt und vom Behandler manuell Funktionsbewegungen durchgeführt (Abb. 26). Die Prothese wird wieder entnommen und die durchgedrückten Randbereiche werden in ihrer Länge reduziert und poliert. Besondere Beachtung verdienen die Aussparungen für die Bandansätze, da in deren Bereichen leichter Druckstellen entstehen und über die Bänder verstärkt die Prothesen disloziert werden. Im Falle zu kurzer Funktionsränder wird dünnfließende Silikon-Abformmasse aufgetragen, wobei deren Schichtstärke auf das Ausmaß der zu ergänzenden Funktionsrandanteile hinweist. Besonders ist bei der Oberkieferprothese auf die Gestaltung der Prothesenaußenseite paratubär zu achten, da durch entsprechende Ausdehnung der Prothesenbasis ein durch Wangenanschlag entstehendes Außenventil die Saughaftung unterstützt und zur Haftung der Prothese wesentlich beiträgt. Die Länge der dorsalen Ausdehnung der Oberkieferprothese sollte gesondert beurteilt werden und wie bereits beschrieben mit einem ungiftigen Farbstift verifiziert werden.

Eine mangelnde Passgenauigkeit der Prothesenbasis kann über eine **Probeabformung** mit einem dünnfließenden Silikon objektiviert werden. Unterschiedliche Schichtstärken deuten auf Inkongruenzen hin (Abb. 27). Weitere Indizien sind Patientenhinweise bezüglich mangelnder Saughaftung und impaktierter Nahrungsbestandteile unter den Prothesen. Die Erneuerung der Prothesenbasis durch eine **Unterfütterung** ist das Mittel der Wahl.

Die **Okklusion** zwischen den Prothesenzähnen wird statisch und dynamisch mit Okklusionsfolie und optisch überprüft. Sind die Kontakte nicht

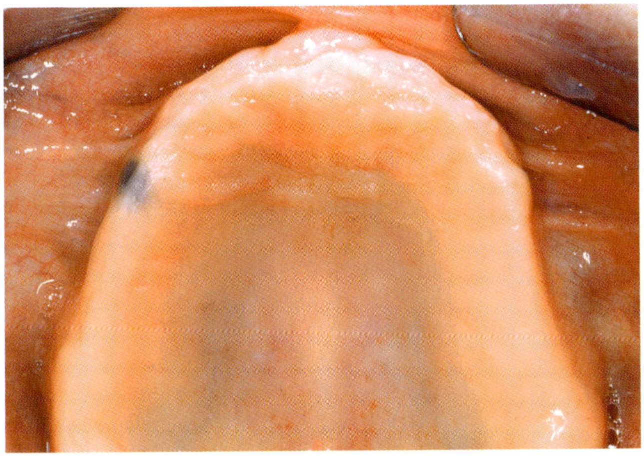

Abb. 25 Ungünstige Voraussetzung für die Saughaftung einer Prothese aufgrund der dünnen und atrophischen Gaumenschleimhaut.

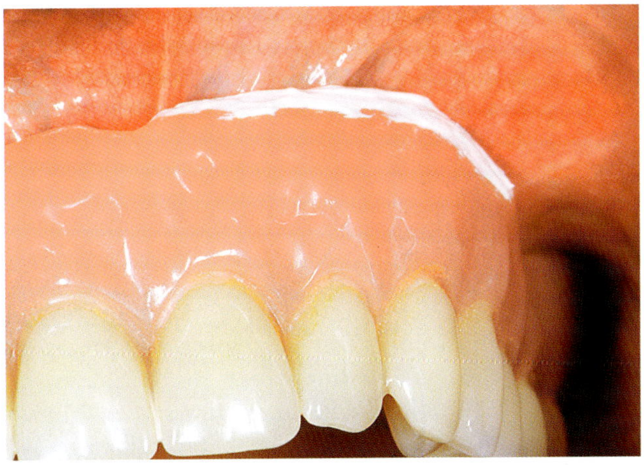

Abb. 26 Segmentweise Überprüfung der Länge der Funktionsränder mit Druckstellenermittlungspaste.

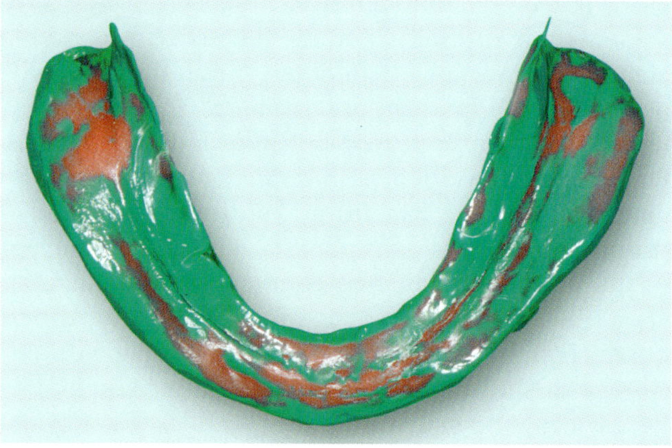

Abb. 27 Überprüfung der Passgenauigkeit der Prothesenbasis mit einer Probeabformung mit dünnfließendem Silikon.

gleichmäßig und verschieben oder lösen sich die Prothesen während der statischen oder dynamischen Okklusion, müssen die Prothesen remontiert und im Artikulator okklusal neu justiert werden. Das direkte „Einschleifen" der Okklusion im Mund sollte nur bei kleineren Störungen durchgeführt werden, da Totalprothesen infolge ihrer Schleimhautlagerung nur bedingt exakt und reproduzierbar manuell fixiert werden können. Auch können okklusale Störungen durch Ausweichbewegungen von Patientenseite adaptiert sein und primär nicht mit der Okklusionsfolie als eigentliche Störungen erkannt werden.

Die Kaustabilität selbst und damit die Anordnung der Seitenzähne bezüglich des zahnlosen Kieferkamms kann– wie bereits beschrieben – mit einem großen Kugelstopfer überprüft werden, indem die Prothesenzähne in ihrer Zentralfissur axial belastet werden. Löst sich die Prothese auf der anderen Seite vom Prothesenlager, stehen die Seitenzähne zu weit außerhalb des Kieferkamms und sollten neu aufgestellt werden.

Schleimhautbrennen

Die Ursachen für Schleimhautbrennen sind in der Regel **multikausal.** Neben einer mechanischen Traumatisierung des Prothesenlagers durch mangelnde Paßgenauigkeit des Zahnersatzes, Parafunktionen oder nicht physiologischer vertikaler Kieferrelation stehen die **Prothesenstomatitiden** im Vordergrund. Ferner können **allergische Reaktionen** der Mundschleimhaut auf die Zahnersatzmaterialien, aber auch auf Nahrungsmittel die Auslöser sein. Eine gegebenenfalls **zu geringe Speichelmenge** verstärkt diese unangenehme Empfindung. Nicht ohne Bedeutung sind **medizinische Ursachen,** da das Schleimhautbrennen sich ebenso als Ausdruck einer internistischen Erkrankung (Eisenmangel, Vitamin B12-Mangel, Diabetes mellitus, Mukoviszidose), einer Medikamentennebenwirkung oder einer psychosomatischen Störung äußern kann. Als besonderes Problem stellt sich häufig dar, dass abhängig von der Sensibilität der Patienten die subjektiven Angaben diesbezüglich sehr stark variieren [6, 8].

Untersuchung und Therapie. Zunächst erfolgt wie üblich die **Inspektion der Mundhöhle,** insbesondere der prothesenbedeckten Mundschleimhaut, bezüglich möglicher Ursachen. Primär wird nach entzündlichen Veränderungen der Mukosa gefahndet. Andererseits kann das Schleimhautbrennen auch durch Beläge auf der Prothese verursacht sein, so dass die **Plaquekontrolle und -beseitigung** wesentlich sind (Abb. 28). Da aber auch **mechanische Irritationen** das Schleimhautbrennen unterhalten können, sind wiederum die Passgenauigkeit der Prothese, die Kieferrelation und die statische und dynamische Okklusion zu prüfen. Parafunktionelle Aktivitäten der Patienten verstärken gegebenenfalls das Schleimhautbrennen und sind zu eruieren. Hinweise darauf können verstärkte Verschleißspuren an der Prothese wie Abrasionen auf den Prothesenzähnen oder Sprünge in der Prothese sein. Führt die Behebung der genannten Ursachen zu keinem Behandlungserfolg, sollte ein Allergietest durchgeführt werden. Bei ausbleibendem Therapieerfolg und persistierenden Beschwerden sollte ein medizinischer Kollege zur weiteren Abklärung bezüglich internistischer Erkrankungen herangezogen werden. Insbesondere bei fehlenden klinisch objektivierbaren Befunden kann schließlich die Verdachtsdiagnose einer psychosomatischen Störung gestellt werden.

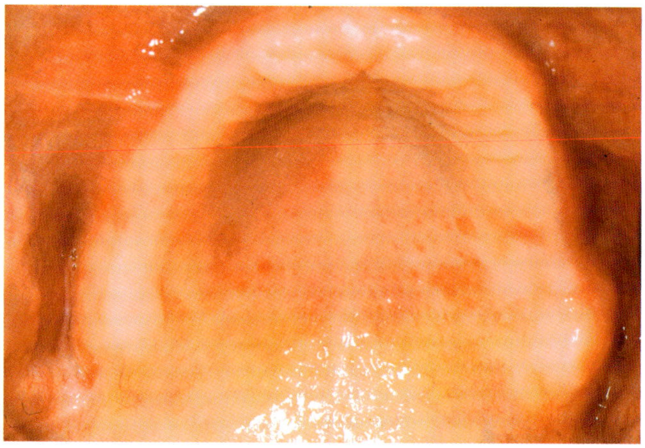

Abb. 28 Patientin, die über Mundschleimhautbrennen klagte, mit lokalisierten Entzündungszeichen im Gaumenbereich.

Verändertes Aussehen

Die Patienten beklagen sich über ihr verändertes Aussehen und besonders über verstärkte oder vertiefte Nasolabial- und Labiomentalfalten. Die **Ursachen** liegen in einer ursprünglich **zu niedrig eingestellten vertikalen Kieferrelation** oder sind Folge einer über einen längeren Zeitraum eingetretenen Erniedrigung der Vertikalrelation, wobei diese wiederum in Folge von Kieferkammatrophie und daraus resultierender Protheseneinlagerung entstanden sein könnte. Verstärkt wird dieser Effekt insbesondere bei alten Prothesen durch Verschleißerscheinungen in Form von Abrasionen an den Prothesenzähnen. Als weiteres äußeres Merkmal für eine zu geringe vertikale Relation können Rhagaden im Mundwinkelbereich auftreten (Abb. 29).

Eine unvorteilhafte Erscheinung des Lippenprofils kann aber auch die Folge einer **ungünstigen relativen Stellung der Frontzähne zur Lippenregion** aufgrund von Modifikationen der sagittalen Beziehungen von Ober- und Unterkieferprothesen oder mangelhafter Funktionsrandgestaltung im Frontbereich sein. Altersgemäße Veränderungen in diesem Bereich lassen sich jedoch erfahrungsgemäß mit konventionellen zahnärztlich-prothetischen Therapiemaßnahmen prinzipiell nicht gänzlich rückgängig machen.

Untersuchung und Therapie. Mit den bereits beschriebenen Untersuchungsverfahren wird die vertikale Kieferrelation neu ermittelt. Ergibt sich der Verdacht einer zu geringen Vertikalrelation, erscheint zunächst eine Vorbehandlung mit Hilfe eines **Aufbissbehelfs** sinnvoll. Ohne die gewohnten Prothesen nun zu verändern und gegebenenfalls für den Patienten unbrauchbar zu machen, wird zur vorläufigen, angestrebten therapeutischen Vertikalrelation eine Aufbissschiene auf die Totalprothese im Unterkiefer aufgesetzt. Die neue vertikale Kieferrelation kann hierdurch bezüglich der funktionellen Anforderungen und ästhetischer Belange ausgetestet werden. Bei Bewährung sollte diese nach Registrierung und Remontage eine Neuaufstellung erfolgen. Allerdings sollte vorab gesichert sein, dass kein Unterfütterungsbedarf besteht.

Falls die Vertikalrelation richtig eingestellt ist, sollte die Stellung der Frontzähne bezüglich der Lippen überprüft werden. Wie bereits beschrieben sollten die Labialflächen der oberen Frontzähne die Oberlippe unterstützen und die Inzisalkanten gerade sichtbar sein. Gegebenenfalls ist sogar die Aufstellung einer größeren sagittalen Stufe notwendig, um eine ausreichende Auspolsterung des Lippenprofils zu erreichen (Abb. 30).

Ferner sollte man auch der **Gestaltung der Funktionsränder** besondere Aufmerksamkeit widmen, da diese wesentlich zur Stützung und zur Formung des Lippenprofils beitragen. Hier kann man versuchen, die Funktionsränder durch bukkales Auftragen von Wachs (z. B. Surgident Periphery Wax®, Heraeus Kulzer) individuell den ästhetischen Anforderungen gemäß zu gestalten. Dabei darf die Ausformung aber nur so stark erfolgen, dass sich die Konturen der Prothese nicht abzeichnen. Gelingt es durch diese Maßnahme, auch das Lippenrot wieder gut sichtbar werden zu lassen, so ist diese Korrektur in Kunststoff umzusetzen. Der häufige Wunsch, senkrechte Falten im Oberlippenbereich zu beseitigen, kann durch zahnärztlich-prothetische Maßnahmen praktisch nicht erreicht werden, da sich durch das dazu notwendige Überextendieren der Prothesenbasisrandbe-

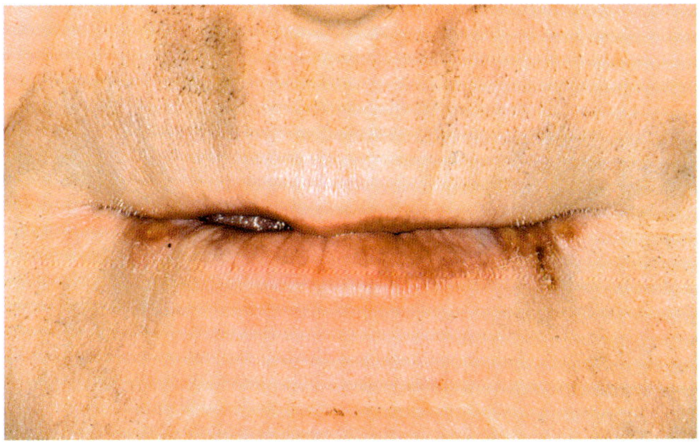

Abb. 29 Patient mit Rhagaden infolge starker Bisssenkung.

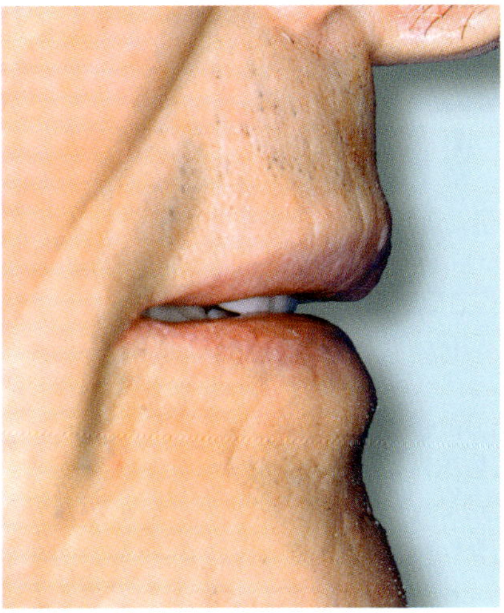

Abb. 30 Unterstützung der Oberlippe durch die Prothesenzähne.

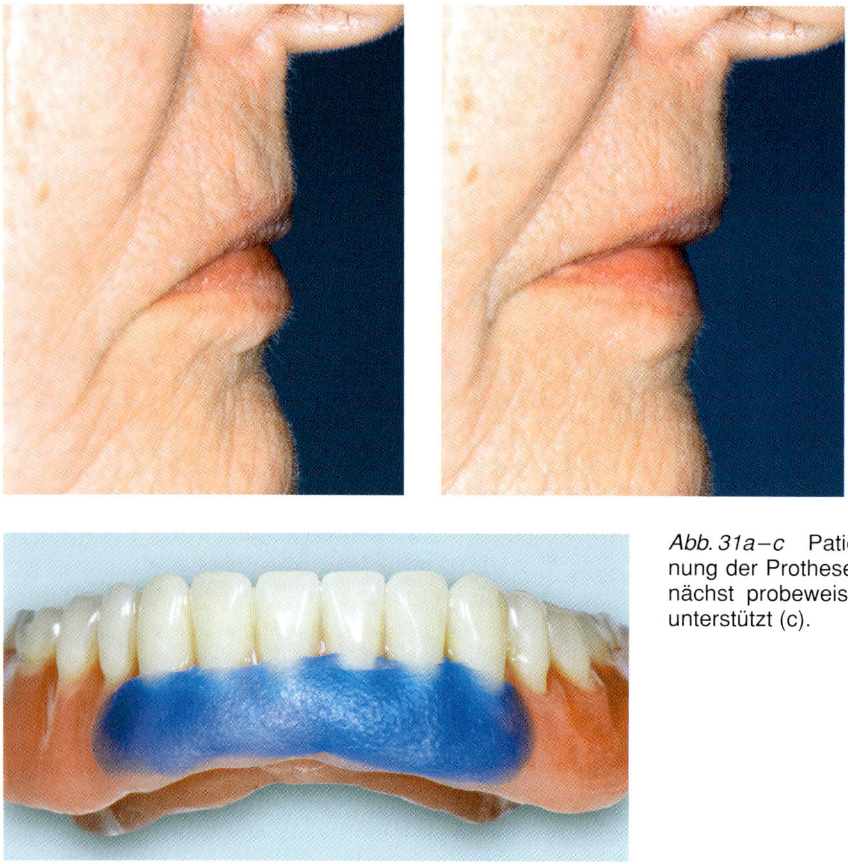

Abb. 31a–c Patientin mit unzureichender vestibulärer Ausdehnung der Prothesenbasis (a). Nach Verbreiterung der Basis zunächst probeweise mit Wachs (b) werden die Lippen besser unterstützt (c).

reiche diese durch die Lippen abzeichnen und so eher unvorteilhaft wirken (Abb. 31).

Würgereiz

Falls ein Totalprothesenträger über Würgereiz klagt, kann dies konstruktionstechnische oder psychische Ursachen haben. So lösen **zu lange Prothesenränder** natürlicherweise einen Würgereiz aus. Auch kann bereits allein das durch eine neue Prothese ausgelöste **Fremdkörpergefühl** denselben Effekt haben.

Untersuchung und Therapie. Prinzipiell wird zunächst die Ausdehnung der Totalprothesen nach dorsal untersucht, im Oberkiefer die Bedeckung des weichen Gaumens, im Unterkiefer die Abdeckung der Trigona retromolaria oder die Ausdehnung nach submandibulär. Eine **Überextension** könnte die Auslösung eines Würgereflexes zur Folge haben. Die Prothesenränder sind daher entsprechend zu kürzen.

Bleibt nach Beseitigung der zahnärztlichen Mängel an den Prothesen der Würgereiz erhalten, besteht insbesondere bei den Patienten, die erstmals oder eine neue Totalprothese erhalten haben, der Verdacht, dass diese ihre Prothese unbewusst ablehnen. Diese Patienten müssen besonders sorgfältig über ihren neuen Zahnersatz aufgeklärt und darauf hingewiesen werden, dass die Gewöhnung an die neue Prothese eine gewisse Geduld von ihrer Seite erfordert. Dabei kann durch Lutschen von Bonbons oder dem Kauen von Gummibärchen den Patienten die Adaptation an den neuen Zahnersatz erleichtert werden. In seltenen Fällen kann dem Patienten die Adaptation an die Totalprothese mit Hilfe eines Oberflächenanästhetikums erleichtert werden. Hierbei wird in mehreren Sitzungen auf den Bereich des weichen Gaumens und auf den Zungenrücken ein Oberflächenanästhetikum appliziert und die Prothesen eingesetzt [12].

Zähneklappern

Berühren sich die Prothesenzähne beim Sprechen oder beim Kauen vorzeitig, ist die **vertikale Kieferrelation zu hoch** eingestellt oder/und der Prothesenhalt nicht gewährleistet. Vorzeitige und ungleichmäßige Kontakte in der Okklusion verstärken diesen Effekt.

Untersuchung und Therapie. Nach Prüfung der vertikalen Relation, der Okklusion und des Prothesenhaltes werden die Prothesen gegebenenfalls remontiert oder/und unterfüttert. Zu beachten ist hierbei, dass keramische Prothesenzähne aufgrund ihrer höheren Härte einen helleren und damit auffälligeren Schall erzeugen als die „weicheren" Kunststoffzähne.

Sprechschwierigkeiten

Sprechschwierigkeiten treten häufig bei Totalprothesenträgern auf, bei denen die Prothesenzähne nicht im funktionellen Gleichgewicht der Muskelkräfte von Zunge, Lippen und Wangen lokalisiert sind, die vertikale Relation nicht korrekt, der Prothesenhalt nicht ausreichend ist oder der Phonationskanal gestört ist. Darüber hinaus haben Patienten, die erstmals mit Totalprothesen versorgt wurden, diesbezüglich besondere Schwierigkeiten.

Untersuchung und Therapie. Prinzipiell benötigt der Patient nach der Eingliederung einer neuen Prothese eine gewisse Zeit der Gewöhnung. Der „sprechaktive" Patient wird in der Regel schon nach kurzer Zeit seine gewohnte Aussprache wieder finden. Durch **lautes Lesen** kann die Aussprache geübt werden.

Zur Objektivierung der Aussprache lässt man den Patienten normal sprechen und beurteilt den Abstand zwischen den Zähnen **(bei „s" und „o")** und den Raumbedarf der Zunge. Dieser darf weder eingeengt noch für die Aussprache des Konsonanten „s" – Ausbildung des S-Kanals – zu weit sein.

Bleiben Schwierigkeiten bezüglich der Ausbildung von S- und Zischlauten bestehen, nachdem sichergestellt wurde, dass die Zähne funktionell korrekt platziert sind, die Kieferrelation stimmt und die Prothesen ausreichend halten, sollte die Form des S-Kanals mit Wachs korrigiert und nach Optimierung der Aussprache in Kunststoff umgesetzt werden. Persistieren nach Optimierung der Totalprothesen dennoch Schwierigkeiten bei der Phonation, sollte die fachliche Unterstützung durch die Logopädie erwogen werden.

Wangen- und Zungenbeißen

Nach der Eingliederung neuer Totalprothesen besteht die Gefahr, dass sich Patienten beim Kauen an der Zunge und den Wangen verletzen. Dies ist häufig die Folge einer zu geringen Vertikalrelation oder einer ungünstigen Lokalisation der Prothesenzähne bezüglich Zunge oder Wangen. Aufgrund eines zu geringen Abstands zwischen Ober- und Unterkieferprothese im retromolaren Bereich besteht die Möglichkeit, dass die Wangen sich einklemmen. Zusätzlich erhöhen scharfe Kanten an den Zähnen die Verletzungsgefahr der Mundschleimhaut.

Untersuchung und Therapie. Fallen Läsionen im Zungenrandbereich oder an den Wangen auf, sollten zunächst die räumlichen Beziehungen der Prothesenzähne zu diesen Verletzungen überprüft werden. Scharfe Kanten an den bukkalen Höckern im Oberkiefer oder den lingualen im Unterkiefer sind abzurunden. Ist der Abstand zwischen den bukkalen Höckern zu groß, besteht die Gefahr, dass sich die Wangenschleimhaut einklemmt. Die Zähne müssen dann neu aufgestellt werden. Ist die vertikale Dimen-

Tabelle 2 Befunde, die bei der Nachsorgeuntersuchung auffallen, und deren Therapie.

Befund	Ursachen	Untersuchung	Therapie
Prothesen-kongruente Rötungen	Plaque Candida-Infektion Allergie Passungenauigkeiten	Klinisch als Rötungen sichtbar	Motivation und Instruktion Prothesenreinigung, Politur Candida-Therapie Allergietestung Unterfütterung
Druckstellen	lokale Passungenauigkeiten okklusale Fehlbelastungen Impaktierung von Speiseresten	klinisch als Läsion des Prothesenlagers sichtbar Objektivierung mit Druckstellenpaste Okklusionskontrolle	Schleifkorrekturen an der Basis, Politur Okklusionskorrektur Heilsalbe Unterfütterung
Mangelnder Prothesenhalt	Passungenauigkeit Xerostomie Okklusionsstörungen	Länge der Funktionsränder und der Passgenauigkeit prüfen (Druckstellenpaste, dünnfließende Abformmasse) Anamnese bzgl. Xerostomie Okklusionskontrolle	Optimierung der Funktionsränder Unterfütterung Speichelersatz Okklusionskorrektur

sion zu gering, muss diese erhöht werden. Der Abstand der retromolaren Basisanteile wird begutachtet und gegebenenfalls durch Reduktion des Kunststoffs vergrößert.

Zusammenfassend werden in den Tabellen 2 und 3 die während der Nachsorgeuntersuchungen auffallenden Befunde, Beschwerden und Therapieverfahren übersichtsartig dargestellt.

Tabelle 3 Beschwerden, die bei der Nachsorgeuntersuchung angegeben werden, und deren Therapie.

Beschwerden	Ursachen	Untersuchung	Therapie
Schleimhautbrennen	Plaque Candida-Infektion Allergie (Zahnersatz, Nahrungsmittel) Passungenauigkeiten Parafunktionen Xerostomie Allgemeinerkrankungen Medikamentennebenwirkung Psychosomatische Erkrankung	Klinisch unauffällig oder als Stomatitis sichtbar	Prothesenreinigung Candida-Therapie Allergietestung Unterfütterung Funktionstherapie medizinische Therapie Psychotherapie
Verändertes Erscheinungsbild	unphysiologische Kieferrelation/Zahnaufstellung unzureichende Funktionsrandgestaltung	verändertes Lippenprofil	Kieferrelationsbestimmung und Korrektur Optimierung der Funktionsränder
Würgereiz	überextendierte Prothesenränder Adaptationsprobleme	Kontrolle der Prothesenränder Objektivierung des Würgereizes	Kürzen der Prothesenränder Instruktion der Patienten
Zähneklappern	Vertikale Kieferrelation zu hoch mangelnder Prothesenhalt Okklusionsstörungen	Prüfung der Kieferrelation, Okklusion und des Prothesenhaltes	Korrektur der Kieferrelation und Okklusion Unterfütterung
Sprechschwierigkeiten	unphysiologische Kieferrelation mangelnder Prothesenhalt Adaptationsprobleme	Prüfung der Kieferrelation, des Prothesenhaltes und der Anordnung der Prothesenzähne Korrektur der Kieferrelation	Korrektur der Kieferrelation Unterfütterung Sprechübungen
Wangen-/ Zungenbeißen	vertikale Kieferrelation zu gering unphysiologische Zahnaufstellung scharfe Kanten	Prüfung der Kieferrelation, der Zahnaufstellung und der Zähne	Erhöhung der Kieferrelation Neuaufstellung der Prothesenzähne Abrunden der Kanten

11.3 Literatur

[1] Atkinson, J. C., Fox, P. C.: Salivary gland dysfunction. Clin Geriatr Med 8, 499 (1992).

[2] Baxter, J. C.: Nutrition and the geriatric edentulous patient. Spec Care Dent 1, 259 (1981).

[3] Berg, E.: Acceptance of full dentures. Int Dent J 43, 299 (1993).

[4] Breustedt, A.: Probleme der Inkorporation von abnehmbarem Zahnersatz unter Berücksichtigung alternsbedingter psychosomatischer Veränderungen. Stomatol DDR 28, 8 (1978).

[5] Brodeur, J. M., Laurin, D., Vallee, R., Lachapelle, D.: Nutrient intake and gastrointestinal disorders related to masticatory performance in the edentulous elderly. J Prosthet Dent 70, 468 (1993).

[6] Carlsson, G. E.: Clinical morbity and sequelae of treatment with complete dentures. J Prosthet Dent 79, 17 (1998).

[7] Darvell, B. W., Clark, R. K.: The physical mechanisms of complete denture retention. Br Dent J 189, 248 (2000).

[8] Dorey J. L., Blasberg, B., MacEntee, M. I., Conklin, R. J.: Oral mucosal disorders in denture wearers. J Prosthet Dent 53, 210 (1985).

[9] Eichner, K., Hannak, K.: Eingliederung von Prothesen. In: Hupfauf, L. (Hrsg.): Praxis der Zahnheilkunde, Bd. 7, Urban & Schwarzenberg, München 1991, S. 266.

[10] Ettinger, R. L.: Changing dietary patterns with changing dentition: How do people cope. Spec Care Dentist 18, 33 (1998).

[11] Firtell, D. N., Arnett, W. S., Holmes, J. B.: Pressure indicators for removable prosthodontics. J Prosthet Dent 54, 226 (1985).

[12] Fleece, L., Linton, P., Dudley, B: Rapid elimination of a hyperactive gag reflex. J Prosthet Dent 60, 415 (1988).

[13] Friedman, N., Landesman, H. M., Wexler, M.: The influence of fear, anxiety and depression on the patients adaptive responses to complete dentures. Part I. J Prosthet Dent 58, 687 (1987).

[14] Fuhr, K.:, Reiber, Th.: Die Totalprothese, Urban & Schwarzenberg, München 1993, S. 109.

[15] Golebiewska, M., Sierpinska, T., Namiot, D., Likeman, P. R.: Affective state and acceptance of dentures in elderly patients. Gerodontol 15, 87 (1998).

[16] Hand, J. S., Whitehill, J. M.: The prevalence of oral mucosal lesions in an elderly population. J Am Dent Assoc 112, 73 (1986).

[17] Huber, H. P., Kobes, L. W. R.: Die Totalprothese: Grundlagen, Planung, Ausführung. Hanser, München 1995, S. 162.

[18] Hupfauf, L.: Nachsorge und Fehlersuche. In: Hupfauf, L. (Hrsg.): Praxis der Zahnheilkunde, Bd. 7, Urban & Schwarzenberg, München 1991, S. 294.

[19] Jüde, H. D., Kühl, W., Rossbach, A.: Einführung in die Zahnärztliche Prothetik. Deutscher Ärzteverlag, Köln 1996, S. 250.

[20] Jackson, R. A., Ralph, W. J.: Continuing changes in the contour of the maxillary residual alveolar ridge. J Oral Rehabil 7, 245 (1980).

[21] Lin, J. J., Cameron, S. M., Runyan, D. A., Craft, D. W.: Disinfection of denture base acrylic resin. J Prosthet Dent 81, 202 (1999).

[22] Marxkors, R.: Lehrbuch der zahnärztlichen Prothetik. Hanser, München 1991, S. 204.

[23] Marxkors, R.: Gerontoprothetik. Quintessenz, Berlin 1994, S. 83.

[24] Meyer, E.: Ernährungshinweise für prothetisch versorgte Patienten. In: Korber, E. (Hrsg):Die zahnärztlich prothetische Versorgung des älteren Menschen. Hanser, München 1978.

[25] Miyaura, K., Morita, M., Matsuka, Y., Yamashita, A., Watanabe, T.: Rehabilitation of biting abilities in patients with different types of dental prostheses. J Oral Rehabil 27, 1073 (2000).

[26] Müller, F., Hasse-Sander, I., Hupfauf, L.: Studies on adaptation to complete dentures. Part I: Oral and manual motor ability. J Oral Rehabil 22, 501 (1995).

[27] Müller, F., Link, I., Fuhr, K., Utz, K.-H.: Studies on adaptation to complete dentures. Part II: Oral stereognosis and tactile sensibility. J Oral Rehabil 22, 759 (1995).

[28] Müller, N.: Reaktionen des Prothesenlagergewebes – Teil 1: Totalprothesen. Dtsch Zahnärztl Z 47, 591 (1992).

[29] Nergiz, I., Pröschel, P., Niedermeier, W.: Inkorporation und Okklusionsstabilität von Totalprothesen. Dtsch Zahnärztl Z 47, 818 (1992).

[30] Niedermeier, W. H.: Die Totalprothese. In: Voß, R., Meiners, H. (Hrsg.): Fortschritte der zahnärztlichen Prothetik und Werkstoffkunde, Bd. 4, Hanser, München 1989, S. 229.

[31] Niedermeier, W. H., Kramer, R.: Salivary secretion and denture retention. J Prosthet Dent 67, 211 (1992).

[32] Nitschke, I.: Die Duplikat-Prothesen-Methode – Gute Adaptation bei neuen Totalprothesen. Dent Labor 36, 183 (1988).

[33] Nordström, G.: The impact of socio-medical factors and oral status on dietary intake in the eighth decade of life. Aging 2, 371 (1990).

[34] Pound, E.: Controlling anomalies of vertical dimension and speech. J Prothet Dent 36, 124 (1976).

[35] Pound, E.: Let S be your guide. J Prosthet Dent 38, 482 (1977).

[36] Rendell, J. K., Gay, T., Grasso, J. E., Baker, R. A., Winston, J. L.: The effect of denture adhesive on mandibular movement during chewing. J Am Dent Assoc 131, 981 (2000).

[37] Runte, C., Lawerino, M., Dirksen, D., Bollmann, F., Lambrecht-Dinnesen, A., Seifert, E.: The influence of maxillary central incisor position in complete dentures on s sound production. J Prosthet Dent 85, 485 (2001).

[38] Seifert, E., Runte, C., Riebandt, M., Lambrecht-Dinnesen, A., Bollmann F.: Can dental prostheses influence vocal parameter? J Prosthet Dent 81, 579 (1999).

[39] Slaughter, A., Katz, R. V., Grasso, J. E.: Professional attitudes toward denture adhesives: A Delphi Technique survey of academic prosthodontics. J Prosthet Dent 82, 80 (1999).

[40] Stark, H.: Besteht ein Zusammenhang zwischen dem Gebißzustand und dem Ernährungsverhalten alter Menschen? Geriat Forsch 6, 59–66 (1996).

[41] Stark, H., Wefers, K.-P.: Untersuchungen zum Gebrauchswert von Prothesenhaftcreme. Quintessenz 49, 991 (1998).

[42] Strub, J. R.: Curriculum Prothetik, Bd. 3, Kombinierte und abnehmbare Prothetik, Implantologie, Nachsorge, Psychologie. Quintessenz, Berlin 1994, S. 1057.

[43] Tosello, A., Foti, B., Sederat, C., Brodeur, J. M., Ferrigno, J. M., Tavitian, P., Susini, G., Bonfil, J. J.: Oral functional characteristics and gastrointestinal pathology: an epidemiological approach. J Oral Rehabil 28, 668 (2001).

[44] Utz, K.-H.: Studies of changes in occlusion after the insertion of complete dentures. Part I. J Oral Rehabil 23, 321 (1996).

[45] Wichmann, M.: Der Wert der Patientenaussage bei der Beurteilung des Prothesenhaltes. Dtsch Zahnärztl Z 49, 459 (1994).

[46] Wu, A. J., Ship, J. A.: A characterization of major salivary gland flow rates in the presence of medications and systemic diseases. Oral Surg Oral Med Oral Pathol 76, 301 (1993).

[47] Xie, Q., Narhi, T. O., Nevalainen, J. M., Wolf, J., Ainamo, A.: Oral status and prosthetic factors related to residual ridge resorption in elderly subjects. Acta Odontol Scand 55, 306 (1997).

12 Primäres und sekundäres Remontieren

von Wolfgang Gernet

Inhaltsübersicht

12.1 Einleitung . . . 320

12.2 Ursache von Okklusions- und Artikulationsstörungen . . . 321

12.2.1 Werkstoffbedingte Fehlerquellen . . . 321
12.2.2 Klinisch bedingte Fehlerquellen . . . 322
12.2.3 Korrekturmöglichkeiten von Okklusions- und Artikulationsstörungen . . . 324

12.3 Korrektur von Okklusions- und Artikulationsstörungen im Munde des Patienten . . . 324

12.4 Korrektur von Okklusions- und Artikulationsstörungen durch Remontieren . . . 327

12.4.1 Primäres Remontieren . . . 327
12.4.2 Sekundäres Remontieren . . . 331

12.5 Schlussbetrachtung . . . 337

12.6 Literatur . . . 338

12.1 Einleitung

Die erfolgreiche Eingliederung einer Totalprothese ist zum einen von **physisch-patientenbezogenen,** zum anderen von **biomechanisch-funktionellen** Gesichtspunkten geprägt. Wie Abbildung 1 zeigt, ist die **Prognose** der totalprothetischen Rehabilitation von einer Vielzahl von Faktoren abhängig, die sich gegenseitig beeinflussen.

Obwohl es aufgrund dieser komplexen Wechselwirkungen nicht zulässig ist, den einen oder anderen Faktor bei der Herstellung und Eingliederung einer Totalprothese überzubetonen, so kommt einer physiologischen Okklusion doch eine entscheidende Bedeutung zu. In Nachuntersuchungen wird immer wieder deutlich, dass **Okklusionsfehler** zu den häufigsten bei Nachkontrollen festgestellten Mängeln an Totalprothesen gehören (18, 23). Auch wenn das Beschwerdebild unzureichend totalprothetisch versorgter Patienten meist multikausal bedingt ist (23), so steht doch die Okklusionsstörung an der Spitze der erfassten Mängel (Abb. 2).

Cave: Aufgrund der beschriebenen Wechselwirkungen (s. Abb. 1) sind die Folgen von Okklusions- und Artikulationsstörungen sehr vielfältig. So wird die erfolgreiche Eingliederung eines Totalersatzes unmöglich und Gewebsschäden an allen Elementen des stomatognathen Systems sind unvermeidbar.

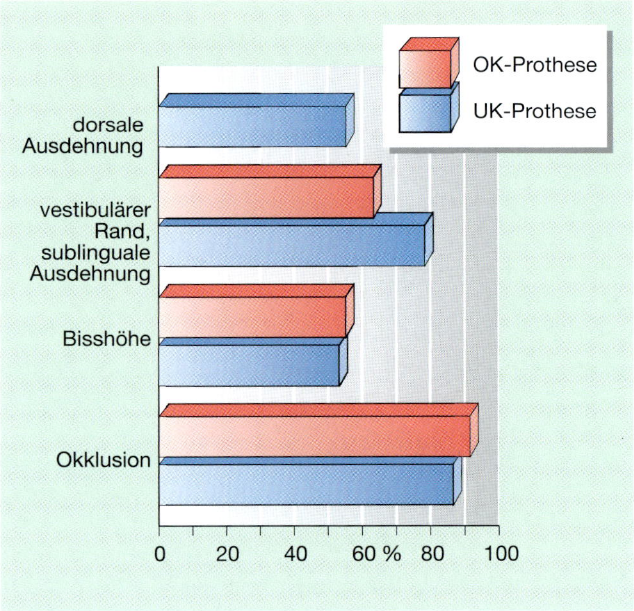

Abb. 2 Art und Anzahl der Mängel an totalen Prothesen (nach [23]).

Die beste Saughaftung einer Prothese nützt nichts, wenn Okklusions- und Artikulationsstörungen die Prothese laufend von ihrem Lager ablösen. Zwangsläufig resultierende Schubmomente führen nicht nur zu rezidivierenden **Druckstellen**, sondern auf Dauer zu Schäden in Form von **Knochenabbau** und zur Ausbildung eines **Schlotterkamms**. Der Versuch, die mangelhafte okklusale Abstützung mus-

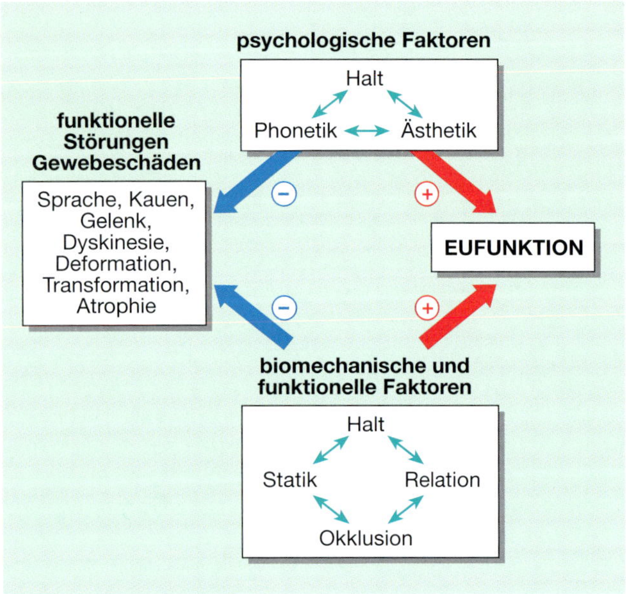

Abb. 1 Wechselseitiger Einfluss der einzelnen Faktoren auf die Funktion einer Totalprothese (nach [8]).

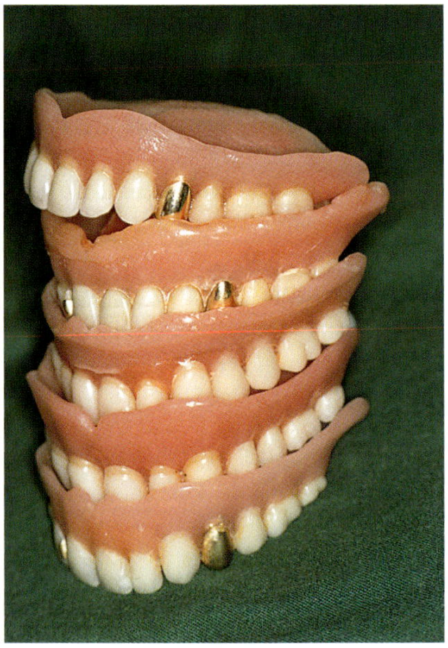

Abb. 3 Inkorporationsschwierigkeiten bedingen oft erfolglose Mehranfertigungen der gleichen Prothese.

kulär zu stabilisieren, führt zu einer neuromuskulären Inkoordination, die daraus resultierende Unterkieferfehllage führt zur Myoarthropathie mit all ihren negativen Folgen für das Wohlbefinden des Patienten. Der Patient ist durch die Instabilität verunsichert, in seiner Kau- und Sprechfunktion behindert, so dass die psychische „Inkorporation" des Zahnersatzes ausbleibt. Im schlimmsten Fall kommt es zu einer psychogenen Prothesenunverträglichkeit. Der Versuch, durch Neuanfertigung des Zahnersatzes die schädlichen Folgen zu beseitigen, ist in der Mehrzahl aller Fälle zum Scheitern verurteilt (Abb. 3).

12.2 Ursache von Okklusions- und Artikulationsstörungen

Die Fehlermöglichkeit für Okklusions- und Artikulationsstörungen ist bei keiner zahnärztlichen Maßnahme so groß wie beim Anfertigen von totalem Zahnersatz. Der Verlust der letzten Zähne macht einen völligen Neuaufbau der Kieferrelation in allen drei Dimensionen erforderlich.

Die hierzu notwendige Relationsbestimmung wird durch die unterschiedliche Resilienz des zahnlosen Prothesenlagers und die oft unsichere Fixierung der Bissschablonen zusätzlich erschwert. Da bei einer Totalprothese nicht nur die verlorengegangene Zahnsubstanz, sondern auch Teile der Kieferkämme im größeren Umfang ersetzt werden, können sich werkstoffkundlich bedingte Dimensionsänderungen aufgrund der Größe des Zahnersatzes besonders stark auswirken. **Werkstoffkundliche Faktoren** spielen daher beim Totalersatz für die Entstehung von Okklusions- und Artikulationsstörungen eine ebenso große Rolle wie **klinische Faktoren**.

12.2.1 Werkstoffbedingte Fehlerquellen

Bei der Überführung der in Wachs aufgestellten Prothese in Kunststoff kommt es in Abhängigkeit von der Labortechnik und dem verwendeten Polymerisationsverfahren zu einer mehr oder weniger starken **Formveränderung** der Prothese.

Es ist nachgewiesen, dass bei einer fertig ausgearbeiteten Prothese sich kein Zahn mehr an die der Stelle befindet, die er bei der Wachsaufstellung eingenommen hat [2].

Hält man die Position der Ersatzzähne bei der Wachsaufstellung mit Hilfe eines **Gipsschlüssels** fest, so werden die herstellungsbedingten Stellungsänderungen deutlich sichtbar: Die in Wachs aufgestellten Zahnreihen (Abb. 4 a) stimmen nicht mit denen der fertiggestellten Kunststoffprothese überein (Abb. 4 b).

Die Ursachen hierfür sind vielfältig. So können sich aufgrund ungenügender Fixierung im Gipskonter oder mangelhafter Widerstandsfähigkeit des Gipses beim Pressverfahren Zähne verpressen. Die Form der Prothese ändert sich werkstoffbedingt durch **Polymerisationsschrumpfung** und durch **Kontraktion** bei der Abkühlung in Abhängigkeit vom jeweiligen Herstellungsverfahren.

Die **Art der Isolation** der Gipsform beeinflusst ebenfalls die Formgenauigkeit der Prothesenbasis [2]. Wie stark sich die Polymerisationsschrumpfung auswirkt, hängt wesentlich von der Haftintensität des Kunststoffs am Gips ab.

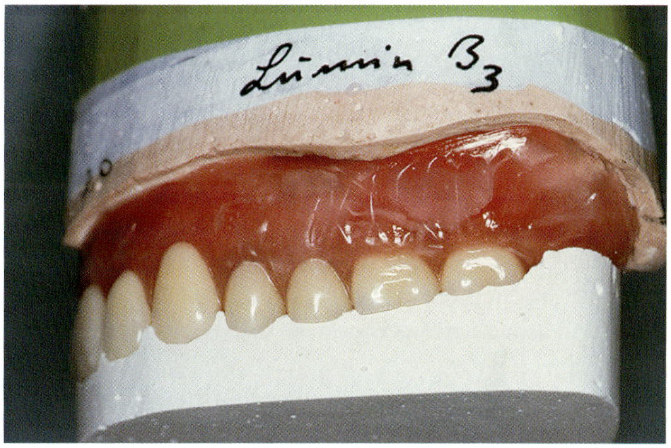
a

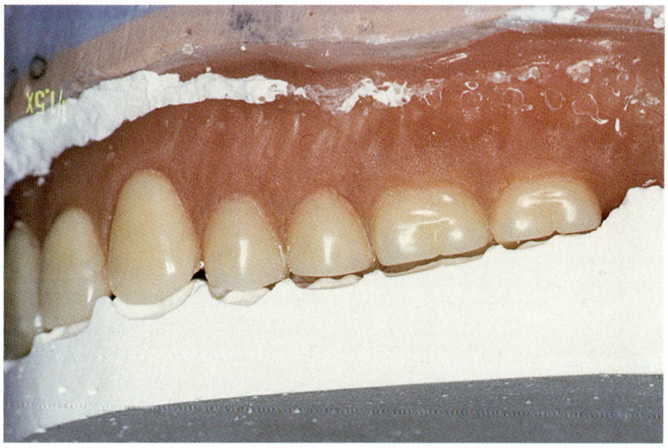
b

Abb. 4 Polymerisationsschrumpfung
a) Gipsvorguss auf den fertig aufgestellten und ausmodellierten Wachsprothesen.
b) Bei der Polymerisation kommt es zu einer Stellungsänderung der Zähne durch die Kontraktion des Kunststoffs. Der Gipsschlüssel passt nicht mehr auf die Zahnreihe.

Diese wird dabei vor allem durch die Isolationsart beeinflusst. Haftet der Kunststoff am Gips zu sehr an einer rauen Gipsoberfläche, so erzeugt die in jedem Fall eintretende Polymerisationsschrumpfung **Schwundvakuolen** und **Spannungen** im Kunststoff. Dies erklärt die schlechte Passgenauigkeit.

Tipp: In Versuchen zeigte sich, dass die mehrmalige Isolation mit Alginatlösung nur noch zu geringen Unterschieden in der Formänderung führt. Wird dagegen nur einmal mit Alginatlösung isoliert, so ist die Gipsoberfläche noch verhältnismäßig rau.

Von den beschriebenen Polymerisationsverfahren haben sich nach Angaben von Bawendi [2] und Marx [15] das **„Stopf-Pressverfahren"** und das **„Spritzverfahren"** mit Kunststoffen auf Polymethylmethacrylatbasis am besten bewährt.

Tipp: Die geringsten Veränderungen ergeben sich beim Spritz-Pressverfahren unter Verwendung von Kaltpolymerisat [14] und dem SR-Ivocap-Injektionssystem [19].

Bei Heißpolymerisaten können die mechanischen Spannungen, die beim Abkühlen entstehen, durch Relaxationsmaßnahmen abgebaut werden. Hierzu wird das Ausbetten durch Lagern der Küvette in einem Wasserbad bei 40 °C verzögert [16].

Das Abheben der polymerisierten Prothese und ihre Ausarbeitung verändern die Passform zusätzlich.

Daraus lässt sich folgern, dass die in Wachs aufgestellten und einprobierten Prothesen mit den fertigen Kunststoffprothesen trotz Verbesserungen bei der Polymerisationstechnik nie exakt übereinstimmen können [14].

12.2.2 Klinisch bedingte Fehlerquellen

Bei der Herstellung von Totalprothesen kommen als **klinische Ursachen** für Okklusionsstörungen in Betracht:

- mangelhaft sitzende Bissschablonen
- bisswallbedingte Verlagerung der Kondylen
- Fehler bei der Kieferrelationsbestimmung
- eingeschränkte Kontrollmöglichkeiten bei der Wachsaufstellung

Mangelhaft sitzende Bissschablonen

Die Lage der Bissschablonen, mit denen Relationsbestimmung und Einprobe der in Wachs aufgestellten Zähne durchgeführt werden, stimmt oft herstellungsbedingt nicht mit der Lage der endgültigen Prothesenbasis überein.

Tipp: Werden die individuellen Löffel mit Funktionsabformung nach Herstellung des Meistermodells vorsichtig abgehoben und zurechtgetrimmt, so können sie als Bissschablonen Verwendung finden. Da die Basis der späteren Totalprothese mit dem Oberflächenrelief der Funktionsabformung identisch ist, entspricht so der Sitz der Bissschablone der späteren Prothese im Mund wie auch auf dem Modell.

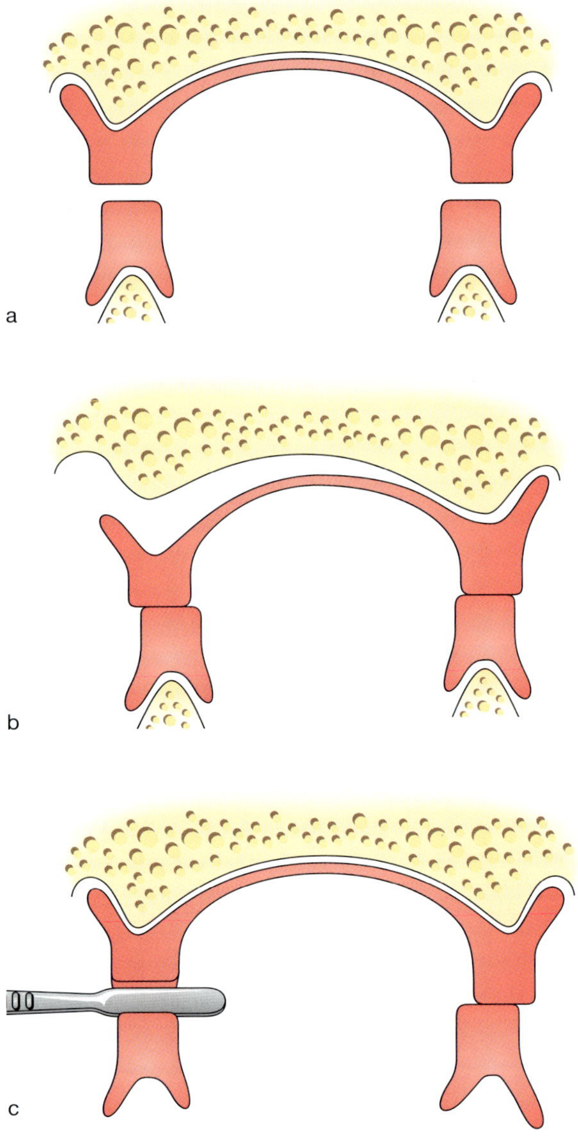

Abb. 5a–c Einseitig zu hoher Bisswall (a) kann bei schlecht sitzender Schablone leicht zu deren Abkippen führen und einen gleichmäßigen Wachswallschluss vortäuschen (b). Bei der Spatelprobe wird durch leichtes Verdrehen die losgelöste Schablone wieder angedrückt und der okklusale Spalt wieder sichtbar (c).

Bei Verwendung von Bissschablonen mit Bisswällen für die Kieferrelationsbestimmung kommt es bei stark atrophierten Kieferkämmen und leicht verschieblicher Schleimhaut schnell zu deren **Verrutschen**. Einseitig zu hoch eingestellte Bisswälle führen nicht selten zum Loslösen der Bissschablone und täuschen einen gleichmäßigen Wachswallschluss vor (Abb. 5a und b). Mit Hilfe der **Spatelprobe** wird überprüft, ob sich die Bissschablone ablöst (Abb. 5c). Werden die nach der Modellherstellung zurechtgetrimmten individuellen Löffel mit verbliebener Funktionsabformung verwendet, kann der mangelhafte Sitz der Schablonen verbessert werden (Abb. 6). Trotzdem sind insbesondere bei neuromuskulären Inkoordinationen Fehlregistrierungen bei der „Handbissnahme" durch „falsches Zubeißen" sehr leicht möglich [9].

Bisswallbedingte Verlagerung der Kondylen

Bei älteren Patienten kann es außerdem trotz gut sitzender Bissschablonen nicht ausgeschlossen werden, dass ein einseitig etwas zu hoher Bisswall zu einer bisswallbedingten **Kiefergelenksdistraktion** führt (Erklärung siehe Abb. 7) [12].

Fehler bei der Kieferrelationsbestimmung

Fehler bei der Kieferrelationsbestimmung sind eine weitere wesentliche Ursache für Okklusionsstörungen. Wie eine Mängelstatistik von Weber zeigt, war in 88% der Fälle die sagittale Relation des Unterkiefers zum Oberkiefer falsch ermittelt [23]. In 44% konnten Okklusionsfehler mit einer zu weit anterior festgelegten Unterkieferposition erklärt werden. Zwangsläufig führt dies zu massiven **Frühkontakten im Molarenbereich** und erklärt das hartnäckige Auftreten von **Druckstellen**. Die Überprüfung der vertikalen Dimension ergab, dass die Bisshöhe in 46% der Fälle zu hoch gewählt wurde.

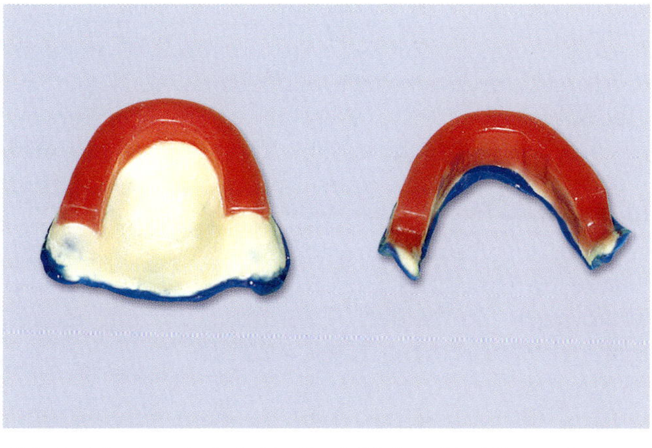

Abb. 6 Werden die individuellen Löffel mit Funktionsabformung nach Herstellung des Meistermodells vorsichtig abgehoben und zurechtgetrimmt, so können sie als Bissschablonen Verwendung finden.

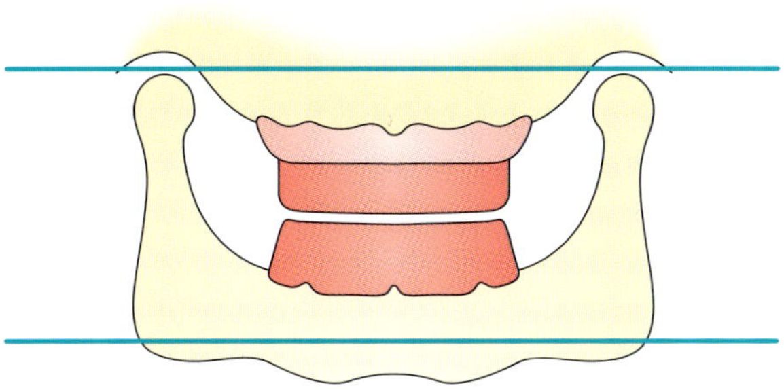

a

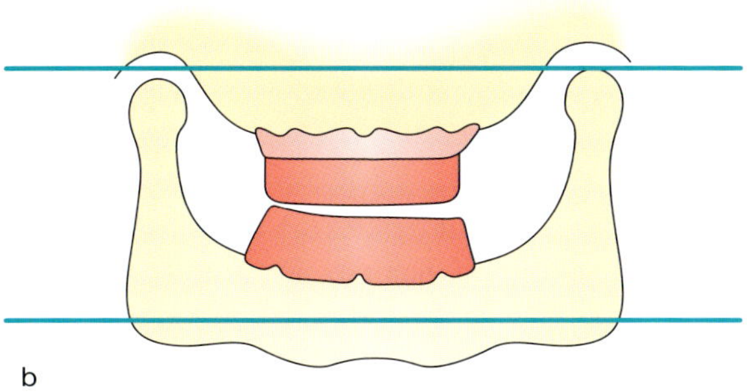

b

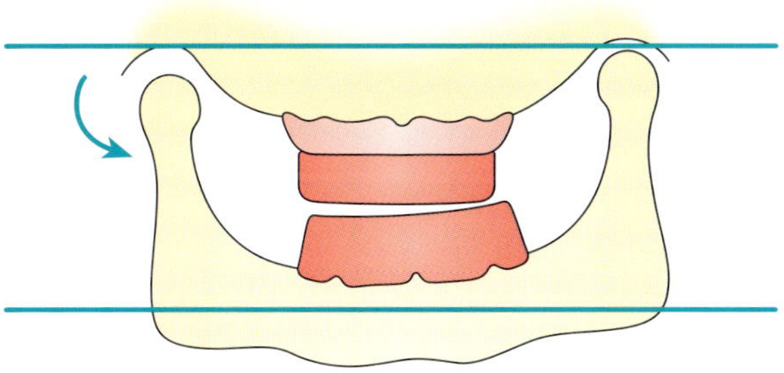

c

Abb. 7 Darstellung der bisswallbedingten Kiefergelenksdistraktion (nach [12]).
a) Gleich hohe Bisswälle und zentrische Kiefergelenke.
b) Einseitig zu hoher Bisswall führt bei gut sitzenden Schablonen normalerweise zum Klaffen der gegenüberliegenden Seite.
c) Im ungünstigsten Fall kommt es auf der Seite des zu hohen Bisswalls zur Distraktion des gleichen Gelenks.

Tipp: Zum Teil lassen sich diese Fehlerquellen ausschalten, wenn man die Kieferrelationsbestimmung mit Hilfe einer Stützstiftregistrierung vornimmt. Durch den intraoral zentral angebrachten Stützstift wird eine gleichmäßige Belastung des Prothesenlagers und eine Unterkieferposition mit zentraler Lage der Kondylen in der Gelenkpfanne ermittelt.

Mit der Aufzeichnung des **Pfeilwinkels** ist die horizontale Unterkieferlage mit guter Annäherung zu reproduzieren [20, 22]. In Kombination mit dem individuellen **Adduktionsfeld** kann ausgehend von der Pfeilspitze eine physiologische Unterkieferlage individuell eingestellt werden.

Cave: Die alleinige Adduktionsfeld-Registrierung ist nicht dazu geeignet, die Unterkieferhaltung bei Totalprothesen festzulegen [22].

Fehler durch nicht achsengerechte Montage im Artikulator werden vermieden, wenn man zumindest einen **Mittelwertgesichtsbogen** für das Einartikulieren eines der Modelle verwendet. Die Bestimmung der sagittalen Kondylenbahn verbessert dabei wesentlich die Abstimmung der Bewegung im stomatognathen System auf den Kauflächenkomplex [8].

Dennoch ist auch bei der **intraoralen Stützstiftregistrierung** nie auszuschließen, dass bei Atrophie der Kieferkämme und starker Verschieblichkeit der Schleimhaut die Registrierschablonen der Unterlage nicht ganz zuverlässig anliegen. Bei Kompressionszuständen im Kiefergelenk sowie bei einer Verlagerung des Diskus ist auch bei Verwendung eines intraoralen Stützstiftsystems nicht immer gesichert, dass der Unterkiefer korrekt eingestellt wird.

Eingeschränkte Kontrollmöglichkeiten bei der Wachsaufstellung

Bei der **Wachseinprobe** kann die physiologische Kieferrelation nur bedingt überprüft werden. Der Sitz der in Wachs modellierten Prothese entspricht in der Regel nicht dem der nach einer gewissen Tragezeit endgültig eingelagerten Prothesenbasis. Die für die Modellierung und Aufstellung der Zähne gebräuchlichen **Modellierwachse** haben zudem nicht die nötige Härte, um die antagonistischen Kontakte dauerhaft zu gewährleisten. Ein Einschleifen ist daher bei der Einprobe kaum realisierbar und zudem nutzlos, da das Umsetzen der in Wachs modellierten Prothese den oben beschriebenen werkstoffkundlich bedingten Dimensionsänderungen unterworfen ist.

12.2.3 Korrekturmöglichkeiten von Okklusions- und Artikulationsstörungen

Auch bei sorgfältigem labortechnischem und behandlerischem Vorgehen sind klinische und werkstoffkundliche Fehlerquellen dafür verantwortlich, dass die Okklusion und Artikulation von fertigen Totalprothesen immer korrigiert werden muss! Erfolgt keine Korrektur, so ist es dem Zufall oder der breiten Adaptionsfähigkeit des stomatognathen Systems mancher Patienten zu verdanken, wenn der neue Zahnersatz toleriert wird. Für die **Okklusionskorrektur** kommen prinzipiell zwei **Methoden** des Einschleifens von totalem Zahnersatz in Frage:

- Einschleifen des Zahnersatzes direkt im Mund
- Einschleifen des Zahnersatzes im Artikulator (Remontieren)

12.3 Korrektur von Okklusions- und Artikulationsstörungen im Munde des Patienten

Nach einer Umfrage bei niedergelassenen Zahnärzten werden Artikulation und Okklusion der fertigen Totalprothesen überwiegend im Munde des Patienten mit **Artikulationspapier** eingeschliffen, obwohl nach Auffassung vieler Autoren diese Methode besonders bei Totalprothesen unsicher ist und nur in den seltensten Fällen zu einem optimalen Ergebnis führt [1, 4, 5, 6, 7, 18, 20].

Die Gründe hierfür sind vielfältig. Okklusionsstörungen induzieren Fremdreflexe im stomatognathen System, die diese Störfaktoren umgehen. Bei der direkten Okklusionsanalyse im Mund ist der Mechanismus des **Fremdreflexes** nicht ausgeschaltet, so dass der eigentliche Störkontakt meist nicht sichtbar wird. Als ein weiterer Faktor können die **beteiligten Gewebe** unterschiedlich deformiert sein. Dies täuscht im Zusammenhang mit dem Korrekturmechanismus des Kausystems eine scheinbar ausgeglichene Okklusion vor. Besonders bei Totalprothesen ist die Basis auf ihrer Unterlage mangelhaft fixiert und die Prothese kann, bedingt durch einen Frühkontakt, leicht verrutschen. Sind daher aufgrund von fehlerhafter Relationsbestimmung oder Fehlern bei der technischen Herstellung Frühkontakte entstanden, so wird der Patient meistens diejenige Unterkieferlage einnehmen, in der er am Oberkiefer die beste Abstützung findet. Bei der 61-jährigen Patientin in den Abbildungen 8a und b wurde im Rahmen einer Initialtherapie aufgrund bestehender Kiefergelenkbeschwerden nach dem sekundären Remontieren der vorhandenen Totalprothesen (Abb. 8c) einseitig ca. 2 mm Kunststoff aufgetragen. In beiden Situationen ist ein gleichmäßiger Zahnreihenschluss möglich.

Tipp: Das Einschleifergebnis wird verbessert, wenn beim Einschleifvorgang ein intraoral angebrachtes Stützstiftsystem verwendet wird.

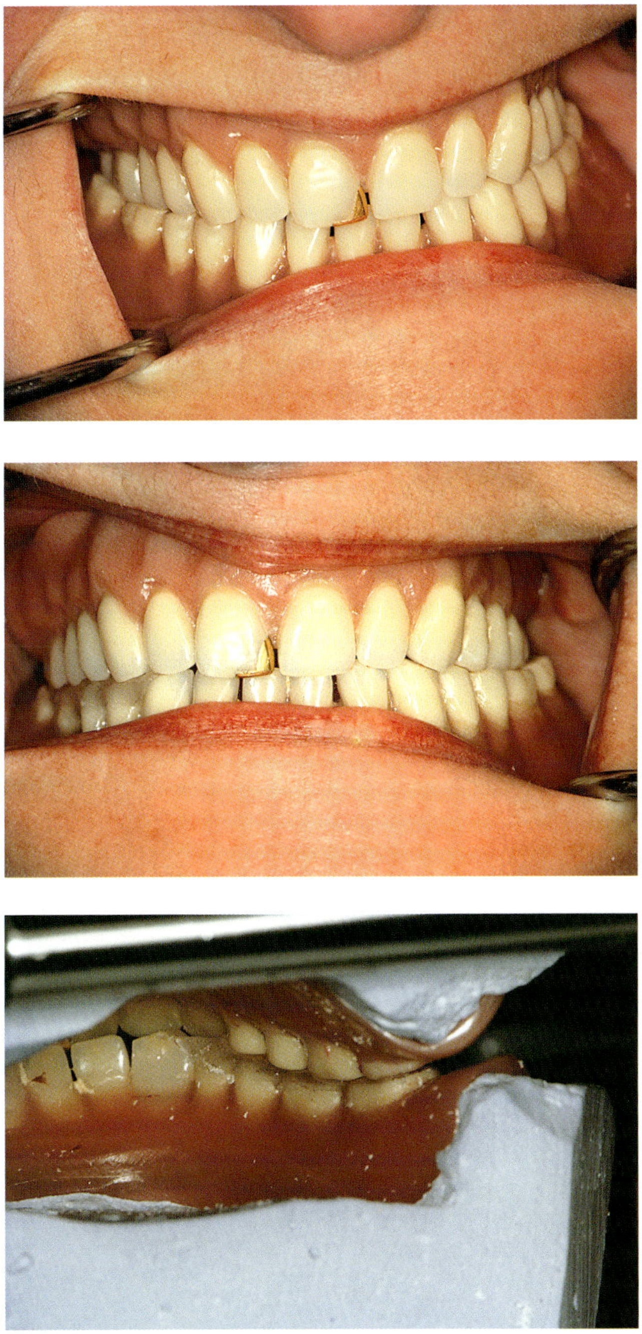

a

b

c

Abb. 8a–c 61-jährige Patientin mit Kiefergelenkbeschwerden, sekundäres Remontieren der vorhandenen Totalprothese. Sowohl in der Ausgangssituation (a) als auch in der neu festgelegten Unterkieferposition (b) ist bei Kieferschluss ein gleichmäßiger Okklusionskontakt möglich, obwohl im Rahmen eines Remontagevorgangs die rechte Seite mit Kunststoff um ca. 2 mm angehoben wurde (c).

Wie beim später beschriebenen sekundären Remontieren wird das **Stützstiftsystem** mit Hilfe von Klebewachs oder Kompositionsmasse angebracht (Abb. 9). Als zeitsparend hat sich die Befestigung des Stützstiftes an der Oberkieferprothese mit Hilfe

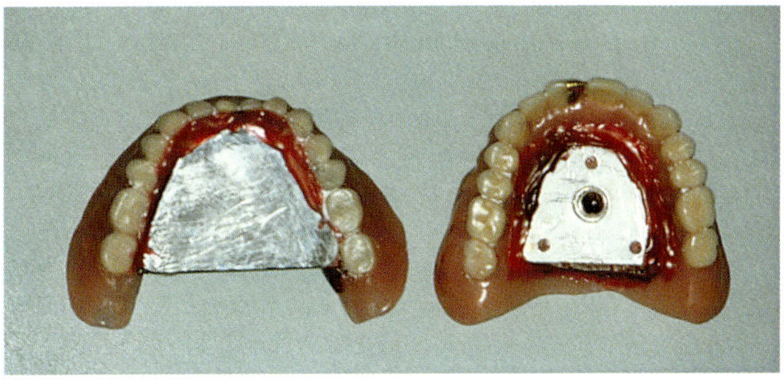

Abb. 9 Mit Klebewachs fixiertes intraorales Stützstiftsystem (aus Set 105, Condylator-Service).

von zähplastischem Silikon bewährt [8]. Die Prothesen werden in den Mund des Patienten zurückgebracht und der zentrale Stützstift so lange abgesenkt, bis der erste Zahnkontakt entsteht (Abb. 10). Dieser Primärkontakt wird mit einer dünnen Prüffolie (Hanel-Folie) markiert. Durch weiteres Absenken des Stützstiftes werden die neu entstehenden Kontakte wiederum markiert. Dieser Vorgang wird so lange wiederholt, bis eine gleichmäßige Okklusion entsteht (Abb. 11). Wird der Stützstift nach dieser Korrektur um eine geringe Umdrehung herausgeschraubt, so muss der dabei entstehende Okklusionsspalt gleichmäßig sein. Im Gegensatz zu der üblichen Überprüfung der Okklusion mit Hilfe von Okklusionsfolie wird durch Verwendung des Stützstiftsystems eine **Selbstzentrierung beider Kiefergelenke** erreicht [6]. Durch die zentrale Belastung über den Stützstift werden außerdem beide Prothesenbasen im Ober- und Unterkiefer gleichmäßig angedrückt, so dass ein okklusal bedingtes Verrutschen nicht mehr in dem Maße stattfinden kann, wie bei der einfachen Überprüfung mit Hilfe von Artikulationsfolie.

Cave: Dennoch verhindert auch diese Methode, besonders bei stark atrophierten Kieferkämmen, das Verrutschen der Unterkiefer- und Oberkieferprothese nicht. Unterschiedliche Resilienzwerte der Schleimhaut wirken sich dabei ebenfalls ungünstig aus.

Zusammenfassend ist festzustellen, dass das direkte Einschleifen des Totalersatzes im Munde des Patienten mit großen Unsicherheiten behaftet ist. Sicherer ist es daher, den Zahnersatz nachträglich in einem Artikulator einzuschleifen.

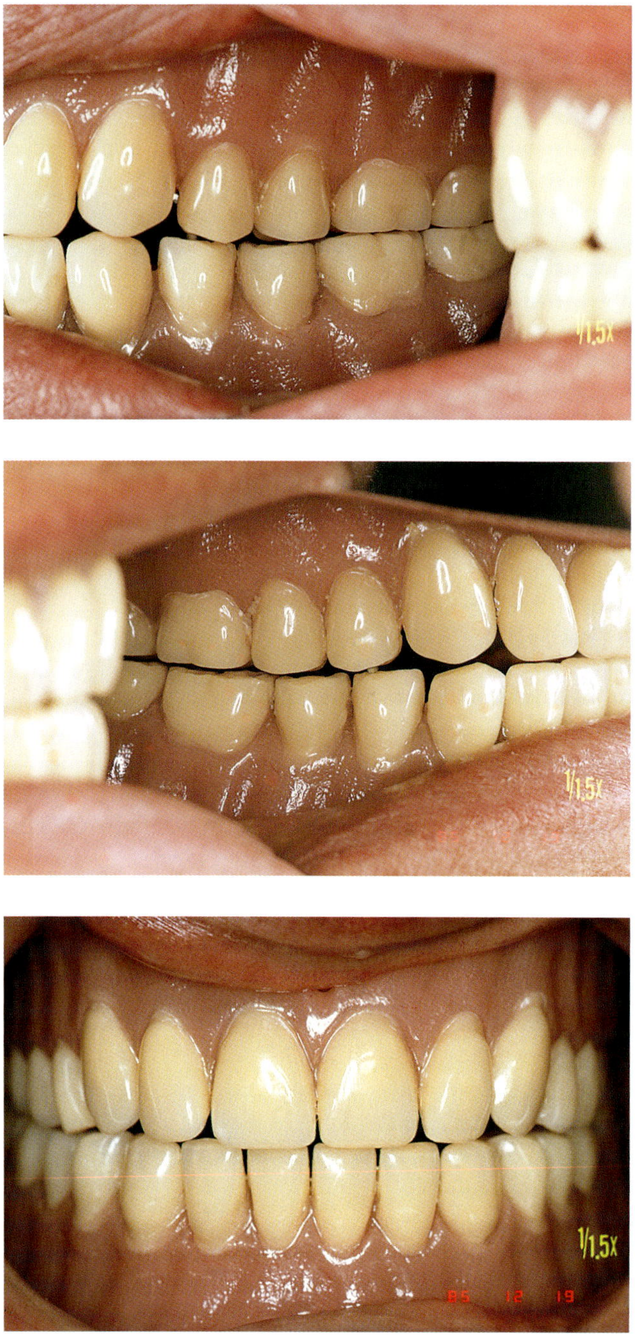

a b c

Abb. 10a–c Durch Absenken des intraoral angebrachten Stützstifts wird der Frühkontakt im Molarenbereich sichtbar (a). Die Zahnreihe auf der Gegenseite (b) klafft, im Frontzahnbereich ist der Biss geöffnet (c).

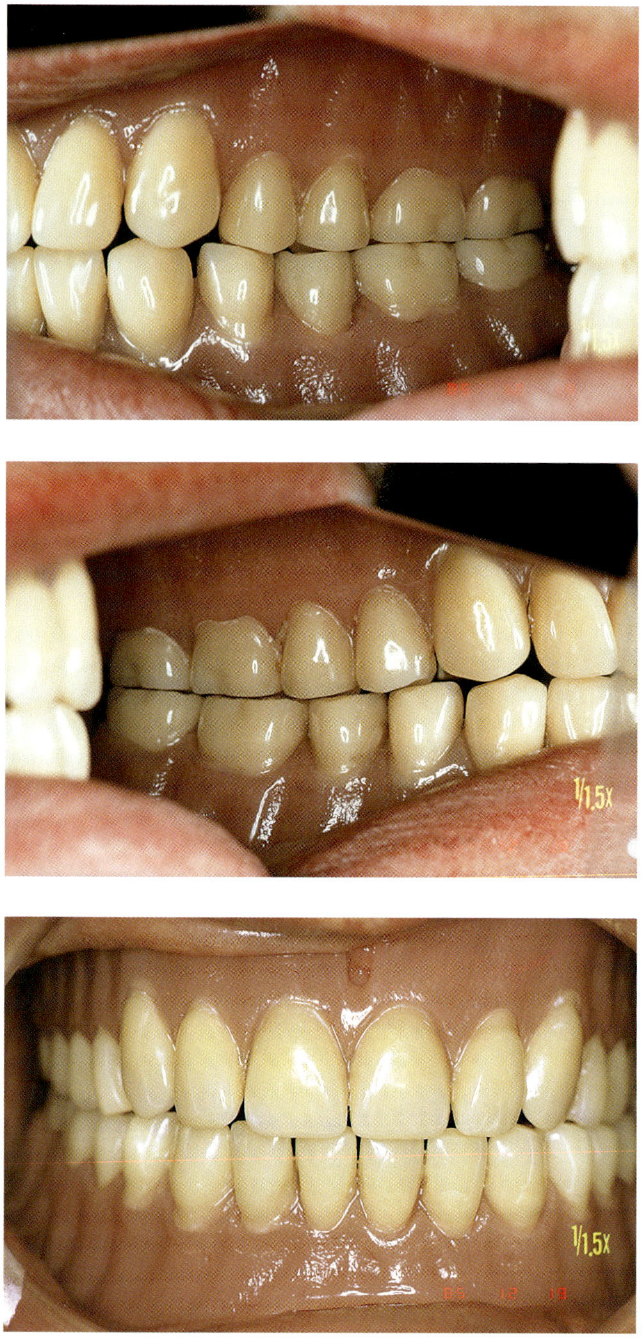

a b c

Abb. 11a–c Einschleifergebnis durch weiteres Absenken des Stützstifts. Weitgehend gleichmäßiger Zahnreihenschluss auf beiden Seiten (a und b), der Frontzahnüberbiss ist eingestellt (c).

12.4 Korrektur von Okklusions- und Artikulationstörungen durch Remontieren

Um die Unsicherheit des direkten Einschleifens im Mund zu vermeiden und einen besseren Überblick über die okklusale Situation zu bekommen, ist es sinnvoll, den Zahnersatz im Artikulator einzuschleifen [1, 4, 20]. Dieser Vorgang wird als **Remontieren** bezeichnet. Man unterscheidet dabei das primäre Remontieren von einem sekundären Remontagevorgang:

Wird der auspolymerisierte Totalersatz im Artikulator im Labor vor der endgültigen Ausarbeitung und Eingliederung am Patienten eingeschliffen, so wird dieser Vorgang als **primäres Remontieren** bezeichnet. Bestimmt man dagegen bei einer schon eingegliederten Totalprothese durch Nachregistrieren die Kieferrelation neu und setzt die Prothese in den Artikulator zurück, so spricht man vom **sekundären Remontieren**.

Im Artikulator ist es durch das Remontieren möglich, **unabhängig vom Reflexgeschehen** des Patienten die Störkontakte zu ermitteln. Als starres System gibt der Artikulator in Okklusion nicht nach, und es werden die tatsächlichen Kontakte sichtbar. Unterschiedliche Resilienzwerte der beteiligten Gewebe spielen somit keine Rolle. Da der Totalersatz auf dem Gipsmodell fest fixiert ist, kann er beim Markieren der Okklusionskontakte auch nicht wegrutschen.

12.4.1 Primäres Remontieren

Wie schon erwähnt, kommt es durch den Polymerisationsvorgang und bei den normalerweise verwendeten Heißpolymerisaten zusätzlich noch durch das Abkühlen der Küvette zu einer Schrumpfung des Kunststoffs, was unweigerlich zu Stellungsänderungen der Ersatzzähne und somit zu Okklusionsstörungen führen muss. Diese Fehler können durch das primäre Remontieren der ausgebetteten, noch nicht vom Modell abgehobenen Prothese in den Artikulator und durch das anschließende Einschleifen der zentrischen Okklusion und balancierten Artikulation beseitigt werden [6, 10, 12].

Dieser Vorgang wird von Körber auch als **Reokkludieren** bezeichnet [11]. Er gewinnt zusätzlich noch an Bedeutung, wenn bei der Wachsaufstellung nur auf die zentrale Okklusion geachtet wird und das Einschleifen der balancierten Okklusion noch nicht erfolgt ist [10].

Voraussetzung für das primäre Remontieren ist es, dass der **Sockel** des Arbeitsmodells schon vor dem Einartikulieren so zurechtgetrimmt wird, dass unter sich gehende Stellen beseitigt werden und eine sichere Fixation im Gipsbett, das beim Einartikulieren entsteht, möglich ist.

Tipp: Nach den Empfehlungen von Kühl [12] und Gerber [6] werden die ausgehärteten Originalmodelle zuerst parallelwandig getrimmt. Die Umschlagfalte und die Ansätze der Lippen- und Wangenbändchen müssen deutlich erhalten bleiben. Jetzt werden die parallelen Wände mit einem Winkel von ca. 60° zur Basis angeschliffen. Wird die Modellunterseite mit einem dünnfließenden Isoliermittel (z. B. Kerr-Super-Sep®) isoliert, können die Prothesen zum Einküvettieren leicht von ihrem Sockel im Artikulator getrennt werden. Nach dem Polymerisieren und dem anschließenden vorsichtigen Ausbetten lässt sich dann das Modell mitsamt der polymerisierten Prothese im Artikulator wieder sicher fixieren (Abb. 12).

Bewährt hat sich auch die Verwendung eines **Kontrollsockels** (Abb. 13). Der Vorteil dieser Methode liegt darin, dass zum einen das Modell über die **Kerben** sicher fixiert ist, zum anderen kann der Einschleifvorgang über das Schließen des Kontrollsockels besser kontrolliert werden (Abb. 14).

Nach dem Polymerisieren und dem Zurücksetzen der auf dem Modell verbliebenen Prothese in den Artikulator werden mit Hilfe von Klebewachs Pri-

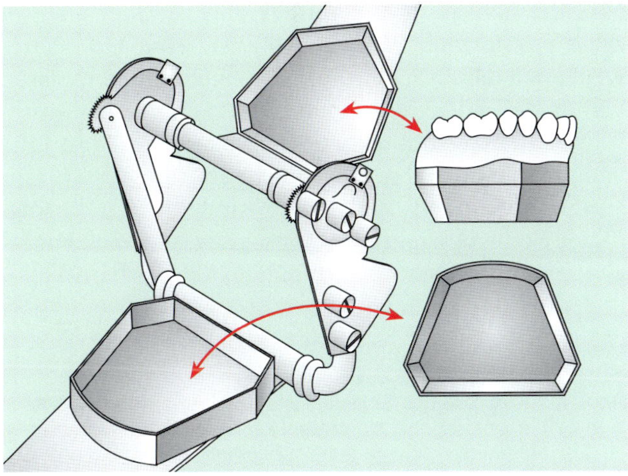

Abb. 12 Nach dem Isolieren können die Modelle problemlos dem Artikulator entnommen werden und sind beim Zurücksetzen sicher fixiert.

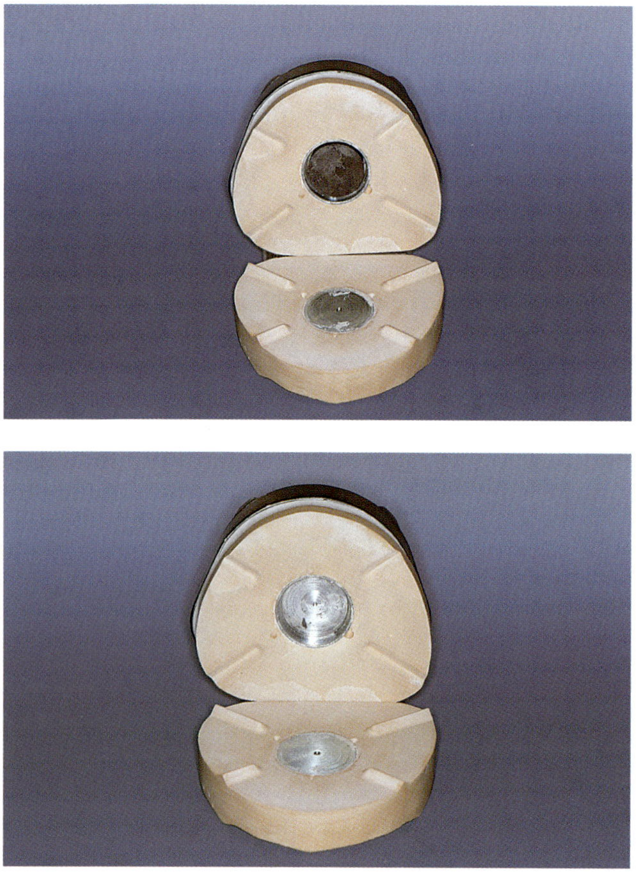

a

b

Abb. 13a und b Quick-Split-System der Firma SAM (a). Wird der Haltemagnet entfernt, so entspricht das System einem Kontrollsockel nach LAURITZEN [6].

mär- und Sekundärsockel miteinander verwachst (Abb. 15).

Bei der ersten Überprüfung mit dünner Okklusionsprüffolie (HANEL-Folie) wird schnell erkennbar, dass die Schlussokklusion der polymerisierten Prothese nicht mehr einwandfrei ist (Abb. 16a). Dies wird auch dadurch deutlich, dass sich in den meisten Fällen der Stützstift etwas vom Schneidezahnführungsteller abgehoben hat. Auch wenn die Zahnreihe nach dem primären Remontieren im Artikulator einige Millimeter klaffen, so sind oft nur geringfügige Schliffkorrekturen notwendig, um eine ausgeglichene Okklusion zu erreichen (Abb. 16b und c).

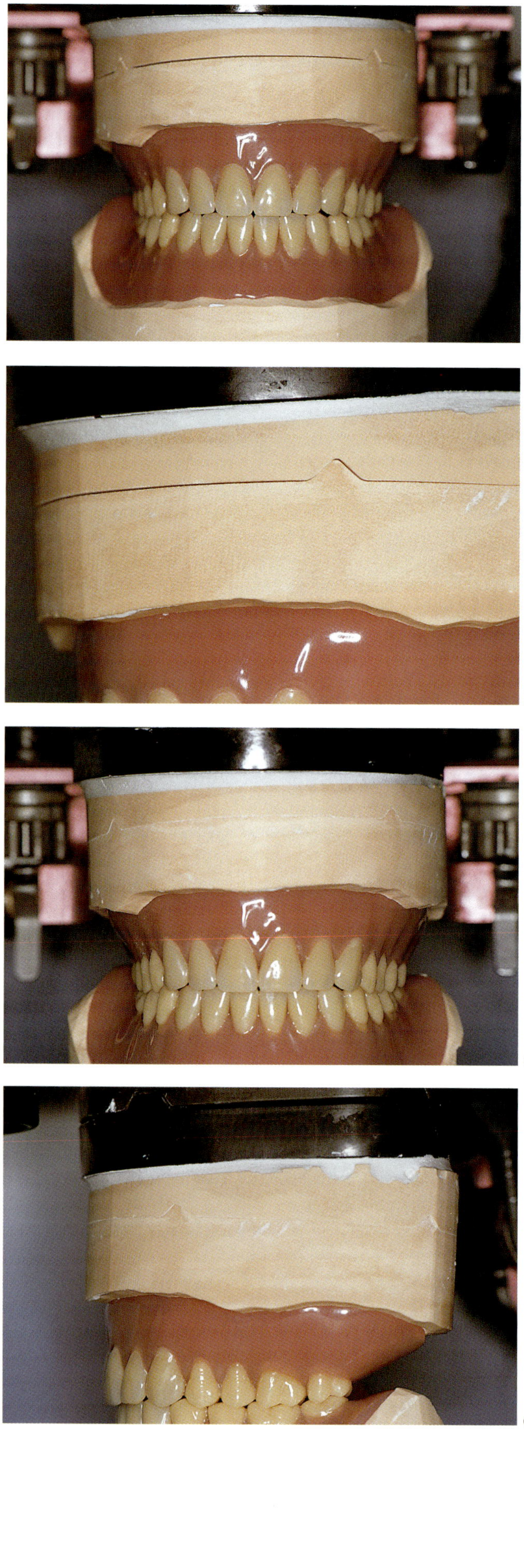

a

b

c

d

Abb. 14 Kontrolle des Einschleifens durch den Kontrollsockel.
a u. b) Geschlossener Kontrollsockel nach dem Ausbetten. Durch die polymerisationsbedingte Stellungsänderung klafft der Kontrollsockel.
c u. d) Ziel des Einschleifens ist es, die Okklusion so lange zu korrigieren, bis der Kontrollsockel wie bei der Wachsaufstellung geschlossen ist.

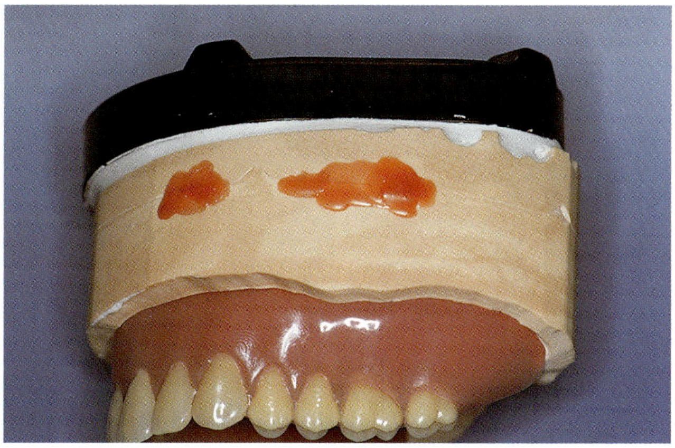

Abb. 15 Primär- und Sekundärsockel mit Klebewachs verbunden.

> Das Ziel des primären Remontierens ist es, die im Wachs aufgestellte Okklusion mit maximalem Vielpunktkontakt wieder herzustellen und eine balancierte Artikulation einzuschleifen.

Somit wird erreicht, dass in Okklusion beide Prothesen auf ihre Unterlage gleichmäßig angepresst werden, was nicht nur zur schonenden Belastung des Prothesenlagers führt, sondern sich auch auf die Saughaftung einer Totalprothese positiv auswirkt. Das Einschleifen einer balancierten Okklusion sorgt für eine Äquilibrierung der Prothesen bei Kaubewegungen und sichert deren Kaustabilität beim Essen. Sowohl für das Einschleifen der Okklusion als auch zur Korrektur der Artikulation haben sich die in der nachfolgenden Step-by-Step-Anleitung

Tabelle 1 Grundregeln für das Einschleifen der Okklusion und Artikulation

- Kauflächenmuster der Ersatzzähne muss erhalten bleiben.
- Tragende Höcker möglichst nicht beschleifen. (**Ausnahme**: Höcker ragen über Okklusionsebene soweit hinaus, dass sie in allen Exkursionsstellungen vorzeitige Kontakte bilden!)
- Möglichst antagonistische Fissuren vertiefen.
- Höckerabhänge beschleifen, welche die Unterkieferprothese in eine protrusive Lage verschieben. Dies sind die Mesialabhänge der oberen und die Distalabhänge der unteren Seitenzähne.
- Exkursionsbewegungen so einschleifen, dass sowohl bei Protrusions- als auch bei Laterotrusionsbewegungen allseitig gleichmäßiger Kontakt der Zähne bestehen bleibt.

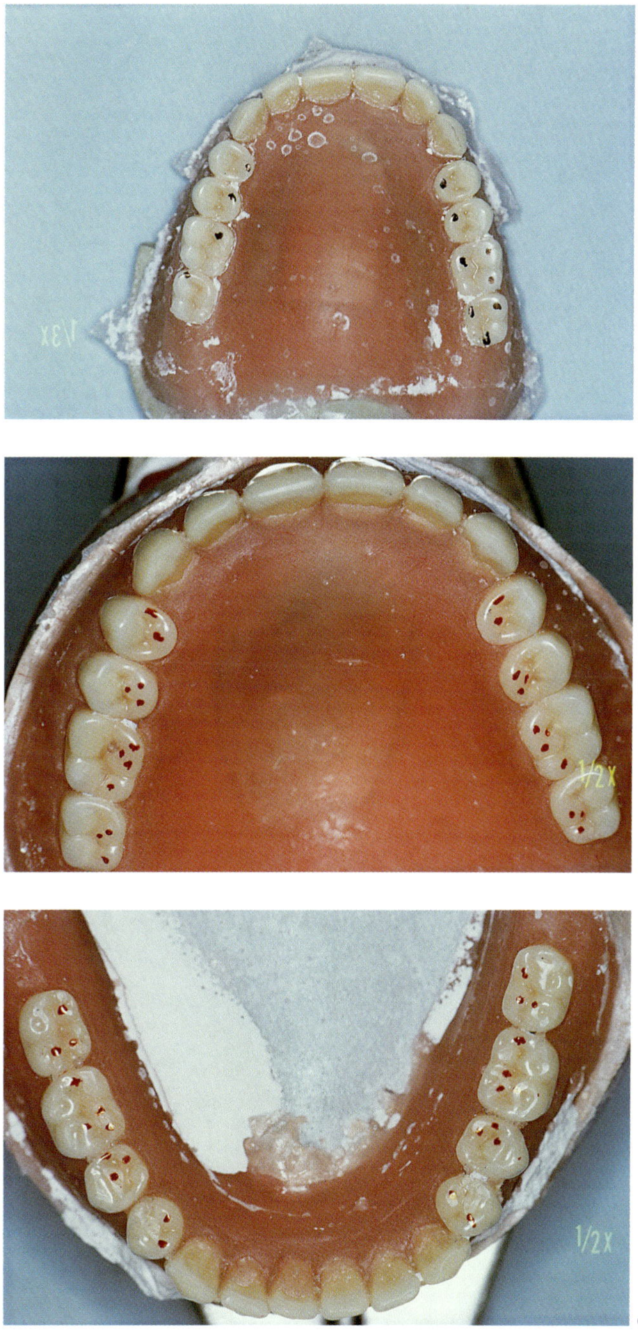

a b c

Abb. 16a–c Nach Zurücksetzen der auspolymerisierten Prothese entsteht durch die Stellungsänderung der Zähne ein unausgeglichenes Okklusionsmuster (a). Ziel der Okklusionskorrektur ist es, die okklusalen Kontakte gleichmäßig auf die tragenden Höcker zu verteilen (b, c).

aufgeführten Grundregeln bewährt (Tab. 1 und 2, Abb. 17).

Sind einzelne Zähne verpresst, so kann man versuchen, den Zahn im gesamten Niveau mit Höcker und Fissuren tiefer zu schleifen. Meistens ist es aber notwendig, den Zahn herauszunehmen und im Ganzen

Tabelle 2 Vorgehen beim Beseitigen der Störungen

1. Vorzeitige Kontakte in Okklusion
Beim Einschleifen beginnt man zunächst mit der Beseitigung von störenden Kontakten in Okklusionsstellung. Die Kontakte werden mit einer dünnen Prüffolie (z. B. HANEL-Folie) markiert. **Tipp:** Für die Korrektur haben sich diamantierte, kugelförmige Instrumente mit 2–3 mm Durchmesser bewährt. **Warum?** Diamantierte Instrumente sind nicht nur für Keramikzähne, sondern auch für die in den letzten Jahren entwickelten Kunststoffzähne zu empfehlen. Herkömmliche Kunststoffzähne können aber auch mit entsprechenden Rosenbohrern beschliffen werden. **Cave!** Sind die Ersatzzähne aus keramischer Masse, **muss unbedingt nass beschliffen werden!** **Tipp:** Häufig liegen die ersten Kontakte an den Retrusionsfacetten der Prämolaren, mesial oben und distal unten. Um eine protrusive Bewegung der Unterkieferprothese zu verhindern, werden die Kontakte im Oberkiefer nach distal, im Unterkiefer nach mesial verlegt. **Tipp:** Bei einer Höcker-zu-Höcker-Stellung können die Höckerspitzen entsprechend Abbildung 17 durch entsprechendes Beschleifen verlegt werden. **Tipp:** In der Front werden die Kontakte normalerweise durch Kürzen der Unterkieferfrontzähne beseitigt. Nur wenn bei der Vorschubbewegung die Frontzähne klaffen, werden die Kontakte durch Beschleifen der Palatinalflächen beseitigt
2. Störungen bei Lateralbewegungen
Bei allen Schleifkorrekturen sollten die palatinalen Stützhöcker erhalten bleiben! **Tipp:** Wird auf der Arbeitsseite durch Führung der bukkalen Höcker eine Disklusion der Balanceseite hervorgerufen, so schleift man zweckmäßigerweise an den inneren Abhängen der bukkalen Höcker, um die gegenüberliegende Balanceseite in Kontakt zu bringen. Die störenden Höcker der Seitenzähne sollten dabei nicht einfach weggeschliffen werden; es muss nur der Winkel der Gleitbewegung abgeflacht werden. **Tipp:** Ist die bukkolinquale Höckertangente zu steil, so ruft dies in der Regel eine Disklusion der Arbeitsseite hervor. Dies kann man durch Beschleifen der bukkalen inneren Abhänge der unteren oder der palatinalen inneren Abhänge der Oberkieferseitenzähne korrigieren.
3. Korrektur der Protrusion
Wurden Fehler bei der Frontzahnaufstellung gemacht, so kann dieser Fehler nur bedingt durch Einschleifen korrigiert werden. Meistens ist man gezwungen, die Frontzähne neu aufzustellen! **Tipp:** Häufig kommt es zu einer Disklusion durch einseitige oder beidseitige Kontakte an den Protrusionsfacetten der Prämolaren im Oberkiefer (distal innere Abhänge) sowie des Unterkiefers (mesial äußere Abhänge). Diese Abhänge werden in Richtung der Gleitbewegung abgeflacht. **Tipp:** Wurde die Frontzahnführung zu steil gewählt, besteht ein zu starker Überbiss und wurde der horizontale Abstand der Frontzähne nicht eingehalten (2–3 mm), so kommt es schnell zu einem Klaffen der Seitenzähne. Hier kann meist durch ein leichtes Kürzen der Unterkieferfrontzähne die Störung beseitigt werden. Beim tieferen Überbiss müssen möglicherweise auch noch die Oberkieferfrontzähne gekürzt werden.

wieder tiefer zu setzen. Ist der ganze Einschleifvorgang abgeschlossen und eine **gleichmäßige zentrale Okklusion** in Verbindung mit einer **beidseitig balancierten Artikulation** erreicht, so kann noch mit Hilfe einer **Abrasionseinschleifpaste** eine Feinjustierung der Okklusion erfolgen. GERBER empfiehlt die Verwendung von Carborundum-Pulver, das mit Glyzerin vermischt ist [6]. Die Einschleifbewegungen sind in kleinsten Exkursionen rotierend, abwechselnd im und gegen den Uhrzeigersinn so lange auszuführen, bis das durch kleine Unebenheiten bedingte „Rubbeln" beseitigt ist. Anschließend werden die eingeschliffenen Prothesen vom Modell abgehoben und endgültig ausgearbeitet.

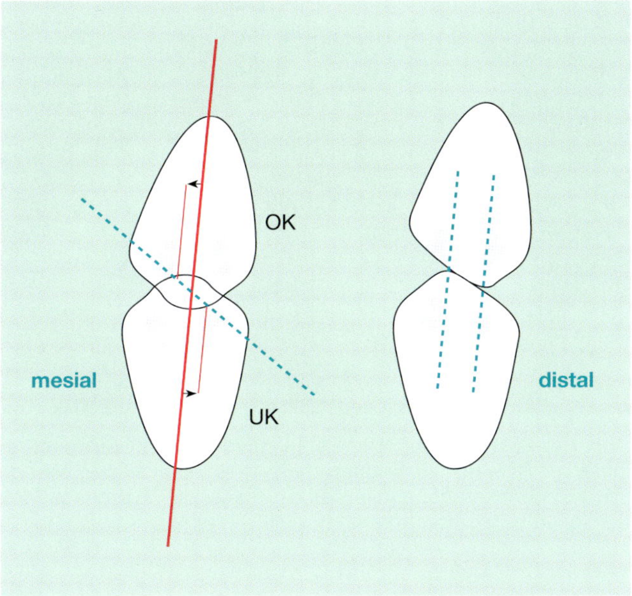

Abb. 17 Verlagern der Höckerspitzen durch mesiales Beschleifen der Oberkiefer- und distales Beschleifen der Unterkieferhöckerspitze.

12.4.2 Sekundäres Remontieren

Mit dem primären Remontieren können nur polymerisationsbedingte Okklusionsstörungen beseitigt werden. Klinische Fehlermöglichkeiten, wie z.B. Fehler bei der Relationsbestimmung, werden dadurch aber nicht beseitigt.

Wissenschaftliche Untersuchungen zeigen [2], dass es durch das Ausarbeiten und Polieren der primär remontierten Prothesen zu Spannungen kommt, die zu weiteren Stellungsänderungen der Zähne führen. Dies wird auch dadurch deutlich, dass die fertig ausgearbeitete Prothese sich meistens nur schwer auf das Originalmodell zurückbringen lässt.

Neben den schon erwähnten klinischen Fehlermöglichkeiten kann es aufgrund der **unterschiedlichen Kompressibilität des Teguments** beim Einlagern der Prothesen zusätzlich zu Lageveränderungen kommen.

Die Veränderungen hinsichtlich der Einlagerung der Totalprothese sind **zeitabhängig**. Jeweils in den ersten Wochen intensiven Prothesentragens tritt dabei der größte okklusale Fehler auf [17].

Tipp: Wegen der vor allem in den ersten zwei Wochen am stärksten ablaufenden Einlagerungsvorgänge soll das sekundäre Remontieren frühestens nach zwei Wochen erfolgen [17].

Weitere Veränderungen der Unterkieferlage sind besonders bei älteren Patienten aufgrund gedehnter Bänder der Gelenkkapsel möglich. Von manchen Autoren wird daher empfohlen, auf das primäre Remontieren zu verzichten und die Okklusion und Artikulation erst nach dem Eingliedern am Patienten durch Nachregistrieren und sekundäres Remontieren der Totalprothese einzuschleifen. Das Remontieren von schon getragenen Totalprothesen wird von Körber [11] auch als **Remontage** bezeichnet. Totalprothesen können entweder

- in einem Mittelwertartikulator
- oder in einem teilweise justierbaren Artikulator sekundär remontiert werden. Die Festlegung der Kieferrelation kann dabei sowohl mit Wachscheckbissen als auch mit Hilfe eines intraoral angebrachten Stützstiftsystems erfolgen.

Sekundäres Remontieren im Mittelwertartikulator

Es ist zulässig, eine Totalprothese in einem Mittelwertartikulator sekundär zu remontieren, wenn die vertikale Sperrung beim Nachregistrieren so gering wie möglich gehalten wird [11, 18]. Eventuelle Ungenauigkeiten, die durch das nicht achsengerechte Einartikulieren der Modelle entstehen, können so vernachlässigt werden. Dabei hat sich die von Walkhoff angegebene Methode bewährt. Hierbei werden auf die Unterkiefer-Zahnreihen zwei Streifen Modellierwachs festgewachst und über einer Flamme erweicht. Nach dem Einsetzen der beiden Prothesen wird der Patient aufgefordert, die Zunge an den dorsalen Rand der oberen Prothese zu legen und den Unterkiefer langsam an den Oberkiefer heranzuführen.

Der Behandler hält dabei die Unterkieferprothese zunächst auf ihrem Lager fest. Zur besseren Fixierung der Unterkieferprothese empfiehlt sich, so genannte **„Fingerbänke“** seitlich der Prämolaren/Molaren anzubringen (Abb. 18a). Synchron mit dem Kieferschluss gleiten Daumen und Zeigefinger der rechten und linken Hand des Behandlers seitlich an der Prothese nach vorn, halten noch einen Augenblick die Mundwinkel ab und erleichtern dadurch die visuelle Kontrolle der Endphase des Schließvorgangs (Abb. 18b). Anschließend folgt die Abkühlung des Registrats in kaltem Wasser. Nach dem Zurücksetzen der Unterkieferprothese mit dem Registrat in den Mund des Patienten wird durch mehrmaliges Öffnen und Schließen kontrolliert, ob eine reproduzierbare Unterkieferposition gefunden worden ist. Es muss dabei darauf geachtet werden, dass der Wachsbiss im Bereich der Frühkontakte gerade nicht durchgebissen ist, um die geometrisch bedingten Ungenauigkeiten bei der Montage im **Mittelwertartikulator** zu minimieren. Anschließend

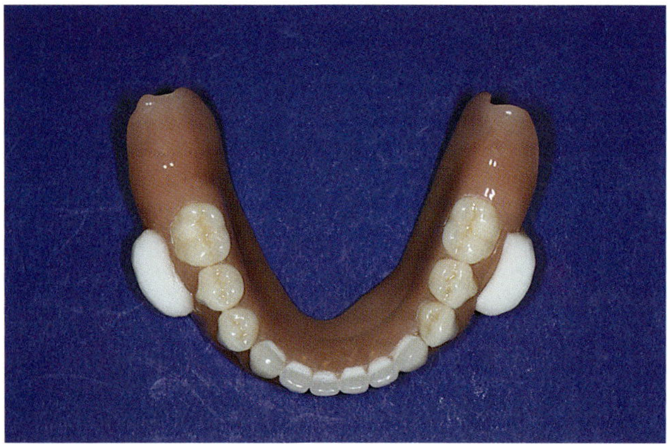

Abb. 18a Mit Hilfe von UV-Licht gehärtetem Kunststoff werden im Bereich der Prämolaren/Molaren sogenannte Fingerbänke angebracht, damit die Prothese vom Behandler gleichmäßig auf dem Lager fixiert werden kann.

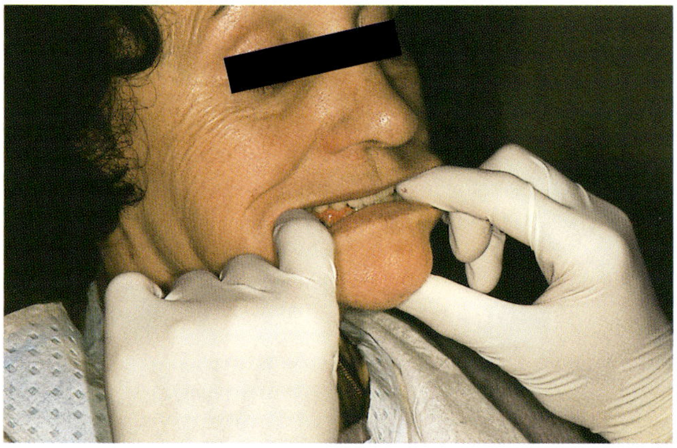

Abb. 18b Mit Daumen und Zeigefinger ist die Unterkieferprothese mit Hilfe der „Fingerbänkchen" fixiert. Gleichzeitig werden die Mundwinkel abgehalten und visuell die Endphase des Schließvorgangs kontrolliert.

werden die Totalprothesen im Mittelwertartikulator mit Hilfe des **Bonwill-Dreiecks** und des **Wachsregistrats** einartikuliert und nach dem bei der primären Remontage beschriebenen Prinzipien eingeschliffen.

Cave: Bei dieser Methode sind erneute Fehlregistrierungen der Kieferrelation nicht ausgeschlossen. Das Festhalten der Unterkieferprothese erfordert vom Behandler sehr viel Routine; bei Ungeübten kommt es leicht zu einer fehlerhaften Fixierung der Prothese auf ihrem Lager. Oft wird der Patient durch diese Manipulation irritiert, und der Unterkiefer wird trotz Zurückziehen der Zunge nicht korrekt in die physiologische Kieferrelation gebracht. Die Überprüfung der ermittelten Kieferrelation nach Abkühlen des Registrats durch kleine Öffnungs- und Schließbewegungen ist ungenau. Sehr leicht kann es zu einem Verschieben der Prothese kommen, und dem Behandler wird ein gleichmäßiger Okklusionsschluss vorgetäuscht. Durch die Vielpunktabstützung über den Wachsbiss sind unter Umständen Fremdreflexe nicht ausgeschlossen.

Wir bevorzugen daher für das sekundäre Remontieren die Verwendung eines Stützstiftregistrats, wobei die Totalprothesen in einem teilweise justierbaren Artikulator sekundär remontiert werden.

Sekundäres Remontieren im teilweise justierbaren Artikulator

Im Gegensatz zum sekundären Remontieren im Mittelwertartikulator werden die nachregistrierten Totalprothesen hierbei mit Hilfe eines **Gesichtsbogens** achsenbezüglich im **teilweise justierbaren Artikulator** einartikuliert.

Tipp: Sofern schon zur Wachsaufstellung die Arbeitsmodelle im Rahmen der Kieferrelationsbestimmung durch einen Gesichtsbogen einartikuliert worden sind, kann auf eine erneute Gesichtsbogenübertragung verzichtet werden, wenn eines der Arbeitsmodelle nach dem Abheben der fertig polymerisierten Prothese im Artikulator erhalten bleibt.

Voraussetzung hierfür ist, dass sowohl das Zurücksetzen der ausgearbeiteten Prothese als auch die Fixierung zwischen Primär- und Sekundärsockel eindeutig gesichert sind. Fehler durch nicht achsengerechte Montage der Modelle im Artikulator, wie sie beim Absenken der Vertikaldistanz im Mittelwertartikulator geometrisch bedingt entstehen können, sind somit ausgeschlossen.

Prinzipiell ist auch hier die Bestimmung der horizontalen Kieferrelation mit Hilfe von Wachsbissen oder unter Verwendung eines intraoral angebrachten Stützstiftsystems möglich [20, 21].

Nach der Methode nach Lauritzen werden auf die Unterkiefer-Seitenzähne **Aluwachs** (Alminax) aufgeschmolzen und unter Führung des Behandlers die scharnierachsenbezügliche Unterkieferrelation festgelegt. Auch hier empfiehlt sich das Anbringen von **„Fingerbänken"** (s. Abb. 18a), die Fixierung der Prothese mit Daumen sowie Zeigefinger und anschließender visueller Kontrolle der Unterkieferrelation (s. Abb. 18b). Mit Hilfe der **Kontrollsockelmethode** (s. Abb. 13–16) wird durch ein zweites Registrat die

Reproduzierbarkeit der ermittelten Kieferrelation überprüft.

Cave: Obwohl durch die Überprüfung mit dem Kontrollsockel die Kontrollmöglichkeiten sehr viel exakter sind als bei der oben beschriebenen Methode der Kieferrelationsbestimmung nach WALKOFF, sind durch den im Wachs fixierten Vielpunktkontakt die prinzipiellen Nachteile der Wachsbisse nicht ausgeschaltet.

Tipp: Wir bevorzugen daher in Übereinstimmung mit anderen Autoren [5, 6, 9, 10, 11, 13] das Nachregistrieren der Kieferrelation mit Hilfe der Stützstifttechnik, da durch die Einpunktabstützung im Zentrum des Cavum oris die Entstehung von Fremdreflexen aus dem Bereich des Kauflächenkomplexes weitgehend vermieden wird.

Durch die zentrale Anordnung des Stützstifts ist außerdem gewährleistet, dass die Prothesenbasen gleichmäßig auf das Lager angepresst werden und eine Selbstzentrierung der Kiefergelenke nach Angaben von GERBER erwartet werden kann.

In der Regel werden vor dem sekundären Remontieren die fertigen Prothesen neu gesockelt (Abb. 19), da zum Abheben der polymerisierten Prothese die Arbeitsmodelle wegen den unter sich gehenden Stellen mit der Gipsschere meist zerteilt werden müssen.

Tipp: Alle unter sich gehenden Stellen der Prothesenbasis werden mit Wachs, Silikon o. ä. ausgeblockt und mit Gips nach dem Einvaselinieren der Basis ausgegossen. Es empfiehlt sich, die Basis mit Abdruckgips auszugießen, da dieser rasch abbindet und das Abheben leichter ist als bei Verwendung von Hartgipsen. Mit Kompositionsmasse oder zähplastischen Silikonen (nur bei der Oberkieferprothese möglich) wird dann das intraorale Stützstiftsystem (z. B. Condylator-Set 105/106, Abb. 20) an den Prothesen befestigt.

Tipp: Eine im Vergleich zur Fixierung mit Kompositionsmassen exaktere und sichere Fixierung des Stützstiftsystems wird erreicht, wenn mit lichthärtenden Laborkunststoff ein Kunststoffträger hergestellt wird (Abb. 21).

Um sich rasch über das Ausmaß der Okklusionsstörung zu informieren, gliedern wir zunächst das zur Relationsbestimmung notwendige **intraorale Stützstiftsystem** ein (Abb. 22 a) und senken es bis zum ersten Kontakt ab (Abb. 22 b). Die anschließende **Pfeilwinkelregistration** sollte unter minimalster Sperrung innerhalb des Frontzahnüberbisses erfolgen, da die **Gesichtsbogenübertragung** üblicherweise unter Verwendung der arbiträren Scharnierachse durchgeführt wird. Diskrepanzen zwischen individueller Schar-

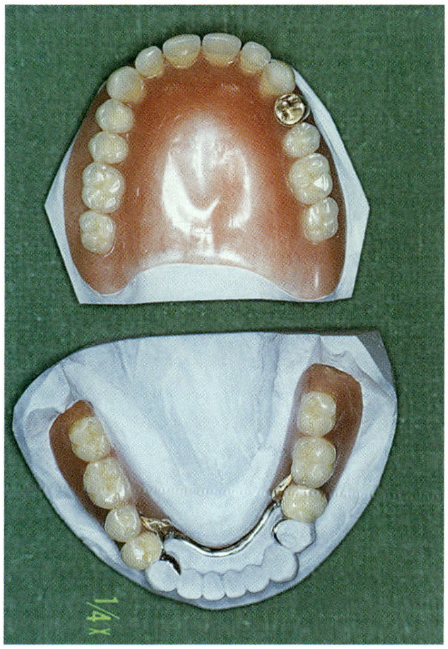

Abb. 19 Die Prothesen werden gesockelt, um die Montage im Artikulator zu erleichtern.

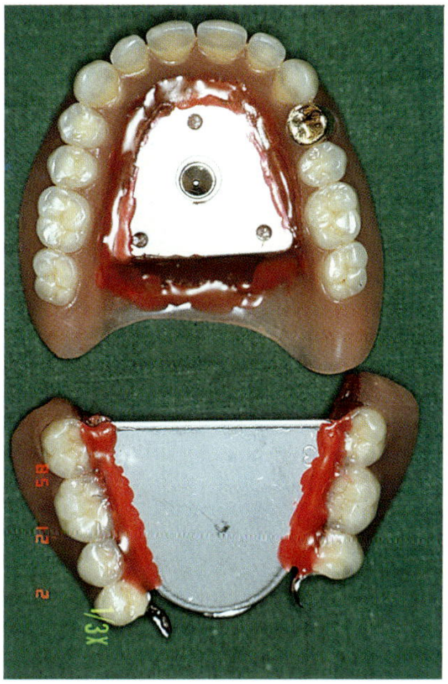

Abb. 20 Das intraorale Stützstiftsystem (Set 105, Condylator-Service) ist mit Klebewachs fixiert.

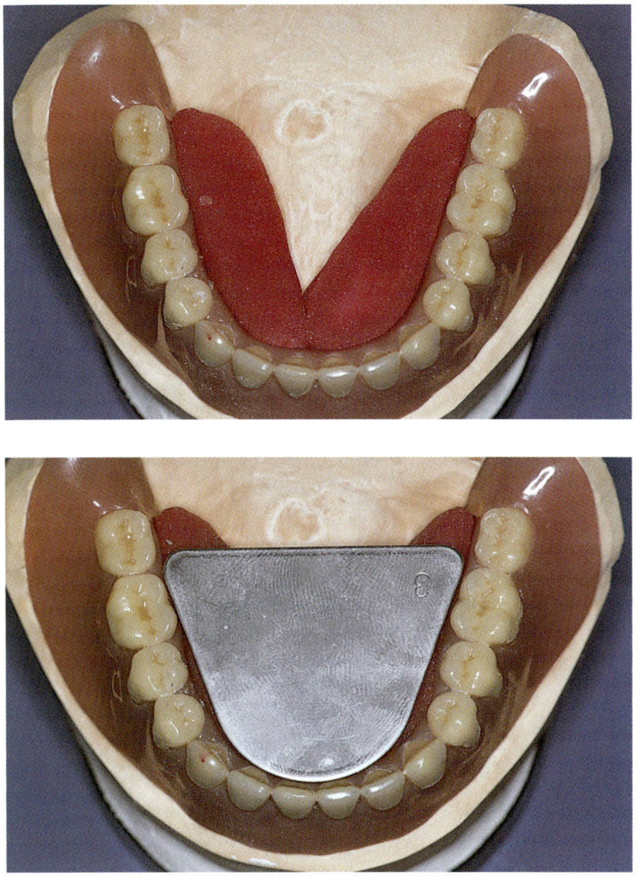

Abb. 21 a und b Kunststoffträger (a) zur Fixierung der Schreibplatte des Stützstiftsystems (b).

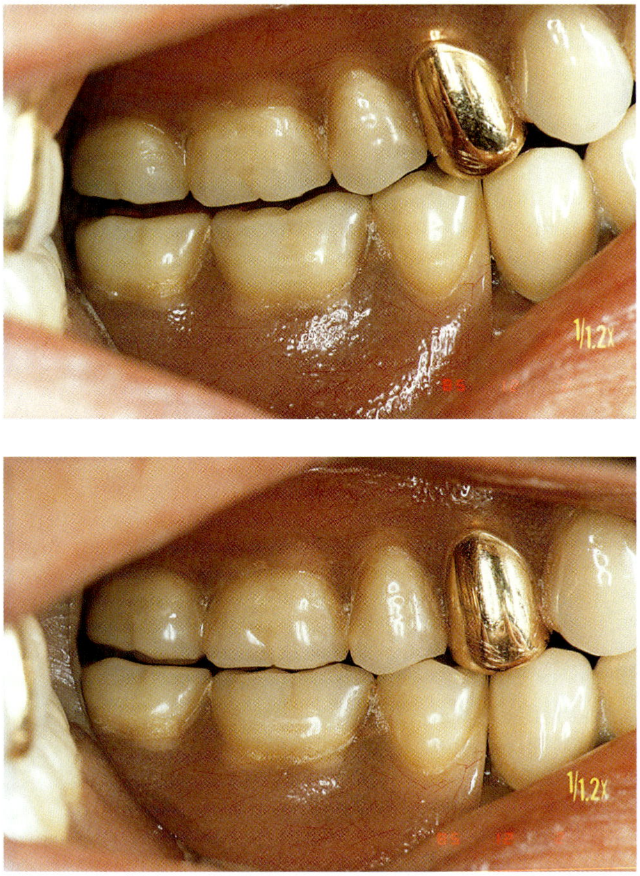

Abb. 22 a und b Durch das Eingliedern des intraoralen Stützstiftsystems wird die fehlende okklusale Abstützung im Molarenbereich sichtbar (a). Nach dem Absenken des Stützstiftes besteht nur Kontakt im Prämolarenbereich (b).

nierachse und Mittelwertachse führen bei geringer Absenkung der Vertikaldistanz im Artikulator zu klinisch nicht relevanten Fehlern.

Im Gegensatz zu der beschriebenen Kieferrelationsbestimmung mit dem Condylatorsystem verwenden wir **nicht** die zur Gesichtsbogenübertragung notwendigen **Transferplatten** für die Aufzeichnung des Pfeilwinkels. Mit diesen Platten ist die vertikale Sperrung so groß, dass streng genommen die Verwendung eines Mittelwertgesichtsbogens nicht zulässigist. Zudem wird der Patient bei der Aufzeichnung sehr oft durch die aus dem Mund herausragenden Sporne irritiert. Außerdem ist das oben beschriebene Absenken des Stützstiftes bis zum ersten Okklusionskontakt wegen der vollständigen Bedeckung der Kaufläche durch die Transferplatte nicht möglich.

Die **Pfeilspitze** dient als Referenzpunkt für die Einstellung einer physiologischen Kieferrelation und wird vor dem Verschlüsseln mit Abformgips oder schnellabbindendem Registriermaterial (Futar Occlusion) über eine festgewachste **Plastikkrondelle**, in deren Mitte sich eine Bohrung befindet (Abb. 23), fixiert. Der Patient sollte diese Position bei ent-

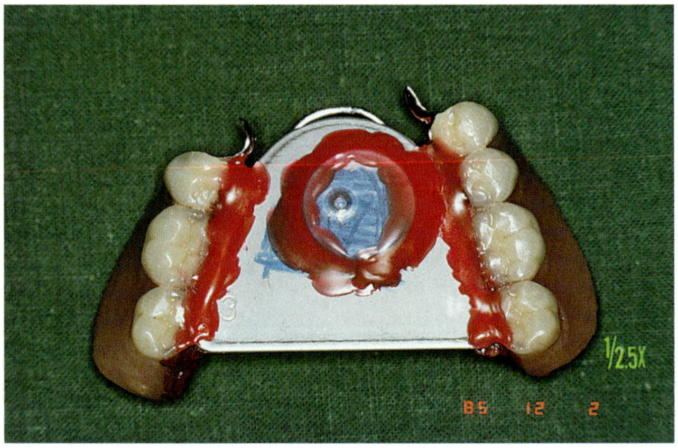

Abb. 23 Die Pfeilspitze dient als Referenzpunkt für die Einstellung der physiologischen Kieferrelation. Die Stellung wird mit einer festgewachsten Plastikrondelle über eine Bohrung fixiert.

spanntem Schließen und Öffnen sicher finden und beim Aufbiss das Gefühl haben, dass sich beide Prothesenbasen gleichmäßig auf dem Kiefertegument anlagern. Erst nach der Verschlüsselung erfolgt im zweiten Schritt die Gesichtsbogenübertragung, die beispielhaft für das Kondylatorsystem in Abbildung 24 a dargestellt ist. Zur besseren Abstimmung der Artikulationsbewegung auf die Kondylenbahn empfiehlt es sich, die sagittale Gelenkbahn extraoral aufzuzeichnen. Mit Hilfe der zurechtgetrimmten Gipsschlüssel wird dann das zweite Kiefermodell einartikuliert (Abb. 24 b).

Nach dem Absenken im Artikulator wird der **erste Frühkontakt** ermittelt. Der Vergleich mit der in Abbildung 22 dargestellten klinischen Situation zeigt, dass im Artikulator durch das Absenken die gleiche okklusale Situation entsteht (Abb. 25). Um die im Artikulator eingestellte Kieferrelation am Patienten rasch zu kontrollieren, empfiehlt es sich, im Artikulator einen **Checkbiss** aus Kompositionsmasse auf der unteren Prothese herzustellen (Abb. 26 a). Der im Artikulator hergestellte Checkbiss dient dann im Munde des Patienten zur Kontrolle der im Artikulator fixierten Kieferrelation. Entspricht diese Unter-

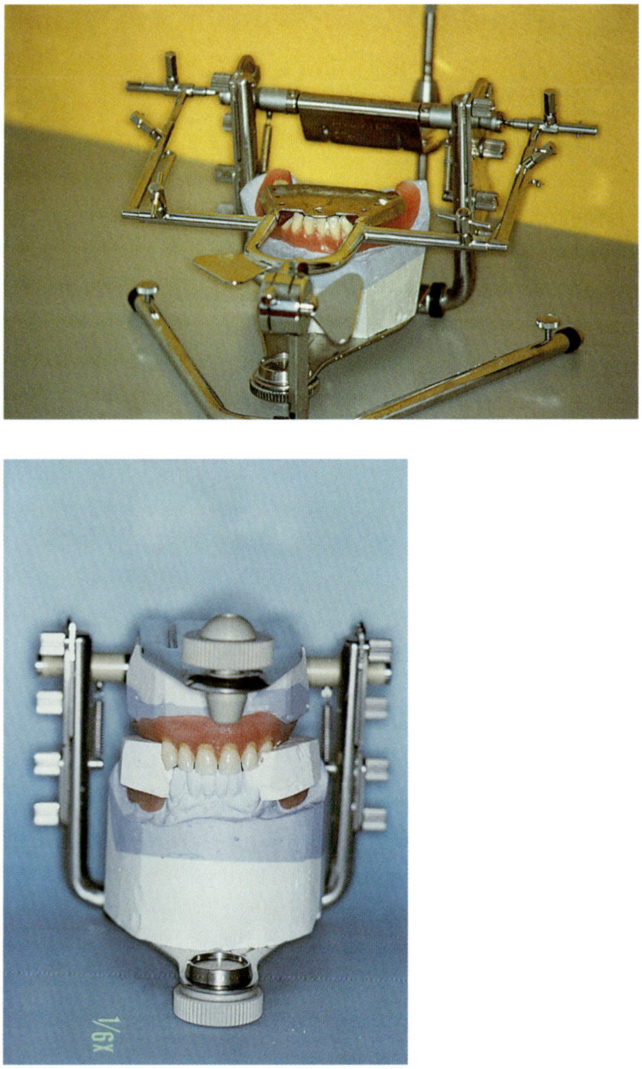

a

b

Abb. 24 Gesichtsbogenübertragung.

a) Achsengerechte Montage der Unterkieferprothese.

b) Montage des Gegenkiefers mit Hilfe der im Mund hergestellten Gipsschlüssel.

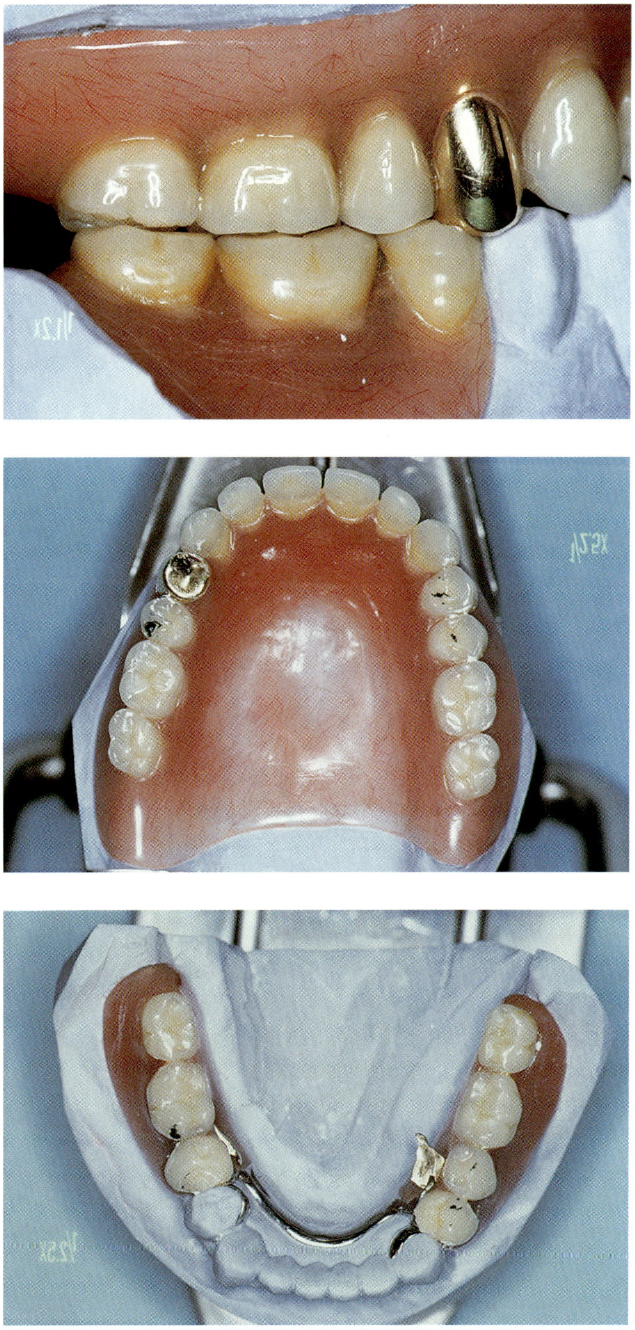

a

b

c

Abb. 25a–c Ermittlung der ersten Frühkontakte.
Im Artikulator ist wie im Mund des Patienten (s. Abb. 22 b) im Molarenbereich keine okklusale Abstützung vorhanden (a). Es besteht nur Kontakt im Prämolarenbereich (b, c).

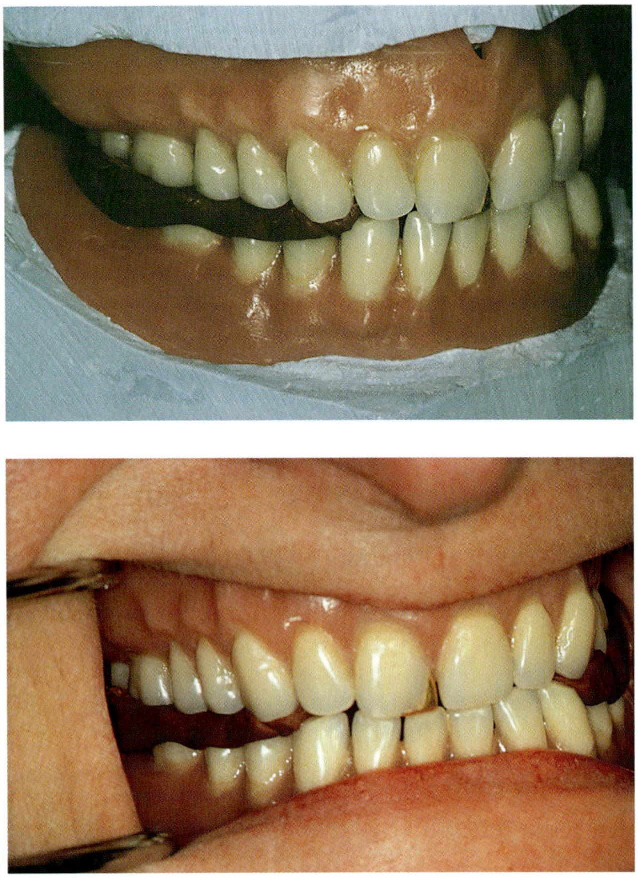

Abb. 26 Checkbiss
a) Checkbiss aus Kompositionsmasse (Kerr) im Artikulator.
b) Überprüfung der im Artikulator eingestellten Kieferrelation mit dem Checkbiss.

kieferlage der physiologischen Relation, so muss der Patient diese Stellung „ohne Herumsuchen" wiederholt finden (Abb. 26 b) und mindestens 30 Sekunden lang ohne unangenehme Empfindungen im Gelenk, in der Kaumuskulatur und im Bereich des Prothesenlagers ertragen können. Er muss das Gefühl haben, dass die Prothesen gleichmäßig anliegen und sich dabei ansaugen, was vom Behandler überprüft wird. In Abhängigkeit vom Ausmaß der okklusalen Diskrepanz kann dann der sekundär remontierte Zahnersatz entsprechend der Step-by-Step-Anleitung im Abschnitt „Primäres Remontieren" (s. S. 327) eingeschliffen werden. Bei größeren Diskrepanzen ist es aber unbedingt notwendig, Teile der Zahnreihe oder den ganzen Zahnersatz neu aufzustellen.

Wurde im Zusammenhang mit der Gesichtsbogenübertragung die sagittale Gelenkbahn aufgezeichnet, so sind auch beim Einschleifen der balancierten Okklusion bessere Ergebnisse zu erwarten. Nach Hofmann hat die **Bestimmung der sagittalen Kondylenbahn** einen entscheidenden Einfluss auf die Kauflächengestaltung [8].

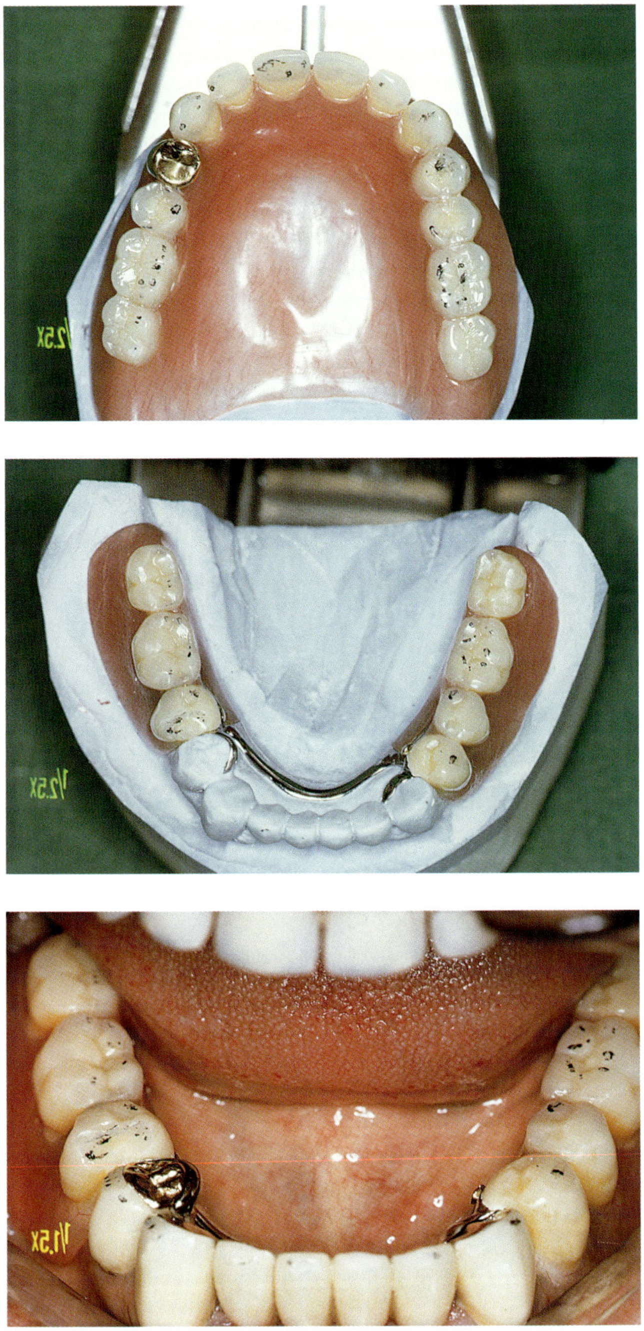

Abb. 27a–c Nach dem Einschleifen bestehen zirkulär gleichmäßig verteilte Okklusionskontakte im Ober- und Unterkiefer (a und b). Die okklusalen Kontaktpunkte lassen sich im Mund weitgehend identisch anfärben (c).

Unstimmigkeiten in der Vertikaldistanz können im Rahmen der sekundären Remontage ebenfalls korrigiert werden, wenn Seitenzahnreihen ausgewechselt und in der über den Stützstift festgelegten neuen Vertikaldistanz neu aufgestellt werden.

Nach dem Einschleifen im Artikulator wird überprüft, ob die okklusalen Kontakte, die im Artikulator vorhanden sind (Abb. 27 a und b), sich auch im Mund auffinden lassen (Abb. 27c). Obwohl durch das Registrieren der sagittalen Kondylenbahn das Einschleifen einer balancierten Okklusion im Artikulator wesentlich erleichtert wird, muss wegen der eingeschränkten Bewegungskapazität eines teilweise justierbaren Artikulators aber die endgültige Korrektur immer im Munde des Patienten erfolgen. Sind zentrale Vorkontakte einmal beseitigt, so ist der Patient ohne weiteres in der Lage, unbeeinflusst von Störreflexen, ausgehend von seiner physiologischen Kieferlage, die entsprechenden Grenzbewegungen durchzuführen.

12.5 Schlussbetrachtung

Es ist immer wieder verblüffend, welche Erfolge durch das **primäre und sekundäre Remontieren** beim Totalersatz erzielt werden können. Bei dem in den Abbildungen 13, 22, 25 und 27 gezeigten Fall konnte durch das sekundäre Remontieren der andernorts hergestellten Prothesen ein über Jahre anhaltendes Beschwerdebild bei einer 69-jährigen Patientin entscheidend gebessert werden. Diese klagte über Kopfschmerzen, Druckgefühl im anterioren Kieferkammbereich und die Unfähigkeit, normal zu kauen. Die Beschwerden verschlechterten sich trotz mehrfacher Neuanfertigung des Oberkiefertotalersatzes bei verschiedenen Zahnärzten (s. S. 320, s. Abb. 3) immer weiter.

Nach dem sekundären Remontieren traten die angegebenen Kopfschmerzen nur noch sporadisch auf. Das Druckgefühl, bedingt durch die okklusale Überbelastung im Prämolarenbereich (s. Abb. 22 und 25) war verschwunden, und die Patientin hatte keine Probleme mehr beim Kauen, da der Zahnersatz nach ihren Angaben „besser und tiefer sitzt". Obwohl von vielen Autoren [2, 3, 5, 6, 7, 9, 10, 18] das primäre und sekundäre Remontieren als funktionsverbessernde Maßnahme bei der Herstellung von Totalprothesen immer wieder gefordert wird, gehört diese Technik keineswegs zu den Routinemaßnahmen im zahntechnischen Labor und beim Zahnarzt. Eine Umfrage bei zahntechnischen Labors ergab, dass **nur auf ausdrücklichen Wunsch des Zahnarztes** der Zahnersatz primär remontiert wird, wobei 48,8 % diese Maßnahme überhaupt nicht durchführen. Das sekundäre Remontieren von Zahnersatz wird nur bei 28,5 % der befragten Zahnärzte durchgeführt [5]. Um den **Behandlungserfolg** bei der Versorgung mit einer Totalprothese längerfristig zu gewährleisten, muss nach heutigem Stand der Kenntnisse das primäre und sekundäre Remontieren als wichtiger Bestandteil der Behandlung gefordert werden.

Auch wenn manchmal empfohlen wird, auf das primäre Remontieren zu verzichten [3, 4], sind wir der Auffassung, dass die Einlagerung und Adaption einer Totalprothese durch das primäre Remontieren wesentlich erleichtert werden. Werden die polymerisationsbedingten Okklusionsstörungen vor Eingliederung nicht beseitigt, so sind **Druckstellen** die Folge. Ferner können **Vorkontakte** auftreten, die eine reflektorische Fehlsteuerung der Unterkieferbewegung auslösen und zu einer neuromuskulären Inkoordination des stomatognathen Systems führen. Durch die resultierende **Verspannung der Kaumuskulatur** ist die erneute Relationsbestimmung oft erschwert und kann zu falschen Ergebnissen führen.

Tipp: Da auch bei primär remontierten Totalprothesen okklusale Störungen, bedingt durch klinische Behandlungsfehler und das Ausarbeiten des fertig polymerisierten Ersatzes, nicht ausgeschlossen sind, sollte bei der ersten Kontrolle nach der Inkorporation des Zahnersatzes zumindest durch die Verwendung eines intraoral angebrachten Stützstiftsystems und durch Absenken des Stiftes bis zum Zahnkontakt überprüft werden, ob zentrale Vorkontakte bestehen.

Das Überprüfen der Okklusion nur durch Okklusionsprüffolie ist in vielen Fällen zu ungenau.

Bei geringen Diskrepanzen kann durch weiteres Absenken des Stützstiftes die Okklusion rasch angepasst werden.

Tipp: Liegen größere okklusale Diskrepanzen vor und klagen die Patienten über rezidivierende Druckstellen, Schwierigkeiten beim Kauen, Kiefergelenkbeschwerden und ungenügenden Halt, so muss der Zahnersatz auf jeden Fall remontiert werden!

Die gelenkachsenbezügliche Montage der Modelle in einem teilweise justierbaren Artikulator in Verbindung mit einer Stützstiftregistrierung ist hierbei die Methode der Wahl.

Abschließend ist festzustellen, dass die Okklusionskorrektur durch den Remontagevorgang zu einer deutlichen **Funktionsverbesserung** von Totalersatz führt. Der Behandlungserfolg ist auf Dauer gesichert, was nicht nur unter dem Aspekt der Kostendämpfung, sondern auch besonders unter dem Gesichtspunkt der Erhaltung der Strukturen im stomatognathen System von entscheidender Bedeutung ist.

12.6 Literatur

[1] Ansari, I. H.: Simplified clinical remount for complete dentures. J. Prosthet. Dent. 76, 321 (1996).

[2] Bawendi, B.: Auswirkungen von herstellungsbedingten Okklusionsveränderung bei Vollprothesen. Zahnärztl Welt 85, 770, 823, 871 (1976).

[3] Bawendi, B.: Ziel und Methodik des Einschleifens totaler Prothesen. Zahnärztl Welt 86, 225 (1977).

[4] Firtell, D. N., Frederik, C. F., Holmes, I. B.: The effect of clinical remount procedures on the comfort and success of complete dentures. J. Prosthet Dent 57, 53 (1987).

[5] Freesmeyer, W. B., Freesmeyer, B. Ch.: Der herausnehmbare Zahnersatz – Ergebnisse einer Umfrage. Zahnärztl Praxis 32, 114 (1981).

[6] Gerber, A.: Reokkludieren, Einschleifen und Spätkontrollen der Okklusion und Artikulation von Totalprothesen im Condylator. Kursskript, Condylator-Service, Zürich 1973.

[7] Gerber, A.: Registriertechnik für Prothetik, Okklusionsdiagnostik, Okklusionstherapie. Condylator-Service, Zürich 1974.

[8] Hofmann, M.: Totale Prothesen nach dem All-Oralverfahren. Hanser, München 1981.

[9] Horn, R.: Das Nachregistrieren zur Okklusionskorrektur eingegliederter Totalprothesen. In: Schön, F., Singer, F. (Hrsg.): Europäische Prothetik heute, S. 201 ff. Quintessenz, Berlin 1978.

[10] Horn, R., Stuck, J.: Zahnaufstellung in der Totalprothetik. Quintessenz, Berlin–Chicaco–Tokio 1980.

[11] Körber, E.: Totalprothesen. In: Schwenzer, N. (Hrsg.): Zahn-Mund-Kieferheilkunde, Bd. 3 Prothetik und Werkstoffkunde. S. 394. Thieme, Stuttgart–New York 1994.

[12] Kühl, W.: Die bisswallbedingte Kiefergelenkdistraktion und ihre Konsequenzen für das Einschleifen totaler Prothesen. Dtsch Zahnärztl Z 23 382 (1968).

[13] Kundert, M.: Totalprothetik – eine Literaturübersicht. Schweiz Mschr Zahnheilk 88, 837 (1978).

[14] Lauer, H.-Chr., Kraft, E.: Vergleichende Untersuchungen zweier Herstellungsverfahren der Totalprothese hinsichtlich Veränderungen der Okklusion. Dtsch Zahnärztl Z 43, 605 (1988).

[15] Marx, H.: Kritik der verschiedenen Prothesen-Herstellungsverfahren. Zahnärztl Welt 90, 36 (1981).

[16] Meiners, H., Weiss, M.: Zum Einfluss verschiedener Herstellungsverfahren auf die okklusale Genauigkeit von Totalprothesen. Dtsch Zahnärztl Z 42, 803 (1987).

[17] Nergiz, I., Pröschel, P., Niedermeier, W.: Inkorpation und Okklusionsstabilität von Totalprothesen. Dtsch Zahnärztl Z 47, 818 (1992).

[18] Sauer, G.: Auswirkung des Einschleifens von totalem Zahnersatz. Zahnärztl Welt 86, 211 (1977).

[19] Strohaver, Ra.: Comparison of changes in vertical dimension between compression and injection molded complete dentures. J Prosthet Dent 62, 716 (1989).

[20] Utz, K. H., Bernhard, N., Wegmann, U. und Hunterbrinker, W.: Reproduzierbarkeit der Pfeilwinkelregistrierung bei der Remontage von Totalprothesen. Schweiz Mschr Zahnmed 101, 438 (1991).

[21] Utz, K. H., Bernhard, N., Hültenschmidt, R., Wegmann, U., Kurbel, R.: Reproduzierbarkeit der Handbissnahme bei Totalprothesenträgern. Schweiz Mschr Zahnmed 103, 561 (1993).

[22] Utz, K. H., Bernhard, N., Hültenschmidt, R. und Kurbel, R.: Differenzen zwischen myozentrischer und zentrischer Kondylenposition bei Totalprothesenträgern. Dtsch Zahnärztl Z 49, 557 (1994).

[23] Weber, J.: Mängelstatistik. Zahnärztl Welt 84, 459 (1975).

13 Unterfütterungsverfahren für Totalprothesen

von Karl Heinz Utz

Inhaltsübersicht

13.1 Einleitung . . . 340

13.2 Vor- und Nachteile von Unterfütterung und Umpressung . . . 340

13.3 Indikationen und Kontraindikationen von Unterfütterung und Umpressung . . . 340
13.3.1 Indikationen . . . 340
13.3.2 Kontraindikationen . . . 340

13.4 Physiologische Grundlagen . . . 341
13.4.1 Alveolarkammatrophie als Inkongruenzursache . . . 341
13.4.2 Folge der Alveolarkammatrophie . . . 344

13.5 Ziele und Voraussetzungen von Unterfütterungsmaßnahmen . . . 344
13.5.1 Ziele . . . 344
13.5.2 Voraussetzungen . . . 345

13.6 Behandlungen vor der Unterfütterung . . . 345
13.6.1 Entfernung von Fibromen und Schlotterkämmen . . . 345
13.6.2 Behandlung von Prothesenstomatitis . . . 345

13.7 Klinik der Unterfütterungsverfahren . . . 347
13.7.1 Direkte Unterfütterung . . . 348
13.7.2 Indirekte Unterfütterung . . . 353

13.8 Praktische Hinweise . . . 358
13.8.1 Randlänge . . . 358
13.8.2 Patienteninstruktion . . . 358

13.9 Labortechnische Hinweise . . . 358
13.9.1 Unterfütterungen . . . 358
13.9.2 Umpressungen . . . 360

13.10 Einfügen unterfütterter Prothesen und Nachsorge . . . 361
13.10.1 Einfügen . . . 361
13.10.2 Nachsorge . . . 361

13.11 Literatur . . . 361

13.1 Einleitung

Die Unterfütterung einer totalen Prothese dient der funktionellen Wiederherstellung der Prothesenbasis. Im englischen bzw. amerikanischen Schrifttum wird zwischen einem „Relining" (= Unterfütterung) und einem „Rebasing" (= Umpressung) von Totalprothesen unterschieden.

Relining ist gleichbedeutend mit der eigentlichen Unterfütterung als Methode, mangelhaft sitzende Prothesen durch Auftragen von Kunststoff auf die Prothesenunterseite dem Tegument wieder exakt anzupassen. Von **Rebasing** spricht man, wenn der gesamte Werkstoff des Prothesenkörpers gegen neues Material ausgetauscht wird, ohne dass jedoch die Zähne ausgewechselt werden (s. Kap. 10 „Dublieren und Rebasing").

Der Anteil der Unterfütterungen totaler Prothesen an den Gesamtpunkten aus prothetischer Behandlung im Jahr 2000 in der Bundesrepublik betrug ca. 1,6 %. Daraus ergibt sich die **wirtschaftliche Bedeutung** dieser Behandlungsmaßnahme.

13.2 Vor- und Nachteile von Unterfütterung und Umpressung

Die **Unterfütterung** ist im Vergleich zur Umpressung ein weniger aufwändiger labortechnischer Arbeitsgang und damit auch weniger zeitraubend. Die Dimensionsänderungen des Kunststoffs während der Polymerisation sind geringer. Sie haben generell eher eine klinisch günstige Anlagerung der Innenventile zur Folge. Nachteilig wirken sich die Prothesenzusammensetzung nach der Unterfütterung aus neuem und altem Kunststoff sowie werkstoffkundliche und farbliche Unzulänglichkeiten aus. Eine unterfütterte Prothese hat nicht die Vorteile einer neuen Prothese.

Bei **Umpressungen** ist die resultierende Kunststoffqualität besser. Die Arbeitsschritte im Labor sowie die Dimensionsänderungen des Wachs-Kunststoff-Transformationsverfahrens entsprechen hier der Neuherstellung einer Prothese (s. Kap. 14 „Werkstoffkundliche Hinweise").

13.3 Indikationen und Kontraindikationen von Unterfütterung und Umpressung

13.3.1 Indikationen

Unterfütterungen oder Umpressungen sind bei Totalprothesen angezeigt, bei denen eine Inkongruenz zwischen Prothesenbasis und Prothesenlager entstanden ist, andererseits aber die vertikale und horizontale Kieferrelation noch angemessen und die funktionellen (= Abrasionen der Prothesenzähne, Lage der Zahnreihen im Kauschlauch) sowie ästhetischen Parameter noch akzeptabel sind.

Für Unterfütterungen gilt zusätzlich, dass die Prothesen farblich nicht wesentlich verändert sind und die Randgestaltung weitgehend richtig ist.

In allen anderen Fällen empfiehlt sich eine Neuherstellung der Totalprothesen.

Als **Indikationen** für eine definitive Unterfütterung oder Umpressung resultieren:

- Inkongruenz zwischen Prothesenlager und Tegument
- nicht durch die Okklusion verursachter Halteverlust der Prothese.

Klinische Hinweise für eine notwendige Unterfütterung bzw. Umpressung können sein:

- Sprünge und Brüche im Bereich der Prothesenbasis
- mangelnde Passform des Zahnersatzes auf dem Tegument
- mangelnder Halt der Prothese
- wiederholt auftretende, meist flächenhafte Druckstellen
- Reduktion der Kaukraft
- Prothesenstomatitis.

13.3.2 Kontraindikationen

Eine definitive Unterfütterung sollte in der Regel nicht mehr durchgeführt werden, wenn:

- die vertikale Relation erheblich abgesunken ist, um mehr als ca. 3 mm
- die vertikale Relation zu hoch ist (d. h. die Prothesen „klappern" beim Sprechen) und ein interokklusaler Freiraum nicht mehr vorhanden ist
- die maximale Interkuspidation um mehr als etwa 2 mm von der Okklusion in zentrischer Kondylenposition abweicht
- die Okklusalflächen starke Schliff-Facetten aufweisen und keine eindeutige maximale Interkuspidation zwischen Ober- und Unterkieferprothese zu fixieren ist

- die Zahnstellungen funktionellen (Einlagerung in den Kauschlauch!) und ästhetischen Ansprüchen nicht genügen
- die Lage der Okklusionsebene grob fehlerhaft ist
- die Prothesenränder wesentlich unterextendiert sind
- das Prothesenlager chirurgisch vorbehandelt werden muss
- sich das Tegument gegenüber der Prothesenbasis derart stark verändert hat, dass der Ersatz keine definierte Lage mehr einnimmt.

13.4 Physiologische Grundlagen

13.4.1 Alveolarkammatrophie als Inkongruenzursache

Resorption der zahnlosen Alveolarkämme

Die wesentliche Ursache einer langsam zunehmenden Inkongruenz zwischen Prothesenbasis und Tegument ist die **Resorption der Kieferkämme** (Residual Ridge Resorption). Für den kontinuierlichen, multifaktoriellen Rückgang des Kieferknochens werden **systemische** und **lokale Ursachen** verantwortlich gemacht (Tab. 1).

Klinisch am bedeutungsvollsten ist dabei der **Höhenverlust** der Alveolarfortsätze unmittelbar nach der Zahnextraktion (Abb. 1), der wahrscheinlich wesentlich mit dem nicht mehr vorhandenen funktionellen Reiz eines intakten Parodonts zusammenhängt (Inaktivitätsatrophie). Die individuellen Unterschiede im Umfang des Knochenabbaus sind ganz erheblich (Abb. 1 c und d): In dem einen Fall sind jahrelang keine, im anderen Fall jährliche Anpassungen der Prothesenbasis an die geänderte Schleimhautoberfläche notwendig. Leider ist es nicht möglich, das Ausmaß des zu erwartenden Knochenverlustes bei einem Individuum vorauszusagen. Die Versorgung mit Interimsprothesen direkt nach einer Extraktion scheint zu einem weniger ausgeprägten Schwund der Kieferkämme zu führen. Dies ist überraschend, weil ein Hauptgrund für die langfristig wirksame Resorption in der über Prothesen ausgeübten okklusalen Kraft zu sehen ist. Vielleicht hängt dies mit dem initialen Schutz der Wunden durch die Prothese zusammen, die schädliche Einflüsse des oralen Milieus von den Extraktionsstellen abhält und vor Zungendruck schützt.

Nach längerer Zahnlosigkeit verlangsamt sich der anfangs rasch fortschreitende Knochenabbau (Abb. 1 a und Tab. 2). Die Resorption ist im Unterkiefer etwa zwei- bis vierfach so stark wie im Oberkiefer und im Frontzahngebiet ausgeprägter als im Seitenzahnbereich. Dies hängt möglicherweise mit den unterschiedlich großen, durch die Prothesen belasteten Flächen zusammen. Es scheint in einigen Fällen im Tuberbereich des Oberkiefers eher zu einer Vergrößerung der Alveolarkämme zu kommen. Diese Beobachtung können wir klinisch bestätigen, weil im Oberkiefer oft zu wenig Platz für die Aufstellung von Molaren vorhanden ist.

Im anterioren Gebiet des Oberkiefers führt die Resorption zunächst von vestibulär, später vorwiegend von palatinal zu einer **Verschmälerung der Alveolarknochen** sowie einer **Reduktion von gesamter Kiefer-**

Tabelle 1 Mögliche Ursachen und Einflüsse auf die Resorption der Alveolarkämme.

Systemisch bedingte Ursachen und Einflüsse auf die Resorption
Altersinvolution
Geschlecht
Skelettaler Gesichtstyp
Ursprüngliche Länge der Zahnwurzeln
Genetische Faktoren, Disposition
Medikation (Cortison, Diazepam, Acetylsalicylsäure, Indometacin)
Nahrungszusammensetzung
Physiologische Einflüsse
Kalzium-Stoffwechsel
Phosphat-Stoffwechsel
Vitamin-D-Haushalt
Nebenschilddrüsensekretion
Östrogensekretion
Androgensekretion
Glukortikoidsekretion
Lokal bedingte Ursachen und Einflüsse auf die Resorption
1a) Methodik bei Extraktionen und chirurgischen Korrekturen der Alveolarkämme
1b) Durchblutung des Kieferknochens, lokale Knochenqualität
1c) Fehlender Schutz der Extraktionswunde durch Interimsprothesen
2a) Belastung der Alveolarkämme durch die Prothese
2b) Größe und Art der einwirkenden Kräfte: Bruxismus, Parafunktionen
2c) Ungünstige Gegenbezahnung
2d) Muskelaktivität, Druck der Zunge
2e) Tragegewohnheiten und Tragedauer der Prothese
2f) Material der künstlichen Zähne
2g) Lage der Scharnierachse zur Okklusionsebene
3) Dauer der Zahnlosigkeit (Inaktivitätsatrophie)
4) Häufigkeit der Neuherstellung von Prothesen

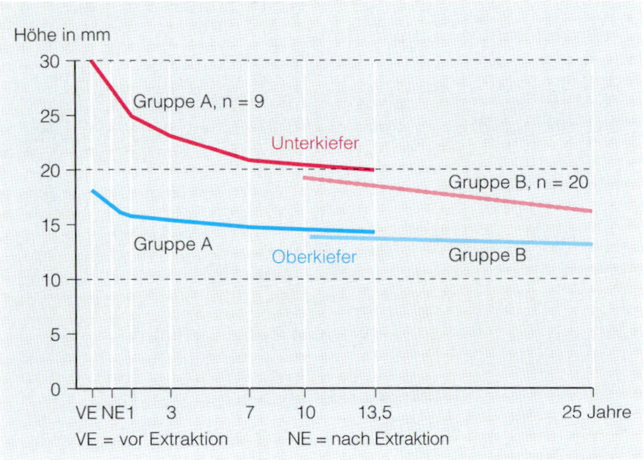

a

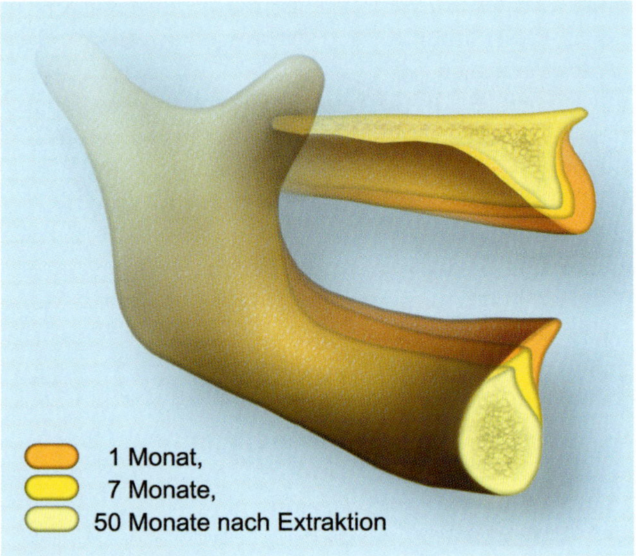

b

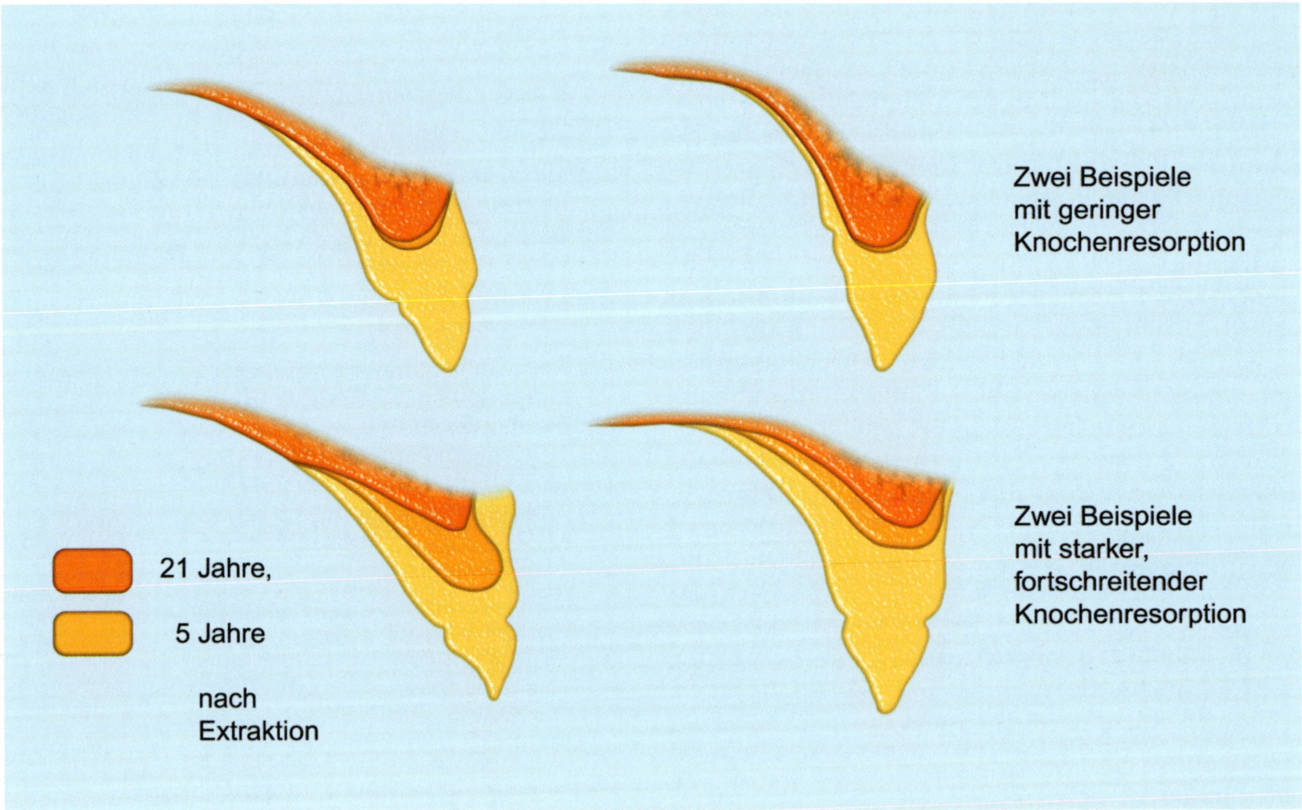

c

Abb. 1 Resorptionsverlauf.

a) Mittlerer Verlauf der Resorption im anterior-sagittalen **Frontzahn-Alveolarkamm-Bereich** bei einer Gruppe von Totalprothesenträgern (nach Tallgren [9]). Der Knochenabbau verlangsamt sich im Laufe der Zeit. Gruppe A: Beobachtungszeitraum von der Extraktion und der Versorgung mit Interimsprothesen bis zu 13,5 Jahre später (n = 9). Gruppe B: Beobachtungszeitraum ab dem 10. bis zum 25. Jahr (n = 20).

b) Individueller, beispielhafter Verlauf der Resorption im **Seitenzahnbereich** bis zu vier Jahre nach der Extraktion (n = 1 aus n = 21, Durchzeichnung lateraler Fernröntgenseitenbilder nach Atwood [1]): In der Folge sinken die Prothesen oft anterior stärker ab als posterior. Dies begünstigt die Entwicklung einer Vorverlagerung des Unterkiefers und eines progenen Profils.

c) Verlauf der Resorption in der Sagittalebene im **Oberkiefer-Frontzahn-Bereich** an zwei individuellen Beispielen aus einer Gruppe von 19 Patienten, jeweils vor der Extraktion sowie fünf und 21 Jahre später (Durchzeichnungen lateraler Fernröntgenseitenbilder nach Bergman [2]).

d) *Siehe gegenüberliegende Seite.*

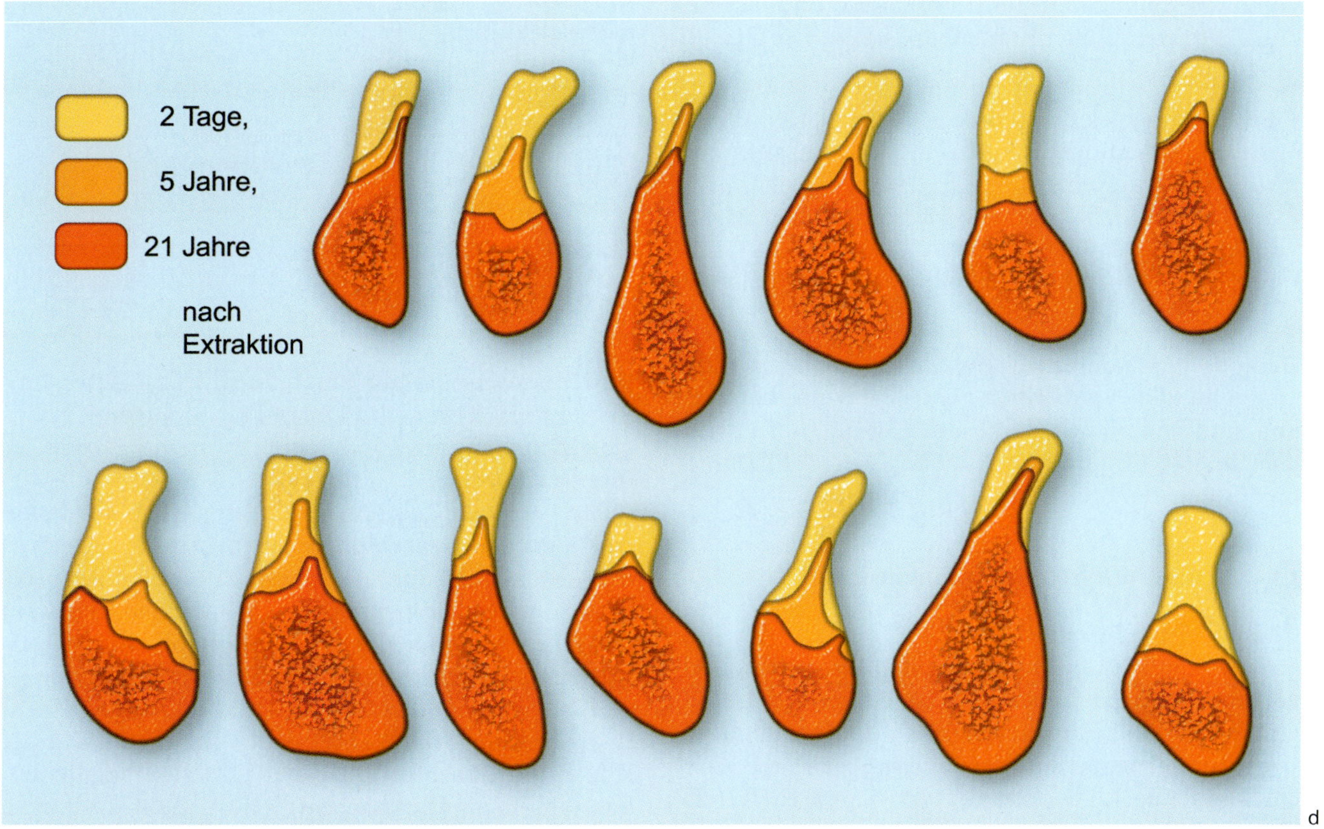

Fortsetzung von Abb. 1
d) Verlauf der individuellen Resorption in der Sagittalebene im **Unterkiefer-Frontzahn-Bereich** bei einer Gruppe von 13 Patienten, jeweils vor der Extraktion sowie fünf und 21 Jahre später (Durchzeichnungen lateraler Fernröntgenseitenbilder nach Bergman [2]).

Tabelle 2 Größenordnung der Schwundvorgänge der Alveolarknochen.

Zeit nach der Zahnextraktion	Ausmaß der Resorption sagittal und anterior gemessen	
	Unterkiefer	Oberkiefer
3 Wochen	≈ 2 mm	≈ 1 mm
3 Monate	≈ 4 mm	≈ 2 mm
1 Jahr	≈ 5 mm	≈ 3 mm
danach pro Jahr	0,2–1,0 mm	0–0,5 mm

breite und -länge. Der Unterkiefer-Alveolarkamm wird im Frontzahnbereich bevorzugt von vestibulär und im Seitenzahngebiet von lingual resorbiert. Die im Oberkiefer in der Regel mit der klinischen Krone nach vestibulär und im Unterkiefer nach lingual gerichtete Achsenstellung der ursprünglichen natürlichen Seitenzähne gibt somit die Resorptionsrichtung der Alveolarkämme in diesem Bereich vor: Der Oberkiefer resorbiert im Seitenzahngebiet zentripetal, der Unterkiefer zentrifugal. Dies führt nicht selten zu der Notwendigkeit der Seitenzahnaufstellung im Kreuzbiss: Im Mittel betragen die Unterschiede zwischen Ober- und Unterkiefer in der Breite etwa 7 mm (an den Tubera bzw. mesial der Tubercula retromolaria gemessen, s. Kap. 6 und 7 „Aufstellung der Front- und Seitenzähne").

Das Ausmaß der Atrophie scheint unter anderem durch den **skelettalen Gesichtstyp** bedingt zu sein. Es ist möglich, dass der Abbau in geringem Umfang auch von der Lage der zentrischen Scharnierachse zur Okklusionsebene abhängig ist. Der Einfluss anatomisch bzw. nicht anatomisch geformter Okklusalflächen künstlicher Zähne auf die Resorption wird kontrovers diskutiert. Ebenso ist umstritten, ob eine verminderte Resorption möglich ist, wenn die Patienten den Zahnersatz nachts nicht tragen, weil der okklusale Druck wegfällt. Es gibt derzeit auch keinen wissenschaftlichen Nachweis dafür, dass ein aufwändigeres, gnathologisches Herstellungsverfahren von Totalprothesen die Resorption vermindert.

Im Laufe der Tragezeit von Totalprothesen kommt es zu einer verstärkten okklusalen Diskrepanz zwischen der maximalen Interkuspidation und der Okklusion in zentrischer Kondylenposition. Die Gründe hierfür liegen in der

- Einlagerung des Zahnersatzes in die Schleimhaut
- muskulär bedingten Änderung der Ausgangsposition des Unterkiefers
- auf längere Sicht gesehenen Resorption der Alveolarkämme
- und zunehmenden Abrasion der künstlichen Zähne.

Derartige Veränderungen können innerhalb nur eines Jahres im Kondylarbereich bis zu ca. 3 mm betragen und sind leider auch durch den Einsatz von Porzellanzähnen bzw. unter Verwendung von Gold-Onlays im Seitenzahnbereich nicht zu vermeiden!

13.4.2 Folge der Alveolarkammatrophie

Reduktion der vertikalen Relation

Eine weitere wesentliche Folge der **Atrophie der Alveolarkämme** ist neben der zunehmenden Inkongruenz zwischen Prothesenbasis und Tegument sowie einer Verschiebung der Prothesen auf ihrer Unterlage die Reduktion der vertikalen Kieferrelation (Tab. 3). Da der Unterkiefer dabei um eine im Kiefergelenkbereich lokalisierte Achse Richtung Oberkiefer rotiert, verlagert sich das Kinn nach anterior und kranial. Dies führt im Laufe der Jahre zu einem progenen Gesichtsprofil.

Die **Einlagerung der Prothesen in die Schleimhaut** kann ebenfalls einen geringen zusätzlichen Verlust an vertikaler Relation bedingen (Tab. 4), wobei die Unterkieferprothese nach dem Einfügen ihre Position auf dem Kieferkamm stärker verändert als die Oberkieferprothese. Vergleichende röntgenkephalometrische Analysen mit eingefügten Unterkiefer-Interimsprothesen ergeben eine nach anterior gerichtete Verlagerung des Zahnersatzes auf der knöchernen Unterlage. Die obere Prothese verschiebt sich ebenfalls nach anterior, aber zusätzlich im frontalen Bereich auch nach kranial (s. Abb. 1). Dieser Prozess unterstützt die Entstehung des progenen Profils und vergrößert den Abstand zwischen der Okklusion in zentrischer Kondylenposition und maximaler Interkuspidation.

Tabelle 3 Verlust an Vertikalrelation durch Alveolarkammresorption, Einlagerung der Prothesen und Zahnabrasion.

Zeit nach der Zahnextraktion	Veränderung der Vertikalrelation
1 Jahr	≈ 2 mm
4 Jahre	≈ 4 mm
5 Jahre	≈ 2–7 mm

Tabelle 4 Größenordnung der Schwundknochen der Alveolarknochen.

	vertikal		horizontal
	anteriorer Prothesen-bereich	posteriorer Prothesen-bereich	
Unterkiefer	2,2 mm	1,6 mm	1,2 mm
Oberkiefer	2,0 mm	0,5 mm	0,6 mm

Die vertikale Relation wird ferner auch durch die **Abrasion der Ersatzzähne** beeinflusst. Das Ausmaß der Abnutzung hängt dabei wesentlich von der parafunktionellen Beanspruchung (Knirschen, Pressen) und vom Material der Ersatzzähne ab. Kunststoffzähne zeigen dann einen besonders starken Materialverlust, wenn sie Porzellanzähnen gegenüberstehen. Die Abrasion betrug einer Studie entsprechend bei Kunststoffzähnen im Ober- und Unterkiefer nach sieben Jahren im Durchschnitt etwas mehr als 1 mm, unterliegt aber großen individuellen Schwankungen. Wahrscheinlich ist die Abrasion bei neueren Kunststoffzähnen aufgrund des höheren Vernetzungsgrads des Akrylats etwas geringer. Die geringste Abnutzung weisen Mineralzähne auf.

13.5 Ziele und Voraussetzungen von Unterfütterungsmaßnahmen

Unterfütterungsmaßnahmen sollten die Veränderungen rückgängig machen, die durch den Alveolarkammabbau, die Protheseneinlagerung und die Zahnabrasion verursacht werden.

13.5.1 Ziele

Die Ziele einer Unterfütterung sind:

- Wiederherstellung einer guten **Kongruenz zwischen Prothesenunterfläche und Prothesenlager** mit exakter Anlagerung der Innenventile
- Wiederherstellung der **Muskelgriffigkeit** der Prothesenaußenflächen (Außenventile)
- Wiederherstellung einer verbesserten **Vertikalrelation** (nur eingeschränkt möglich!)
- Wiederherstellung einer **atraumatischen maximalen Interkuspidation** mit gleichmäßiger Prothesenlagerbelastung und okklusaler Rekonturierung.

Nähere Informationen zu den einzelnen Punkten finden Sie im Kapitel 4 „Abformung" und im Kapitel 5 „Kieferrelationsbestimmung".

13.5.2 Voraussetzungen

Folgende Voraussetzungen und Bedingungen müssen für eine erfolgreiche Unterfütterung gegeben sein:

- Die vertikale Relation ist nur wenig (bis etwa 3 mm) abgesunken und auf keinen Fall zu hoch eingestellt.
- Die maximale Interkuspidation liegt in akzeptabler Nähe zur Okklusion in zentrischer Kondylenposition oder ist dahin korrigierbar.
- Breitflächige Abrasionen des okklusalen Reliefs sind nicht vorhanden.
- Die Oberkiefer-Frontzähne zeigen eine ästhetisch zufrieden stellende Zahnstellung.
- Die Seitenzähne und die Unterkiefer-Frontzähne stehen statisch bzw. autonom kaustabil und vor allem funktionell günstig im Kauschlauch (s. Kap. 6 und 7 „Aufstellung der Front- und Seitenzähne").
- Die Okklusionsebene entspricht ästhetischen und funktionellen Erfordernissen.
- Die Prothesenränder sind nicht wesentlich zu kurz.
- Das Tegument ist gesund (keine Druckstellen, keine Prothesenstomatitis etc.).

13.6 Behandlungen vor der Unterfütterung

13.6.1 Entfernung von Fibromen und Schlotterkämmen

Nicht nur die Neuanfertigung, sondern auch die definitive Unterfütterung von Totalprothesen sollte nur dann erfolgen, wenn das prothesentragende Tegument gesund ist. Zur Klärung ist eine sorgfältige Untersuchung des Prothesenlagers erforderlich (s. Kap. 1 „Befunderhebung"). Das Resultat der Befunderhebung entscheidet über die Notwendigkeit präprothetischer Behandlungen. So erfordern spitze bzw. scharfe Grate an den Alveolarkämmen und umfangreiche Schlotterkämme oder Fibrome eine entsprechende **chirurgische oder konservative Vorbehandlung** (s. Kap. 3 „Vorbehandlung").

13.6.2 Behandlung der Prothesenstomatitis

Häufig (bis zu 70 %) wird man bei der intraoralen Inspektion besonders im Oberkiefer Schleimhautirritationen im Sinne einer Prothesenstomatitis feststellen.

Ursachen

Eine Schleimhauterkrankung des Prothesenlagers ist **multifaktoriell** und kann verursacht werden durch:

- **mechanisches Trauma** als Folge einer schlecht passenden oder rauen Prothesenbasis, als Folge einer zu hohen vertikalen Kieferrelation, einer fehlerhaften Okklusion oder von Parafunktionen bzw. als Reaktion auf ganztägiges Tragen der Prothesen
- **mikrobielles Trauma** in Folge toxischer Produkte der bakteriellen Plaque an der Unterfläche der Prothesenbasis oder der Proteasen von Candida albicans
- **endogene Faktoren** wie verminderter Speichelfluss (Sjögren-Syndrom), Diabetes mellitus, Eisen- oder Vitaminmangel, reduzierte Immunabwehr (z. B. nach Chemotherapie oder Röntgenbestrahlungen), Herz-Kreislauf-Erkrankungen, kohlenhydratreiche Nahrung, Anazidität des Magens, Leberinsuffizienz, Psychosen
- **werkstoffkundliches Trauma** in Form allergischer Reaktionen des Teguments (selten!) auf Bestandteile der Prothesenwerkstoffe (Katalysator, Inhibitorsubstanzen, Weichmacher, Reduktionsmittel, Farbstoffe)
- Kombinationen aus den genannten Punkten
- unbekannte Genese.

Formen

Nach Newton [7] lassen sich drei verschiedene **Formen** der Prothesenstomatitis unterscheiden:

- **Pin-Point-Hyperämie (Typ I).** Hierbei handelt es sich um lokalisierte, punktförmige, glasstecknadelkopfgroße Entzündungshöfe in der Nähe der Ausführungsgänge der Speicheldrüsen im Oberkiefer-Gaumenbereich (Abb. 2 a).
- **diffuse atrophische Hyperämie (Typ II).** Die Schleimhaut unter der Prothese erscheint atrophisch-glatt, gleichförmig hochrot und blutet bei Irritationen leicht. Diese Form ist im Ober- und als einzige auch im Unterkiefer anzutreffen (Abb. 2 b).
- **papillomatöse Hyperämie (Typ III).** Besonders im Bereich des vorderen Gaumens ist die Schleimhaut papillomatös und meist hochrot-entzündlich verändert. Die Typen II und III sind auch in Kombination zu beobachten (Abb. 2 c).

Therapie

Als Therapie kommen neben der Verbesserung der Funktionstüchtigkeit des Ersatzes und der Information des Patienten folgende zahnärztliche Behandlungsmaßnahmen – in der Regel in Kombination – in Frage:

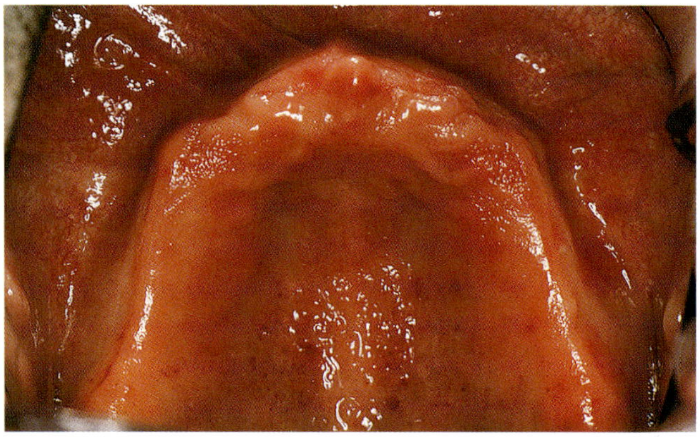
a

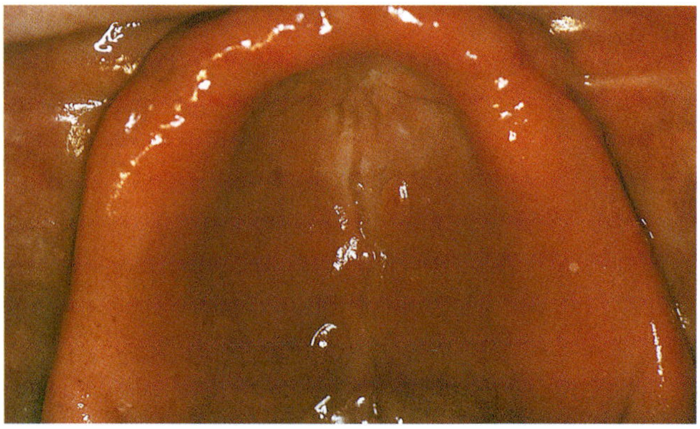
b

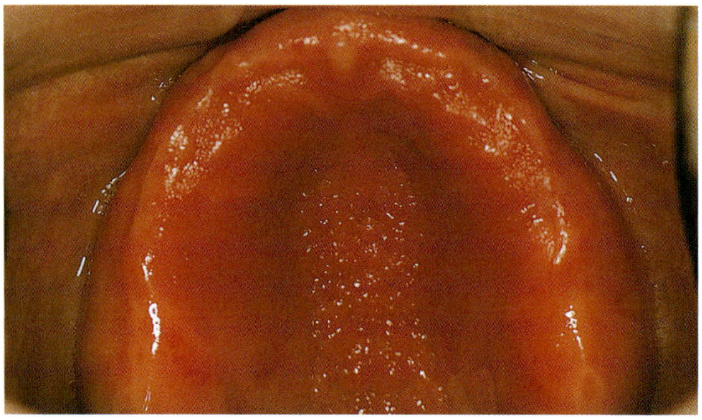
c

Abb. 2 Prothesenstomatitis-Formen nach Newton [7].
a) Pin-Point-Hyperämie im zahnlosen Oberkiefer (Typ I): lokalisierte, teilweise konfluierende Entzündungshöfe, hauptsächlich im Bereich der Ausführungsgänge der Speicheldrüsen.
b) Diffuse atrophische Hyperämie im zahnlosen Oberkiefer (Typ II): Die Schleimhaut des Oberkiefers ist im gesamten Bereich hochrot entzündet.
c) Papilläre Hyperplasie im zahnlosen Oberkiefer (Typ III): Die Schleimhaut des Oberkiefers ist teilweise papillomatös gewuchert und hochrot entzündet.

- Elimination der prothetischen Fehler
- regelmäßige Reinigung vor allem der Unterfläche der Prothese und des Prothesenlagers (mit weicher Zahnbürste)
- Tragen der Prothese nur tagsüber
- Applikation von Schleimhaut-Konditionern, u.U. mit Zusätzen von Medikamenten
- Einlegen der Prothese in 0,2%ige-Chlorhexidindiglukonat-Lösung (Gefahr der Verfärbung!)
- Applikation von Clorhexidin-Gel auf der Unterseite des Ersatzes während des Tragens (Gefahr der Verfärbung!)
- Empfehlung einer kohlenhydratarmen Kost
- chirurgische Entfernung papillomatöser Veränderungen durch Elektrochirurgie
- Ausschluss eines möglichen Candidabefalls sowie einer allergischen Reaktion der Schleimhaut (Microstix-Candida® oder Oricult-N® Candidatest, Überweisung an Hautarzt)
- bei nachgewiesenem Candidabefall: z.B. Applikation einer Schicht Miconazol (Dumicoat®) auf die Prothesenbasis.

Leider ist die Rezidivquote der Erkrankung trotz aller Bemühungen relativ hoch.

Therapie der Prothesenstomatitis durch Schleimhaut-Konditioner

Die einfachste Behandlung der Prothesenstomatitis, nämlich ein Nichttragen der Prothesen, ist naturgemäß aus psychologischen und/oder funktionellen Gründen meist nicht durchführbar und lässt sich allenfalls während des Schlafs realisieren. Deshalb wenden wir zur Vorbehandlung einer entzündeten Schleimhaut auch so genannte **Schleimhaut-Konditioner** in Form einer direkten Unterfütterung an. Die in den USA hin und wieder anzutreffende Differenzierung zwischen „Treatment-Liner" und „Soft Lining materials" machen wir wegen der ähnlichen Zusammensetzung der Produkte nicht: Bei den Materialien zur Behandlung von Entzündungen des Teguments wie auch bei den Produkten für Unterfütterungen handelt es sich um kalt härtende, weich bleibende Kunststoffe aus einer pulvrigen (Polymethylmethacrylat) und einer flüssigen Komponente. Die Flüssigkeit enthält ein Lösungsmittel (z.B. Äthanol) und äußere Weichmacher (z.B. einen Phthalsäureester). Beide Komponenten werden gelartig angeteigt und, manchmal unter Vermittlung einer Schicht speziellen Bonding-Materials, auf die Unterseite der Prothesenbasis aufgetragen. Es ist ganz wesentlich für die erfolgreiche Anwendung, dass die weichen Kunststoffe nur für kurze Zeit auf der Prothesenbasis verbleiben (drei bis fünf Tage)!

Werden Schleimhaut-Konditioner dagegen länger belassen, dann lösen sich vor allem durch die Einwirkung von Speichel sowie von Nahrungsbestandteilen und manchen Prothesenreinigungstabletten die Weichmacher sowie der Äthylalkohol aus dem Kunststoff heraus; das Material wird hart, porös und quillt blumenkohlartig auf (Abb. 3).

Dadurch verkehrt sich die zunächst positive Wirkung ins völlige Gegenteil: Es kommt zu schweren Entzündungsreaktionen des Teguments! Lacke, die zur längeren Konservierung der Weichheit auf den Unterfütterungswerkstoff aufgetragen werden, führen nicht zu einer Verzögerung der Auslaugung. Eine Politur der weichen Kunststoffe ist nur eingeschränkt möglich.

Die Anwendung kalt härtender, weich bleibender Unterfütterungsmassen bei der Behandlung der Prothesenstomatitis hat folgende **Ziele:**

- **Anpassung der Prothesenunterfläche** an das Tegument
- **Konditionierung der Schleimhaut,** d.h. kontinuierliche Umformung des erkrankten Gewebes in eine gesunde Prothesenunterlage
- **schonende, gleichmäßige und dämpfende Kraftübertragung** auf das Prothesenlager.

Bei einer Prothesenstomatitis ist das Gewebe durch die Entzündung hyperämisch und somit geschwollen. Eine erfolgreiche Therapie ist in diesem Fall nur bei einer Abschwellung des Teguments mit folgender Formänderung der Schleimhautoberfläche und bei einer Entlastung von Druckstellen möglich, was bei älteren Patienten erheblich mehr Zeit erfordert als bei jungen. Sinn der weich bleibenden Unterfütterungen ist es

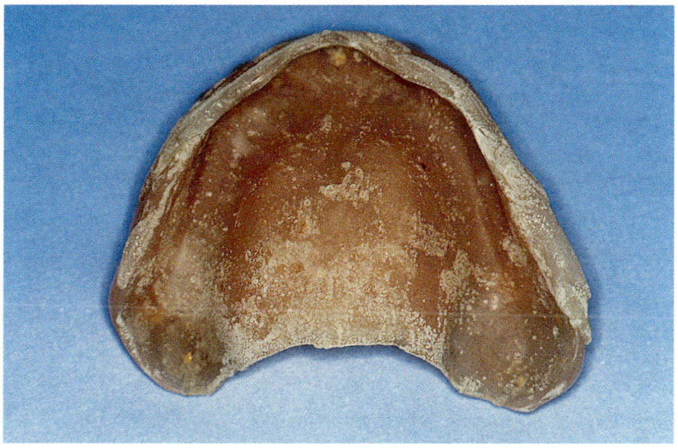

Abb. 3 Blumenkohlartige Veränderung und Verhärtung eines kalt härtenden, „weich bleibenden" Schleimhaut-Konditioners bei Applikationszeiten von über einer Woche.

dann, die Prothesenbasis konsekutiv dem sich verändernden Prothesenlager anzupassen. Das Material sollte eine Dicke von ca. 2 mm aufweisen und möglichst lange weich sowie fließfähig sein. Geeignete Materialien sind z.B. Coe-Comfort® oder GC Soft-Liner®. Auch ein Zusatz von 10 Gewichtsprozent Clorhexidinhydrochlorid-Pulver zum Polymer kann die Plaque- und die Hefepilzbesiedlung reduzieren.

Zur Schleimhaut-Konditionierung ist eine **sorgfältige Plaqueentfernung** der Prothesenunterseite notwendig. Dies ist materialtechnisch bedingt problematisch, da die Benutzung einer Zahnbürste die weiche Kunststoffschicht beschädigt und nicht auf das Unterfütterungsmaterial abgestimmte Reinigungstabletten den plastischen Kunststoff angreifen. Empfehlenswert ist es daher, die Außenflächen der Prothesen mit einer weichen Zahnbürste und Zahnpasta, die Schicht des Schleimhaut-Konditioners aber mit einem Baumwoll-Lappen oder einem Wattestäbchen unter fließendem Wasser zu reinigen. Die weich bleibenden Kunststoffe scheinen auch die Lagerung und Desinfektion in einer 0,2%igen Chlorhexidindiglukonat-Lösung zu vertragen.

Die meisten Patienten reagieren mit großem Erstaunen auf den Hinweis, dass auch eine regelmäßige intraorale Reinigung des Prothesenlagers erfolgen muss (einmal täglich), wozu durchaus auch eine elektrische Zahnbürste eingesetzt werden kann.

Bei der Behandlung von Entzündungen des Prothesenlagers liegt die Gesamtbehandlungsdauer mit weich bleibenden Kunststoffen zwischen 15 und 45 Tagen. Da die Unterfütterungen privat bezahlt und alle drei bis fünf Tage ausgetauscht werden müssen, bedeutet dies für die betroffenen Patienten einen erheblichen Kostenaufwand.

Weich bleibende Kunststoffe können auch zur **Langzeit-Funktionsabformung** herangezogen werden (s. Kap. 4 „Abformung").

„Dauerhaft" weich bleibende Unterfütterungen werden bei Patienten mit ganz erheblichen Resorptionen der Kieferkämme empfohlen (s.u.).

13.7 Klinik der Unterfütterungsverfahren

Grundsätzlich können Unterfütterungen mundoffen oder mundgeschlossen vorgenommen werden.

Beim **mundoffenen Verfahren** benutzt man die Prothese wie einen Funktionsabformlöffel, die Abformung erfolgt bei geöffnetem Mund und ohne Rücksicht auf die Okklusion. **Mundgeschlossene Verfahren** formen dagegen das Tegument unter okklusaler Belastung ab. Um dabei einen gleichmäßigen Druck auf das Prothesenlager zu erhalten, muss die Okklusion vorher sorgfältig eingeschliffen werden. Die Seitenzähne sollten sich gleichzeitig und gleichmäßig berühren, während der Zahnarzt den Unterkiefer in die zentrische Okklusion führt (s. Kap. 4 „Abformung"). Eine Alternative ist die Abformung unter Abstützung mit einem zentralen Stützstift oder mit einem Aufbiss aus einem thermoplastischen Material.

Bei der mundgeschlossenen Methode kommen eher Langzeit-Bewegungs-Abformmassen zur Anwendung. Hierfür sind kalt härtende, weiche und lange fließfähige Kunststoffe, die identisch mit der Materialgruppe der Schleimhaut-Konditioner sind, oder langsam abbindende Silikone eher geeignet als rasch abhärtende Materialien.

Die Unterfütterungsabformung kann darüber hinaus **myostatisch** (ohne Bewegung der peri- oder intraoralen Muskulatur) oder **myodynamisch** (mit Funktionsbewegungen) vorgenommen werden.

Die Vor- und Nachteile der Abformverfahren werden in Kapitel 4 „Abformung" ausführlich besprochen.

13.7.1 Direkte Unterfütterung

Unter der direkten Unterfütterung einer Prothese versteht man ein Verfahren, bei dem ein selbst- oder lichthärtender Kunststoff, der das endgültige Unterfütterungsmaterial darstellt, auf die Prothesenunterfläche aufgetragen und direkt im Mund unter Funktionsbewegungen ausgeformt wird.

Als **Materialien** für eine direkte Unterfütterung kommen hart werdende oder lichthärtende Akrylate sowie kalt härtende, weich bleibende Autopolymerisate in Frage.

Direkte Unterfütterung mit hart werdenden Autopolymerisaten

Direkte Unterfütterungen mit herkömmlichen selbsthärtenden Kunststoffen haben gegenüber im zahntechnischen Labor umgesetzten Abformungen Vorteile, aber auch ganz erhebliche Nachteile (Tab. 5).

Bei deutlich unter sich gehenden Bereichen ist das Verfahren kontraindiziert. Die bei der **Polymerisationsschrumpfung** des Autopolymerisats entstehenden Verformungen der Prothesenbasis führen allerdings im Gegensatz zu einer Neuherstellung oder Umpressung zu besser adaptierten Innenventilen im Bereich der vestibulären Flanken und sind deshalb eher günstig zu bewerten (Abb. 4, Einwärtsbewegung der Ränder bis ca. 0,3 mm).

Zur Unterfütterung ist die vestibuläre und linguale **Prothesenrandlänge** zu überprüfen. Will man mund-

Tabelle 5 Vor- und Nachteile der direkten Unterfütterung mit hart werdenden Autopolymerisaten.

Vorteile
Prothese muss nicht ins Labor: Zeit- und Kostenersparnis
Lediglich eine Sitzung erforderlich
Nachteile
Gefahr der Schleimhautschädigung durch Monomer- und Polymerisationshitze
Gefühl des „Brennens" während der Unterfütterung
Fließeigenschaft des Kunststoffs entspricht nicht der von Abformwerkstoffen • Gefahr der Bisserhöhung • Einarbeitungszeit notwendig
Schlechte Kontrolle der Prothesenrandlänge und -dicke
Gefahr der Abhärtung in unter sich gehenden Bereichen
Keine einfache Korrekturmöglichkeit/Fehlerbehebung nach der Aushärtung
Schlechte Kunststoffqualität: Blasen, Poren, Rauigkeiten, Bakterieneinlagerung, Geruchsbildung, Ent- und Verfärbung

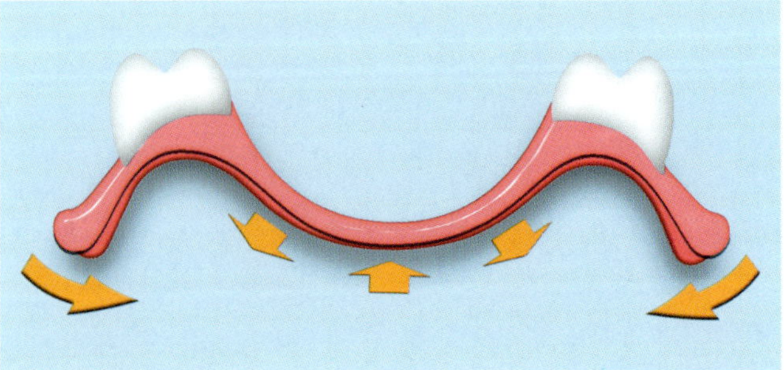

Abb. 4 Veränderung der Form einer Oberkiefer-Prothese aus Polymethylmethacrylat bei Unterfütterung mit hart werdenden Kunststoffen: Die Polymerisationsschrumpfung führt zu einer geringen Abflachung des Gaumengewölbes und einer Einwärtsbewegung der vestibulären Flanken [5].

geschlossen abformen, muss die **Okklusion** sorgfältig kontrolliert und bei Bedarf korrigiert werden. Anschließend wird die **Prothesenunterfläche** gereinigt und dort mit einer Fräse angeschliffen oder mit einem Strahlgerät aufgeraut, wo Kunststoff aufgetragen werden soll.

Im Bereich stark eindrückbarer Schleimhautpartien sind **Entlastungslöcher** an der Basis anzubringen (ISO Gr. 014), um die Schicht des aufgetragenen Kunststoffs möglichst dünn zu halten und die Schleimhaut so wenig wie möglich zu komprimieren. Gegenüber einem Schlotterkamm sollte die Basis zur Entlastung hohlgeschliffen werden. Die Prothesenunterfläche insgesamt tragen wir in der Dicke nicht ab, damit noch **Führungsflächen** zur besseren Reposition des Zahnersatzes erhalten bleiben.

Zum **Schutz** der künstlichen Zähne und des restlichen Prothesenkörpers vor abtropfendem Autopolymerisat empfiehlt sich das Abdämmen mit Wachs vestibulär und im Unterkiefer lingual etwa 3–4 mm vom Prothesenrand entfernt (z. B. Flexaponal®-Wachs). Das Wachs erleichtert gleichzeitig die Ausbildung eines wulstförmigen Funktionsrands. Die spätere Ausarbeitung der Prothesenaußenfläche fällt insgesamt leichter, wenn man sie zur Isolierung mit einer dünnen Vaseline- oder Wachsschicht überzieht.

Der Patient muss auf das u. U. während der Abformung entstehende **brennende Gefühl** auf der Schleimhaut durch das Monomer aufmerksam gemacht werden. Nach dem Ausspülen des Mundes und Abwischen noch verbleibenden Speichels (oder Haftpulvers) kann man die Lippen durch dünnes Auftragen von Vaseline schützen.

Während des möglichst blasenfreien **Anteigens** des Autopolymerisats (z. B. Palapress® vario im Verhältnis ca. 10 g Pulver zu 7 ml Monomer) ist die gesäuberte Prothesenbasis mit Monomer zu touchieren. Der angemischte Kunststoff muss rasch (innerhalb von ca. 2 min) auf die Prothesenunterfläche gegossen, gleichmäßig verteilt und seine Standfestigkeit abgewartet werden. Die **Konsistenz** des Kunststoffs zur Abformung ist richtig, wenn er ein seidig-mattes Aussehen bekommt und plastisch-modellierfähig ist (nach ca. 4 min). Die Prothese wird an ihren Platz im Mund gebracht, im Oberkiefer mit deutlicher Führung nach kranial und dorsal. Der Kunststoffteig hat beim Einsatz von Palapress® vario jetzt eine plastische Verarbeitungszeit von ca. 7 min.

Bei mundgeschlossener Abformtechnik wird der Unterkiefer zunächst in seine zentrische Okklusion geführt. Der Patient muss danach – je nach Lage des unterfütterten Abschnitts – die erforderlichen **Funktionsbewegungen** ausführen:

- im **Oberkiefer:** Unterkieferbewegungen nach rechts und links, Bewegung der Oberlippe nach unten, Lachen, Saugen, Sprechen, Schlucken
- im **Unterkiefer:** Öffnen des Munds, Hochziehen der Unterlippe, Lachen, Abtasten des Vestibulums mit der Zunge, Sprechen, Schlucken.

Bei dem Autopolymerisat Palapress® vario ist es wichtig, die Prothese frühestens etwa 7 min und spätestens ca. 13 min nach dem Anteigen aus dem Mund zu entfernen. Sie muss unmittelbar danach im Drucktopf (55 °C warmes Wasserbad, 2 bar Druck) während 15 min endgültig abhärten. Dies erhöht die Qualität der Kunststoffoberfläche. Es sei darauf hingewiesen, dass ältere Autopolymerisate mit Amin-Katalysatoren unter erheblicher exothermer Reaktion (bis über 70 °C!) abhärten. Sie müssen daher rechtzeitig aus dem Mund entfernt werden, um die Gefahr von Schleimhautverbrennungen zu vermeiden. Eine Schleimhautschädigung durch Kontakt des Teguments mit Monomer oder durch eine Temperaturerhöhung ist bei der Verwendung von Autopolymerisaten mit Barbitursäure-Katalysator und bei sorgfältiger Verarbeitung dagegen wohl nicht zu befürchten.

Seit kurzer Zeit sind neue PMMA-Materialien auf dem Markt, deren Flüssigkeit **Methylmethacrylatfrei** ist und die eine geringe Wärmeentwicklung aufweisen sollen (z. B. Ufi Gel hard®, GC Reline®). Der Verbund zum alten Basismaterial wird bei den Substanzen mit einem Bonding sichergestellt, welches z. B. bei Ufi Gel hard® (Konditioner) nach dem Auftragen für maximal 10 min aktiviert bleibt. Etwa 5 min nach Mischbeginn von Pulver und Flüssigkeit muss die Prothese bei diesem Werkstoff spätestens entnommen, nach 10 min kann sie bereits ausgearbeitet werden. Eine Aushärtung im Drucktopf ist nicht erforderlich.

Direkte Unterfütterung mit lichthärtenden Unterfütterungsmaterialien

Lichthärtende, hart werdende Unterfütterungsmaterialien aus **Urethan-Dimethacrylaten** (Triad® VLC Reline Material) sind seit nunmehr über fünfzehn Jahren auf dem Markt. Sie scheinen wie die Autopolymerisate deshalb attraktiv, weil die zeitraubende labortechnische Umsetzung entfällt:

> Der Patient braucht nicht längere Zeit auf seine Prothese zu verzichten. Bei lichthärtenden Kunststoffen entfällt gegenüber den Autopolymerisaten das Anteigen des Kunststoffs. Es ist keine Schädigung der Schleimhaut durch Monomer zu erwarten.

Das Material ist stabil, weil es hoch vernetzt ist. Die Verbindung zur Prothesenbasis ist gut, wenn ein Haftvermittler eingesetzt wird. Das Unterfütterungsmaterial selbst ist Methylmethacrylat-frei, das zugehörige Bonding Agent enthält Methylmethacrylat-Monomer. Darüber hinaus bietet die Firma Dentsply auch ein lichthärtendes und weich bleibendes direktes Unterfütterungsmaterial an, mit dem wir jedoch keinerlei Erfahrungen haben (Triad® Resiline Reline Material).

Die **Nachteile** standen bei den lichthärtenden und hart werdenden Unterfütterungsmaterialien bisher einer weiten Verbreitung entgegen. So ist an Stelle eines Drucktopfs ein Lichthärtegerät notwendig. Während der Polymerisation entsteht eine Hitze bis zu 120 °C! Diese hohen Temperaturen führen eher zu größeren Verwindungen der Prothesenbasis als bei den Autopolymerisaten, auch wird dadurch möglicherweise das alte Prothesenbasismaterial angelöst und geschädigt. Die Polymerisation darf daher nur in Intervallen unter zwischengeschalteter Abkühlung erfolgen. Der lichthärtende Kunststoff nimmt lange Wasser auf, die langfristige Farbstabilität ist nicht gegeben. Zu der nach der Unterfütterung erzielten Festigkeit des Verbunds aus altem und neuem Kunststoff gibt es unterschiedliche Studienergebnisse. Grund ist die fragliche dauerhafte Funktionsfähigkeit des Haftvermittlers. Die gegenüber herkömmlichen Abformmassen deutlich zähere Fließeigenschaft des lichthärtenden Kunststoffs, zumindest des „Original Flow"-Materials, führt zwangsläufig zu unkontrollierten Verlagerungen der Schleimhaut und beinhaltet die Gefahr von Bisserhöhungen. Das Verfahren erfordert deshalb eine Einarbeitungszeit. Fehler während der Abformung sind entsprechend aufwändig zu korrigieren.

Die Vorbereitung der Prothese zur Unterfütterung mit dem lichthärtenden Kunststoff Triad® VLC Reline Material entspricht weitgehend der bei der Verwendung von Autopolymerisaten. Die Basis wird gereinigt und im Bereich der Unterfütterung oberflächlich mit der Fräse abgetragen bzw. abgestrahlt. Der Haftvermittler wird aufgetragen, polymerisiert und die Farbe des Unterfütterungskunststoffs ausgewählt. Das in Platten von 2 mm Dicke vorrätige „Original Flow"-Unterfütterungsmaterial wird in seiner schwarzen, vor Licht schützenden Hülle in ein 45 °C heißes Wasserbad gelegt, damit die Konsistenz fließfähiger wird. Das Material wird auf die Prothese aufgetragen und nach Ausspülen des Mundes bzw. Säuberung der Schleimhaut in den Mund gebracht. Die Ausformung erfolgt nach den gleichen Kriterien wie beim Vorgehen mit Autopolymerisaten. Eine initiale intraorale Aushärtung für je ca. 10 s an unterschiedlichen Stellen mit der Lichtlampe sorgt für eine gewisse anfängliche Widerstandsfähigkeit des Materials. Die Prothese wird aus dem Mund herausgenommen und die Unterfläche für ca. 30 s im Lichtofen polymerisiert. Nun kann der Speichel von dem Werkstück entfernt und zur Aushärtung bis in den Randbereich eine Schicht Airblocker (Glycerin) aufgetragen werden. Der Zahnersatz wird im Lichtofen in Intervallen von 2 min unter Abkühlzeiten von 30 s insgesamt 10 min polymerisiert und dann herkömmlich ausgearbeitet.

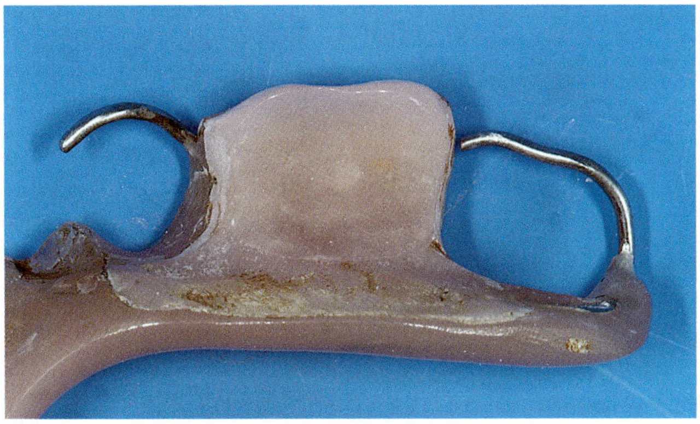

Abb. 5 Unterfütterung eines Prothesenbereichs nach Zahnentfernung mit dem lichthärtenden, hart werdenden Kunststoff Lightdon-U® drei Wochen nach dem Einfügen. Das Material verändert im Laufe der Zeit seine Farbe.

Werden kleinflächige Bezirke bei Interimsprothesen erweitert oder unterfüttert, so hat sich bei uns z. B. das lichthärtende Material Lightdon-U® bewährt, welches als Masse in teigiger Form und gut modellierbar vorliegt (Abb. 5).

Indikation der direkten Unterfütterung mit hart werdenden Materialien. Die direkte Methode wird man wegen der insgesamt doch deutlichen Nachteile nur im absoluten Notfall zur totalen Unterfütterung einer Prothese anwenden. Sie ist nur als temporäre Maßnahme bei Interimsprothesen indiziert, die in einem beschränkten Bereich ihre Passgenauigkeit verloren haben. Die Prothesenbasis kann in diesem Fall unkompliziert an die schnell verlaufenden Umbauvorgänge der Alveolarknochen angepasst werden.

Direkte Unterfütterung mit weich bleibenden Autopolymerisaten

Kalt polymerisierende, weich bleibende Kunststoffe können vielfältig eingesetzt werden:

- als Schleimhaut-Konditioner
- als Langzeit-Abformmassen
- bei Interimsprothesen sowie als
- „dauerhafte" weich bleibende direkte Unterfütterungsmassen.

Einsatz als Schleimhaut-Konditioner. In der Regel wird mit kalt härtenden, weich bleibenden Kunststoffen die gesamte Basis beschickt. Ober- und Unterkieferprothese können zur Schleimhautvorbehandlung in einer Sitzung unterfüttert werden. Es ist jedoch zweckmäßig, schrittweise zunächst die Oberkiefer- und erst anschließend die Unterkieferprothese zu unterlegen. Kalt härtende, weich bleibende Kunststoffe werden dem Tegument meist im mundgeschlossenen Verfahren angepasst.

Unter sich gehende Stellen müssen durch Beschleifen der Prothese im Bereich des Innenventils entfernt werden. Es wird aus werkstoffkundlichen Überlegungen bei weich bleibenden Kunststoffen empfohlen, die Unterfläche der Prothese etwa 2 mm tief abzufräsen. Dies soll die erforderliche Weichheit und Dämpfung sowie eine gewisse Fließmöglichkeit der Unterfütterungsmasse gewährleisten. Aufgrund unserer Erfahrungen bereitet einerseits die gleichmäßige Reduktion des Prothesenmaterials vor allem im Oberkiefer Schwierigkeiten: Die Basis als weiterhin tragende Fläche darf wegen der zunehmenden Bruchgefährdung nicht zu dünn werden. Andererseits erscheint die Entstehung neuer Druckstellen durch die veränderte Unterfläche möglich. Deshalb reduzieren wir die Basis nur im Bereich sehr **schmaler Kammprofile** im Unterkiefer sowie bei **Schlotterkämmen.** Dieses Vorgehen ist allerdings mit einer Erhöhung der vertikalen Kieferrelation um die Dicke der Unterfütterungsschicht verbunden.

Den kalt härtenden, weich bleibenden Kunststoffen ist teilweise ein **Isoliermittel** beigefügt. Es muss überall dort an den Außenflächen verwendet werden, wo sich die Unterfütterungsmasse nicht mit dem Prothesenkunststoff verbinden soll. Wir tragen diese Isolierung je nach Kunststoff-Fabrikat auch auf die Unterfläche der Prothese auf, um den Unterfütterungswerkstoff bei den notwendigen Auswechslungen später besser von der Basis lösen zu können. Die Prothesenunterseite muss sauber und trocken sein, da das Material nicht auf feuchten Flächen haftet. Der kalt härtende, weich bleibende Kunststoff (z. B. Coe-Comfort®, GC Soft-Liner®) ist nach Gebrauchsanleitung zu dosieren und in etwa 30–60 s anzumischen. Die **Mischung** verteilt man gleichmäßig auf Basis sowie Ränder und wartet, wenn notwendig, bis die richtige Konsistenz erreicht ist. Spült der Patient den Mund mit kaltem Wasser, ermöglicht dies eine etwas längere intraorale Verarbeitungszeit. Allerdings kann es je nach Fabrikat sinnvoll sein, mehr Pulver als angegeben einzumischen, um eine zähere Konsistenz zu erreichen. Dies führt zu einer dickeren Schicht und verkürzt die Abbindephase.

Nach dem **Einsetzen** der Prothese führt man den Unterkiefer in die zentrische Kondylenposition und beobachtet die bei der Schließbewegung entstehenden Zahnkontakte. Es ist günstig, wenn die maximale Interkuspidation mit einer ungezwungenen zentrischen Kondylenposition übereinstimmt: Während die Zähne in Kontakt kommen, verteilt sich der Kunststoff gleichmäßig auf der Basis, der Überschuss fließt an den Rändern ab. Der Patient hat nun einige **Funktionsbewegungen** auszuführen. Nach etwa 5 min kann die Prothese aus dem Mund entfernt und kalt abgespült werden. Überschüsse sind mit einer Schere sowie mit einem heißen Wachsmesser entfernbar. Man untersucht die Unterfläche auf durchgedrückte Stellen, an denen das weiche Material durch die harte Basis verdrängt wurde. Diese sollten jetzt zurückgefräst und mit wenig neu angemischtem Kunststoff ausgebessert werden (Abb. 6). Nach Kontrolle der vertikalen Relation und der Okklusion sowie einer Hygieneanweisung, die auf die Besonderheiten der Pflege des weichen Kunststoffs eingeht, ist die Sitzung abgeschlossen.

Einsatz als Langzeit-Abformmassen. Aufgrund der werkstoffkundlichen Eigenschaften bieten Schleimhaut-Konditioner auch die Möglichkeit der **Langzeit-Funktionsabformung:** Die direkte Unterfütterung dient in diesem Fall als Abformung zu einer indirekten Unterfütterung. Die Abformzeit sollte nicht zu kurz bemessen sein (etwa 30–60 min). Bei längerer Tragezeit wird die Protheseninnenfläche „weiter" und damit die Passform schlechter. Nach dieser Zeit ist aufgrund des eher elastischen Verhaltens weicher Kunststoffe auch sicherlich nicht mehr mit erheblichen Formänderungen zu rechnen, sodass eine längere Tragezeit wohl keine Vorteile bietet.

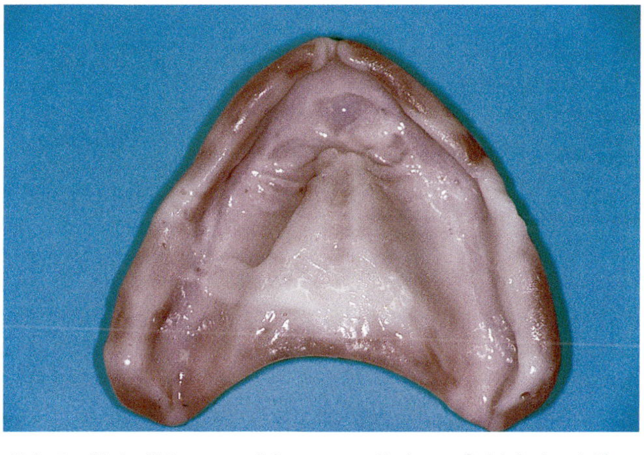

Abb. 6 Unterfütterungsabformung mit einem Schleimhaut-Konditioner an einer Oberkieferprothese zur Vorbehandlung einer Prothesenstomatitis.

Das **offene Innenventil** lässt sich vor der Unterfütterung im Labor separat myostatisch abformen, indem am Funktionsrand innen Haftlack und Zinkoxid-Eugenol-Paste (z. B. SS White® Impression Paste) aufgebracht und die Prothese nochmals auf ihre Unterlage in den Mund gesetzt wird. Voraussetzung ist, dass der Patient dabei seine Muskulatur entspannt und keinerlei Bewegungen ausführt. Es ist wichtig, vor der Abgabe in das Labor am Patienten nochmals die Vollständigkeit der Abformung, die Saughaftung der Prothese, ihre Einlagerung in den Kauschlauch, die vertikale Kieferrelation und die Okklusion zu überprüfen. Bei nicht korrigierbaren okklusalen Fehlern muss die Behandlungsmaßnahme wiederholt oder eine Gesichtsbogenübertragung mit einem Registrat in der zentrischen Kondylenposition durchgeführt werden (s. Kap. 5 „Kieferrelationsbestimmung").

Langzeitabformungen mit weich bleibenden Autopolymerisaten sollten umgehend ausgegossen werden, da sich noch elastische Komponenten des Werkstoffs ungezielt rückstellen können.

Einsatz bei Interimsprothesen. Neben der Langzeit-Funktionsabformung ist eine weitere Anwendungsmöglichkeit für kalt polymerisierende Kunststoffe **im Anschluss an chirurgische Interventionen bei gleichzeitiger Versorgung mit Interimsprothesen** gegeben. Frische Wundbereiche können dabei mit einer dünnen Zinnfolie (Burlew Dry Foil®) vor der Unterfütterung abgedeckt werden. Eine Einsatzmöglichkeit der weichen Kunststoffe besteht auch **nach der Insertion von Implantaten.** Auf diese Weise lässt sich die Prothesenunterfläche rasch der veränderten Schleimhautoberfläche anpassen. Bei dieser Indikation kommen neben den Schleimhaut-Konditionern aber auch weich bleibende, additionsvernetzende Unterfütterungsmaterialien und lichtpolymerisierende Kunststoffe in Frage (z. B. Lightdon-U®, Triad® VLC Reline Material), die nach unserer Meinung aus hygienischen Gründen vorzuziehen sind. Hat man aus Gründen einer möglichst schonenden Belastung Schleimhaut-Konditioner ausgewählt, so muss das weiche Basismaterial gegen ein hartes ausgewechselt werden, sobald es der Heilungsverlauf sinnvoll erscheinen lässt.

Einsatz als „dauerhafte" weich bleibende Unterfütterungsmassen. Mit einer dauerhaften weich bleibenden Unterfütterung will man in der Regel Patienten, die ihren trotz aller Kunstfertigkeit hergestellten Zahnersatz nicht tragen können, überhaupt erst „prothesenfähig" machen. Wegen des möglichst langfristigen Einsatzes kamen zu diesem Zweck früher ausschließlich in indirekter Unterfütterungstechnik zu verarbeitende heiß polymerisierende Silikone in Frage (Molloplast-B®). Seit einiger Zeit sind kalt härtende, selbstpolymerisierende Unterfütterungsmassen (additionsvernetzende Silikone) in Kartuschensystemen auf dem Markt, die zur zeitlich längerfristigen Unterfütterung von Prothesen gedacht sind. Im Grunde decken sie das Indikationsgebiet des heiß polymerisierenden Silikons Molloplast-B® ab, sie sind jedoch leichter zu verarbeiten (z. B. Ufi Gel CS®, GC Reline Soft®). Diese Materialien sind nur während ihrer Abhärtung fließfähig und nicht ohne weiteres korrigierbar. Sie können sich einem verändernden, heilenden Tegument nicht anpassen und sind somit zur Behandlung der Prothesenstomatitis nicht geeignet. Denkbar ist ihr Einsatz jedoch bei der Adaptation von Prothesenunterflächen nach chirurgischen Eingriffen bzw. bei der Versorgung von Patienten mit Implantaten. Wir haben derzeit noch keine umfangreichen Erfahrungen mit dieser Materialgruppe. Ihre Indikation sehen wir vorwiegend in Konkurrenz zu den hart werdenden, lichthärtenden Unterfütterungsmaterialien. Bei der Verarbeitung richtet man sich nach den Gebrauchsanweisungen.

Vorteile. Kalt härtende weich bleibende Kunststoffe besitzen eine ausgeprägte plastische Fließfähigkeit nach dem Anteigen. Diese Eigenschaft bestimmt auch wesentlich das Indikationsgebiet.

Nachteile. Weich bleibende Autopolymerisate weisen erhebliche Nachteile auf, die nicht aus den Augen verloren werden sollten:

- erhebliche Wasseraufnahme
- Porenbildung
- keine Abrasionsresistenz
- keine Politurmöglichkeit
- Verfärbungstendenz
- Geruchsannahme
- Geschmacksbeeinträchtigung
- bereits nach kurzer Zeit Elastizitätsverlust mit Verhärtung und blumenkohlartiger Oberfläche
- Schwierigkeiten bei der Reinigung.

Aus diesen Gründen sei betont, dass weich bleibende Autopolymerisate nur kurzfristig und temporär für drei bis fünf Tage eingesetzt werden dürfen.

13.7.2 Indirekte Unterfütterung

Unter der indirekten Unterfütterung einer Prothese versteht man ein Verfahren, bei dem ein Abformmaterial auf die Prothesenunterfläche gebracht und im Mund ausgeformt wird. Im Labor ersetzt man den Abformwerkstoff gegen einen Kunststoff auf Polymethylmethacrylat-Basis (oder in seltenen Fällen ein heiß polymerisierendes Silikon).

Die Wahl des geeigneten **Abformmaterials** beruht offensichtlich mehr auf der eigenen Erfahrung des Zahnarztes als auf den wenigen vergleichenden klinischen Untersuchungen (s. Kap. 4 „Abformung"). Wir bevorzugen in der Regel Zinkoxid-Eugenol-Pasten oder seltener – wegen der einfachen Entfernung des Materials im Labor – Silikone.

Vor- und Nachteile. Die Vorteile einer indirekten Unterfütterung liegen in der Korrigier- und der Wiederholbarkeit der Abformung am Patienten sowie in der besseren Kunststoffqualität durch die Verarbeitung im Labor.

Als Nachteile sind vor allem der größere Zeitbedarf, die höheren Kosten und – bei unsachgemäßem Vorgehen – Laborfehler zu nennen.

Indirekte Unterfütterung mit mundoffener Technik

Arbeitsgang am Patienten. Die **Vorbereitung der Prothesen** besteht, wenn erforderlich, in einer Korrektur der Länge und manchmal der Dicke der vestibulären bzw. lingualen Extensionen (Abb. 8 a). Im Grunde genommen betrachtet man die Prothesen bei diesem Arbeitsgang als Funktionslöffel. Schlotterkämme sollten durch Abfräsen von Kunststoffmaterial hohlgelegt, unter sich gehende Stellen müssen entfernt werden. Letzteres ist wichtig, weil anderenfalls im Labor Schwierigkeiten beim Abziehen der unterfütterten Prothese vom Gipsmodell auftreten können und das Modell beschädigt wird. In diesen Fällen müssen die in die unter sich gehenden Bereiche ragenden Extensionen durch thermoplastische Masse ersetzt werden.

Für eine indirekte Unterfütterung schleifen wir die Prothesen in der Regel nicht von innen aus, weil dadurch die Orientierung der Zahnreihen zum Tegument verloren geht. Allenfalls kann man durch rasche Unterfütterung der Prothese mit einem dünn fließenden Silikon und Abschleifen danach sichtbarer, durchgedrückter Stellen vor der eigentlichen Abformung die Prothesenbasis gezielt entlasten (Silikonprobe, z. B. mit Xantopren® blau). Auf diese Weise lassen sich oft auch unklare Druckstellen aufspüren, die zu beseitigen sind. Die Protheseninnenflächen müssen sauber sein, um eine Haftung des Abformmaterials zu ermöglichen (u.U. abstrahlen). Ein Auftragen von drei **Stopps** aus thermoplastischer Masse an der Unterfläche der Prothese zur gezielten, geringfügigen Erhöhung der Vertikalrelation vor der eigentlichen Unterfütterungsabformung muss immer gleichzeitig auch die horizontale Kieferrelation berücksichtigen. Das Verfahren funktioniert nur bei der Unterkieferprothese (Abb. 7 a), beinhaltet die Gefahr des Verlusts von Führungsflächen und erfordert Geschick. Fehler der vertikalen Relationsbestimmung vor der Unterfütterung sind dadurch nur bedingt auszugleichen. Zur Formung der Stopps wird die Unterkieferprothese intraoral in maximaler Interkuspidation an die im Mund befindliche Gegenbezahnung gehalten und der Unterkiefer langsam in zentrischer

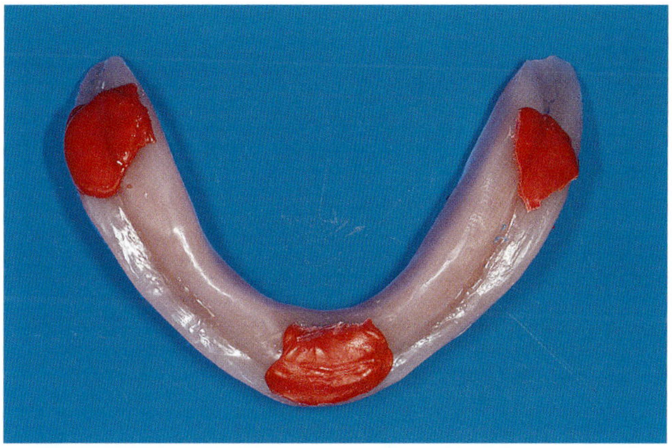
a

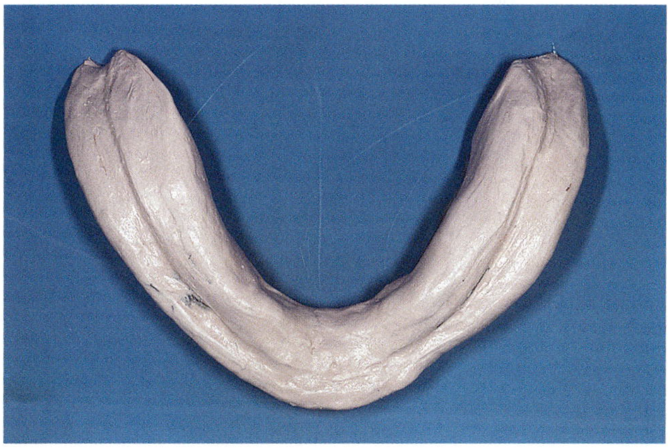
b

Abb. 7 Direkte Unterfütterungsabformung im Unterkiefer mit SS White® Impression Paste.
a) Stopps aus der thermoplastischen Masse Bite Compound® zur geringfügigen Anhebung der vertikalen Kieferrelation (ca. 0,5 mm) bei gleichzeitiger Stabilisierung der maximalen Interkuspidation an einer Unterkieferprothese vor der Unterfütterungsabformung.
b) Die Prothese aus Abb. 7 a nach separater Randabformung und einer Unterfütterungsabformung mit SS White® Impression Paste.

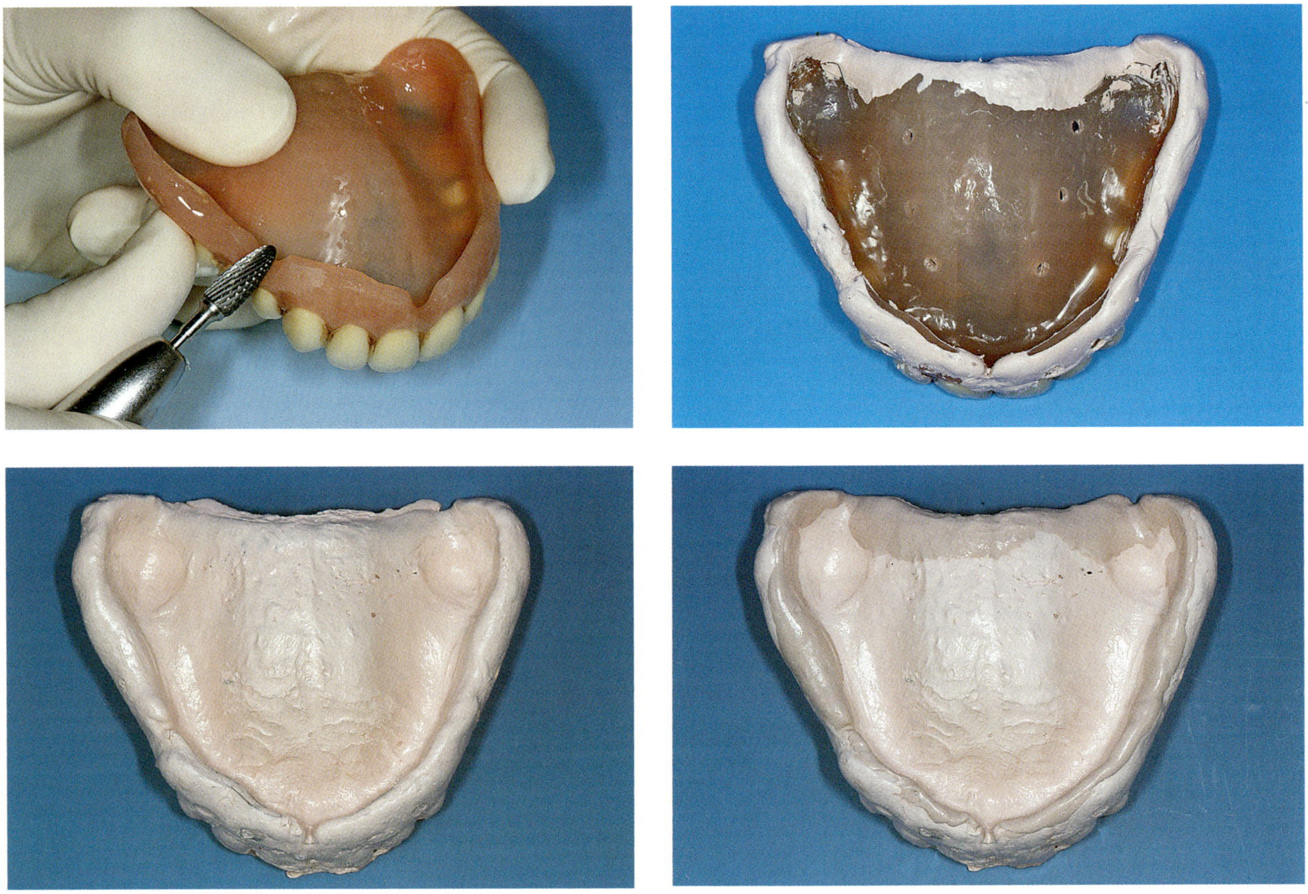

a b c d

Abb. 8 Indirekte Unterfütterung im Oberkiefer mit mundoffener Technik.

a) Entfernung unter sich gehender Stellen und Anpassung der vestibulären Prothesenrandextensionen vor der Unterfütterung.

b) Myodynamische Randkontrolle einer Oberkieferprothese mit der Zinkoxid-Nelkenöl-Paste SS White® Impression Paste vor der eigentlichen Unterfütterung: Zu weit nach innen gelaufene Abformmasse wurde zurückgeschnitten, durchgedrückte Randbereiche wurden gekürzt. Die Basis wurde zur Vorbereitung einer drucklosen Abformung perforiert.

c) Myodynamische Unterfütterungsabformung der Prothese aus Abb. 8 b mit der Zinkoxid-Eugenol-Paste Luralite®.

d) Myostatische Randkorrektur und Abdichtung des Innenventils sowie des dorsalen Randabschlusses der Prothese aus Abb. 8 c mit der Zinkoxid-Eugenol-Paste SS White® Impression Paste.

Kondylenposition an die Prothesenbasis herangeführt.

Vorgehen im Oberkiefer. Notwendige Verlängerungen am vestibulären Funktionsrand oder an der Vibrationszone lassen sich mit thermoplastischer Masse durchführen. Eine Kontrolle der **Randlänge** und ein erstes Abdichten der **Innenventile** erfolgen durch eine Zinkoxid-Eugenol-Paste, die am Funktionsrand und im Bereich des dorsalen Randabschlusses aufgetragen und aktiv-myodynamisch ausgeformt wird. Bei der Unterfütterung einer oberen Prothese gefährden schlecht ausgebildete **Tubera** die Lage des Ersatzes. Die Abformmasse staut sich und verlagert die Prothese nach anterior und kaudal. Aus diesem Grund ist es ratsam, gegenüber resilienten Regionen des Teguments und zusätzlich im frontovestibulären Bereich der labialen Schürze **Perforationen** zum Abfluss des Abformmaterials anzubringen (Abb. 8 b). Die so vorbereitete Basis wird gleichmäßig mit **Abformmaterial** (z. B. Luralite®) bedeckt und mit leichtem Druck nach kranial und dorsal auf das Prothesenlager gesetzt. Der Patient kann jetzt aktiv myodynamisch die **Ränder** ausformen. Bei diesem Arbeitsgang muss er den Kopf nach vorne beugen, damit das Abformmaterial nicht in den Rachen gelangt. Nach etwa 4 min löst man die Prothese mit dem Luftbläser von ihrer Unterlage und kontrolliert sie (Abb. 8 c). **Durchgedrückte Stellen** müssen jedoch reduziert und korrigiert werden. Wenn erforderlich, lassen sich in einer dritten Phase die **Innenventile** myostatisch mit etwas schwerer fließender Zinkoxid-Eugenol-Paste korrigieren (z. B. SS White® Impression Paste). Sie wird in ca. 2 mm Breite innen am Funktionsrand und im Bereich der „Ah"-Linie aufgebracht und myostatisch ausgeformt (Abb. 8 d). Nach

Abhärten, Abspülen und Kontrolle muss bei Kippbelastung ein guter **Saugeffekt** vorhanden sein. Haftet die Prothese noch nicht ausreichend durch entstehenden Unterdruck, so kann an der Vibrationszone Schwarz- oder Flexaponal®-Wachs in schmetterlingsförmiger Ausdehnung und in etwa 0,5 mm Höhe aufgetragen, mit einem Wachsmesser durch Einkerbung erwärmt und die Abformung nochmals unter festem Druck in den Mund gesetzt werden. Die **dorsale Abdämmung** ist ausreichend, wenn die Prothese jetzt haftet und die Kerben an der posterioren Dämmleiste miteinander durch die Kompression verschmolzen sind. Funktionsbewegungen dürfen die Prothese nicht vom Platz hebeln! Fehlstellen und Blasen an der Protheseninnenseite können durch wenig erneut aufgetragene Zinkoxid-Eugenol-Paste korrigiert werden (Systematik des Vorgehens s. Kap. 4 „Abformung").

Bei Unterfütterungen ist die Schichtstärke des Abformmaterials zwangsläufig nicht überall gleich, da die Resorption der Kieferbezirke unterschiedlich stark verläuft!

Vorgehen im Unterkiefer. Die Kontrolle des **Prothesenrands** erfolgt ähnlich wie beim Trimmen des Funktionslöffels. Im Unterkiefer müssen „eisenbahnschienenartige" Kammprofile durch **Hohllegen** an der Prothesenbasis entlastet werden. Zur besseren Anlagerung sollte man auch im Unterkiefer das gesamte Innenventil zunächst separat myodynamisch abdichten. Nach der Unterfütterung muss die untere Prothese ebenfalls einen **Saugeffekt** aufweisen. Sie darf sich bei Mundbewegungen nicht von der Unterlage abheben (s. Abb. 7b).

Jede Abformung sollte letztendlich eine unbeschädigte Schicht der Zinkoxid-Eugenol-Paste mit abgerundeten, dicht schließenden, vollständigen Funktionsrändern und flächenhaften Außenventilen aufweisen, an die sich die Wangen- und Lippenmuskulatur hohlraumfrei anlagert. Anschließend fügt man die korrigierten Prothesen nochmals ein, um das Ausmaß der durch die Unterfütterung entstandenen okklusalen Diskrepanz und der Erhöhung der vertikalen Relation abzuschätzen.

Liegen stärkere Abweichungen von der optimalen Okklusion vor, so sollte zu diesem Zeitpunkt bereits eine **Remontage** der unterfütterten Prothesen durchgeführt werden (Abb. 9). Okklusale Störungen lassen sich so schon im Labor nach dem Austausch des Abformmaterials durch Kunststoff im Artikulator beheben. Dazu ist lediglich ein sorgfältiges Registrat in zentrischer Kondylenposition auf den unterfütterten Prothesen erforderlich. Nach unserer Erfahrung bietet der Einsatz eines Gesichtsbogens dabei Vorteile im Sinne der Qualitätssicherung. Dieses Vorgehen ist präzise, erfordert deutlich weniger Nachbehandlungen und hat sich bei uns sehr bewährt. Es entspricht unserem Vorgehen bei der Funktionsabformung (s. Kap. 4 „Abformung").

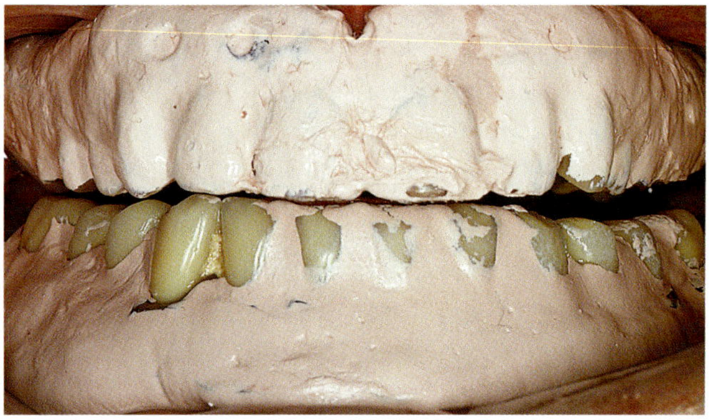

Abb. 9 Zwei unterfütterte Prothesen sind einander über zentrale Stützstiftplatten in zentrischer Kondylenposition zugeordnet. Die unterfütterungsbedingte okklusale Diskrepanz wird bereits intraoral an den rechts und links unterschiedlichen Distanzen zwischen den Seitenzahnreihen erkennbar.

Vor- und Nachteile. Das mundoffene Verfahren bietet auch bei der Unterfütterung durch die Möglichkeit des schrittweisen und kontrollierten Vorgehens Vorteile.

Insbesondere können auf diese Weise Ober- und Unterkieferprothese nacheinander in einer Sitzung unterfüttert werden.

Allerdings verschiebt sich durch das Auftragen von Abformmaterial auf die Basis in jedem Fall zwangsläufig die Relation des Zahnersatzes zum Tegument und somit auch die Stellung der Prothesen zueinander (s. Abb. 9). Das bedeutet eine unterfütterungsbedingte Abweichung von der ursprünglichen maximalen Interkuspidation, die sich zu einer möglicherweise bereits bestehenden okklusalen Diskrepanz addiert. Diese Abweichung kann bei sorgfältigem Vorgehen bei einer mundgeschlossenen Unterfütterungsabformung vielleicht geringer ausfallen als bei dem mundoffenen Verfahren. Demgegenüber ist die Schichtstärke des Abformmaterials bei mundoffener Abformung häufig gleichmäßiger.

Indirekte Unterfütterung mit mundgeschlossener Technik

Arbeitsgang am Patienten. Bei der mundgeschlossenen Technik ist nicht nur auf die Abformung des Teguments und der Außenventile zu achten, sondern es sind gleichzeitig auch die Unterkieferhaltung und die Okklusion in den Arbeitsgang mit einzubeziehen. Zur **ausgewogenen Belastung der Prothesen während der Unterfütterung** sind ausgeglichene Zahnkontakte Voraussetzung, die jetzt kontrolliert und hergestellt werden müssen.

Eine gleichmäßige Okklusion lässt sich z. B. durch Aufbeißen auf ein Registrat aus Kerr® braunen Stangen oder Bite Compound® erreichen. Das Material kann dazu in einem Kiefer beidseits auf die Seitenzähne aufgebracht werden. Dann führt man den Unterkiefer wie zur Registrierung wiederholt gegen den Oberkiefer, um gleichzeitige und gleichmäßige Impressionen rechts und links im Seitenzahnbereich zu erreichen. Erst dann trägt man die Abformmasse zur Unterfütterung auf die Prothesenbasis auf. Liegen allerdings bereits vor der Unterfütterung okklusale Diskrepanzen vor, dann ist nach unserem Empfinden die sofortige sekundäre Remontage nach der Unterfütterung auch hier vorzuziehen.

Die umgebenden Weichteile sollen möglichst ihren funktionellen Spielraum im Funktionsrand und am Außenventil der Prothese abzeichnen. Es ist daher günstig, das Gewebe mit etwas langsamer abbindenden Materialien im Sinne einer Langzeitabformung abzuzeichnen. Recht geeignet erscheinen uns dafür die kalt härtenden, weich bleibenden Kunststoffe, Sta-Seal F® oder vielleicht auch Wachs-Harz-Gemische. Der Patient hat hier genügend Zeit, die Prothesenbasis durch ungestörte funktionelle Bewegungen anzupassen. Silikone wie Xantopren® function lassen sich ebenfalls dazu verwenden. Über eine unterschiedliche Härterdosierung ist die plastische Phase bei diesem Werkstoff zwischen ca. 2 und 4 min steuerbar. Weitere Hinweise können Kapitel 4 „Abformung" entnommen werden.

Da die Erhaltung einer ausgeglichenen Okklusion sehr wichtig ist, sollte in einer Sitzung nur eine Prothese abgeformt und erst eingegliedert werden, bevor der Zahnersatz im Gegenkiefer unterfüttert wird. Alternativ fügt man auch hier umgehend eine sekundäre Remontage der unterfütterten Prothesen an.

Vorgehen im Oberkiefer. Die Seitenränder der Prothese werden etwa 5 mm breit von außen und oben mit **Adhäsivlack** bestrichen. Xantopren® function ist nach Gebrauchsanleitung mit dem gewünschten Zusatz an Härterpaste zu dosieren und anzumischen. Man formt einen **Strang** von etwa Bleistiftdicke, legt ihn seitlich auf den gesamten Prothesenrand (außer an der „Ah"-Linie), fügt die Prothese ein, drückt das visköse Material vorsichtig in die Umschlagfalte und führt den Unterkiefer mit der unteren Prothese in die **zentrische Kondylenposition.** Im anterioren und vestibulären Bereich besteht bei diesem Verfahren die Gefahr der Überextension des Prothesenrands. Nur wenn mit der Unterfütterung eine leichte Veränderung der Vertikalrelation erzielt werden soll, kann das Xantopren® function gleichzeitig auf die Prothesenbasis aufgelegt werden. Der Patient ist anzuweisen, leicht zusammenzubeißen, und soll während der plastischen Phase von ca. 3–4 min Funktionsbewegungen ausführen (Abb. 10).

Etwa 10 min nach dem Anmischen ist das Material abgehärtet und kann kontrolliert werden. **Durchgedrückte Stellen** am Prothesenrand sind wiederum zu reduzieren, zur Prothesenbasis verschobenes Abformmaterial muss entfernt werden. Nach dem Trocknen der Prothesenunterfläche und dem Anbringen von Entlastungsperforationen erfolgt eine Korrektur durch Xantopren® blau. Dabei ist auf gleiche Weise zu verfahren wie vorher.

Aufgrund der elastischen Eigenschaften der Silikone ist der **Saugeffekt** nicht so gut zu überprüfen wie bei Abformungen mit Zinkoxid-Eugenol-Pasten. Die Korrekturen des Innenventils, die Abdämmung der „Ah"-Linie und die Kontrollen können in gleicher Weise wie bei der mundoffenen Abformung vorgenommen werden.

Vorgehen im Unterkiefer. Die Unterfütterung im Unterkiefer verläuft ähnlich der im Oberkiefer. Bei schmalem Alveolarkamm ist statt der Randvorfor-

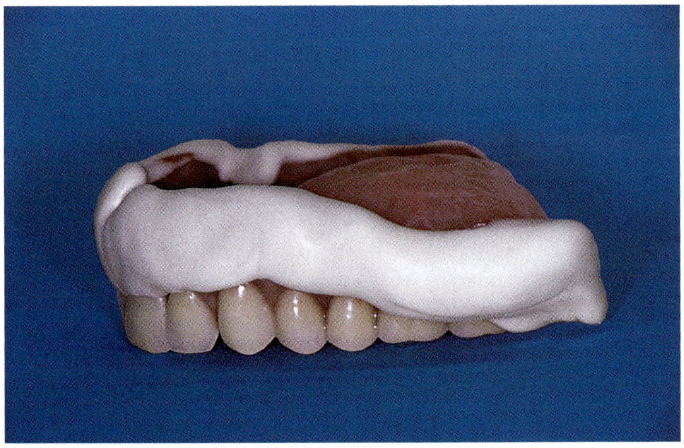

Abb. 10 Vorabformung der Prothesenrandlänge und der Außenventile mit dem Silikon Xantopren® function. Cave: Gefahr der Überextension im anterior-vestibulären Bereich.

mung die ganze **Prothesenbasis** mit Xantopren® function zu bestreichen und abzuformen. Im Bereich des Sublingualraums sollte sich das Material während der Aushärtung zu einer Rolle formen können und muss dort etwas dicker vorgelegt werden. Bei schmalen „eisenbahnschienenartigen" Kammprofilen kann das schwer fließende Silikon nach der Abhärtung in der Mitte des Kieferkamms herausgeschnitten werden, damit dort später eine geringere Belastung resultiert. Die Korrekturabformung mit Xantopren® blau erfolgt unter Schließdruck der Muskulatur aktiv myodynamisch. Das Material muss letztendlich die gesamte Prothesenbasis, die Funktionsränder und die Außenventile bedecken. Die anschließenden Kontrollen und Korrekturen entsprechen denen des mundoffenen Verfahrens.

Vor- und Nachteile. Als Vorteil der mundgeschlossenen Methode ist in erster Linie die im Vergleich zu mundoffenen Verfahren vielleicht geringere Fehlerquelle im okklusalen Bereich anzuführen. Da die vestibulären Prothesenanteile in der Regel voluminöser abgeformt werden, füllt die Prothese den Kauschlauch oft stärker aus. Nachteile sehen wir darin, dass gleichzeitig auf Okklusion und Abformung zu achten ist und die Abformung weniger gut gezielt aufgebaut und korrigiert werden kann.

Die Wahl zwischen mundoffenen oder mundgeschlossenen Verfahren bei Totalprothesen ist sicher von den individuellen Verhältnissen in der zahnlosen Mundhöhle abhängig. Daneben wird sie wesentlich von den manuellen Fähigkeiten und den Erfahrungen des Zahnarztes bestimmt.

Indikation der indirekten Unterfütterung. Als definitive Wiederherstellungsmaßnahme ziehen wir die indirekte Methode der Unterfütterung vor.

Unterfütterung mit weich bleibenden Heißpolymerisaten im Labor

Im Gegensatz zu kalt härtenden, weich bleibenden Autopolymerisaten auf Akrylatbasis sind **heiß polymerisierende, weich bleibende Kunststoffe** für längerfristige Tragezeiten vorgesehen. Der Einsatz solcher Materialien soll zu einer schonenden, gleichmäßigen und dämpfenden Kraftübertragung auf das Tegument führen. Ferner kann er dem Verschluss erworbener oder angeborener Defekte des Gaumendachs dienen.

Akrylate sind dafür nicht geeignet, da die in dem Werkstoff enthaltenen äußeren Weichmacher nach recht kurzer Zeit ausgelaugt werden und das Material nach wenigen Tagen hart, rissig und rau wird (s.o.). Polyvinylchloride haben ähnliche Nachteile.

Von allen Materialien haben sich bisher die heiß polymerisierenden Silikone mit einer Lebensdauer zwischen mehreren Monaten und neun Jahren nachweislich besonders bewährt, da sie ihre Elastizität vergleichsweise lange aufrechterhalten können (z.B. Molloplast-B®). Molloplast-B® wird in einer einsträngigen Paste geliefert, die aus Poly(dimethyl)siloxan und Akryloxyalkylsilan sowie dem Katalysator Benzoylperoxid besteht. Es liegen derzeit noch keine Studien vor, die auch den kalt härtenden additionsvernetzenden Silikonen einen ähnlichen Erfolg in dieser Indikation bescheinigen (z.B. Ufi Gel CS®, GC Reline Soft®).

Vor- und Nachteile. Dem Vorteil der Silikone, nämlich der gleichmäßigen Kraftübertragung auf das Tegument, steht ähnlich wie bei den kalt härtenden, weich bleibenden Autopolymerisaten eine lange Reihe von Nachteilen gegenüber:

- Neigung zu Verfärbungen
- Neigung zu Rissbildungen
- Ablösung von der Prothesenbasis trotz Verwendung von Haftvermittlern
- Nachlassen der Elastizität
- „Radiergummiwirkung" auf die Prothesenunterlage
- Auslösung von Prothesenstomatitis mit Candidainfektion
- Dimensionsänderungen
- schlechte Fräs- und damit Korrigierbarkeit, ungenügende Politurmöglichkeit
- Bruchgefahr der Prothesen durch Schwächung der Basis, da eine Schichtstärke von ca. 3 mm bei der Verarbeitung Voraussetzung ist. Die Unterfütterung kann deshalb vorwiegend nur bei der unteren Prothese erfolgen.
- Oberflächenveränderung
- Anlösung durch Chemikalien, Quellung
- Durchdrücken der Prothesenbasis
- Bakterieneinlagerung, unangenehmer Geruch
- Annahme von schlechtem Geschmack.

Eine stärkere Resorption der Alveolarkämme konnte dagegen bisher nicht nachgewiesen werden.

Indikation. Die Indikation für heiß polymerisierende, weich bleibende Unterfütterungsmaterialien wird wegen der umfangreichen Liste an Nachteilen u.E. zu weit gefasst. So wurde vorgeschlagen, weich bleibende Heißpolymerisate bei Patienten mit dünner Mukosa, ungünstigem Kammprofil, oralen Defekten und strahlenbehandelten Patienten zu verwenden. Wenn überhaupt, sehen wir die Indikation weiterhin **nur im Ausnahmefall** als gegeben: wenn mit allen anderen Maßnahmen kein den Patienten zufrieden stellender Sitz der Prothese und keine Abheilung von Druckstellen erreicht werden kann.

13.8 Praktische Hinweise

13.8.1 Randlänge

Nicht in jedem Fall ist eine völlige Neugestaltung des Prothesenrands während der Durchführung von Unterfütterungsmaßnahmen erforderlich. Wegen der abgelaufenen Resorption wird man häufig lediglich die vestibulären, im Unterkiefer manchmal auch die lingualen Ränder in der Länge umgestalten müssen. Oft wird es auch ausreichen, nur die Protheseninnenfläche dem Tegument neu anzupassen, ohne Prothesenrandlänge und Außenventil umfangreichen Änderungen zu unterziehen. Allerdings sollte man immer vor dem Auftragen des Abformmaterials kontrollieren, ob die dorsalen Randlängen angemessen sind. Eine erforderliche Verlängerung kann mit thermoplastischer Masse oder lichthärtendem Löffelmaterial erfolgen.

13.8.2 Patienteninstruktion

Etwa 24–48 h vor der Unterfütterung sollte der Patient, wenn es irgend möglich ist, die Prothesen nicht mehr tragen, damit das Tegument in weitgehend entlastetem Zustand und frei von Druckstellen abgeformt werden kann.

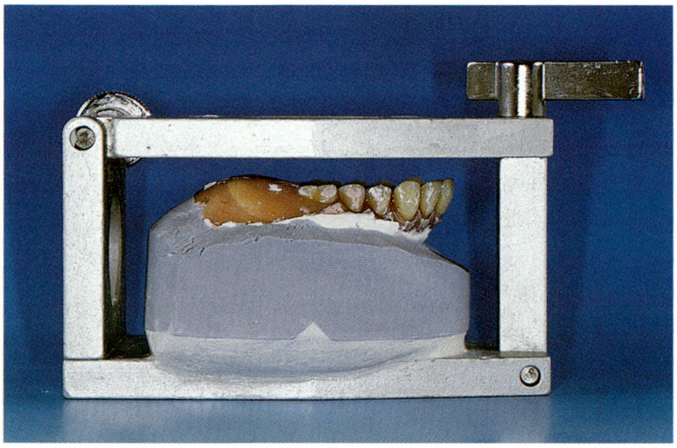
a

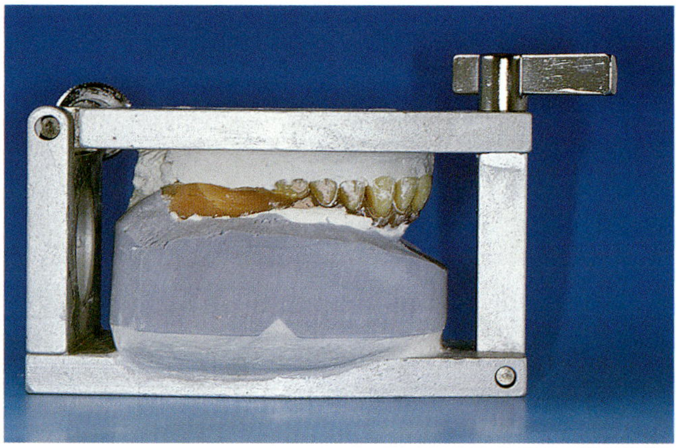
b

Abb. 11 Vorgehen im Labor.
a) Im Labor werden, ohne die unterfütterten Prothesen abzulösen, Modelle mit Magnet-Split-Cast hergestellt und in Speikodent®-Unterfütterungsgeräte montiert.
b) Bei der Herstellung des Konters ist auf ein sorgfältiges Schließen des Unterfütterungsgeräts zu achten, damit die Relation zwischen den Zahnreihen und der Basis bei der späteren Unterfütterung nicht verändert wird.
c bis g siehe gegenüberliegende Seite.

13.9 Labortechnische Hinweise

13.9.1 Unterfütterungen

Man sollte die mit Abformmasse beschickte Prothese etwa 5 mm vom Außenrand entfernt mit einem Wachskragen oder einer **Markierungslinie** versehen, damit ein Modell aus Superhartgips, versenktem Rand und Split-Cast hergestellt werden kann. Wenn der Zahnarzt vor der Unterfütterung nicht die unter sich gehenden Stellen an der Prothese entfernt hat, wird das Modell später nur dann unbeschädigt bleiben können, wenn diese Zonen mit einem harten Putty-Silikon an Stelle von Gips dargestellt werden.

Montagegips wird angerührt, auf dem unteren Teil des **Speikodent®-Unterfütterungsgeräts nach Böcker** [3] flach ausgestrichen und die Prothese mit ihrem Modell darauf positioniert (Abb. 11 a). Anschließend muss ein Konter aus Gips hergestellt werden (Abb. 11 b). Der Konter dient als okklusaler und inzisaler Schlüssel zur Erhaltung der Relation zwischen der Prothese und der neuen Unterfläche sowie der Sicherung der vertikalen Dimension. Daher ist die Wahl des Unterfütterungsgeräts von Bedeutung für die zu erwartende Präzision der labortechnischen Arbeit.

Nach der Abhärtung des Gipses wird im Falle von Zinkoxid-Eugenol-Abformmaterialien das Modell erwärmt (5 min bei 60 °C), das Unterfütterungsgerät geöffnet, die Prothese von ihrem Modell gelöst und die Abformmasse vollständig entfernt. Mit einer Fräse frischt man die **Unterfläche** sowie die **Außenventile** des Ersatzes etwa 1 mm tief an oder entfernt sogar den alten Kunststoff in weiten Bereichen, um Platz für das Autopolymerisat zu schaffen. Die Prothesenränder werden um 2–3 mm reduziert, beidseits ange-

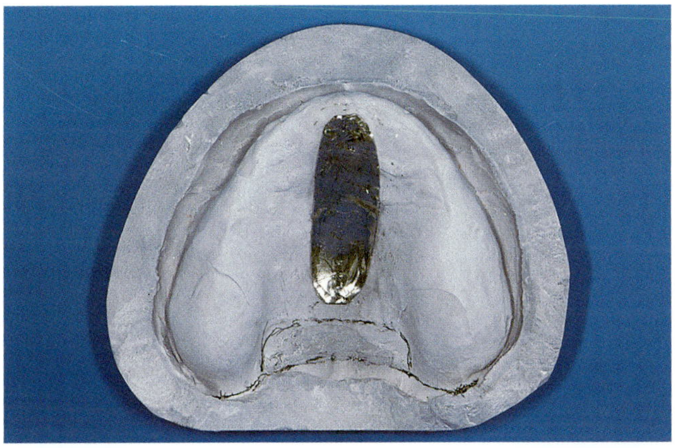
c

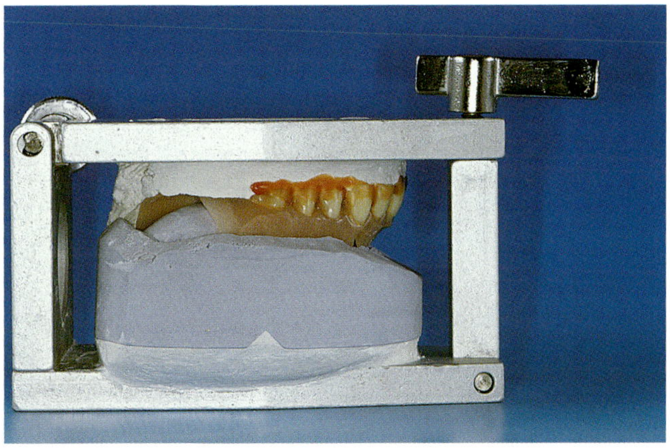
d

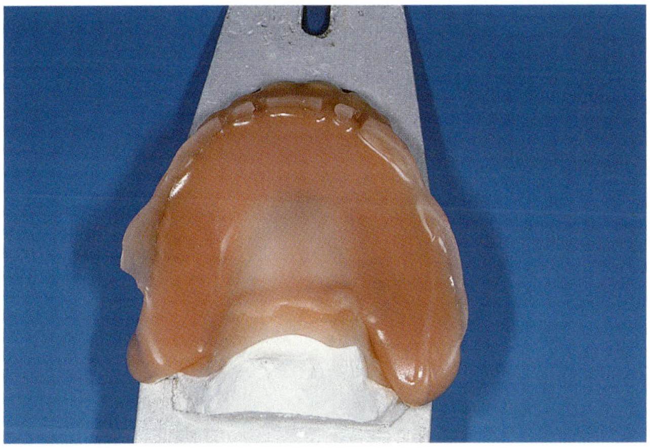
e

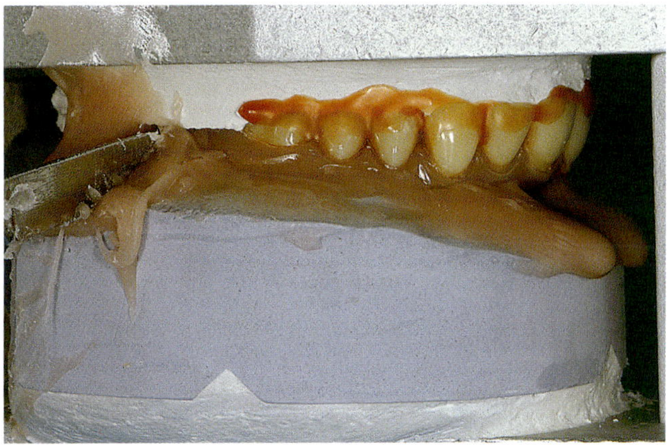
f

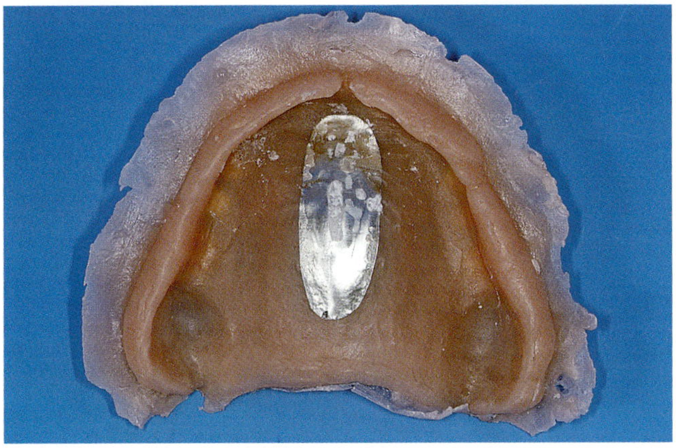
g

Fortsetzung von Abb. 11
c) Am Unterfütterungsmodell wird die Raphe palati mit Zinnfolie unterlegt. Eine Radierung der „Ah"-Linie ist bei einer Unterfütterung nur in sehr geringem Umfang notwendig (bis 0,3 mm).
d) Nach dem Ablösen der unterfütterten Prothese vom Modell wurde das Abformmaterial entfernt, der alte Basiskunststoff von der Unterseite sowie die vestibulären Flanken wurden gleichmäßig reduziert. Die Prothese wurde mit Klebewachs am Konter befestigt: Das Unterfütterungsmodell muss sich nun ohne Störungen öffnen und schließen lassen.
e) Auf das Modell und die Prothesenbasis wird PalaXPress® gegossen und seine Standfestigkeit abgewartet.
f) Das Unterfütterungsgerät wird geschlossen und der überquellende Kunststoff entfernt.
g) Die mit Kaltpolymerisat unterfütterte Oberkieferprothese wurde vom Modell gelöst und kann nun ausgearbeitet werden.

schliffen und die Bändchen freigelegt. Die Perforationen in der Prothesenbasis, die von der Abformung herrühren, müssen gesäubert und auch von außen angeraut werden.

Hat die unterfütterte Prothese eine Metallbasis, so ist diese ganz zu entfernen und durch Kunststoff zu ersetzen (Umpressung). Am Oberkiefermodell sollten ein Torus palatinus und die Medianlinie mit ca. 0,3 mm dicker Zinnfolie unterlegt werden. Bei Unterfütterungen ist eine Radierung des dorsalen Rands wegen der ganz andersartigen Verwerfung des Prothesenkörpers nur in sehr geringem Umfang nötig (s. Abb. 4), bei Umpressungen muss jedoch eine form- und materialadäquate Radierung vorgenommen werden (Abb. 11 c, s. Kap. 4 „Abformung"). Am Unterkiefermodell können eine scharfkantige Christa mylohyoidea oder ein Torus mandibularis mit **Zinnfolie** bedeckt werden.

Die Prothese wird mit Klebewachs auf ihrem **Gegenguss** befestigt und das Unterfütterungsgerät wird zur Probe geschlossen (Abb. 11 d). Teile des Zahnersatzes, die nicht mit Autopolymerisat in Verbindung treten sollen, müssen mit einer dünnen Wachs- oder Vaselineschicht geschützt werden. Das Unterfütterungsgerät wird nun für ca. 10–15 min in ein handwarmes Wasserbad getaucht. Dies verhindert eine Blasenbildung des Kunststoffs während der Polymerisation. Vor der Verarbeitung z. B. des spritz- oder gießbaren PalaXpress® ist das Modell zweimal mit einer **Isolierflüssigkeit** zu behandeln. Die ausgefräste Unterfläche der Prothese wird mit Monomer benetzt, der Kunststoff nach Angaben des Herstellers angeteigt (auf 10 g Pulver ca. 7 ml Flüssigkeit, jedoch frei dosierbar), innerhalb von 3 min auf die Unterfläche der Prothese sowie auf das Modell und dessen Funktionsränder gleichmäßig gegossen und eine standfeste, plastische Konsistenz abgewartet (Abb. 11 e). Das Unterfütterungsgerät wird sorgfältig geschlossen, wobei sich überschüssiger Kunststoff an den Seiten herauspresst (Abb. 11 f). Es ist darauf zu achten, dass das Material nicht auf die Zähne fließt. Nach Bearbeitung der Ränder (innerhalb von ca. 3 min) wird das Unterfütterungsgerät in ein 55 °C warmes Wasserbad gesetzt, wo der Kunststoff bei einem Druck von 2 bar in etwa 20 min polymerisiert. Die Prothese wird anschließend ausgearbeitet (Abb. 11 g).

13.9.2 Umpressungen

Unterfütterungen können auch durch Umpressung im Labor umgesetzt werden. Dazu wird das Modell mit der unterfütterten Prothese wie üblich in das **Speikodent®-Unterfütterungsgerät** montiert.

Anstelle des alleinigen Abfräsens der Prothesenunterfläche wird nun jedoch der gesamte Basiskunststoff entfernt. Die übrig gebliebenen Zähne, sofern sie aus Kunststoff sind, bleiben auf der Unterseite an einer schmalen Leiste aus altem Kunststoff miteinander verbunden.

Diesen **Zahnkranz** befestigt man mit Klebewachs am Gegenguss des Unterfütterungsgeräts (Abb. 12 a). Im geschlossenen Unterfütterungsgerät können die Zähne zunächst von außen (Abb. 12 b), nach dem Lösen der Klebewachsbefestigung zum Konter dann auch von innen am Unterfütterungsmodell befestigt werden (Abb. 12 c). Die Aufstellung wird nun wie üblich ausgearbeitet und fertig gestellt.

Umpressungen sind labortechnisch aufwändig und kommen im Endergebnis nahe an die Dublierung von Totalprothesen heran, wobei jedoch keine Zähne erneuert werden. In der Regel wird man eine Umpres-

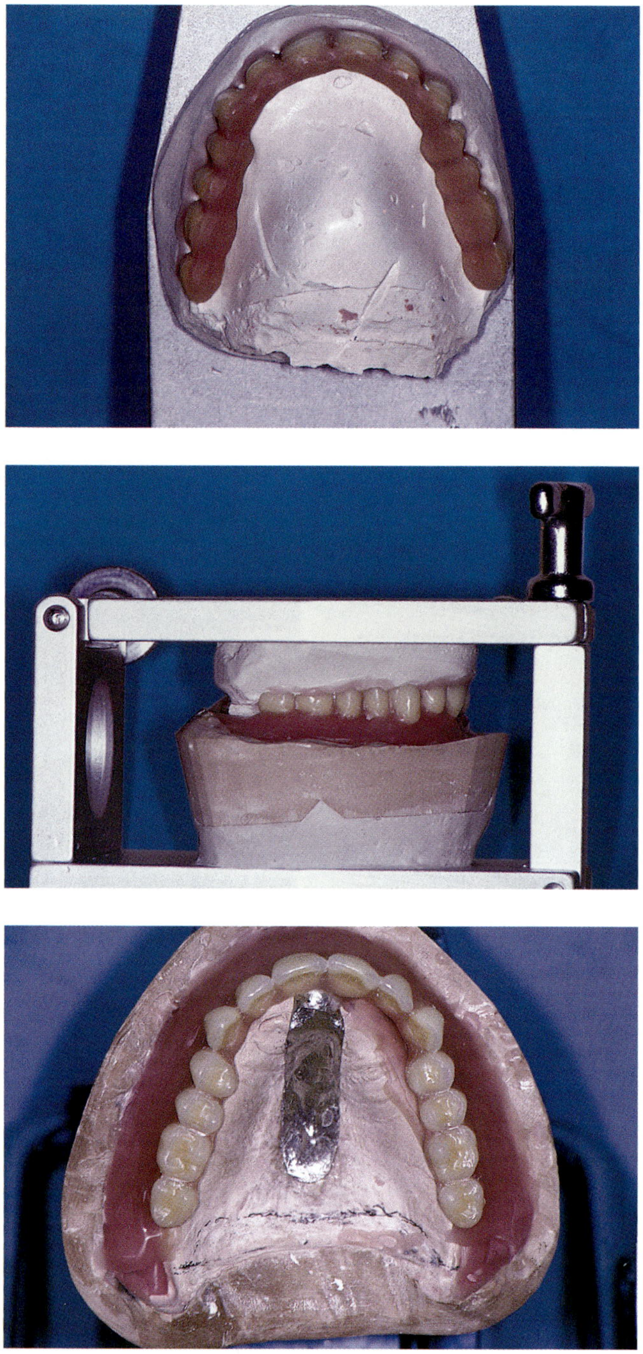

a

b

c

Abb. 12 Umpressung.
a) Im Rahmen einer Umpressung wird die unterfütterte Prothese im Labor zunächst wie üblich in das Unterfütterungsgerät montiert. Der gesamte Prothesenkunststoff wird anschließend bis auf eine schmale Leiste unter den alten Kunststoffzähnen entfernt. Diesen Zahnkranz befestigt man mit Klebewachs am Konter des Unterfütterungsgeräts.
b) Im geschlossenen Unterfütterungsgerät wurde der Zahnkranz an das Modell von vestibulär festgewachst.
c) Nach dem Ablösen des mit dem Modell verbundenen Zahnkranzes vom Gegenguss kann der Gaumenbereich modelliert werden. Im Anschluss wird die in Wachs modellierte Prothese in üblicher Weise wie bei einer Neuherstellung polymerisiert.

sung daher eher dann durchführen, wenn das Basismaterial bei der Herstellung neuer Prothesen Polymerisationsfehler aufweist oder individuell gebrannte Keramikzähne eingesetzt werden (s. Kap. 10 „Dublieren und Rebasing").

13.10 Einfügen unterfütterter Prothesen und Nachsorge

13.10.1 Einfügen

Durch den klinischen und labortechnischen Vorgang der Unterfütterung ist es in der Regel nicht möglich, die Prothesen am Patienten ohne **Korrektur der Okklusion** einzufügen, wenn nicht gleichzeitig eine Remontage durchgeführt wurde. Sowohl bei mundoffenem als auch bei mundgeschlossenem Vorgehen ist mit Diskrepanzen im Millimeterbereich zu rechnen. Die Tastschwelle bei Totalprothesenträgern und damit wohl der Parameter, ab wann sich okklusale Störungen negativ auf das stomatognathe System auswirken können, liegt aber deutlich unterhalb dieser Grenze (unter ca. 0,2 mm). Neben den beim Einfügen von Zahnersatz üblichen Kontrollen der Unterfläche auf scharfe Kanten, Blasen oder Kunststoffperlen, der Politur, der Prothesenrandlänge und -dicke, der Bewegungsfreiheit der Bändchen, der Einlagerung in den Kauschlauch, der Statik und des Saugeffekts ist deshalb der Okklusion besondere Aufmerksamkeit zu schenken (s. Kap. 11 „Eingliederung und Nachsorge").

13.10.2 Nachsorge

Die Patienten sollten darauf hingewiesen werden, dass die Unterflächen des Ersatzes neu gestaltet wurden und somit **Druckstellen** auftreten können, die eine Nachsorge erfordern. Hierbei muss der Behandler wissen, dass objektive Verbesserungen aus zahnärztlicher Sicht, z. B. auch durch eine Unterfütterung, nicht zwangsläufig und unmittelbar mit dem subjektiven Empfinden der Patienten übereinstimmen müssen. Verschiedene Studien zeigen, dass die Patienten mit veränderten oder neuen Prothesen aufgrund der notwendigen Adaptation nicht sofort ein besseres Kauvermögen aufweisen. Obwohl Unterfütterungen in der Regel eine funktionelle Verbesserung gegenüber der Ausgangssituation bewirken, sollte man den Patienten etwas **Zeit geben** und sie darüber **aufklären,** dass man zur Nachsorge bereitsteht. Klinische Exzellenz und Zurechtkommen der Patienten mit Totalprothesen haben oft keinen Zusammenhang. Dies muss bei der Patientenführung auch bei „einfachen" Unterfütterungen berücksichtigt werden.

13.11 Zitierte und weiterführende Literatur

[1] Atwood, D. A.: Postextraction changes in the adult mandible as illustrated by microradiographs of midsagittal sections and serial cephalometric roentgenograms. J Prosthet Dent 13, 810 (1963).

[2 Bergman, B., Carlsson, G. E.: Clinical long-term study of complete denture wearers. J Prosthet Dent 53, 56 (1985).

[3] Bollmann, F., Schulte-Kramer, F.: Zur labortechnischen Problematik von Unterfütterungen. Dtsch Zahnärztl Z 32, 965 (1977).

[4] Javid, N. S., Bowman, J. F.: Relining and rebasing techniques. In: Winkler, S. (Ed.): Essentials of complete denture prosthodontics, p. 493, W. B. Saunders Company, Philadelphia–London–Toronto 1979.

[5] Marx, H.: Über Formveränderungen von Prothesen nach dem Auftragen von schnellhärtenden Kunststoffen. Dtsch Zahnärztl Z 15, 754 (1960).

[6] Müller, N., Morneburg, T., Hofmann, M.: Von Totalprothesen nach dem All-Oral-Verfahren zum Micro®-Plant-gestützten Zahnersatz. Deutscher Zahnärzte-Verlag, Köln 2001.

[7] Newton, A. V.: Denture sore mouth. Br Dent J 1, 357 (1962).

[8] Rudd, K. D., Morrow, R. M., Edwards, R. N., Espinoza, A. V.: Relining and rebasing. In: Morrow, R. M., Rudd, K. D., Eissmann, H. F. (Eds.): Dental laboratory procedures. Complete dentures, p. 336, 1. Aufl. Mosby, St. Louis–Toronto–London 1980.

[9] Tallgren, A.: The continuing reduction of the residual alveolar ridges in complete dentures wearers: A mixed-longitudinal study covering 25 years. J Prosthet Dent 27, 120 (1972).

[10] Tallgren, A., Lang, B., Walker, G. F., Ash, M. M.: Röntgen cephalometric analysis of ridge resorption and changes in jaw and occlusal relationships in immediate complete denture wearers. J Oral Rehabil 7, 77 (1980).

Im Beitrag erwähnte Produkte und Herstelleradressen:

Schwarzwachs, Setzwachs:
Morsa Wachswarenfabrik Sallinger GmbH, Nordstraße 3, D-86381 Krumbach, Tel.: 08282-4095-96
Flexaponal®-Wachs:
Dentaurum, Turmstraße 31, D-75228 Ispringen, Tel.: 07231-803-0
Oricult®-N Candida-Test:
Orion Diagnostika, PO Box 83, Espoo, 02101 Finnland, Tel.: 358-10-42-995
Microstix® Candida-Test:
Bayer Vital, Siemensstraße 3, 35463 Fernwald, Tel.: 0641-4003-0
Dumicoat®:
DUMEX GmbH, Lärchenstraße 12, D-61118 Bad Vilbel, Tel.: 06101-52510
Triad® VLC Reline Material, Triad® Resiline Reline Material:
Dentsply Trubyte, 570 West College Ave., P. O. Box 872, York, PA 17405–0872, USA, Tel.: 800-877-0020
Lightdon®-U:
Dreve Otoplastik GmbH, Max-Planck-Straße 31, D-59423 Unna, Tel.: 02303-8807-0

Intopress® PalaXpress®, Palapress® vario, Xantopren® blau, Xantopren® function:
Heraeus Kulzer GmbH & Co. KG, Grüner Weg 11, D-63450 Hanau, Tel.: 06181-35-5991
Speikodent® Unterfütterungsgerät:
SPEIKO – Dr. Speier GmbH, Postfach 7204, D-48039 Münster, Tel.: 0251-789040
Kerr-Stangen®, Luralite®:
Kerr GmbH, Liststraße 28, D-76185 Karlsruhe, Tel: 0721-95567-0
SS White® Impression Paste:
SS White Manufacturing, 9 Madleaze Estate, Bristol Road, GB-Gloucester GL1 5SG, England, Tel.: 0044-1452-307171
Bite Compound®, GC Coe Comfort®, GC Reline®, GC Reline-Soft®, GC Soft-Liner®:
GC Germany GmbH, Paul-Gerhardt-Allee 50, D-81245 München, Tel.: 089-896674-0
Molloplast-B®, Sta-Seal F®:
DETAX GmbH & Co. KG, Postfach 100225, D-76256 Ettlingen, Tel.: 07243-510-0
Ufi Gel hard®, Ufi Gel C®, Ufi Gel SC®:
VOCO GmbH, Anton-Flettner-Straße 1–3, Postfach 767, D-27457 Cuxhaven, Tel.: 04721-719-0
Jelenko Burlew Dry Foil®:
S&S Scheftner GmbH, Gonsenheimer Straße 56a, D-55126 Mainz, Tel.: 06131-475027

14 Werkstoffkundliche Gesichtspunkte

von Alfons Hugger und Ulrich Stüttgen

Inhaltsübersicht

14.1 Einleitung 364

14.2 Geschichtliches zu Prothesenkunststoffen 364

14.3 Chemische Grundlagen der Kunststoffe 364

14.3.1 Aufbau und Entstehungsreaktionen von Kunststoffen allgemein 364

14.3.2 Methacrylate als wichtigste Monomerklasse für dentale Kunststoffe 365

14.4 Prothesenkunststoffe 366

14.4.1 Polymethacrylsäuremethylester (PMMA) 368

14.4.2 Kunststoffe auf PVC- und Polyacetal-Basis 372

14.4.3 Weichbleibende Prothesenkunststoffe 372

14.4.4 Klinische Hinweise zu Prothesenkunststoffen 374

14.5 Prothesenzähne aus Kunststoff und Keramik 376

14.6 Literatur 378

14.1 Einleitung

Im Rahmen des Herstellungsprozesses von Totalprothesen werden unterschiedliche Werkstoffe benötigt [10]: **Kunststoffe** für die Prothesenbasis und Prothesenzähne, **Wachs** zum Aufstellen von Prothesenzähnen und zum Ausmodellieren der Prothesenkörper, **Gips** zum Einbetten der in Wachs ausmodellierten Prothesen, verschiedene **Isoliermittel** und gegebenenfalls **Modellgussgerüste** zur Herstellung weitgehend kunststofffreier Prothesenbasen. Neben den Prothesenzähnen aus Kunststoff sind keramische Prothesenzähne zu berücksichtigen.

Neben einer rein werkstoffkundlichen Betrachtung der Materialien muss das klinische Verhalten der Werkstoffe beachtet werden.

Hierzu zählen u.a. die Plaqueanlagerung an Prothesenzähnen und Prothesenkörpern, die Keimbesiedelung der Prothesenbasisflächen und letztlich auch die allergenen Eigenschaften von Prothesenmaterial. Es handelt sich hierbei um die biologische Verträglichkeit von Prothesenwerkstoffen in der Mundhöhle – um die Biokompatibilität.

14.2 Geschichtliches zu Prothesenkunststoffen

Prothesenkunststoffe konnten sich ab Mitte der 30er-Jahre des 20. Jahrhunderts zur Herstellung von Prothesenbasen durchsetzen. In früheren Zeiten standen Naturstoffe wie Knochen, Ebenholz und Elfenbein, später auch Porzellan zur Verfügung [23]. 1839 führte GOODYEAR erstmals die Vulkanisation von gereinigtem Naturkautschuk, einem Produkt aus dem Milchsaft tropischer Bäume, durch. Im Wasserbad fand unter Wärme und Druck durch Schwefel eine Verknüpfung von Polyisoprenketten statt. EVANS übertrug das Verfahren 1851 auf die Prothesenherstellung. Daneben wurden im Laufe der Zeit weitere Kunststoffe wie Celluloid, Phenolharze, Epoxidharze, Polyvinylchlorid, Polyamide und Polycarbonate entwickelt, die sich jedoch letztlich nicht haben durchsetzen können. Der wesentliche Durchbruch wurde 1936 mit der Einführung des **Polymethylmethacrylats** (PMMA, auch Polymethacrylsäuremethylester genannt) erzielt. Im Nasspressverfahren (Paladon®-Verfahren) wurde zunächst ein Kunststoffteig aus Polymerpulver (PMMA) und Monomer (Methylmethacrylat, MMA) hergestellt, anschließend in eine Gipshohlform eingepresst und heißpolymerisiert. Bis heute haben die Acrylate ihre führende Rolle als Prothesenkunststoffe in der zahnärztlichen Prothetik behauptet.

14.3 Chemische Grundlagen der Kunststoffe

14.3.1 Aufbau und Entstehungsreaktionen von Kunststoffen allgemein

Kunststoffe sind hochmolekulare Makromoleküle, die aus niedermolekularen Substanzen, den Monomeren, durch chemische Umwandlung von Naturstoffen oder durch Synthese hergestellt werden.

Kunststoffe besitzen meist ein Kohlenstoff-Gerüst in der Hauptkette und haben damit einen organischen Charakter. Es gibt aber auch Kunststoffe, die einen rein anorganischen bzw. überwiegend anorganischen Charakter aufweisen (z.B. Polykieselsäuren bzw. Polysiloxane, besser bekannt unter dem Namen Silikone) [12].

Die Gestalt der Makromoleküle ist entweder kettenförmig, verzweigt oder räumlich vernetzt. Die Eigenschaften der Kunststoffe werden in hohem Maße von der Art und Verknüpfung der Monomere sowie von der räumlichen Anordnung der aus den Monomeren gebildeten Polymere und deren molekularer Wechselwirkung bestimmt.

Im Rahmen von Polyreaktionen werden viele kleine Moleküle (Monomere) zu Makromolekülen (Polymere) verknüpft. Wichtige Polyreaktionen sind die Polymerisation, die Polykondensation und die Polyaddition.

Unter **Polymerisation** ist die Reaktion ungesättigter Verbindungen zu Makromolekülen zu verstehen. **Polykondensation** ist die Vereinigung zweier oder mehrerer Moleküle unter Abspaltung eines dritten Moleküls, während **Polyaddition** die Reaktion zweier Moleküle zu einer Verbindung ohne Abspaltung einer dritten Komponente ist [12].

Der Ablauf einer Polymerisationsreaktion, wie sie für die Polymethacrylsäuremethylester-(PMMA-) Kunststoffe typisch ist, ist folgendermaßen zu verstehen: Die Reaktionsfähigkeit des niedermolekularen Stoffes bzw. des Monomers liegt in der ungesättigten Natur dieser Moleküle begründet. Letztlich werden bei der Polymerisation ungesättigte Kohlenstoff-Kohlenstoff-**Doppelbindungen** „aufgeklappt" und die Anbindung weiterer Moleküle ermöglicht (Abb. 1). Durch die Trennung eines Elektronenpaares in zwei Einzelelektronen entsteht auf diese Weise ein so

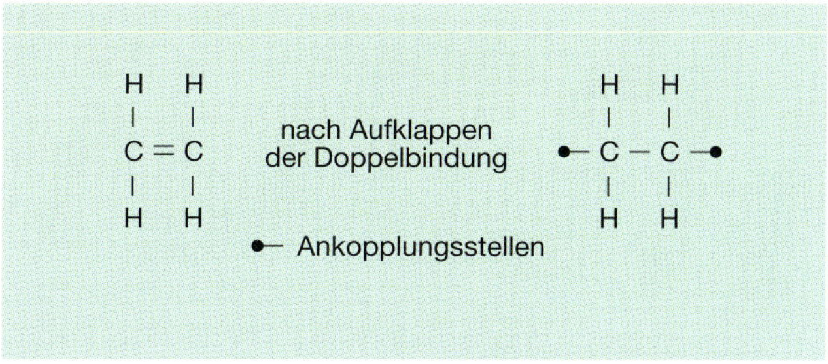

Abb. 1 Schematische Darstellung zur Auslösung einer Kettenreaktion.

genanntes Radikal als reaktives Molekül, das zu der Auslösung einer Kettenreaktion befähigt ist.

Die **Polymerisationsreaktion** verläuft im Grundsatz in drei Stufen: Startreaktion (Kettenstart), Wachstumsreaktion (Kettenwachstum) und Abbruchreaktion (Kettenabbruch).

Die **Startreaktion** kann prinzipiell durch Initiatoren oder Katalysatoren ausgelöst werden. **Initiatoren** sind Moleküle, die unter Energieeinfluss in Form von Wärme, Licht oder chemischer Energie Radikale bilden, die anschließend Polyreaktionen auslösen und dabei verbraucht werden. Demgegenüber setzen **Katalysatoren** die Aktivierungsenergie zur Auslösung der Reaktionen zwar herab, werden jedoch bei den Reaktionen selbst nicht verbraucht. Die radikalische Polymerisation ist die am häufigsten benutzte Polymerisationsform (Abb. 2). Für heißpolymerisierbare Kunststoffe wird **Dibenzoylperoxid** als Initiator eingesetzt. Bei kalt- bzw. autopolymerisierbaren Kunststoffen werden mindestens zwei Substanzen eingesetzt, von denen je eine Substanz in einem Bestandteil des meist zweikomponentigen Produkts enthalten ist: Vermischt man beide Produktbestandteile, so kommen die Initiatorkomponenten in Kontakt und bilden Radikale. Gebräuchlich ist dafür heute ein Initiatorsystem auf der Basis von **Barbitursäureverbindungen und Kupferionen**. Bei lichtpolymerisierbaren Kunststoffen werden Photoinitiatoren herangezogen; gebräuchlich ist dabei **Campherchinon,** das bei einer Wellenlänge von 460 nm in Radikale zerfällt.

Die **Wachstumsreaktion** ist als Kettenreaktion zu verstehen, die durch die Reaktion eines Radikals mit einem Monomer im Sinne des Aufklappens der Doppelbindung ständig neue Radikale entstehen lässt. **Kettenabbruch** findet statt, wenn zwei Radikale miteinander reagieren (Rekombination), wenn keine Monomere mehr zur Reaktion zur Verfügung stehen oder deren Konzentration so gering ist, dass bei den

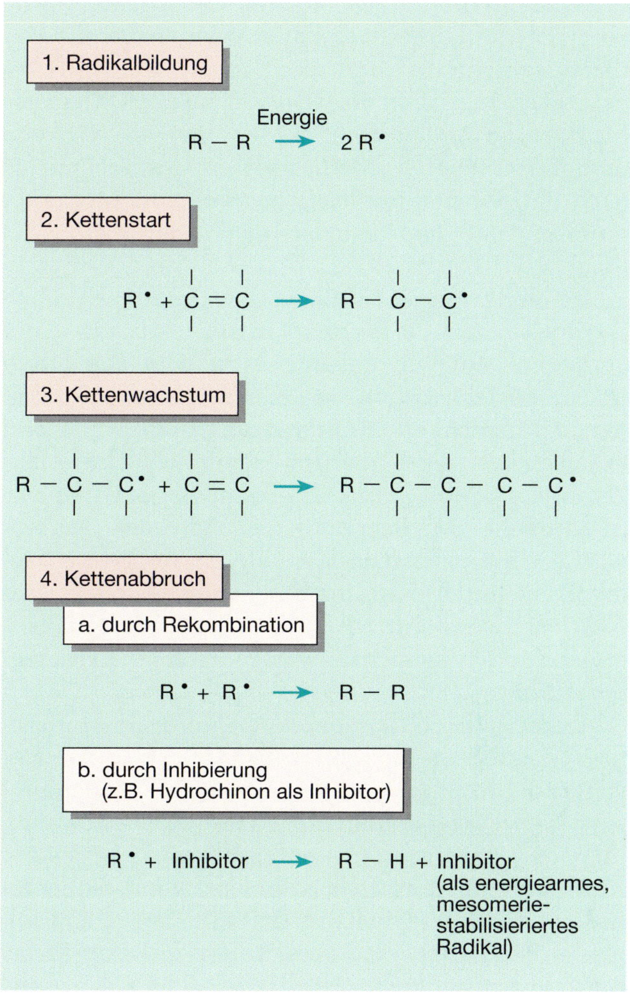

Abb. 2 Prinzip der radikalischen Polymerisation.

jeweiligen Reaktionsbedingungen nicht mehr genügend Energie für eine Reaktion vorhanden ist. Nicht umgesetzte Monomermoleküle bleiben dann als Restmonomere im Kunststoff übrig. Kettenabbruch kann auch durch **Inhibitoren** bewirkt werden, die namensgemäß das Fortlaufen der Kettenreaktion verhindern oder zumindest verzögern; sie dienen als Radikalfänger und bilden dabei neue stabile energiearme Radikale. Inhibitoren dienen auch der Lagerstabilität der Monomere und schützen sie vor einer vorzeitigen ungewollten Polymerisation. Zu den Inhibitoren gehören Hydrochinon bzw. spezielle Phenole.

14.3.2 Methacrylate als wichtigste Monomerklasse für dentale Kunststoffe

Die weitaus wichtigste Monomerklasse für dentale Kunststoffe sind die Methacrylate. Sie leiten sich als Ester von der Acrylsäure, der einfachsten ungesättigten Carbonsäure, ab (Abb. 3). Im chemischen Sinne wird das Methylmethacrylat (MMA) genauer als **Methacrylsäuremethylester** bezeichnet. Als funktionelle Gruppe tritt die Methacrylgruppe auf. Liegt die Methacrylgruppe einfach im Monomer vor, wird von monofunktionellen Methacrylaten gesprochen. Je nach Anzahl der Methacrylgruppen pro Monomer unterscheidet man bi- oder höherfunktionelle Methacrylate.

Monofunktionelle Methacrylate bilden lediglich Fadenmoleküle, da Kettenwachstum nur an einer Stelle im Molekül ablaufen kann. Um den durch lineare Kettenreaktion entstehenden Makromolekülen die Möglichkeit zur Vernetzung zu bieten, bedarf es chemischer Verbindungen, die pro Molekül mehr als eine Doppelbindung besitzen. Bi- bzw. höherfunktionelle Methacrylate erlauben das Kettenwachstum an gleichzeitig mehreren Stellen im Molekül, wodurch ein dreidimensionales polymeres Netzwerk entsteht. Moleküle wie Glycoldimethacrylat und Divinylbenzol werden auch als **Vernetzer** bezeichnet.

Vielfältige Modifikationen der Methacrylatgrundform können als Monomere eingesetzt werden. Mit steigender Molmasse ist ein Anstieg des Siedepunktes der jeweiligen Verbindungen festzustellen. Monomere mit hoher Molmasse sind geeignet, pastöse Kunststoffzubereitungen zu liefern. Von besonderer Bedeutung ist der Umstand, dass mit steigender Molmasse die Polymerisationsschrumpfung der Methacrylate deutlich reduziert wird. Je nach Existenz und Anzahl von Carboxyl(COOH)- und Hydroxyl(OH)-Gruppen wird die Löslichkeit in Wasser sowie die Wasseraufnahme des Monomers bzw. des Polymers beeinflusst.

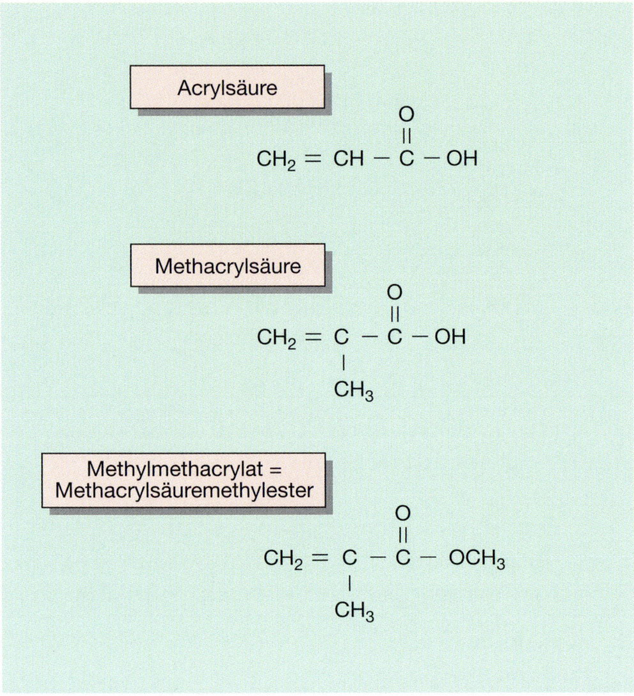

Abb. 3 Acrylsäure, Methacrylsäure, Methacrylsäuremethylester.

Tabelle 1 gibt zur groben Orientierung eine Übersicht über die drei wichtigen Werkstoffgruppen Glas/Keramik, Metalle und Polymere und deren wesentliche Eigenschaften.

14.4 Prothesenkunststoffe

Indikationsbezogen spielen Prothesenkunststoffe für herausnehmbaren Zahnersatz eine dominante Rolle:

Tabelle 1 Übersicht über die drei wichtigsten Werkstoffgruppen Glas/Keramik, Metalle und Polymere und deren wesentliche Eigenschaften [nach 11].

Werkstoffgruppe	Glas/Keramik	Metalle	Polymere
Bindungsart	Ionen-, Kovalenzbindung	metallische Bindung	Kovalenzbindung
E-Modul	hoch	mittel	niedrig
Wärmeausdehnung	niedrig	mittel	hoch
Dichte	mittel	hoch	niedrig
mech. Verhalten bei Raumtemperatur	spröde	plastisch	viskos-spröde
mech. Verhalten < 1000 °C	plastisch-viskos	plastisch-flüssig	Zersetzung
Schmelztemperatur	> 1000 °C	500–1600 °C	< 400 °C

- sie bilden die Prothesenbasis
- sie ersetzen verlorengegangene Kieferkammabschnitte
- sie tragen Prothesenzähne
- sie imitieren Gingivastrukturen
- sie nehmen gegebenenfalls Verbindungselemente zum Restzahngebiss auf.

Bei kieferorthopädischen Geräten tragen die Prothesenkunststoffe die unterschiedlichen metallischen Halte- und Regulierungselemente. In der Funktionskieferorthopädie sowie in der Funktionstherapie mit Aufbissbehelfen wird fast gänzlich auf metallische Elemente verzichtet. Im Bereich der maxillofazialen Prothetik dienen Prothesenkunststoffe der temporären und definitiven Versorgung von angeborenen oder erworbenen Defekten im Kiefer-/Gesichtsbereich. Weitere **Indikationen** bestehen als Hilfsmittel (für Abformlöffel oder Registratträger) oder als Hilfswerkstoffe (zur Fixierung oder Modellation).

Patientenbezogene Anforderungen an Prothesenkunststoffe sind:

- Biokompatibilität
- Mundbeständigkeit
- Irritationslosigkeit
- genaue und beständige Passform
- Farbbeständigkeit und natürliches Aussehen
- hohe mechanische Festigkeit und Abrasionsfestigkeit
- gute hygienische Eigenschaften
- Stabilität gegenüber Veränderungen der Umgebung (z.B. intraoral/extraoral, Temperaturänderungen)

Verarbeitungsbezogene Kriterien umfassen:

- arbeitshygienische Unbedenklichkeit
- stabile und dauerhafte Verbindung zu weiteren Elementen des anzufertigenden Therapiemittels (Prothesenzähne, metallische Elemente)
- Möglichkeit der Anpolymerisation (Reparatur, Unterfütterung, Anpolymerisation) und wirtschaftliche Verarbeitbarkeit [23]

Hinsichtlich der chemischen Zusammensetzung können unter den Prothesenkunststoffen folgende Gruppen unterschieden werden:

- Polymethacrylate
- Mischpolymerisate aus Polyvinylchlorid, Polyvinylacetat und Polymethylmethacrylat
- Polyacetale
- Polycarbonate
- Polyamide

Zahlenmäßig stellt die Gruppe der Polymethacrylate die weitaus größte Gruppe mit über 90% dar. Vergleicht man das Produktverzeichnis im Dental Vademecum aus den Jahren 1989 und 2001, so behaupten die Polymethacrylate ihre führende Position unangefochten [2, 3, 9].

Entsprechend der Art der Polyreaktion lassen sich die Kunststoffe in **Polymerisate, Polykondensate** und **Polyaddukte** (Polyaddate) unterscheiden. Als „klassischer" Vertreter der Polymerisate gilt der Polymethacrylsäuremethylester (PMMA). Zu den PMMA-Kunststoffen gehört das allgemein bekannte „Plexiglas". Im dentalen Bereich ist der Prothesenkunststoff **Paladon**® als PMMA-Kunststoff sehr bekannt und weit verbreitet. Zu den Polykondensaten gehören die **Phenoplaste**, die **Aminoplaste**, die **Polyamide** und die **Polycarbonate**. Die Phenoplaste sind Kondensationsprodukte des Formaldehyds mit Phenol, Resorcin oder beispielsweise Kresol, wohingegen die Aminoplaste Kondensationsprodukte des Formaldehyds mit Harnstoff, Anilin, Melanin oder Proteinen sind. Polyamide lassen sich durch die wiederkehrende chemische Gruppe –CO–NH– charakterisieren. Polycarbonate sind Polyester der Kohlensäure.

Ein bekannter Handelsname bei den Phenoplasten ist das **Bakelit**®, das beispielsweise für Spielzeug aus Kunststoff weite Verbreitung findet. Aminoplaste werden in der Holz verarbeitenden Industrie als Leimharze für Spanplatten und Möbel genutzt und dienen in Form der „Tränkharze" zum Beispiel zum Imprägnieren von Papier. Bei den Polyamiden sind wohl die als Textilfasern verwendeten Produkte **Perlon**® und **Nylon**® allgemein bekannt.

Für die **Polycarbonate** ist der heute nicht mehr verwendete Prothesenkunststoff **Andoran**® erwähnenswert. Er ist glasfaserverstärkt und gilt im frisch polymerisierten Zustand als nahezu unzerbrechlich (hohe Schlagfestigkeit). Diese herausragende Eigenschaft lässt jedoch mit zunehmender Tragedauer deutlich nach. Infolge seiner geringen Resistenz gegenüber Alkalien, die in den meisten Prothesenreinigungsmitteln vorkommen, kommt es kurzzeitig zu einer Spannungsrisskorrosion. Die dabei auftretenden Craquelée-Sprünge können zu Ausgangsstellen für spätere Prothesenbrüche werden [19]. Zu den Polyaddukten zählen die Polyurethane und die Epoxidharze, die für die Herstellung von Totalprothesen beim gegenwärtigen Stand der Technik keine Rolle spielen.

Für Prothesenkunststoffe sind Mindestanforderungen und verbindliche Prüfungen in Normen festgelegt. Als Grundlage dient in Europa die DIN EN ISO 1567 vom März 1995. In dieser Norm wird unterschieden zwischen:

- heiß polymerisierbaren Kunststoffen,
- kalt polymerisierbaren Kunststoffen (Autopolymerisate),
- Gießkunststoffen und
- thermoplastisch formbaren Rohlingen und Granulat

In der Zahnheilkunde finden fast ausschließlich synthetisch hergestellte Kunststoffe bei der Prothesenherstellung Anwendung. Die Herstellung von Kunststoffen aus veredelten Naturstoffen spielt heutzutage nahezu keine Rolle mehr.

Es erscheint sinnvoll, zwischen **Thermoplasten** und **Duroplasten** (auch Duromere genannt) zu unterscheiden. Der Begriff „Plaste" ist hierbei als Synonym für den Begriff „Kunststoff" aufzufassen. So spricht man dementsprechend anstelle von Kunststoffen auch von Polyplasten. Bei den Duroplasten handelt es sich definitionsgemäß um Kunststoffe, die sich durch Erwärmen nicht erweichen lassen (nicht schmelzbar). Die Duroplaste sind hochgradig chemisch vernetzte Makromoleküle, die sich im Gegensatz zu den Thermoplasten bei fortschreitender Erhitzung zersetzen. Die Makromoleküle der Thermoplaste (Plastomere) sind fadenförmige Gebilde. Durch Erwärmung können die „verfilzten" Einzelfäden wieder „entwirrt" werden, d.h. durch Energiezufuhr können die physikochemischen Bindungskräfte überwunden werden. Die Thermoplaste erweichen und das bedeutet praktisch, dass sie ähnlich den Wachsen bei höheren Temperaturen verformbar sind.

Unter chemoplastischer Verarbeitung sind Verfahren zu verstehen, die einen aus Flüssigkeit (Monomer) und Kunststoffpulver (Polymer) hergestellten Kunststoffteig verwenden oder diesen Teig als Fertigprodukt nutzen. Je nach Konsistenz wird dieser Kunststoffteig durch Pressen geformt (**Stopf-Press-Verfahren**), ist über **Auto- bzw. Lichtpolymerisation** adaptier- und modellierbar, kann injiziert (**Injektionsverfahren**) oder gießfähig verarbeitet werden (**Gießverfahren**). Die erforderliche Verfestigung erfolgt über die Polymerisation, wozu initial Energiezufuhr benötigt wird. Die Polymerisation erfordert je nach Verfahren definierten Druck oder ist ohne Einwirkung eines äußeren Druckes möglich. Zur Formgebung werden Hohlformen oder Halbformen (Modelle) benötigt.

Die thermoplastische Verarbeitung zeichnet sich dadurch aus, dass das fertige Polymer, das Thermoplast, durch Wärme plastifiziert und durch Druck geformt wird. Eine Kontraktion durch Polymerisation entfällt somit, nicht jedoch die thermische Kontraktion.

14.4.1 Polymethacrylsäuremethylester (PMMA)

Die am häufigsten verwendeten Prothesenkunststoffe gehen auf den Methacrylsäuremethylester zurück. Diese Kunststoffgruppe ist abgekürzt unter dem Namen PMMA-Kunststoffe bekannt. Die routinemäßige Verarbeitung des PMMA-Kunststoffes basiert auf einem Patent der Firma Kulzer aus dem Jahre 1936, das heute als Paladon®- bzw. Pulver-Flüssigkeits-Verfahren weltweit bekannt ist.

Das Zweikomponenten-Prinzip, Pulver und Flüssigkeit, ist für die Heiß-, Kalt- und Mikrowellenhärtung realisiert; für die lichthärtenden Einkomponenten-Materialien finden hochmolekulare Dimethacrylate Verwendung. Bei den **Pulver-Flüssigkeitssystemen** enthalten die Flüssigkeiten etwa 90% Methylmethacrylat, 8% Vernetzer und 2% Additive (z.B. Stabilisatoren). Das Pulver weist zu ca. 99% Polymethylmethacrylat-Polymere mit einer mittleren Perlgröße von ca. 30 μm auf, das so genannte Perlpolymerisat [12]. Die Verarbeitung und Mischung der Flüssigkeit und des Pulvers erfolgt in einem bestimmten Verhältnis (2 bis 3 Teile Pulver zu einem Teil Flüssigkeit), wobei der Flüssigkeit Pulver zugegeben wird. Dadurch wird erreicht, dass einerseits die Polymerisationsschrumpfung deutlich reduziert wird, zum anderen der entstehende Kunststoffteig eine gut verarbeitbare Konsistenz aufweist. In diesem Teig werden die Pulverpartikel durch die Flüssigkeit angelöst, was als Anquellprozess bezeichnet wird und als Grundlage zur Ausbildung eines Polymerketten-Netzwerks dient.

Der Monomeranteil im Pulver-Flüssigkeitssystem hat Einfluss auf verschiedene Parameter: Je mehr Monomer verwendet wird, umso größer sind die Polymerisationsschrumpfung, der Restmonomergehalt der fertigen Prothese und die Biegsamkeit, umso geringer sind aber auch der Elastizitätsmodul und die Festigkeit [15].

Die PMMA-Kunststoffe werden sowohl als Heißpolymerisate als auch in Form von Kalt- und Autopolymerisaten angeboten. Beide Polymerisate basieren auf den gleichen Ausgangsstoffen und unterscheiden sich allein durch die Art der Polymerisationsauslösung. Die Einleitung der Polymerisationsreaktion beruht bei den Heißpolymerisaten auf der Zufuhr von Wärme. Bei den Kalt- bzw. Autopolymerisaten wird die Polymerisation durch ein spezielles Katalysatorsystem eingeleitet.

Autopolymerisate fanden ihren Weg in den Dentalbereich als Reparaturmaterial und als Plattenmaterial für kieferorthopädische Geräte. Lange Zeit galten die Autopolymerisate gegenüber den Heißpolymerisaten als minderwertiger. Hauptursache hierfür waren die häufig zu beobachtenden Gelb-Braun-Verfärbungen und ihr anscheinend höherer Restmonomergehalt. Die Verfärbungen beruhen auf einem farblabilen Katalysatorsystem (Dimethyltoluidin in der Flüssigkeit und Dibenzoylperoxid im Pulver). Bezüglich des viel diskutierten Restmonomergehaltes muss darauf hingewiesen werden, dass der versuchsbedingt festgelegte Zeitpunkt zur Bestimmung des Restmonomergehalts von entscheidender Bedeutung ist [16]. Autopolymerisate enthalten anfänglich einen verhältnismäßig hohen Restmonomeranteil (2 bis 6 %); damit ist auch die mechanische Festigkeit anfänglich nicht so hoch wie bei Heißpolymerisaten. Innerhalb weniger Wochen nimmt jedoch durch Nach-Polymerisation der Monomergehalt um 50 bis 70 % mit entsprechender Verbesserung der mechanischen Eigenschaften ab. Die Durchführung der Polymerisation bei Autopolymerisaten im temperierten Wasserbad (ca. 40 °C) verzögert eine vorzeitige Abkühlung des Reaktionsgemisches und bewirkt eine Reduzierung des anfänglichen Restmonomergehalts [18]. Zusätzlich kann eine zwei- bis viertägige Lagerung der Prothese im temperierten Wasserbad weiteres Restmonomer entfernen, sodass bei geeigneter Verarbeitung Restmonomergehalt und -freisetzung der heutigen Autopolymerisate weitgehend dem Gehalt bzw. der Freisetzung bei Heißpolymerisaten entsprechen [13].

Tabelle 2 informiert über Kennwerte von Methylmethacrylat und PMMA-Kunststoff.

Neben der Herstellung der Prothesenkunststoffe aus Pulver und Flüssigkeit wurden Verfahren zur Verarbeitung einer einzelnen Komponente entwickelt. In den letzten Jahren sind vor allem **lichthärtende Einkomponentensysteme** (z.B. Triad®, Fa. Dentsply, Versyo.com®, Fa. Heraeus Kulzer) interessant geworden, wobei diese Kunststoffe nach dem Prinzip der Komposite aus einer Dimethylacrylatmatrix mit Füllstoffen aufgebaut sind. Im Vergleich zu reinem PMMA sind Wasseraufnahme, Polymerisationsschrumpfung und thermischer Ausdehnungskoeffizient geringer, die mechanische Festigkeit höher. Die Polymerisation beginnt auf der Seite des Lichtzutritts; die Schrumpfung läuft somit gerichtet ab. Anwendbar sind die lichtpolymerisierenden Prothesenkunststoffe für die direkte und indirekte Unterfütterung sowie für kieferorthopädische Geräte. Zusätzlich ergeben sich Einsatzmöglichkeiten als Modellierkunststoff und vor allem bei der Herstellung individueller Abform- bzw. Funktionslöffel.

Tabelle 2 Kennwerte von Methylmetacrylat und PMMA-Kunststoff [nach 15, 23].

Methylmethacrylat	
Dichte	0,935 g/cm³
Siedepunkt	100,3 °C
Polymer.schrumpfung MMA →PMMA	≈ 25 Vol%
Kunststoffteig	
Polymer.schrumpfung bis zum PMMA	5–7 Vol%, 1,7–2,3 %lin
Polymethylmethacrylat	
Dichte	1,18 g/cm³
linearer therm. Ausdehnungskoeff.	80 x 10^{-6}/K
thermische Kontraktion/10 °C	0,08 %lin
Wärmeleitfähigkeit	0,2–0,3 W/mK
Elastizitätsmodul	2500–4000 N/mm²
Biegefestigkeit (Stopf-Pressen)	62–87 N/mm²
Biegefestigkeit (nach Reparatur)	30–80 N/mm²
Druckfestigkeit	120 N/mm²
Wasseraufnahme	bis ca. 2,5 Vol%
Löslichkeit	2–6 mg/cm³
Restmonomergehalt	
Heißpolymerisat (Stopf-Pressen)	
nach 24 h trocken	1,5 %
nach 7 d H_2O 37 °C	1,2 %
Kaltpolymerisat	
nach 24 h trocken	ca. 6 %
nach Überdruckpoly. und 24 d trocken	1–2 %
nach 7 d H_2O 37 °C	1,8 %

Verarbeitungstechniken von PMMA-Kunststoffen

Bei der Verarbeitung von PMMA-Kunststoff gilt es, zwischen einem so genannten **Nassverfahren** und einem **Trockenverfahren** zu unterscheiden. Beim Nassverfahren wird ein Pulver-Flüssigkeitsgemisch verarbeitet, wohingegen beim Trockenverfahren ein bereits voll auspolymerisierter PMMA-Kunststoff – ohne direkte Beteiligung monomerer Flüssigkeit – durch Wärmezufuhr plastifiziert und damit formbar gemacht wird. Nach Art der Füllung des Prothesenhohlraums in der Küvette lässt sich zusätzlich folgende Einteilung vornehmen:

- Stopf-Press-Verfahren
- Gießverfahren
- Einspritz-Nachpress- oder auch Injektionsverfahren
- Spritz-Guss-Verfahren

Das **Stopf-Press-Verfahren** ist allgemein unter dem Namen **„Küvettentechnik"** bekannt. Man bedient sich hierbei einer geteilten Küvettenform, in welche die in Wachs ausmodellierte Prothese auf dem Arbeitsmodell in Gips eingebettet wird. Nach Ausbrühen des Wachses und der notwendigen Isolierung der Gipsoberflächen gegen den einzubringenden Kunststoff werden die Küvettenhälften aufeinander gesetzt und mechanisch unter einer Presse zusammengedrückt. Während des Pressvorgangs tritt überschüssiger Kunststoffteig seitlich zwischen den Küvettenhälften heraus und ist mit der sich zwangsweise bildenden Pressfahne Ursache für die mit mühsamer Nacharbeit verbundene Erhöhung der vertikalen Kieferrelation (sog. Bisserhöhung). Durch entsprechendes Probepressen und durch Anlegen von Kunststoff-Abflussrillen wird versucht, die Dicke der Pressfahnen so weit wie möglich zu reduzieren.

Erfahrungsgemäß ist bei allen geteilten Küvettensystemen mit pressfahnenbedingter Erhöhung der vertikalen Kieferrelation zu rechnen.

Durch das Remontieren der in Kunststoff überführten Totalprothesen müssen die verfahrenstechnisch bedingten Erhöhungen der Kieferrelation durch Beschleifen der Prothesenzähne ausgeglichen werden (s. Kapitel 10) [21]). Neben der pressfahnenbedingten Veränderung muss auch durch das Abheben der Prothesen von den Arbeitsmodellen bzw. durch die Bearbeitung der Prothesen selbst in Form des Fräsens und Polierens mit einer Deformation der Kunststoffkörper und damit gleichzeitig mit zusätzlichen Okklusionsveränderungen gerechnet werden. Zwangsläufig sind deshalb der Prothesenkorrektur durch das primäre Remontieren auf den Arbeitsmodellen Grenzen gesetzt [1].

Neben dem Stopf-Pressen unter atmosphärischem Druck erlaubt die (hydropneumatische) **Überdruckpolymerisation** in einem Druck übertragenden Medium bei offener, halb offener oder geschlossener Formgebung und mit mäßiger Wärmezufuhr, die Prothesenstruktur zu optimieren und den Arbeitsablauf zu rationalisieren. Verwendet werden geeignete kaltpolymerisierende Materialien.

Verfahrensbezogen werden das Gießverfahren, die Modelliertechnik (z. B. beim Komplettieren von Modellgussgerüsten) und die Streu- oder Sprühtechnik (gerne für die Herstellung kieferorthopädischer Geräte genutzt) unterschieden. Die Polymerisation erfolgt in einem Druckgefäß (2 bis 4 bar) über ca. 10 bis 30 Minuten in warmem Wasser [23].

Um die nachteilige Ausbildung von Kunststoff-Pressfahnen zu vermeiden, müssen **geschlossene Küvettensysteme** benutzt werden. Für eine sichere

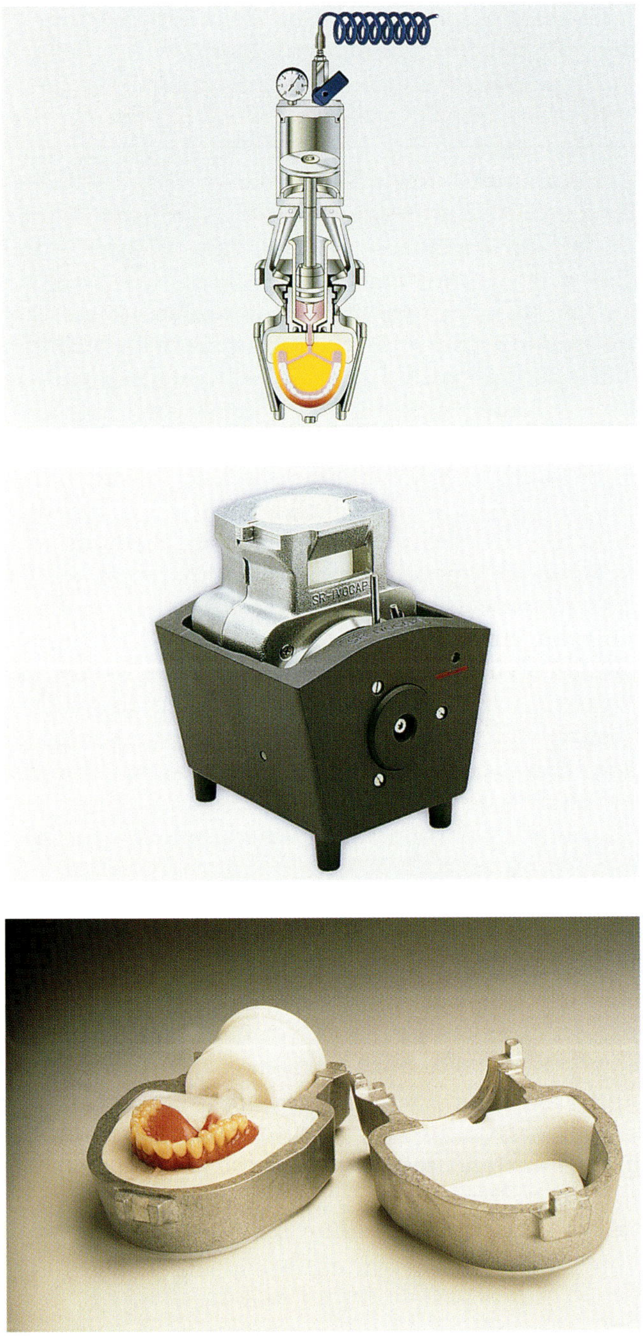

a

b

c

Abb. 4 Prinzip des Injektionsverfahrens (SR-Ivocap-System).
a) Mit Hilfe des Druckzylinderkolbens wird der in Kapseln befindliche Kunststoffteig in die geschlossene Spezialküvette gepresst.
b) Die Küvette ist in einem speziellen Spannrahmen fixiert.
c) Darstellung der beiden Küvettenhälften mit Injektionskanal.

Formfüllung reicht bei geschlossenen Küvettensystemen das bei geteilten Küvettensystemen übliche Stopfen des plastischen Kunststoffteiges nicht aus. Daher verwendet man zum Füllen der Hohlformen das **Gießverfahren** (s.o.) oder das **Injektionsverfahren**. Beide Verfahren versuchen nicht nur, eine ausreichende primäre Formfüllung zu erreichen, sondern sie bemühen sich zusätzlich, Hohlräume auszugleichen, die auf der Polymerisationsschrumpfung beruhen. Vertreter des Injektionsverfahrens sind z.B. das SR-Ivocap®-Injektionssystem (Fa. Ivoclar Vivadent) und Palajet-PalaXpress®-System (Fa. Heraeus Kulzer) (Abb. 4).

Beim **Injektionsverfahren** wird Kunststoffteig in eine zweiteilige fest verschlossene Hohlform eingepresst, die mit einem für Kunststoff vorgesehenen Reservoir verbunden ist. Durch das Injektionsprinzip wird Formidentität mit der Wachsmodellation erzielt und die durch Polymerisationsschrumpfung verursachten Probleme durch Nachpressen von Kunststoffmaterial kompensiert. Das **Ivocap®-System** besteht aus einer Spezialapparatur sowie besonderen Kapseln, in denen sich das zu verarbeitende Kunststoffmaterial befindet. Der Ivocap-Kunststoff ist ein Heißpolymerisat, das in einem so genannten Cap-Vibrator automatisch angemischt und dann in eine geschlossene Küvette mit Hilfe eines Druckzylinderkolbens eingespritzt wird. Es findet eine Druck-Hitze-Polymerisation statt. Zur Kompensation der Volumenschwindung während der Kunststoffverarbeitung wird zusätzlich ein Spezialgips zur Modellherstellung verwendet, der sich durch eine besonders hohe Abbindeexpansion auszeichnet. Hierdurch soll die Abbindekontraktion des Kunststoffs kompensiert werden, deren Bedeutung für eine exakte Passform der fertiggestellten Prothesen allgemein höher beurteilt wird als die erwähnte Polymerisationsschrumpfung [14]. Praktisch werden die Prothesen bei der Anwendung des Ivocap®-Systems auf überdimensionierten Arbeitsmodellen polymerisiert, um die werkstoffbedingt voneinander abweichenden Abkühlkontraktionen von Kunststoff und Einbettgips auszugleichen. Neben den werkstoffbezüglichen Parametern gilt es jedoch auch, den geometrischen Abmessungen, d.h. Größe und Form der Prothese bzw. des Arbeitsmodells, Rechnung zu tragen; die Variabilität der Prothesen- und Modellformen erlaubt keine hundertprozentige Kompensation für unterschiedliche Abkühlungskontraktionen [15].

Im Unterschied zum Ivocap®-System wird beim **Palajet-PalaXpress®-System** ein PMMA-Kunststoff als Autopolymerisat verwendet und auf die Nutzung eines speziellen Modellmaterials mit gesteigerter Abbindeexpansion verzichtet.

Beim **Microbase®-System** (Fa. Dentsply) wird das Injektionsverfahren zur Verarbeitung eines Einkomponentenmaterials (Diurethandimethacrylat mit anorganischen und organischen Füllstoffen und organischen Fasern) benutzt. Das Material ist MMA-frei, die chemische Basis bilden Diacrylatmonomere. Durch Mikrowellenstrahlung wird eine zeitlich deutlich verkürzte Heißpolymerisation durchgeführt. Dazu sind spezielle Küvetten aus faserverstärktem Polyester erforderlich. Für die Einbettung wird Spezialgips verwendet, der durch sein Dimensionsverhalten die thermische Kontraktion des Kunststoffs bei der Abkühlung nach der Polymerisation ausgleicht. Diacrylat erfordert eine modifizierte Poliertechnologie, die der von Füllungskomposites ähnelt, um eine optimale Oberflächenstruktur zu erzielen [26].

Das **Spritz-Guss-Verfahren** wurde zunächst im Zusammenhang mit der Verarbeitung von Polycarbonaten und Polyamiden bekannt und ist unter der thermoplastischen Verarbeitung einzuordnen. Die thermoplastische Verarbeitung ist an aufwändige gerätetechnische Voraussetzungen gebunden. Z.Z. ist ein PMMA-Copolymerisat (Polyan®, Fa. Girrbach, bzw. PVS-H®, Fa. Polyapress) verfügbar, das als Kunststoffgranulat in einer Spritzgussmaschine zunächst verflüssigt, unter hohem Druck in eine Gipshohlform bei 260 °C eingespritzt und bis zum Erstarren unter Druck belassen wird. Tabelle 3 stellt thermoplastische Kunststoffe für das Spritz-Guss-Verfahren zusammen und benennt Vor- und Nachteile dieses

Tabelle 3 Thermoplastische Kunststoffe für das Spritz-Guss-Verfahrern [13].

Materialgruppe	Vorteile	Nachteile
• Polyacetale • Polyamide • Polycarbonate • Polymethacrylate	• geringeres bzw. kein Restmonomer • Verwendung anderer Polymere als PMMA möglich • homogenere Oberfläche • geringere Löslichkeit	• kein Verbund zu Kunststoffzahn • Reparatur nur bei PMMA möglich, sonst nicht • Unterfütterung nur bei PMMA möglich, sonst nicht • Spannungsrelaxation beim Gebrauch führt zu Passungenauigkeit, Alterungsanfälligkeit • mitunter geringer E-Modul, damit Verformung beim Tragen

Verfahrens [13].

14.4.2 Kunststoffe auf PVC- und Polyacetal-Basis

Das Kunststoffmaterial **Luxene®** (Fa. Astron Dental, USA) ist ein Mischpolymerisat aus den Komponenten Vinylchlorid (ca. 60 %), Vinylacetat (ca. 30 %) und Methacrylsäuremethylester (ca. 10 %). Luxene® besitzt eine gute Formkonstanz, zeigt eine geringe Wasseraufnahme und ist sehr bruchfest. Verarbeitet wird der Kunststoff in einem recht aufwändigen Schmelz-Press-Verfahren in entsprechend geschulten Lizenzlabors. Der Luxene®-Kunststoff wird in Kapseln geliefert und als vorpolymerisiertes Gel in eine vorgeheizte zweiteilige Spezialküvette eingebracht. Die Küvette wird mit einer Schmelz-Pressanlage verbunden und der plastifizierte Kunststoff in der heißen Hohlform bei 7 bar Druck verdichtet. Abschließend wird im Wasserbad bei 97 °C über 90 Minuten auspolymerisiert. Die Wasseraufnahme des Werkstoffs ist niedriger, die Bruchfestigkeit höher als bei PMMA. Kaltpolymerisierendes Luxene®-Material ist nicht verfügbar. Reparaturen und Unterfütterungen von Luxene®-Prothesen sind aus verfahrenstechnischen Gründen immer mit einer vollständigen Rebasierung der Prothesen verbunden.

Als weiterer Thermoplast steht **Polyacetal** (auch als Polyoxymethylen – POM – bezeichnet) als Prothesenkunststoff (Shera Acetal Dental®, Fa. Shera) zur Verfügung. Der Kunststoff wird in Tablettenform geliefert und im Spritz-Guss-Verfahren bei 220 °C verarbeitet. Die Modellation der Prothese erfolgt auf einem Spezialgipsmodell.

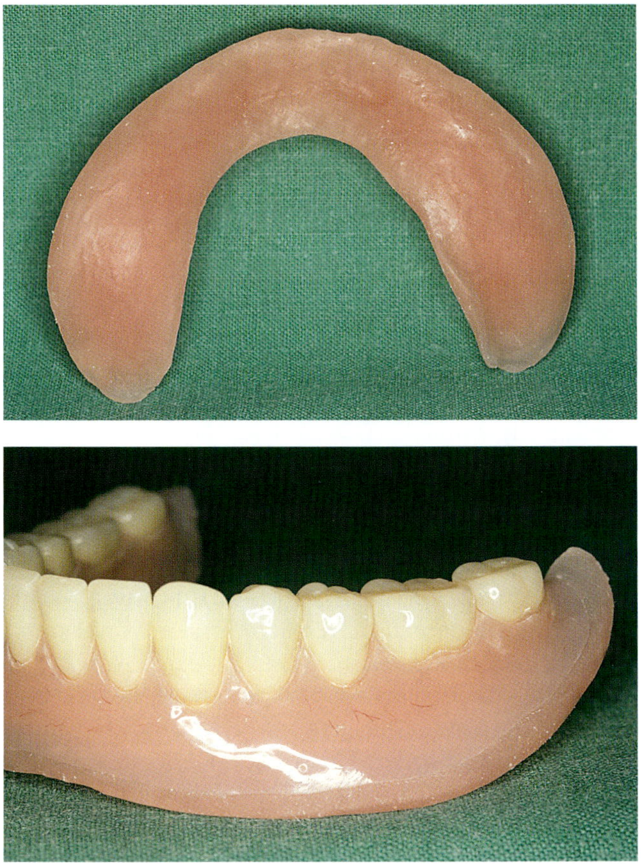

a

b

Abb. 5 Weichbleibend unterfütterte Unterkiefer-Totalprothese bei ausgeprägter Kieferkammatrophie.
a) Basisansicht.
b) Seitenansicht.

14.4.3 Weichbleibende Prothesenkunststoffe

Bei der Totalprothesenherstellung werden weichbleibende Kunststoffe im Sinne eines **weichen Prothesenbasispolsters** verwendet (Abb. 5). Der weichbleibende Effekt kann für eine permanente oder temporäre Inkorporation vorgesehen werden.

> Weiche Kunststoffe für die permanente Inkorporation haben neben den besonderen Gesichtspunkten in der maxillofazialen Prothetik bzw. Epithetik und in der Kieferorthopädie (Positioner) sowie im Rahmen der Herstellung von Mundschutz für Risikosportarten eine große Bedeutung bei der Unterfütterung von herausnehmbarem Zahnersatz für prothetische Problemfälle. Weiche Kunststoffe für temporäre Inkorporation können zur funktionellen Langzeitabformung und zur Vorbereitung des Prothesenlagers genutzt werden.

Für eine permanente, d.h. dauerhaftere weichbleibende Ausprägung können äußere Weichmacher, innere Weichmacher und primär weiche Kunststoffe unterschieden werden.

Äußere Weichmacher werden nicht in die Molekülkette eingebaut, sondern schwächen die zwischenmolekularen Kräfte und lockern die Makromolekülstruktur auf. Der äußere Weichmacher wird im Laufe der Tragedauer herausgelöst und gegen Wasser und Zersetzungsprodukte aus der Mundhöhle ausgetauscht, wobei ursprüngliche Eigenschaften des Kunststoffs sich verändern. Zusätzlich kommt es zu einer mikrobiellen Infiltration. Die äußere Weichmachung ist typisch für Acrylate, sie wird durch Mischung niederer und höherer Acrylsäureester erreicht. Ein oft genannter äußerer Weichmacher für PMMA-Kunststoffe ist **Dioctylphthalat**.

Innere Weichmacher werden durch Einbau strukturauflockernder Gruppen zu einem Teil der Molekülkette harter Kunststoffe selbst; der innere Weichmacher wird also als Kopolymerisat Teil des

Makromoleküls. Zu den inneren Weichmachern, die PMMA-Kunststoffe mit weichbleibenden Eigenschaften versehen, gehören Ester der Methacrylsäure mit höheren Alkoholen, wie z.B. der Methacrylsäurebutylester, oder Mischpolymerisate aus Acrylaten und Silikonen bzw. aus Ethylen und Vinylacetat. Durch Mischung niederer und höherer Acrylsäureester können Kunststoffe mit einer geringen Härte erzeugt werden, die im Anteigverfahren fest an PMMA als kalt- oder heißhärtende Materialien anpolymerisiert werden können.

Primär weiche Kunststoffe zeichnen sich durch geringe Wechselwirkung der Makromoleküle bei gleichzeitig lockerer Vernetzung aus. Silikon-Polykondensate und Silikon-Polyaddukte gehören als Elastomere zu dieser Gruppe. Der Verbund zum Prothesenbasiskunststoff muss über Haftvermittler bzw. Verbundsysteme erzielt werden.

Als **weiche Kunststoffe für die temporäre Inkorporation** stehen Pulver-Flüssigkeitspräparate zur Verfügung. Das Pulver besteht aus dem Perlpolymer höherer Acrylate (Polyethylmethacrylat) und wird mit Flüssigkeit (Phthalsäureester und Alkohole) zu einem an PMMA haftenden Gel angequollen.

Klinisch betrachtet sind die weichbleibenden Kunststoffe mit einigen Problemen behaftet. An erster Stelle steht aus werkstoffkundlicher Sicht, dass sich relativ kurzfristig Fremdstoffe in die schwammig-porige Kunststoffoberfläche einlagern. Diese aus dem Mundspeichel stammenden Fremdstoffe bewirken einen äußerst unappetitlichen Geruch sowie Farbveränderungen und lassen eine weichbleibende Unterfütterung schon nach kurzer Zeit (ca. 3 bis 5 Monaten) erneuerungsbedürftig erscheinen [23]. Zusätzlich verlieren sie während dieser Zeit durch Wasseraufnahme bzw. Weichmacheremigration sowie durch Immigration von Mikroorganismen ihre weichen Eigenschaften und verspröden.

Um kritische Mundschleimhautbereiche, die häufig Druckstellen aufweisen, durch eine permanente weiche Unterfütterung effektiv entlasten zu können, müssen diese Bereiche auf dem Modell zunächst bestimmt und anschließend gezielt und ausreichend durch Platzhalter (z.B. in Form von Tiefziehfolien) hohlgelegt werden (Abb. 6). Nach der Herstellung der harten Prothesenbasis werden die Platzhalter entfernt und in einem zweiten Schritt die weichen Kunststoffe aufgebracht [17]. Die Wirkung der Maßnahme wird durch eine Umverteilung der Belastung erreicht, kann also nicht die Belastung insgesamt re-

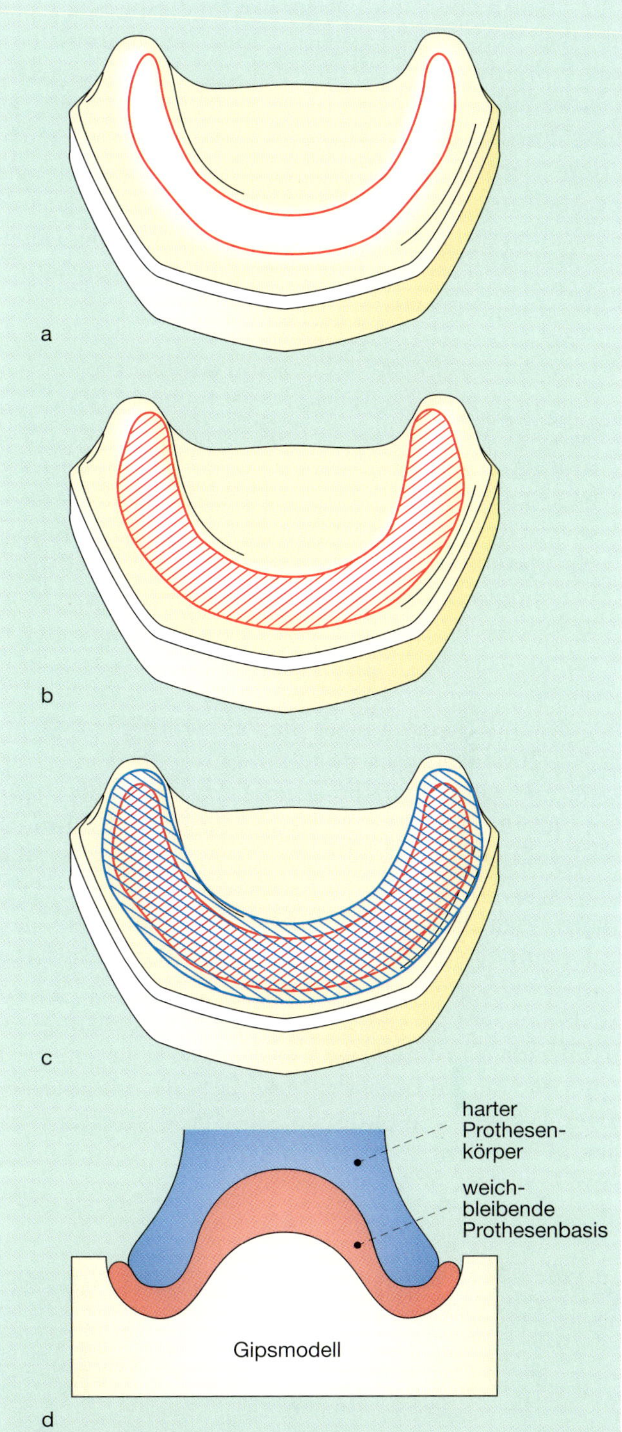

Abb. 6 Vorgehen bei der Herstellung einer weichbleibenden Prothesenbasis.
a) Die zu entlastenden Schleimhautstellen werden auf dem Modell gekennzeichnet.
b) Diese Stellen werden mit einem Platzhalter (ca. 3 mm Dicke) bedeckt.
c) Eine zweite Platzhalterschicht überdeckt den gesamten als Prothesenbasis vorgesehenen Bereich.
d) Querschnitt durch die Prothesenbasis.

duzieren. Ferner können andere Probleme wie Horizontalschub oder Okklusionsstörungen kaum beeinflusst werden. Die Bearbeitung weicher Kunststoffe ist bezüglich der Oberflächenqualität schwierig, so dass primär schon eine exakte Formgebung angestrebt werden sollte. Wenn überhaupt, so sollte eine Bearbeitung mit Stahlfräsern mit Querhieb oder mit speziellen rotierenden Schleifkörpern erfolgen. Dabei wird das Bearbeiten durch Vorkühlen des Kunststoffobjektes erleichtert.

Insgesamt weisen weiche Kunststoffe eine deutlich geringere Haltbarkeit als harte Polymerisate auf. Weiche Kunststoffe für die permanente Inkorporation besitzen daher wegen materialbezogener Alterung sowie aus hygienischen, ästhetischen und funktionellen Gründen eine Haltbarkeitsdauer kaum über ein bis zwei Jahre. Bei weichen Kunststoffen für die temporäre Inkorporation beläuft sich das mögliche Zeitfenster auf Tage bis wenige Wochen.

Als Besonderheit sei noch die Herstellung von Oberkiefer-Totalprothesen mit einer gaumenbedeckenden tiefgezogenen **Polycarbonatfolie** erwähnt (Abb. 7) [5]. Bei prothesenbedingten Rötungen der Gaumenschleimhaut – sei sie auf chemisch-toxische, mechanische oder thermische Irritationen zurückzuführen – hat es sich in Einzelfällen bewährt, den Gaumenteil von Oberkiefer-Totalprothesen aus flexiblen Polycarbonatfolien im Tiefziehverfahren herzustellen. Leider reißen diese Folien erfahrungsgemäß nach ca. einjähriger Tragezeit im Bereich der Ah-Linie ein und müssen anschließend mit aufwändiger Technik neu in die Prothese eingearbeitet werden. Viele Patienten empfinden diese „Oberkiefer-Folienprothesen" jedoch als äußerst angenehm. Dies mag darauf zurückzuführen sein, dass der gaumenbedeckende Prothesenanteil mit einem flexiblen Folienmaterial sehr dünn ausgeformt werden kann und die Folie selbst ohne spezielle Nachbearbeitung der Gaumenschleimhaut sehr exakt anliegt und oberflächlich herstellungsbedingt (Tiefziehfolienverfahren) eine hohe Glätte aufweist.

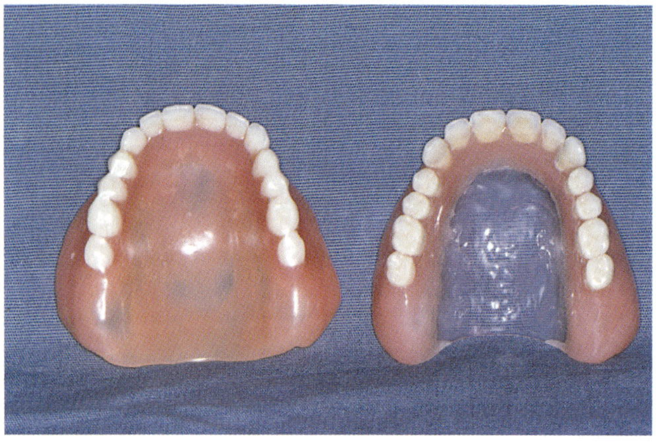

Abb. 7 Oberkiefer-Totalprothese mit einer tiefgezogenen Polycarbonatfolie als Gaumenteil.

14.4.4 Klinische Hinweise zu Prothesenkunststoffen

Neben zusätzlichen thermischen Verspannungen bei Heißpolymerisaten weisen Heiß- und Kaltpolymerisate **Spannungen bedingt durch Polymerisationsschrumpfung** auf. Diese Spannungen führen zu Veränderungen der Prothesenbasis und der Funktionsränder (insbesondere dorsaler Randabschluss) sowie zu okklusalen Veränderungen. Diese Umstände müssen nicht nur bei einer kompletten Neuanfertigung der Prothese, sondern auch bei Unterfütterungen, Erweiterungen und Prothesenreparaturen bedacht werden. Sie machen bei Prothesen(wieder)eingliederung eine intraorale klinische Überprüfung mit ggf. anschließender Korrektur notwendig.

Beim Schleifen und Polieren von Prothesenkunststoffen kann es schnell zu Wärmebildung und aufgrund eingeschränkter Wärmeleitfähigkeit zu daraus sich ergebender plastischer Verformung kommen, die Verziehungen bzw. Formveränderungen des Kunststoffobjektes bewirken.

Als Grundregel kann gelten, dass bei der formgebenden Bearbeitung von Kunststoffen stets mit wenig Druck bei relativ hoher Drehzahl gearbeitet werden sollte. Die Kunststoffpolitur lässt sich mit entsprechenden Polierern bei wenig Druck und mäßiger Drehzahl am besten herstellen.

Bei der Behandlung mit herausnehmbarem Zahnersatz trägt neben vielen weiteren Faktoren die korrekte Herstellung und Verarbeitung des Prothesenkunststoffs zum Therapieerfolg bei; der Erfolg schlägt sich u. a. in subjektiver Akzeptanz und Adaptation an das Therapiemittel sowie im **Fehlen von Unverträglichkeitsreaktionen** nieder. Technologiebedingte Fehler lassen sich sowohl für die chemoplastische als auch für die thermoplastische Verarbeitung aufführen und in sichtbare strukturbezogene, oberflächenbezogene und formbezogene sowie chemische Defizite untergliedern (Tabelle 4). Für chemoplastisch verarbeitete Kunststoffe auf MMA-Basis spielen ein hoher **Polymerisationsgrad** sowie ein hoher **Poly-**

Tabelle 4 Technologiebedingte Fehler bei Prothesenkunststoff [nach 26].

strukturbezogen	oberflächenbezogen	formbezogen	chemiebezogen
nach chemoplastischer Verarbeitung (MMA/PMMA)			
Porositäten (u.a. durch Monomerdampf, Wasserdampf, Lufteinschlüsse) **Schwundvakuolen** (u.a. durch Polymerisationskontraktion)	**Hitzespuren** (Polierfehler, konzentr. Mikrowellenenergie) **Craquelées** (Lösungsmittelkontakt bei Spannung im Kunststoffobjekt) **Mikrorauigkeiten**	***primär*** durch Polymerisationskontraktion, thermische Kontraktion ***sekundär*** (Gebrauchsperiode) durch Lösen von Spannungen, Milieuwechsel, plastische Deformation, Fließvorgänge, fehlerhafte Oberflächenbearbeitung	ungenügender Polymerisationsgrad, ungenügender Polymerisationsumsatz, Restmonomer, chem. Alterung (Polymerabbau)
nach thermoplastischer Verarbeitung			
Porositäten (im Liefermaterial oder durch therm. Zersetzung)	**Hitzespuren** (Polierfehler) **Craquelées** **Mikrorauigkeiten**	***primär*** durch therm. Kontraktion ***sekundär*** durch Lösen von Spannungen, Milieuwechsel, plast. Deformation, Fließvorgänge, fehlerhafte Oberflächenbearbeitung	thermische Zersetzung, chemische Alterung (Polymerabbau)

merisationsumsatz für die mechanischen Eigenschaften und für die biologische Wirkung eine entscheidende Rolle. Bei Thermoplasten, die nahe am Depolymerisations-Temperaturbereich plastifiziert werden, müssen ebenfalls die Ausgangsstoffe vollständig umgesetzt sein bzw. bei der Verarbeitung eine Freisetzung der Stoffe durch thermische Zersetzung vermieden werden. Beide Verarbeitungsformen unterliegen in der Gebrauchsphase der Prothesenkunststoffe Alterungsprozessen, die durch mechanische (z.B. Kaubelastung), physikalische (z.B. starke Temperaturwechsel, UV-Licht), chemische (z.B. organische Lösungsmittel) und biologische (Mikroorganismen) Einflüsse verursacht werden. Sie können zu Polymerabbau, Versprödung, Rissbildung und Verfärbung führen [12].

Prothesenkunststoffe haben bei der Eingliederung entsprechender Therapiemittel einen mehr oder weniger großflächigen und lang anhaltenden Kontakt mit der Mundschleimhaut. Es kommt zu einer Belastung des Prothesenlagers, zu einer Bedeckung der Schleimhaut und unter Umständen zu einer Wechselwirkung von Inhaltsstoffen des Prothesenkunststoffs mit der Schleimhaut. Zur **Druckstellenprophylaxe** sind ein maßvolles Abrunden von Kanten und ein sorgfältiges Glätten vorzunehmen. Scharfkantige Strukturen, z.B. entstanden durch das Hohllegen im Bereich des Torus palatinus, sollten gebrochen und Kunststoffperlen entfernt werden. Um einen ausreichenden Biegewiderstand bzw. eine Dauerbiegefestigkeit der Prothese und der damit verbundenen Schonung des Prothesenlagers unter funktioneller und auch parafunktioneller Belastung zu erzielen, ist es erforderlich, auf eine ausreichende werkstoffgerechte Dimensionierung des Kunststoffs zu achten. Eine schlechte Passform von Zahnersatz führt zu lokalen Fehlbelastungen, die wiederum resorptive Abbauvorgänge begünstigen und zu einem Circulus vitiosus führen. Eine gut an das Prothesenlager angepasste und mechanisch widerstandsfähige Prothese sollte aus physikalischer Sicht das Ziel sein.

Durch die Inkorporation von Totalprothesen kommt es zu einer breitflächigen Bedeckung der Schleimhaut, die damit einer physiologischen Mundreinigung und Befeuchtung nicht mehr zugänglich ist. Es bildet sich ein relativ anaerobes Milieu mit pH-Verschiebung und Temperaturerhöhung, wodurch es zu einer **Veränderung des Keimspektrums der Mikroorganismen** kommen kann. Die Oberflächengestaltung des gesamten Prothesenkunststoffs muss daher hygienefreundlich beschaffen sein und eine Plaqueanlagerung vermeiden helfen. Die häufiger im Oberkiefer als im Unterkiefer feststellbare Prothesenstomatitis, vor allem durch Rötung und Atrophie, aber auch Hyperplasie der bedeckten Schleimhaut charakterisiert, kann plaqueinduziert sein. In der multifaktoriellen Ätiologie der **Prothesenstomatitis** spielen mechanische und bakteriell-mykotische Einflüsse eine besondere Rolle und weisen auf die Bedeutung einer gewissenhaften Mund- und Prothesenhygiene hin. Subjektive Beschwerden liegen trotz auffälliger Befunde häufig nicht vor [20].

Im Gegensatz dazu reichen bei einer **allergisch bedingten Prothesenunverträglichkeit** die entzündlichen Veränderungen über den eigentlichen Auflagebereich des Zahnersatzes hinaus und gehen mit subjektiven Symptomen einher. Das Vorkommen ist sehr viel seltener [8, 20]. Die allergische Kontaktsensibilisierung kann über Inhaltsstoffe des Prothesenkunststoffs (Monomer, nicht verbrauchte Substanzen des Initiatorsystems, Farbstoffe), nicht jedoch über völlig auspolymerisiertes PMMA erfolgen; Allergien treten bei Kaltpolymerisaten, praktisch nicht bei Heißpolymerisaten auf [24, 25]. Symptome zeigen sich Stunden bis Tage nach Allergenkontakt (Typ-IV-Allergie) und machen sich an der Schleimhaut, aber auch perioral bemerkbar. Inhaltsstoffe aus Prothesenreinigungsmitteln oder Nahrungsmittelbestandteilen können aber auch allergische Reaktionen hervorrufen. Zur Klärung einer allergischen Genese können Epikutantests einen Beitrag liefern, sind allerdings nicht beweisend; falsch-positive und falsch-negative Testergebnisse sind möglich. Die Durchführung des Epikutantests und die sich anschließende Interpretation der Ergebnisse gehören in die Hand des Facharztes für Allergologie [7]. Epikutantestungen erfolgen dabei durchweg an der Haut, nicht an der Schleimhaut. Positive Testreaktionen an der Haut müssen nicht zwingend auf eine Relevanz für die Schleimhaut hinweisen, zumal an der Haut im Allgemeinen eine größere Sensibilisierungsbereitschaft besteht als an der Schleimhaut. Prophylaktische Epikutantestungen sind aufgrund der Gefahr iatrogener Sensibilisierung zu vermeiden [7].

14.5 Prothesenzähne aus Kunststoff und Keramik

Bis heute wird das Problem, ob bei der Herstellung von Totalprothesen Kunststoff- oder Keramikzähne benutzt werden sollen, kontrovers diskutiert. Für Kunststoffe, die für die Prothesenzahnherstellung Verwendung finden, sollen folgende **Eigenschaften** gelten:

- Abriebfestigkeit
- ausreichende Härte
- sicherer Verbund zwischen Prothesenbasis und Prothesenzähnen
- Widerstandsfähigkeit gegen organische Lösungsmittel
- Temperaturbeständigkeit
- Unquellbarkeit
- Gewebefreundlichkeit
- Farbbeständigkeit [4, 22]

Alle genannten Eigenschaften lassen sich ohne Zweifel, zumindest soweit es die im dentalen Bereich zur Verfügung stehenden Werkstoffe betrifft, mit keramischen Werkstoffen leichter realisieren als mit Kunststoffen.

So ist es vor allem die wesentlich einfachere Bearbeitbarkeit von Kunststoffzähnen und der vorteilhafte, weil platzsparende chemische Verbund von Kunststoffbasis und Kunststoffzahn, die den Erfolg des Kunststoffzahnes erklärlich machen. Zusätzlich handelt es sich bei den Kunststoffzähnen um vollkörperlich ausgebildete Zahnformen, die im Regelfall patientenseitig auf keinerlei Akzeptanzprobleme stoßen. Demgegenüber muss bei keramischen Prothesenzähnen zugunsten notwendiger mechanischer Retentionen auf Teile der anatomischen Form verzichtet werden. Dies führt in Einzelfällen zu Störungen des oralen Wohlbefindens.

Das **Hauptproblem des Kunststoffprothesenzahnes** besteht in seiner relativ geringen Abriebfestigkeit [22]. Zur Verbesserung der Abriebfestigkeit werden moderne Kunststoffzähne aus den abriebfesteren hochvernetzten Kunststoffen hergestellt. Bedingt durch die Erhöhung des Vernetzungsgrades lassen sich diese Kunststoffzähne jedoch immer schlechter dem Prothesenbasismaterial anpolymerisieren, da die Voraussetzung für einen homogenen Kunststoffzahn-Kunststoffbasismaterial-Verbund in der Lösbarkeit des Kunststoffzahnes durch monomere Flüssigkeit besteht. Diese Lösbarkeit nimmt jedoch mit dem Grad der Vernetzung ab. Um eine Erhöhung der Abriebfestigkeit des Kunststoffzahnes ohne Reduktion des chemischen Verbundes zwischen Prothesenzahn und Prothesenbasis dennoch zu erreichen, werden den zur Zahnherstellung verwendeten Kunststoffen anorganische Füllstoffe zugesetzt. Ähnlich wie bei den Kunststoff-Füllungsmaterialien müssen die verwendeten anorganischen Füllstoffe (z.B. Quarzkörner) durch eine spezielle Vorbehandlung (Silanisierung) mit einem organophilen Haftvermittler beschichtet werden, um den erwünschten chemischen Verbund zwischen der Kunststoffmatrix und dem einzulagernden Füllstoff zu ermöglichen.

Die eigentliche Herstellung der Kunststoffzähne geschieht in Metallformen, wie sie von der Keramikzahnherstellung seit langem bekannt sind (Abb. 8 und 9). Sowohl Kunststoffzähne als auch Keramik-

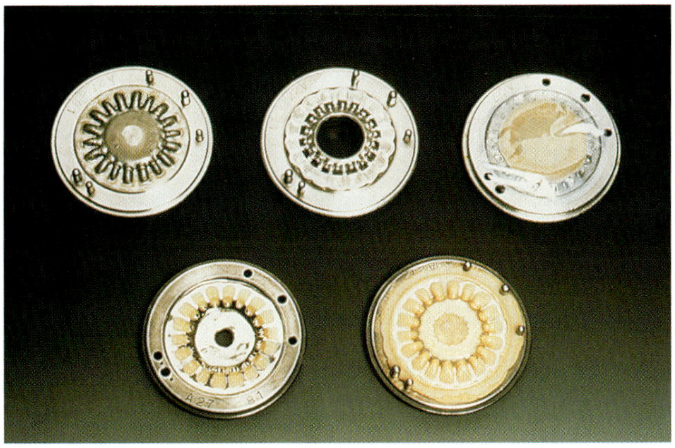

Abb. 8 Metallformen für die Kunststoff-Zahnherstellung.

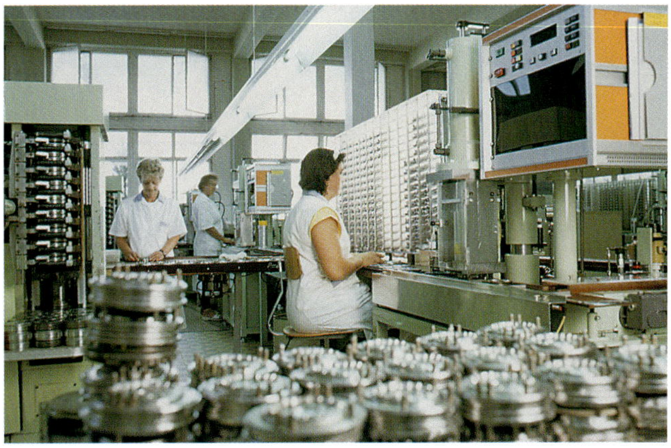

Abb. 9 Blick in die Fertigung von Kunststoff-Prothesenzähnen.

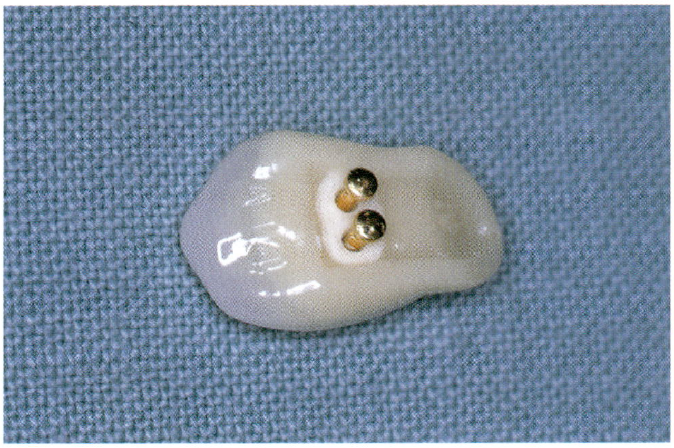

Abb. 10 Frontzahn aus Keramik mit so genannten Krampons.

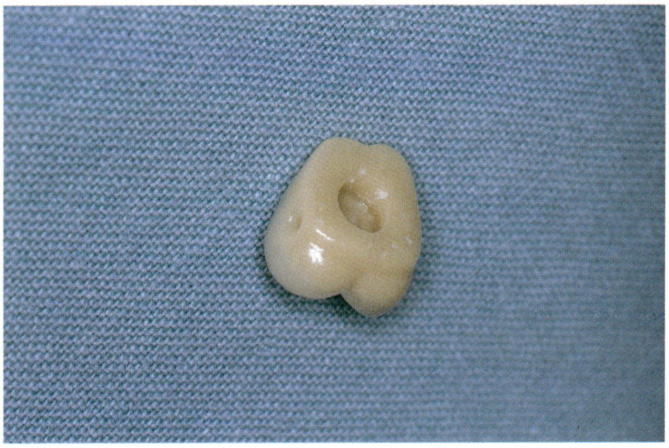

Abb. 11 Seitenzahn aus Keramik mit Retentionshohlraum und seitlichen Bohrungen.

zähne werden schichtweise aufgebaut, um eine gute Ästhetik zu erzielen.

Keramikzähne müssen – von speziellen Verfahren der Silanisierung abgesehen – über besondere mechanische Retentionen mit der Kunststoffprothesenbasis verbunden werden. Im Frontzahnbereich bedient man sich hierzu sog. Krampons (im palatinalen bzw. lingualen Bereich angebrachte Goldmantelstifte) und im Seitenzahnbereich sog. Retentionshohlräume (Abb. 10 u. 11).

Die **Seitenzähne aus Keramik** besitzen zusätzliche seitliche Bohrungen, durch die eingeschlossene Luftpolster während der Kunststoffeinpressung und Polymerisation entweichen können. Ohne diese Belüftungsbohrungen liefe der Keramikzahn Gefahr, während der Prothesenherstellung gesprengt zu werden. Von diesen Bohrungen (griechisch diatoros = durchbohrt) leitet sich die Bezeichnung „Diatorics" für Seitenzähne ab.

Beim Beschleifen von Keramikzähnen muss auf geeignete feinkörnige Schleifkörper mit dazu abgestimmtem Beschleifvorgehen geachtet werden, um Spannungsaufbau oder gar Splittern zu vermeiden. Keramikzähne sind nach der Bearbeitung schwer zu glätten und erfordern daher nach dem Einschleifen eine intensive Nachbearbeitung. Keramikzähne sind erheblich bruchanfälliger als Kunststoffzähne.

Insgesamt werden Keramikzähne weniger häufig eingesetzt als Kunststoffzähne. Im Frontzahnbereich von Totalprothesen werden sie infolge ihrer ästhetischen Gestaltungsfähigkeit hin und wieder bevorzugt [6].

14.6 Literatur

[1] Bawendi, B.: Auswirkungen von herstellungsbedingter Okklusionsveränderung bei Vollprothesen. Zahnärztl Welt 85, 773, 823, 871 (1976).

[2] Bundeszahnärztekammer und Kassenzahnärztliche Bundesvereinigung (Hrsg.): Das Dental Vademekum, Ausgabe 1989/90. Deutscher Ärzte-Verlag, Köln 1989.

[3] Bundeszahnärztekammer und Kassenzahnärztliche Bundesvereinigung (Hrsg.): Das Dental Vademekum (DDV), 7. Aufl. Deutscher Zahnärzte Verlag, Köln 2001.

[4] Eichner, K.: Kunststoffzähne sowie zahnfarbenes Kronen- und Brückenmaterial. In: Eichner, K. (Hrsg.): Zahnärztliche Werkstoffe und ihre Verarbeitung, Band 1, 4. Aufl. Hüthig, Heidelberg 1981, S. 165.

[5] Engelhardt, J. P., Rehberg, H. J.: Folienprothesen – Kunststoff-Folien als Basis totaler Prothesen. Dtsch Zahnärztl Z 29, 840 (1974).

[6] Diedrichs, G., Figge, K.: Ästhetische Frontzahngestaltung in der Totalprothetik. Phillip J 13, 73 (1996).

[7] Fuchs, T., Gutgesell, C.: Epikutantest. In: Przybilla, B., Bergmann, K. C., Ring, J. (Hrsg.): Praktische allergologische Diagnostik. Steinkopff, Darmstadt 2000, S. 23.

[8] Gebhardt, M., Geier, J., Welker, D.: Kontaktallergie auf Prothesenkunststoffe und Differenzialdiagnostik der Prothesenintoleranz. Dtsch Zahnärztl Z 51, 395 (1996).

[9] Gnan, C.: Prothesen-, Kfo-, Verblend- und Sonderkunststoffe (Produktübersichten). Quintessenz Zahntech 23, 707 (1997).

[10] Gründler, H., Stüttgen, U.: Die Totalprothese. Neuer Merkur, München 1995.

[11] Hennicke, H. W., Klein, S.: Nichtmetallisch-organische Werkstoffe im Dentalbereich. In: Kappert, H. F. (Hrsg.): Vollkeramik. Quintessenz, Berlin 1996, S. 19.

[12] Janda, R.: Chemie und Physik zahnärztlicher Werkstoffe. In: Eichner, K., Kappert, H. F. (Hrsg.): Zahnärztliche Werkstoffkunde und ihre Verarbeitung, 6. Aufl. Hüthig, Heidelberg 1996, S. 173.

[13] Janda, R.: Prothesenkunststoffe – Stand der Technik. Zahnärztl Praxis 2, 422 (1999).

[14] Körber, K. H.: Werkstoffkundliche Analyse zur Indikation des SR-Ivocap-Polymerisationsverfahrens. Dental Lab 38, 1617 (1990).

[15] Marx, H.: Kunststoffverarbeitung – praktischer Teil. In: Eichner, K. (Hrsg.): Zahnärztliche Werkstoffe und ihre Verarbeitung, Band 1, 4. Aufl. Hüthig, Heidelberg 1981, S. 129.

[16] Marx, H., Fukui, M., Stender, E.: Zur Frage der Restmonomer-Untersuchung von Prothesenkunststoffen. Dtsch Zahnärztl Z 38, 550 (1983).

[17] Marxkors, R.: Gerontoprothetik. Quintessenz, Berlin 1994.

[18] Marxkors, R., Meiners, H.: Taschenbuch der zahnärztlichen Werkstoffkunde, 5. Aufl. Deutscher Zahnärzte Verlag, Köln 2001.

[19] Schmidt, A.: Geschichte der Methacrylate in der Stomatologie. Zahntech DDR 19, 436 (1978).

[20] Straßburg, M., Knolle, G.: Farbatlas und Lehrbuch der Mundschleimhauterkrankungen. Quintessenz, Berlin 1991.

[21] Stüttgen, U.: Reokklusion von Vollprothesen im Artikulator Gnathomat. Quintessenz Zahntech 5, 9 (1979).

[22] Thämert, G.: Prothesenzähne. In: Meiners, H., Lehmann, K. M. (Hrsg.): Klinische Materialkunde für Zahnärzte. Hanser, München 1998, S. 296.

[23] Welker, D.: Prothesenkunststoffe. In: Eichner, K., Kappert, H. F. (Hrsg.): Zahnärztliche Werkstoffkunde und ihre Verarbeitung, 6. Aufl. Hüthig, Heidelberg 1996, S. 211.

[24] Welker, D.: Prothesenkunststoffe. In: Meiners, H., Lehmann, K. M. (Hrsg.): Klinische Materialkunde für Zahnärzte. Hanser, München 1998, S. 249.

[25] Welker, D., Gebhardt, M., Geier, J.: Prothesenkunststoffe – Ursache von Prothesenunverträglichkeit und Kontaktallergie? Rostock Medizin Beitr 4, 111 (1995).

[26] Welker, D., Lenz, E.: Prothesenkunststoffe – Chemie, Technologie und klinische Bewährung. Quintessenz Zahntech 23, 649 (1997).

Register

A

Abbeißen mit den Frontzähnen 304
Abdämmung, dorsale **69**
– Funktionsabformung 70
– Unterfütterung, indirekte, Oberkiefer 355
Abdichtung, Innenventil 69
Abdruck unter Kauaktion 68
Abformlöffel 58, **60**
– s.a. Funktionsabformlöffel
– Anfertigung **107**
– Dublierung 287
– Handbissnahme, provisorische 109
– Löffelränder, Dicke 79
– Stopps 72
– Tubercula retromolaria 72
– Unterkiefer 71
Abformmaterial 61, **70**
– Unterfütterung, indirekte 353
Abformung 58
– s.a. Funktionsabformung
– s.a. Kompressionsabformung
– s.a. Langzeitabformung
– aktive 66, **67**
– Alginat 61
– Anamnese 71
– anatomische **71**
– Befund 71
– Belastungsabformung 67
– Bienenwachs 61
– brennendes Gefühl 349
– definitive 107
– drucklose **68**
– Hilfsmittel 60
– Implantate **259**, 261
– Inzisalkantenlinie 65
– Kauabformung 67
– Kauschlauch 190
– Kunststoff, Konsistenz 349
– Löffelränder, Anpassung 108
– mundgeschlossene **63**, 64
– – Funktionsbewegungen 349
– mundoffene **63**
– muskelfreier Raum 58
– myodynamische/myostatische **65**
– – Prothesenrandlänge 66
– Oberkiefer 58, 74
– Oberlippe, Längenmarkierung 108
– passive 67
– präfunktionelle 71
– Randlängen 58
– Schlotterkamm 69
– Silikone 61
– Tauchbaddesinfektion 74
– Tegument 58
– thermoplastische Massen 61
– Übertragungsplatte 108

Abformung
– Unterfütterung, indirekte 355
– Unterkiefer 59, **73**, 355
– Ziele 58
Abkippen, Prothesen, Eingliederung 300
Abpräparation, subperiostale, Implantate 237
Abrasionen
– Keramikzähne 376
– Kunststoffzähne 195, 376
– Nachsorge 305
Abrasionseinschleifpaste 330
Abschlusslinie, dorsale, Oberkieferfunktionslöffel 82
Abstandhalter, Funktionsabformlöffel 79
Abstützungen, rotationsfähige, Unterkieferimplantate 223
Abwehrbereitschaft, Mundschleimhaut 6
Accu-Tray®-Löffel **60**, 61, 93
Achsneigung, Frontzähne 164
Acrylate 373
Adaptationsfähigkeit
– des Patienten 282
– Prothesen 196
– – Eingliederung 302
– Prothesenlager 2
Adduktionsfeld
– asymmetrisches 139
– Okklusionsstörungen 324
Adduktionspunkte 131, **139**
– Registrierplatten 129
– Registrierung 140
Adhäsivlack 356
Adheseal® 68
Äquilibrierung, Okklusion 123
Ästhetik 58
– Bisshöhe, zu niedrige 113
– Deckprothesen 266
– Frontzahneinprobe 173
– Keramikzähne 376
– Kunststoffzähne 376
– vertikale Dimension, okklusale 113
Aha-Linie, Oberkieferfunktionsabformung 88
Aktionsgrenze 59
Alameter 161
Alginate
– Abformung 61
– – Ober-/Unterkiefer 74
Alginoplast® 73, 93
Allergien **30**
– chemisch-toxische 31
– Mundschleimhaut 8
– Schleimhautbrennen 312
Allgemeinanamnese 8

Allgemeinerkrankungen, Implantate 254
allgemeinmedizinische Grundlagen, Diagnostik 7
All-Oral-Abformung 63
Alminax 332
Alter
– Adaptationsfähigkeit des Patienten 282
– Zahnlosigkeit 154
Alternativaufklärung, Implantatplanung 235
Altersrelation, Frontzähne, Auswahl 162
Altersveränderungen/Alterungsprozesse
– Kauorgan 282
– Prothesenkunststoffe 375
Aluwachs 332
Alveolarfortsatz 2
– Form 9
– Höhenverlust 341
– radiologische Darstellung 3
– Resorption 2, 9
Alveolarfortsatzatrophie
– Kieferkammmittellinien, Lagebeziehung 181
– Ober-/Unterkiefer 38
Alveolarkamm
– Resorption 341
– Verbreiterung/Nivellierung 241
Alveolarkammatrophie **344**
– Implantate 227
– Inkongruenz 341
– Seitenzähne, Aufstellung 180
Alveolarkammglättung 242
Alveolarkammplastik **39**
Alveolarknochen, Verschmälerung 341
Alveolarknochenschwund 343
Alveolarränder, Kompression, digitale 39
Amalgamfüllungen, Beschwerden 32
Aminoplaste 367
Anamnese **8**
– Abformung 71
– Beschwerden, unklare 19
– spezielle 9
Andoran® 367
Angstbewältigung, Bruxismus 28
Anhebung, chirurgische, Implantate, Oberkiefer 272
3i®-Anker 264
Ankylose, Implantate 218
Ankylos® 248
ankylotische Einheilung, Implantate 218
Antiphlogistika, Implantate 254
Arbeitsmodell, Remontieren des Sockels 327

Artefakte, Registrierkarte 135
Artikulation(sformel)
– beidseitig balancierte 330
– Mediotrusion **187**, 188
– Protrusion 185
– Seitenzähne, Aufstellung 184
Artikulationspapier 324
Artikulationsstörungen 320, **321**, 324
– Einschleifen 329
– Remontieren 327
Artikulator
– Einschleifen 336
– Gesichtsbogen, Registrierung 125
– Kieferrelation, horizontale 133
– Okklusion, bilateral balancierte 206
– Okklusionsteller, fixierter 110
– Remontieren, sekundäres 332
– Schreibspitzen/Spinastift, Einstellung 110
– Überprüfung 336
– Vertikalstift 110
– Wachswälle, fertige 111
Asensibilität 9
Asialie 6
Astra®-Schraubenimplantate 239, 247–248
Aufbereitung, maschinelle, Implantatlager 247
Aufbissbehelf 313
Auffüllen, Unterkiefer-Alveolarfortsatz 41
Aufklärung
– Implantatplanung **234**, 235
– Patienten 234
Auflagerungsplastik, Fernröntgenseitenbild 260
Aufstellmatrizen, kalottenförmige 207
Ausarbeitung, Replica-Prothese, kalt polymerisierte 287
Ausblocken, Kieferkämme, vestibuläre 78
Ausmessen, Prothesen, alte 76
Ausschlussdiagnostik, somatische 24
Aussehen, verändertes, Prothesen **313**
Außenventil 66
– Unterfläche, Unterfütterung 358
Aussprache(schwierigkeiten)
– Implantate, Oberkiefer 273
– Prothesen, Eingliederung 299
Autopolymerisate
– hart werdende, Unterfütterung 348
– PMMA 369
– Polymerisationsschrumpfung 348
– weich bleibende **351**
– – Unterfütterung **350**, 352

B

Bändchen
– Aktionsgrenze 10
– Funktionsabformung, Oberkiefer 86
Bakelit® 367
Bakterieneinlagerung, Heißpolymerisate, weich bleibende 357
Balance, Frontzähne, Aufstellung 171
Balancerampen
– bilaterale, Implantate, Oberkiefer 275
– Okklusion, monoplane 210
Barbitursäureverbindungen, Kunststoffpolymerisation 365
Basisbefunde, somatische, Erhebung 19
Basisplatten
– Anpressen 124
– Belastung, ungleichmäßige 141
– Nachsorge 305
– Passgenauigkeit 124
– Verschieblichkeit 119
– Zentrierung, Bissschablone 141
Beckenspaninterponat, Fernröntgenseitenaufnahme 231
Befunderhebung
– Abformung 71
– Befindlichkeit, subjektive 18
– Beschwerden, unklare 19
– enorale/extraorale 9
– radiologische 11
Begleitmedikation, Implantate 254
Beläge, Prothesennachsorge 305
Belastung, funktionelle, Implantate 255
Belastungsabformung **67**
Bennett-Bewegung, Okklusion, bilateral balancierte 207
Beschleifen, Keramikzähne 377
Beschwerden
– Anamnese 19
– Bewältigungsstrategie 22
bettlägerige Patienten, Dublierung 289
Bewegungen, geübte, Funktionsabformung, Unterkiefer 85
BHM Extrakt® 76
Bienenwachs, Abformung 61
Bikortikalschraube 248
Bindungsart, Werkstoffgruppen 366
Biokompatibilität, Implantate 219
Bipupillarlinie
– Bissschablonen 104
– Frontzähne, Aufstellung 165, **170**
– Oberkieferfunktionslöffel, Anpassung 82
– Okklusionsebene, Einstellung 104
Biss, frontal- bzw. kopfoffener 114
Bisshöhe
– Ästhetik 113
– Kieferrelation 111
– zu niedrige, Kieferrelation 97
– – Mundwinkelrhagaden 117
Bissschablonen
– Anpassung 102
– Basisplatten, Zentrierung 141
– Bipupillarlinie 104
– Camper-Ebene 104
– Haftpulver 115
– Handbissnahme 141
– Kieferrelation 101
– – horizontale 120
– Kontrolle im Mund 126
– Kunststoffwall 107
– Lagesicherung, Übertragungsplatte, zu breite 140
– mangelhaft sitzende, Okklusionsstörungen 322
– Okklusionsebene 104
– Registrierplatten 126
– Tragusunterrand 104
– Verschiebung 132
– Wachswall 102
– – oberer 102
– – unterer 105
– Zentrierung 120
Bisssenkung
– Labiomental-/Nasolabialfalten, vertiefte 307
– Rhagaden 313
Bisssperre, minimale, Registrierung 125
Bite-Compound® 356
– Funktionsabformung, Unterkiefer 84
BIT® 248
Blasen, Unterkiefer-Erstabformung 73
Bogen, gotischer s. gotischer Bogen
Bogenschnitt, kammgestielter, Implantate 240
Bohrhilfen/-schablonen, Implantatpositionen 244
Bonwill-Dreieck 332
Brånemark®-Implantat 247–248
– spontan perforiertes 239
brennendes Gefühl, Abformung 349
Briquet-Syndrom 16
Bruchgefahr, Heißpolymerisate, weich bleibende 357
Brücken
– Gerüste, keramisch verblendete 274
– implantatverankerte, festsitzende, Kiefer, zahnloser 266
– mechanische/okklusale Störungen 25
Bruxismus 16, 28
– CMD 27
– Münster-Beschwerdebogen 20
– Prothesen 214
Buccinatortasche 59
Bukkalkorridor
– Bezahnung, natürliche 171
– Frontzähne, Aufstellung 165, **169**
– zahnfreies Dreieck 170
Burning-Mouth-Syndrome 18, **24**
– allergische Reaktionen 312
– Münster-Beschwerdebogen 20
– Plaquebeseitigung/-kontrolle 312
– Prothesen **312**, 316
– – mechanische Irritationen 312
– psychosomatische Erkrankungen 17
Butterfly-Aufstellung
– Frontzähne 170
– Schneidezähne, mittlere 172

C

Calcitek® 248
CamLog® 249
Camper-Ebene
– Bissschablonen 104
– Oberkieferabdrucklöffel, Relation 108
– Oberkieferfunktionslöffel, Anpassung 82
– Seitenzähne, Auswahl 193
– Wachswälle, obere 111
Candida albicans
– Mundwinkelrhagaden 117
– Prothesenstomatitis 309, 346
Candylor® 161
Centric-Tray® **60**, 61
– Herstelleradressen 93
CG Soft-Liner® 351
Checkbiss, Artikulator, Überprüfung 336
chemisch-toxische Reaktionen 31
Chirurgie
– Kiefervorbereitung 35
– konventionelle 40

Chirurgie
– präprothetische 39
Chlorhexidindigluconat-Lösung/-Präparate
– Prothesen 309
– Prothesenstomatitis 346
Christensen-Phänomen, Seitenzähne, Aufstellung 210
chronic intractable benign pain syndrome 23
Chronifizierung, Gefahr 23
Coe-Comfort® 347, 351
Computer(spiral)tomographie, Implantate 231
Condylator®-Set
– Funktionsabformung 89
– Gesichtsbogenübertragung 90
Condyloform®-Zahn 205
– Okklusion, bilateral balancierte 209
– Seitenzähne, Auswahl 195
Cortison, Implantate 254
Countersink 249
CPC-Linie, Frontzahnbogen 165
Cracked-Tooth-Syndrom 25
Craquelées, Prothesenkunststoffe 375
Crista mylohyoidea/zygomatico-alveolaris 3

D

Deckprothesen 266
– Verankerung, Magnete 265
Defektdeckung, Lappenfibrom, Exzision 51
Dehnungsreflex, segmentaler 99, **100**
Dentavon® 74
dentofaziales Erscheinungsbild, Ästhetik 155
Dermabrasio, papilläre Hyperplasie 51
Desinfektion
– Funktionsabformung 91
– Prothesen 298
– Zinkoxid-Pasten 62
Diabetes mellitus, Implantate 226
Diagnose **12**, 18
– allgemeinmedizinische Grundlagen 7
– fortlaufende 13
– Prävention 12
– Problemstellung 2
– radiologische, Implantate 228
Diagnoseaufklärung, Implantatplanung 235
Diastemata, Frontzähne, Aufstellung 171
Diatorics 377
Dibenzoylperoxid, Kunststoffpolymerisation 365
Diclofenac, Implantate 254
Dioctylphthalat, Prothesenkunststoffe 372
Diskus, vorverlagerter, Vorschubhemmer 136
doctor hopping 23
Dokumentation, Patientenkarte 29
Dolder-Steg-Gelenk/Retentionshilfe, Implantate 220
Doppelkronen 264, **265**
dreidimensionale Technologie, Implantatplanung 234
Drei-Punkt-Kontakt, Okklusion, bilateral balancierte **202**, 210
Druckstellen 309, **310**
– Aufzeichnung, intraorale 120
– Eingliederung 297
– Funktionsrand, lingualer, zu langer 309
– Nachsorge 315
– Okklusionsstörungen 323
– Prothesenhalt 311
– Prothesenkunststoffe 375
– Remontieren 337
– rezidivierende 320
– – Implantatversorgung 226
– Schleifmaßnahmen 310
– Unterfütterung 310, 361
Druckstellenpaste 310
– Passgenauigkeit, Überprüfung 301
– Prothesen, Eingliederung 299
Drüsen, muköse, Mundschleimhaut 6
DSM III 16
Dublieren **283**
– Abformlöffel 287
– Arbeitsschritte 284
– Einbetten 287
– Funktionsabformung 285
– Küvetten, geeignete 287
– Prothesen, alte 76, 287
– Replica-Prothese 285
– totales 284
– – Vor-/Nachteile 289, **291**
– Totalprothesen 290
– Unterfüllung 285
– Unterfütterungsmaterial 288
– Verfahren, erstes 285
– Wachseinprobe 286
– Zähne, künstliche 286
– zweites 287
Durchfeuchtung, Mundschleimhaut 10
durchgedrückte Stellen
– Heißpolymerisate, weich bleibende 357
– Unterfütterung, indirekte, mundgeschlossene 356
– – mundoffene 354
Duroplaste, Prothesenkunststoffe 368
Dysästhesie, lingual-orale 17
dyskoordinierte Patienten, Registrierung 140
Dysmorphomanie/-phobie 27, **30**

E

Eckzähne
– Achsenabweichungen 172
– Invertierung, Frontzähne, Aufstellung 164
Eckzahnbereich, Schnittführung 41
Eckzahn-Prämolaren-Bereich, Implantate, Unterkiefer 268
Edlan-Plastik **46**, 47
Einartikulieren
– Gesichtsbogen, Einstellung 132
– Modelle 109
– provisorisches 107
Einbetten, Dublierung 287
Einbringen von Implantaten 248
– Hilfen 249
Eingliederung s. Protheseneingliederung
Einheilung
– Hilfsimplantate 255
– Implantate 218, **219**, 237, 255
– Schnittführung, sub-/transgingivale 236
Einprobe
– Implantate 260
– Replica-Prothese, unterfütterte 288
Einschleifbewegungen, Exkursionen, kleinste 330
Einschleifen
– Artikulationsstörungen 329
– Artikulator 336
– Kontakte, vorzeitige 330
– Lateralbewegungen, Störungen 330
– Okklusionsstörungen 329
– Protrusion 330
Einsenkung, distale, Implantate, Oberkiefer 275
Einzelknopfnaht, Implantation 251
Elastizität, Heißpolymerisate, weich bleibende 357
elektrische Phänomene/Potenziale, Restaurationen, metallische 32
elektrisierendes Gefühl
– Münster-Beschwerdebogen 20
– psychosomatische Erkrankungen 18
Elevatoren, Unterkieferlage, posturale 100
embryogenetisches Prinzip nach Gerber 162
Emergency Implant 248
E-Modul, Werkstoffgruppen 366
Entfernbarkeit, Implantate 219
Entlastung, mesiale/distale, Implantate 238
Entlastungslöcher, Unterfütterung, direkte 349
Epikrise 29
Epithelisation, sekundäre
– Vestibulumplastik 44
– – offene, Oberkiefer 53
Ernährung, Prothesen 304
Eröffnung, operative, Implantate 236
Erosionen, Mundschleimhautbrennen 24
Ersatzzähne, Abrasion, Relation, vertikale 344
Erscheinungsbild, verändertes, Prothesen 316
Erstabformung
– Mundboden, harter 78
– mundgeschlossene/-offene 60
– Oberkiefer 74
– Unterkiefer 71
– Ziele 58
Erweiterungsbohrung, Implantation 242
EsthetiCone®-Abutment, Suprakonstruktion, festsitzende, rein implantatgetragene 270
Evidence Based Dentistry 58, 93
Exkursionen
– Einschleifbewegungen 330
– gotischer Bogen 138
EX-3-N® 68, 93
Exostosen
– Oberkiefer 48
– Unterkiefer 40
Extensionen, Implantate 248
Extensionsprothese 59
Extensionstasche, linguale, Schnittführung 44

F

Farbbeständigkeit, Kunststoff-/ Keramikzähne 376
fazialer Effekt, Frontzähne, Aufstellung 167
Fehlerquellen, Artikulations-/Okklusionsstörungen 321
Feinjustierung
– Funktionsabformung, Unterkiefer 84
– okklusale, Seitenzähne, Auswahl 195
Fernröntgenseitenaufnahme
– Auflagerungsplastik 260
– Hufeisenosteotomie mit Beckenspaninterponat 231
– Implantate 229–230
– Oberkieferalveolarfortsatzatrophie 231
– Oberkieferrücklage 231
– Unterkieferrückverlagerung 260
Fibrome
– Abformung 58
– Entfernung, Unterfütterung 345
– gingivale, Oberkieferalveolarfortsatz 5
Fingerbänke, Remontieren, sekundäres 331–332
Fingerkuppenkontrolle, Unterkieferfunktionslöffel, Anpassung 83
Fischer-Winkel, Okklusion, bilateral balancierte 207
Flexaponal®-Wachs 68, 349
Foramen mentale, Schnittführung 239
Form
– Alveolarfortsätze 9
– Implantate 219
– normale, Gelenkbahn, sagittale 135
Formaufbereitung, Implantate 242, 248
Formgenauigkeit, Prothesenbasis 321
Fotostatus, Implantate 228
Fräsbarkeit/Fräsen
– Heißpolymerisate, weich bleibende 357
– Kieferkammglättung 241
freedom of centric, klinische Wertung 213
Freilegungsoperationen, Implantate 255
Freischleifen, Implantate 255
Fremdkörpergefühl, Prothesenränder, zu lange 314
Fremdmaterialien, Auflagerung, Vestibulumplastik 44
Fremdreflexe, Okklusionsanalyse 324
FRIA-COM® 229
Friadent®-Anker 264
Friadent®-Implantate 265
Frialit® 248–249
Front-Eckzahn-Führung nach Gausch 211
Frontzähne
– s.a. Schneidezähne
– Achsabweichungen/-neigung 164, 172
– Form und Farbe 91
– – Dublieren 283
– Hygienefähigkeit 177
– Keramikzähne 157
– Klasse-I-Zahnformen 161
Frontzähne
– Kretschmer-Konstitutionstyp 160
– Kunststoffzähne 158
– Prothesenzahn 157
– Retentionsnischen 177
– Stellung, ungünstige 313
Frontzahn-Alveolarkamm-Bereich, Resorption 342
Frontzahnaufstellung **163**
– Achsen, balancierte 171
– Balance, kontrollierte 171
– Bipupillarlinie 165, **170**
– Bukkalkorridor 165, **169**
– CPC-Linie 165
– Diastemata 171
– Dublieren 283
– Eckzähne, Invertierung 164
– fazialer Effekt 167
– Frontzahnbogen 165
– gerade 156
– gerodontologische Aspekte 177
– Gesichtsmitte 165, **170**
– individuelle 173
– – nach altem Foto **172**, 174
– – Interdentalpapille 175
– inzisaler Effekt 167
– Kieferkammverlauf 163
– Lachkurve 165, **168**
– Nasenbasislinie/-verlauf 165, **168**
– Oberkiefer 163, **164**
– Stellungsunregelmäßigkeiten **170**
– stereotype 164
– Stufe, sagittale 163
– Totalprothese 154
– Unterkiefer 163, **164**
– Weichteilprofil 166
– Zähne, Länge und Sichtbarkeit 167
– zervikaler Effekt 167
Frontzahnauswahl **157**
– Altersrelation 162
– Butterfly-Aufstellung 170
– Foto, altes 162
– gerodontologische Aspekte 177
– Geschlecht 161
– Gesichtsform 160
– Konstitutionstyp 161
– Material 157
– Nasenbreite/-form 161
– Totalprothese 154
– Zahnfarbe/-form **158**
Frontzahnbereich
– Keramikzähne 377
– Resorption 342
Frontzahnbeziehung, Kalottenartikulation 210
Frontzahnbogen
– CPC-Linie 165
– Frontzähne, Aufstellung 165
Frontzahneinprobe 173
– Ästhetik 173
– funktionelle Gesichtspunkte 176
– Sprechprobe 176
Frontzahnposition, Mittelwerte 165
Frontzahntreppe nach Ackermann **168**, 170
Frühkontakte
– erste 335
– Remontieren, sekundäres 335
Führungselemente, anteriore, flache, Front-Eckzahn-Führung 211
Führungsflächen, Unterfütterung, direkte 349
Functionally-Generated-Path-Technik, Okklusion 211
Funktionsabformlöffel
– s.a. Abformlöffel
– Abstandhalter 79
– Anfertigung 76, 78, 81
– Kunststoffwälle 80
– Material, lichthärtendes 79
– Modelle, anatomische, Grenzen, Anzeichnen 76
– Prothesenvorformen 79
– Zahnreihe, simulierte 64
Funktionsabformung 58, 63, 67, **84**
– s.a. Abformung
– s.a. Langzeit-Funktionsabformung
– Abdämmung 70
– All-Oral-Verfahren 63
– Aufwand 92
– Condylator®-Set 89
– Desinfektion 91
– Dublieren 285
– Gesichtsbogenübertragung 90
– Inzisalkantenlinie 89
– Kauschlauch 191
– – Kunststoffwälle 191
– Kerr® rote Stangen 89
– Kieferrelation, Bestimmung 88
– – horizontale/vertikale 64, 89
– Kunststoffwall 88
– Magnet-Split-Cast 91
– Mittellinie 89
– muskelpassiver Raum 190
– Oberkiefer **86**, 88
– Okklusionsebene 89
– Pfeilwinkelaufzeichnung 89
– Plattenbasismethode 80
– Registrierplatte 89
– Reproduzierbarkeit 70
– Silikone 62
– S-Kanal 116
– SR-Ivotray®-Verfahren 63
– Unterkiefer **84**, 85
– Zahnreihe, simulierte 79
– zahntechnisches Labor 91
– Zeit 92
– Ziele 59
– Zinkoxid-Nelkenöl-Massen 62
Funktionsbewegungen
– Abformung, mundgeschlossene 349
– Unterfütterung, direkte 351
Funktionsränder
– Gestaltung 313
– Korrektur, Dublieren 285
– linguale, zu lange, Druckstellen 309
– nicht ausreichend dimensionierte, Prothesenhalt 310
Funktionsstatus
– enoraler 10
– extraoraler 9
Funktionsverbesserung, Remontieren 337

G

Gaumen, Torusbildungen 10
Gaumenabdeckung, Implantate, Oberkiefer 272

Gaumenbereiche, funktionell wichtige, Dublieren 284
Gaumenbrennen 17
gaumenfreier Ersatz, Implantate 271
Gaumengewölbe, Gestaltung 116
– falsche, Sigmatismus 116
Gaumenplatte
– Ausformung, fehlerhafte 116
– – Sprachstörungen 115
Gaumenschleimhaut
– entzündliche Veränderungen 309
– Präparate 6
GC Reline Soft® 347, 352, 357
– Unterfütterung, direkte 349
Gefäß-Nervenbündel, Freilegung 44
Gegenbezahnung, klinische Wertung 214
Gegenkiefer
– Montage, Gesichtsbogenübertragung 335
– zahnloser, Implantate, Oberkiefer 275
Gelenkbahn
– Linie, ansteigende 137
– sagittale **134**, 135
– – Kieferrelation, vertikale 146
– – Kreisbogensegment 137
– – kurze, gerade 136
– Steilheit, Bestimmung 123
– verkürzte, verspannte Patienten 137
Gelenkbahnneigung, vertikale Dimension, Erhöhung 129
Gelenkzentrik 118
– Koinzidenz, fehlende 119
– Kondylus-Diskus-Komplex 121
Genussmittelgifte 13
– Resorption 7
Gerber-Konzept
– klinische Wertung 213
– Okklusion, bilateral balancierte 207
Gerüste
– gingivafarbene, kunststoffverblendete 274
– zweiteilige 274
Geschlecht(sspezifität)
– Bruxismus 29
– Frontzähne, Auswahl 161
Geschmacksirritationen
– Fallbericht 26
– Heißpolymerisate, weich bleibende 357
– Münster-Beschwerdebogen 20
– psychosomatische Erkrankungen 18
Gesichtsbogen
– Anwendung 123
– Einstellung 111
– – Einartikulieren 132
– – Kondyluspol, palpierter 123
– – Oberkiefermodell 133
– – Referenzpunkte 122
– – Registrierung, extraorale 126
– – Scharnierachsenpunkt, konventioneller 123
– – Unterkiefer, Protrusionsstellung 127
– – Unterkiefermodell 133
– Modelle, Einartikulieren **132**
– Nutzen 123
– Problematik 122
– Registrierung 125
– Replica-Prothese 286
Gesichtsbogen
– Scharnierachse, arbiträre 128
– Spinastift 109
– Stellschrauben 127
Gesichtsbogenübertragung
– Condylator®-Gesichtsbogen 90
– Funktionsabformung 90
– Gegenkiefer, Montage 335
– Kondylenposition, zentrische 90
– Okklusionsstörungen 333
– Plexiglasrondell 90
– Snow White Plaster No 2® 90
– Transferplatten, Remontieren 334
– Unterkieferprothese, Montage 335
Gesichtsform
– Frontzahnauswahl 160
– Zahnform 160
Gesichtsmitte, Frontzahnaufstellung 165, **170**
Gesichtsprofil, Knochendefekte 258
Gesichtsproportionen, goldener Schnitt 156
Gesichtsschmerz, atypischer 17
Gesichtstyp, skelettaler, Alveolarknochenschwund 343
Gesundheitszustand, Mundschleimhaut 8
Gewebefreundlichkeit, Kunststoff-/Keramikzähne 376
Geweberegeneration, gesteuerte 255
Gewinde, Implantate 248
Gießverfahren, PMMA-Kunststoffe 371
Gipsform, Isolation, Prothesenbasis 321
Gipsschlüssel 133
Glossodynie 17
Glossopyrosis 17
gnathologisches Herstellungsverfahren, Totalprothesen 343
goldener Schnitt, Gesichtsproportionen 156
gotischer Bogen 121
– Adduktionspunkte 139
– Aufzeichnung 129
– Exkursionen 138
– Interpretation 136
– Laterotrusionsbewegungen 137
– muskuläre Dyskoordination 138
– Protrusionsbewegungen, asymmetrische 138
– Registrierung 130
– Retrusionsbewegungen, asymmetrische 138
– Überstreichung 131
– Verlauf, asymmetrischer 137
0-Grad-Zähne, Okklusion, bilateral balancierte 209
Greisengesicht 155
Grenzlinie, mukogingivale 59
Grundtonus, posturaler 99
Gutowski-Schublehre 107

H

Hackbiss 11
Hämoglobinoxygenierung, Gewebe, submuköses 6
Hämophiliepatienten, Implantatversorgung 226
Härte, Kunststoff-/Keramikzähne 376
Haftmittel/-pulver
– Bissschablonen, gesicherte 115
– Prothesen, Eingliederung 303
Halt, Prothesen, Eingliederung 300
Haltungstonus, posturaler 99
Hanau-Artikulationsquint 207
– Okklusion, bilateral balancierte 206
Handaufbereitung, Implantatlager 247
Handbissnahme 141
– Bissschablone 141
– Kieferrelation, horizontale, Bestimmung 140
– provisorische 108
– – Abformlöffel 109
Handzettel, Implantation 253
Hanel-Folie 325, 328
Heißpolymerisation, Spannungen 322
Hex-Lock-Schrauben 248
High-Tech-Verfahren, Übertragung, intraoperative 234
Hilfsimplantate, Einheilungsphase 255
Hilfsmittel, Abformung 60
Hitzespuren, Prothesenkunststoffe 375
HM-Löffel®, Herstelleradressen 93
Höcker-Fossa-Beziehung, Front-Eckzahn-Führung 211
Höckerneigungswinkel, kleinerer, Okklusion, bilateral balancierte 207
Höckerrelief, reduziertes 213
Höckerzähne, Aufstellung, Okklusion, bilateral balancierte 206
Höhenanpassung, Wachswall, unterer 106
Höhenverlust, Alveolarfortsätze 341
Hohlräume, Vakatwucherungen 25
Hohlzylinder (ITI®) 248
Horizontalschub 38
– Prothesenkunststoffe, weiche 373
Hybridprothesen
– Kaufunktion 96
– teleskopverankerte 269
Hydrokolloide, Abformung 61
Hygiene
– Deckprothesen 266
– Frontzähne 177
– Mundschleimhaut, prothesenbedeckte 304
– Prothesenstege 267
Hyperämie, Prothesenstomatitis 345
Hyperaktivität, orale, Bruxismus 28
Hyposekretion 6
Hyposensibilität 9

I

Ibuprofen, Implantate 254
ICD 10 16
Implantate/Implantation
– Abformung **259**, 261
– Abpräparation, subperiostale 237
– Allgemeinerkrankungen 254
– Alveolarkamm, Glättung 242
– – Verbreiterung und Nivellierung 241
– Alveolarkammdefekte 227
– Anamnese 227
– Anforderungen 219
– Ankylose 218
– Anordnung, parallele 264
– Anzahl, Kiefer, zahnloser 266
– Applikation, kontaminationsfreie 249

Implantate/Implantation
– Aufklärung 234
– Ausgangszustand 232
– Begleitmaßnahmen, perioperative 254
– Behandlungsziel 232
– Belastung, funktionelle 255
– Biokompatibilität 219
– Bogenschnitt, kammgestielter 240
– Bohrhilfen/-schablonen 244
– Computer(spiral)tomographie 231
– Diabetes mellitus 226
– Diagnostik, klinische 227
– – postoperative 251
– – radiologische 228
– Dokumentation, postoperative 252
– – sinnvolle 252
– Dolder-Steg-Gelenk 220
– Dolder-Steg-Retentionshilfe 221
– dreidimensionale 234
– Einbringen 248
– Einbringhilfen 249
– Einheilung 218, **219**, 237, 255
– Einprobe 260
– Einteilung 218
– Einverständnis 236
– Einzelknopfnaht 251
– Entfernbarkeit 219
– Entlastung, mesiale/distale 238
– Entwicklung, historische 218
– Eröffnung, operative 236
– Erweiterungsbohrung 242
– Extensionen 248
– – metallische 270
– Fernröntgenseitenaufnahme **229**, 230
– Form 218–219
– Formaufbereitung 242, 248
– – adaptierende 248
– Fotostatus 228
– Freilegungsoperationen 255
– Freischleifen 255
– Funktionalität 219
– gaumenfreier Ersatz 271
– geschlossene 218
– Gesundheitsrisiken 226
– Geweberegeneration, gesteuerte 255
– Gewinde 248
– Handzettel 253
– Hochrisikofaktoren 225
– Indikation **220**, 237
– – lokale 226
– Infektion(sprophylaxe) 254
– Insertion, Autopolymerisate, weich bleibende 352
– Inspektion, extra-/intraorale 227
– Interimsversorgung 255
– Kälteanwendung, lokale 253
– Kaudruck 221
– Kaumuskulatur 228
– Kieferkammglättung 241
– Kieferrelation, Bestimmung 260
– – ungünstige 270
– Knochenangebot 228, 258
– – vertikales 229
– Knochenbearbeitung 240
– Knochendarstellung, sonographische 228
– Knochendefizite/-defekte, ausgedehnte 256
– – periimplantäre 250
– Knochenstruktur 255

Implantate/Implantation
– Knochenstufen 242
– Knochenszintigraphie 255
– Knopfanker-Versorgung 221
– körperliche Anstrengungen 253
– Komplikationen, perioperative 254
– Kompression 253
– Kontraindikationen 225
– Kugelkopf-Verankerungssysteme 221
– Kunststofffäden, monofile 251
– Lage(instabilität) 218, 221
– Lageraufbereitung 247
– Langlebigkeit 219
– Lippenbänder, einstrahlende 227
– Markierungsbohrung 242
– Material 218–219
– Mehrstegkonstruktionen 263
– mukogingivale Aspekte 237
– Mundschleimhautveränderungen 227
– Mundspülung, postoperative 253
– Nachblutungen 254
– Nahrungskarenz 253
– Naht, zirkulär adaptierende 251
– Nahtmaterialien 251
– Nahtversorgung 251
– Nasennebenhöhlenaufnahme 230
– Normaufbereitung 242, 247
– Oberkiefer 271
– – Achsrichtungen, Disparallelitäten 271
– – Ausspracheschwierigkeiten 273
– – Balancierung, bilaterale 275
– – Brückengerüste, keramisch verblendete 274
– – Einsenkung, distale 275
– – festsitzende Versorgung 273
– – Gaumenabdeckung 272
– – Gegenkiefer, zahnloser 275
– – Gerüste, gingivafarbene, kunststoffverblendete 274
– – Gerüstkonstruktion, zweiteilige 274
– – Grundbedingungen, optimale 224
– – Kaukräfte 275
– – Kieferkammatrophie 271
– – Knochenstruktur, spongiöse 271
– – Operationsschablone 274
– – Patientenselektion 271
– – Prothetikpfosten, transgingivale, relativ lange 273
– – Schnittführung 241
– – Sinusboden, Anhebung 272
– – Stegkonstruktion 272
– – Wax-up 274
– – Zahnaufstellung, Einprobe 274
– – Zahnersatzkonstruktion, gaumenfreie 272
– – zahnloser 223, 245
– Ödemprophylaxe 254
– offene 218
– Operationsschablonen 234
– operative bzw. finanzielle Belastungen 220
– operatives Vorgehen 236
– Orientierungsschablonen 244
– Osseointegration 218
– Osteoplastiken 255
– Osteoporose 226
– Panoramaschichtaufnahme 228
– Perforationen 255
– Pfeilerachsenneigungen 233

Implantate/Implantation
– Pfeilerpositionen **232**
– Pilotbohrung 242, 246
– Planung 232
– Position, Abstand 243
– – Projektion 252
– Positionierungstiefe 249
– postoperatives Vorgehen 251
– Präparation 259
– Prävention 219
– Primärstabilität 248
– Prothesen, rein schleimhautgetragene, Verzicht 253
– prothetische Versorgung 218, **259**
– Provisorien 255
– Rauchen 225
– Recall 261
– Regenerationspotenz 255
– Remontage 261
– Retention, mechanische 249
– Risikofaktoren 225
– Salbenapplikation 251
– Schadlosigkeit 219
– Schleimhaut, Dickenmessung 228
– – Eröffnung 237
– Schlotterkammbildung 220
– Schmerzreduktion 254
– Schnittführung **236**, 238
– – geradlinige 238
– – vestibulär bogenförmige 240
– Schritte 241
– – übliche 242
– Sekundärstabilität 249
– Sinusbodenanhebung, chirurgische 273
– sozialmedizinische Aspekte 220
– Spiraltomographie, konventionelle 230
– Stabilisierung 249
– Stahlkugeln, Bezeichnung 229
– Stegkonstruktionen 221, 261
– Stegmesostruktur 263
– Stellenwert/Zielsetzung 219
– Strahlenexposition, digitale 229
– Studienmodelle, artikulatormontierte 232
– Stufen 248
– Suprastrukturen, Gestaltung 261
– – Kugelkopf-/Magnet-Attachments 263
– Tertiärstabilität 249
– Tiefenmessung, definitive 248
– transgingivale 236
– Triangulation 244
– Tumorpatienten 226
– Übersichtsaufnahme 228
– Unterkiefer, Abstützungen, rotationsfähige 223
– – Eckzahn-Prämolaren-Bereich 268
– – Einheilungszeit 255
– – Panorex-Übersichtsaufnahme 222
– – Schnittführung 238
– – zahnloser **220**, 245, 267
– Unterkieferatrophie, horizontale 270
– Unterkieferaufbiss 228
– Verankerungselemente, universelle 263
– Verblockung, sekundäre, Steg 255
– Verbund, biologischer 249

Implantate/Implantation
– Verhaltensmaßnahmen, postoperative 253
– Verschluss 242
– Vertikaldistanzen 270
– Verzahnung 249
– vestibuläres Defizit 243
– Wangenfalten 227
– Wunddehiszenzen 255
– Wundheilpasten 253
– Wundränder 237
– Wundverschluss 251
– Zahnaufstellung, diagnostische 233
– Zahnersatz, Fixierung 154
– Zeitpunkt 219
– Zubehörteile 262
– zweiphasige 238
– Zylinder 248
Impregum® Penta 61
Impresept® 298
IMZ® Twin Plus 248
IMZ®-Implantatsystem 248
– Kieferrelationsbestimmung 263
– Oberkiefer 272
Inaktivitätsatrophie, Knochendefizite 257
Infektionen, lokale, Implantate 254
Infektionsprophylaxe, Implantate 254
Inhibitoren/Initiatoren, Kunststoffpolymerisation 365
Injektionsverfahren, PMMA-Kunststoffe 370
Inkongruenzursache, Alveolarkammatrophie 341
Inkorporation
– Schwierigkeiten, Prothesen 320
– temporäre, Kunststoffe, weiche 373
Innenkühlung, Pilotbohrer 246
Innenventil
– Abdichtung 69
– – SS White® Impression Paste 354
– offenes, Funktionsabformung, Unterkiefer 85
– – Unterfütterung 352
– Prothesen 66
– Schließen, Funktionsabformung, Oberkiefer 88
– Unterfütterung, indirekte, mundoffene 354
Instrumentenfraktur, Pilotbohrer 246
interalveoläre Beziehungen 124
interalveoläre Linie, Okklusionsebene 183
interalveolärer Winkel
– Okklusionsebene 183
– Seitenzähne, Aufstellung 181
Interdentalpapille, Frontzähne, Aufstellung, individuelle 175
Interferenzen, dynamische, Okklusion, dynamische 210
Interimsprothesen 255
– Autopolymerisate, weich bleibende 352
– Kunststoffe, weich bleibende, kalt polymerisierende 350
Interkuspidation
– atraumatische, maximale, Wiederherstellung, Unterfütterung 344

Interkuspidation
– maximale, Röntgenkontrolle 135
– – Stopps 353
– – Stützstiftregistrierung, intraorale 121
– – Unterkiefer 144
intermaxilläre Relation, Markierung, vertikale 135
internal representation of the body 100
Interokklusalabstand 113
– Größe, Rückkontrolle 115
– Kieferrelation, vertikale 143
– Messung 113
– Unterkieferlage, posturale 99
Interpupillarlinie, Divergenz 171
Intoxikationen, Verarbeitungsfehler 31
Invertierung, Eckzähne 164
inzisaler Effekt, Frontzähne, Aufstellung 167
Inzisalkanten, Modelle 92
Inzisalkantenlinie
– Abformung, mundoffene 65
– Anpassung, Oberkieferfunktionslöffel 82
– Funktionsabformung 89
– Kunststoffzahnreihe 81
– Prothesen 60
Inzisalpunkt, Bewegungsbahnen 7
Isolierflüssigkeit
– Unterfütterung 360
– – direkte 351
ITI®-Anker 264
ITI®-System 246, 248
– Einheilung 239
– parallel ausgerichtete, Kugelkopf-Attachments 264
Ivocap®-System, PMMA-Kunststoffe 371

K

Kälteanwendung, lokale, Implantate 253
Kalottenartikulation 210
– klinische Wertung 213
– Okklusion, bilateral balancierte 209
Kammhaut, atrophische nach Serienextraktion 5
Kammprofile
– Unterfütterung, direkte 351
– – indirekte 355
Karzinophobie 22
Katalysatoren, Kunststoffpolymerisation 365
Kauabformung **67**
Kaubelastung, Prothesenkunststoffe 375
Kaubewegungen, Prothesen, Äquilibrierung 329
Kaudruck, Implantate 221
Kauflächen, Seitenzähne, Aufstellung/Auswahl 194
Kaufunktion **6**
– Hybridprothesen 96
– Prothesen 304
– – Eingliederung 302
– Störungen 7
– Totalprothesen 96
Kaugefühl, Prothesen, Eingliederung 302
Kaumuskeldystrophie, altersbedingte 7
Kaumuskelkraft
– Defizit, Zahnverlust 6
– Implantate, Oberkiefer 275
Kaumuskulatur
– Altersveränderungen 282
– Dystrophie, altersbedingte 7
– Verspannung, Remontieren 337
– Zustand und Funktion 228
Kauschlauch
– Abformung, spezielle 190
– Funktionsabformung 191
– muskuläre Aktivitäten 189
– Prothesen 60, 71
– Seitenzähne, Aufstellung 189
Kausystem, Funktionszustand, Diagnose 118
Kazanjian-Pichler-Edlan-Technik, Vestibulumplastik 46
Kazanjian-Plastik, Vestibulumplastik 47
Keramikzähne
– Ästhetik 376
– Beschleifen 377
– Frontzahnbereich 157, 377
– Krampons 377
– Retentionshohlraum 377
– Seitenzahnbereich 205, 377
Kerr®-Stangen 61, 356
– Funktionsabformung 89
– – Unterkiefer 84
– Herstelleradressen 93
Kettenabbruch, Kunststoffpolymerisation 365
Kiefer
– chirurgische Vorbereitung 35
– Morphologie 124
– Vertikalrelation 37
– zahnloser 266
– – Versorgung 265
– – – Schwierigkeitsgrad 2
Kieferbreite/-länge, Reduktion 341, 343
Kiefergelenkatrophie/-dystrophie 37
– altersbedingte 7
Kiefergelenkbeschwerden
– Okklusionsstörungen 324
– Totalprothese 325
Kiefergelenke, Selbstzentrierung, Okklusionsstörungen 325
Kiefer-Gesichtsschmerzen
– kraniomandibuläre Dysfunktion 27
– Leitsymptome 18
– Münster-Beschwerdebogen 20
– psychosomatische Erkrankungen 17
– somatische Ursachen 25
Kieferkamm
– Eingliederung 298
– Höhenlinienverlauf, Seitenzahnaufstellung 183
– Resorption 341
– Verlauf, Einzeichnen 125
– vestibulärer, Ausblocken 78
– Zahnreihe, simulierte 80
Kieferkammatrophie 298
– Nachsorge 307
– Oberkiefer 271
Kieferkammerhöhung
– absolute 40
– relative 39
Kieferkammglättung 241
Kieferkamm-Mitte 78
– Kunststoffzahnreihe 81

Kieferkammresorption 7, 50
– Mandibula 4
– Positionierung 124
Kieferkamm-Schneidekante, Abstand, Messung 108
Kieferkammverlauf, Frontzähne, Aufstellung 163
Kieferrelation(sbestimmung) 58, 96, 260
– Bisshöhe 111
– – zu niedrige 97
– Bissschablonen 101
– Fehler, Okklusionsstörungen 323
– Funktionsabformung 88
– horizontale 98, **107**, 118
– – Artikulator 133
– – Bissschablonen 120
– – Dublieren 284
– – Funktionsabformung 64, 89
– – Handbissnahme **140**
– – okklusale Vorbehandlung 146
– – Problematik 119, 121
– – Registrierung, intraorale 128
– – Stützstiftregistrierung, intraorale 122
– – Vorbehandlung 142, 145
– IMZ®-Implantatsystem 263
– korrekte 97
– Nachregistrieren, Stützstifttechnik 333
– Nachsorge 307
– physiologische, Einstellung 334
– Replica-Prothese 286
– ungünstige 270
– vertikale 37, 98, **98**
– – Alveolarkammatrophie **344**
– – Bedingungen 99
– – Diagramm 117
– – Dublieren 283
– – eigentliche 111
– – erhöhte 128
– – Ersatzzähne, Abrasion 344
– – Funktionsabformung 64, 89
– – Gelenkbahn, sagittale 146
– – Gelenkbahnneigung 129
– – Interokklusalabstand 143
– – Mundschleimhautbrennen 24
– – Mundwinkelrhagaden **117**
– – Muskulatur, Adaptationsmechanismen 144
– – okklusale, Ästhetik 113
– – – Sprechprobe 114
– – Okklusion, Korrektur 146
– – Prothesen, Schleimhaut, Einlagerung 344
– – Schluckmethode 98
– – Seitenzähne, Aufstellung 192
– – Totalprothesen, alte 9
– – Unterkiefer, Vorverlagerung 37
– – Unterkieferlage, posturale 100, 112
– – Vorbehandlung 142
– – Wiederherstellung, Unterfütterung 344
– – Zirkel nach Gutowski und Meyding 76
– – zu hohe 98
– – – Zähneklappern 314
Kieferresorption
– s.a. Resorption
– Deckprothesen 266
– Pathophysiologie **37**
Kieferschluss, maximaler, Physiognomie 115
Kippen, Unterkieferprothese 268
Kippstabilität, Prothesen 69
– Nachsorge 308
Klasse-I-Zahnformen, Frontzähne 161
Klasse-III-Resorption 12
Knochenabbau
– Prothesen 320
– Vaskularisation 257
– Zahnlosigkeit, längere 341
Knochenangebot
– klinische Bestimmung 228
– Oberkiefer 258
– Unterkiefer 259
– vertikales 229
Knochenatrophie 96
Knochenbearbeitung, Implantation **240**
Knochendarstellung, sonographische, Implantate 228
Knochendefekte/-defizite
– Atrophiegrad nach Cawood 256
– ausgedehnte **256**
– Definition **256**
– Gesichtsprofil 258
– Implantation 250
– Inaktivitätsatrophie 257
– Klassifizierung 256
– periimplantäre 250
– Resorption, zentrifugale/-petale 258
– Vaskularisation 257
Knochenresorption 50
– s.a. Resorption
– Prothesenbasis, Position 120
– Zahnextraktion 37
Knochenstruktur
– Implantationsort 255
– spongiöse, Oberkiefer 271
Knochenstufen, Implantation 242
Knochenszintigraphie, Implantate 255
Körperbild, internes 100
Koffein, Implantate 254
kohlenhydratarme Kost, Prothesenstomatitis 346
Kohlenstoff-Doppelbindungen, Kunststoffe 364
Kommissurenlinie, Divergenz 171
Kompensationskurve
– Okklusion, bilateral balancierte 207
– transversale 207
Kompression
– Implantate 253
– Tegument 331
Kompressionsabformung **67**
– s.a. Abformung
Kondylen, Verlagerung, bisswallbedingte, Okklusionsstörungen 323
Kondylenbahn, sagittale
– Okklusion, bilateral balancierte 207
– Registrierung 128
– Remontieren 336
Kondylenexposition, zentrische
– Gesichtsbogenübertragung 90
– Seitenzähne, Aufstellung 194
– Unterfütterung, indirekte, mundgeschlossene 356
Kondylus-Diskus-Fossa-Relation 118
Kondylus-Diskus-Komplex, Gelenkzentrik 121
Kondyluspunkt
– lateraler, Lage 126
– – Palpation 127
– palpierter, Gesichtsbogen 123
– – Okklusionsfehler 123
Kongruenz
– Prothesen, Eingliederung 300
– Wiederherstellung, Unterfütterung 344
Kongruenztest, Mundschleimhautbrennen 24
Konstitutionstyp, Frontzähne, Auswahl 161
Kontaktstomatitis, chronisch granulierende, Schaukeldruckstelle 8
Konter, Herstellung, Dublieren 285
Kontraktion, Prothesen 321
Kontrolle, persönliche, Totalprothese, Anfertigung 155
Kontrollsockelmethode, Remontieren, sekundäres 332
Konuskronen, Suprakonstruktionen, herausnehmbare, teleskopverankerte 264
Konusmagnete 265
Kopflage, Schließgeschwindigkeit 119
korrigierende Operationen, Unterkiefer 40
kortikale Strukturen, Bruxismus 28
Kortikalis, vestibuläre, Unterkiefer 36
kosmetische Auffälligkeiten, Befunderhebung 9
Kraftübertragung, Unterfütterung, weich bleibende 347
Krampons, Keramikzähne 377
kraniomandibuläre Dysfunktion, Bruxismus/Schmerzen 27
Krankheitsgewinn 23
Krankheitsrolle, passive, psychosomatische Erkrankungen 17
Krankheitszusammenhänge, psychosomatische, Aufklärung 22
Kretschmer-Konstitutionstyp, Frontzähne 160
Kreuzbiss
– lateraler 9
– Seitenzähne, Aufstellung 183
– – Auswahl 195
Kronen
– mechanische Insulte 25
– okklusale Störungen 25
Küvetten, geeignete, Dublierung 287
Küvettentechnik, PMMA-Kunststoffe 370
Kugelfräse, Markierungsbohrung 243
Kugelkopf-Attachments **222**, 269
– Implantate, Suprastrukturen 264
– ITI®-Implantate 264
– Matrize, metallische 264
– Prothesen, Befestigung 267
– Unterkiefer, zahnloser 267
– Verankerungselemente 269
– Verankerungssysteme 221
Kugelsegment, Okklusion, bilateral balancierte 209
Kugelstopper, Unterkieferprothese, Lagestabilität 301
Kunststoffe
– Abformung 61, 349
– Aufbau 364

– Kohlenstoff-Doppelbindungen 364
– Langzeit-Funktionsabformung 347
– Methacrylate 365
– Polymerisation 364
– primär weiche 373
– Prothesen 31
– Replica-Prothese 286
– Schwundvakuolen/Spannungen 322
– thermoplastische, Spritz-Guss-Verfahren 371
– weich bleibende, kalt polymerisierende 350
– – Inkorporation, temporäre 373
Kunststofffäden, monofile 251
Kunststoffwälle
– Bissschablonen 107
– Funktionsabformung 88, 191
– Funktionslöffel 80
– untere 108
Kunststoffzähne
– Abrasionsfestigkeit 195
– Ästhetik 376
– Ausrichtung, Oberkiefer 81
– Frontzähne 158
– Herstellung, Metallformen 376
– Inzisalkanten 81
– Kieferkamm-Mitte 81
– Lösbarkeit 376
– Probleme 376
– Seitenzähne 205
– – Unterkiefer 81
Kupferionen, Kunststoffpolymerisation 365

L

Labiomentalfalten, vertiefte, Bisssenkung 307
Lachen, zahnfreier Raum 169
Lachkurve **168**
– Frontzähne, Aufstellung 165, **168**
– Unterlippe, Verlauf 168
Lagestabilität, Prothesen, Eingliederung **300**
Langzeitabformung 68, 351
– s.a. Abformung
– Autopolymerisate, weich bleibende 350, 352
Langzeit-Funktionsabformung 68
– s.a. Funktionsabformung
– Kunststoffe 347
– Schleimhaut-Konditioner 351
– Unterfütterung, direkte 351
Lappenfibrom
– Exzision 51
– – Wundfläche, vestibuläre 45
– Oberkiefer 50
– Unterkiefer 42, 45
– – korrigierende Operationen 41
Lappentechniken 40
Lateralbewegungen
– Okklusion, bilateral balancierte 207
– Störungen, Einschleifen 330
Laterodetrusion 188
Laterosurtrusion 188
Laterotrusion
– bilateral balancierte, Kalottenartikulation 210
– gotischer Bogen 130, 138
– Totalprothesenträger 136
Laterotrusion
– Unterkiefer 137
Laterotrusionsfacette, Neigung 188
Laterotrusionskontakt, fehlender/vorzeitiger 188
Ledermann-Schraube 248
– periimplantäre Taschen 247
liegende Patienten, Registrierung 128
Ligamentum pterygomandibulare, Prothesen, Eingliederung 299
Lightdon-U® 350, 352
Light-Tray® 93
Linea mylohyoidea 67
– Abtragen 43
– Druckstellen 310
– korrigierende Operationen 42
Linea obliqua (Ramus mandibulare) 3
Linkow-Blattimplantat 248
Lippenbändchen
– einstrahlendes, Implantate 227
– korrigierende Operationen 41
– Längsziehen und Vernähen 51
– V-Y-/Z-Plastik 52
Lippenbild 157
Lippenfalten, vertikale 167
Lippenpolsterung 190
Lippenregion, Frontzähne, Stellung, ungünstige 313
Lippenrot, eingerolltes 156
Lippenstütze
– Deckprothesen 266
– Oberkieferfront, Aufstellung, statische 156
Lippen-Wangen-Schleimhaut 45
Lockerung, Prothesen 154
Löffel, Funktionsabformung, Oberkiefer 87
Löffelgrenze
– Oberkieferfunktionslöffel 82
– paralinguale 78
– Unterkieferfunktionslöffel 84
Löffelränder
– Anpassung 108
– Dicke 79
Löffelretentionen 72
Lösbarkeit, Kunststoffzähne 376
lokale Komplikationen, allgemeine 254
Luer-Knochenzange, Kieferkammglättung 241
Luralite® **62**, 93
– Funktionsabformung, Oberkiefer 87
– Unterfütterung, indirekte, mundoffene 354
Luxene® 372

M

Magnet-Attachments, Implantate, Suprastrukturen 264
Magnete, Deckprothesen, Verankerung 265
Magnet-Split-Cast, Funktionsabformung 91
Mandibula
– Kieferkammresorption 4
– oro-vestibuläre Schnitte, densitometrische Darstellung 3
Markierungsbohrung
– Implantatposition 242
– Kugelfräse 243
Markierungsbohrung
– Positionierung, mesiodistale/orovestibuläre 243
– Rosenbohrer 243
Markierungslinie, Unterfütterung 358
Markierungsspiralbohrer, Implantatposition 242
Massage, Prothesenlager 304
Materialien
– Abformung 61
– Frontzähne, Auswahl 157
– hart werdende, Unterfütterung, direkte 350
– Implantate 219
– lichthärtende, Funktionsabformlöffel 79
– Seitenzähne, künstliche 205
– Unterfütterung, direkte 348
– Veränderungen, Prothesennachsorge 305
Matrize
– metallische, Kugelkopf-Attachments 264
– – Verankerungselemente 264
maxillo-mandibuläre Relation, horizontale 124
mechanische Insulte, Brücken/Kronen 25
mechanische Irritationen, Schleimhautbrennen 312
mechanisches Verhalten, Werkstoffgruppen 366
Medikamente, Resorption 7
Mediotrusion, Artikulationsformel 187
Mediotrusionsfacette
– Neigung 187–188
– Totalprothese, Stabilisierung 189
Mediotrusionsseiten, Nonokklusion 189
Mehrstegkonstruktionen, Implantate 263
Meistermodell, Dublieren, Silikonform 143
Melsept® 298
Messerrückenkamm 7
Metallbasis, Prothesen, Unterfütterung 359
Metallformen, Kunststoffzähne, Herstellung 376
Metallgerüste, Implantatextensionen, metallische 270
Methacrylate 365
– Vernetzer 366
Methacrylsäuremethylester 366
Methylmethacrylat (MMA) 364, 366
– Kennwerte 369
– Unterfütterung, direkte 349
Microbase®-System, PMMA-Kunststoffe 371
Microclean® 309
Microstix-Candida® 346
Mikroorganismen, Prothesenkunststoffe 375
Mischpolymerisate 367
Mittellinie
– Funktionsabformung 89
– Oberkieferzahnreihe 170
Mittelwertartikulator
– Bonwill-Dreieck 332
– Okklusion, bilateral balancierte 206

Mittelwertartikulator
– Remontieren, sekundäres 331
– Wachsregistrat 332
Mittelwertgesichtsbogen, Okklusionsstörungen 324
Mittelwertkalotte, Kalottenartikulation 210
MMA s. Methylmethacrylat
Mobilität, eingeschränkte 282
Modelle
– anatomische, Grenzen, Anzeichnen 76
– Einartikulieren 109–110, 133
– – Gesichtsbogen 132
– – provisorisches 107
– Funktionsabformung 76, 91
– Inzisalkante 92
– Okklusionsebene 92
– Zahnstellungen 92
Modellierwachse, Okklusionsstörungen 324
Mörser-Pistill-Prinzip, Seitenzähne, Auswahl 195
Molarenbereich, Frühkontakte, Okklusionsstörungen 323
Molloplast-B® 352, 357
Momax® 87
Montage, Registrierplatten **125**
γ-Motoneurone 100
motorische Störungen, Muskulatur, periorale 8
motorisches System, Aufbau 100
Mucalgin® 298
Mucostatic®, Abformung, drucklose 69
Münster-Beschwerdebogen 18, **20**
mukogingivale Aspekte, Implantate 237
mukogingivale Grenzlinie 59
Mukosa, vestibuläre, Aktionsgrenze 10
Multimorbidität 282
Mundboden
– anatomische Strukturen 67
– harter, Erstabformung 78
– in Ruhe 43
– Vertiefung, präprothetische Chirurgie 39
Mundbodenplastik 254
Mundbodensenkung **42**, 44
– geschlossene/offene 42
– Vestibulumplastik 42
mundbodenvertiefende Eingriffe, korrigierende Operationen 43
Mundhöhle
– Inspektion, Prothesennachsorge 308
– Ökologie 6
– Schleimhautbrennen 312
Mundhygiene, Prothesen, Eingliederung 303
Mundöffnung
– Prothesen, Eingliederung 302
– reduzierte 9
mundoffene Technik, Unterfütterung, indirekte 354
Mundschleimhaut 10
– Abwehrbereitschaft 6
– allergische Reaktionen 8
– Befunde, pathologische 10
– Beurteilung 297
– Dickenzunahme, Tragdauer 3
– Drüsen, muköse 6
– Durchfeuchtung 10
Mundschleimhaut
– Eröffnung, Implantate 237
– Gesundheitszustand 8
– Konditionierung, Plaqueentfernung 347
– – Unterfütterung, weich bleibende 347
– lingualer Rand, Naht 44
– neurologische Störungen 8
– prothesenbedeckte 311
– – Hygiene 304
– Pufferfunktion 5, 10
– Resilienz/Resistenz 10, 124
– Sensibilität, Prothesenlager 11
– sensible Störungen 8
Mundschleimhautbrennen s. Burning-Mouth-Syndrome
Mundschleimhautveränderungen
– Eingliederung 298
– Implantate 226
Mundspülung, postoperative 253
Mundtrockenheit s. Xerostomie
Mundwinkelrhagaden **117**
– Bisssenkung 313
Musculus genioglossus/mylohyoideus, Ansatz 67
muskelfreier Raum
– Abformung 58
– Prothesen **60**
muskelgriffige Ausgestaltung, Seitenzähne, Auswahl 193
Muskelgriffigkeit
– Prothesen 60, 71
– Wiederherstellung, Unterfütterung 344
muskelpassiver Raum
– Funktionsabformung 190
– Transversalschnitt 192
Muskelspannung, posturale Kontrolle 100
muskuläre Aktivitäten, Kauschlauch 189
muskuläre Dyskoordination, gotischer Bogen 138
muskuläre Zentrik 118
Muskulatur
– Adaptationsmechanismen, Kieferrelation, vertikale 144
– periorale, motorische Störungen 8
Myoarthropathien, Okklusion 118
myodynamische Abformung 65, **66**
myostatische Abformung 65

N

Nachblutungen, Implantate 254
Nachregistrierung, Unterkiefer 135
Nachsorge **305**
– Beschwerden 316
– Prothesen 315
– – unterfütterte 361
– Prothesenstomatitis 308
– Recall 305
– Rötungen, prothesenkongruente 308
– Totalprothese 305
Naht
– Schleimhautrand, lingualer 44
– zirkulär adaptierende, Implantation 251
Nahtmaterialien 251
Nahtversorgung, Implantation 251
Nasenbasislinie, Frontzähne, Aufstellung **168**
Nasenbasisverlauf 168
– Frontzähne, Aufstellung 165
Nasenblaseffekt/-versuch
– Oberkiefer-Erstabformung 75
– Oberkiefermodell 78
– Prothesen, Eingliederung 299
Nasenblaseffektlinie 70
Nasenbreite, Frontzähne, Auswahl 161
Nasenform
– embryogenetisches Prinzip 162
– Frontzähne, Auswahl 161
Nasennebenhöhlenaufnahme, Sinus-Graft-Operationen 230
Nasolabialfalten, vertiefte, Bisssenkung 307
Nassverfahren, PMMA-Kunststoffe, Verarbeitung 369
Nervus mentalis, hoch liegender, korrigierende Operationen 43
Neuralgie/neurologische Störungen
– atypische 17
– Mundschleimhaut 8
neuromuskuläre Funktionsmuster 2
neutrale Zone, Prothesenkörper 60
Newton-Einteilung, Prothesenstomatitis **345**, 346
Nobel-Biocare®-Anker 264
Nobel-Biocare®-Implantate 261, 269
– Suprakonstruktion, festsitzende 270
Nonokklusion, Mediotrusionsseiten 189
Normaufbereitung, Implantation 242, 247
Notversorgung, Dublierung 289
Nullstellung, Vertikalstift, Artikulator 110
Nylon® **367**

O

Oberflächenveränderung, Heißpolymerisate, weich bleibende 357
Oberkiefer
– Abformung 58, 108
– Alveolarfortsatzatrophie 38
– – Fernröntgenseitenaufnahme 231
– – S-Laut-Bildung 116
– atrophierter, zahnloser 38
– Funktionsabformung **86**, 88
– – Aha-Linie 88
– Implantate 224, **271**
– – Anhebung, chirurgische 272
– – Ausspracheschwierigkeiten 273
– – Balancierung, bilaterale 275
– – Brückengerüste, keramisch verblendete 274
– – Disparallelitäten 271
– – Einsenkung, distale 275
– – Gaumenabdeckung 272
– – Gegenkiefer, zahnloser 275
– – Gerüste 274
– – Kaukräfte 275
– – Kieferkammatrophie 271
– – Operationsschablone 274
– – Patientenselektion 271
– – Prothetikpfosten, transgingivale, relativ lange 273

Oberkiefer, Implantate
-- Schnittführung 241
-- Stegkonstruktion 272
-- Wax-up 274
-- Zahnaufstellung, Einprobe 274
-- Zahnersatzkonstruktion, gaumenfreie 272
- IMZ®-Implantatsystem 272
- Knochenangebot, ortsständiges 258
- korrigierende Operationen 48
- Kunststoffzahnreihe, Ausrichtung 81
- Lippenpolsterung 190
- papilläre Hyperplasie 50
- Prothesenlager, tragendes 36
- Resorptionsvorgänge 257
- Unterfütterung, direkte 349
-- indirekte 354, **356**
- Vestibulumplastik **53**
- Weichgewebe, bedeckendes 257
- zahnloser, Implantate **223**, 245
Oberkieferabdrucklöffel 108
Oberkiefer-Erstabformung **74**
Oberkieferfrontzähne
- Aufstellung 163–164
-- Lippenstütze, unzureichende 156
Oberkiefer-Frontzahn-Bereich, Resorption 342
Oberkieferfunktionslöffel 78, **82**
- Perforationen 87
- Randkontrolle 87
- Zahnreihe, simulierte 81
Oberkieferkamm
- Hydroxylapatitaufbau 50
- Resorptionsrichtung 163
Oberkiefermodell
- Artikulator, Montage 91
- einartikuliertes 110
- Gesichtsbogen, Einstellung 133
- Nasenblaseffekt 78
- Radierung, dorsale 71
Oberkieferprothese
- s.a. Prothesen
- Abschlusslinie, dorsale 70
- Ausdehnung, dorsale 300
- Innenventil, offenes 66
- Länge 69
- Okklusion 147
- Polycarbonatfolie, tiefgezogene, gaumenbedeckende 374
Oberkieferrücklage, Fernröntgenseitenaufnahme 231
Oberkieferschablone, Oberkieferfunktionslöffel 82
Oberkieferversorgung, festsitzende, Implantate 273
Oberkieferzahnreihe, Mittellinie 170
Oberlippe, Länge, Markierung, Abformung 108
Ödemprophylaxe, Implantate 254
okklusale Vorbehandlung, Kieferrelation, horizontale 146
Okklusalflächen, Morphologie, Dublieren 283
Okklusalgriffigkeit, Prothesen 60
Okklusion 200
- äquilibrierte 123
- Ausgangslage 119
- bilateral balancierte **189**, 200, 206, 213
-- Artikulatoren, teiljustierbare 206

Okklusion, bilateral balancierte
-- Bennett-Bewegung 207
-- Condyloform®-Zahn 209
-- Drei-Punkt-Kontakt 202, 210
-- Fischer-Winkel 207
-- Gerber-Konzept 207
-- 0-Grad-Zähne 209
-- Hanau-Artikulationsquint 206
-- Höckerneigungswinkel 207
-- Höckerzahnaufstellung, Regeln 206
-- Kalottenartikulation 209
-- Kompensationskurve, transversale 207
-- Kondylenbahn, sagittale 207
-- Kugelsegment 209
-- Lateralbewegung 207
-- Mittelwertartikulatoren 206
-- Schneidezahn-Führungswinkel 207
-- Seitenzähne, Aufstellung 184, 194
-- Thielemann-Formel 207
-- Vielpunktkontakt 202
-- Zähne, höckerlose 209
- dynamische 200
-- Interferenzen 210
-- Prothesen, Eingliederung 296, 302
-- Thielemann-Formel 207
- einfache 212
- Feinjustierung, Abrasionseinschleifpaste 330
- Front-Eckzahn-Führung 211
- Functionally-Generated-Path-Technik 211
- habituelle 200
- Kieferrelation, vertikale 146
- klinische Wertung 213
- Konzepte 211
- lingualisierte **209**, 214
- monoplane 210, **211**, 213
- Mundschleimhautbrennen 25
- Myoarthropathien 118
- nichtäquilibrierte 123
- Prothesen 60, 98
-- Eingliederung 302
-- unterfütterte 349, 361
- Prothesenhalt 119
- Prothesenzähne 311
- sagittale, Seitenzähne, Aufstellung 186
- Seitenansicht, Oberkieferprothese, totale 147
- Seitenzahnformen 202
- statische, Prothesen, Eingliederung 296, 302
- Totalprothese 97, 119
- transversale, Protrusionsfacette, Neigung 186
- Überprüfung, Nachsorge 307
- unilateral balancierte **202**, 213
- zentrale, gleichmäßige 330
Okklusionsanalyse, Fremdreflexe 324
Okklusionsebene 60
- Bissschablonen 104
- Dublieren 283
- Einstellung, Bipupillarlinie 104
- Funktionsabformung 89
- interalveoläre Linie/Winkel 183
- Modelle 92
- Protrusionsfacette 185
- Zungenäquator 192

Okklusionsfehler 123, **320**
- Aufzeichnung, intraorale 120
Okklusionsfolie 302
- Remontieren 328
Okklusionsstörungen 122, **320**
- Adduktionsfeld, individuelles 324
- Bissschablonen, mangelhaft sitzende 322
- Brücken/Kronen 25
- Druckstellen 323
- Einschleifen 329
- Fehlerquellen **321**, 322
- Gesichtsbogenübertragung 333
- Gewebe, beteiligtes 324
- Kiefergelenkbeschwerden 324
- Kiefergelenke, Selbstzentrierung 325
- Kieferrelation 323
- Kondylen, Verlagerung, bisswallbedingte 323
- Kontakte, vorzeitige, Einschleifen 330
- Korrektur 324
-- Remontieren 327
- Kunststoffe, weiche 373
- Mittelwertgesichtsbogen 324
- Modellierwachse 324
- Molarenbereich, Frühkontakte 323
- Pfeilwinkelregistration **324**, 333
- Prothesen, Saughaftung 320
- Prothesenhalt 311
- Remontieren 324
- Schliffkorrekturen 328
- Spatelprobe 323
- Stützstiftsystem, intraorales 324, 333
- Totalprothesen 343
- Wachsaufstellung 324
Okklusionsteller, fixierter, Artikulatorplatte 110
Operationsschablonen
- Deckprothesen 266
- Implantatplanung 234
-- Oberkiefer 274
- Übertragung, intraoperative 234
Oricult-N® Candidatest 346
Orientierungsschablonen, Implantatpositionen 244
orovestibuläre Breite, Seitenzähne 192
Os palatinum 3
Osseointegration, Implantate 218
Osteodystrophia fibrosa generalisata 226
Osteolyse, periimplantäre, Unterkieferaufbiss 228
Osteomalazie, Implantatversorgung 226
Osteoplastiken, Implantate 255
Osteoplate® 2000 248
Osteoporose
- Implantate 226
- Resorption 7
Osteotomie, modellierende 39

P

Paget-Syndrom 226
Paladon® 364, **367–368**
Palajet-PalaXpress®-System 371
Palapress® 349
PalaXpress® 360
Panoramaschichtaufnahme
- Fallplanung, implantologische 228
- Implantate, Unterkiefer 222

papilläre Hyperplasie, Dermabrasio 51
Papillen, Schuchardt-Naht 39
papillomatöse Veränderungen, Prothesenstomatitis 346
Paracetamol, Implantate 254
Parallelisierungsstift, Pilotbohrung 247
paratubäre Bereiche, Funktionsabformung, Oberkiefer 86
paratubäre Räume, Druckstellen 310
Passgenauigkeit
- dorsaler Abschluss 69
- Eingliederung 298
- Replica-Prothese 286
Patientenaufklärung/-information 234
- Prothesen 306
-- Eingliederung 302
- Qualitätssicherung 13
- Unterfütterung 358
Patientenkarte 29
pelziges Gefühl
- Münster-Beschwerdebogen 20
- psychosomatische Erkrankungen 18
Perforationen
- Implantate 255
- Oberkieferfunktionslöffel 87
- Unterfütterung, indirekte, mundoffene 354
periimplantäre Taschen, Ledermann-Schrauben 247
Perlon® 367
Persönlichkeitsentwicklungen
- abnorme 8
- Bruxismus 28
Pfeilerachsenneigung, -durchmesser bzw. -position, Implantate 232, **233**
Pfeilwinkelaufzeichnung
- Funktionsabformung 89
- Okklusionsstörungen 324
Pfeilwinkelregistration, Okklusionsstörungen 333
Phenoplaste 367
Phonetik
- Befunderhebung 9
- Deckprothesen 266
Phthalsäureester 373
Pichler-Edlan-Plastik 46
Pilotbohrer/-bohrung
- Implantation 242, 246
- Parallelisierungsstift 247
Pilzkulturen, Mundschleimhautbrennen 24
Pin-Point-Hyperämie, Prothesenstomatitis 345
PIP-Spray® 300
- Druckstellen 310
Pitt-Easy®-Implantatsystem 248
Plaqueentfernung
- Schleimhautbrennen 312
- Schleimhaut-Konditionierung 347
Plastikrondelle, Remontieren 334
Plattenbasismethode, Funktionsabformung 80
Platzangebotanalyse, Suprastruktur, prothetische 233
Plexiglasrondell
- Gesichtsbogenübertragung 90
- Montage, Unterkiefer 131
- Stützstiftspitze, Einrasten 129
PMMA (Polymethylmethacrylat) 364, 367, **368**
PMMA (Polymethylmethacrylat)
- Kennwerte 369
- Spritz-Guss-Verfahren 371
PMMA-Kunststoffe
- Gießverfahren 371
- Injektionsverfahren 370–371
- Ivocap®-System 371
- Kennwerte 369
- Küvettensysteme, geschlossene 370
- Küvettentechnik 370
- Microbase®-System 371
- Palajet-PalaXpress®-System 371
- Pulver-Flüssigkeitssystem 368
- Spritz-Guss-Verfahren 371
- Stopf-Press-Technik 370
- Überdruckpolymerisation 370
- Unterfütterung, direkte 349
- Verarbeitung, Nassverfahren 369
-- Trockenverfahren 369
Polieren, Prothesenkunststoffe 374
Politur, Replica-Prothese, kalt polymerisierte 287
Polyacetal **372**
Polyacetale 367
- Prothesenkunststoffe 372
- Spritz-Guss-Verfahren 371
Polyaddate **367**
Polyaddition, Kunststoffe 364
Polyaddukte **367**
Polyamide **367**
- Spritz-Guss-Verfahren 371
Polyan® 371
Polycarbonate **367**
- Spritz-Guss-Verfahren 371
Polycarbonatfolie, tiefgezogene, gaumenbedeckende, Oberkiefer-Totalprothesen 374
Polyether 61
Polykondensate **367**
Polykondensation, Kunststoffe 364
Polymerisation
- Kunststoffe 364
- radikalische 365
Polymerisationsgrad, Prothesenkunststoffe 374
Polymerisationsreaktion, Kunststoffe 365
Polymerisationsschrumpfung
- Autopolymerisation 348
- Funktionsabformung, Unterkiefer 85
- Prothesen 321
- Prothesenkunststoffe 374
Polymerisationsumsatz, Prothesenkunststoffe 374
Polymerisationsverfahren
- Spritzverfahren 322
- Stopf-Pressverfahren 322
Polymethylmethacrylat s. PMMA
Polysulfide, Abformung 61
Porositäten, Prothesenkunststoffe 375
Positionierung
- Kieferkammresorption 124
- mesiodistale/orovestibuläre, Markierungsbohrung 243
posturale Kontrolle, Muskelspannung 100
posturale Lage, Unterkiefer 144
posturaler Grundtonus, Dehnungsreflex, monosynaptischer 99
Pound-Linie 81
Prävention, Diagnostik 12
Präzisionsschieblehre nach Gutowski und Meyding 93
preferred vertical dimension 98
Pressure® Indicator Paste 300
- Druckstellen 310
Probeabformung, Prothesenbasis, Passgenauigkeit 311
PRO-COR-Verfahren 107
Profile, Kontrolle, visuelle 113
Prothesen
- s.a. Oberkieferprothese
- s.a. Unterkieferprothese
- Abbeißen mit den Frontzähnen 304
- Adaptationsfähigkeit 196
- Äquilibrierung, Kaubewegungen 329
- alte, Ausmessen 76
-- Dublierung 76, 287
- Aufbissbehelf, Nachsorge 313
- Ausrutschen, Schubkräfte 119
- Aussehen, verändertes 313
- Außenventil 66
- Befestigung, Kugelkopf-Attachments 267
- Belastung 356
- Bruxismus 214
- Candida-Infektionen 309
- Chlorhexidindigluconat-Präparate 309
- Desinfektion 298
- Druckstellen 309
- Druckstellenermittlungspaste 301
- Ernährung 304
- Erscheinungsbild, verändertes 316
- festsitzende 266
- Inkorporationsschwierigkeiten 320
- Innenventil 66
- Inzisalkantenlinie 60
- Karenz 22
- Kaukapazität 304
- Kauschlauch 60, 71
- Kippstabilität 69
- Knochenabbau 320
- Kontraktion 321
- Lagesicherung 123
- Langzeiterfolg 96
- Lebensalter 196
- Lockerung 154
- Metallbasis, Unterfütterung 359
- muskelfreier Raum 60
- Muskelgriffigkeit 60, 71
- Nachsorge 305, **308**
-- Untersuchung 315
- Oberfläche, polierte 60
- Okklusalgriffigkeit 60
- Okklusion 60, 98
- Passgenauigkeit 298
- Patienteninformation 306
- Planung 155
- Polymerisationsschrumpfung 321
- psychologische Erwägungen 196
- Qualitätsbeurteilung 296
- Reflexe, neue, Einprogrammierungen 196
- Regelgriffigkeit 71
- Regenerationsfähigkeit 196
- rein schleimhautgetragene 253
-- herausnehmbare, Wundheilung 255
- Reinigung 298, 309
- Remontage 122

Prothesen
– Saugeffekt 69
– Saughaftung 60, 311
– – Artikulations-/Okklusionsstörungen 320
– Schleimhaut, Einlagerung, Relation, vertikale 344
– Schleimhautbrennen **312**, 316
– Schlotterkamm 320
– Silikonprobe 309
– Sprechschwierigkeiten **315**
– stabil verankerte, Kiefer, zahnloser 266
– Stabilität 60
– Stegkonstruktionen 263, 267
– totale s. Totalprothesen
– Tragdauer, Schleimhautschichtdicke, Zunahme 3
– Tragen, nur tagsüber 346
– Überprüfung, manuelle 301
– Unterfütterung s.a. Unterfütterung
– – direkte 349
– – Druckstellen 361
– – Einfügen 361
– – indirekte 353
– – Metallbasis 359
– – Nachsorge 361
– – Okklusion 361
– – weich bleibende 347
– Verankerungselemente, universelle, Implantate 263
– voll saugende 59
– Vorformen, Funktionsabformlöffel 79
– Wangenbeißen **315**
– Würgereiz **314**, 316
– Xerostomie 305
– Zähneklappern **314**, 316
– Zerkleinern der Speisen 304
– Zungenbeißen **315**, 316
Prothesenbasis
– Ablösung, Heißpolymerisate, weich bleibende 357
– Ausdehnung, Dublieren 284
– Formgenauigkeit 321
– Gipsform 321
– Knochenresorption 120
– Kongruenz 310
– Kunststoffe 31
– Passform, Dublieren 284
– Polster 372
– Probeabformung 311
– Reinigung 304
– Unterfütterung, indirekte 357
– weich bleibende 373
Prothesenbelastung, posteriore, Stegachse 267
Prothesenbürste 304
Protheseneingliederung 296, 298
– Abkippen 300
– Adaptation 302
– Aussprache 299
– Beurteilung 297
– Druckstellen 297
– Druckstellenpaste 299
– Haftmittel 303
– Halt 300
– Hygiene 303
– Kaugefühl/-vermögen 302
– Kieferkämme 298
– Kongruenz/Lagestabilität 300
Protheseneingliederung
– Kunststoffbeurteilung 296
– Mundhygiene 303
– Mundöffnung 302
– Mundschleimhaut, Beurteilung 297
– – Veränderungen 298
– Nasen-Blas-Versuch 299
– Okklusion, dynamische/statische 296, 302
– Patienteninformation 302
– Ränder, zu lange 299
– Saughaftung 300
– Sprechvermögen 302
– Stomatitis 297
– Temperaturempfindung 303
– Totalprothesen 296
– Tragedauer/-weise 303
– Unterfütterung 361
– Unterkiefer 299
– Würgereiz 299
– Zahnbeurteilung 296
– Zahnersatz, herausnehmbarer 296
Prothesenhalt 119
– Beurteilung 308
– Druckstellen 311
– Kongruenz 310
– mangelnder **310**
– Mundschleimhaut, Beschaffenheit 311
– Nachsorgeuntersuchung 315
– Okklusion(sstörungen) 119, 311
– physikalischer 10
– Unterfütterung 311
Prothesenklappen 98
Prothesenkörper
– Form, Dublieren 284
– neutrale Zone 60
Prothesenkunststoffe 364, **366**, 367, 373
– Alterungsprozesse 375
– Belastungen 375
– chemische Grundlagen 367
– Dioctylphthalat 372
– Druckstellenprophylaxe 375
– Duroplaste 368
– Eingliederung 296
– Fehler, technologiebedingte 375
– Keimspektrum, Veränderung 375
– klinische Hinweise 374
– Polieren 374
– Polyacetal-Basis 372
– Polymerisation 374
– primär weiche 373
– PVC-Basis 372
– Schleifen 374
– Spannungen 374
– Stomatitis 375
– Thermoplaste 368
– Unverträglichkeitsreaktionen 374, 376
– weich bleibende **372**
Prothesenlager **2**
– Aufgabenstellungen, gerostomatologische 180
– bindegewebiges 9
– Eingliederung, störungsfreie 297
– entzündliche Veränderungen 309
– ideales 36
– Individualität 180
– Läsion 309
– Massage/Reinigung 304
Prothesenlager
– Ober-/Unterkiefer, Grenzen, anatomische 36
– Pufferung 3
– Schleimhautsensibilität 11
Prothesenrand
– Fibrome 5
– Unterfütterung, indirekte 355
Prothesenrandlänge
– Abformung 66
– Fremdkörpergefühl 314
– Unterfütterung 348
Prothesenstomatitis 98, 312, 346
– Abformung 58
– Eingliederung 297
– endogene Faktoren 345
– Heißpolymerisate, weich bleibende 357
– Hyperämie, atrophische/papillomatöse 345
– Kunststoffe 375
– Nachsorge 308
– Newton-Einteilung 345
– Therapie 346
– Unterfütterung 345
– werkstoffkundliches Trauma 345
Prothesenträger, Mundwinkelrhagaden 117
Prothesenunverträglichkeit **17**, 376
Prothesenzähne
– Abrasion 307
– Beurteilung, Eingliederung 296
– Dublierung 288
– industriell hergestellte 159
– Keramik/Kunststoffe 376
– Klappern 314
– Okklusion 311
Prothetikpfosten, transgingivale, relativ lange 273
prothetische Versorgung
– implantatgestützte **259**
– – herausnehmbare 246
Protrusion
– Artikulationsformel 185
– asymmetrische, gotischer Bogen 138
– eingeschränkte 136
– gotischer Bogen 130
– Korrektur, Einschleifen 330
Protrusionsfacetten
– Neigung **185**, 187
– Okklusionsebene 185
– Primärkontakte 38
– Vorkontakte 204
Protuberantia mentalis 3
Provisional Camper Oriented Registration s. PRO-COR-Verfahren
Provisorium
– Deckprothesen 266
– Implantate 255
psychische Störungen 8
psychosomatische Erkrankungen **15**, 17, 22
Pufferung, Prothesenlagerung 3
Pulver-Flüssigkeitssysteme, PMMA-Kunststoffe 368
PVC-Basis, Prothesenkunststoffe 372
PVS-H® 371

Q

Qualitätssicherung 13
Quellung, Heißpolymerisate, weich bleibende 357
Quick-Split-System 328

R

Radiatio s. Strahlentherapie
Radiergummiwirkung, Heißpolymerisate, weich bleibende 357
Radierung, dorsale, Ausdehnung, Oberkiefermodell 71
radiologische Befunde 11
Ränder
– Funktionsabformung, Oberkiefer 86
– – Unterkiefer 85
– myostatische Korrektur, SS White® Impression Paste 354
– Oberkieferfunktionslöffel 87
– Unterfütterung, indirekte 354
Randlängen 299
– Abformung 58
– Totalprothesen 58
– Unterfütterung **358**
– – indirekte 354
Rauchen, Implantate 225
Rauhigkeiten, Prothesen 305
Rebasing **291**, 340
– Prothesen, alte, Ausmessen 76
– Speikodent®-Unterfütterungsgerät 360
– Unterfütterung 360
Recall
– Implantate 261
– Nachsorge 305
Rechts-Links-Gelenkbahnneigungswinkel/-Resilienz, Unterschiede 189
reference position area 121
Reflexe, neue, Einprogrammierung, Prothesen 196
Regelgriffigkeit, Prothesen 71
Regenerationsfähigkeit
– Implantationsort 255
– Prothesen 196
Registrierarme, ungleich hohe 132
Registrierergebnis, Kontrolle **133**, 134
Registrierkarte
– Artefakte 135
– Rückgleitbahnen 136
Registrierplatten
– Adduktionspunkte 129
– Bissschablonen 126
– Einsetzen 129
– Funktionsabformung 89
– Montage 125
– untere, Plexiglasrondelle 129
Registrierschablonen, Anfertigung 78
Registrierung
– dyskoordinierte Patienten 140
– extraorale, Korrekturfaktor 128
– Gesichtsbogen **125**
– intraorale, Kieferrelation, horizontale 128
– Kondylenbahn, sagittale 128
– liegende Patienten 128
– Schließkraft 124
– Stützstift, zentraler 134
– verspannte Patienten **140**
Registrierung
– vertikale Dimension, erhöhte 128
Reinigung
– Prothesen 298, 309
– Prothesenbasis/-lager 304
– Prothesenbürste 304
– Zungenrücken 304
Rekonstruktion, dreidimensionale 234
Relation s. Kieferrelation(sbestimmung)
Remontage/Remontierung
– Artikulationsstörungen, Korrektur 327
– Artikulator, teilweise justierbarer 332
– Druckstellen 337
– Funktionsverbesserung 337
– Gesichtsbogenübertragung, Transferplatten 334
– Implantate 261
– Kaumuskulatur, Verspannung 337
– Kondylenbahn, sagittale, Bestimmung 336
– Okklusionsprüffolie 328
– Okklusionsstörungen **324**, 327
– Plastikrondelle 334
– primäres 327
– Prothesen 122
– Seitenzähne, Aufstellung 194
– sekundäres 331
– – Checkbiss 335
– – Fingerbänke 331
– – Frühkontakte 335
– – Kontrollsockelmethode 332
– – Mittelwertartikulator 331
– – Stützstiftsystem 325
– Unterfütterung, indirekte, Unterkiefer 355
– Vorkontakte 337
Reokkludieren 327
Replica-Prothese **285**, 286
– Ausarbeitung/Politur 287
– Dublieren 285
– Gesichtsbogen 286
– Passform 286
– unterfütterte 288
– Wachsaufstellung 286
Resilienz
– Mundschleimhaut 10
– Seitenzähne, Aufstellung 194
Resistenz, Mundschleimhaut 10
Resorption
– s.a. Kieferresorption
– s.a. Knochenresorption
– Alveolarfortsatz 2, 9
– Alveolarkämme, zahnlose 341
– endokrinologischer Einfluss 7
– Frontzahn-Alveolarkamm-Bereich 342
– Grenze 3
– Kieferkämme 341
– Kieferknochen 7
– Klasse-III-Resorption 12
– Oberkiefer 257
– Oberkiefer-/Unterkieferkamm 163
– Oberkiefer-Frontzahn-Bereich 342
– Reize, lokale 7
– Seitenzahnbereich 342
– Unterkiefer-Frontzahn-Bereich 343
– Ursachen 341
– Verlauf 342
– Zahnlosigkeit 96
Resorption
– nach Zahnverlust, Physiologie 36
– zentrifugale/-petale, Knochendefekte 258
Restaurationen
– implantatprothetische 262
– metallische, elektrische Phänomene 32
Restmonomergehalt, PMMA 369
Retention, mechanische, Implantate 249
Retentionshohlraum, Keramikzähne 377
Retentionsnischen, Frontzähne 177
Retrallage **128**, 136
Retrusion
– asymmetrische, gotischer Bogen 138
– eingeschränkte 136
– gotischer Bogen 130
Rhagaden s. Mundwinkelrhagaden
Risikoaufklärung 235
Rissbildungen
– Heißpolymerisate, weich bleibende 357
– Prothesennachsorge 305
Röntgenkontrolle, Interkuspidation, maximale 135
Rötungen, prothesenkongruente, Nachsorge 308, 315
Rosenbohrer
– Fräsungen 70
– Markierungsbohrung 243
Rückgleitbahnen
– asymmetrische 131
– nicht deckungsgleiche 136
– Registrierkarte/Registrierung 136, 140
Ruheschwebelage, Prothesen 307

S

Salbenapplikation, Implantation 251
Saugeffekt
– Prothesen 69
– Unterfütterung, indirekte 355
– – mundgeschlossene 356
Saughaftung von Prothesen 60
– Artikulations-/Okklusionsstörungen 320
– Eingliederung 300
– Nachsorge 308
– Speichel 311
Schablonen
– Panoramaschichtaufnahme, Vergrößerungsfaktor 229
– Sterilität 244
Scharnierachse(npunkt)
– Gesichtsbogen 123, 128
– kinematische 123
– Okklusionsfehler 123
Schaukeldruckstelle, Kontaktstomatitis, chronisch granulierende 8
Schizophrenie 30
Schleifen
– Druckstellen 310
– Prothesenkunststoffe 374
Schleimhaut s. Mundschleimhaut
Schleimhautbrennen s. Burning-Mouth-Syndrome

Schleimhautdickenmessung, Implantate 228
Schleimhaut-Konditioner **346**
– Autopolymerisate, weich bleibende 351
– Kunststoffe, weich bleibende, kalt polymerisierende 350
– Langzeit-Abformmassen 351
– Prothesenstomatitis 346
– Unterfütterung, direkte 351
Schleimhauttransplantat
– aufgenähtes 45
– freies, Vestibulumplastik 44, 54
– gestieltes, Vestibulumplastik 45
Schließbahn
– habituelle 119
– muskuläre 120
– okklusale Änderungen 120
Schließbewegung, maximale 119
Schließgeschwindigkeit, Kopflage 119
Schliffkorrekturen, Okklusionsstörungen 328
Schlotterkämme **4**
– Abformung, drucklose 69
– – mundgeschlossene 63
– Auflösen, unterminierendes 50
– Entfernung, Unterfütterung 345
– Exzision 49
– – Schnittführung 50
– – Unterkiefer, zahnloser 42
– Funktionsabformung, Unterkiefer 85
– Hohllegen 76
– Implantate 220
– Markierung 76
– Oberkiefer 49
– Prothesen 320
– Unterfütterung, direkte 351
– Unterkiefer 41
– – Schnittführung 42
Schlucken 70
Schluckmethode, Kieferrelation, vertikale, Bestimmung 98
Schmelztemperatur, Werkstoffgruppen 366
Schmerzen
– kraniomandibuläre Dysfunktion 27
– orofaziale/-linguale bzw. myofaziale 17
– psychogene 17
Schmerzreduktion, Implantate 254
Schneidezähne
– s.a. Frontzähne
– mesial geneigte 170
– mittlere, Distalrotation, Butterfly-Aufstellung 172
– – Distanzausmessung, vertikale und horizontale 165
– überlappende 170
Schneidezahn-Führungswinkel, Okklusion, bilateral balancierte 207
Schnittführung
– Eckzahnbereich 41
– Einheilung, sub-/transgingivale 236
– Foramen mentale 239
– geradlinige 238
– Implantate **236**, 237–238
– Minimalmodifikation 240
– Oberkiefer 241
– S-förmige 240
– Unterkiefer 238
Schnittführung
– Unterkieferatrophie, starke 239
– vestibulär bogenförmige 240
– Vestibulumschleimhaut 46
Schnittlage, implantatferne 238
Schreibspitzen
– Ausrichtung, Kondyluspol, lateraler 127
– Einstellung, Artikulator 110
Schreinemakers-Abformlöffel 93
– Erstabformung, Unterkiefer 73
Schreinemakers-Zirkel
– Ausmessung 75
– Erstabformung, Oberkiefer 74
– Oberkieferfunktionslöffel, Anpassung 82
– Tubercula retromolaria, Ausmessung 72
Schubkräfte, Prothesen, Ausrutschen 119
Schublehre nach Gutowski 107
Schubmomente, Seitenzähne, Aufstellung 194
Schuchardt-Naht, Papillen 39
Schwundvakuolen
– Kunststoff 322
– Prothesenkunststoffe 375
Screening-Verfahren, Diagnose 18
Seitenfrontzahn, Dublieren 283
Seitenzähne
– höckerlose, klinische Wertung 213
– Keramik 205, 377
– Kunststoffzähne 205
– orovestibuläre Breite 192
– steilhöckrige 195
– Stellung, Dublieren 283
Seitenzahnaufstellung
– Alveolarkammatrophie 180
– Artikulationsgleichgewicht 184
– Auswahl 195
– Christensen-Phänomen 210
– dynamische 184
– funktionell optimale 195
– gerostomatologische Gesichtspunkte **180**
– Höhenlinienverlauf 183
– interalveolärer Winkel 181
– Kauflächen 194
– Kauschlauch 189
– Kieferkamm 183
– Kieferrelation, vertikale 192
– Kreuzbiss 183
– Okklusion, bilateral balancierte 184
– – funktionelle 184
– – sagittale 186
– statische 181
– Wachseinprobe 189
– Wangenanschlag 183
– Zungenäquator 192
Seitenzahnauswahl 191, 195
– Camper-Ebene 193
– Condyloform®-Zahn 195
– Feinjustierung 195
– Kauflächen 194
– Kreuzbiss-Aufstellung 195
– Mörser-Pistill-Prinzip 195
– muskelgriffige Ausgestaltung 193
– okklusale 195
– Wangenbändchen 193
Seitenzahnbereich, Resorption 342
Seitenzahnformen **202**, 203, 205
– anatomische 202, 204
– – höckerlose/-reduzierte 204
– Okklusion 202
Selbstbestimmungsauftrag, Aufklärung 234
Sensibilität(sstörungen)
– Mundschleimhaut 8
– Prothesenlager 11
Serienextraktion, Unterkiefer 39
Shera Acetal Dental® 372
Sibilanten, Sprechprobe 115
Sigmatismus, Gaumengewölbe, falsch gestaltetes 116
Silikone
– Abformung 61
– Funktionsabformung 62
Silikonprobe, Prothesen 309
Silikon-Putty-Material, Stopps 72
Silosept® 74
SIM-PLANT® 232
Sinusbodenanhebung, chirurgische 273
Sinus-Graft-Operationen, Nasennebenhöhlenaufnahme 230
Si-Plast-Träger® **60**, 61, 93
S-Kanal, Abformung, funktionelle 116
S-Laut-Bildungsstörungen 116
– Gaumenplattengestaltung 115
– Oberkieferatrophie 116
Snow White Plaster No 2® **90**, 93
somatische/somatoforme Erkrankungen 16
– Befunderhebung 19
– Erkennung, frühzeitige 23
– Kiefer-Gesichtsbeschwerden, unklare 25
– Verdachtsdiagnose 18
Spalt-Schleimhauttransplantat, Entnahme 45
Spannungen
– Heißpolymerisation 322
– Prothesenkunststoffe 322, 374
Spannungsschmerz 17
Spatelprobe, Okklusionsstörungen 323
Spectra-Tray® 93
Speichel 11
– Prothesenhaftung 311
Speichelfluss, verstärkter
– Münster-Beschwerdebogen 20
– psychosomatische Erkrankungen 18
Speichelmenge
– Prothesen, Nachsorge 308
– zu geringe, Schleimhautbrennen 312
Speikodent®-Unterfütterungsgerät nach Böcker 358, 360
Spina nasalis anterior, korrigierende Operationen 48
Spinastift 108
– Einstellung, Artikulator 110
– Gesichtsbogen 109
Spiralbohrer, Aufbereitung, tiefere 247
Spiraltomographie, konventionelle 230
Sprache, Kontrolle 114
Sprechprobe 115
– Frontzahneinprobe 176
– Kieferrelation, vertikale, okklusale 114
– Prothesen, Eingliederung **302**, 303
– – Nachsorge 307

Sprechschwierigkeiten, Prothesen **315**, 316
Spritz-Guss-Verfahren
– Kunststoffe, thermoplastische 371
– PMMA-Kunststoffe 371
– Polymerisationsverfahren 322
SR-Ivocap-System 370
SR-Ivotray®-Verfahren **60**, 63
SS White® Impression Paste 70, 352
– Fließverhalten 62
– Funktionsabformung, Oberkiefer 86, 88
– – Unterkiefer 84
– Innenventil, Abdichtung 354
– Randkorrektur, myostatische 354
Stahlkugeln, Bezeichnung, Implantatpositionen 229
Staphylococcus aureus, Mundwinkelrhagaden 117
Sta-Seal F® **61**, 93
Stativschrauben 109
STECO®-Titan-Magnete **222**
Stegachse, Prothesenbelastung, posteriore 267
Stegkonstruktion
– Implantate **261**
– – Oberkiefer 272
– – Verblockung, sekundäre 255
– Prothesen(führung) 263, 267
– Vorteile 267
Stegmesostruktur 263
Sterilität, Schablonen 244
Steri-Oss®-Implantat 248
Stomatitis, Prothesen s. Prothesenstomatitis
Stomatodynie/-pyrosis 17
Stopf-Pressverfahren
– PMMA-Kunststoffe 370
– Polymerisationsverfahren 322
Stopps
– Abformlöffel 72
– Interkuspidation, maximale 353
– Silikon-Putty-Material 72
– Unterfütterung, indirekte 353
Strahlenexposition, Panoramaschichtaufnahme 229
Strahlentherapie
– Resorption 7
– Speichelmangel 11
Stützstift
– Positionierung/Zentrierung 124
– Remontieren, sekundäres 325
Stützstiftregistrierung
– antero-posteriore 125
– intraorale **120**
– – Okklusionsstörungen 324, 333
– Kieferrelation, Nachregistrieren 333
– zentrale 134
Stützstiftspitze, Einrasten, Plexiglasrondelle 129
Stufe, sagittale
– Frontzähne, Aufstellung 163
– Implantate 248
– Lippenpolsterung 190
Sublingualrolle, Funktionsabformung, Unterkiefer 84
submuköses Gewebe, Hämoglobinoxygenierung 6
Suprastrukturen
– festsitzende, rein implantatgetragene 270
– Gestaltung 261
– herausnehmbare, teleskopverankerte 264
– Kugelkopf-/Magnet-Attachments 263
– Platzangebot, Analyse 233
Surgident Periphery Wax® 313

T

Tauchbaddesinfektion, Abformung 74
Tegument **3**
– Abformung 58
– Funktionsabformung, Oberkiefer 87
– Kompressibilität 331
– Schichtdicken, durchschnittliche 5
Teleskopkronen 264
Temperaturbeständigkeit, Kunststoff-/Keramikzähne 376
Temperaturempfindung, Prothesen, Eingliederung 303
Terry-Methode, korrigierende Operationen 41
Testanästhesie 22
Thermoplaste
– Abformung 61
– Prothesenkunststoffe 368
– Verarbeitung 375
Thielemann-Formel, Okklusion 207
Thiokole, Abformung 61
Tiefenmessung, definitive, Implantate 248
Tiefziehfolien 373
Tiolox® 248
Torus mandibularis
– Abtragen 40
– Anzeichnung auf dem Modell 76
Torus palatinus 10
– Abtragen 48
– Anzeichnung auf dem Modell 76
Torusbildungen, Gaumen/Unterkiefer 10
Totalprothesen
– alte, Relation, vertikale 9
– Alveolarfortsatzatrophie 38
– Anfertigung, Kontrolle, persönliche 155
– Ankopplung, mechanische 222
– Dublierung 290
– Eingliederung 296
– – Chirurgie, präprothetische **39**
– Frontzähne, Aufstellung/Auswahl 154
– gnathologisches Herstellungsverfahren 343
– Kaufunktion 96
– Kiefergelenkbeschwerden 325
– Langzeiterfolg 96
– Laterotrusionsbewegungen 136
– Nachsorge 305
– Neuherstellung, Behandlungsablauf 72
– Okklusion(sgestaltung) 97, 119
– Randgestaltung 58
– restitutio ad integrum 154
– Stabilisierung, Mediotrusionsfacette 189
– Statik 10
Totalprothesen
– Tragezeit, okklusale Diskrepanz 343
– Unterfütterung 340
– Vermessung 80
– Würgereiz 314
Tragedauer/-weise, Prothesen 303
Tragus-Subnasale, Bissschablonen 104
Tragusunterrand, Bissschablonen 104
Transferplatten, Gesichtsbogenübertragung, Remontieren 334
Trauma, Prothesenstomatitis 345
Treatment-Liner 346
Triad® VLC Reline Material 349–350, 352
– Unterfütterung 350
Triangulation, Implantatanordnung 244
Triggerzonenphänomen 25
Trigona retromolaria, Prothesen, Eingliederung 299
Trockenverfahren, PMMA-Kunststoffe, Verarbeitung 369
Tubera
– Prothesen, Eingliederung 299
– Unterfütterung, indirekte, mundoffene 354
Tubercula alveolaria mandibularia 71
Tubercula retromolaria
– Abformlöffel 72
– Ausmessung 72
Tuberfibrom
– Exzision 49
– Oberkiefer 48
Tumorpatienten, Implantate 226

U

Überdruckpolymerisation, PMMA-Kunststoffe 370
Überextension, Würgereflex 314
Überhitzung, Pilotbohrer 246
Übersichtsaufnahme, Implantate 228
Übertragungsplatte 125
– Abformung 108
– Gesichtsbogenübertragung 90
– Parallelität 125
– zu breite, Bissschablone, Lagesicherung 140
Ufi Gel CS® 352, 357
– Unterfütterung, direkte 349
Umpressung s. Rebasing
Unquellbarkeit, Kunststoff-/Keramikzähne 376
Unterfüllung, Dublieren 285
Unterfütterung 340
– s.a. Prothesen, Unterfütterung
– Außenventile, Unterfläche 358
– direkte 348
– – Autopolymerisate, weich bleibende 350
– – Autopolymerisation, hart werdende 348
– – Entlastungslöcher 349
– – Führungsflächen 349
– – Funktionsbewegungen 351
– – GC Reline® 349
– – Isoliermittel 351
– – Kammprofile, schmale 351
– – Langzeit-Funktionsabformung 351
– – Materialien 348
– – – hart werdende 350

Unterfütterung, direkte
– – Methylmethacrylat 349
– – Oberkiefer 349
– – Okklusion 349
– – PMMA-Materialien 349
– – Prothesenunterfläche 349
– – Schleimhaut-Konditioner **351**
– – Schlotterkämme 351
– – Ufi Gel hard® 349
– – Unterfütterungsmaterialien, lichthärtende 349
– – Unterkiefer 349, 353
– – Zähne, künstliche, Schutz 349
– Druckstellen 310
– Fibrome, Entfernung 345
– Funktionsabformung, Unterkiefer 85
– Indikationen 340
– indirekte **353**, 357
– – Abformmaterial 353
– – Heißpolymerisate, weich bleibende 357
– – mundgeschlossene 348, 356–357
– – mundoffene 347, **353**, 354
– – Oberkiefer 355
– – Prothesen, Vorbereitung 353
– – Stopps 353
– – Unterkiefer 355
– – Vor-/Nachteile 357
– Innenventil, offenes 352
– Isolierflüssigkeit 360
– Klinik 347
– Kontraindikationen 340
– Kunststoffe, weich bleibende, kalt polymerisierende 350
– labortechnische Hinweise 358
– Markierungslinie 358
– Patienteninstruktion **358**
– Prothesenhalt 311
– Prothesenrandlänge 348, **358**
– Prothesenstomatitis 345
– Schlotterkämme, Entfernung 345
– Totalprothesen 340
– Triad® VLC Reline Material 350
– Umpressungen 360
– Verbundfestigkeit 350
– Zinnfolie 359
Unterfütterungsmaterialien
– Dublierung 288
– lichthärtende 349, **350**
Unterkiefer
– Abformung 59
– Alveolarfortsatzatrophie 38
– Erstabformung **71**, 73
– – Alginat 74
– – fehlerhafte 73
– Frontzähne, Aufstellung 163–164
– Funktionsabformung 84
– Implantate, Abstützungen, rotationsfähige 223
– – Eckzahn-Prämolaren-Bereich 268
– – Einheilungszeit 255
– – Panorex-Übersichtsaufnahme 222
– Implantation, Schnittführung 238
– Interkuspidation, maximale 144
– Knochenangebot, ortsständiges 259
– korrigierende Operationen 40–41
– Kortikalis, vestibuläre 36
– Kunststoff-Seitenzähne, Kieferkamm-Mitte 81
– Lappenfibrom 45
Unterkiefer, Lappenfibrom
– – korrigierende Operationen 41
– Laterotrusion 137
– Lippenbändchen, korrigierende Operationen 41
– Nachregistrierung 135
– Plexiglasrondelle, Montage 131
– posturale Lage 144
– Prothesen, Eingliederung 299
– Prothesenlager, tragendes, Grenzen, anatomische 36
– Protrusionsstellung, Gesichtsbogen, Einstellung 127
– Schlotterkamm, korrigierende Operationen 41
– Senken 41
– Serienextraktion 39
– Torusbildungen 10
– Unterfütterung, direkte 349, 353
– – indirekte, mundgeschlossene 356
– – – mundoffene 355
– Verlagerung, Prothesen, Einsetzen 122
– Vorverlagerung, Vertikalrelation 37
– Wangenbändchen, korrigierende Operationen 41
– Weichgewebe, bedeckendes, Anatomie 257
– zahnloser 38, 245
– – Implantate **220**, 245, 267
– – Kugelkopf-Attachments 267
– – Lappenfibrom, Exzision 42
– – Schlotterkamm 42
– – Versorgung 267
– Zungenbändchen 42
Unterkieferalveolarfortsatz
– Atrophie, Implantate 270
– Auffüllen 41
– Schnittführung 239
Unterkieferalveolarkamm, Atrophie 182
Unterkieferastatrophie, horizontale, Implantate 270
Unterkieferaufbiss, Osteolyse, periimplantäre 228
Unterkiefer-Frontzahn-Bereich, Resorption 343
Unterkieferfunktionslöffel
– Anpassung **82**
– Grenzen, Anzeichnen 79
– Kontrollen/Korrekturen 83
– Löffelgrenzen, dorsale 84
– unterfütterter 86
– Zahnreihe, simulierte, Mittelwerte 81
Unterkieferkamm, Resorptionsrichtung 163
Unterkieferlage
– posturale **99**
– – vertikale Dimension 100, 112
– ventrale, fixierte 136
Unterkiefer(meister)modell 91
– einartikuliertes 133
– Gesichtsbogen, Einstellung 133
– vestibuläre Grenze 78
Unterkieferprothese
– s.a. Prothesen
– Gestaltung, vestibulär konkave 165
– Kippen 268
– Kugelstopper 301
– Lagestabilität 301
Unterkieferprothese
– Montage, Gesichtsbogenübertragung 335
– Zungenbewegungen 301
Unterkieferprothesen, Eingliederung, Verlagerung 122
Unterkieferrückverlagerung, Fernröntgenseitenbild 260
Unterlippenverlauf, Lachkurve 168
Unterschnitte, Unterkiefer, korrigierende Operationen 41
Unverträglichkeitsreaktionen, Prothesenkunststoffe 374
Urethan-Dimethacrylate 349
UV-Licht, Prothesenkunststoffe 375

V

Vakatwucherungen, Hohlräume 25
Ventilrand, anteriorer 156
Verankerung, Deckprothesen, Magnete 265
Verankerungselemente
– Kugelkopf-Attachments 269
– Matrize, metallische 264
– Stege 267
Verarbeitungsfehler, Intoxikationen 31
Verbund
– biologischer, Implantate 249
– Festigkeit, Unterfütterung 350
Verfärbungen
– Heißpolymerisate, weich bleibende 357
– PMMA 369
– Prothesennachsorge 305
Verhaltens-/Verlaufsaufklärung, Implantat(planung) 235, 253
Vernetzer, Methacrylate 366
Verschluss, Implantation 242
verspannte Patienten
– Gelenkbahn, verkürzte 137
– Registrierung 140
Vertikaldistanzen, Kiefer, Implantate 270
vertikale Dimension s. Kieferrelation(sbestimmung), vertikale
Vertikalstift, Artikulator 110
Verzahnung, Implantate 249
Vestibula, Vertiefung, präprothetische Chirurgie 39
vestibuläre Grenze, Unterkiefermodell 78
vestibuläres Defizit, Therapiemöglichkeiten 43, 243
Vestibulumplastik **44**
– Kazanjian-Pichler-Edlan-Technik 46
– Mundbodensenkung 42
– Oberkiefer 53
– offene 53–54
– – Schnittführung 53
– Schleimhauttransplantat, freies 44, 54
– – gestieltes 45
– Unterkiefer 43
Vestibulumschleimhaut, Schnittführung 46
Vestibulumtiefe, korrigierende Operationen 43
Vibrationslinie 70
Vibrationszone, Unterfütterung, indirekte 355

Vielpunktkontakt, Okklusion, bilateral balancierte 202
Vorbehandlung
– Bedarfsdiagnose 12
– Kieferrelation, horizontale 145
– – vertikale 142
Vorgleitbahnen
– asymmetrische 131
– nicht deckungsgleiche 136
– Registrierkarte 136
– verspannte/dyskoordinierte Patienten 140
Vorkontakte
– Protrusionsfacetten 204
– Remontieren 337
Vorschubhemmer, Diskus, vorverlagerter 136
V-Y-Plastik
– Lippenbändchen, dünnes 52
– – fleischiges 51
V-Y-Schnitt, Vernähen/Verziehen 52

W

Wachsaufstellung
– diagnostische 233
– Kontrollmöglichkeiten, eingeschränkte, Okklusionsstörungen 324
– Replica-Prothese 286
Wachseinprobe
– Dublierung 286
– Seitenzähne, Aufstellung 189
Wachs-Harz-Gemische, Abformung 61
Wachsregistrat, Mittelwertartikulator 332
Wachstumsreaktion, Kunststoffpolymerisation 365
Wachswälle
– Anfertigung 110
– Artikulator 111
– asymmetrische 103
– Bissschablonen 102
– Camper-Ebene 111
– Einstellung, sagittale 103
– obere, Bissschablonen 102
– Seitenbereich 105
– untere, Bissschablonen 105
– – Höhenanpassung 106
– – Parallelisierung 105
– – Zungenzirkumferenz 106
Wachswall-Zungen-Relation 105
– Zungenäquator 107
Wärmeausdehnung, Werkstoffgruppen 366
Wangenanschlag, Seitenzähne, Aufstellung 183
Wangenbändchen
– korrigierende Operationen 41, 51
– Seitenzähne, Auswahl 193
Wangenbeißen, Prothesen 315
Wangenfalten, Implantate 227
Wax-up, prothetisches, Implantate, Oberkiefer 274
Weichgewebstransplantate 44
Weichmacher, äußere/innere, Prothesenkunststoffe 372
Weichteilprofil, Frontzähne, Aufstellung 166
Werkstoffgruppen 366
werkstoffkundliches Trauma, Prothesenstomatitis 345
Würgereflex, Überextension 314
Würgereiz
– Münster-Beschwerdebogen 20
– Prothesen **314**, 316
– – Eingliederung 299
– psychosomatische Erkrankungen 18
– Totalprothesen 314
Wunddehiszenzen, Implantate 255
Wundfläche, vestibuläre, Lappenfibromexzision 45
Wundheilpasten, Implantate 253
Wundheilung, Prothesen, rein schleimhautgetragene 255
Wundränder
– Implantate 237
– implantatferne 238
Wundverschluss, Implantate 251

X

Xantopren® function **61**, 93, 356
Xantopren® mucosa **61**, 93
Xerostomie 6
– Implantatversorgung 226
– Prothesen 305

Y

Y-Martin®-Instrument 75

Z

Zähne
– Alterungsprozess, physiologischer 158
– dreieckige 160
– höckerlose, Okklusion, bilateral balancierte 209
– industriell hergestellte 159
– künstliche, Dublierung 286
– – Schutz, Unterfütterung, direkte 349
– Länge und Sichtbarkeit, Frontzahnaufstellung 167
– ovale 160
– quadratische, rechteckige 160
Zähneklappern
– Kieferrelation, vertikale, zu hohe 314
– Prothesen **314**, 316
Zähneknirschen s. Bruxismus
Zahnachsen, balancierte, Frontzähne, Aufstellung 171
Zahnaufstellung
– diagnostische, Wachs 233
– Implantateinprobe, Oberkiefer 274
– Pfeilerpositionen 233
Zahnbogen, mit Kunststoff ausgegossener 143
Zahnersatz
– Adaption und Akzeptanz 176
– Fixierung, Implantation 154
– gaumenfreier, Implantate, Oberkiefer 272
– herausnehmbarer, Eingliederung 296
– – implantatgestützter, Stegmesostruktur 263
– Inspektion, Nachsorge 305
– Kiefer, zahnloser 265
– Unverträglichkeit 17
Zahnextraktion
– Knochenresorption 37
– schonende 37
Zahnform, Gesichtsform 160
zahnfreier Raum, Lachen 169
zahnfreies Dreieck, Bukkalkorridor 170
Zahnlosigkeit
– Alter 154
– längere, Knochenabbau 341
– Resorptionsgrad 96
Zahnreihe, simulierte
– Funktionen 79
– Funktionsabformung 79
– Funktionslöffel 65, 81
– – individueller 64
Zahnschmerzen
– Münster-Beschwerdebogen 20
– psychosomatische Erkrankungen 17
Zahnstein, Prothesennachsorge 305
Zahnstellungen
– Frontzähne, Aufstellung **170**
– Modelle 92
– Zahnreihe, simulierte 80
zahntechnisches Labor, Funktionsabformung 91
Zahnverlust
– Kaumuskelkraft, Defizit 6
– Resorption 36
Zentrierung, Bissschablonen 120
Zentrik, muskuläre 118
Zerkleinern der Speisen, Prothesen 304
Zielinsky-Zirkel 161
Zinkoxid-Eugenol-Pasten 70
– Fließverhalten 62
– Funktionsabformung 61
Zinkoxid-Eugenol-Präparat
– Abformung 61
– Desinfektion 62
– Funktionsabformung, Oberkiefer 86
– – Unterkiefer 84
– Vor-/Nachteile 61
Zinnfolie, Unterfütterung 359
Zirkel nach Gutowski und Meyding, Totalprothesen, Vermessung 80
Zirkel nach Gutowski und Meyding, Kieferrelation, vertikale, Messung 76
Zischlaute, Sprechprobe 115
ZL-Duraplant® 248
Z-Plastik 52
Zubeißschwierigkeiten, Münster-Beschwerdebogen 17, 20
Zunge
– Ausdehnung/Mobilität 10
– Parästhesie 17
Zungenäquator
– Okklusionsebene 192
– Seitenzähne, Aufstellung 192
– Wachswall-Zungen-Relation 107
Zungenbändchen, korrigierende Operationen 42
Zungenbeißen, Prothesen **315**, 316
Zungenbewegungen
– Funktionsabformung, Unterkiefer 84
– schluckbedingte, Verschlüsselung 132
– Unterkieferprothese, Lagestabilität 301
Zungenbrennen 17
Zungenbürste 304
Zungenzirkumferenz, Wachswall, unterer 106
Zylinder, Implantate 248